GUIDE PRATIQUE

AUX

EAUX MINÉRALES

FRANÇAISES ET ÉTRANGÈRES.

Principaux ouvrages du même auteur.

Mémoire sur l'Empoisonnement par l'acide arsénieux.

Mémoire sur les Altérations du sang dans le scorbut.

Discours sur la Phrénologie.

De l'emploi de l'Électricité galvanique dans le traitement de la paralysie des membres inférieurs.

Observation de guérison d'une Paralysie de la sensibilité de la face, avec perte de la vue, du goût, de l'ouïe et de l'odorat, présentée à l'Académie impériale de médecine.

Observation de guérison d'une Paralysie du mouvement de la totalité de la face, traitée avec M. MAGENDIE.

Des Névralgies et de leur traitement.

Leçons sur les Phénomènes physiques de la vie, professées au Collége de France par M. MAGENDIE, rédigées par M. Constantin JAMES. 3 volumes.

Leçons sur le Système nerveux. Id. 2 volumes.

GUIDE PRATIQUE

AUX

EAUX MINÉRALES

FRANÇAISES ET ÉTRANGÈRES

SUIVI D'ÉTUDES

SUR LES BAINS DE MER ET L'HYDROTHÉRAPIE

ET D'UN

TRAITÉ DE THÉRAPEUTIQUE THERMALE

PAR

LE D' CONSTANTIN JAMES

Ancien collaborateur de Magendie,
chevalier de la Légion d'honneur et des Ordres de Frédérick du Wurtemberg,
des SS. Maurice et Lazare de Sardaigne, de François Ier des Deux-Siciles, du Christ du Portugal,
d'Adolphe de Nassau, de Léopold de Belgique ;
membre des Académies ou Sociétés de médecine de Turin, Milan, Gênes, Florence,
Naples, Messine, Lisbonne, Dresde, Stockholm, Saint-Pétersbourg, etc., etc.

CINQUIÈME ÉDITION

PARIS

VICTOR MASSON ET FILS

PLACE DE L'ÉCOLE-DE-MÉDECINE

M DCCC LXI

Traduction et reproduction réservées.

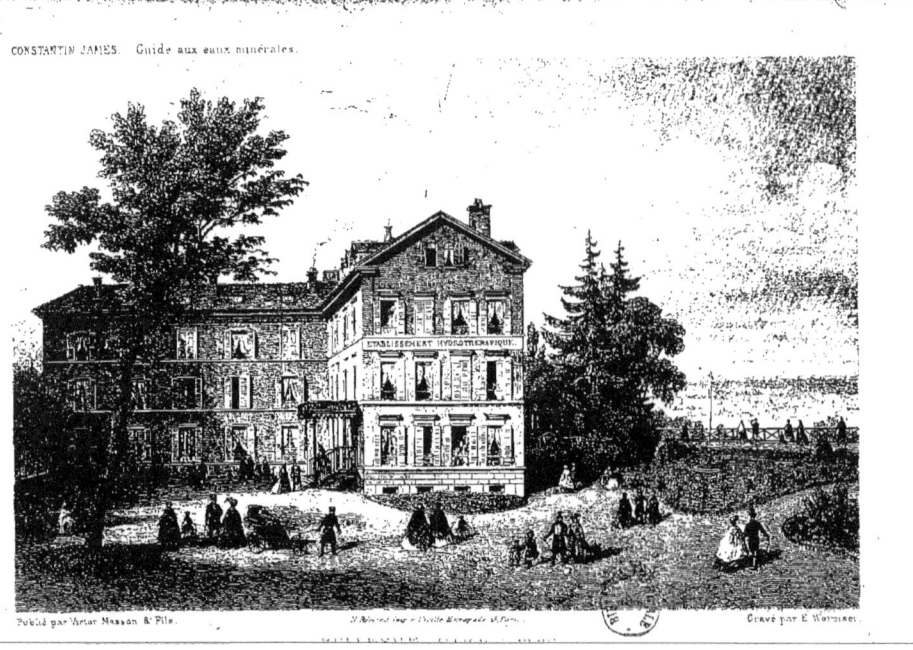

AVANT-PROPOS

DE LA CINQUIÈME ÉDITION.

Les eaux minérales offrent à la médecine d'utiles ressources, parfois un très puissant concours; mais leur étude est d'autant plus délicate et difficile, qu'elles sont plus éloignées du centre de nos travaux. Rappelons-nous par combien d'épreuves il faut préluder dans nos écoles à l'application des médicaments. Bien qu'on les ait sous les yeux et sous la main, on n'est réellement en état de les prescrire avec certitude qu'autant qu'on en a observé les effets près du lit des malades. C'est là ce qui constitue l'expérimentation clinique; sans elle, pas de bon praticien. Or une eau minérale est avant tout un médicament. Son emploi exige par conséquent les mêmes études préparatoires, lesquelles ne peuvent être consciencieusement faites que près des sources mêmes, c'est-à-dire là où l'on surprend l'eau minérale dans la plénitude de ses attributs et l'intégrité de son énergie. Malheureusement peu de médecins sont en position de se créer assez de loisirs pour se livrer à de pareilles recherches, qui nécessiteraient des absences dont les avantages ne compenseraient pas toujours les préjudices professionnels. Peut-être aussi la perspective de voyages longs et plus ou moins répétés entre-t-elle pour quelque chose dans l'abstention de nos confrères (1).

Et cependant combien il importe de connaître non-seulement la vertu intrinsèque des eaux, mais encore le genre de vie, les mœurs, la nature environnante ! Telle personne qui vous consulte a besoin du silence et du recueillement des montagnes ; à telle autre il faut des distractions bruyantes et animées. Croyez-vous que l'hypochondriaque ne guérira pas mieux à Vichy qu'à Néris, à Hombourg qu'à Nauheim ? De même il n'est pas indifférent, pour bon nombre d'affections morbides, que les malades soient dirigés sous un ciel chaud ou sous un ciel tempéré et même froid ; sur un plateau élevé ou dans une vallée profonde ; qu'ils habitent la pente méridionale ou au contraire le côté nord d'une montagne. D'ailleurs certaines maladies étant propres à certains climats, il ne saurait y avoir de guérison qu'autant que les individus seront placés dans des conditions atmosphériques autres que celles où ils les avaient contractées. Or, comment pourrez-vous être suffisamment renseignés sur tous ces points, si vous n'avez rien vu, rien apprécié par vous-mêmes ?

Est-ce à dire qu'on ne doive attribuer la guérison qu'aux bienfaits du voyage ou aux convenances hygiéniques du séjour ? Ce serait transposer les rôles, et signaler comme la principale, sinon la seule cause de succès, ce qui n'en est que l'élément tout à fait secondaire. Bordeu a écrit quelque part : « Je regarde comme incurable toute ma-

---

(1) On peut appliquer à l'étude des eaux ce que Pline disait de l'étude des plantes médicinales : « Il est plus agréable d'être assis dans les écoles » et d'écouter la parole du maître que d'aller dans les lieux déserts à la » recherche de telle ou telle source dans telle ou telle saison de l'année ». (*Sedere in scholis auditioni gratius est quam ire per solitudines et quæ- rere herbas alias aliis diebus anni.* — HIST. NAT.)

ladie chronique qui a résisté aux eaux minérales. » Les eaux sont, en effet, le plus puissant modificateur de l'organisme. C'est surtout pour les affections graves que leur valeur intrinsèque apparaît dans toute sa plénitude. Ainsi la vue d'un paysage nouveau n'a jamais guéri ni une dartre ni une nécrose, et je ne sache pas de paralysie que l'aspect d'une cascade, quelque majestueuse qu'elle soit, ait suffi pour faire disparaître.

Qu'il me soit permis de fortifier cette vérité par une preuve empruntée à l'art vétérinaire. Si les eaux agissaient sur l'imagination seule, comment expliquer que celles de Cauterets, de Luchon, du Mont-Dore, guérissent si fréquemment les chevaux atteints de la pousse et autres affections chroniques de la poitrine?

Aussi ne saurais-je trop m'élever contre la légèreté avec laquelle un grand nombre de malades se décident pour le choix d'une eau minérale. Ils font souvent en sorte de se faire prescrire par leur médecin la source le plus à leur convenance; d'autres fois ils ne consultent que leurs propres inspirations, ou bien encore ils se laissent guider par des renseignements vagues et incomplets puisés dans des causeries de salon. Beaucoup se rendent ainsi à des eaux qui leur deviennent plus fatales encore que la maladie dont ils étaient atteints : *Plures remediorum usus necat quam vis et impetus morbi* (STOLL).

Parlerai-je de ces esprits forts et épigrammatiques qui, non contents de refuser aux eaux minérales toute espèce d'efficacité, trouvent piquant de prêter leur scepticisme aux médecins eux-mêmes ? A les en croire, nous n'enverrions nos malades aux eaux que pour nous en *débarrasser*. Parole cruelle, ou plutôt plaisanterie banale, comme la plupart de celles qui se débitent si souvent dans le monde à notre adresse, et qui ne valent pas la peine qu'on y réponde sérieusement.

Non, vous n'enverrez jamais un moribond épuiser dans les fatigues d'un déplacement inutile les restes d'une vie près de s'éteindre. Mais si son état le permet encore, si aucun organe essentiel n'est trop gravement compromis, et surtout si l'on a essayé de tout sans succès, pourquoi renoncer à une dernière tentative? La gravité des symptômes n'implique pas nécessairement l'incurabilité du mal. On a vu plus d'une fois les eaux, dans des cas prétendus désespérés, relever les forces, remonter le courage, ou même prouver, par des guérisons inattendues, que nos arrêts ne sont pas toujours sans appel. D'ailleurs, le rôle du médecin ne saurait être terminé par cela seul que son art est rendu impuissant : c'est souvent au contraire le moment où sa mission devient et plus sainte et plus élevée. N'est-il pas de ces illusions que la nature entretient dans le cœur des malades comme suprême consolation ou comme secret instinct, et qu'il ne faut détruire que quand les circonstances en font un pénible mais rigoureux devoir? N'imitons jamais le triste courage de ces philanthropes qui ont gravé, sur le frontispice des asiles ouverts à la maladie et à la vieillesse, ces désolantes paroles : INCURABLES. Plus rien, pas même l'espérance... Mais c'est l'inscription de l'Enfer du Dante!

Les eaux minérales, on ne saurait donc le leur refuser, guérissent quelquefois, soulagent souvent et consolent presque toujours.

Les nombreux traités d'hydrologie qui ont paru dans ces derniers temps indiquent plutôt une tendance des esprits à se porter vers ces questions de thérapeutique spéciale, qu'ils ne témoignent d'un progrès réel dans leur solution. C'est que ces traités ne sont pour la plupart qu'une compilation d'analyses, de comptes rendus et de statistiques, lesquels n'offrent souvent d'autre garantie que la parole d'auteurs peu compétents ou d'une impartialité éminemment suspecte. Aussi M. Dumas, pendant son passage au ministère, avait-il demandé qu'un certain nombre d'élèves fussent envoyés, tous les ans, à nos principaux établissements thermaux, pour y compléter leur éducation médicale. Je crois que c'eût été là une excellente mesure. Oserai-je apporter, à l'appui, mon témoignage personnel ? J'ai visité à peu près tous les bains de l'Europe, notant avec soin mes observations, celles des malades, les renseignements fournis par les médecins, et les particularités de l'expérimentation que je faisais sur moi-même ; or, partout j'ai reconnu combien les notions puisées uniquement dans les monographies sont incomplètes et infidèles. Comment s'en étonner ? On n'y mentionne que les succès et jamais les revers !

L'ouvrage dont je publie aujourd'hui la cinquième édition se trouve, par le fait des éditions précédentes, dans les mains de trop de lecteurs pour que j'aie besoin d'en indiquer le plan, le but et la portée. Ce sera, comme toujours, l'observation et l'observation seule qui me servira de boussole. Toutefois, je dois le dire, les modifications qu'il m'a fallu apporter à ma rédaction primitive en font à certains égards une œuvre entièrement nouvelle. Ainsi, par exemple, j'ai réduit de beaucoup le rôle si arbitrairement exagéré qu'on est dans l'usage d'attribuer à la chimie, tant pour le classement des eaux que pour l'interprétation de leur action médicinale. Par contre, je me suis étendu bien plus que je ne l'avais fait jusqu'à présent sur l'étude de certaines sources qui ont acquis, dans ces derniers temps, une importance qu'elles étaient loin d'avoir précédemment. J'ai de même refondu presque entièrement mon Traité thérapeutique, utilisant ainsi les nombreux documents que me fournit sans cesse la spécialité de mes consultations, et qui, je ne crains pas de l'avouer, ont modifié à beaucoup d'égards ma pratique et mes appréciations antérieures.

Ceci n'était, à vrai dire, que le complément obligé, ou, si l'on veut, le couronnement de mes travaux. Mais j'ai cru qu'il me serait permis également de jeter un coup d'œil sur le passé de certains bains, demandant aux traditions, aux pierres votives et aux médailles qui y abondent, quelques renseignements relatifs aux principaux personnages qui les ont fréquentés, ainsi qu'aux grands événements dont ils ont été le théâtre. Ce qu'il faut éviter avant tout, dans un livre du genre de celui-ci, n'est-ce pas la monotonie des détails et l'uniformité des descriptions? D'ailleurs, mon Guide s'adresse tout aussi bien aux gens du monde qu'aux médecins eux-mêmes. Il y sera donc plus d'une fois question *des Grecs et des Romains* (1). Je n'ignore pas que, jeune, on s'en fatigue bien vite; mais aussi quel charme, plus tard, on trouve à y revenir ! C'est dans le but encore de varier nos récits que nous accompagnerons Montaigne, son JOURNAL en main, dans ses diverses pérégrinations thermales, afin d'être renseigné par lui sur la manière, si différente de la nôtre, dont on prenait les eaux il y a bientôt trois cents ans.

Telle sera, si je puis m'exprimer ainsi, la physionomie

(1) J'ai emprunté plus d'une citation à l'excellent ouvrage de M. Ménière, qui a pour titre : *Études médicales sur les poëtes latins*; ainsi qu'aux notes, si pleines d'érudition, dont M. Daremberg a enrichi sa remarquable traduction d'Oribase.

de cette nouvelle édition. Je ne crois pas que la science proprement dite ait rien à perdre à ces digressions archéologiques et littéraires, qui reposeront l'esprit sans le détourner du but principal. N'oublions pas que la vraie médecine, si souvent accusée d'être chagrine et austère, compte au contraire le plaisir parmi ses moyens de succès les plus puissants, et qu'elle peut parler un langage intelligible pour tous, sans déchoir et sans déroger. « Assu-
» rément, dit Sénèque, l'essentiel pour le malade n'est pas
» que son médecin sache bien disserter, mais plutôt qu'il
» sache bien guérir; si, cependant, en même temps qu'il
» guérit, il lui arrive de jeter de l'intérêt sur ses prescrip-
» tions, ce sera mieux encore (1). » Ne savons-nous pas enfin qu'il en est de certaines eaux comme de certains salons, qu'on visite surtout à cause de la société qu'on y rencontre?

Quant aux divers jugements qu'il m'a fallu porter dans le cours de cet ouvrage, soit pour critiquer, soit pour louer, il est un témoignage que je me plais à me rendre, et que, j'espère, l'opinion sanctionnera; c'est que l'impartialité la plus complète a été mon seul et unique mobile. Jamais, ayant à parler d'une source, je ne me suis inquiété de son certificat d'origine. Aussi ne saurais-je accepter le reproche d'avoir traité trop favorablement les pays étrangers, en ne donnant pas une préférence systématique aux eaux minérales de la France. Faire entrer le patriotisme jusque dans l'étude des maladies, n'est-ce pas se tromper d'éléments, et prendre une convenance de localité pour une indication thérapeutique? D'ailleurs nos établissements

(1) « *Non quærit æger medicum eloquentem sed sanantem; sed si ita competit ut idem ille qui sanare potest, compte de his quæ facienda sunt disserat, boni consulet.* » (Epist. LXXV ad Lucilium.)

thermaux n'auront rien à redouter de la concurrence étrangère, du moment qu'ils trouveront dans une judicieuse et intelligente administration l'utile secret de faire concourir leurs richesses naturelles au bien-être de leurs nombreux visiteurs. Sachons donc, en généralisant la pratique des eaux, nous placer à un point de vue plus large et plus élevé, et, s'il est vrai qu'au lit du malade toute nationalité s'efface, n'allons pas faire de cette nationalité un obstacle au choix du remède qui doit guérir.

— Parmi les nombreux témoignages tout à la fois si bienveillants et si flatteurs que m'a valus cet ouvrage, qu'il me soit permis de rappeler l'article qu'un savant illustre, M. Babinet, a consacré au compte rendu de mon Guide dans la REVUE DES DEUX MONDES (juillet 1856). J'en extrais les lignes suivantes :

« On doit considérer le livre de M. Constantin James comme une
» mise en communauté de toutes les notions médicales que l'auteur
» a recueillies sur l'action des eaux minérales de toute sorte, et qu'il
» n'a point voulu se réserver en propriété exclusive, puisque son
» livre est adressé aux médecins comme aux malades. J'ai entendu
» citer l'envie comme une passion *de première qualité* chez les
» médecins, *invidia medici*, comme on citerait une peste d'Égypte
» ou une fièvre jaune des Florides. L'auteur du GUIDE AUX EAUX
» MINÉRALES paraît au-dessus de semblables préoccupations. Il fait
» part, sans réserve, de tout ce qu'il sait à ses confrères. Nous
» croyons que tous les hommes prévoyants accueilleront avec plaisir
» des travaux qui ont pour but la conservation tout autant que le
» rétablissement de la santé, puisque c'est en même temps comme
» préservatif, ou techniquement comme prophylactique, que l'action
» des eaux s'exerce utilement... Dans la science comme dans l'industrie, la perfection n'appartient qu'aux *spécialistes*. Je regrette que
» ce mot soit un néologisme, mais il exprime si bien une pensée
» vraie, qu'il ne périra pas. Buffon a dit que le génie n'était que la
» patience. Cela est vrai en ce qu'on n'a la patience pour un travail
» parfait que quand on a le génie qui donne cette perfection. »

GUIDE PRATIQUE

AUX

EAUX MINÉRALES

PRINCIPES CONSTITUANTS ET CALORIQUE
DES EAUX MINÉRALES.

On donne le nom d'*eaux minérales* à des sources d'une température le plus souvent élevée, d'une saveur et d'une odeur variables, qui sortent du sein de la terre, tenant en dissolution certains principes fixes ou volatils dont l'expérience a fait connaître les vertus médicinales. Il paraît prouvé qu'elles se chargent de ces principes en traversant des terrains remplis de minéraux, de sels et de substances organiques ; elles ramènent par conséquent avec elles des échantillons de la chimie du globe. Mais l'endroit précis où s'opèrent ces combinaisons, j'allais dire ces lessivages, est souvent impossible à indiquer, d'autant plus qu'une source peut dériver d'une formation différente de celle à travers laquelle elle jaillit au dehors. Il ne faut donc pas prendre trop à la lettre ces paroles de Pline : *Tales sunt aquœ, qualis terra per quam fluunt.*

Quant au calorique des eaux, on l'attribue généralement au feu central de la terre. On se fonde sur cette loi, confirmée d'ailleurs par les forages artésiens, que la chaleur augmente en moyenne de 1 degré centigrade environ pour 30 à 40 mètres, à mesure qu'on creuse le sol. Supposons, par exemple, que les eaux pluviales, en pénétrant à travers les fissures du globe, arrivent jusqu'à une profondeur de 3 kilomètres, elles y acquerront une chaleur de 100 degrés qui est celle de l'eau bouillante ; devenues par là plus légères, elles s'élèveront et seront remplacées par d'autres eaux, en sorte qu'il s'établira deux courants, l'un remontant et l'autre descendant, dont le mouvement sera perpétuellement entretenu par la chaleur de la terre. Cette théorie qui, à certains égards, n'est autre que celle d'Empédocle (1), paraît d'autant plus plausible qu'une eau chaude naturellement ne diffère pas, sous le rapport physique, d'une eau artificiellement chauffée ; par conséquent, le calorique des eaux n'est pas un calorique à part (2).

Il en résultera que les eaux minérales seront d'autant plus exposées à ressentir l'influence des grandes commotions souterraines, que leur température sera plus élevée. Et, en effet, tandis que les eaux minérales froides ne subissent, en pareil cas, aucun changement appréciable, les chaudes, au contraire, accusent parfois de très notables perturbations. Voyez plutôt ce qui s'est passé lors du tremblement de terre de Lisbonne (1er novembre 1755). A Bagnères-de-Luchon, de même qu'à Bourbon-l'Archambault, les sources prirent subitement un accroissement considérable de température. On observa un phénomène inverse à Bagnères-de-Bigorre dont les sources devinrent, tout d'un coup, presque complétement froides : à Aix en Savoie, les sources se refroidirent également et déposèrent un sédiment bleuâtre. A Tœplitz, les eaux de la source principale cessèrent entièrement de couler pendant plusieurs minutes, puis elles firent irruption de nouveau avec une telle violence, qu'elles débordèrent en dehors de leur bassin. Carlsbad, Gastein, Canstadt, Néris et beaucoup d'autres sources encore éprouvèrent dans la température et le jaillissement de leurs eaux des troubles non moins extraordinaires. La mer elle-même, émue jusque dans la profondeur de ses abîmes, souleva ses eaux à une prodigieuse hauteur et les poussa vers certains rivages en colonnes des plus dangereuses. Ainsi fut emporté, le jour du tremblement de terre de Lisbonne, le fils de Louis Racine, au moment où il voyageait en chaise de poste sur la plage de Cadix. Or, comment expliquer autrement que par des communications souterraines, une semblable solidarité se manifestant, tout à coup, à de pareilles distances et sous des latitudes si diverses ?

(1) Suivant Empédocle, « les feux que la terre recèle et couve en beau-
» coup d'endroits, échauffent l'eau qui traverse les couches au-dessous
» desquelles ces feux sont placés. » (SÉNÈQUE, Quest. nat.)

(2) Tel n'était pas l'avis de madame de Sévigné. « Je mis hier, dit-elle,
» une rose dans la fontaine bouillante de Vichy ; elle fut longtemps saucée
» et resaucée : je l'en tirai comme de dessus la tige. J'en mis une autre
» dans une poêlonnée d'eau chaude ; elle fut bouillie en un instant. » C'est que madame de Sévigné ne savait pas que la fontaine bouillante de Vichy n'a que 40 degrés, tandis que l'eau en ébullition en a 100 ; de sorte qu'une fleur, ravivée par la première eau, sera cuite par la seconde.

Il ne faut pas, du reste, confondre ces graves perturbations, signalées déjà par les anciens auteurs (1), avec les changements qui surviennent quelquefois dans le mode d'émergence des sources, à l'approche des orages, et qui consistent en un bouillonnement plus considérable. Ces changements sont dus, on le présume du moins, à un dégagement de gaz plus grand que d'habitude, par suite de la diminution de la pression atmosphérique.

Quelle que soit la diversité des phénomènes qui se rattachent à l'étude des eaux minérales, il en est un plus merveilleux que les autres et qui m'a singulièrement frappé : c'est que, de tant de substances qu'elles rencontrent dans leur trajet souterrain, les eaux ne dissolvent guère que celles qui sont les plus salutaires au corps de l'homme. Elles ressemblent en cela à certains végétaux qui puisent dans le sol tels ou tels éléments qui nous conviennent, sans toucher à d'autres qui nous seraient contraires. Tant il est vrai que, là où beaucoup ne veulent voir qu'un simple fait géologique, il nous faut reconnaître une main tutélaire dont les secrets nous échappent, mais dont nous ne saurions assez admirer la prévoyance.

DU BAIN CHEZ LES ANCIENS.

A toutes les époques et chez tous les peuples, les bains ont été considérés comme un puissant moyen d'hygiène, et les eaux minérales comme le remède d'un grand nombre de maux. Aussi la plupart des sources étaient-elles consacrées à Hercule, le dieu de la force. Qui ne connaît les vertus mythologiques de la fontaine de Jouvence? Il existait du reste plusieurs fontaines de ce nom. Les deux plus célèbres se trouvaient à Patræ et à Argos; c'étaient des sources ferrugineuses dont tout le merveilleux consistait à donner plus d'animation et de vie aux femmes atteintes de pâles couleurs. Hébé, la déesse de la jeunesse, fit un fréquent usage des eaux de Patræ, ce qui, joint à cette circonstance qu'on la représente avec des cheveux blonds, me ferait croire qu'elle était un peu chlorotique. Peut-être aussi ne faut-il voir avec Palephate, dans l'histoire d'Éson rajeuni par les bains médicinaux de Médée, qu'une description allé-

---

(1) « Les tremblements de terre font jaillir ou engloutissent les eaux,
» phénomène qui est certainement arrivé cinq fois aux environs de Phé-
» née, dans l'Arcadie. De même on vit à Magnésie des eaux chaudes de-
» venir froides sans perdre leur goût de sel, et, en Carie, une rivière, de
» douce qu'elle était, devenir entièrement salée. » (PLINE, *Hist. nat.*)

gorique de la propriété qu'ont certaines sources d'entretenir et d
fortifier la santé.

Les édifices somptueux élevés par les Romains partout où ils rencontraient des eaux minérales, et jusqu'aux extrémités de leur immense empire, indiquent que, chez eux, le goût des bains allait jusqu'à la passion ; mais ils attestent aussi leur sollicitude pour l'hygiène des armées. C'est en se plongeant dans les piscines, et, à défaut d'eau chaude, l'eau froide la remplaçait, que le soldat réparait ses fatigues et se fortifiait pour de nouveaux combats. Témoin ce passage d'Ausone :

> Vidi ego defessos multo sudore lavacri
> Fastidisse lacus, et frigora piscinarum
> Ut vivis fruerentur aquis, mox amne refotos.

On se ferait difficilement une idée de ce qu'était un bain chez les Romains, et surtout à Rome. Le bain ne consistait pas seulement en une immersion dans l'eau, de plus ou moins de durée, mais il se composait de plusieurs actes, lesquels s'accomplissaient chacun dans autant de divisions des THERMES (1). Vitruve nous en a laissé une description complète. Si j'en juge par le plaisir que m'a causé son récit, j'espère qu'on ne lira pas sans intérêt les détails suivants :

Le baigneur déposait ses vêtements dans une espèce de vestiaire appelé *apodytère* ; de là il se rendait dans une autre pièce, l'*onctuaire*, où des esclaves l'enduisaient d'une huile parfumée. Il passait ensuite dans la salle du gymnase ou *sphéristère*, et, après s'y être livré à divers exercices, il traversait l'étuve sèche nommée *laconicum*, pour aller, le corps en sueur, se plonger dans une des vastes baignoires du *caldaire*, dont l'eau était maintenue à une température élevée. Là on le brossait assez rudement avec une lame de métal ou d'ivoire appelée *strigile* (nous en avons fait *étrille*). A côté du bain chaud se trouvait l'étuve humide ou *tépidaire*, qu'il ne faisait également que traverser pour se rendre au *frigidaire*, immense bassin d'eau froide où il pouvait se livrer à la natation. Ce bain était précédé et suivi de plusieurs frictions. A sa sortie de l'eau, des esclaves enveloppaient le baigneur dans une couverture

---

(1) Les ruines si intéressantes que nous possédons à Paris sous le nom de THERMES DE JULIEN n'ont point, sans doute, la somptuosité de celles du même genre que j'ai admirées à Rome et dans d'autres villes d'Italie. Toutefois elles permettent de distinguer la plupart des compartiments du bain et surtout le *frigidaire*, le *tépidaire* et l'*hypocauste*.

moelleuse appelée *sindon*, l'essuyaient bien soigneusement avec du linge et des éponges, le parfumaient d'essences précieuses, puis enfin le reportaient à l'*apodytère*, où il reprenait ses vêtements.

Dans les établissements bien organisés, on trouvait aussi, outre la piscine commune, des baignoires d'airain ou de marbre où l'on pouvait prendre son bain séparément : les Romains les nommaient *solia* et les Grecs πυελοι. Il y avait également un endroit réservé pour la douche. C'est donc à tort qu'on a prétendu que les anciens n'en connaissaient pas l'usage. Il existe dans le musée de Berlin un vase antique où l'on voit des femmes qui se la font administrer, et les monnaies de la ville d'Himera, en Sicile, représentaient Hercule se laissant tomber d'une certaine hauteur une nappe d'eau sur la tête et les épaules. D'ailleurs vous trouverez la douche très clairement désignée dans la plupart des poëtes (1) qui nous ont initiés à la vie intime des Romains.

Les diverses pièces composant tout ce vaste ensemble des thermes étaient portées au degré de chaleur convenable par l'*hypocauste*, immense four chauffé de toute espèce de bois, excepté de celui de l'olivier : on y attisait une flamme égale partout, en faisant rouler à son intérieur des globes de métal enduits d'une couche épaisse de térébenthine. Quant à la multitude de vases et d'ustensiles répartis dans chaque salle pour la commodité des baigneurs, je n'en finirais pas si je voulais seulement énumérer ceux que j'ai vus, à Naples, dans le musée Borbonico.

Les Romains usaient du bain, à tout instant de la journée, comme nous usons de la promenade, dans un but de délassement et de bien-être :

Nam thermis iterum cunctis iterumque lavatur,

dit Martial. Ainsi, ils se baignaient le matin et le soir, au sortir des

---

(1) Horace parle de malades qui vont se faire doucher à Clusium et à Gabies :

Qui caput et stomachum supponere fontibus audent
Clusinis, Gabiosque petunt et frigida rura.

Et, dans Ovide, Midas ayant supplié Bacchus de reprendre le don fatal qu'il lui avait fait, sur sa folle demande, de changer en or tout ce qu'il toucherait, reçut du dieu l'ordonnance que voici :

Spumiferoque tuum fonti, quo plurimus exit,
Subde caput ; corpusque simul, simul elue crimen.

Un bain froid et une douche sur la tête ! C'est le traitement des aliénés. Esquirol, en pareil cas, n'eût certainement pas mieux dit.

palestres; ils se baignaient avant le principal repas; ils se baignaient également quand il s'agissait de prendre quelque détermination importante. Nous voyons, dans Valerius Flaccus, le grand prêtre Mopsus se préparer par le bain à un affreux sacrifice :

>..........................Lympha
> Membra novat, seque horrificis accommodat actis.

Les Grecs faisaient, de même, précéder du bain toute grande entreprise exigeant du sang-froid et de l'énergie. C'est ainsi que, dans Euripide, Alceste va se baigner avant de se livrer à la mort qui doit sauver son époux, et que, dans Platon, Socrate se fait mettre au bain au moment de boire la ciguë.

Le bain était, à Rome surtout, une nécessité de propreté, car, le linge de corps n'étant pas encore connu, l'amplitude de la toge donnait un accès facile à la poussière. Les diverses classes de la société se trouvaient réunies dans les mêmes bassins; il y régnait une liberté parfaite, sans distinction de rangs, ainsi que le prouve l'anecdote suivante, rapportée par Spartien. « L'empereur Adrien qui aimait à se baigner avec la foule du peuple, aperçut un jour à côté de lui un vieux soldat qui, n'ayant pas de strigile, y suppléait en se frottant le dos contre la muraille. Adrien qui l'avait connu au milieu des camps, lui demanda pourquoi il en agissait ainsi. — C'est, répondit le vieillard, parce que je n'ai pas le moyen d'acheter de strigile. L'empereur aussitôt lui donna la sienne et, de plus, le gratifia d'une pension. Mais, le lendemain, quelle ne fut pas sa surprise de voir le bain envahi par bon nombre d'individus qui, dans l'espoir d'une même aubaine, usaient du procédé de frictions imaginé par le vieux soldat ! Adrien cette fois se contenta de leur faire distribuer quelques strigiles sans valeur, en les engageant à se les prêter mutuellement. »

Dans les premiers temps, hommes et femmes prenaient leur bain séparément, et tout se passait avec décence; mais bientôt, par suite du mélange des sexes, les thermes devinrent des lieux de débauche comparables aux plus infâmes lupanars. C'est là, suivant Ovide, que se donnaient de préférence les rendez-vous :

> Celant furtivos balnea tuta viros.

C'est là également, au dire de Martial, que les jeunes filles étaient conduites la nuit pour de honteuses orgies :

> Cum te lucerna balneator extincta
> Admittat inter bustuarias moechas.

Comprend-on que les choses en vinrent au point que ce furent les femmes qui, ostensiblement, remplacèrent les masseurs !

> Percurrit agili corpus arte tractatrix
> Manumque doctam spargit omnibus membris.

De pareils excès portèrent une égale atteinte à la santé et à la moralité publiques. Aussi Pline attribue-t-il aux bains la décadence de l'empire : « *In his periere imperii mores,* » et Juvénal la fréquence extrême des morts instantanées :

> Hinc subitæ mortes atque intestata senectus.

C'est à l'influence du christianisme que doit être rapporté l'abandon des bains en commun. Si tel fut, en effet, le langage de certains écrivains profanes pour en signaler les abus, quel ne dût pas être celui des auteurs catholiques pour les flétrir ?

DU BAIN CHEZ LES MODERNES.

Si l'on veut retrouver aujourd'hui quelque chose qui rappelle le luxe et les sensualités balnéaires de l'ancienne Rome, qu'elle n'avait fait du reste qu'emprunter à la Grèce, il faut aller dans les pays orientaux. Je comprends que Mahomet, qui était avant tout législateur, ait transformé en devoir religieux un conseil d'hygiène ; mais je n'ai pas vérifié si le Coran prescrit tous les raffinements sur lesquels les femmes des harems se font un passe-temps de renchérir. Ainsi, au sortir du bain, elles se noircissent les paupières pour donner à l'œil plus d'éclat, s'allongent les sourcils avec une préparation d'étain brûlé et de noix de galle, nommé *cohel*, et se teignent les ongles avec le henné (1), arbuste qui leur communique une couleur d'ébène.

Comparez ces usages avec les nôtres. Quels contrastes ! Sans doute, des pratiques aussi efféminées ne seraient point compatibles avec nos habitudes sociales et la sévérité de nos mœurs ; mais, par un excès opposé, nous sommes tombés dans une parcimonie et une simplicité également exagérées.

---

(1) Le henné est aujourd'hui cultivé en Algérie sur une très grande échelle. Ses feuilles qu'on expédie par milliers de kilogrammes, produisent cette magnifique matière colorante connue sous le nom de *noir d'Afrique*, dont l'industrie lyonnaise se sert pour teindre ses plus belles soieries.

Ainsi, une étroite cellule; une baignoire mesquine et disgracieuse, digne du roi Procuste; un mélange d'eau froide et d'eau chaude, combiné le plus souvent au hasard; en guise de parfums et d'essences un peu de son; point de lit de repos; absence totale de frictions et de massage; une transition brusque de la chaleur de l'eau au froid, quelquefois glacial, de l'atmosphère, sans autre préservatif qu'un peu de linge à peine tiède : à cela se réduit à peu près aujourd'hui tout notre arsenal balnéaire. Aussi le bain n'est plus un luxe pour nous; à peine est-ce une jouissance.

Hâtons-nous toutefois d'ajouter que ces conditions hygiéniques sont généralement moins défectueuses dans nos établissements thermaux les plus fréquentés. A mesure que nous décrirons ces établissements, nous ferons connaître ce qui se rattache à l'aménagement des sources ainsi qu'aux particularités de leur emploi. Quant aux diverses variétés de forme sous lesquelles les eaux sont administrées, telles que bains généraux ou partiels, douches, lotions, injections, boues minérales, etc., je ne puis que renvoyer aux Traités élémentaires, où ces moyens sont suffisamment vulgarisés. Je crois toutefois devoir entrer ici dans quelques détails sur trois procédés dont on s'occupe plus particulièrement aujourd'hui en hydrologie, à tel point, je pourrais le dire, qu'ils sont tout à fait à l'ordre du jour. Ce sont : 1° les bains de piscine; 2° les bains de gaz acide carbonique; 3° l'inhalation.

1° Bains de piscine.

De l'avis d'un grand nombre de médecins spéciaux, les bains de piscine, c'est-à-dire les bains pris en commun dans des bassins disposés pour cet usage, sont quelquefois plus efficaces que les bains de baignoires. Cela se comprend. Lorsque l'eau des piscines est sans cesse renouvelée, le bain ne subit aucune variation dans sa température; par suite de ce renouvellement continuel, les principes minéraux se présentent plus abondants et sont absorbés en plus grande quantité; comme il y a plus d'espace, le malade peut exécuter des mouvements pendant le bain et même se livrer à une utile gymnastique; enfin la conversation, ordinairement amusante et variée, prévient l'ennui et les idées tristes que provoquent les bains isolés, surtout quand ils se prolongent.

Mais entendons-nous. Les piscines ne devront être préférées qu'à la condition qu'elles seront alimentées par une eau aussi bonne, aussi vierge que celle qui est destinée aux baignoires. Il faudra de plus que cette eau soit assez abondante pour fournir, au travers du bassin commun, un courant véritable, ainsi que cela avait constamment lieu dans les piscines romaines, et que cela se pratique encore aujourd'hui aux établissements d'Allemagne : à cette condition seulement, le bain sera à la fois médicinal et hygiénique. Or, est-ce ainsi que les choses se passent dans la plupart de nos établissements de France ? Non, malheureusement. Voyons plutôt comment s'exprime M. Fontan : « Il existe, dit-il, une grande économie d'eau et de » temps dans l'adoption des piscines, *car on peut employer l'eau* » *qui sort des baignoires et des douches, comme on le fait à Ba-* » *réges,* sauf à entretenir la température au moyen d'un filet d'eau » venant directement de la source. » Ainsi, non-seulement M. Fontan trouve tout naturel qu'on emploie pour les piscines une eau qui a déjà servi, mais encore il l'érige en précepte ! Pour moi, je juge les choses tout autrement, et il me semble que c'est bien assez de se baigner dans la même eau que ses voisins, sans encore hériter de celle de ses devanciers. Je dis plus, si les malades savaient (et l'on n'a nullement le droit de le leur cacher) comment les choses se passent, beaucoup s'abstiendraient d'un semblable bain qui blesse les lois de la délicatesse et de la convenance la moins exigeante, sinon les lois mêmes de la salubrité. On répond, il est vrai, qu'une eau ainsi adultérée n'est pas apte à transmettre aux seconds baigneurs la maladie des premiers ; mais c'est là une affirmation gratuite. Si l'on ne peut établir, par des faits positifs, l'échange de germes contagieux entre malades qui se succèdent dans le même bain, il est toutefois assez rationnel d'admettre que l'eau de ce bain en contient, et, par suite, toutes les présomptions tirées du simple bon sens se réunissent pour jeter au moins du doute sur cette innocuité prétendue. Or un pareil doute n'est-il pas déjà un puissant motif de répulsion ? D'ailleurs, qu'on me pardonne cette comparaison familière, qui d'entre nous consentirait à coucher dans des draps dont un autre, quel qu'il fût, aurait étrenné la primeur ?

2° Bains de gaz acide carbonique.

Depuis quelques années déjà le gaz acide carbonique est administré en bains dans plusieurs établissements de l'Allemagne, et les nombreux avantages qu'en retire chaque jour la thérapeutique, tendent de plus en plus à en multiplier l'usage. Tout annonce même que cette médication, que j'ai le premier fait connaître en France (1),

(1) Il en a déjà été parlé en détail dans plusieurs passages de la première édition de mon *Guide* qui a paru en 1851.

est à la veille d'être introduite dans nos établissements thermaux dont les sources sont riches en gaz ; c'est ce qui m'engage à entrer à ce sujet dans plus de détails que je ne l'avais fait précédemment. Marienbad peut être regardé comme le berceau de cette méthode, et le docteur Struve comme l'inventeur (un peu fortuit) et le parrain ; voici dans quelle circonstance :

Ce médecin-chimiste, le même qui a attaché son nom à la fabrication des eaux minérales artificielles, s'était rendu à Marienbad pour une affection mal définie, mais très douloureuse, de la cuisse et de la jambe gauches. Ainsi, depuis quelques années, il ne pouvait marcher sans béquilles ; le membre, considérablement amaigri, était parsemé de glandes très dures, et l'on sentait les vaisseaux lymphatiques gonflés et enflammés ; de plus, le malade souffrait d'hémorrhoïdes et d'un engorgement du foie. Il en était au dixième jour de son traitement de Marienbad, lorsqu'il eut l'idée de se faire asseoir sur les bords du bassin où jaillit la source Marie, puis de se laisser pendre le pied au-dessus de la couche de gaz acide carbonique qui s'en dégage. « Bientôt, dit-il, j'éprouvai une sensation semblable à
» celle que produisent les fourmis, lorsqu'elles se promènent sur la
» peau. Après une demi-heure, je retirai le pied, m'appuyant, comme
» d'ordinaire, sur mon domestique. Mais quels furent mon étonne-
» ment et ma joie, lorsque, à chaque pas, je me sentis au pied de
» nouvelles forces, et que la titillation douloureuse m'avait quitté !
» Dans la vivacité de mes sentiments, je me présentai à ceux qui
» prenaient part à mon sort. Je me trouvai assez fort pour marcher
» sans bâton, et les fruits de cet essai ne furent point passagers, etc. »
M. Struve continua, pendant trois semaines, l'usage du gaz qu'on conduisit, pour plus de facilité, dans une baignoire, et, au bout de ce temps, il quittait Marienbad complétement guéri.

Cette guérison eut un grand retentissement. Les essais que le docteur Heidler, le médecin inspecteur, fit ensuite sur d'autres malades ayant réussi, on institua l'année suivante, à Marienbad, un établissement particulier pour l'emploi du gaz acide carbonique, établissement qui prit une rapide extension et eut bientôt de nombreux imitateurs en Allemagne.

Les appareils usités, de l'autre côté du Rhin, pour administrer ces bains de gaz sont les mêmes que ceux dont nous nous servons, d'habitude, pour les bains de vapeur ordinaires.

Quant à l'action du gaz acide carbonique sur l'économie, on peut, d'après M. Heidler, la rapporter aux phénomènes suivants :

« 1° Sensation de chaleur qu'on perçoit d'ordinaire aussitôt après l'entrée au bain. Elle commence souvent aux pieds, remonte vers le haut, et successivement elle s'étend par tout le corps ou se borne à une ou plusieurs de ses parties, surtout à celles qui ont été affectées d'une maladie, ou qui le sont encore. Elle se manifeste, en proportion, plus qu'ailleurs sur le bas-ventre ; mais, le plus fréquemment et le plus vite, elle s'établit dans les parties génitales des deux sexes, où elle cause une irritation toute particulière et agréable.

» 2° Sensation de tiraillement, de formication ou même de douleurs dans les parties affectées par d'anciennes contusions ou fractures, la goutte, le rhumatisme, etc. J'ai vu un homme, souffrant de sciatique rhumatismale, qui fut forcé deux fois de quitter le bain, à cause des vives douleurs qu'il y ressentit. Cet effet n'est cependant pas fréquent ; d'ordinaire, les douleurs arthritiques les plus violentes, qui n'étaient pas accompagnées d'inflammation, ont trouvé un soulagement instantané.

» 3° Le gaz augmente ordinairement la transpiration. Quelques malades l'observent pendant l'emploi même, d'autres quelques heures plus tard, ou dans la nuit suivante. Souvent elle est fort abondante, surtout chez les malades qui, souffrant de la goutte ou de rhumatisme, ne commencent ces bains qu'après les avoir fait précéder d'un certain nombre de bains d'eau ou de boue.

» 4° Les règles paraissent très souvent plus tôt et plus abondamment à la suite des bains de gaz.

» 5° Une excitation pareille a lieu assez fréquemment dans les vaisseaux hémorrhoïdaux dont le flux augmente. J'ai même observé quelquefois le développement des hémorrhoïdes chez des individus qui n'en avaient jamais souffert auparavant (1). »

Tels sont les effets physiologiques notés par M. Heidler et que j'ai transcrits textuellement, car j'en ai par moi-même vérifié l'exactitude, non-seulement à Marienbad, mais dans d'autres établissements encore, tels que Kronthal, Nauheim, Kissingen, Carlsbad, Franzensbad, etc. On conçoit, du reste, que cette médication doive agir partout de la même manière, puisque le gaz acide carbonique qui en forme la base est, chimiquement parlant, partout de même nature. Ce gaz, il est vrai, peut être plus ou moins pur ; ainsi il sera mélangé d'air atmosphérique, d'hydrogène sulfuré, de vapeurs d'eau minérale ou autres, mais ces mélanges sont en général trop faibles pour modifier sensiblement les résultats, lesquels se traduisent presque toujours par une assez vive stimulation.

(1) HEIDLER. *Marienbad et ses divers moyens curatifs.* Prague, 1841.

3° Inhalation.

Il n'est question, depuis quelque temps, dans nos établissements thermaux de France, car on s'en occupe fort peu à l'étranger, que d'organiser de nouvelles salles d'inhalation. Autrefois, quand on se rendait aux eaux minérales, on avait autant en perspective d'y respirer un air libre, pur et vivifiant, que d'y boire et de s'y baigner; or il semble aujourd'hui que la boisson et le bain soient devenus chose tout à fait accessoire, et qu'une des meilleures conditions de succès soit précisément de vivre au milieu d'une atmosphère close et adultérée par l'eau minérale elle-même. Voyons donc en quoi consiste cette inhalation si vantée.

Quand ils ont assez de tension pour se dégager spontanément, les gaz contenus dans les sources se mêlent plus ou moins à l'air environnant; ces gaz sont surtout l'acide carbonique, l'azote et l'hydrogène sulfuré. Chacun sait que les deux premiers sont impropres ou nuisibles à la respiration; par conséquent, on ne voit pas trop quel devra être le grand avantage de les faire pénétrer dans l'appareil pulmonaire. Qu'importe qu'associés à l'air dans certaines proportions, ils n'exercent aucune action fâcheuse! L'essentiel est de savoir s'ils sont réellement utiles; or cela me paraît loin d'être établi, et pour mon compte, j'en doute très fort. Reste le gaz hydrogène sulfuré. Comme il est beaucoup plus toxique que les deux autres, on serait tenté de conclure *à priori* qu'il ne saurait être respiré sans danger; néanmoins l'expérience prouve que, répandu dans l'air à doses infiniment discrètes, il peut servir à tempérer l'irritation de la muqueuse bronchique. J'admets donc volontiers l'inhalation appliquée aux sources dont il émane, surtout quand ces sources sont froides.

Mais on va beaucoup plus loin. On veut étendre également cette méthode à toute eau thermale, sous prétexte que la vapeur qui s'en dégage est plus ou moins chargée des principes minéralisateurs de cette eau. C'est là une grave erreur. Il est surabondamment démontré en physique que la vapeur ainsi formée ne renferme aucun des sels que contenait la source; autant vaudrait faire simplement chauffer de l'eau ordinaire dans une bouilloire. Il y a bien un autre procédé, lequel consiste à soumettre l'eau minérale à une caléfaction artificielle très élevée, de telle sorte que, par le fait même de l'ébullition, un certain nombre de molécules salines sont entraînées dans l'atmosphère; mais ces molécules sont bien peu de chose comparées au volume des minéraux fixes qui restent au fond des vases où l'on opère. Ce second procédé ne vaut donc guère mieux que l'autre. Un inconvénient commun à tous les deux, c'est de placer les malades dans de véritables étuves, et, par suite, d'exposer les personnes pléthoriques aux congestions.

C'est pour obtenir l'eau minérale en substance, c'est-à-dire avec ses gaz, ses vapeurs et ses sels, et aussi pour maintenir le malade dans un milieu frais, que M. Sales-Girons a eu la pensée de faire pulvériser l'eau, de manière à la rendre respirable. Le petit appareil imaginé par M. Deflubé, ancien propriétaire des eaux de Pierrefonds, ainsi que ceux du même genre qu'on a proposés depuis, ont soulevé d'assez nombreuses critiques dont quelques-unes m'ont paru très fondées. Mais admettons, je le veux bien, le problème de l'inhalation comme résolu, en tant que l'eau minérale conserverait ainsi tous ses éléments constitutifs ; reste encore à prouver, car c'est là le nœud même de la question, qu'au lieu d'ingérer cette eau dans l'estomac, il y a plus d'avantage à la faire pénétrer directement par la surface pulmonaire. Et d'abord se rend-on bien exactement compte de la manière dont se comportent les eaux sulfureuses prises en boisson ? Je choisis de préférence les eaux de cette classe, car c'est pour elles, avons-nous dit, que l'inhalation peut être surtout proposée. Une fois arrivées dans les voies digestives, elles sont absorbées par les radicules de la veine porte ; elles passent de là dans la veine cave, puis dans le cœur droit, puis enfin par l'artère pulmonaire dans le poumon où le soufre s'exhale (1) : par conséquent le soufre ne parvient pas jusqu'au sang rouge. Or, à cette méthode de traitement vous ne substituez une diamétralement opposée. En effet, l'inhala-

(1) Pour prouver cette exhalation, M. Cl. Bernard place sous les narines de l'animal dans l'intestin duquel il a injecté une solution sulfureuse, un papier imbibé d'acétate de plomb. Ce papier, de blanc qu'il était, devient très rapidement noir, le soufre contenu dans l'air expiré se combinant avec l'acétate de plomb pour former un sulfure.

Ce qui arrive ici pour le soufre arriverait de même pour toute autre substance se trouvant dans des conditions analogues. Je citerai comme preuve l'expérience suivante de Magendie, que j'ai eu souvent l'occasion de répéter dans mes cours : On injecte de l'huile phosphorée dans la jugulaire d'un chien ; dès l'instant que, charriée par le sang, cette huile parvient au poumon, un nuage d'une fumée épaisse et blanchâtre s'échappe des narines de l'animal par la combustion du phosphore. Si l'expérience est faite pendant la nuit, ce n'est plus de la fumée seulement, ce sont des flots de lumière, des flammes véritables que l'animal vomit dans l'atmosphère. On se croirait volontiers en face d'un de ces dragons enchantés qui, dans les anciens romans de chevalerie, étaient préposés à la garde des trésors.

tion a pour but de faire entrer par le poumon le soufre qui au contraire en sortait, puis de verser ce soufre dans le sang rouge, lequel précisément n'en subissait pas le contact. C'était donc, comme on le voit, toute une révolution projetée en hydrologie. Quelles devaient en être les conséquences thérapeutiques? On échaffauda force théories pour établir qu'elles seraient forcément excellentes, et que la pratique des eaux allait réclamer une réforme immédiate et radicale. J'avoue que, ne partageant nullement cet enthousiasme pour le moins prématuré, je crus devoir prendre vis-à-vis de la nouvelle méthode une attitude voisine de la défiance, et réserver mon opinion jusqu'à ce que les faits eussent parlé.

Or, voilà bientôt quatre années que la pulvérisation a été soumise à l'épreuve expérimentale. Pour M. Sales-Girons, elle en est sortie victorieuse sur tous les points. Mais notre confrère ne s'est-il pas laissé influencer par une de ces illusions, si excusables d'ailleurs, dont la paternité ne saurait toujours se défendre? Ce qui me le ferait croire, c'est que les témoignages que j'ai recueillis de divers côtés, d'accord en cela avec les résultats de mon observation personnelle, sont loin, bien loin d'être aussi concluants. Ainsi tantôt la pulvérisation fatigue et incommode; d'autres fois elle ne produit aucun effet appréciable; dans quelques cas, je le sais, elle a soulagé ou guéri alors que d'autres méthodes avaient échoué, mais n'est-ce pas là un peu l'histoire de toutes les médications hydrominérales? Pour nous résumer, je crois que l'inhalation ainsi pratiquée peut être de quelque utilité dans le traitement de certaines maladies des voies respiratoires : seulement je me hâte d'ajouter que le champ de ses applications est infiniment plus restreint que ne le ferait pressentir l'empressement avec lequel on veut la généraliser.

Que signifie, par exemple, ce poudroiement appliqué à l'eau de mer? Comment! vous vous flattez de créer de la sorte une atmosphère marine artificielle? Un peu plus, et vous adapterez à votre appareil un ventilateur destiné à reproduire avec le même succès, soyez-en sûr, la brise du rivage. Ce sont là, je ne crains pas de le dire, de puériles tentatives qui jetteront du discrédit jusque sur la méthode elle-même. On oublie donc que, nombre de fois déjà, des essais de toute nature ont été infructueusement tentés pour modifier avec quelque avantage la composition de l'air destiné à être introduit dans la poitrine des malades. Tantôt on a voulu ajouter de nouveaux gaz à ceux qui constituent normalement l'atmosphère; d'autres fois on s'est contenté de varier la proportion de ces derniers, soit en faisant prédominer l'azote, soit en faisant prédominer l'oxygène. Or ces divers essais, qu'un commencement de faveur avait également accueillis au début, ont tous, en définitive, abouti à des résultats si peu satisfaisants qu'on y a aujourd'hui généralement renoncé. Qui sait si ce ne sera pas là un jour aussi l'histoire de la plupart des inhalations thermales ?

HYDROFÈRE, NÉPHOGÈNE. — Tels sont les noms proposés par MM. Mathieu (de la Drôme) et Mathieu, coutelier, pour désigner deux appareils destinés l'un et l'autre à administrer des bains d'eau minérale pulvérisée. Voici comment se prennent ces bains : Le malade s'assied, la tête dehors, dans une boîte de sapin qu'on a préalablement remplie de vapeur d'eau et dont une des parois livre passage à un très petit jet d'eau minérale qu'entraîne, en l'éparpillant, un courant d'air lancé avec force ; la direction de ce jet est calculée de telle sorte que, quand il atteint la peau, il est déjà réduit en une poussière excessivement ténue. Il y a donc non plus immersion, mais irrigation. Seulement comme cette poussière est toujours projetée dans le même sens, le baigneur est obligé, pour la recevoir successivement sur tout le corps, de tourner sur lui-même à la manière de ces poupées mécaniques qui ornent la vitrine des coiffeurs (1).

En imaginant ce mode de balnéation, on s'est surtout proposé d'économiser assez l'eau pour pouvoir donner, loin des sources, des bains d'eau minérale naturelle ; il est de fait que deux ou trois litres suffisent à un bain ou plutôt à une petite douche de quarante minutes. En quoi maintenant cette série d'arrosages partiels et limités pourra-t-elle remplacer ces bons bains entiers où tous les ressorts de l'organisme, au lieu d'être aussi péniblement tendus, sont au contraire dans un complet relâchement ? La science possède encore trop peu de faits (2) pour pouvoir rien préciser à cet égard. Je crois cependant qu'il y a un certain avenir réservé à ces appareils, à la condition toutefois que, par des perfectionnements convenables, on saura mieux les adapter à l'usage auquel on les destine, et surtout qu'on ne perdra pas de vue qu'ils ne sauraient que très incomplétement remplacer les bains pris aux griffons des sources.

(1) Le néphogène, dont le mécanisme est du reste infiniment plus simple, consomme moins d'eau que l'hydrofère. Aussi a-t-on pu adapter à la boîte un double jet, lequel, plaçant le baigneur *entre deux feux*, le dispense de la plupart de ses mouvements gyratoires.

(2) Je crains que dans les communications faites à l'Académie de médecine au sujet de ces appareils, on n'ait pas tenu assez compte, dans l'appréciation des résultats, de la vapeur aqueuse qui, conjointement avec l'eau minérale, arrive dans la boîte où le baigneur est encaissé.

ACTION THÉRAPEUTIQUE DES EAUX MINÉRALES.

L'action des eaux minérales, prises sur les lieux mêmes tant en bains qu'en boisson, est une action excessivement complexe. La plupart de ces eaux, et c'est de celles-là que nous parlerons d'abord, agissent en déterminant une excitation plus ou moins forte qui a pour effet immédiat de réveiller la vitalité des tissus et de produire, comme disait Bordeu, un *remontement général*. Elles font passer les organes de l'inertie à l'activité, en communiquant à la constitution une force qu'elle n'aurait pas eue suffisamment en elle-même pour ces transformations. Quelques-unes exercent une stimulation plus vive et plus profonde. Au bout de peu de jours, les malades éprouvent de l'insomnie, de la tristesse, de l'abattement, de l'inappétence ; les douleurs actuelles s'exaspèrent, les anciennes se réveillent : c'est une véritable fièvre thermale. Conduite avec tact et habileté, cette fièvre se dissipera graduellement, emportant avec elle la maladie première.

Mais prenez garde de dépasser certaines limites. Les médications brusques ne conviennent pas aux maladies chroniques : celles-ci progressent lentement ; elles doivent rétrocéder de même.

On comprend que les eaux ne sauraient être administrées dans la période aiguë d'une maladie (1), puisque, l'excitation étant déjà trop vive, l'influence minérale ne ferait que l'exaspérer. Elles seront au contraire très utiles à la suite de ces états morbides qui ont épuisé la constitution et répandu une sorte de langueur dans l'organisme. C'est ainsi qu'une affection ancienne guérira souvent mieux qu'une plus récente, son ancienneté étant un préservatif contre l'effet trop énergique des eaux.

Les médecins de l'antiquité avaient fait les mêmes remarques : « Toutes les eaux, dit Antyllus, sont douées de propriétés desséchantes et échauffantes ; en général, elles sont très énergiques ; pour cette raison elles ne conviennent pas contre les maladies aiguës, mais plutôt contre les maladies chroniques, surtout quand ces maladies sont froides et d'une humidité très prononcée. »

---

(1) L'acuité d'une maladie n'exclut pas toujours l'intervention temporaire des eaux minérales transportées. Ainsi, parmi ces eaux, celles de Friedrichshall, Sedlitz, Pullna, Birmenstorf, etc., seront souvent mieux supportées que toute autre médication évacuante. Vous trouverez à cet égard une tolérance toute particulière chez beaucoup de malades.

ACTION THÉRAPEUTIQUE DES EAUX MINÉRALES. 17

On a comparé, avec quelque raison, l'action de certaines eaux minérales à celle de l'azotate d'argent. Vous touchez, par exemple, avec la pierre la conjonctive engorgée : l'œil rougit, pleure ; sa sensibilité augmente, puis il guérit. De même pour l'eau minérale : elle agira en déterminant une réaction substitutive. Mais que, au lieu d'un simple engorgement de la muqueuse, vous ayez une désorganisation de l'œil, la cautérisation ne fera que hâter les progrès du mal. Pour les mêmes motifs, on devra soigneusement s'abstenir des eaux, si la maladie est trop grave et la lésion trop profonde. À un état chronique incurable on substituerait un état aigu incurable aussi, avec cette différence qu'il marcherait beaucoup plus rapidement vers une terminaison fatale.

On comprend, de même, que les eaux ne sauraient être conseillées aux personnes atteintes de maladies du cœur ou des gros vaisseaux, à celles qui sont sujettes aux hémorrhagies ou menacées de congestions vers le cerveau. L'activité imprimée à la circulation pourrait avoir, dans ce cas, les conséquences les plus funestes.

Supposons maintenant que la nature de l'affection soit favorable à l'emploi des eaux, il faut encore que le malade ait en lui une somme de forces suffisantes pour traverser la crise artificielle qui va se produire. Est-il trop faible, la réaction ne se fera pas, ou, si elle se fait, elle fatiguera inutilement les organes, au lieu de ranimer et de régulariser leur jeu.

Lorsque les eaux sont fort actives et la constitution impressionnable, la fièvre thermale devient quelquefois trop intense. Il faut alors diminuer la durée du bain, abaisser sa température, affaiblir l'eau minérale par un mélange d'eau simple, ou même recourir à des émissions sanguines. Enfin, vous pourrez être obligés de suspendre pendant quelque temps, ou même tout à fait, le traitement, les eaux ne pouvant être supportées à quelque dose ni sous quelque forme que ce soit par certains malades.

Vous verrez, au contraire, des personnes sur lesquelles l'eau minérale n'a pour ainsi dire pas prise. Elles en font usage, même avec excès, à l'intérieur et à l'extérieur, sans en éprouver la moindre modification apparente.

Un des effets les plus constants des eaux minérales, c'est d'imprimer aux fonctions de la peau une nouvelle activité, en dirigeant les fluides du centre à la circonférence. Elles augmentent la transpiration, rétablissent d'anciens flux, d'anciennes éruptions, ou même provoquent un exanthème artificiel qui, par une dérivation salutaire, dégage les organes plus profonds. Combien de maladies ne reconnaissent d'autre point de départ que la rétrocession d'un principe morbide, dont on ne soupçonnait pas l'existence, ou que masquaient d'autres symptômes ! Rappeler ce principe au dehors est, sinon guérir le mal, du moins en révéler la nature, ce qui suffira souvent pour en assurer la guérison.

Nous raisonnons toujours ici dans l'hypothèse où les eaux ont une action primitivement stimulante. Mais ce qui est vrai pour l'immense majorité des sources ne peut s'appliquer à toutes également. Certaines eaux, loin d'être excitantes, calment d'emblée, à tel point que la guérison ne sera possible que si, pendant toute la durée de la cure, il y a absence absolue de réaction. Il en est même que vous verrez tempérer la force vitale, rendre le pouls plus lent, la peau moins chaude, les sécrétions moins actives, déprimer, en un mot, le jeu des rouages de l'organisme : ce seront des eaux hyposthénisantes.

Voilà ce qu'apprend l'observation, et, je ne crains pas d'ajouter, ce que confirme une saine physiologie. Nous l'avons dit en commençant : *Une eau minérale est un médicament.* Par conséquent, autant d'eaux minérales différentes, autant de médicaments différents. Or, comment admettre, avec certains auteurs, que les substances si diverses qui entrent dans la composition de ces eaux, le fer, le soufre, l'iode, les sels alcalins et tant d'autres principes, n'agissent que d'une seule et unique manière, en élevant le degré de vitalité de l'économie? C'est vouloir qu'un agent thérapeutique, par cela seul qu'il se trouve dissous naturellement dans une eau minérale, soit complétement déshérité de ses propriétés intrinsèques, ou même qu'il en ait acquis de tout à fait opposées. Évidemment, c'est tout confondre, sous prétexte de tout simplifier.

Les phénomènes généraux sur lesquels j'ai cru devoir insister ne constituent pas seuls l'effet curatif des eaux minérales. Parmi celles-ci, il en est plusieurs qui, semblables en cela à quelques médicaments, exercent sur certains organes une action propre, déterminée, spécifique. Vichy modifiera surtout les appareils glanduleux, Loëche la peau, Bonnes la poitrine, Contrexéville les sécrétions urinaires, Baréges les plaies d'armes à feu, la Malou Wildbad et Gastein la moelle épinière. Si le mode d'action de toutes les eaux était uniforme, si, par exemple, les eaux ferrugineuses ne guérissaient la chlorose qu'à titre d'excitants généraux, pourquoi les sources sulfureuses, qui sont plus excitantes encore, ne pourraient-elles pas aussi la guérir ? La vérité de ces distinctions ressortira mieux encore de l'étude que nous consacrerons à chaque source, en ce qu'elle nous fera voir qu'il en est peu qui ne possèdent une véritable spécificité.

Il est extrêmement difficile d'expliquer le mécanisme précis de l'action des eaux, car cette action, déjà très compliquée par elle-même, est soumise aux influences les plus variées. D'ailleurs, on s'adresse à des individualités pathologiques qui se comparent et se résument ; mais, essaye-t-on de les additionner, on n'arrive plus qu'à une unité mensongère.

Si les principes qui entrent dans la composition des eaux étaient mieux connus, nul doute que la thérapeutique n'en retirât d'utiles révélations. En effet, ces principes, par quelque voie qu'ils soient absorbés, la peau, l'intestin ou la surface pulmonaire, se mêlent au sang, circulent avec ce fluide, activent ou tempèrent les organes sécréteurs, modifient les produits sécrétés, et, par suite, impressionnent l'économie tout entière. Rencontrent-ils des sels, le plus souvent ils se les approprient ou les décomposent. Le corps de l'homme, sous certains rapports, représente donc ici un vaste laboratoire où s'effectuent de nouvelles associations chimiques, qu'influencent sans doute les phénomènes vitaux, mais qui n'en exercent pas moins une action très réelle sur la marche et l'issue des maladies.

Dans quelle mesure les sels en dissolution dans l'eau minérale sont-ils absorbés par nos vaisseaux, et quelles nouvelles combinaisons forment-ils au sein de nos tissus ? Ce sont là encore des questions difficiles à résoudre, surtout à cause de la promptitude avec laquelle le sang se débarrasse, par les divers émonctoires, des substances salines et autres que l'absorption y a fait pénétrer ; en très peu de temps, il revient au type primitif de son organisation. C'est ainsi que l'air atmosphérique, malgré toutes les causes qui tendent à modifier sa composition, offre presque toujours les mêmes éléments dans leur proportion normale.

La division classique des bains en chauds, tièdes et froids, est une division parfaitement fondée, car nous verrons les mêmes sources produire des effets différents, ou même opposés, suivant la température du bain.

Le calorique étant le type de tous les excitants, le bain chaud détermine un surcroît d'activité dans toutes les fonctions de l'économie ; c'est aussi un moyen perturbateur. Le bain tiède ou tempéré est celui auquel on a recours lorsqu'on veut que l'eau agisse surtout par ses qualités intrinsèques. Quant au bain froid, c'est un sédatif très énergique dont on fait rarement usage : son domaine est plutôt celui de l'hydrothérapie.

Quelques médecins sont dans l'usage d'employer, concurremment avec les eaux, un certain nombre de médicaments destinés à en favoriser les effets. C'est là une méthode dont je suis très peu partisan, excepté dans les cas où les spécifiques sont rigoureusement indiqués. La plupart des malades n'ont-ils pas déjà passé par toutes les épreuves de la matière médicale? Trop souvent même l'état d'épuisement et de profonde atonie où ils sont tombés appartient plus encore à l'abus des remèdes qu'aux ravages du mal. Laissez-les donc essayer des prescriptions de la nature, puisqu'ils ont vainement épuisé toutes les formules de l'art.

Il est d'observation que les eaux, au bout d'un certain temps que l'on en fait usage, ont produit tout ce qu'on devait attendre d'elles. Il faut alors s'arrêter, sans quoi on verrait se développer dans l'économie des phénomènes de saturation qui pourraient compromettre le succès. La période pendant laquelle on peut prendre les eaux avec le plus d'avantage a reçu le nom de *saison*.

Une saison se compose, en général, de vingt à trente jours; cependant il est impossible d'établir à cet égard rien de précis, une multitude de circonstances pouvant en modifier la durée. Aussi le chiffre de vingt et un (1) jours qui, pour les personnes du monde, a quelque chose de sacramentel, est-il tout à fait arbitraire et sujet à varier. Certains malades, après un repos de quelques semaines, devront recommencer une seconde saison qui complétera le traitement : toutefois il est rare que cette seconde saison doive être aussi longue que la première.

Le plus souvent les malades, au moment où ils quittent les eaux, sont encore sous l'influence de l'action minérale, et c'est graduellement que l'équilibre et l'harmonie se rétabliront dans le jeu des organes. Ainsi, de ce qu'on n'aura pas recouvré la santé par l'action immédiate des eaux, on ne devra pas toujours en conclure que celles-ci ont été impuissantes. Avant de savoir à quoi s'en tenir sur les effets du traitement, il faut attendre un certain temps ; d'où il résulte que le médecin des eaux est souvent moins bien renseigné

(1) Ce chiffre de vingt et un jours était déjà très en faveur chez les anciens, lesquels admettaient de plus une gradation progressive puis décroissante dans la durée du bain. Écoutons Hérodote, cité par Oribase : « Pour toutes » les eaux minérales on observe, dit-il, une certaine mesure de temps, » *trois semaines*, par exemple. On commence par des bains d'une heure, dont » on augmente peu à peu la durée, de manière à arriver exactement à deux » heures vers le septième jour ; on s'en tient à cet espace de temps jusqu'à » la fin de la seconde semaine; puis on diminue de nouveau dans la même » proportion, revenant graduellement ainsi au point où l'on avait com- » mencé. » C'est à peu près ce qui se fait encore aujourd'hui à Loëche, sauf que la durée des bains y est plus longue.

que le médecin ordinaire, car celui-ci ne perd pas de vue le malade après sa cure, et, par suite, il est beaucoup plus à même de juger des résultats. Aussi que penser de la véracité de ces statistiques où se trouve longuement énumérée, à la fin de chaque saison, la liste des maladies traitées aux eaux, avec cette inévitable formule : *amélioré ou guéri* (1) ?

J'en ai dit assez pour faire comprendre comment agissent les eaux minérales. Quand nous serons arrivés à l'histoire particulière de chaque source, j'aurai soin de revenir sur ces questions, car, formulées ainsi en termes généraux, elles ont toujours quelque chose d'un peu de vague ou trop absolu.

ANALYSE DES EAUX MINÉRALES.

On a, de tout temps, attaché une importance extrême à la connaissance des principes constituants des eaux minérales. Privés des moyens suffisants d'analyse, les anciens n'ont pu nous transmettre, à cet égard, que les documents les plus incomplets. Hippocrate, il est vrai, parle d'eaux chaudes imprégnées de cuivre, d'argent, d'or, de soufre, de bitume et de nitre ; Aristote enseigne que certaines vapeurs se mêlent aux eaux pour leur communiquer des vertus médicinales ; Galien, Pline, Sénèque mentionnent des sources acidules, alumineuses, salines, martiales ou sulfureuses ; enfin Antyllus va plus loin, car il admet des eaux minérales complexes, « lesquelles, dit-il, renferment diverses substances qu'on ne rencontre d'habitude que dans autant d'eaux séparées. » Mais gardez-vous de voir là même une simple ébauche de classification méthodique. Au moment où vous croiriez saisir un corps de doctrine quelconque, vous ne trouveriez plus que nymphes, naïades et invocations plus ou moins poétiques au dieu d'Epidaure.

Il faut arriver jusqu'à notre époque pour obtenir des notions plus précises sur les éléments minéralisateurs des eaux. Seulement, à force d'entendre vanter et de vanter nous-mêmes sans cesse les

(1) Le médecin ne doit jamais se faire l'avocat de ses eaux. Il doit surtout s'abstenir de certains artifices de langage qui sont de tradition et même de précepte au palais. « Sachez, dit Cicéron, faire tourner tout à l'avantage de » votre cause ; dans ce qui vous est contraire, omettre ce qui peut être » omis ; glisser légèrement sur les points favorables à l'adversaire ; vous » arrêter complaisamment sur ceux qui peuvent personnellement vous ser- » vir. » Singulière morale ! combien elle diffère des principes qu'Hippocrate a si noblement formulés dans son immortel serment !

progrès de la chimie moderne, ne nous faisons-nous quelque illusion quant à la nature et à la valeur des révélations qu'elle nous fournit? C'est là précisément ce que je me propose d'envisager dans ce travail. Me plaçant au point de vue exclusivement pratique, je vais essayer d'établir ce que l'analyse des eaux nous apprend : 1° sous le rapport de leur composition chimique, 2° sous le rapport de leur action médicinale.

1° Ce que l'analyse des eaux nous apprend sous le rapport de leur composition chimique.

Quand on jette les yeux sur l'analyse d'une eau minérale, et il n'est pas un prospectus qui ne l'étale avec orgueil, on ne laisse pas que d'être impressionné tout d'abord à l'aspect de substances si diverses disposées par groupes, échelonnées par étages, et terminées chacune par toute une alignée de chiffres que séparent artistement des virgules. Mais si, le premier éblouissement passé, on vient à regarder les choses de plus près, on s'aperçoit que souvent ces substances si pompeusement énumérées, appartiennent à la classe des sels les plus inertes, et que, de plus, elles représentent en volume et en poids des quantités tout à fait minimes. Enfin va-t-on jusqu'à vouloir se rendre exactement compte du degré de certitude des procédés mis en usage pour obtenir ces analyses, la désillusion devient telle qu'on en arrive presque à craindre d'avoir été le jouet de quelque fantasmagorie. Écoutons, à ce sujet, un homme dont personne ne récusera la haute compétence : « L'analyse d'une eau minérale constitue, dit M. Filhol, l'un des problèmes les plus délicats. Quand le chimiste en a retiré des acides sulfurique, carbonique, silicique, phosphorique, du chlore, de l'iode, de la potasse, de la soude, de la chaux, de la magnésie, il a préparé plutôt qu'achevé son œuvre. Il lui faut ensuite combiner entre eux ces divers éléments, de manière à reproduire la formule exacte de la solution médicamenteuse. Malheureusement, les travaux qui ont été publiés sur ce sujet ne sont pas de nature à lever tous les doutes. Chaque chimiste interprète en quelque sorte à sa façon les résultats de l'analyse ; quelques-uns même trouvent plus commode de ne pas les interpréter du tout, et se contentent de donner les résultats bruts de leurs investigations (1). »

Ainsi, on ne peut retirer d'une eau minérale que ses éléments constitutifs disjoints. Quant à déterminer les combinaisons que ces

---

(1) *Recherches sur les eaux minérales des Pyrénées*, page 40.

éléments formaient primitivement entre eux, c'est une question encore à l'étude et non point une question jugée. Or, disons-le tout de suite, dans cette détermination réside pour nous, médecins, toute la solution du problème. De même, en effet, qu'il est impossible de se figurer un édifice d'après la seule connaissance des matériaux qui entrent isolément dans sa composition, de même aussi nous ne pouvons estimer ce que peut être une eau sur la simple énumération des acides et des bases qu'elle fournit à l'analyse. Ces acides et ces bases ne représentent quelque chose à notre esprit qu'autant qu'on les suppose associés entre eux, de manière à former des sels. Il y a donc là tout un complément de recherches qui revient de droit aux chimistes de profession. Gardons-nous de nous immiscer dans leur œuvre. Toutefois, il nous sera bien permis de jeter un coup d'œil sur les difficultés de l'entreprise, afin de mieux apprécier la valeur des résultats qu'il nous faudra ensuite enregistrer sur parole.

Si chaque eau minérale ne contenait qu'une seule espèce de sel, rien ne serait plus facile que de reconnaître la nature de ce sel et de spécifier la quantité qu'en renferme un volume donné d'eau. Mais ce n'est point à cet état de simplicité que s'offre le problème. Il n'est pas une eau minérale, au contraire, où ne se trouvent simultanément plusieurs sels, et de cette circonstance résultent les plus grands obstacles pour leur détermination et leur dosage. En effet, la connaissance de la solubilité des sels isolés, qui fournit de si précieuses indications quand il s'agit d'un seul, ne saurait mettre sur la voie de la solubilité de ces mêmes sels quand ils sont plusieurs en présence dans un même liquide, par suite de l'action mutuelle qu'ils exercent les uns sur les autres et qui accroît leur solubilité propre. Voilà, par exemple, une dissolution saturée d'azotate de potasse qui ne peut plus dissoudre une nouvelle quantité de ce sel; venez-vous à y ajouter du chlorure de sodium, à l'instant elle redevient apte à dissoudre une nouvelle proportion d'azotate. Ainsi pour d'autres dissolutions salines. Il se fait dans ce cas un véritable pêle-mêle entre les acides et les bases, d'où résultent certains produits tout à fait différents de ceux qui avaient servi à les constituer. On ne saurait donc, dans l'analyse d'une eau minérale, prendre pour guide la loi de solubilité des sels, puisque, placé sur ce terrain, on se trouve presque en face de l'inconnu.

Ne serait-ce pas en vertu de ces doubles décompositions et de la formation qui en provient de composés nouveaux encore mal définis, que la plupart des sources des Pyrénées, et, en particulier, Luchon et Ax, ont le privilége de renfermer en même temps un sulfure alcalin et un sel de fer, sans que leur transparence en soit aucunement troublée? Essayez de réunir ces deux corps dans un même liquide, vous aurez tout de suite un précipité.

D'autres causes encore peuvent mettre obstacle à la détermination rigoureuse des principes constituants des eaux. C'est ainsi qu'il suffira d'un simple changement apporté à la température du dissolvant pour modifier la nature des produits qui en seront retirés. Voyez plutôt ce qui se passe pour les eaux mères provenant de l'extraction du sel marin. Quand on les fait évaporer à chaud, il se sépare du chlorure de sodium, tandis que le sulfate de magnésie reste dissous; vient-on, au contraire, à les refroidir, c'est du sulfate de soude qui cristallise, et la liqueur retient du chlorure de magnésium. Voilà donc un échange d'acides et de bases dans un même liquide, et la formation de nouveaux sels, par le seul fait d'une modification de la température où l'on opère. Ce qui s'observe pour les eaux mères est d'autant plus applicable aux eaux minérales proprement dites, que, d'une part, un grand nombre de sources renferment les sels auxquels nous venons de faire allusion, et que, d'autre part, leur température native en permet rarement l'emploi immédiat; tantôt il faut les faire refroidir, d'autres fois on doit les soumettre à un réchauffement préalable (1). Or, du moment qu'il n'est besoin que d'un peu plus ou d'un peu moins de calorique soustrait ou ajouté pour modifier la structure intime d'une eau minérale, quel degré de température choisirez-vous comme type pour établir avec quelque certitude sa composition élémentaire?

Il me serait bien facile de multiplier ces exemples. Je pourrais surtout comparer entre elles diverses analyses d'une même eau, et montrer combien peu elles se ressemblent, chacun ayant opéré à sa manière, faute précisément de rigueur dans les règles et d'unité dans les méthodes. Du reste il ne me paraît pas possible qu'il en soit autrement, car, dit M. Filhol, « si l'on consulte les ouvrages de MM. Dumas, » Pelouze, Fremy, Regnault, etc., on trouve que ces questions d'hy-

---

(1) Le procédé dont on se sert de préférence aujourd'hui pour faire chauffer l'eau minérale est le serpentinage. Or, bien loin d'être d'invention moderne, je l'ai trouvé décrit tout entier dans Sénèque. « Tous les jours, dit » il, on fabrique des serpentins (*dracones*), composés d'un tuyau d'un cuivre » fort mince, où circule l'eau, lesquels forment plusieurs contours. Par ce » moyen l'eau, en se repliant plusieurs fois sur elle-même au centre du » même brasier, parcourt assez d'espace pour s'échauffer rapidement au » passage. Entrée froide, elle ressort bouillante (*gelida ingressa exit fervida*). » (SÉNÈQUE, *Questions naturelles*.)

» drologie y sont considérées comme fort difficiles et presque impos-
» sibles à résoudre dans la majorité des cas. »

Maintenant que nous voici suffisamment édifiés sur la valeur chimique des analyses, passons à la seconde division de cette étude.

2° Ce que l'analyse des eaux nous apprend sous le rapport de leur action médicinale.

Si les substances signalées par la chimie représentent en réalité l'agrégat constituant des eaux, il devra exister entre ces eaux et ces substances une relation telle que le mode d'action des premières ne fera que traduire le degré d'activité des secondes. Ainsi une source faible possédera des sels à peu près insignifiants; au contraire une source forte sera nécessairement liée à une minéralisation énergique. Or toutes ces déductions de la théorie reçoivent de l'observation le démenti le plus formel. Non-seulement il n'existe pas de liaison constante entre la composition soupçonnée des eaux et la manifestation de leurs effets thérapeutiques, mais, de plus, on rencontre à chaque pas de telles oppositions, de tels contrastes, qu'il serait peut-être plus exact de dire que certaines analyses sont moins aptes à guider le médecin qu'elles ne tendent à l'égarer. Pareille assertion de ma part heurte trop directement de front les idées en faveur aujourd'hui pour ne pas paraître erronée ou paradoxale ; aussi dois-je énoncer tout d'abord mes motifs et mes preuves.

Prenons telle ou telle source parmi les eaux les plus célèbres de l'Europe. Nous choisirons, si vous le voulez, Plombières, Gastein et Wildbad. Quelle est la minéralisation de ces sources ? Comme qualité, cette minéralisation est la même que celle de nos eaux simplement potables; vous y trouvez des carbonates et des sulfates de chaux, de soude et de magnésie : comme quantité, elle leur est inférieure ; il suffit, pour en juger, de jeter un coup d'œil sur le tableau suivant où j'ai réuni la somme des principes fixes contenus dans un litre de chacune de ces eaux :

	Gram.
Plombières.	0,283
Gastein.	0,369
Wildbad.	0,426
Eau de la Seine.	0,432
Eau d'Arcueil.	0,527
Eau du canal de l'Ourcq.	0,590

Ainsi l'eau que nous buvons chaque jour à Paris et qui sert à tous nos usages est minéralisée de la même manière, mais à plus forte dose que certaines sources réputées posséder d'admirables vertus thérapeutiques. Que conclure de ceci ? Que les eaux de la Seine, d'Arcueil ou du canal de l'Ourcq sont en réalité des eaux minérales, ou bien que les sources de Plombières, de Gastein ou de Wildbad ne sont tout bonnement que des eaux ordinaires ? L'une ou l'autre conclusion serait également absurde. Disons bien plutôt qu'ici, comme dans beaucoup d'autres circonstances, la chimie a été impuissante à reconnaître et à désigner le principe actif de certaines eaux. Tant il est vrai que le corps de l'homme est souvent le meilleur et le plus délicat de tous les réactifs (1) !

J'ai désigné trois sources ; j'aurais pu en nommer vingt encore dont la composition, si l'on ne devait s'en fier qu'aux analyses, ne serait autre non plus que celle de nos puits et de nos rivières. Telles sont surtout Ussat, Bagnères, Néris, Luxeuil, Mont-Dore, Loëche, Pfeffers, Lucques, Schlangenbad, Tœplitz, etc., toutes eaux qui ne cessent de justifier, par d'authentiques guérisons, la confiance et la vogue dont elles jouissent depuis des siècles.

On objectera peut-être que ces diverses sources sont thermales. La présence du calorique dont elles se sont saturées à l'intérieur du sol ne suffirait-elle pas pour expliquer les vertus qui les différencient ? Je ne le pense pas. Du moins la physique n'admet point qu'une eau chaude naturellement possède, par ce fait même, des propriétés autres qu'une eau artificiellement chauffée. Or, nous ne faisons ici qu'enregistrer ses préceptes et ses actes.

Il est certaines sources, j'en conviens, dont le principal élément minéralisateur se dessine en caractères assez nets pour laisser bien peu d'incertitude sur son mode réel de combinaison, et, par suite, pour mettre sur la voie de quelques-unes de ses applications thérapeutiques : telles sont surtout les sources ferrugineuses. Remarquons toutefois que le fer qu'elles renferment acquiert, par cela même qu'il s'y trouve naturellement dissous, une puissance d'action tout autre que celle qu'il offre dans nos meilleures préparations officinales. C'est au point que, là où vous aurez vu ces préparations échouer, vous pourrez voir encore ces sources réussir. Témoin les eaux si justement vantées de Spa, de Schwalbach et de Pyrmont ; on n'y a constaté, par litre, que 5 à 6 centigrammes de carbonate de fer, et cependant quelques verres bus chaque jour à ces sources produiront beaucoup

(1) La chimie ne distinguera pas davantage le principe délétère, miasme ou virus, qui différencie l'air des montagnes de l'air des marais, le pus phlegmoneux du pus syphilitique, la salive de l'homme sain de la salive de l'hydrophobe. Que d'exemples je pourrais encore ajouter !

plus d'effet que des doses infiniment supérieures du même sel prises en potion ou en pilules.

Même remarque pour les sources sulfureuses. Elles aussi trahissent leur minéralisation par des caractères assez nets pour que nos sens eux-mêmes soient avertis de l'existence du soufre. Or, combien nos imitations pharmaceutiques sont loin également d'atteindre la puissance des sources naturelles ! C'est ainsi, pour ne citer qu'un exemple, que tous les observateurs ont signalé l'énorme différence d'action qui sépare un bain pris à Baréges d'un bain si improprement appelé *bain de Baréges factice*. Il semble presque que l'activité de ces deux bains soit en raison inverse de la quantité de sulfure qu'ils renferment, le premier n'en contenant que 7 à 8 grammes, tandis que, pour le second, la dose peut en être portée jusqu'à 120 et 150.

C'est que ni le fer ni le soufre ne se trouvent jamais complétement seuls dans une source minérale. D'autres principes les y accompagnent, et ces principes sont entre eux dans des combinaisons telles que de leur influence sur l'élément dominant résulte un surcroît d'énergie qu'on n'aurait pu pressentir en additionnant leurs forces respectives. D'où je ne crains pas de conclure qu'une source agit moins comme être collectif que comme individu.

Nous avons jusqu'ici emprunté nos exemples à des eaux peu ou point minéralisées. Les résultats eussent été les mêmes si nous nous fussions adressés à des sources riches au contraire en agents minéralisateurs. En effet, que nous apprend l'analyse relativement aux eaux de Vichy, d'Uriage, de Bourbonne, de Cransac, de Kissingen, de Carlsbad ou de Monte-Catini ? Elle nous apprend que ces eaux renferment, en proportion considérable, des sels nombreux et variés. On peut déjà sans doute, sur cette unique donnée, en induire qu'un semblable agrégat dans une même eau ne saurait être sans action sur l'économie. Mais de quelle nature sera cette action ? quel degré atteindra-t-elle ? quels organes seront plus directement impressionnés ? Toutes questions dont la solution nous échappe, soit que nous voulions d'emblée la pressentir, soit qu'une fois révélée par l'expérience, nous essayions simplement de l'interpréter. Malgré toute la perfection de nos appareils, il ne nous a pas encore été donné de saisir cet inconnu, ce *quid divinum*, ainsi que le désignaient les anciens, qui communique à l'eau minérale sa spécificité, comme il communique à la fleur son parfum et au vin son arome. Sachons, par conséquent, avouer en toute humilité notre ignorance.

Malheureusement c'est ce que nos chimistes n'ont pas eu le courage de faire. Ils ont préféré doter gratuitement de propriétés merveilleuses certains éléments contenus dans les eaux à doses le plus souvent homœopathiques, et, chose triste à dire, nous nous sommes laissé aveuglément traîner à leur remorque. C'est par le chlorure de sodium qu'a débuté cette thérapeutique de fantaisie. Ainsi on s'est avisé de découvrir tout à coup que les eaux sulfureuses, surtout celles des Pyrénées, dont on avait constaté les bons effets dans le traitement des maladies de poitrine, devaient ces bons effets, non au soufre, mais au sel marin qui lui sert d'appoint. Les Eaux-Bonnes ont été plus particulièrement invoquées comme preuve. Or savez-vous ce que ces eaux renferment de sel marin par litre ? 0^{gr},290, c'est-à-dire moins, infiniment moins qu'on n'en met d'habitude dans un œuf à la coque. Puis est venu le tour de l'iode. Découvrir dans une eau minérale ne fût-ce que des traces de ce métalloïde (et, à défaut d'iode, on s'est rabattu sur le brome), tel a été le rôle de tout chimiste hydrologue. On a, du reste, apporté tant de persistance et de bon vouloir dans ces recherches qu'on a fini par rencontrer de l'iode à peu près partout. Enfin est arrivé le règne de l'arsenic dans lequel nous sommes actuellement en plein. Une eau a-t-elle été reconnue arsenicale, tout autre éloge devient à l'instant superflu. C'est l'arsenic qui stimule, c'est l'arsenic qui tempère, c'est l'arsenic qui modifie, c'est l'arsenic qui restaure, c'est l'arsenic en un mot qui, véritable Protée, gratifie toute eau minérale des propriétés qui la distinguent, ces propriétés fussent-elles les plus disparates. Étrange réhabilitation d'une substance qui avait passé jusqu'à présent pour si peu hygiénique, qu'elle est désignée, tous les jours encore, dans le langage populaire sous le nom de *mort-aux-rats*.

Voilà cependant où conduit la manie de vouloir tout expliquer. On préfère l'hypothèse qui satisfait et qui flatte à la réalité qui humilie et qui blesse. Qu'on me permette une simple remarque.

On ne s'est préoccupé jusqu'à présent, dans la recherche du principe actif des eaux, que des sels qu'elles tiennent en dissolution. Quant à la matière animale (barégine, glairine, sulfuraire) qui s'y trouve en proportion parfois considérable, on la laisse complétement de côté. Tout au plus signale-t-on, en termes généraux, quelques-uns de ses caractères physiques, et fait-on remarquer que, sapide, onctueuse et azotée comme l'osmazôme, elle communique, comme elle, à certaines sources le goût et l'aspect du bouillon de viande. Eh bien ! cette matière animale si dédaignée n'entre-t-elle pas pour beaucoup, au contraire, dans l'action thérapeutique des eaux ? Je ne voudrais pas, par une assimilation exagérée, pousser ici trop loin l'analogie. Toutefois, s'il est vrai que dans le bouillon de viande la matière animale soit tout et les quelques sels absolument rien, comment se fait-il que, transposant les rôles à propos des eaux, on rapporte tout aux sels et rien à la matière animale ?

CONSÉQUENCES A DÉDUIRE DE CES ANALYSES.

Il ressort des développements dans lesquels nous venons d'entrer : 1° que la plupart des données relatives à la composition intime des eaux reposent sur des bases tout à fait conjecturales ; 2° que ces données se trouvent être en désaccord à peu près constant avec les résultats fournis par l'expérimentation. D'où il semble assez logique de conclure que le médecin ne saurait accueillir avec trop de réserve ni même avec trop de défiance cette intervention de la chimie pour tout ce qui touche à l'étude des eaux minérales. Or ce n'est malheureusement point ainsi que les choses se passent. Je dirai plus, il n'est pas une seule branche de notre art où nous ayons abdiqué davantage toute initiative, voire même toute appréciation critique, afin de laisser le champ plus complétement libre aux élucubrations qu'il plait au premier analysateur venu de nous dicter.

Consultez nos divers traités d'hydrologie, et le nombre aujourd'hui commence à en devenir fort respectable, tous semblent calqués sur le même plan. La chimie y occupe la première place ; ce n'est même qu'après un religieux énoncé des analyses qu'on se hasarde à aborder la question thérapeutique. Si du moins ces analyses étaient toutes signées de noms faisant autorité dans la science ! Mais il s'en faut de beaucoup qu'il en soit toujours ainsi ; quelques-unes même proviennent d'auteurs peu compétents ou d'une impartialité douteuse. Aussi, et l'on essayerait vainement de le nier, la littérature hydrominérale a-t-elle formé jusqu'à présent, par l'étrangeté de ses dogmes, une littérature tout à fait à part.

Mais il y a plus : ce n'est pas seulement la pratique des eaux qui est subordonnée à la chimie, c'est la législation qui les régit. Voyez plutôt ce qui se passe chaque jour à notre Académie impériale de médecine. L'usage et les règlements veulent que la docte compagnie soit officiellement mise en demeure de se prononcer sur les mérites de toute nouvelle source, et de sa décision dépend le refus ou l'autorisation de l'exploiter. Or quelle marche pensez-vous qu'elle devra suivre ? Sans doute elle provoquera une enquête, contrôlera les cures annoncées, exigera des preuves ; au besoin même elle fera faire des expériences à l'hôpital ou en ville. Tout cela serait fort bien s'il s'agissait d'un médicament ordinaire ; mais, comme il s'agit d'une eau minérale, la conduite sera tout autre. Ainsi des échantillons de la source seront simplement confiés à une commission pour être analysés; celle-ci, après des expertises de laboratoire, lira son rapport, et, selon qu'elle se montrera plus ou moins satisfaite du résultat des analyses, le vote qui s'ensuivra sera favorable ou hostile. D'intervention médicale, pas un mot. Or, je le demande, si les chimistes étaient un peu plus médecins et les médecins un peu plus chimistes, croit-on que les premiers oseraient prendre sur eux de formuler de semblables arrêts, et que les seconds se contenteraient de les accepter sans examen (1) ? Que les uns et les autres ne perdent pas de vue ce que nous avons dit de l'eau de Seine, de l'eau d'Arcueil et de l'eau du canal de l'Ourcq comparées à certaines eaux minérales de premier ordre, et ils jugeront mieux du degré de confiance qu'il convient d'accorder aux cornues et aux alambics.

Je suis, pour mon compte, parfaitement décidé à rompre désormais avec tous ces errements de la chimie pharmaceutique. Est-ce à dire qu'il faille bannir entièrement les analyses du domaine de l'hydrologie ? Je ne vais pas si loin. J'estime au contraire qu'elles pourront avoir leur degré d'utilité ; mais, entendons-nous, ce sera simplement en faisant connaître la caractéristique des principales sources. Une eau contient-elle du fer, du soufre, des sels sodiques ou calcaires ? les chlorures y dominent-ils ? est-elle saturée d'acide carbonique ou d'un autre gaz ? Autant de renseignements curieux à enregistrer et qui pourront même exercer quelque influence sur nos prescriptions, sans toutefois qu'ils doivent dominer la thérapeutique.

J'admets donc volontiers l'intervention de la chimie ; je la réclame même au besoin, mais à titre d'auxiliaire et non à titre d'oracle: *Chymia, ancilla optima, magistra pessima.* Elle aura, je le veux bien, voix consultative ; seulement si elle dit oui quand l'observation dit non, c'est toujours du côté de l'observation que je me rangerai.

---

(1) On pourrait peut-être se demander à quoi servent, en définitive, ces interventions académiques. Est-ce dans la crainte que la source ne renferme quelque principe vénéneux ? Je ne connais ni en France ni à l'étranger aucune source de ce genre. Est-ce pour s'assurer qu'elle est suffisamment minéralisée ? Si ce n'est que de l'*eau claire*, les malades eux-mêmes en auront promptement fait justice. Est-ce pour en réglementer l'usage dans le cas où elle le serait trop ? On oublie donc que, depuis le décret du 28 janvier, il n'y a plus de surveillance obligée des eaux, et que tout baigneur peut ne consulter à cet égard que ses inspirations personnelles. En résumé, je crois qu'une liberté absolue pour l'exploitation des sources serait infiniment préférable à un aussi défectueux contrôle.

D'ailleurs, à quoi bon s'efforcer de prendre le change ? On est sans cesse ramené par la force des choses à reconnaître qu'une eau minérale n'est pas une dissolution saline ordinaire. Non. C'est un breuvage à part qui a ses éléments propres et sa saveur spéciale, que la nature a fabriqué par une sorte de chimie occulte, et dont elle s'est jusqu'à présent réservé la recette : la connût-on, qu'il resterait la difficulté de l'appliquer. Or je crains bien que, de longtemps encore, nous n'en soyons réduits à accepter pour devise ces paroles si vraies et tant citées de Chaptal : « Quand on analyse une eau minérale, on » dissèque un cadavre. »

CLASSIFICATION DES EAUX MINÉRALES.

Il y a longtemps qu'on a reconnu la nécessité d'une classification des eaux minérales, de manière à isoler celles dont les propriétés diffèrent, et à rapprocher, au contraire, les sources qui offrent entre elles de l'analogie. Nul doute que la réalisation d'un semblable projet ne dût faciliter les recherches et reposer l'esprit, en permettant d'embrasser d'un coup d'œil l'ensemble des eaux et d'apprécier la valeur de chaque source à l'étiquette du groupe auquel elle appartiendrait. Mais comment établir cette classification ?

Il semble que ce soit à la chimie que cela revienne de droit. Or nous avons démontré surabondamment dans le chapitre qui précède, que cette science n'a fourni jusqu'à présent à l'hydrologie que les renseignements les plus incomplets et même les plus erronés. Mais si une classification rigoureuse, basée sur la chimie, est aujourd'hui chose tout à fait impossible, ne peut-on pas du moins, à l'exemple des botanistes, réunir les sources en un petit nombre de familles naturelles, et les reconnaître, comme les plantes, à certains caractères prédominants et distincts ? C'est, à mon sens, le seul parti raisonnable. Voici donc la marche que j'ai cru devoir adopter.

Je diviserai toutes les sources minérales en six classes portant chacune les dénominations suivantes : *Eaux sulfureuses, ferrugineuses, alcalines, gazeuses, bromo-iodurées* et *salines*.

PREMIÈRE CLASSE. — *Eaux sulfureuses*. — Les eaux minérales sulfureuses sont surtout reconnaissables à l'odeur de gaz hydrogène sulfuré qui s'en dégage. Prenant pour base les diverses combinaisons que forme le soufre en dissolution dans ces eaux, nous admettrons quatre espèces d'eaux sulfureuses : les *sulfurées sodiques*, les *sulfurées calciques*, les *sulfhydriquées* et les *sulfureuses dégéné-*

rées (1). C'est sans contredit la classe dont les caractères chimiques sont les plus nets et les plus tranchés.

Deuxième classe. — *Eaux ferrugineuses.* — Les eaux ferrugineuses, appelées aussi *eaux martiales* ou *chalybées*, sont les plus répandues de toutes les eaux minérales. Limpides à leur point d'émergence, sans odeur appréciable, elles impriment au goût une sensation styptique qui rappelle assez celle de l'encre. Le fer est tenu en dissolution dans ces sources par trois agents principaux : l'acide carbonique, l'acide crénique et l'acide sulfurique. De là cette division, généralement admise, des eaux ferrugineuses en *carbonatées*, *crénatées* et *sulfatées*.

Troisième classe. — *Eaux alcalines.* — La plupart des sources alcalines les plus célèbres doivent leur alcalinité aux carbonates de soude ; d'autres sont principalement minéralisées par des carbonates de chaux et de magnésie. Presque toutes contiennent, en plus, des sulfates, des chlorures, de l'acide silicique ou un silicate alcalin. Ces eaux sont, en général, saturées de gaz acide carbonique ; aussi les range-t-on habituellement parmi les sources *acidules gazeuses*. C'est un tort ; elles méritent d'occuper une classe spéciale, car elles agissent moins par le gaz que par le principe alcalin qui, chez quelques-unes, existe en quantité très notable.

Quatrième classe. — *Eaux gazeuses.* — Les eaux minérales gazeuses ou *acidules* sont caractérisées par la prédominance du gaz acide carbonique. Ce gaz, qu'on rencontre en si grande abondance dans certains terrains, sature, sous l'influence de pressions naturelles, les eaux qui les traversent, et leur communique une saveur fraîche, aigrelette et piquante. Ce n'est pas sans quelque raison qu'on l'a appelé l'*esprit vital* des sources, car non-seulement il facilite la digestibilité de leurs principes minéralisateurs, mais de plus il a par lui-même une efficacité propre et incontestable.

Cinquième classe. — *Eaux bromo-iodurées.* L'iode et le brome n'ont été découverts dans les eaux minérales que fort tard. C'est seulement à la fin de 1821 que MM. Angelini et Cantu reconnurent l'existence de l'iode dans certaines eaux sulfureuses. Quant au brome, il fut signalé pour la première fois en 1826 par M. Vogel, dans une

---

(1) J'appelle, avec Anglada, *sulfureuses dégénérées* certaines sources qui, primitivement sulfureuses, ont perdu par le contact de l'air ou par toute autre cause le soufre qui les minéralisait, tout en conservant la plupart des propriétés thérapeutiques propres aux sources de cette classe.

eau minérale de la Bavière, l'eau de Heilbrunn. Les analyses les plus récentes ont semblé établir que là où existent des iodures se trouvent également des bromures. Ce n'est pas là toutefois une loi sans exception : ainsi, par exemple, la source de Cheltenham (Angleterre) contient du brome et point d'iode ; il en est de même des eaux de la mer Morte. Quant à l'importance thérapeutique du brome, ou plutôt des bromures, elle est d'autant plus difficile à préciser que jusqu'ici ce n'est guère que par analogie que l'on a fait jouer au brome le rôle de congénère de l'iode.

SIXIÈME CLASSE. — *Eaux salines*. — Les sources qu'on est convenu de ranger dans cette classe contiennent, comme caractère essentiel, certains sels, variables par leur nombre et leurs doses, auxquels elles doivent leurs propriétés. Quant à la nature de ces sels, elle est extrêmement différente. Les eaux salines ne forment donc pas une famille reconnaissable à des éléments chimiques particuliers et distincts ; elles constituent plutôt une sorte de Légion Étrangère où l'on a enrôlé toutes les sources qui n'avaient pu trouver place dans les divisions précédentes. Plusieurs d'entre elles forment cependant deux genres assez homogènes, suivant que les sels dominants sont des sulfates ou des chlorures.

Parmi les sources que minéralise le chlorure de sodium, quelques-unes renferment ce sel en telle abondance qu'on l'extrait pour les usages du commerce. Le résidu a reçu le nom d'*eau mère*. Comme cette eau mère fournit à la thérapeutique de précieuses ressources, nous devons en dire quelques mots.

L'eau mère (*mutter lauge* des Allemands) se présente sous l'apparence d'un liquide sirupeux, de couleur fauve ou brunâtre, d'une densité considérable, sans odeur très caractérisée. Sa saveur, salée d'abord, puis ardente, comme si l'on se mettait de l'éther sur la langue, laisse un arrière-goût amer et désagréable qui disparaît lentement. L'eau mère renferme, à un degré extrême de concentration, les principes solubles des sources dont le chlorure de sodium s'est séparé en se cristallisant. Le brome et l'iode s'y montrent en proportion variable ; mais les bromures surtout y dominent.

— Cette distribution par familles des sources minérales, d'après leurs caractères chimiques, pourra nous être utile comme point de ralliement, mais, nous l'avons déjà dit, elle ne saurait fournir les éléments d'une classification véritable. Ajoutons que la nécessité où l'on se trouverait, si on la prenait pour règle, de décrire en bloc toutes les eaux ferrugineuses, toutes les eaux alcalines, toutes les eaux sulfureuses, etc., lesquelles au contraire sont disséminées dans divers royaumes, forcerait le lecteur à passer à tout instant d'une contrée à une autre contrée, sans qu'il pût jamais se fixer nulle part. Voyez, par exemple, où l'entraînerait l'étude du seul groupe sulfureux. Il lui faudrait sauter des Pyrénées à Aix-la-Chapelle, de là à Schinznach, puis à Aix en Savoie, puis à Sainte-Lucie de Naples, puis enfin à Bade, près de Vienne. Même pérégrination à propos de chacun des autres groupes. Or, on le comprend, une semblable méthode d'exposition, bonne tout au plus pour les manuels élémentaires, serait d'autant moins à sa place dans un livre du genre de celui-ci que, négligeant les liens topographiques qui relient entre eux les divers établissements thermaux, elle nous priverait des distractions du voyage que nous regardons précisément comme un des plus puissants auxiliaires de la médication hydrominérale.

PLAN DE CET OUVRAGE. — ORDRE ET DISTRIBUTION DES MATIÈRES.

Les motifs que nous venons d'exposer me justifieront, je pense, d'avoir préféré le classement par contrées à toute autre méthode. Je vais donc, procédant géographiquement, étudier les diverses eaux minérales de la même localité, quelles que soient les analogies ou les différences de leur composition. Seulement je signalerai en même temps les caractères fournis par l'analyse, afin de rattacher, *autant que possible*, chacune de ces sources à la division à laquelle elle doit chimiquement appartenir. De cette manière, nous aurons concilié tout à la fois les exigences de la science et l'ordre des descriptions : j'y vois de plus l'avantage de donner une idée nette et précise des richesses de chaque pays en eaux minérales.

Si je m'abstiens de publier les analyses *in extenso*, c'est qu'en mentionnant, comme on le fait d'habitude, jusqu'aux moindres substances que l'on présume être contenues dans les eaux, il semble qu'on ait plutôt pour but de parler aux yeux qu'à l'esprit. N'avons-nous pas montré jusqu'à l'évidence toute l'inanité de ce luxe de chimie ? Indiquer la caractéristique des sources, c'est-à-dire l'élément salin ou gazeux qui prédomine dans chacune, me paraît une mesure plus rationnelle et plus simple. Je la crois en même temps beaucoup plus pratique, car notre attention ne se trouvera plus distraite par l'énumération de substances qui, jusqu'à présent du moins, sont pour nous sans aucune signification rationnelle. D'ailleurs, en procédant de la sorte, nous ne ferons qu'adapter à l'étude des eaux la marche heureusement suivie depuis longtemps à l'égard des plantes médicinales. Ne se contente-t-on pas, par exemple, de signaler la quinine, la strychnine et la morphine comme l'élément essentiel du quinquina, de la noix vomique et du pavot, sans se préoccuper des autres principes secondaires qui s'y rencontrent ?

Voici maintenant dans quel ordre seront décrites les matières. Je passerai successivement en revue les établissements thermaux de la France, de la Belgique, de l'Allemagne, de la Suisse et de l'Italie, consacrant à la description de chacun une Notice aussi étendue que le permettront les bornes de cet ouvrage. Chaque notice sera précédée de quelques lignes d'itinéraire, dans le but d'épargner aux malades les désagréments et les ennuis de toute nature que j'ai éprouvés dans mes voyages, faute précisément de renseignements circonstanciés. Du reste, la *Carte des eaux* que j'ai tracée moi-même, et dont j'ai, avec un soin tout particulier, dirigé l'exécution, permettra de reconnaître, d'un simple coup d'œil, la position de chaque source, ses relations avec les villes voisines et ses moyens d'accès.

J'entremêlerai nos descriptions de quelques détails sur les Cures de raisin et autres fruits, sur celle de petit-lait, ainsi que sur certaines Exhalaisons spontanées du sol qui rendent quelquefois autant de services à la médecine que les eaux elles-mêmes ; puis j'étudierai, dans deux traités à part, les Bains de mer et l'Hydrothérapie.

Le terrain ainsi déblayé, il ne me restera plus qu'à faire l'histoire des diverses maladies que les eaux sont appelées à guérir, et à mettre, en regard de chacune, le nom des stations thermales appropriées à leur traitement. Ai-je besoin d'ajouter que ce TRAITÉ THÉRAPEUTIQUE constituera l'œuvre capitale de mon livre ? Autant dire même qu'il en sera le couronnement, car je réaliserai ainsi, avec conscience sinon avec bonheur, la pensée qui m'a toujours guidé depuis que je m'occupe d'hydrologie, et qui, en définitive, doit être le but final de tout écrit de ce genre.

Tel est le plan (1) qui m'a paru le meilleur. Il diffère peu de celui que j'ai déjà adopté dans mes précédentes éditions, et la faveur avec laquelle on l'a généralement accueilli n'est pas un des moindres motifs qui m'engagent à le conserver.

Mais avant d'aborder ces divers sujets, je crois indispensable de

(1) Si, dans l'exposé de ce plan, je n'ai point fait figurer mon travail sur les *Excursions de Montaigne aux eaux minérales*, c'est qu'il constitue moins une œuvre d'hydrologie proprement dite qu'une simple récréation littéraire. Aussi l'ai-je renvoyé à la fin du volume.

dire quelques mots de la manière de se préparer à la cure, des soins qui présideront à l'administration des eaux, ainsi que des indications relatives au traitement consécutif à leur emploi.

PRÉPARATION AUX EAUX ; SOINS PENDANT LA CURE, TRAITEMENT CONSÉCUTIF.

On était autrefois dans l'usage de soumettre les malades qu'on envoyait aux eaux à un traitement préparatoire des plus énergiques ; je ne puis mieux faire, pour donner une idée de ce traitement, que de citer le passage suivant d'une lettre que Boileau écrivait de Bourbon-l'Archambault (1) à Racine (21 juillet 1687) : « J'ai été » purgé, saigné ; il ne me manque plus aucune des formalités pré- » tendues nécessaires pour prendre les eaux. La médecine que j'ai » prise aujourd'hui m'a fait, à ce qu'on dit, tous les biens du » monde, car elle m'a fait tomber quatre ou cinq fois en faiblesse, » et m'a mis en état qu'à peine je me puis soutenir. C'est demain » que je dois commencer le grand œuvre, je veux dire que demain » je dois commencer à prendre les eaux. » Or, remarquons que ce ne fut point par suite de quelque circonstance particulière à sa santé que Boileau fut soumis à ces diverses épreuves. Non. C'étaient, comme il le dit lui-même, autant de *formalités prétendues nécessaires*, et par conséquent aucun malade ne pouvait en être affranchi. Quant au *grand œuvre*, on ne saurait nier que ce ne fût effectivement quelque chose d'assez sérieux, puisque nous lisons dans d'autres passages de ses lettres « qu'il prend tous les matins douze » verrées d'eau, plus pénibles encore à rendre qu'à avaler, les- » quelles lui ont, pour ainsi dire, tout fait sortir du corps, sauf la » maladie pour laquelle il les prend. » Ce qui le tourmente le plus, c'est l'insomnie qui lui est imposée de par la Faculté. « Je n'ai » plus d'appétit, dit-il ; je traîne les jambes plutôt que je ne marche ; » mais je n'oserois dormir, bien que je sois toujours accablé de som- » meil... Pourvu que je ne m'endorme point, on me laisse toute » liberté de lire et même de composer... Je suis tout étourdi par » l'effet des eaux, sans qu'il me soit permis de sommeiller un mo-

(1) Ce fut Fagon qui prescrivit à Boileau, *atteint d'une extinction de voix*, les eaux de Bourbon-l'Archambault : d'où je serais tenté de conclure que, sous Louis XIV aussi, on pouvait être fort habile médecin et se tromper cependant dans le choix d'une eau minérale.

» ment (1). » On lui avait promis, n'en doutez pas, « qu'à peine il
» auroit goûté des eaux, il se trouveroit tout renouvelé, et avec
» plus de force et de vigueur qu'à l'âge de vingt ans. » (Il en avait
alors cinquante.) Ce qui n'empêcha pas qu'au bout de six semaines
de traitement il quittait Bourbon, « aussi muet qu'auparavant », se
plaignant des eaux tout en se louant des médecins « qui étoient plus
» occupés à leurs malades que ceux de Paris, et qui leur consacroient
» plus de temps. » Semblable compliment est-il jamais sorti de la
bouche de nos baigneurs ?

Bornons là ces citations, car elles suffiront et au delà pour faire
ressortir les inconvénients et les abus de ces pratiques empiriques.
Est-ce à dire que toute préparation aux eaux minérales soit chose
qu'il faille toujours négliger ? Ce serait tomber dans un autre extrême
presque aussi regrettable. Voici, à cet égard, les règles que je crois
pouvoir poser.

Quand un malade doit prendre les eaux plus spécialement en
boisson, s'il existe de l'inappétence, des saburres, de la constipation,
et que les eaux prescrites soient plutôt resserrantes que laxatives, une
purgation est en quelque sorte de rigueur. En effet, comme les eaux
n'agiront dans ce cas qu'à la condition qu'elles seront absorbées,
vous aiderez puissamment à leurs bons effets en déblayant les voies
par lesquelles l'absorption s'opérera. Devra-t-on, au contraire,
user plus particulièrement du bain et de la douche, que toute votre
attention se dirige vers l'appareil circulatoire. Pour peu que le
pouls vous paraisse plein, résistant, que les traits accusent une trop
forte coloration, n'hésitez pas à recourir à quelque émission san-
guine. Si vous négligiez ce moyen, la fièvre thermale pourrait, à un
certain moment, dépasser le but que vous vouliez simplement
atteindre, et, autant il vous eût été facile, au début, de lui imprimer
une sage direction, autant ensuite il vous serait difficile de la faire
rétrocéder. Une autre précaution qu'aucun malade ne devrait
omettre, c'est, pendant les quelques jours qui précèdent le départ,
de mener une vie douce, calme, tranquille. « Quand vous arrivez
» aux eaux, disait Alibert, faites comme si vous entriez dans le
» temple d'Esculape ; laissez à la porte toutes les passions qui ont
» agité votre âme ou tourmenté votre esprit. »

Pourquoi est-il d'usage de ne fréquenter les eaux que pendant

---

(1) Quoi de plus absurde que cette privation forcée de sommeil chez un
malade qui en avait, au contraire, infiniment plus besoin que tout autre
pour tempérer l'action beaucoup trop énergique des eaux !

l'été ? Plutarque nous apprend que, de son temps, on préférait au contraire le printemps et l'automne (ὁ περὶ τὸ ἔαρ καὶ τὸ φθινόπωρον) dans la crainte des trop fortes chaleurs. Il semble même résulter du témoignage de Tibulle que les Romains s'abstenaient complétement des eaux pendant les époques caniculaires :

Unda sub æstivum non adeunda canem.

Je ne vois, je l'avoue, aucun motif plausible de réformer à cet égard nos pratiques actuelles que justifie la température modérée de nos climats. Seulement je voudrais que la plupart de nos thermes eussent, en plus de la saison d'été, une saison d'hiver. N'est-ce pas en hiver que vous voyez les maladies de poitrine, les rhumatismes, les affections de la peau et tant d'autres états morbides se développer ou s'accroître ? Ce serait, par conséquent, l'époque la plus opportune pour recourir à la médication hydrominérale. Or c'est précisément celle où nos établissements sont fermés.

Je suppose le baigneur rendu près de la source. A dater de ce moment, il ne s'appartient plus : il n'appartient plus au médecin qui l'a envoyé : c'est uniquement du médecin des eaux qu'il relève, et c'est à sa seule direction qu'il lui faudra se confier.

Sans doute cette substitution d'un médecin à un autre médecin est chose extrêmement regrettable, d'autant plus que tout malade aime à confondre le médecin avec l'ami, se flattant, non sans motifs, que la sollicitude du premier se fortifiera encore par l'attachement du second. Elle est regrettable surtout quand il s'agit d'envoyer quelqu'un à des eaux étrangères sur le personnel médical desquelles on est généralement dépourvu de renseignements. Souvent alors on en est réduit soit à n'indiquer aucun nom, soit à en prendre un au hasard parmi plusieurs, laissant au malade rendu sur les lieux le soin et la responsabilité d'un choix définitif (1). Pour remédier, autant que possible, à ces inconvénients, il est essentiel que tout médecin joigne à sa consultation des renseignements circonstanciés sur le tempérament de son client, sur les ménagements particuliers que réclame sa susceptibilité organique, et sur les moyens qui, chez lui, réussissent d'habitude ainsi que sur ceux qui échouent ; mais ne pas aller plus loin. Vouloir indiquer d'avance combien de verres seront bus, combien de douches ou combien de bains seront pris, c'est s'exposer à commettre de graves méprises, *car on ne peut*

---

(1) Aussi aurai-je soin, en parlant des sources étrangères, de mentionner les noms des principaux médecins avec lesquels je me suis trouvé en relations et dont j'ai été le plus à même d'apprécier la capacité.

jamais savoir, à priori, *comment telle eau sera supportée par tel malade*. C'est, en même temps, placer le médecin des eaux dans la position la plus fausse, obligé qu'il sera souvent ou de contrôler l'ordonnance qui lui aura été apportée, ou, s'il la fait exécuter, de donner au traitement une direction en dehors de ses propres inspirations. Que les baigneurs, de leur côté, évitent de commettre la moindre imprudence. Les uns boivent avec excès, persuadés que leur soulagement futur doit se mesurer à la quantité d'eau minérale qu'ils absorbent; d'autres font abus de la douche, ou prennent des bains trop prolongés, ou bien les répètent trop souvent. Or il n'en faut quelquefois pas davantage pour compromettre plus ou moins le succès de la cure.

Cette manie d'outre-passer les doses a été, de tout temps, le défaut des baigneurs. Pline s'en plaignait déjà. « Bon nombre de malades, » dit-il, se font gloire de rester plusieurs heures de suite dans des » bains très chauds, ou de boire l'eau minérale outre mesure, ce » qui est également dangereux. » Pline a raison. Seulement il ajoute : « J'ai vu de ces buveurs dont la peau était tendue au point » de recouvrir leurs bagues, parce qu'ils ne pouvaient rendre la » quantité d'eau qu'ils avaient avalée. *Vidi jam turgidos bibendo,* » *in tantum ut annuli tegerentur cute, quum reddi non possit* » *hausta multitudo aquæ.* » Pline a-t-il réellement vu cela ? Ne tombe-t-il pas bien plutôt ici lui-même dans l'exagération qu'il reproche si justement aux autres ?

Voici la cure terminée. Le baigneur quitte les eaux et rentre sous la direction de son médecin habituel ; seulement cette transition réclame de même certains ménagements. Ainsi, il est très essentiel que le médecin des eaux résume les principales phases de la médication thermale dans une note un peu détaillée, laquelle sert de programme pour les soins qui devront ensuite être administrés. Nous avons vu, en effet (p. 20), que l'action des eaux minérales se continue pendant quelque temps après qu'on en a interrompu l'usage. Cette action consécutive, qu'on invoque quelquefois, j'en conviens, pour dissimuler des insuccès, n'est souvent au contraire qu'un complément nécessaire de la cure ; par suite, elle exige une très grande circonspection de la part des malades, ceux-ci n'étant que trop portés à croire qu'avec le dernier verre d'eau doit cesser tout régime. Elle exige surtout de la part du médecin une extrême surveillance, car il est des cas où il convient d'intervenir.

L'expectation, je le sais, est la règle la plus ordinaire, mais pourtant il est rare qu'elle doive constituer une abstention absolue. Ainsi beaucoup de malades ne se trouveraient pas bien de suspendre trop brusquement les eaux dont ils viennent de faire usage, et vous devrez veiller à ce qu'ils continuent d'en boire pendant encore un certain temps, dans le but de maintenir l'état artificiel qu'elles ont créé : c'est souvent le moyen le plus efficace de prévenir d'imminentes récidives. Ceci s'applique surtout aux affections humorales ou diathésiques, ces affections, par cela même qu'elles font en quelque sorte partie de la constitution, étant plus difficiles à déraciner. Je ferai remarquer, à cette occasion, combien il est fâcheux que les médecins soient si peu renseignés sur les modifications que le transport fait subir à la plupart des eaux minérales. Il serait d'autant plus important d'avoir sur ce sujet des notions positives qu'il s'en faut de beaucoup que les eaux conservent, loin de la source, les vertus thérapeutiques constatées à leur point d'émergence ; presque toujours celles-ci ont sensiblement diminué. Souvent alors pour obtenir les mêmes effets, vous serez obligé de recourir à des eaux réputées plus énergiques, mais qui, par les pertes que le voyage leur a fait subir, se trouvent de fait ramenées au degré de sources plus faibles. Or, conçoit-on que pas un seul de nos traités d'hydrologie ne contienne le moindre mot sur cette force comparative des eaux minérales transportées ? Aussi, ai-je fait suivre la description de chaque source tant française qu'étrangère, d'un appendice où j'ai résumé mes observations personnelles.

Quand on voit l'étude réelle et consciencieuse des eaux si universellement négligée, tandis que, de toute part, des milliers de prospectus leur attribuent avec fracas des guérisons impossibles, on est tenté de répéter avec Fodéré : « Si, au lieu d'enchérir sur les éloges
» que l'on a prodigués aux eaux minérales, un praticien voulait se
» donner la peine de dire le mal qu'elles ont occasionné, il rendrait
» un plus grand service à la science et à l'humanité, ainsi qu'aux
» bains eux-mêmes, qu'en découvrant encore quelque nouveau mi-
» racle produit par les eaux. »

EAUX MINÉRALES

DE

LA FRANCE.

Les eaux minérales, par l'immense extension qu'elles ont prise dans ces derniers temps, intéressent au même titre la santé et la fortune publiques. En effet, les nombreux baigneurs qui, chaque année, y affluent de toute part (1), soit dans un but d'hygiène, soit dans l'espoir d'y trouver la guérison ou le soulagement de leurs maux, emportent avec eux un abondant numéraire qui, versé dans le pays, contribue puissamment à sa prospérité et à sa richesse. *Aquæ condunt urbes*, disaient avec raison les anciens, tout établissement thermal devenant promptement le noyau de constructions susceptibles des plus grands développements. Vous verrez s'élever ainsi de véritables villes dans des contrées qui, par leur caractère sauvage ou leur isolement, semblaient ne devoir comporter d'autres abris que de chétives masures. Que seraient, sans leurs eaux, Bagnères, Cauterets, Luchon, Baréges, Saint-Sauveur, Bonnes et le Mont-Dore ? C'est au point qu'on peut établir, sans crainte d'être taxé d'exagération, que partout où l'on rencontre, au sein des montagnes, un village ou une cité florissante, on est presque sûr d'y rencontrer en même temps une source minérale.

La France, sous ce rapport, est un des pays les plus favorisés de l'Europe. Ainsi nous possédons 950 sources diversement réparties ou groupées sur 331 points du territoire, qui représentent autant de stations thermales. Parmi ces 331 stations, les unes admettent l'application de l'eau minérale tout à la fois en boisson, bains et dou-

---

(1) D'après des relevés officiels, le chiffre des malades qui, pour la France seule, ont fréquenté les établissements de bains en 1859, dépasse 150 000. Il en est résulté un mouvement de numéraire qui n'est pas inférieur à trente millions de francs, dont la moitié, ou même davantage, est restée dans les résidences thermales.

ches ; les autres n'en comportent l'usage qu'en boisson. Les premières sont au nombre de 138 ; les secondes s'élèvent à 198. Enfin, ces différentes sources ont été captées dans 217 établissements spécialement affectés à leur exploitation. Quant à ces établissements, 153 sont dirigés par autant de médecins inspecteurs que le gouvernement choisit lui-même, et auxquels il confie la mission délicate de présider à l'administration des eaux, ainsi qu'à l'ordonnance du service ; mais ce titre d'inspecteur, tout en offrant une garantie à l'étranger qui arrive et qui ne sait à qui s'adresser, ne crée aucun privilége exclusif, encore moins un monopole. Tout médecin a le droit de venir exercer dans une station thermale, et tout baigneur a également le droit de choisir le médecin qui lui inspire le plus de confiance. Cette espèce de concurrence dans le service médical des bains, tant qu'elle ne s'écarte pas de la dignité professionnelle, non plus que de la déférence due aux titulaires, tourne à l'avantage des malades, en même temps qu'elle contribue aux progrès de la science.

Tandis que les établissements de l'Allemagne deviennent, tous les ans, le rendez-vous de ce que la société renferme de plus distingué et de plus élégant, les nôtres sont moins bien partagés. C'est qu'en Allemagne les gouvernements eux-mêmes rivalisent de zèle pour tirer tout le parti possible des eaux minérales, et pour embellir les lieux où elles se trouvent (1). En France, au contraire, les départements, les communes ou même les particuliers, étant propriétaires des sources (2), une économie mal entendue, des préjugés invétérés, l'absence de direction centrale, laissent nos établissements dans un état d'infériorité relative. Or, qu'on le sache bien, les malades qui vont aux eaux désirent y trouver, avec la santé, le bien-être et même le plaisir, qui, s'il ne guérit pas, fait du moins oublier la souffrance. Il y aurait donc à la fois patriotisme et sagesse à faire cesser un semblable état de choses, et à prendre au plus tôt les mesures les plus propres à sauver plusieurs de nos thermes de l'abandon si regrettable qui les menace.

Une réforme vers laquelle je ne saurais dès maintenant appeler

(1) Sans doute les maisons de jeu entrent pour beaucoup aussi dans ce succès. Remarquons, toutefois, que ces maisons n'existent que dans quelques établissements voisins du Rhin, et que, précisément, elles manquent aux sources qui nous font la plus redoutable concurrence. Tels sont surtout : Kreuznach, Aix-la-Chapelle, Schlangenbad, Kissingen, Pyrmont, Carlsbad, Marienbad, Tœplitz, Ischl, Wildbad et Gastein.

(2) Cinq sources seulement appartiennent à l'État. Ce sont : Vichy, Néris, Plombières, Luxeuil et Bourbon-l'Archambault.

trop vivement l'attention, est celle qui est relative aux tarifs des bains et des douches. Ces tarifs sont, en général, bien trop élevés : ils éloignent beaucoup de malades de nos établissements, ou les empêchent d'y prolonger leur séjour. Ainsi comprend-on qu'un bain d'eau minérale qu'on n'a eu, pour ainsi dire, que la peine de puiser à la source, puisque cette eau est naturellement chaude, se paye plus cher qu'à Paris, où l'on a de plus, entre autres dépenses, l'achat de l'eau, du combustible et les frais d'appareils ?

Il est à regretter également que la plupart de nos sources soient inaccessibles aux malades indigents. J'ajouterai que, dans les endroits mêmes où des bains gratuits leur sont administrés, il est rare que ces bains soient organisés d'une manière convenable, l'eau qui les alimente ayant presque toujours servi déjà à d'autres malades. Boerhaave disait : « Les pauvres sont nos meilleurs clients, puisque c'est Dieu qui se charge du payement des honoraires. » Comparez ces paroles si simples et si belles aux stériles manifestes de nos modernes philanthropes.

Qu'on n'aille pas toutefois en conclure que l'administration chargée de veiller à la prospérité de nos sources ne tente rien en leur faveur. Il semble au contraire que, dans ces derniers temps surtout, elle ait redoublé envers elles de sollicitude et de vigilance. Malheureusement on dirait qu'une sorte de fatalité pèse sur tout ce qui se rattache à nos établissements thermaux ; c'est au point que les règlements les mieux intentionnés tournent eux-mêmes à leur détriment. Que n'avait-on pas espéré, par exemple, de la fameuse *loi de protection* qui, garantissant dans un certain périmètre les sources minérales contre toutes tentatives de forages, devait en assurer ainsi la tranquille jouissance ? Nul doute que ce but n'eût été atteint sans le malencontreux article qui exige que « les sources aient été préalablement déclarées *d'utilité publique.* » Or cette formalité, par suite des difficultés et des lenteurs administratives qu'elle entraîne, a rendu à peu près illusoires les bons effets de la loi, de telle sorte qu'aujourd'hui nos établissements sont moins protégés que jamais.

Le décret du 28 janvier dernier qui affranchit les baigneurs de toute surveillance médicale obligatoire, ne me paraît pas non plus avoir été beaucoup plus profitable à nos thermes. Je ne nie pas qu'il n'ait réformé certains abus, entre autres celui qui s'était glissé dans quelques stations au sujet de la délivrance des cachets de bain : à ce point de vue, on ne peut qu'y applaudir. Mais, hélas ! par une interprétation qui n'était point dans la pensée du législateur, ce décret semble donner gain de cause à ceux qui ne veulent voir dans la médication thermale qu'une affaire de mode ou un motif de distractions. Ainsi comment un malade ira-t-il prendre réellement au sérieux l'action thérapeutique des eaux, du moment que vous venez lui dire qu'il n'y a aucun danger pour lui à ne consulter dans leur emploi que ses inspirations personnelles ?

Enfin l'inspection médicale elle-même vient d'être remise en question, sinon dans son principe, du moins dans la manière dont elle devra s'exercer. Les uns, par exemple, demandent que, malgré ses imperfections, on s'en tienne à l'organisation actuellement en vigueur; d'autres, et je suis de ce nombre, préféreraient le système adopté avec tant de succès à Aix en Savoie. Dans ce système, les principaux médecins exerçant près d'une source forment une Commission qu'ils président chacun à tour de rôle ; puis l'un de ses membres résume, à la fin de l'année, dans un rapport, le mouvement des malades. Mais en voilà assez sur ces sujets, car je présume que les graves problèmes qu'ils soulèvent auront déjà reçu, en partie du moins, une solution quand ces lignes paraîtront. Arrivons donc sans plus de délais aux eaux minérales de notre territoire. Nous les étudierons dans l'ordre suivant :

En premier lieu, les établissements du midi, puis successivement ceux du centre, de l'est, du nord, de l'ouest et de la Savoie, pour terminer par quelques mots sur les sources minérales de la Corse. Si nous nous abstenons de décrire celles de l'Algérie, c'est que, malgré leur incontestable valeur thérapeutique, elles n'offrent point encore un aménagement suffisant pour que nous puissions y diriger nos malades.

I.

SOURCES DU MIDI DE LA FRANCE.

Nous trouvons dans cette section les eaux minérales des Pyrénées, lesquelles, par leur nombre, leur importance et j'ajouterais volontiers leur homogénéité, méritent d'avoir sur toutes les autres la préséance : c'est donc par elles qu'il nous faut entrer en matière. Ces eaux étaient, pour la plupart, connues des Romains qui y ont laissé, comme partout, des monuments de leur passage (1). Elles

---

(1) « Aquæ emicant benigne passimque in plurimis terris, alibi frigidæ, alibi calidæ, alibi junctæ, sicut in Tarbellis, Aquitana gente, et in *Pyrenæis montibus*, tenui intervallo discernente. » (Pline, *Hist. nat.*, liv. xxx.)

appartiennent presque toutes à la classe des eaux sulfureuses, et offrent, comme telles, certains caractères que nous allons maintenant essayer d'indiquer.

Les sources sulfureuses des Pyrénées jaillissent soit du granit, soit des schistes de transition, plus rarement des calcaires métamorphisés. Aucune ne contient assez d'acide carbonique libre pour être réputée gazeuse : ce qu'on avait pris pour de l'acide carbonique est de l'azote plus ou moins mélangé d'oxygène, quelquefois même de l'azote pur. Ces eaux sont tantôt incolores à leur point d'émergence, tantôt elles offrent certaines teintes dont les nuances varient ; quelques-unes, de limpides qu'elles étaient, deviennent lactescentes au contact de l'air. Elles sont à peu près toutes minéralisées par le sulfure de sodium. Leur saveur est franchement hépatique et leur température, en général, assez élevée.

L'action plus ou moins excitante des eaux des Pyrénées paraît être en rapport direct avec leur altérabilité. Ainsi, les eaux qui dégagent la plus forte odeur de gaz sulfhydrique et qui se troublent le plus étant celles qui se décomposent le plus rapidement, il en résulte qu'on se méprend tous les jours sur le degré de force de ces eaux prises en bain. Tel bain qu'on regarde comme plus sulfureux, parce que le soufre est devenu appréciable à l'odorat et à la vue, est précisément celui qui l'est le moins, puisque ce soufre, au lieu de rester dissous, s'est dégagé dans l'air ou précipité dans la baignoire. Toutefois nous aurons à examiner si l'altération du sulfure alcalin, maintenu dans de certaines limites, ne communiquerait pas, dans certains cas, à l'eau minérale des propriétés nouvelles, précieuses peut-être, dont il ne faudrait pas se priver sans nécessité.

C'est pour prévenir cette décomposition du sulfure par l'oxygène de l'air que MM. Filhol, Jules François et Chambert ont proposé de maintenir dans une atmosphère d'azote les réservoirs d'eau sulfureuse destinée à la boisson. Pour atteindre ce but, il suffit de faire communiquer la partie supérieure du réservoir avec un gazomètre. Ce réservoir étant parfaitement clos et plein d'air, on y amènera l'eau par en bas ; l'air que renferme l'atmosphère supérieure sera chassé sous le gazomètre par l'élévation du niveau du liquide. On comprend que cet air, ne se renouvelant jamais, sera bientôt dépouillé de tout son oxygène par le sulfure de sodium, et qu'il ne restera que l'azote, lequel formera à la surface de l'eau minérale une atmosphère tout à fait préservatrice. L'appareil imaginé à cet usage fonctionne, à Bagnères-de-Bigorre et à Amélie, avec un entier succès.

On rencontre dans toutes les sources sulfureuses de la chaîne une

3.

substance azotée, appelée glairine ou barégine (1), qui se dépose au fond des réservoirs sous la forme d'une masse limpide, le plus souvent incolore, tremblante comme de la gelée, et offrant de la ressemblance avec le corps vitré de l'œil. On n'y reconnaît aucune trace d'organisation ; elle se putréfie très facilement. Soumise à l'action d'une chaleur intense, elle se carbonise à la manière des matières animales, et dégage des vapeurs ammoniacales empyreumatiques. Il est difficile d'indiquer au juste la nature intime de cette substance, qui communique aux eaux leur onctuosité et peut-être d'autres propriétés plus importantes qui nous échappent.

Les premières sources des Pyrénées que l'on rencontre en venant de Paris, sont situées sur la lisière de la chaîne ; ce sont : Dax, Cambo et Saint-Christau. Un mot sur chacune de ces sources avant de pénétrer au cœur même de la montagne.

DAX (LANDES).

Sources salines chaudes.

ITINÉRAIRE DE PARIS A DAX. — Chemin de fer de Bordeaux et Perpignan jusqu'à la station de Dax : 18 heures. — *Débours* : 82 fr.

Parmi les nombreux voyageurs qui s'arrêtent à cette station pour prendre les voitures de correspondance des autres bains, très peu se doutent qu'il existe à Dax même, dans la ville, une magnifique source saline, dont il était déjà fait mention anciennement, alors que les autres eaux, aujourd'hui si vantées, étaient encore perdues dans la montagne. En effet, Dax s'est successivement appelé *Aquæ Tabellinæ*, puis *Aquæ Augustæ*, du nom de la source minérale qui a de tout temps constitué sa plus précieuse richesse. Cette source dite Fontaine-Chaude, qu'on reconnaît de loin au nuage de vapeur qui s'en exhale, sourd par plusieurs griffons dans un vaste bassin quadrangulaire, d'où elle se distribue au dehors par neuf robinets de cuivre. Sa température est de 60 degrés, son odeur nulle, sa minéralisation tellement faible (2) qu'on n'y distingue aucune saveur. Enfin elle

---

(1) M. Fontan a décrit sous le nom de *sulfuraire* une substance filamenteuse et douce au toucher qui tapisse les conduits par lesquels passent certaines eaux sulfureuses. C'est une espèce de conferve dont l'action thérapeutique m'a paru se rapprocher de celle de la barégine.

(2) D'après les analyses de MM. Thore et Meyrac, analyses qui auraient besoin d'être répétées, un litre de la Fontaine-Chaude ne contient que $0^{gr},475$ de sels à base de magnésie, soude et chaux.

fournit, par heure, près de deux cents mètres cubes d'une eau parfaitement limpide. Ces circonstances expliquent l'immense parti que la classe pauvre sait en tirer, chacun venant y puiser librement et à toute heure pour ses usages domestiques et culinaires. Malheureusement les diverses industries ont également la faculté de l'utiliser sur place ; d'où il résulte que les abords en sont souillés par des dépôts de toute nature et le plus souvent immondes. Aussi quel malade serait tenté de venir y suivre une cure ? Cependant, à en croire la tradition, Auguste aurait fait tout exprès le voyage de Rome à Dax pour y conduire sa fille Julie, *abandonnée des médecins*. Celle-ci, assure-t-on, se trouva tellement bien des eaux qu'elle voulut, par reconnaissance, qu'une des portes de la ville prît et gardât son nom. A ceux qui trouvent l'anecdote un peu hasardée, on fait remarquer qu'il existe actuellement à Dax une porte qu'on appelle la porte *Julia*. Est-ce bien là un argument sans réplique ? Pour moi, je m'en contente, et j'accepte les yeux fermés, le voyage et la guérison, si toutefois on veut bien me concéder que les eaux n'étaient pas alors dans l'état où nous les voyons aujourd'hui.

Il existe à Dax plusieurs autres sources (1) appartenant de même à la classe des eaux salines. La principale a été grossièrement enchantée dans un des fossés de la ville, près de la belle avenue qui conduit à la station du chemin de fer. Là sont disposées, sous une espèce de hangar, quelques baignoires de sapin. Les gens du pays y viennent aussi prendre des bains de boue, car on a creusé dans la terre, détrempée par l'eau thermale, plusieurs trous où l'on peut s'asseoir et même s'étendre : ces bains, j'allais dire ces cloaques sont, assure-t-on, souverains contre le rhumatisme, seulement il faut un certain courage pour y avoir recours.

Telle est actuellement la triste condition des eaux minérales de Dax. Je comprends que la Fontaine-Chaude, par l'immense économie de combustible qu'elle procure aux habitants, reste distraite du domaine médical, ou du moins que l'on se contente, comme on le fait aujourd'hui, d'y administrer quelques bains de baignoire. Mais pourquoi ne pas tirer un parti plus sérieux de la source des Fossés ? Elle se prêterait d'autant mieux à l'établissement d'un Casino, que l'emplacement qu'elle occupe est spacieux et voisin des remparts, convertis depuis peu en promenade publique : ajoutons que le climat

---

(1) Il en existe également dans les environs. Ainsi, j'ai visité, à une demi-heure de Dax, le petit établissement de Tercis, qu'alimente une source sulfureuse tiède, utile dans la plupart des cas où le soufre est indiqué.

de cette partie de la France n'est pas moins remarquable par sa douceur que par sa salubrité.

Cambo (Basses-Pyrénées). — Pour l'étranger qui arrive à Bayonne, une excursion à Cambo est chose aussi obligée qu'une excursion à Biarritz. Et, en effet, comment résister quand on entend vanter sur tous les tons les agréments de la route, la diversité des paysages, la magnificence de la végétation, l'efficacité merveilleuse des eaux, et jusqu'à la somptuosité de leur aménagement ? Je me rendis donc à Cambo, qui n'est qu'à deux heures de Bayonne.

En réalité Cambo et le chemin qui y conduit, occupent une des vallées les plus gracieuses de la lisière des Pyrénées. Quant à la partie balnéaire, c'est tout différent. Elle est représentée par une simple douche et quelques baignoires qu'alimente une source à peine sulfureuse. La température de cette source est de 22 degrés seulement, et son action thérapeutique à peu près nulle. A quelques pas plus loin, jaillit un maigre filet d'eau ferrugineuse froide, fort insignifiant également, dont le principal mérite est d'être relié à la source sulfureuse par une avenue plantée de superbes arbres. Enfin, ce qu'on appelle pompeusement l'établissement thermal, mérite à peine le nom d'hôtel. J'admets donc volontiers que les touristes fassent de Cambo l'objet d'une de leurs pérégrinations favorites, d'autant plus qu'ils pourront s'y approvisionner d'excellent chocolat ; mais je comprendrais moins facilement qu'on y envoyât des malades sérieux.

Saint-Christau (Basses-Pyrénées). — L'établissement thermal de Saint-Christau est situé au pied du mont Binet et à l'entrée de la vallée d'Aspe. Les sources, au nombre de cinq, sont froides, excepté une qui est légèrement tiède. C'est le sulfure de sodium qui les minéralise. On les emploie spécialement dans les maladies cutanées et l'engorgement des viscères abdominaux ; mais ce sont, comme à Cambo, des eaux à peu près insignifiantes qui n'ont d'intérêt que pour les personnes de l'endroit.

EAUX-BONNES (BASSES-PYRÉNÉES).

Sources sulfureuses chaudes.

ITINÉRAIRE DE PARIS AUX EAUX-BONNES. — Chemin de fer de Bordeaux et Mont-de-Marsan jusqu'à Aire : 18 heures. Voitures d'Aire aux Eaux-Bonnes : 9 heures. — *Débours* : 100 fr.

Les Eaux-Bonnes sont situées dans la vallée d'Ossau, au pied du pic du Ger, près du village d'Aas et à 4 kilomètres de Laruns. On y accède aujourd'hui par une très belle route (1) ; seulement il faut gravir une côte longue et rapide. Cette disposition sur une hauteur est une circonstance heureuse comme salubrité ; car, bien que resserré dans une gorge étroite, l'air circule et se renouvelle facilement, d'où résultent des conditions hygiéniques que l'on chercherait vainement dans la plupart des vallées. Le village se compose d'un assez grand nombre d'hôtels ; il n'y a pas de lieu spécial pour les réunions.

A l'extrémité de la vallée se trouve l'établissement thermal. Ce petit édifice, dont j'avais vu l'aménagement si défectueux, a reçu depuis peu d'importantes améliorations, qui ont eu surtout pour objet la recherche et le captage des sources dans la roche, sur les points d'émergence. La buvette a été remaniée ; des salles d'inhalation ont été établies ; on utilisera prochainement la source d'Orteich qui se perdait sans profit pour personne ; enfin, l'organisation des Eaux-Bonnes est à la veille de subir une complète métamorphose.

La Source-Vieille est la seule jusqu'à présent qui ait alimenté la buvette et les bains. C'est à elle que les Eaux-Bonnes doivent leur réputation : aussi tout ce que nous dirons de ces eaux se rapporte-t-il exclusivement à cette source.

A sa sortie du sol, l'eau est claire, limpide et onctueuse au toucher. Elle répand une odeur d'œufs couvis bien prononcée. Sa saveur est douceâtre et très peu désagréable ; c'est à peine si elle laisse un arrière-goût hépatique : aussi les malades la boivent-ils sans aucune répugnance. Sa température est d'environ 32° C. Cette source dont la minéralisation a été l'objet de tant de commentaires, paraît renfermer, d'après les récentes analyses de M. Filhol, $0^{gr},016$ de sulfure de sodium, par litre (2). Elle se distingue de la plupart des autres sources sulfureuses de la chaîne par sa faible alcalinité, moins de silice et une proportion plus considérable de sulfate de chaux, de barégine et de chlorure de sodium.

L'action très énergique de ces eaux, prises en boisson, exige la plus grande circonspection dans leur dosage. Les limites extrêmes sont de deux cuillerées à bouche à trois verres, dont deux dans la matinée et un avant le dîner. Il survient habituellement, dans les

---

(1) Autrefois, pour parvenir aux Eaux-Bonnes, on suivait, le long du ravin, un sentier tellement dangereux, qu'on était dans l'usage, avant de s'y aventurer, de faire son testament à Laruns.

(2) D'après le même chimiste, la source d'Orteich serait un peu plus sulfureuse, la proportion du sulfure étant de $0^{gr},021$.

premiers jours de la cure, de l'agitation, de l'insomnie, une sorte d'exaltation de tout le système nerveux, comme par les effets du café ; la force musculaire semble accrue ; le pouls est plein, le visage coloré, l'appétit impérieux ; il y a en même temps de la constipation, quelquefois, au contraire, du dévoiement avec pincements d'entrailles et coliques sourdes. Puis enfin tout se régularise et il ne reste qu'un sentiment plus prononcé de bien-être.

Voilà, très sommairement, les principaux effets des Eaux-Bonnes sur l'ensemble de l'organisme. Quant à l'influence subie par l'appareil respiratoire, influence qui constitue la spécialisation de ces eaux, j'ai cru devoir simplement reproduire l'article que M. Darralde avait inséré dans la précédente édition de mon Guide. Cet article a d'autant plus de prix aujourd'hui que la mort a frappé notre regrettable confrère avant qu'il ait eu le temps de publier rien autre chose sur les Eaux-Bonnes. Espérons que le praticien distingué qui lui succède, M. le docteur Pidoux, sera bientôt en mesure de nous faire également connaître son opinion.

« Les Eaux-Bonnes, comme toutes les eaux sulfureuses de la
» chaîne, ont une action excitante et révulsive qui se traduit par
» une activité plus grande imprimée aux fonctions générales, sur-
» tout à celles de la peau. Mais, indépendamment de cette action,
» elles en possèdent une substitutive et locale qui, bien que se fai-
» sant sentir sur tous les points engorgés, se concentre plus particu-
» lièrement cependant sur les affections des organes thoraciques :
» de là un caractère de spécificité qu'on ne rencontre dans aucune
» autre source. Cette spécificité d'action modifie diversement la
» plupart des phénomènes stéthoscopiques essentiels qui se trouvent
» exaspérés dans certains cas, amoindris dans d'autres, de telle
» sorte que, s'il fallait conclure immédiatement d'après les change-
» ments survenus, les Eaux-Bonnes seraient jugées contradictoi-
» rement et souvent exclues du traitement des maladies de l'appareil
» respiratoire. Et cependant l'expérience prouve que c'est précisé-
» ment pour le traitement de ces affections qu'elles jouissent d'une
» efficacité tout à fait exceptionnelle. C'est que la perturbation
» momentanée qu'elles apportent, loin d'être un mal, doit au con-
» traire avoir une part réelle aux transformations qui conduiront à
» la guérison, mais cette perturbation mettra deux à trois mois pour
» parcourir ses diverses phases. C'est donc seulement après ce laps
» de temps qu'on peut être fixé définitivement sur les résultats réels
» de la cure.

» Mais, si l'excitation est ici la règle, il s'en faut de beaucoup

» que ses degrés soient toujours les mêmes chez chaque malade.
» Voici à cet égard ce qu'apprend l'observation :
» Les phénomènes développés par les eaux sur les affections
» chroniques des organes respiratoires ne sont, d'habitude, que la
» reproduction de ceux qui caractérisaient ces mêmes affections
» quand elles se trouvaient encore à leur période d'invasion ; par
» conséquent, les eaux ramènent momentanément les choses à leur
» état primitif. L'inflammation a-t-elle été intense, légère ou insen-
» sible, attendez-vous à ce que les eaux éveilleront des manifesta-
» tions correspondantes ; il y a plus, que ce soit la marche suivie
» autrefois par la maladie elle-même qui vous serve pour la grada-
» tion du traitement sulfureux. On saisit tout de suite la valeur et
» l'application de ces remarques. En effet, supposons que vous vous
» obstiniez à vouloir faire produire aux Eaux-Bonnes des phéno-
» mènes inflammatoires, alors que ces phénomènes n'avaient point
» primitivement existé d'une manière accentuée, vous pourrez ainsi
» compromettre la guérison qui, en l'absence de ces phénomènes,
» eût été tout aussi sûrement obtenue.

» Les Eaux-Bonnes, comme toutes les eaux sulfureuses, peuvent
» être utilisées pour le traitement d'une multitude d'affections di-
» verses (1). Toutefois nous allons indiquer seulement les maladies
» auxquelles il est d'usage d'en limiter l'emploi. Ce sont : la pha-
» ryngite, la laryngite, la phthisie à tous les degrés, la bronchite,
» l'asthme, la pneumonie chronique et la pleurésie.

» PHARYNGITE. — C'est dans la pharyngite que les phénomènes
» d'excitation locale sont plus directement mis en relief par les eaux,
» et, à cet égard, nous envisagerons séparément la pharyngite simple
» et la pharyngite granulée.

» *Pharyngite simple.* — Dans la pharyngite simple, les sensations
» aiguës (picotement, constriction, chaleur, gonflement des tissus)
» qui avaient caractérisé la période d'invasion de la maladie, repa-
» raissent, par l'effet des eaux, avec une rapidité extrême : ainsi il
» est rare que, dès la première semaine, ces sensations ne soient pas
» déjà notablement appréciables. Elles persistent à ce degré pendant
» deux ou trois jours, puis elles vont en s'affaiblissant ; vous en pro-

---

(1) « Les Eaux-Bonnes sont, avec celles de Baréges, les eaux qui réussis-
» sent le mieux contre les affections strumeuses, mais leur action n'est
» utile que jusqu'à l'adolescence. Passé cet âge, il est d'observation que les
» eaux de Baréges, par leur activité plus grande sur l'ensemble de l'orga-
» nisme, ont une incontestable supériorité. » (DARRALDE.)

» literez pour augmenter la dose de l'eau, afin de les reproduire
» d'une manière graduellement plus marquée. De semblables recru-
» descences d'excitation locale se répètent de la sorte à deux ou trois
» reprises, pendant le cours du traitement ; enfin elles disparaissent
» pour ne plus revenir, emportant avec elles la maladie dont elles
» étaient simplement l'expression.

» *Pharyngite granulée*. — La pharyngite granulée, qui est ordi-
» nairement symptomatique d'une affection de la peau, éprouve les
» mêmes effets des Eaux-Bonnes que la pharyngite simple, c'est-à-
» dire que, que quand il y a eu des phénomènes aigus, ces phéno-
» mènes se reproduisent avec plus ou moins d'intensité. Si, au con-
» traire, les évolutions se sont faites d'une manière indolente et chro-
» nique, ces mêmes caractères persistent pendant toute la cure :
» bien entendu cependant que l'excitation thermale se traduit par
» certains signes, tels que l'injection de la muqueuse et le gonflement
» des granulations ; seulement les malades en ont à peine la con-
» science. Quant au résultat, il peut, aussi bien dans les cas où la
» réaction est vive que dans ceux où elle est à peine sensible, aboutir
» à la guérison.

» Quelques personnes ont cru qu'il était avantageux de diriger sur
» le siége même des granulations des topiques plus ou moins stimu-
» lants ou des douches d'eau sulfureuse, afin d'accroître l'excitation
» thermale quand elle est faible, ou de la remplacer quand elle n'est
» pas apparente. C'est en général une pratique pour le moins inutile :
» en voici la raison.

» Indépendamment des motifs d'abstention que nous venons de
» donner, l'inconvénient de semblables moyens est de compliquer les
» choses de telle sorte, que vous ne pouvez plus ensuite faire la part
» de ce qui appartient soit à l'action des eaux, soit à l'application
» des topiques. Le traitement se trouve dès lors forcément paralysé.
» Comment, par exemple, doser les eaux du moment que l'excitation,
» qui devait vous servir de mesure et de guide, est subordonnée à
» des influences étrangères ? N'êtes-vous pas exposé à attribuer aux
» topiques ce qui est le fait des eaux ou aux eaux ce qui est le fait
» des topiques ? En vain répondrait-on qu'il convient de réserver
» l'emploi de ces moyens pour le cas où les eaux sont sans effet sur
» les granulations, car la ténacité de celles-ci dépend beaucoup moins
» de l'état même de la muqueuse que de la diathèse herpétique
» répandue dans l'économie. Vous courez ainsi les risques de provo-
» quer une excitation trop forte, laquelle, vous mettant dans l'obliga-
» tion de renoncer aux eaux ou du moins d'en réduire les doses,

» vous prive du seul remède qui eût triomphé du mal local, car,
» seul, il eût neutralisé l'élément diathésique.

» LARYNGITE. — Il en est de la laryngite absolument comme de
» la pharyngite pour ce qui a trait à l'excitation localisée que pro-
» duisent les Eaux-Bonnes. Vous devez, quant à la direction du trai-
» tement minéral, consulter les antécédents de la maladie et vous y
» conformer, de manière à ne reproduire que les phénomènes ana-
» logues à ceux qui l'avaient caractérisée à son début. On comprend
» dès lors quelle réserve il convient d'apporter à l'administration des
» eaux. Dans les laryngites où la réaction franchement aiguë a man-
» qué, il est rare que vous observiez autre chose, dans le courant
» de la cure, que des modifications de la voix correspondantes aux mo-
» difications, insensibles pour les malades, qu'éprouvent les tissus.
» Ainsi tantôt la voix se perd momentanément, d'autres fois, au
» contraire son timbre devenu plus net se raffermit. A cela se borne à
» peu près toute la crise apparente des eaux.

» PHTHISIE. — Commençons par mettre hors de cause la phthisie
» à marche aiguë. Cette forme, qui est en général celle de la phthisie
» accidentelle non circonscrite, serait singulièrement aggravée par
» les Eaux-Bonnes, si l'on avait recours à ces eaux pendant la période
» d'acuité. En effet, les Eaux-Bonnes, par leur action élective sur
» les organes de la poitrine, activeraient plus que toute autre eau
» sulfureuse le travail inflammatoire dont ces organes sont le siège,
» travail qui constitue la gravité extrême de l'affection. Il faut donc,
» avant tout, combattre cet état aigu par les traitements appropriés.
» Une fois qu'on s'en est rendu maître, on peut avec sécurité user
» des Eaux-Bonnes, à la condition qu'on apportera la plus grande
» réserve dans le dosage de ces eaux, dans la crainte de réveiller l'état
» phlegmasique dont le retour pourrait tout compromettre.

» S'agit-il, au contraire, de ces phthisies à marche lente, passive,
» atonique, qui reconnaissent comme point de départ une diathèse
» particulière aux tempéraments strumeux, diathèse le plus souvent
» congénitale, ou mieux héréditaire ; s'agit-il encore d'une de ces
» phthisies fortuitement développées chez des individus que leur
» constitution en aurait certainement garantis, si elle n'eût été débili-
» tée par des maladies longues, un mauvais régime, un climat insa-
» lubre, des excès de toute nature, en un mot, par l'une ou l'autre
» de ces causes qui appauvrissent le sang et énervent l'économie :
» les eaux, dans ce cas, loin d'être nuisibles, doivent être regardées
» comme le remède par excellence. C'est au point qu'on peut établir
» qu'il n'existe pas de limite à leur puissance curative. Ainsi, que

» la phthisie soit au premier, au second ou même au troisième degré,
» vous ne devez pas désespérer des eaux, du moment que *l'ensemble*
» *de l'organisme se trouve encore dans de bonnes conditions de*
» *conservation*. En effet, le dépôt tuberculeux n'est ici qu'un épiphé-
» nomène exprimant un état plus général : la preuve, c'est que vous
» rencontrez simultanément ce même produit morbide dans d'autres
» appareils encore que dans l'appareil respiratoire. Or les Eaux-Bonnes
» agissent ici tout à la fois en reconstituant l'état dynamique général,
» et en faisant tout spécialement sentir leur action sur la poitrine, par
» conséquent sur les points mêmes où le mal s'est plus directement
» localisé. Voici, quant à ce dernier mode d'influence, les principaux
» symptômes que l'on observe.

» Comme règle, les signes stéthoscopiques sont tout d'abord exa-
» gérés par l'usage des eaux. Ainsi le craquement sec qui caractérise
» le premier degré de la phthisie devient plus accentué ; mais, après
» avoir subi cette évolution, il devient au contraire plus vague, et
» même il peut cesser complétement. Dans la phthisie au second
» degré, c'est-à-dire à craquement humide, ces modifications stéthos-
» copiques sont rendues plus appréciables encore. En général, le
» timbre humide s'exaspère momentanément aussi, mais bientôt il
» va en rétrogradant au point de prendre la forme sèche que nous
» savons appartenir au premier degré de la phthisie : les choses peu-
» vent même ne pas en rester là, et vous verrez quelquefois la forme
» sèche disparaître à son tour. Si la maladie est plus avancée encore,
» que, par exemple, elle ait atteint le troisième degré, gardez-vous de
» déclarer pour cela le mal nécessairement incurable. Pour porter un
» pronostic avec quelque certitude, il faut consulter avant tout l'état
» général, car seul il donne la mesure exacte des ressources de l'éco-
» nomie. Aussi, dans beaucoup de cas prétendus désespérés, verrez-
» vous, sous l'influence des Eaux-Bonnes, la respiration tubaire avec
» gargouillement être successivement ramenée au craquement humide,
» puis au craquement sec. Cependant il n'est pas rare que la respi-
» ration conserve définitivement le caractère bronchique dans les
» endroits qu'occupait l'agglomération tuberculeuse. Cette persistance
» du souffle ne prouve rien contre la guérison, puisqu'en même
» temps la santé se rétablit plus ou moins complétement. Elle con-
» firme seulement ce qu'apprend l'anatomie pathologique, à savoir :
» que la portion de poumon qui a été désorganisée par la maladie
» reste désormais indurée et moins perméable. De même vous pour-
» rez entendre, pendant des années, le souffle caverneux chez les
» phthisiques entièrement guéris d'excavations tuberculeuses. C'est

» que ces excavations se guérissent à leur manière, c'est-à-dire que
» leurs parois cessent de sécréter sans que leur cavité s'efface. L'aus-
» cultation vous indique simplement ici qu'il y a une portion du pou-
» mon qui manque, mais non que la partie restante n'est pas saine.

» Il n'y a donc aucun obstacle radical à la guérison de la phthi-
» sie, fût-elle parvenue au troisième degré ; seulement la lésion locale
» ayant atteint, dans ce dernier cas, une gravité beaucoup plus in-
» tense, on ne saurait la prendre non plus en considération trop
» sérieuse.

» En effet, après la diathèse, cause première de la phthisie, c'est
» le tubercule qui doit le plus éveiller et fixer notre attention. Il est
» acquis à la science qu'une fois formé, il a une existence, une
» marche et une terminaison qui lui sont tout à fait propres. C'est,
» si l'on veut, un mal local greffé sur un état général, mais ce mal
» local s'est développé occasionnellement, en s'accompagnant d'un
» travail plus ou moins inflammatoire. Il faut donc, comme pour la
» pharyngite, veiller à ce que l'action localisée des eaux ne réveille
» l'inflammation que dans une certaine mesure. Dès l'instant que cette
» mesure est atteinte, vous devez mitiger ou suspendre l'emploi des
» eaux, insister sur les adoucissants et, s'il est besoin, recourir aux
» révulsifs directs. Je dis révulsifs et non émissions sanguines, car
» l'état diathésique les contre-indique très formellement en ce que,
» sous prétexte d'abattre l'inflammation en excès, elles appauvri-
» raient encore le sang déjà trop peu riche, et, par conséquent, agi-
» raient dans le sens même de la diathèse tuberculeuse qu'il importe
» de ne jamais perdre de vue un instant. En procédant autrement,
» vous feriez évanouir le bénéfice péniblement obtenu par l'action
» des eaux et par les traitements accessoires.

» Quant au mode du travail par lequel s'opère la résolution du
» tubercule, c'est là plutôt un point de doctrine que de pratique et
» d'ailleurs ce ne serait pas maintenant le moment de le discuter.
» Tout ce qu'on peut dire de positif à cet égard, c'est que la trans-
» formation sous forme crétacée est excessivement commune par
» l'usage des Eaux-Bonnes. Ainsi vous verrez, chez des phthisiques
» en voie de guérison, l'expectoration se modifier de telle manière,
» qu'ils finiront par cracher du plâtre plus ou moins liquide ou
» à l'état sec.

» L'hémoptysie, comme chacun sait, est un des accidents de la
» phthisie qui inspirent le plus d'effroi aux malades. Or les Eaux-
» Bonnes ont-elles réellement le triste privilége d'en favoriser le re-
» tour ou même de le provoquer de toutes pièces ? Il suffit, pour

» répondre à cette question, de se rappeler ce que nous avons dit de
» la facilité extrême avec laquelle les types primitifs se reproduisent
» sous l'influence de l'action excitante de ces eaux. Si donc des cra-
» chements de sang ont eu lieu déjà, on doit redoubler de précau-
» tions dans le dosage de l'eau minérale, de peur de les voir se
» répéter. Remarquons toutefois que l'hémoptysie s'observe plutôt
» chez les individus pléthoriques, d'ailleurs bien constitués, que chez
» ceux qui portent le cachet du tempérament chloro-anémique. Or,
» comme c'est pour ceux-ci que les Eaux-Bonnes devront être plus
» spécialement réservées, il en résulte ce fait, en apparence para-
» doxal, que ce qu'on appelle une belle constitution convient moins,
» pour l'action de ces eaux, qu'une constitution plus débile. Dans
» ce dernier cas, en effet, il n'y a pas les mêmes motifs pour que
» les eaux convenablement administrées déterminent d'hémorrhagie
» vers le poumon, lorsque surtout rien de semblable n'est survenu
» pendant la période d'évolution des tubercules.

» BRONCHITE. — Les phénomènes de la bronchite sont en géné-
» ral exagérés pendant la première phase du traitement sulfureux (1),
» mais il est rare que la bronchite elle-même résiste à une saison
» d'eaux, du moment que la maladie est simple. Quand elle se com-
» plique d'anhélation, en général celle-ci disparaît avec la bronchite,
» excepté dans les cas où l'anhélation est produite par la présence
» d'un emphysème ; alors la part qui appartient à l'emphysème per-
» siste, car les Eaux-Bonnes n'ont aucune prise sur cette dernière
» affection.

» ASTHME. — Dans l'asthme nerveux comme dans l'asthme sym-
» ptomatique d'une phlegmasie des bronches, vous verrez fréquem-
» ment les malades être pris de crises dès les premiers jours de leur
» arrivée aux eaux. Cela tient très positivement à l'élévation baro-
» métrique de la localité, laquelle est de 780 mètres, car il suffit de
» les faire descendre dans la vallée, à Laruns ou à Louvie, par
» exemple, pour que ces crises cessent et qu'ils se retrouvent promp-
» tement en état de reprendre leur cure. Dans quelques cas, il faut
» qu'ils aillent jusqu'à Pau. Lors même que les malades peuvent sup-
» porter d'emblée le séjour de Bonnes, il est rare que le bénéfice
» du traitement soit appréciable pour eux au moment du départ.
» Souvent, à ce moment, ils ont encore une certaine anxiété en res-
» pirant, mais celle-ci se dissipe aussitôt qu'ils arrivent dans la plaine,

(1) « Les Eaux-Bonnes *mûrissent* toutes sortes de rhumes : elles font cra-
» cher copieusement et allégent le poumon. » (Ant. BORDEU.)

» et alors ce n'est plus seulement une amélioration momentanée, c'est
» le signal d'une guérison définitive.

» Dans l'asthme nerveux, les choses se passent très diversement
» suivant la nature de l'affection. Nous maintenons, en effet, que de
» même que pour toute maladie nerveuse, il existe deux espèces
» d'asthmes, des asthmes par excès de ton et des asthmes par défaut
» de ton ; or, ceux qui appartiennent à la première catégorie sont
» rarement soulagés par les Eaux-Bonnes, tandis que ceux qui appar-
» tiennent à la seconde sont généralement guéris.

» Pneumonie. — L'engorgement plus ou moins étendu du poumon
» qui caractérise la pneumonie chronique, éprouve, de même, par
» l'action des eaux, une période d'aggravation momentanée. Il y a
» plus d'anxiété et plus d'oppression : puis à ces signes d'excitation
» locale succède une résolution progressive, et le tissu pulmonaire
» reprend promptement sa perméabilité, à la condition toutefois que
» l'induration soit exempte de toute complication tuberculeuse. Cette
» complication est malheureusement trop fréquente, surtout quand
» l'induration réside au sommet du poumon. Or les tubercules,
» quelque disséminés qu'ils soient, ne restent jamais isolés complé-
» tement : on peut même dire qu'ils constituent autant de noyaux
» fluxionnaires qui entretiennent, dans toute la portion de parenchyme
» environnante, un véritable état pneumonique. Comment dans ce
» cas agiront les Eaux-Bonnes ? Elles feront disparaître l'engorgement
» concomitant, mais, en même temps, elles mettront les tubercules
» à nu, de telle sorte que ce qu'on aurait pu prendre pour une pneu-
» monie simple deviendra manifestement une pneumonie tubercu-
» leuse. Par contre, il arrivera plus d'une fois aussi que là où l'on avait
» annoncé une tuberculisation du sommet, les eaux, en dissipant
» l'engorgement, prouveront qu'il n'y avait pas de tubercules.

» Et qu'on ne croie pas que de semblables méprises soient rares.
» Loin de là, elles se commettent tous les jours, et j'ajouterai qu'il
» est souvent impossible, à l'aide seule de nos moyens actuels d'in-
» vestigation, de pouvoir les éviter. En effet, l'auscultation et la per-
» cussion vous apprennent bien, à certains signes connus de tout le
» monde, qu'une portion quelconque du poumon est indurée dans
» telle étendue et à telle place, mais elles seront impuissantes à spé-
» cifier la nature même de cette induration. Il faut alors s'en rap-
» porter à l'état général, lequel n'a pas toujours de signification bien
» positive. Or c'est précisément dans ces cas douteux que les Eaux-
» Bonnes, en faisant ainsi la part de ce qui appartient soit à l'engor-
» gement, soit aux tubercules, constituent une pierre de touche in-

» faillible : aussi ont-elles réformé souvent des diagnostics portés par
» des notabilités médicales.

» PLEURÉSIE. — Les épanchements pleurétiques, même compli-
» qués de dépôts pseudo-membraneux, sont encore du ressort des
» Eaux-Bonnes. Sous l'influence de l'excitation provoquée par ces
» eaux, un puissant travail s'établit dans la cavité de la plèvre, de
» telle sorte que les fausses membranes sont graduellement résorbées
» en même temps que l'épanchement. Si celui-ci est considé-
» rable et de date ancienne, il ne pourra disparaître qu'à la condi-
» tion que les eaux auront préalablement ramené l'affection à son
» acuité première : aussi verrez-vous se reproduire tous les signes
» de la pleurésie aiguë, y compris même le point de côté. Le traite-
» ment consiste alors à faire intervenir les vésicatoires largement
» appliqués sur la poitrine, suspendant momentanément l'usage inté-
» rieur des eaux, lequel sera repris plus tard, lorsque la période
» d'aggravation aura été combattue. Sous l'influence de cette médica-
» tion à la fois révulsive et spécifique, la fièvre tombe, la plèvre
» se dégage et la convalescence se poursuit heureusement. »

Telle est l'action thérapeutique des Eaux-Bonnes, formulée par M. Darralde lui-même. J'aurai du reste l'occasion de revenir sur ces questions dans la partie de cet ouvrage où je traiterai, d'une manière générale, de l'action comparative des diverses eaux sur les maladies de la poitrine.

Comment maintenant expliquer cette spécificité d'action des Eaux-Bonnes ? Est-ce seulement à la minime proportion de soufre qu'elles contiennent qu'il faut l'attribuer ? Il y a certainement là quelque autre agent qui nous échappe. Sans cela, on ne saurait comprendre que certaines sources des Pyrénées, quoique beaucoup plus sulfureuses, produisent cependant des effets bien moindres sur l'appareil pulmonaire. Les Eaux-Bonnes sont, à mon sens, un des exemples les plus frappants de l'impuissance de la chimie à expliquer l'action thérapeutique des eaux.

On fait peu usage des bains aux Eaux-Bonnes. M. Darralde ne les employait jamais dans la phthisie ni dans l'asthme, mais seulement dans la pharyngite, la laryngite et dans certaines périodes de la pleurésie : encore préférait-il les demi-bains aux bains entiers.

Une saison aux Eaux-Bonnes dure habituellement de trois à quatre semaines : il est souvent nécessaire de faire prendre deux saisons de suite, à la condition toutefois que l'excitation causée par la première ait eu le temps de se dissiper.

Comme la plupart des malades sont atteints des mêmes affections lesquelles ne diffèrent entre elles que par leur degré d'intensité, le genre de vie des eaux est à peu près le même pour tout le monde. Ainsi le matin, vers huit heures, on va boire à la source : à dix heures, le déjeuner. L'usage où l'on est de manger aux tables d'hôte permet de régler, pendant le repas, les promenades et les distractions de la journée. Dès midi le village est désert : tout ce qui est un peu valide se répand dans les environs, au kiosque, aux cascades, dans les délicieux sentiers de Grammont et de Jacqueminot ; les plus robustes tentent les grandes excursions. L'exercice du cheval est très en faveur aux Eaux-Bonnes, le léger ébranlement qu'il communique aux poumons devant rendre plus facile et plus libre le cours du sang dans leur parenchyme : seulement l'allure sera réglée sur l'état sanitaire du cavalier. Vers quatre heures tout le monde est de retour, car il faut de nouveau aller boire l'eau minérale : on dîne à cinq. Les malades déploient comme au déjeuner un formidable appétit qu'ils satisfont sans scrupules, ce que du reste ils peuvent faire impunément par suite du surcroît d'activité imprimé aux fonctions digestives. Après le dîner, l'habitude est de se rendre à la promenade horizontale.

Cette ravissante promenade, qui domine la vallée de Laruns, suit dans ses contours le flanc de la montagne et se dirige vers les Eaux-Chaudes, dont elle n'a pas encore atteint la nouvelle route. Elle offre aux personnes, trop faibles pour gravir les rampes un peu roides, un sentier sablé, des bancs pour s'asseoir, et un vaste horizon que l'œil parcourt et où l'air circule avec plus de liberté. Comme elle n'est point plantée d'arbres, l'absence d'ombrage en éloigne les malades pendant le jour : aussi est-ce la promenade favorite du soir ; mais à peine la fraîcheur de la nuit commence-t-elle à se faire sentir, que toute cette population, bien que munie de vêtements chauds, disparaît comme par enchantement. C'est que l'action des eaux rend la peau halitueuse, et que le moindre refroidissement pourrait avoir les plus graves conséquences.

M. Darralde prescrivait fréquemment les bains de mer comme complément de la cure, ces bains étant parfaitement appropriés aux tempéraments strumeux que nous avons dit prédisposer aux tubercules. Beaucoup de malades passent l'hiver à Pau, moins peut-être en raison du climat qui, surtout en février et mars, est sujet à de fâcheuses variations, qu'à cause de la proximité des Pyrénées, où ils se trouvent en quelque sorte tout arrivés pour la saison thermale suivante.

TRANSPORT (*Source-Vieille*). — Bordeu disait : « Nos eaux sont comme les habitants de nos montagnes ; elles ne quittent pas volontiers leur patrie ; quand cela leur arrive, elles changent bientôt de caractère. » Il est vrai que, sous cette forme, elles agissent moins spécifiquement sur le poumon ; cependant elles rendent encore d'importants services dans le traitement des affections pulmonaires. La dose doit rarement dépasser un verre le matin.

EAUX-CHAUDES (Basses-Pyrénées).

Sources sulfureuses chaudes.

Itinéraire de Paris aux Eaux-Chaudes. — Même itinéraire que pour les Eaux-Bonnes dont elles sont distantes d'une demi-heure.

L'accès en était autrefois aussi périlleux que celui des Eaux-Bonnes. Ainsi il fallait gravir une montagne escarpée, le Hourat, au sommet de laquelle on traversait un étroit défilé, taillé à vif dans le roc, pour redescendre ensuite par une pente très rapide. Mais aujourd'hui une belle et large route, d'un travail réellement merveilleux, longe le gave, et aboutit directement aux bains. Le village occupe le prolongement de la vallée d'Ossau qui, dans cet endroit, forme une gorge sombre et d'un aspect des plus sauvages. Les maisons sont adossées à la montagne ; sur les bords du gave s'élève l'établissement thermal, l'un des plus beaux des Pyrénées.

Les sources, toutes sulfureuses et au nombre de six, sont :

	Tempér.	Gram.	
Baudot.	27° C.	0,0087	sulf. de sodium.
L'Aressecq.	25°	0,0083	
Minvielle.	11°	0,0043	
Le Clot.	36°	0,0090	
L'Esquirette.	34°	0,0083	
Le Rey.	33°	0,0098	

Ces sources, malgré l'épithète de *chaudes* par laquelle on les désigne, ont une température beaucoup moins élevée que la plupart des autres sources des Pyrénées ; seulement, à l'exception de la source de Minvielle, elles sont plus chaudes que celles des Eaux-Bonnes, ce qui n'empêche pas que, pour les administrer en bains, il est presque toujours besoin de les soumettre à un réchauffement préalable.

Trois sources, Baudot, l'Aressecq et Minvielle, ne sont soumises à aucun aménagement spécial. Les trois autres sont distribuées tant bien que mal dans l'établissement. Singulière destinée ! à l'époque où les princes de Navarre, suivis d'une cour brillante, fréquentaient les Eaux-Chaudes et en faisaient chaque année un rendez-vous de distractions et de plaisirs, il n'y avait pour édifice thermal que de misérables masures, et pour chemins que des sentiers dangereux. Aujourd'hui que l'accès en est si facile et qu'on y trouve un certain luxe de bâtiments, ces mêmes eaux sont presque entièrement délaissées, bien que rien ne prouve que leur action thérapeutique ait changé.

Sans doute elles ne peuvent rivaliser avec certaines sources des Pyrénées qui modifient bien plus profondément nos tissus, mais il n'est pas toujours nécessaire de provoquer des effets aussi puissants. Dans beaucoup de circonstances, il faut éviter toute espèce de surexcitation et s'attacher d'emblée à calmer et à adoucir : c'est alors que les Eaux-Chaudes, à cause peut-être de leur très faible sulfuration, peuvent rendre de réels services.

On les emploie en bains avec succès contre certains rhumatismes, plutôt musculaires qu'articulaires, caractérisés par une grande irritabilité, et chez lesquels l'élément nerveux joue un grand rôle : elles exposent moins à réveiller les phénomènes fébriles. On les a beaucoup vantées également contre la névralgie. J'ignore pourquoi Bordeu les appelle « fortes et fougueuses » ; elles ne le deviennent que quand on les prend avec excès, et alors elles ont cela de commun avec la plupart des sources minérales.

Mais ce qui constitue en quelque sorte le triomphe des Eaux-Chaudes, c'est leur aptitude toute particulière à congestionner l'utérus et par suite à rétablir la menstruation. Ainsi, il est très commun de voir chez des jeunes filles chlorotiques les règles reparaître au bout de quinze jours d'usage de ces eaux : sous ce rapport, les Eaux-Chaudes agissent souvent mieux que les sources ferrugineuses.

On a beaucoup trop vanté la source Baudot dans le traitement des affections thoraciques. Vouloir qu'elle puisse remplacer les Eaux-Bonnes est une prétention qui ne me paraît nullement justifiée. Le voisinage de ces deux stations thermales ne sera favorable à l'une et à l'autre qu'à la condition qu'elles se prêteront un mutuel concours, sans empiéter sur leurs propriétés respectives. Ainsi les Eaux-Chaudes, par leur abondance, leur activité moindre, la facilité des bains, pourront, dans certaines circonstances, mitiger et seconder l'action des Eaux-Bonnes ; mais, utiles auxiliaires, elles seraient, je le crains bien, d'impuissantes rivales.

A peu de distance des Eaux-Chaudes se trouve la fameuse Grotte de ce nom, qui passe à juste titre pour une des curiosités les plus remarquables de la chaîne des Pyrénées.

PENTICOUSE (Espagne).

Sources alcalines tièdes.

Faisons une simple excursion aux bains de Penticouse, village espagnol situé dans le haut Aragon, à quelques milles de la frontière française. Il ne saurait, bien entendu, entrer dans mon sujet d'en donner une histoire détaillée, puisque je ne parlerai point des établissements thermaux de l'Espagne, leur organisation étant encore par trop primitive. Cependant l'importance de ces sources, ainsi que la quantité de malades qui s'y rendent chaque année, me paraissent de nature à me faire pardonner cette digression que légitimera, je l'espère, l'intérêt de son caractère médical.

Pour aller des Eaux-Chaudes à Penticouse, vous ne mettrez pas moins de dix heures, car il faut ménager les chevaux (1). On passe par Gabas, la Case de Broussette, et l'on franchit la frontière par l'endroit appelé *port* d'Anéou, au delà duquel vous ne tardez pas à rencontrer la douane espagnole qui vous soumet, vous et vos montures, aux formalités les plus minutieuses. Bientôt vous traversez Salient, petit bourg dont l'aspect offre un cachet tout particulier; puis enfin vous arrivez au village de Penticouse.

Mais les eaux minérales ne se trouvent pas au village même : il faut aller les chercher à une lieue et demie plus loin. Jusque-là le chemin de la montagne était plutôt monotone que pénible. A partir du village, il vous faut suivre des sentiers non frayés, à travers une gorge affreuse, appelée à juste titre l'escalier (*el escalar*), sur les bords d'un gave effrayant, et au milieu d'une nature aussi tourmentée que le Chaos de Gavarnie. Brisé de fatigue, vous cherchez vainement quelques traces d'êtres vivants, lorsque tout à coup, au détour d'un rocher, la scène change. Voici un cirque spacieux, un lac, des cascades, quelques maisons, toute une population sur pied... Vous êtes aux bains de Penticouse.

Il y a trois sources principales qu'on appelle, je ne sais pourquoi, *sources du Foie, des Dartres* et de *l'Estomac*, car elles n'exercent

---

(1) On ne saurait trop se défier des guides qui donnent souvent, sur la longueur et les difficultés du chemin, les renseignements les plus inexacts, de peur d'effrayer les voyageurs. Toute personne un peu faible devra se garder d'entreprendre une semblable excursion. Ainsi l'un de nos compagnons faillit succomber aux suites de la fatigue.

aucune spécificité d'action sur l'organe qu'elles désignent. Je ne parlerai que de la première qui est la seule pour laquelle on vienne prendre les eaux de Penticouse.

Source du Foie. — Au-dessus du petit bâtiment où elle jaillit, se trouve gravée cette très encourageante inscription : *Templete de la salud*. L'eau de la source est claire, limpide, sans saveur ni odeur : température, 26° C. Elle contient extrêmement peu de principes minéralisateurs, seulement quelques traces de sulfate et de carbonate de chaux. Recueillie dans un verre, elle est d'abord très transparente, puis elle se trouble légèrement ; des bulles nombreuses la traversent avec effervescence et viennent éclater à sa surface : elle reprend ensuite sa limpidité première. Le gaz qui s'échappe ainsi est de l'azote pur.

La source du Foie ne sert qu'à la boisson. Son action est éminemment sédative, ce qu'il faut peut-être attribuer aux quantités considérables d'azote qu'elle renferme. On la prescrit avec succès dans les phthisies commençantes, les catarrhes bronchiques et pulmonaires, certaines hémoptysies, surtout quand il existe des signes de pléthore et de congestion active vers la poitrine. Sous ce rapport, elle réussit précisément dans les circonstances où les Eaux-Bonnes seraient contre-indiquées.

Une propriété toute particulière à l'eau du Foie, c'est la merveilleuse facilité avec laquelle l'estomac la supporte : j'en bus sept à huit verres dans l'espace d'une heure, sans éprouver la moindre pesanteur ni le moindre sentiment de satiété. Les malades la prennent habituellement à la dose de vingt-cinq à trente verres par jour, sans qu'elle produise d'autre effet sensible que d'abattre l'éréthisme, de diminuer la toux et de tempérer la circulation.

C'est donc seulement à cause de la vertu que possède la source du Foie de calmer d'emblée, que nous enverrons, dans quelques cas très rares, des malades à Penticouse. Quant aux touristes des Eaux-Bonnes et des Eaux-Chaudes, ce voyage continuera d'être l'excursion de rigueur, surtout avec le retour à Cauterets par le Mercadau. Que leur importent les fatigues, les dangers et les ennuis de la route ! On ne saurait acheter trop cher la jouissance de fouler la terre d'Espagne et de s'élever à 8500 pieds au-dessus du niveau de la mer (1). D'ailleurs, avec un peu d'imagination et de complaisance, Salient deviendra Grenade, Penticouse, l'Alhambra, et la population en guenille une fière tribu des derniers Abencerrages.

(1) On lit sur l'établissement : *Fondo a 8,500 pies sobro el nivel del mare.*

CAUTERETS (HAUTES-PYRÉNÉES).

Sources sulfureuses chaudes.

ITINÉRAIRE DE PARIS A CAUTERETS. — Chemin de fer de Bordeaux jusqu'à Tarbes : 20 heures. Voitures de Tarbes à Cauterets : 5 heures. — *Débours* : 102 fr.

Cauterets est une assez jolie petite ville située dans une vallée longue, étroite, sinueuse, qui se dirige du nord au midi, et que domine au levant et au couchant une double chaîne de montagnes. Il y pleut souvent, et les brouillards y sont le matin d'une extrême fréquence : aussi le climat de Cauterets est-il généralement regardé comme moins favorable que celui des Eaux-Bonnes aux personnes malades de la poitrine.

Les principales sources thermales de Cauterets sont au nombre de douze. Leur chaleur varie depuis 30° jusqu'à 55° C., et leur sulfuration depuis $0^{gr},0055$ jusqu'à $0^{gr},0308$ de sulfure de sodium. Ce sont des eaux riches en silice et en barégine, et qui s'altèrent facilement. Leur extrême diversité fournit au médecin des ressources thérapeutiques variées. Mais, à côté de ces avantages, existe un assez grand inconvénient, c'est qu'aucune de ces sources ne jaillit à Cauterets même ; elles sont disséminées dans les environs et sont pour la plupart d'un accès peu facile.

Nous diviserons ces sources en deux groupes, suivant qu'elles se trouvent à l'est ou au midi de Cauterets. Cette division n'est pas seulement topographique, elle est fondée sur certains caractères bien tranchés. Ainsi les sources de l'est sont en général plus sulfureuses et moins thermales que celles du midi : nous verrons également qu'elles en diffèrent par leurs propriétés médicinales.

Sources de l'Est.

Au nombre de six, ce sont : César, les Espagnols, Pauce-Vieux, Pauce-Neuf, Bruzaud et Rieumizet. Il y en a bien une septième, dite source du Rocher, qu'on a récemment découverte, mais elle n'est pas encore utilisée.

César, les Espagnols. — Ces sources ont leur griffon sur un point assez élevé de la montagne appelée *Pic du Bain*, et de là elles sont conduites par un aqueduc de 100 mètres, construit à fleur de terre, jusqu'à l'établissement thermal. La source de César a une température de 46° C. et une sulfuration de $0^{gr},0241$. Celle des Espagnols a deux degrés de moins de chaleur et est également un peu moins sulfureuse.

Quant à l'établissement, dont l'architecture est gracieuse quoique un peu massive, il renferme vingt-quatre baignoires, plusieurs douches chaudes, tempérées ou écossaises, des salles d'inhalation et des bassins pour bains de pieds dont on est dans l'usage de faire une consommation énorme. Toute cette organisation laisse du reste beaucoup à désirer.

La source de César et celle des Espagnols sont les sources les plus excitantes de Cauterets. En bains, elles sont surtout destinées au traitement des rhumatismes, des dartres et des scrofules, et ne doivent être prescrites qu'aux personnes d'une constitution peu irritable. On boit de préférence l'eau de la source de César. Cette source, qui est peut-être la meilleure de Cauterets, convient particulièrement contre le catarrhe chronique des vieillards et certaines formes de l'asthme ; on peut même dire que le traitement de cette dernière affection constitue sa spécialité.

Pauce-Vieux, Pauce-Nouveau. — Ces deux sources jaillissent au sommet de la montagne où elles sont reçues chacune dans un bâtiment spécial. L'établissement de Pauce-Vieux a pris dans ces derniers temps une grande importance ; il a été élégamment reconstruit à une trentaine de mètres au-dessous de l'ancien, et il renferme seize baignoires de marbre, ainsi que quatre grandes douches munies de tous leurs ajutages. L'eau qui l'alimente est fournie par la source de Pauce et par celle de César.

Pauce-Vieux a 44 degrés et contient $0^{gr},0192$ de sulfure. Pauce-Nouveau se rapproche beaucoup de cette température et de cette sulfuration. Même analogie dans les effets thérapeutiques de ces deux sources. Elles sont employées à peu près dans les mêmes cas que César et les Espagnols, avec cette différence toutefois que leur action est plus douce. Ce sont les sources auxquelles on donne la préférence dans le traitement des maladies cutanées encore à l'état subaigu, des catarrhes pulmonaires peu anciens et des affections syphilitiques constitutionnelles.

Bruzaud, Rieumizet. — Ce sont des eaux désulfurées et sans action bien sérieuse, qu'on emploie chacune dans un établissement particulier, comme une sorte de médication intermédiaire entre les bains d'eau douce et les bains d'eau minérale. Elles servent surtout à tempérer dans le courant de la cure la trop grande activité des autres sources sulfureuses.

4.

Sources du Midi.

Il y en a six, qui sont : la Raillère, le petit Saint-Sauveur, le Pré, Mahourat, les OEufs et le Bois.

La Raillère. — Cette source, la plus renommée de Cauterets, est située à vingt minutes de la ville, dans un très joli bâtiment qui renferme une buvette et vingt-neuf baignoires. C'est la première source sulfureuse qu'on rencontre en se dirigeant vers le sud. L'eau en est abondante, limpide, onctueuse au toucher, d'une saveur douceâtre : sa température est de 39° C. ; elle contient par litre $0^{gr},0492$ de sulfure.

On prescrit la Raillère comme la Source-Vieille des Eaux-Bonnes, dans les affections catarrhales et tuberculeuses des voies respiratoires ; seulement l'action de ces eaux diffère par certains caractères qu'il me paraît essentiel de faire ressortir.

Les eaux de la Raillère sont beaucoup moins excitantes que les Eaux-Bonnes : elles exposent surtout bien moins que celles-ci à l'hémoptysie. Il faut sans doute en chercher la cause dans la différence de leur activité respective, mais peut-être aussi devra-t-on mettre en ligne de compte le mode d'administration de l'eau minérale elle-même. Nous avons vu qu'aux Eaux-Bonnes on se baigne fort peu ; à la Raillère, au contraire, la température de la source et son abondance permettent qu'on fasse un usage journalier des bains et des demi-bains. Pour ceux-ci, qui sont le plus fréquemment employés, le malade est assis dans la baignoire, la poitrine et les bras couverts de flanelle, l'eau arrivant jusqu'à l'ombilic. En appelant ainsi le sang à la peau et vers la région sous-diaphragmatique, on tempère le mouvement fluxionnaire que l'usage intérieur de l'eau minérale détermine du côté des organes pectoraux. N'est-ce pas là un motif suffisant pour rendre l'hémoptysie plus rare ?

La Raillère est une précieuse source pour certains malades qui ne peuvent boire les Eaux-Bonnes, même aux doses les plus minimes ; mais, comme elle renferme plus de barégine, elle est quelquefois plus lourde à l'estomac.

Nous trouvons ici un nouvel exemple des utiles renseignements que la médecine vétérinaire peut fournir à la médecine humaine. En effet, tous les ans, on amène à Cauterets un certain nombre de chevaux atteints de bronchites chroniques très opiniâtres, avec inappétence, diarrhée, amaigrissement et spermatorrhée ruineuse. Ce sont surtout des étalons des haras de Tarbes et de Pau. Ces animaux boivent avec une grande avidité les eaux de la Raillère, et, au bout d'une huitaine de jours, les digestions s'améliorent, la toux se dissipe, les forces reviennent, l'embonpoint augmente et les pertes séminales elles-mêmes finissent par disparaître. Voudra-t-on encore ne voir là qu'une simple affaire d'imagination ?

Le petit Saint-Sauveur. — C'est l'eau minérale la moins chaude et la moins sulfureuse de Cauterets ; elle contient beaucoup de barégine, laquelle lui communique ses propriétés adoucissantes. Utile dans certaines affections nerveuses et certaines leucorrhées. On ne l'emploie qu'en bains.

Le Pré. — Cette source a 47° C. et 0^{gr},0062 de sulfure. Usitée seulement contre les affections rhumatismales légères.

Mahourat. — En face de la belle cascade du même nom. C'est une petite chute d'eau très chaude (51° C.), qu'on puise dans une crevasse de rochers, sur les bords mêmes du gave ; elle contient 0^{gr},0013 de sulfure. Sa spécificité pour les gastralgies est tellement populaire qu'il faut bien qu'elle repose sur quelque chose de fondé. Il est de fait que, quand les eaux de la Raillère sont difficilement supportées, on leur associe avec avantage celles du Mahourat. L'eau de cette source n'est employée qu'en boisson, et il serait impossible d'y former un établissement ; car, ainsi que l'indique son nom de *Mahourat*, elle jaillit dans un *mauvais trou*. C'est pourtant là qu'une consultation, restée célèbre par cette circonstance surtout qu'elle émanait de l'auteur d'un Traité d'hydrologie (1), avait envoyé le doyen de la Faculté, Orfila, *pour qu'il y prît des bains !*

Les Œufs. — Température, 59° C. ; sulfuration, 0^{gr},0194. C'est la source la plus chaude de Cauterets ; elle sourd dans le lit même du torrent. Depuis qu'on a fait sauter avec la mine le rocher qui la rendait à peu près inabordable, elle se trouve naturellement captée dans le granit, et l'on y arrive avec la plus grande facilité. Jusqu'à présent on ne l'a pas utilisée.

Le Bois. — Assez joli petit établissement, bâti sur une hauteur qui domine la vallée, mais très endommagé par le tremblement de terre de 1854. Il y a quatre cabinets de bain et deux piscines avec douches : température, 42° C. ; sulfuration, 0^{gr},0164. On y traite avec succès les rhumatismes nerveux affectant les organes intérieurs, surtout par suite de métastases.

(1) Cet auteur était Alibert. Nouvel exemple des mécomptes auxquels on s'expose et l'on expose les autres, quand on décrit les eaux minérales d'après les prospectus et, surtout, sans les avoir visitées.

— Telles sont les vertus spéciales attribuées par les médecins de la localité à chacune des sources de Cauterets et que l'inspecteur actuel, M. Dimbarre, accepte aussi comme suffisamment démontrées. Je crains bien toutefois qu'il n'y ait un peu d'arbitraire dans ces distinctions, dont quelques-unes vont jusqu'à la subtilité. Quoi qu'il en soit, les sources que nous venons de mentionner devront suffire à bon nombre d'indications thérapeutiques, eu égard surtout à la facilité avec laquelle on peut les varier suivant les circonstances. Mais qu'on ne croie pas qu'elles puissent remplacer toujours les autres eaux minérales des Pyrénées ; celles-ci possèdent une efficacité propre, inhérente à leur individualité.

Cauterets est, à tous égards, un séjour fort peu récréatif. Les difficultés et la trop grande distance des promenades, ainsi que l'absence de Cursaal, car on ne peut donner ce nom aux deux modestes pièces dont se compose le cercle Dupont, font que chacun vit chez soi, et qu'il n'y a réellement pas de société.

Transport (*César*). — Ces eaux se conservent médiocrement bien. On les emploie à la dose d'un à deux verres, le matin, dans l'asthme et dans les affections bronchiques et tuberculeuses. Action thérapeutique peu marquée.

SAINT-SAUVEUR (Hautes-Pyrénées).

Sources sulfureuses chaudes.

Itinéraire de Paris a Saint-Sauveur. — Chemin de fer de Bordeaux jusqu'à Tarbes : 20 heures. Voitures de Tarbes à Saint-Sauveur par Pierrefitte : 6 heures. — *Débours* : 102 fr.

Deux défilés partent de Pierrefitte ; celui de droite conduit à Cauterets, celui de gauche à Saint-Sauveur. Je n'essayerai pas de décrire cette dernière route audacieusement taillée dans le roc, qu'elle brise quand elle ne peut s'y appuyer, soutenue par des voûtes escarpées qui surplombent le torrent, passant sept fois d'une rive à l'autre, sur autant de ponts de marbre, pour trouver des pentes moins rebelles. Comme perspective, elle laisse seulement apercevoir, au milieu de cette affreuse gorge, un point étroit du firmament et le lit du gave qu'on entend mugir, alors que l'œil ne saurait en sonder la profondeur. Nulle habitation, nulle trace de culture ; de toutes parts des montagnes arides, déchirées, schisteuses, dont la cime est blanche et ardue comme des glaciers.

C'est en 1732 que d'Etigny fit commencer cet admirable travail, qui fut terminé en 1746. On comprend qu'il suffirait d'un essieu brisé, d'une pierre oubliée sur la voie, d'un cheval qui s'emportât, pour faire rouler les voitures dans l'abîme : cependant on n'a eu jusqu'ici aucune catastrophe semblable à déplorer.

A mesure qu'on approche de Luz, le double rempart formé par les montagnes s'élargit, la végétation reparaît, les champs se peuplent et s'animent ; bientôt enfin, comme au sortir d'un cauchemar, on se trouve transporté au milieu d'un ravissant paysage. C'est la vallée de Luz. Pour aller à pied du bourg de Luz au village de Saint-Sauveur, il ne faut que quinze à vingt minutes ; on traverse le gave sur un joli pont de marbre.

Saint-Sauveur, dont le nom rappelle le bon effet de ses eaux (1), est situé, et en quelque sorte suspendu à mi-côte de la montagne de Laze. Ce n'est qu'en entamant le rocher avec la mine qu'on a pu creuser un emplacement suffisant pour y bâtir le village actuel, lequel n'est formé que d'une seule rue. La source jaillit de l'autre côté de cette rue et en face de l'établissement où elle est portée par des conduits souterrains ; elle est claire, limpide, onctueuse au goût et au toucher. Sa température au griffon est de 34° C. : elle contient $0^{gr},0247$ de sulfure de sodium. Quant à l'établissement thermal c'est un péristyle disposé en rectangle, orné de colonnes corinthiennes et offrant un charmant coup d'œil sur le gave de Gavarnie qu'il surplombe : autour de la terrasse se trouvent quinze cabinets de bain, deux douches ascendantes et une buvette.

Les eaux de Saint-Sauveur donnent à la peau la sensation d'une liqueur onctueuse, à cause de leur alcalinité très marquée et de la grande quantité de barégine qu'elles tiennent en suspension. Elles conviennent dans le traitement des névralgies et en particulier des névralgies faciales et sciatiques. Vous les verrez surtout faire merveille dans ces affections nerveuses mal définies qui sont l'apanage des personnes du monde, et que ne connaît pas l'ouvrier, dont la sensibilité se fortifie ou s'émousse à de pénibles labeurs. Les bains amènent rapidement le bien-être et le calme ; ils agissent tout à la fois par leur vertu intrinsèque et par leur température un peu basse, l'eau ayant perdu environ deux degrés de chaleur dans ses conduits et ses réservoirs.

Il est à remarquer que le bain de Saint-Sauveur est plus riche en

---

(1) Un évêque de Tarbes, exilé à Luz, s'étant bien trouvé de la source, qui était alors à peine connue, écrivit au-dessus, en souvenir de sa guérison : *Vos haurietis aquas de fontibus* SALVATORIS.

sulfure de sodium que celui de la Reine, à Luchon. Ainsi il contient pour 300 litres 6^{gr},300 de sulfure, et celui de la Reine 5^{gr},875 ; cependant, et contrairement à ce qui aurait lieu si l'analyse chimique devait toujours donner la mesure de la puissance thermale, le premier calme tandis que le second agit comme excitant.

Les eaux de Saint-Sauveur sont souveraines pour les maladies de matrice ; c'est même là, à vrai dire, ce qui constitue leur spécialité. Sous l'influence des bains, des douches ascendantes et de quelques injections vaginales, vous verrez disparaître ces engorgements et des granulations du col qui s'accompagnent si souvent de flueurs blanches et du relâchement des ligaments. Aussi le médecin inspecteur, M. Fabas, me disait-il, que « la plupart des malades laissent leur pessaire à Saint-Sauveur. » J'ai noté même des cas de guérison, alors qu'il existait déjà de légères excoriations à la matrice : gardez-vous cependant de recourir aux eaux pour des dégénérescences organiques positives, car elles ne feraient qu'aggraver la maladie et hâter ses progrès.

Les affections de voies urinaires se trouvent bien également des eaux de Saint-Sauveur ; on associe alors la boisson aux bains. Ces eaux réussissent surtout dans les affections catarrhales de la vessie pour lesquelles les eaux salines seraient inefficaces ou même irritantes ; elles rendent les urines plus douces, plus abondantes, et modifient la vitalité de la muqueuse, dont elles ramènent la sécrétion à ses conditions normales. Enfin elles peuvent encore être utiles pour favoriser la résolution de certains engorgements de la prostate.

Les eaux de Saint-Sauveur, bien que très chargées de barégine, sont en général assez bien supportées par l'estomac, ce qu'il faut attribuer sans doute à la quantité de gaz azote qu'elles contiennent, et qu'on voit se dégager dans le verre en petillant.

L'établissement thermal ne possède qu'une source. On trouve à quelques minutes du village et sur la hauteur qui le domine, une autre source sulfureuse, dite de la Hontalade, qui n'a que 22 degrés de chaleur, et 0^{gr},0198 de sulfure. Employée avec avantage dans les gastralgies, elle est pour Saint-Sauveur ce que Mahourat est pour Cauterets. Il n'y avait, quand je l'ai visitée, qu'une simple buvette ; mais on y a tout récemment organisé des douches et des bains qui, vu la température un peu basse de la source, agissent surtout comme médication hydrothérapique. N'oublions pas non plus de mentionner le beau salon qu'on vient d'y construire. C'est une ressource d'autant plus précieuse pour les baigneurs que la municipalité, trouvant sans doute que la nature s'était montrée assez prodigue de ses dons envers cette station, a cru jusqu'à présent ne devoir rien faire pour l'agrément des étrangers.

Grâce heureusement à une haute initiative, Saint-Sauveur est à la veille de subir une transformation complète. Ainsi, l'établissement thermal, aujourd'hui insuffisant, va être réédifié dans des proportions tout autres ; on termine la belle promenade qui doit conduire en pente douce dans la vallée et dont on avait jusqu'alors inutilement sollicité l'achèvement ; enfin on inaugurera sous peu le pont gigantesque dont l'empereur a ordonné la construction au-dessus du gave de Gavarnie : ce sera une merveille de plus ajoutée aux splendides créations de son règne.

Visos (Hautes-Pyrénées). — A trois kilomètres de Luz se trouve, près du village de Visos, une source sulfureuse froide, très riche en barégine. Cette barégine offre cela de particulier qu'elle exhale une odeur bitumineuse. L'eau de Visos jouit de quelque réputation dans la contrée pour le traitement des ulcères et des plaies. Il n'y a pas d'établissement thermal.

BARÉGES (Hautes-Pyrénées).
Sources sulfureuses chaudes.

Itinéraire de Paris a Baréges. — Chemin de fer de Bordeaux jusqu'à Tarbes : 20 heures. Voitures de Tarbes à Baréges par Pierrefitte : 7 heures. — *Débours* : 105 fr.

Baréges est situé à sept kilomètres de Luz, sur la rive gauche d'un gave impétueux, le Bastan, dans la gorge la plus affreuse et la plus sauvage qu'on puisse imaginer. Ce n'est ni un bourg ni un hameau. Si l'on en excepte l'hospice civil et l'hôpital militaire qui représentent deux beaux bâtiments de construction toute récente, l'ensemble des maisons semble plutôt indiquer un lieu de campement. Le pic d'Ayré, recouvert de hêtres vigoureux, protège le village contre la chute des neiges et des glaces : aussi une ancienne loi punissait-elle de mort l'imprudent qui aurait osé porté la cognée dans cette espèce de bois sacré qui est, au contraire, livré aujourd'hui aux plus incroyables dévastations. Il serait d'autant plus à désirer qu'on y mît bon ordre, que, du côté opposé de la vallée, où manquent ces remparts naturels, on s'occupe actuellement même de travaux d'endiguement destinés à arrêter les avalanches.

Baréges ne possède aucun monument ancien. Sa renommée, toute moderne, est due au voyage de madame de Maintenon, qui, en 1675, y conduisit le duc du Maine (1) par les sentiers étroits et tortueux du Tourmalet, les seuls alors qui fussent abordables. Le jeune prince était un peu lymphatique et avait un commencement de pied bot. Les eaux fortifièrent sa constitution, sans guérir la difformité, mais elles furent surtout fort utiles à madame de Maintenon, puisque la grâce et le charme des *bulletins* qu'elle adressait à Louis XIV préparèrent les voies de son étonnante fortune.

Les sources de Baréges, au nombre de huit, jaillissent dans l'établissement. Ce sont :

	Tempér.	Gram.
Le Tambour.	45° C.	0,040 sulfure de sodium.
L'Entrée.	41°	0,037
Polard.	38°	0,023
Bain neuf.	37°	0,034
Le Fond.	36°	0,024
Dassieu	35°	0,023
Genecy.	32°	0,022
La Chapelle.	31°	0,020

L'eau de ces diverses sources est d'une parfaite limpidité. Il s'en échappe une très légère odeur d'œufs cuits, bien différente par conséquent de celle des eaux de Baréges factice. Quant à sa saveur, Bordeu la trouvait « douce et onctueuse, comme celle d'un morceau de sucre qui serait imprégné de quelque acide léger ». J'avoue qu'elle m'a bien plutôt paru fade et nauséabonde.

Le soufre que renferment les eaux de Baréges a cela de très remarquable qu'il jouit d'une grande fixité. Notons également que la température de ces eaux n'étant ni trop basse ni trop élevée, permet leur emploi immédiat. Disons enfin que comme les griffons naissent dans les réservoirs mêmes, lesquels sont adossés aux cabi-

(1) Ce fut Fagon qui, dans ses excursions aux Pyrénées, découvrit les eaux de Baréges, fréquentées seulement alors par quelques paysans, et qui en conseilla l'usage au duc du Maine. Il fut chargé par le roi de l'accompagner à ces eaux. « M. Fagon, écrivait le jeune duc à madame de Montespan, m'échauda hier au petit bain ; j'espère qu'il sera plus modéré une autre fois et que je ne crierai pas tant. Je me baigne dans les bains les jours qu'il fait frais, et dans ma chambre les jours qu'il fait chaud. » Le prince aurait pu dire *notre* chambre, car il n'y en avait qu'une seule pour lui et madame de Maintenon, son lit étant vis-à-vis du sien et la baignoire tout à côté dans la même pièce. Le mobilier était à l'avenant ; il se composait d'une table, d'une armoire et d'un fauteuil de bois, le tout fabriqué à Baréges même par les artistes de l'endroit.

nets de bain, l'eau coule directement des griffons dans la baignoire avant d'avoir subi la moindre altération dans sa chaleur ou dans ses principes constituants.

Ce qui frappe le plus en arrivant à Baréges, c'est moins peut-être l'aspect sauvage de la contrée que l'extrême parcimonie qui a présidé à l'aménagement des sources. Comment! au lieu d'un édifice thermal en rapport avec la juste célébrité des eaux et l'affluence des malades qui s'y rendent des pays les plus lointains, vous ne trouvez qu'un misérable bâtiment dont les étroits compartiments ont à peine de la lumière et de l'air! Les seize cabinets de bain sont dans un état de délabrement dont on aurait peine à se faire l'idée. Je sais qu'on vient de reconstruire les piscines, mais ce qu'on n'a pu réformer, c'est la provenance de l'eau qui les alimente. Ainsi, pour la piscine civile comme pour la piscine militaire, cette eau n'est autre que celle qui a déjà servi aux bains de baignoires et aux douches; il y a en plus, il est vrai, pour la piscine militaire, un filet d'eau vierge, mais la piscine civile en est privée (1). Quant à la piscine dite des pauvres, on ne soupçonnerait jamais, à son élégante disposition, qu'elle n'est que le déversoir des deux autres, et que par conséquent l'eau qui s'y rend en est à sa *troisième édition* (2).

Les douches sont au nombre de deux. La grosse douche, qu'alimente la source du Tambour, est une nappe d'eau assez volumineuse, qui s'échappe d'un robinet ouvert à hauteur d'épaule pour tomber continuellement dans une petite pièce, qu'elle transforme en une sorte d'étuve. Le malade s'assied sous la douche et la reçoit sur les endroits affectés. Comme elle n'a pas plus d'un mètre d'élévation, son action, d'ailleurs si puissante, dépend beaucoup moins de la force de la chute que de la température de l'eau, de son volume et de ses principes minéralisateurs. La petite douche est alimentée par la même source que la grosse douche; mais elle se trouve un peu plus éloignée du griffon; aussi sa chaleur est-elle moindre d'un degré. Tout le

(1) Les travaux qu'a nécessités la reconstruction des piscines ont mis à découvert un tuyau qui semble prouver que la piscine civile recevait autrefois également un filet d'eau vierge.

(2) Cette organisation déplorable est la conséquence de la petite quantité d'eau dont on dispose. Des fouilles viennent d'être entreprises à la recherche de nouvelles sources, mais elles n'ont abouti jusqu'à présent à aucun résultat satisfaisant, car les deux sources qu'on a découvertes s'alimentent évidemment aux dépens des anciennes, le rendement de celles-ci ayant diminué dans une même proportion.

monde se sert des mêmes douches, lesquelles ne sont à la disposition du service militaire que pendant le tiers du temps.

Les eaux de Baréges sont éminemment stimulantes et toniques. Elles conviennent surtout aux constitutions lymphatiques et scrofuleuses. S'il existe des signes de pléthore, préoccupez-vous-en d'autant plus que souvent elles ont paru porter leur action sur la circulation cérébrale : témoin Bordeu, qui, malgré la connaissance approfondie qu'il avait de ces eaux, mourut d'apoplexie (1), peu de temps après en avoir fait usage.

On traite avec succès, à ces sources, un grand nombre de maladies qui se trouveraient également bien de celles de Cauterets, de Luchon, ou même des sources salines. Aussi ce qui nous importe surtout de connaître, c'est la classe particulière d'affections qui sont plus spécialement de leur ressort.

Les eaux de Baréges sont souveraines dans le traitement des vieilles blessures. Ce sont aujourd'hui les véritables eaux d'*arquebusade* (nom qu'on donnait autrefois aux Eaux-Bonnes), et peu de corps étrangers, soit projectiles, soit séquestres, résistent à leur action expulsive. Il ne faut pas désespérer de l'action curative de ces eaux parce que le corps étranger paraîtra trop volumineux ou enchatonné trop profondément dans les chairs : rien ne semble devoir limiter leur action ; et je ne parle pas seulement des blessures faites par les projectiles de guerre : les accidents par cause externe, les chutes, les contusions, ayant amené des suppurations intarissables, l'exfoliation ou la carie des os, la dénudation des tendons, en obtiennent aussi d'excellents effets.

Pourquoi les blessures guérissent-elles mieux ici qu'à Luchon ? Il faut sans doute en chercher l'explication dans les différences d'altérabilité du principe sulfureux. A Baréges, le sulfure de sodium n'étant détruit qu'en minime partie pendant la durée du bain, pourra exercer son action d'une manière continue sur les surfaces dénudées. Nous verrons, au contraire, qu'à Luchon la plus grande partie du principe sulfureux se volatilise sous forme d'acide sulfhydrique, et que, par suite de cette altération, très peu de soufre reste en dissolution dans l'eau du bain.

Il ne serait pas impossible non plus que la différence des méthodes balnéaires usitées dans chacune de ces deux stations thermales entrât

---

(1) On le trouva, un matin, mort dans son lit, ce qui fit dire à madame du Deffant : « La mort avait tellement peur de Bordeu, qu'elle l'a frappé pendant son sommeil. »

pour quelque chose dans la différence des effets thérapeutiques. Ainsi, à Baréges, on se baigne plutôt dans des piscines ; à Luchon, dans des baignoires. Quelque répugnance qu'inspirent tout d'abord les bains en commun, surtout aussi mal organisés, il paraît que, sous cette forme, l'eau sulfureuse a ici une efficacité plus grande, par suite probablement de l'arrosage continuel de la plaie et de son contact plus fréquent avec les éléments minéralisateurs. Cette eau, bien qu'elle ait déjà passé par les baignoires, absorbe encore 75 milligrammes d'iode par litre, ce qui indiquerait une richesse en sulfure de sodium égale à $0^{gr},0230$, c'est-à-dire peu éloignée de celle de l'eau puisée au griffon. Mais faut-il admettre, ainsi qu'on l'affirme très sérieusement à Baréges, que les piscines doivent une partie de leurs vertus à cette circonstance même que l'eau qui les alimente n'est plus précisément vierge ? C'est, à mon avis, prendre trop bien les choses, et je ne vois pas quel grand bénéfice l'eau minérale peut retirer d'une semblable pérégrination dans les baignoires, ni l'avantage des emprunts qu'elle peut y faire.

Les eaux de Baréges rendent encore de grands services contre les paraplégies essentielles, les vieilles entorses, les rétractions musculaires et tendineuses, les cicatrisations incomplètes, les roideurs articulaires et les engorgements consécutifs aux fractures et aux luxations. Elles jouissent aussi d'une réputation méritée dans le traitement des dermatoses, des maladies syphilitiques invétérées et des intoxications par l'abus du mercure. Quant aux rhumatismes, lorsqu'ils résident dans le tissu musculaire, l'eau minérale leur est utile ; mais s'ils ont pour siége les articulations, il est à craindre que la stimulation devenue trop vive, ne puisse ensuite se calmer.

Les eaux de Baréges sont surtout employées sous forme de bains : cependant, depuis Bordeu, on en fait aussi usage à l'intérieur. La source du Tambour est celle qui fournit à la buvette. Bue à la dose de trois ou quatre verres, ces eaux sont facilement absorbées, et c'est sur la peau, les bronches et les reins que leur action paraît plus particulièrement se porter.

Par le fait de l'excitation souvent excessive que provoquent les bains et les douches, on peut se trouver obligé de ne les prendre que tous les deux jours, ou même de suspendre de temps à autre le traitement : ceci explique pourquoi la durée moyenne d'une cure est de cinq à six semaines ; chez quelques malades même elle est de deux mois. C'est dans les cas de cette nature qu'on fait quelquefois intervenir utilement les bains de la source Barzun. Cette source, qui est distante d'un kilomètre de Baréges, a peu d'activité par suite, sans doute, de sa faible minéralisation et de la nécessité où l'on se trouve de la soumettre à un réchauffement préalable : mais, précisément à cause de ces caractères négatifs, elle est apte à intervenir quand les autres sont trop fortes. On obtient du reste des effets tempérants de l'eau de la source du Fond.

Le séjour de Baréges est médiocrement divertissant, d'autant plus que le personnel des baigneurs prête peu aux récréations de salon. Vous ne rencontrez dans les rues et sur les promenades que béquilles, écharpes, houppelandes, chaises à porteurs ; tristes préliminaires pour des réunions dansantes et animées.

A Baréges, l'époque pendant laquelle on peut prendre les eaux est plus courte que dans les autres établissements des Pyrénées, à cause des rigueurs du climat. Il faut même, pendant l'été, se tenir bien en garde contre les variations et les accidents atmosphériques ; car souvent, à une chaleur étouffante, succédera brusquement, et dans la même journée, un froid glacial. M. le docteur Campmas, qui a une si longue pratique de ces eaux, me disait avoir vu le thermomètre descendre en quelques heures de 32 degrés à 9, et cela en plein mois de juillet ! Ce n'est donc pas sans motif qu'on a appelé Baréges « la Sibérie de la France ».

TRANSPORT (*source de la Douche*). — Ces eaux se conservent bien. Peu usitées à l'intérieur, si ce n'est contre d'anciennes dartres ou syphilis ; deux verres le matin. Utiles quelquefois en lotions dans certaines maladies de la peau où il faut redonner du ton aux surfaces et modifier les sécrétions.

BAGNÈRES-DE-BIGORRE (HAUTES-PYRÉNÉES).

Sources salines chaudes.

ITINÉRAIRE DE PARIS A BAGNÈRES-DE-BIGORRE. — Chemin de fer de Bordeaux jusqu'à Tarbes : 20 heures. Voitures de Tarbes à Bagnères-de-Bigorre : 2 heures. — *Débours :* 95 fr.

L'étranger qui arrive à Bagnères-de-Bigorre ne saurait se lasser d'admirer les sites qui entourent la ville, son climat si favorisé et la ville elle-même. Veut-il s'expliquer le bien-être et l'aisance qui semblent régner de toutes parts, il reconnaît bientôt que la principale richesse des habitants consiste dans les eaux minérales. Celles-ci, en effet, sont aussi remarquables par leur extrême abondance que par leur thermalité. Aussi Bagnères peut-il être considéré comme la métropole des bains des Pyrénées.

Les sources de Bagnères ont une température qui varie depuis 20° jusqu'à 65° C. Quant à leur minéralisation, j'avais adopté dans mes précédentes éditions, le chiffre de 4 grammes par litre, qui était celui qu'avait indiqué Gauderax. Or, il résulte d'une nouvelle analyse de M. Filhol que ce chiffre était notablement exagéré. Ainsi, d'après une note que ce savant veut bien me communiquer, la source de la Reine, qui est une des plus minéralisées, ne contiendrait que 2^{gr},513 de principes fixes, savoir :

	Gram.
Sulfate de chaux	1,730
— de magnésie	0,367
Carbonate de fer	0,001
Divers	0,415
	2,513

M. Filhol ajoute que « les sources du Dauphin, de Salies, du Platane, de Saint-Roch et de Roc-de-Lannes sont parfaitement identiques avec celles de la Reine, et qu'on peut même les regarder toutes comme provenant d'un même foyer. Les autres sources n'en diffèrent que par la proportion de leurs éléments minéralisateurs. Enfin elles sont toutes notablement arsenicales. »

Mais en voilà assez sur ces détails de chimie, car, ici encore, ils n'apprennent absolument rien relativement à la valeur médicale des eaux. Si même j'y ai fait aussi spécialement allusion, c'est qu'ayant contribué à répandre l'erreur commise par Gauderax, ce devenait un devoir pour moi de la rectifier.

Le nombre des sources minérales qui jaillissent à Bagnères est considérable. Il y en a près de trente, disséminées un peu de tous côtés. Les Thermes de la ville en possèdent sept; les autres sont autant de propriétés particulières; enfin, à mi-côte et au milieu d'une ravissante promenade, se trouve une eau ferrugineuse froide, dite source d'Angoulême, que minéralise le crénate de fer. Je crois inutile de donner la liste détaillée de ces sources, car on en découvre tous les jours de nouvelles. D'ailleurs comme elles offrent toutes certains caractères thérapeutiques communs, c'est à ce dernier point de vue qu'il importe surtout de les étudier.

Les diverses sources de Bagnères sont plus ou moins fortifiantes et toniques. Elles conviennent surtout aux personnes mélancoliques affaiblies par les chagrins ou les veilles, aux gens de lettres, de cabinet, et à tous les hommes livrés à des professions sédentaires. Elles sont fort utiles aussi dans l'anémie, la chlorose et dans ces orages qui accompagnent si fréquemment la puberté. C'est là également que vous adresserez ces jeunes femmes pâles et délicates, que des couches réitérées où les soins laborieux du ménage ont jetées dans une sorte de débilité générale, et qui ont tout à la fois besoin de l'action réconfortante des eaux et de l'air vivifiant des montagnes.

Mais, parmi ces sources, il en est quelques-unes qui, en même temps qu'elles remontent les forces de l'organisme, agissent de plus comme médication sédative : telles sont tout particulièrement le Foulon et Salut.

La source du Foulon se distingue entre toutes par l'absence presque absolue de sels ferrugineux et calcaires. Sa faible minéralisation, jointe au degré de chaleur le plus favorable (33° C.), en fait une eau calmante par excellence. Aussi est-elle beaucoup recherchée et l'emploie-t-on avec le plus grand succès dans les névralgies rhumatismales, les chorées, les palpitations nerveuses, et dans certaines affections de la peau pour lesquelles les eaux sulfureuses, même celles de Saint-Sauveur, seraient trop actives. Ce que je dis des propriétés adoucissantes du Foulon est également applicable à la source de Salut dont la température, depuis les nouveaux captages, est de 33° C. Le bain a également pour effet de tempérer le système nerveux, de ralentir la circulation et de calmer les irritations cutanées ; il convient aussi dans certaines affections utérines, caractérisées par l'exaltation de la sensibilité. Le baigneur se trouve, à Salut comme au Foulon, placé au milieu d'une température toujours égale, l'eau arrivant directement et à sa chaleur native dans la baignoire, de manière à y entretenir un courant sans cesse renouvelé.

Mais, tandis que l'eau du Foulon n'est employée qu'en bains, celle de Salut est, de plus, utilisée pour la boisson. Elle modifie sous cette forme la vitalité de la muqueuse digestive, en abat l'éréthisme, et rétablit la tolérance pour les aliments. Son action se porte en même temps sur l'ensemble de l'appareil urinaire ; aussi tous les auteurs ont-ils vanté ses bons effets dans la gravelle et dans certains catarrhes de la vessie.

Une source dont on fait également grand usage, est celle de Lasserre ; cette eau, prise à la dose de cinq ou six verres, purge quelquefois assez franchement. Après Lasserre, c'est à la source de la Reine que l'action laxative est la plus prononcée.

Je n'ai point parlé encore de sources sulfureuses. Serait-ce que Bagnères-de-Bigorre n'en posséderait aucune ? La présence dans une eau minérale d'un peu de gaz sulfhydrique, reconnaissable à l'odorat plus encore qu'à l'analyse, ne suffit pas pour faire ranger cette source dans la classe des eaux sulfureuses. Il faut d'autres caractères : il faut surtout que le soufre prédomine assez pour communiquer à l'eau des vertus spéciales, que ne possèdent pas les autres sels. Or aucune source de la localité ne me paraît être dans ce cas. J'en excepte, bien entendu, la source sulfureuse de Labassère; mais, ainsi que nous allons le voir, elle n'est pas originaire de Bagnères même; elle y a simplement droit de bourgeoisie.

Quant à ce qui a trait au mode d'administration des sources salines, elles sont utilisées dans divers établissements appartenant l'un à la ville, les autres à des particuliers. Celui de la ville, le seul qui doive nous occuper, consiste en un vaste bâtiment, tout de marbre, adossé à la montagne d'où viennent les sources qui s'y distribuent. Ces sources sont au nombre de sept, savoir : le Dauphin, la Reine, Roc-de-Lannes, Saint-Roch, le Foulon, le Platane et les Yeux. Sous le péristyle se trouve la buvette de l'eau de la Reine. A l'intérieur sont disposés les bains, les douches, le vaporarium, les appareils hydrothérapiques, tout cela parfaitement entendu et organisé sur une très vaste échelle. Enfin, aux étages supérieurs sont les grands réservoirs d'approvisionnement et de réfrigération (1). N'oublions pas de mentionner la galerie des fêtes où se réunit chaque soir l'élite des baigneurs, et qui, complétant les distractions de la journée, n'a pas peu contribué à faire de Bagnères-de-Bigorre un des séjours les plus attrayants des Pyrénées.

LABASSÈRE (Hautes-Pyrénées).

Source sulfureuse froide.

Itinéraire de Paris a Labassère. — Le même que pour Bagnères-de-Bigorre.

La source de Labassère jaillit à 12 kilomètres de Bagnères, mais elle est employée à Bagnères même : c'est une source froide. La quantité de sulfure de sodium qu'elle contient, par litre, est de $0^{gr},046$. Cette source est donc une des plus sulfureuses des Pyrénées : c'est en même temps une des plus riches en chlorure de sodium et en matière organique.

L'eau de Labassère n'est employée que transportée, et il serait difficile d'y construire un établissement. On en fait un très fréquent

---

(1) Il est fortement question de créer un bâtiment annexe pour piscines de natation, lesquelles seraient alimentées par l'eau de Salies et par les nouvelles sources dites *Romaines*.

usage à Bagnères pour le traitement des affections catarrhales ou tuberculeuses du poumon et des bronches. Comme c'est une eau fort active, il faut en commencer l'emploi par des doses excessivement faibles qu'on ne doit élever ensuite qu'avec une extrême précaution ; toutefois il est à remarquer qu'elle expose beaucoup moins au crachement de sang que d'autres sources de la chaîne.

C'est à la buvette de Théas que se distribue l'eau de Labassère au moyen d'un appareil des plus ingénieux qui a pour effet de la soustraire au contact de l'air extérieur et, par suite, d'assurer sa parfaite conservation. Cette buvette, créée en 1850, est devenue un des établissements les plus importants de Bagnères et des Pyrénées. J'y ai vu, en 1859, jusqu'à 800 buveurs par matinée (1).

L'eau de Labassère constitue, pour certains estomacs, un excellent digestif. Aussi, en même temps qu'elle modifie la circulation et la vitalité pulmonaires, aide-t-elle à réparer les forces générales par l'activité qu'elle imprime à la nutrition.

TRANSPORT. — Des expériences positives ont prouvé que l'eau de Labassère conserve à peu près intacts, même pendant des années, son titre sulfuré et son action médicinale. Cette *stabilité* la place à la tête des eaux sulfureuses d'exportation.

BAGNÈRES-DE-LUCHON (HAUTE-GARONNE).

Sources sulfureuses chaudes.

ITINÉRAIRE DE PARIS A BAGNÈRES-DE-LUCHON. — Chemin de fer de Bordeaux jusqu'à Toulouse : 19 heures. Voitures de Toulouse à Bagnères-de-Luchon : 12 heures. — *Débours* : 135 fr.

La ville de Luchon, appelée par les Romains *Aquæ balneariæ Luxonienses*, est bâtie au milieu d'une des plus magnifiques vallées des Pyrénées. Le quartier neuf, ou cours d'Étigny, représente une longue avenue plantée de quatre rangées de tilleuls, que bordent des habitations destinées à loger les baigneurs, mais à des conditions parfois exorbitantes. La population de ces contrées est en général remarquablement belle ; seulement, comme pour rendre le contraste plus frappant, vous rencontrerez dans la vallée ces espèces de monstres appelés *cagots*, qui rappellent tout à fait les crétins de la Suisse. Leur aspect inspire un sentiment de pitié mêlé d'horreur. Ce front fuyant, ce visage large et aplati, ces mâchoires entr'ouvertes,

---

(1) J'apprends qu'on vient d'établir près de la source de Théas un de ces bains à l'*hydrofère* dont nous avons parlé à la page 15 de ce GUIDE.

ces yeux hébétés et sans concordance, ce cri guttural, tout enfin jusqu'à cet abominable goître qui, chez plusieurs, descend au milieu de la poitrine, annonce une dégradation profonde du physique et du moral. Heureusement la race en diminue chaque jour, et elle finira probablement par s'éteindre.

C'est à l'extrémité méridionale de l'allée d'Étigny et au pied de la montagne de Super-Bagnères que jaillissent les sources de Luchon. Elles sont au nombre de 48, mais quelques-unes ne représentent que de simples filets d'eau minérale. Voici le nom, la température et la sulfuration de celles qui méritent une mention plus particulière :

	Tempér.	Gram.	
Reine.	57° C.	0,050	sulfure de sodium.
Bayen.	68°	0,077	
Azémar.	54°	0,048	
Richard supérieur.	51°	0,059	
Grotte supérieure.	56°	0,031	
Blanche.	47°	0,033	
Ferras supérieur, n° 2.	34°	0,005	
Bordeu, n° 1.	35°	0,069	
Pré, n° 1.	61°	0,072	
Grotte inférieure.	56°	0,058	

L'établissement thermal, d'une architecture quelque peu lourde, a été construit sur l'emplacement d'anciens bains romains. Il se compose de huit pavillons dans lesquels ont été distribués les cabinets de bain, les douches, les piscines (1) et les bains de vapeur. Une inscription placée à l'intérieur de chaque pavillon indique le groupe de sources qui l'alimentent. Ces groupes sont formés par la réunion et le mélange dans les réservoirs d'un certain nombre de sources dont le rendement eût été trop faible pour les utiliser chacune isolément. Toutes ces dispositions sont bien entendues. Je ne saurais en dire autant des détails mêmes du service qui, surtout au fort de la saison, est de la part des baigneurs l'objet de réclamations et de plaintes assez fondées.

Les sources de Luchon, examinées au point d'émergence, exhalent une odeur prononcée d'œufs couvis; leur saveur est franchement

---

(1) L'eau qui alimente ces piscines, dont une, celle de natation, est fort belle, vient des salles de douches *où elle a déjà servi une première fois à d'autres malades*. Voilà de ces licences balnéaires qu'on trouve toutes naturelles aux Pyrénées, mais qui n'auraient, soyez-en sûr, qu'un très médiocre succès en Allemagne.

hépatique. Quant à leur alcalinité, elle est due presque en entier, d'après M. Filhol, au sulfure de sodium. Afin de maintenir ces diverses sources isolées et indépendantes les unes des autres, M. J. François a très heureusement imaginé de faire circuler dans les galeries où elles sont renfermées, un courant d'eau vive, lequel formant barrage, agit en vertu de la loi de *pression hydrostatique des eaux froides*.

A leur sortie de la roche, toutes ces sources sont limpides et incolores. Quelques-unes conservent indéfiniment leur transparence ; la plupart, sous l'influence de l'air, prennent une teinte jaune verdâtre, parce qu'il s'y forme du polysulfure ; d'autres enfin paraissent lourdes et laiteuses par précipitation du soufre. Il résulte de ces décompositions que l'eau des principales sources de Luchon devient riche en sulfite et en hyposulfite, c'est-à-dire en sels dont elle offrait primitivement à peine des traces. Peut-être ces sels, au point de vue thérapeutique, devront-ils prendre place à côté du sulfure de sodium, s'il est vrai, comme on le prétend, que l'état de certains malades soit plus avantageusement modifié par leur action que par celle des eaux ne contenant que du sulfure.

Les eaux de Luchon, bien que plus sulfureuses au griffon que celles de Baréges, le sont en réalité moins aux lieux d'emploi. Nous savons que cela tient à ce que ces dernières ont bien plus de fixité. Ainsi, par exemple, elles ne fournissent pas d'incrustations sulfureuses, tandis qu'à Luchon il suffit de soulever le couvercle des sources pour en apercevoir de considérables : c'est surtout à la source de la Reine que s'opère cette sublimation.

Enfin, il existe dans la vallée de Luchon plusieurs sources ferrugineuses sulfatées qu'on utilise. Je ne parle pas de celles des galeries, car elles sont jusqu'à présent sans emploi.

On fait usage des eaux sulfureuses de Luchon sous toutes les formes, bains, demi-bains, douches, étuves, lotions, injections et inhalation. On les prend également en boisson, trois ou quatre verres, pures ou mieux coupées avec du lait, une infusion béchique ou un sirop pectoral. D'habitude elles ne pèsent pas à l'estomac ; il est cependant des malades qui ne peuvent les supporter à aucune dose et chez lesquels il faut complétement y renoncer. Elles ont presque toujours l'inconvénient de constiper, au point de nécessiter parfois l'intervention des laxatifs.

On est généralement dans l'usage de décrire les eaux de Luchon comme étant des eaux fortement excitantes et, par conséquent, comme ne pouvant convenir aux tempéraments impressionnables ;

cela est vrai, mais dans une mesure moindre qu'on ne serait tenté de le croire et que je ne l'avais établi moi-même.

Au premier rang, comme force, se placent la Reine et la Grotte supérieure ; puis viennent Richard supérieur et Blanche ; enfin, les sources qui, sans pouvoir être réputées calmantes, impressionnent le moins vivement l'organisme, sont Bosquet, Étigny et Bordeu. Il est bien entendu cependant que cette gradation dans l'effet des eaux est subordonnée aux idiosyncrasies individuelles.

Les eaux de Luchon conviennent dans la plupart des cas où celles de Baréges sont indiquées. Ainsi on les ordonne contre les affections rhumatismales chroniques, la diathèse scrofuleuse et ses manifestations si variées, les engorgements glanduleux, les ulcères, les fistules, les rétractions tendineuses et les diverses maladies du tissu osseux, spécialement les caries et les nécroses. Certaines paraplégies essentielles, surtout quand elles se lient à la débilité générale, sont de même améliorées ou guéries par ces eaux, à la condition toutefois qu'il n'existe aucune trace d'irritation vers la moelle épinière, et qu'on n'usera de la douche sur les reins qu'avec réserve.

Il paraît prouvé que certaines dermatoses guérissent mieux à Luchon qu'ailleurs. Vous verrez, sous l'influence de ces puissantes eaux, s'amender ou même disparaître les maladies de ce genre les plus rebelles, et, en première ligne, les eczémas chroniques, locaux ou généraux, les lichens et les impétigos. S'agit-il de dartres humides, comme il faut prendre garde de dépasser certaine limite d'excitation, on donnera la préférence aux sources tempérées. Au contraire, les dermatoses non sécrétantes, pour lesquelles il est besoin de stimuler localement la vitalité des tissus, exigeront l'emploi des sources que nous avons indiquées comme plus actives ; c'est dans les cas de cette nature qu'il est souvent utile d'associer au bain l'action si puissante des étuves.

Si je n'ai pas parlé de cette variété des affections cutanées qu'on désigne sous le nom de *syphilides*, c'est qu'elles ne sont que le symptôme d'une diathèse générale : par conséquent, je ne puis, pour ce qui s'y rattache, que renvoyer à mon Traité de la Syphilis qui se trouve à la fin de cet ouvrage.

Enfin, il existe un certain nombre d'autres états morbides pour lesquels les eaux de Luchon pourront être utilement conseillées. Ce sont : les cachexies résultant de l'intoxication saturnine ou mercurielle, les engorgements passifs du col utérin, certaines incontinences d'urine, les pertes séminales, l'impuissance virile, les divers accidents consécutifs à l'abus des boissons, aux excès vénériens ou à l'onanisme. Quant à la prétendue spécificité de certaines sources de Luchon contre les maladies du larynx, des bronches et même du poumon, elle repose sur des assertions qui ne me paraissent pas suffisamment justifiées. Aussi n'est-ce point vers cette station thermale que je conseille de diriger les affections des voies respiratoires : nous en avons d'autres dans les Pyrénées qui lui sont, à cet égard, infiniment supérieures (1).

L'activité des eaux de Luchon oblige beaucoup de malades à remplacer de temps en temps l'eau sulfureuse par ce qu'on appelle les *bains émollients*. Ces bains sont préparés avec une forte décoction de plantes et de racines grasses qui croissent dans la montagne et qui leur communiquent des propriétés adoucissantes.

Qui n'a entendu vanter le séjour de Luchon ? Il offre aux personnes moins valides de tranquilles promenades et surtout cette délicieuse allée d'Étigny, dont l'animation, pendant la saison thermale, rappelle celle de nos boulevards. Les plus robustes tenteront les grandes excursions au lac d'Oo, à la vallée du Lys et au port de Vénasque, d'où l'on aperçoit la Maladetta dans son ensemble avec ses immenses glaciers. Malheureusement, lorsque arrive le soir, les baigneurs ne savent trop que devenir, car, encore bien que la ville leur doive toute sa prospérité, elle ne s'est pas encore inquiétée de leur fournir un seul endroit de réunion.

ENCAUSSE (HAUTE-GARONNE).

Sources salines tièdes.

ITINÉRAIRE DE PARIS A ENCAUSSE. — Chemin de fer de Bordeaux jusqu'à Toulouse : 19 heures. Voitures de Toulouse à Encausse par Saint-Gaudens : 9 heures. — *Débours* : 130 fr.

Le chemin qui relie Encausse à Saint-Gaudens traverse un des contre-forts de la chaîne, puis une jolie vallée (2) qu'arrose la rivière de Jops, pour aboutir au village des bains. C'est dans le village même que se trouvent les sources minérales. Elles sont au nombre de deux :

(1) Consulter, pour plus de détails sur l'action thérapeutique de ces eaux, la Thèse de M. Barrié, et le Traité de M. Lambron, l'un et l'autre inspecteurs adjoints de Bagnères-de-Luchon.

(2) Cette vallée offre de ravissants points de vue. J'ai surtout admiré les somptueuses ruines du château de Montespan, qui, à cette distance, rappellent parfaitement l'attitude d'un aigle dont les ailes déployées mesureraient une gigantesque envergure.

l'une, très anciennement connue, appartient à la commune; l'autre, d'une découverte tout à fait récente, est la propriété de M. Dagut. Leur température est de 23° C. pour la première, et de 18° pour la seconde. L'eau en est claire, limpide, sans odeur et presque sans saveur, sauf un léger arrière-goût d'amertume. Il résulte des analyses de M. Filhol que la source de la commune contient, par litre :

	Gram.
Sulfate de chaux.	2,139
— de magnésie.	0,542
Chlorure de sodium.	0,320
Carbonate de chaux et de magnésie.	0,042
Divers.	0,031
	3,074

Ce sont, par conséquent, des eaux séléniteuses. On y trouve également des traces de fer, de manganèse, d'iode, d'arsenic et de brome. Or, telle est aussi, à de légères nuances près, la composition de la source Dagut : d'où je serais tenté de conclure, surtout d'après l'étude que j'ai faite de leurs gisements respectifs, que ces deux sources proviennent d'une même nappe souterraine.

Les eaux d'Encausse sont des eaux laxatives. Cette propriété est plus particulièrement prononcée dans la source Dagut. Ainsi cinq ou six verres de cette source suffisent en général pour purger assez franchement, tandis qu'il en faut près du double pour la source de la commune. J'attribue ces différences au mauvais captage de cette dernière source, l'eau qui alimente la buvette séjournant d'abord dans un réservoir, tandis que, pour la source Dagut, elle émane directement du griffon. Quoi qu'il en soit, on prescrit ces eaux avec succès contre les gastralgies flatulentes et ces embarras de circulation de la veine porte que les Allemands appellent « pléthore abdominale ». Elles conviennent de même contre la gravelle, à cause de leurs vertus diurétiques, très marquées surtout dans les premiers jours de la cure. Mais ce qui constitue leur spécialité, c'est le traitement des fièvres intermittentes. Il est incontestable que chaque année des fiévreux, fournis surtout par notre armée d'Afrique, trouvent dans l'emploi des eaux d'Encausse une guérison que n'avaient pu leur procurer les préparations pharmaceutiques les plus vantées. La fièvre, en pareil cas, va graduellement en diminuant, ou bien, après un ou deux accès plus forts que les autres, elle disparaît brusquement pour ne plus revenir.

Ce sont là, ce me semble, des motifs suffisants pour appeler l'attention sur ces eaux. Et cependant qui connaît Encausse aujourd'hui? qui en parle? qui s'y rend? C'est que, par une incurie des plus regrettables, on a pris jusqu'ici si peu de soin des anciens thermes, que, lors de mon dernier voyage dans les Pyrénées (1859), je n'y ai trouvé qu'une chétive masure, des cabinets délabrés, une douche insuffisante et de rares baignoires. Heureusement on m'écrit d'Encausse que d'importants travaux viennent d'être exécutés à la source Dagut. D'après ce qu'on me mande, cette source a été tout récemment aménagée dans un élégant pavillon, qu'entoure un véritable jardin anglais, et où l'on a réuni un arsenal balnéaire au complet, y compris des appareils hydrothérapiques. Vis-à-vis est un assez vaste hôtel qui offre aux malades des logements confortables. Enfin, tout à côté, jaillit une source ferrugineuse, découverte seulement depuis peu de temps, dont on s'occupe d'utiliser les sérieuses vertus thérapeutiques.

Voilà donc déjà un grand pas de fait dans la voie des améliorations. L'impulsion est donnée, et la commune comprendra qu'il y va de son avantage et même de son honneur de ne pas rester désormais en arrière : oui, son honneur lui-même y est intéressé. Encausse, sous Henri IV, figurait en tête des premières stations thermales du royaume. Il en fut de même sous Louis XIV. « Le roi, écrivait madame de Maintenon à la princesse des Ursins (9 mars 1711), approuve votre voyage à Bagnères et souhaite que vous y trouviez la santé ; mais le docteur Fagon croit que *les eaux d'Encausse*, portées à Bagnères, vous seraient meilleures. » Cet exemple, que je choisis parmi tant d'autres, prouve de quelle faveur et de quelle vogue jouissaient ces eaux, puisqu'on s'en entretenait jusque dans les salons de Versailles. Comment, après de pareils antécédents, ne pas avoir à cœur de replacer cette station thermale au rang dont on n'aurait jamais dû la laisser déchoir ?

AULUS (Ariége).

Sources salines tièdes.

Itinéraire de Paris a Aulus. — Chemin de fer de Bordeaux jusqu'à Toulouse : 19 heures. Diligence de Toulouse à Saint-Girons : 12 heures. Omnibus de Saint-Girons à Aulus : 3 heures. — *Débours* : 130 fr.

Il est peu d'eaux, dans le midi de la France, dont on s'occupe plus que de celles d'Aulus ; seulement on en parle à voix basse et l'on s'y rend avec mystère. C'est que la syphilis est, entre autres affections, celle à laquelle ces eaux s'appliquent avec le plus d'efficacité.

Aulus est situé au pied des Pyrénées-Orientales, à 33 kilomètres de Saint-Girons. L'omnibus pourrait ne mettre que trois heures à franchir cette distance, mais comptez sur quatre ou cinq, et cela par un chemin mal entretenu et une vallée monotone. Il est vrai que les ennuis de la route seront en partie compensés par l'intérêt des anecdotes que vous récolterez à chaque pas. Ainsi, le château de Lacourt dont, un peu au delà de Saint-Lizier, vous côtoierez les ruines, était autrefois un manoir féodal devant lequel tout voyageur devait se découvrir sous peine de recevoir, en guise d'avertissement, un coup de couleuvrine tiré des meurtrières du beffroi. Or, un des notables de la commune s'étant refusé, avec un geste méprisant, d'ôter son chapeau, fut pour ce fait jeté en prison ; mais il s'évada, sonna le cor d'alarme, puis, nouveau Guillaume Tell, vint à la tête des paysans insurgés ensevelir l'odieuse coutume sous les débris du château. Le village d'Ercé, qu'on rencontre 8 kilomètres avant Aulus, a aussi sa légende. La voici en deux mots. Un journalier, nommé Ramut, revenait, il y a quelques années, de couper du bois dans la montagne, lorsque, au détour d'un fourré, il fut attaqué à l'improviste par un ours monstrueux. N'ayant pour toute arme que sa hachette, il s'en servit avec tant d'habileté et de bonheur, qu'après une lutte terrible il parvint à tuer l'animal (1). Les personnes avides d'émotions, mais d'émotions exemptes de dangers, peuvent se passer très facilement la fantaisie d'une rencontre avec des ours. Elles n'ont pour cela qu'à aller au petit village d'Ustou, distant de quelques kilomètres. Là elles verront circuler en pleine liberté bon nombre de ces animaux qui, loin d'avoir rien d'effrayant, les charmeront au contraire par leur gentillesse, leurs pas cadencés et leurs grognements caressants. Ustou est en effet la grande université où l'on apprivoise et où l'on façonne la plupart des ours qui vont ensuite faire les délices de nos foires et de nos parades.

Mais occupons-nous d'Aulus, où nous avons pris le temps d'arriver. La source est située au pied de la montagne de *las Costos*, sur la rive gauche du Garbet et à 400 mètres du village : elle dépose sur son parcours un sédiment ferrugineux très abondant. Sa température est de 20° C. L'eau en est limpide, inodore et d'une saveur

(1) Au dire d'un témoin de cette lutte, que la frayeur empêcha d'intervenir, il y eut un moment où Ramut et son adversaire se sentirent tellement épuisés que, faisant trêve pour un instant au combat, ils allèrent se désaltérer ensemble et côte à côte à une fontaine voisine. Puis la lutte reprit plus acharnée que jamais, pour ne cesser qu'à la mort de l'animal.

assez franchement amère. D'après l'analyse encore inédite de M. Ossian Henry, elle contient par litre :

	Gram.
Sulfate de chaux	1,980
— de magnésie	0,300
Carbonate de chaux	0,097
— de magnésie	0,043
Divers	0,225
	2,645

C'est donc, à de légères différences près, la minéralisation d'Encausse, par conséquent la même nullité chimique.

Les eaux d'Aulus sont, avons-nous dit, réputées souveraines contre les affections syphilitiques les plus invétérées. J'ai pu d'autant mieux me renseigner à cet égard, que j'étais accompagné de l'habile inspecteur, M. Bordes-Pagès, dont les travaux ont tant contribué à faire admettre cette spécificité des eaux. Or, voici ce que j'ai conclu de l'espèce d'enquête à laquelle il m'a fallu me livrer.

Les eaux d'Aulus, pas plus que les autres eaux minérales, ne s'attaquent au virus syphilitique pour le détruire : seulement, si ce virus a été annihilé par les traitements antérieurs, elles pourront aider à reconstituer les tissus ; c'est de cette manière qu'on les a vues faire disparaître les caractères propres à la cachexie vénérienne. La preuve qu'elles agissent, dans ce cas, comme médication dépurative, c'est qu'on les prend surtout en boisson, et que leurs seuls effets apparents consistent à accroître les sécrétions urinaires et intestinales.

Si je n'ai rien dit de l'établissement thermal, c'est qu'il consiste en un simple pavillon contenant une buvette, quelques baignoires et un tonneau où l'on chauffe l'eau des bains. Il y aurait par conséquent tout à refaire ou plutôt tout à créer. Je sais qu'on y vient de construire à côté de l'ancien établissement un établissement rival : malheureusement les deux rivaux ne se sont distingués jusqu'à présent que par l'exiguïté de leurs proportions et le peu de confortable de leur aménagement.

Audinac (Ariége). — Ces eaux offrent avec celles d'Aulus et d'Encausse la plus complète analogie de composition et probablement de propriétés. Il y a deux sources, d'une température de 24° à 22°. L'une, appelée source des Bains, a été récemment captée dans un élégant bâtiment qui renferme quinze baignoires et trois douches. L'autre, désignée sous le nom de source Louis, est exclusivement employée en boisson.

Les eaux d'Audinac ne sont fréquentées que par les personnes de l'endroit, et rien ne fait augurer qu'elles doivent être appelées de si tôt à de plus grandes destinées.

USSAT (Ariége).

Sources alcalines chaudes.

Itinéraire de Paris a Ussat. — Chemin de fer de Bordeaux jusqu'à Toulouse : 19 heures. Voitures de Toulouse à Ussat : 10 heures. — *Débours* : 108 fr.

Les bains d'Ussat sont situés sur la grande route de Foix à Ax, et au centre d'une étroite vallée que dominent des montagnes arides et nues jusqu'au sommet. Au milieu de cette vallée coule l'Ariége. La source minérale occupe la rive droite du fleuve, tandis que le village est bâti presque en entier sur la rive gauche : un pont fait communiquer les deux rives.

Il y a peu d'années encore, ces bains consistaient uniquement en des espèces de cuves formées de pans d'ardoises immergées dans le sol. Leur fond, toujours vaseux, d'un nettoyage impossible, et sans cesse exposé aux envahissements du fleuve, recevait l'eau minérale filtrant à travers des détritus d'alluvion. C'est dans ce bourbier fétide que les baigneurs devaient se plonger. Mais depuis que les ingénieux travaux de M. Jules François ont mis la source à l'abri des infiltrations de l'Ariége, une révolution véritable a été opérée dans l'aménagement des eaux. Ainsi aux cuves grossières on a substitué des baignoires de marbre de Carrare (1) qu'alimente une eau sans cesse renouvelée pendant la durée du bain. Ces baignoires, au nombre de quarante, sont disposées dans un bel établissement formé d'un rez-de-chaussée, lequel mesure plus de 100 mètres de longueur. Or, comme il n'y a qu'un seul canal de distribution pour toute l'eau minérale, celle-ci perd graduellement, en chemin, de son calorique, de manière à arriver moins chaude aux baignoires les plus éloignées. De là une échelle décroissante permettant d'administrer les bains à une température dont le maximum est 35° et le minimum 28°.

---

(1) Pourquoi pas plutôt de marbre des Pyrénées? C'est que ce marbre *coûte plus cher* que celui d'Italie et résiste moins bien à l'action érodante des eaux. Ce qui n'a pas empêché les baignoires d'Ussat de très mal réussir, car toutes celles qui correspondent aux bains les plus chauds se sont crevassées en plusieurs endroits.

Il n'y a pas de piscine, car je n'oserais donner ce nom aux deux petits bassins où se déverse le trop-plein de la source, et que, vu leur organisation très défectueuse, on a renoncé à utiliser. Y a-t-il davantage de vaporarium? Sans doute on m'a montré une chambre ainsi appelée (1), où la vapeur de l'eau thermale est censée arriver; mais au lieu d'une étuve, j'y ai trouvé un lieu frais, plus susceptible de communiquer des rhumatismes que de les guérir. Quant aux douches, elles m'ont paru très convenables.

Les eaux d'Ussat sont limpides, onctueuses au toucher, sans odeur ni saveur aucune. Bien qu'elles sourdent par plusieurs griffons, d'une température un peu différente, l'identité de leur composition prouve qu'elles proviennent toutes d'une même nappe souterraine. Ce sont des eaux à peine minéralisées. D'après M. Filhol, elles ne renferment, par litre, que des sels insignifiants aux doses les plus minimes, savoir :

	Gram.
Carbonate calcaire.	0,737
Sulfate calcaire.	0,449
Chlorure de magnésium.	0,043
Divers.	0,047
	1,276

Quelle liaison, je vous le demande, pourrez-vous établir entre cette composition des eaux et les maladies du système nerveux qu'elles sont appelées à guérir? Aucune absolument. C'est donc, comme toujours, à l'observation seule qu'il faut s'en rapporter. Celle-ci a appris que les bains d'Ussat exercent une action sédative et adoucissante. On les conseille principalement aux femmes contre certaines perturbations nerveuses dont il est aussi difficile de préciser le siège que d'analyser le caractère. Aujourd'hui on les appelle névroses; autrefois c'étaient des vapeurs. Quels que soient les noms par lesquels on les désigne, leur existence n'est pas toujours le produit de l'imagination; souvent elles constituent des maladies très réelles qui réclament et méritent toutes nos sympathies.

Les eaux d'Ussat, et je parle surtout ici des bains, car on les emploie peu en boisson, sont prescrites encore avec succès contre certaines affections de la matrice: tels sont les engorgements, les déviations et les chutes; mais, me disait le docteur Bonnans, c'est à la con-

---

(1) Je me trompe, ce n'est pas *vaporarium*, mais *vaporium* qu'on l'appelle. Le nom a donc été aussi tronqué que la chose.

dition qu'il n'existe pas de granulations catarrhales. Elles réussissent de même à provoquer et à régulariser le retour des menstrues. Enfin les personnes qui se livrent aux travaux de cabinet, celles que des études prolongées ou une contention d'esprit trop habituelle ont jetées dans une sorte de surexcitation nerveuse, se trouvent bien également de ces bains.

Le séjour d'Ussat est médiocrement récréatif. Ce ne sont pourtant pas les éléments de distraction qui y manquent, car les promenades sont belles, les excursions aux fameuses Grottes pleines d'intérêt, et la plupart des hôtels possèdent de spacieux salons. Ce qui manque à Ussat, comme à la plupart de nos thermes, c'est cette propreté, cet entretien de toutes choses, ces mille petits riens que vous ne rencontrez, à vrai dire, qu'aux bains d'Allemagne. Les eaux d'Ussat valent certainement celles de Bade, si même elles ne leur sont supérieures. Pourquoi donc les premières restent-elles à peu près désertes, alors que les secondes sont si fréquentées ?

AX (ARIÉGE).

Sources sulfureuses chaudes.

ITINÉRAIRE DE PARIS A AX. — Même itinéraire que pour Ussat (voy. page 89), dont Ax n'est qu'à deux heures de distance.

Ax, du mot *aqua* (1), est une petite ville d'autant mieux nommée que, d'une part, elle est traversée par trois torrents, l'Ariége, l'Ascou et l'Orlu, et que, d'autre part, cinquante-huit sources minérales jaillissent dans son étroite enceinte. Ces sources, les seules qui doivent nous occuper, appartiennent à la classe des eaux sulfureuses, et coulent pour la plupart sur la voie publique. Aussi est-on tout d'abord très désagréablement frappé d'une odeur d'œufs couvis répandue dans l'atmosphère, odeur qui vous suit partout, dont tous les objets sont imprégnés, et que vous retrouvez jusque dans les aliments qu'on sert sur vos tables. Cette dernière particularité pourra paraître une exagération. Rien de plus exact cependant ; pour vous en rendre compte, il vous suffira d'aller sur la place de l'Hôpital. Là vous verrez, comme

---

(1) Ax, malgré cette étymologie, n'est point un bain d'origine romaine ; il en est parlé pour la première fois au moyen âge. Saint Louis, à son retour de Palestine, fit construire le bassin qu'on appelle encore *bassin des ladres*, et la léproserie dont les fondements furent jetés le 13 octobre 1260 : de celle-ci on a fait l'hôpital actuel.

à Dax, toutes les ménagères de la ville venir nettoyer leurs légumes à la source des Canons, laquelle a 75 degrés de chaleur, puis emporter les provisions d'eau sulfureuse nécessaires pour les divers usages de la cuisine, même pour le potage (1) et le thé. Sur cette même place vous serez promptement initié aux principaux mystères de la charcuterie. Ainsi voilà, près des deux sources du Rossignol (77°C.), l'estrade où l'on saigne les porcs, le cuvier où on les échaude, la pierre où on les plume, l'étal où on les dépèce, puis enfin le bassin où on lave leurs entrailles palpitantes (*trementia viscera*). Il me semble que les amateurs de couleur locale auront de quoi se montrer satisfaits, à moins peut-être que, par un raffinement de civilisation, ils n'eussent préféré que pareil spectacle fût soustrait à leurs regards.

A côté de ces sources industrielles, il en est un beaucoup plus grand nombre exclusivement réservées aux usages de la médecine. Ces dernières, dont la température varie entre 24° et 75° C., ont été disposées par groupes de 12 à 15, répartis un peu arbitrairement entre trois établissements qui sont : le Couloubret, le Teich et le Breilh. Je n'ai rien à dire de ces établissements, si ce n'est que le premier laisse tout à désirer et que l'organisation des deux autres est passable : dans chacun on donne des bains et des douches. Quant aux noms par lesquels on désigne les sources, ils reflètent les sentiments particuliers de l'inspecteur pour certains de nos confrères. Ainsi il y a la source Astrié, la source Rigal, la source Viguerie, la source Fontan, la source Patissier et d'autres encore d'un baptême analogue. Ce sont là sans doute des attentions fort délicates et tout à fait flatteuses pour les médecins qui en sont l'objet, mais comme elles apprennent peu de chose sur l'action thérapeutique des sources, je ne leur consacrerai point une plus longue énumération (2).

Les eaux d'Ax se rapprochent beaucoup de celles de Luchon par leurs propriétés physiques et chimiques. C'est aussi le sulfure de sodium qui les minéralise ; seulement la dose en est moindre. La

---

(1) En fait de potages, en voici un dont on m'a donné la recette. Coupez du pain par tranches minces que vous frotterez d'ail et imbiberez d'huile ; ajoutez la quantité voulue de sel et de poivre, puis arrosez le tout d'eau sulfureuse bien chaude. Vous aurez de la sorte un mets exquis : seulement je crains bien que, pour l'apprécier, il ne vous faille un peu d'habitude. C'est du reste le déjeuner classique de tout habitant d'Ax.

(2) Je ne peux que renvoyer, pour ces renseignements et pour d'autres encore, au Traité plein d'intérêt, bien qu'un peu trop poétique, de M. Alibert sur les eaux d'Ax.

source Bayen, par exemple, qui est la plus sulfureuse de Luchon, contient, par litre d'eau, 0^{gr},077 de sulfure, tandis que la source du Rossignol inférieur, qui est la plus sulfureuse d'Ax, n'en contient que 0^{gr},042. Dans les diverses sources de ces deux localités, le soufre est également volatil et décomposable. Remarquons toutefois que les eaux de Luchon blanchissent beaucoup plus que celles d'Ax. Celles-ci auraient plutôt quelque tendance à bleuir ; je dis quelque tendance, car le phénomène est infiniment peu prononcé. Ainsi, la fameuse source *bleue*, dont on parle tant, ne m'a paru devoir sa légère teinte opaline qu'à certains reflets de lumière dépendant du jour sous lequel on la regarde.

Les eaux d'Ax sont des eaux excitantes qui réussissent d'autant mieux que l'affection a perdu tout caractère aigu. On les a surtout vantées dans le traitement du rhumatisme articulaire, de la scrofule et des maladies de la peau. A ce point de vue encore, elles offrent une grande analogie avec celles de Luchon et elles ne leur sont nullement inférieures. Seulement, chose bizarre ! tandis que Luchon, qui ne dispose que de très peu d'eau minérale, a voulu à tout prix avoir des piscines, Ax, où il eût été si facile d'en établir de magnifiques, en utilisant tout simplement une fraction de l'eau qui se perd, n'en possède aucune. Même incurie pour ce qui touche au bien-être et à l'agrément des baigneurs. J'ai cru comprendre que, déclinant à cet égard toute initiative, on fondait uniquement des espérances sur le concours plus que problématique des capitaux étrangers. C'est là, je le crains bien, un fâcheux calcul qui empêchera de longtemps encore cette station thermale de prendre, parmi les autres bains des Pyrénées, la haute position que l'abondance, la richesse et la thermalité de ses sources sembleraient devoir lui assigner.

ESCALDES (Pyrénées-Orientales).

Sources sulfureuses chaudes.

Itinéraire de Paris aux Escaldes. — Chemin de fer de Bordeaux et Toulouse jusqu'à Perpignan : 24 heures. Voitures de Perpignan aux Escaldes par Prades et Mont-Louis : 18 heures. — *Débours* : 140 fr.

En quittant Ax, qui était le dernier bain de l'Ariége qui me restât à visiter, il me fallut, pour me rendre aux établissements des Pyrénées-Orientales, choisir entre les deux itinéraires suivants : ou bien prendre la voie de Perpignan, ce qui m'eût obligé à de nombreux détours, ou bien franchir en ligne directe la montagne qui sépare les deux départements. C'est à ce dernier parti que je m'arrêtai, et je crois que c'était en réalité le meilleur, encore bien cependant que je m'y fusse décidé d'après des renseignements tout à fait inexacts. En effet, tous les Guides parlent d'une route postale qui partirait d'Ax pour aboutir à Puycerda, reliant ainsi la France à l'Espagne, et par suite rendant facile l'accès de ceux de nos thermes qui sont situés près de la frontière. Or, voici en quoi consiste cette prétendue grande voie de communication. Depuis Ax jusqu'au village de Morens, qui n'en est qu'à une petite distance, la route est effectivement praticable pour les voitures ; mais, au sortir de Morens, elle cesse de l'être ou plutôt elle se change en un sentier de plus en plus détestable. Devant vous se dresse la haute chaîne de Puymorens dont l'ascension à mulet vous prendra quatre grandes heures et dont la descente à pied, car il ne serait ni prudent ni commode de rester en selle, exigera au moins le même temps. Vous atteindrez ainsi le bourg appelé Tour du Carol. Là le chemin redevient un peu plus convenable, mais il vous faudra encore plus d'une heure pour gagner Escaldes où, en définitive, vous arriverez harassé.

Ces thermes qu'on aperçoit de loin, à mi-côte, comme une sorte de Terre Promise, représentent un assez bel édifice dont les murailles blanches, se dessinant à travers le massif de verdure qui les encadre, produisent le plus gracieux effet. A quelque distance et sur un plan inférieur se trouve le village. Carrère, qui visita les eaux d'Escaldes en 1787, ne parle que d'un vaste *lavacrum*, d'origine romaine, où l'on descendait par trois degrés de marbre d'un très beau travail et où l'on se baignait en commun. Il n'en reste malheureusement plus de traces, tout ayant été détruit avec une sorte de vandalisme, lors de la reconstruction, en 1821, de l'établissement actuel. Celui-ci se compose de trois corps de bâtiments juxtaposés en amphithéâtre et désignés par les noms de bains Giralt, bains Merlat et bains Colomer. Les baignoires y sont au nombre de 18 ; il n'y a pas de douches, du moins de douches sérieuses. L'eau des bains est fournie par deux sources principales, dont l'une marque 41° C. et l'autre 32°. Ces sources appartiennent à la classe des eaux sulfurées, et contiennent, par litre, d'après Anglada :

Sulfure de sodium. . . . . 0^{gr},011

Nous sommes très incomplétement renseignés sur la valeur et l'action thérapeutique des eaux d'Escaldes, aucun travail un peu complet n'ayant encore été publié sur ces eaux. On les prescrit tant en bains qu'en boisson pour les diverses affections qui sont du ressort de la médication sulfureuse, sans qu'il soit possible de spécifier les cas où elles devront être préférées aux autres sources de la chaîne. Les maladies que l'on y traite en majorité sont les dermatoses, les rhumatismes musculaires et articulaires, les catarrhes utérins et les divers troubles de l'innervation que caractérise l'exaltation de la sensibilité; j'y ai trouvé peu d'hommes. Les résultats obtenus m'ont en général paru satisfaisants.

Escaldes, par le personnel des baigneurs qui s'y rendent et la langue qu'on y parle, est moins un bain français qu'un bain espagnol. Mon arrivée y produisit même une certaine sensation, car, depuis bien des années, on ne se rappelait pas y avoir vu un malade ni un médecin de Paris. Et cependant la vie y est si facile, si bonne, si peu dispendieuse, que, comparativement aux autres bains des Pyrénées, c'est un vrai pays de Cocagne : par malheur, comme tous les pays de Cocagne, il est situé beaucoup trop loin.

—Avant de continuer nos excursions dans cette partie des Pyrénées, essayons d'abord de bien nous orienter. Le département où nous sommes et dont il nous reste à explorer les eaux, se compose de deux vallées appelées, l'une la vallée de la Tet, et l'autre la vallée du Tech, du nom des torrents qui les parcourent. Toutes les deux se dirigent parallèlement de l'ouest à l'est pour venir se terminer à Perpignan. Escaldes appartenant à la vallée de la Tet, c'est par cette vallée qu'il nous faut d'abord diriger nos pas.

Saint-Thomas (Pyrénées-Orientales). — Le petit village de Saint-Thomas, que l'on aperçoit sur la rive droite de la Tet, à 4 kilomètres de Mont-Louis, possède dans son voisinage trois sources sulfureuses d'une température de 50° à 60° C. et d'un rendement considérable. M. Bouis y a trouvé $0^{gr},027$ de sulfure de sodium. Ce sont, à tous égards, des eaux remarquables qui, dans une contrée moins riche en sources sulfureuses, seraient depuis longtemps l'objet d'utiles et nombreuses applications.

Olette (Pyrénées-Orientales). — Les eaux d Olette jaillissent à peu de distance du hameau de Thues, tout à côté du torrent de la Tet, et forment un groupe sulfureux qui ne comprend pas moins de 34 griffons. Elles ont pour la plupart une température très élevée ; la plus chaude, dite source de la Cascade, atteint jusqu'à 78° C. Quant à leur minéralisation, elle varie entre $0^{gr},028$ et $0^{gr},030$ de sulfure de sodium. Les résultats thérapeutiques obtenus annuellement faisaient souhaiter qu'un changement radical fût apporté à l'aménagement de ces sources. Aussi ai-je appris avec plaisir par M. Bouis qu'un établissement thermal est en voie de construction à Olette et qu'il sera bientôt muni de tout un arsenal balnéaire.

MOLITG (Pyrénées-Orientales).

Sources sulfureuses chaudes.

Itinéraire de Paris a Molitg. — Chemin de fer de Bordeaux et Toulouse jusqu'à Perpignan : 24 heures. Voitures de Perpignan à Molitg : 5 heures. — *Débours* : 125 fr.

Molitg est relié à Prades par une charmante route plantée de jeunes arbres, laquelle, après avoir franchi la Tet sur un beau pont, longe en serpentant le gave de Castellar, et conduit, en moins d'une heure, aux bains. Ceux-ci se trouvent près de la route, à un kilomètre avant le village. Ils représentent un petit groupe de bâtiments construits, à mi-côte, dans une gorge tellement escarpée, qu'il a fallu faire jouer la mine pour en faciliter l'emplacement et l'accès. Depuis Anglada, on les désigne communément sous le nom de *Bains de délices*.

Bains de délices! voilà de ces dénominations ambitieuses qui nuisent souvent plus qu'elles ne servent à qui s'en décore, par la difficulté même de les justifier. Je n'eus donc rien de plus pressé que de demander un bain. Or l'immersion dans l'eau me fit éprouver, par sa douceur et son onctuosité, une sensation pleine de charmes : la peau glisse sous la main comme si elle était enduite d'une substance oléagineuse. C'est au point qu'on se croirait volontiers le jouet de quelque illusion sur la nature du liquide au milieu duquel on est plongé : on dirait d'une huile émulsionnée. Et cependant l'eau sulfureuse de Molitg ne fournit à l'analyse aucun élément qui lui appartienne en propre et dont la présence rendrait compte de ces caractères exceptionnels. Comme toutes les autres sources de la chaîne, elle est simplement minéralisée par le sulfure de sodium ; la dose n'en est même que de $0^{gr},014$ par litre. Sans doute elle possède le principe gélatineux connu sous le nom de glairine ou de barégine ; mais, en cela encore, elle n'est pas plus favorisée que la plupart des autres sources, que Baréges, par exemple, dont le contact sur la peau ne produit aucune impression du même genre. Nouvel exemple de l'impuissance de la chimie à expliquer la composition intime des eaux! Par une particularité non moins singulière, des cinq ou six sources qui jaillissent à Molitg, une seule, la source Llupia (1), possède ce

---

(1) Son nom lui vient du marquis de Llupia, seigneur de Molitg, qui, en 1786, s'occupa le premier de l'aménagement de ces eaux.

délicieux velouté. C'est ainsi, qu'on me pardonne la comparaison, que dans certains vignobles où le même sol produit les mêmes ceps, vous constaterez des différences très sensibles dans le bouquet et l'arome des divers crus qu'on y récolte.

Cette source a son griffon dans l'établissement même. Limpide à sa sortie de la roche, elle ne tarde pas, par son exposition à l'air, à prendre une teinte louche, légèrement ardoisée, provenant de ce qu'un peu de soufre s'est précipité. Sa température native, qui est de 38° C., n'en marque plus que 34 ou 35 aux lieux d'emploi ; elle se trouve ramenée de la sorte au point le plus convenable pour le bain. Ajoutons que son rendement suffit pour entretenir dans les baignoires un courant sans cesse renouvelé, lequel, pendant toute la durée de l'immersion, conserve intacts ses éléments sulfureux.

Ce que j'ai dit de l'action de la source Llupia sur la peau, suffit pour faire comprendre que ce soit aux maladies de cette membrane que s'adresse sa spécialité thérapeutique. Malheureusement nous sommes à peine renseignés sur le genre de dermatoses dont elle triomphe. On a noté seulement qu'après une excitation passagère, l'éréthisme du derme se calme, que ses sécrétions se modifient, et que sa vitalité se trouve graduellement ramenée à des conditions meilleures. Il m'a paru que les maladies cutanées qui cèdent dans ce cas avec le plus de promptitude, sont l'eczéma, le psoriasis, l'impétigo et l'acné.

Molitg possède une trentaine de baignoires ; sur ce nombre, la moitié tout au plus sont alimentées par la source Llupia. Ne négligez donc jamais de demander de l'eau de cette source, puisque c'est à elle seule que se rapportent les effets physiologiques et thérapeutiques dont nous venons d'indiquer sommairement quelques-uns des caractères.

Les malades, il y a une dizaine d'années à peine, étaient obligés de demeurer au village, de telle sorte qu'il leur fallait, chaque jour, faire un quart de lieue à pied pour venir prendre leur bain. Aujourd'hui ils logent dans l'établissement. C'est là sans doute un progrès ; mais combien il s'en faut encore, surtout au point de vue du confortable, que la bonne tenue de ces thermes réponde aux mérites de la source qu'on y exploite !

Vinça (Pyrénées-Orientales). — La beauté du paysage, beaucoup plus que l'importance des eaux, vous fera visiter Vinça, situé seulement à une heure de Prades. Là jaillissent plusieurs sources sulfureuses qui, par leur basse température et leur faible minéralisation, m'ont paru offrir la plus grande analogie avec celles de Cambo. Elles sont, comme ces dernières, aménagées dans un très petit bâtiment où les gens du pays viennent les boire et prendre des bains. Vinça, à cause surtout de la concurrence de Molitg et de Vernet, ne me paraît pas appelé un avenir plus sérieux.

VERNET (Pyrénées-Orientales).

Sources sulfureuses chaudes.

ITINÉRAIRE DE PARIS A VERNET. — Chemin de fer de Bordeaux et Toulouse jusqu'à Perpignan : 24 heures. Voitures de Perpignan à Vernet : 7 heures. *Debours* : 126 fr.

De Perpignan jusqu'à Villefranche, c'est toute grande route impériale. Arrivé à cette dernière ville, on traverse je ne sais combien de bastions, fossés et pont-levis, puis tournant sur la gauche, on s'engage dans une gorge étroite qui va peu à peu en s'élargissant jusqu'au pied du Canigou ; là se trouvent les bains de Vernet, dont il est déjà parlé dans le IXe siècle et qui paraissent avoir eu alors une certaine importance. Ils étaient tombés dans un abandon absolu, lorsqu'en 1834 MM. Lacvivier et Couderc, commandants de la citadelle de Villefranche, y élevèrent une série de constructions qu'on désigne à cause de cela sous le nom de *Bain des Commandants*. Un peu avant ce bain et sur la gauche se trouve un grand bâtiment appelé *Bain Mercader*, dont l'organisation est, à peu de chose près, la même, et qui n'en diffère que par la modicité relative de son ameublement et de ses prix.

La vallée de Vernet est riante et bien plantée. Une ceinture de hautes montagnes que domine la masse imposante du Canigou l'entoure de toutes parts sans la comprimer, d'où l'on pressent que le climat devra jouer ici un aussi grand rôle que les eaux elles-mêmes. L'hiver est, en effet, l'époque où les malades se rendent à cette station, mais en moins grand nombre aujourd'hui qu'il y a quelques années, car on n'a pas tardé à reconnaître que la température n'y était ni aussi douce ni aussi égale que l'avait fait espérer la parole de Lallemant (1). Quoi qu'il en soit, toutes les précautions ont été prises dans les deux établissements pour en rendre, pendant l'hiver, le séjour à la fois médical et hygiénique. Les corridors, les chambres, les salles où l'on se réunit, celles où l'on prend ses repas, tout est chauffé par

---

(1) La vallée de Vernet a une altitude de 600 mètres et est très incomplètement protégée contre les vents du nord-est.

des conduites de fonte que parcourt l'eau des sources (1) ; enfin, quelques pièces sont consacrées à l'inhalation du gaz sulfureux. Le vaporarium du bain des Commandants est tout à fait grandiose ; c'est à tort, selon moi, qu'il est réputé d'origine romaine ; l'arc ogival de la voûte et d'autres particularités encore prouvent que sa construction ne saurait être antérieure au XII⁰ siècle.

Onze sources, d'une température de 34° à 57° C. desservent Vernet ; mais l'une d'elles, celle de la Comtesse, est tout à fait froide. Elles ont à peu près toutes la même composition. C'est le sulfure de sodium qui constitue leur élément minéralisateur ; sa quantité varie entre 0^{gr},043 et 0^{gr},014 par litre. Quant à leur action thérapeutique, elle est excitante, sans pourtant exercer de spécificité bien marquée sur l'appareil pulmonaire. Toutefois, comme il s'agit ici d'organes plus ou moins irritables et d'affections toujours sérieuses, le médecin inspecteur, M. Piglowski, ne procède qu'avec une extrême réserve.

Comment maintenant faire la part dans les résultats obtenus, de ce qui revient soit aux eaux, soit au climat ? La chose me paraît fort difficile. Elle n'offre, du reste, qu'un assez médiocre intérêt, du moment qu'il est démontré que, sous l'influence de cette double intervention, la toux se calme, l'expectoration diminue, et que même la marche de certaines phthisies a paru enrayée. Il est surtout une question qu'il importerait de résoudre, c'est celle qui se rattache au choix à faire, pour l'hiver, entre diverses résidences méridionales. Malheureusement les renseignements nous manquent, ou même il faut nous défier de ceux qu'on nous fournit, chacun ayant à cœur d'exalter outre mesure son chez soi, quitte à déprécier dans la même proportion les stations rivales, surtout les stations étrangères. Il est vrai que, dans ce dernier cas, cela s'appelle du patriotisme. Ainsi l'on a beaucoup admiré Lallemant faisant venir Ibrahim-Pacha du Caire à Vernet pour l'y traiter d'une vieille bronchite contractée dans le Liban. Le vice-roi se sera très probablement croisé en route avec des malades que des mêmes raisons de santé avaient fait quitter l'Europe pour se rendre sur les bords du Nil. Je ne vois pas trop, je l'avoue, ce que la science et la dignité de notre art ont à gagner à ces exclusions ou à ces préférences également systématiques.

(1) Les anciens connaissaient aussi bien que nous la manière de chauffer les appartements en hiver à l'aide de l'eau des bains. Témoin ce passage de Cicéron : « *Ita erant posita balnearia ut eorum vaporarium esset hieme subjectum cubiculis.* » Et cet autre passage de Sénèque : « *Cubiculum hieme tepidissimum quia aquarum immissus vapor solis vicem supplet.* »

LA PRESTE (PYRÉNÉES-ORIENTALES).

Sources sulfureuses chaudes.

ITINÉRAIRE DE PARIS A LA PRESTE. — Chemin de fer de Bordeaux et Toulouse jusqu'à Perpignan : 24 heures. Voitures de Perpignan à Arles : 3 heures. Depuis Arles jusqu'à la Preste, chemin de mulet ou de petites voitures de montagne : 5 heures. — *Débours* : 130 fr.

Les Pyrénées-Orientales comprennent deux vallées principales, celle de la Tet et celle du Tech. Vernet clôt la liste des bains de la première ; il nous faut maintenant nous rendre à ceux de la seconde, dont la Preste fait partie. Comment passer d'un bassin à l'autre ? Je me trouvai à peu près dans la même position qu'en quittant Ax. En effet Perpignan, où les deux vallées débouchent par une grande route impériale, est la voie la plus facile et la moins fatigante ; mais, par le long détour qu'elle nécessite, elle exige près de trois jours, tandis qu'en franchissant la crête de montagnes qui sépare ces vallées, on ne met pas plus de neuf à dix heures. Ce fut encore à ce dernier parti que je m'arrêtai.

Le plateau que l'on doit atteindre s'appelle le *Pla-Guillem* ; il a une élévation de 1900 mètres au-dessus de la Méditerranée, et constitue un des contre-forts du Canigou, ce géant des Pyrénées-Orientales (1) que l'on côtoie à main gauche, et qui nous servira de point de repère pour l'orientation des autres bains. On m'avait beaucoup exagéré les difficultés du chemin. Je ne nie point qu'il n'y ait des passages escarpés, dangereux même, si l'on venait à être surpris par un orage, mais c'est l'histoire de toutes les ascensions de ce genre ; d'ailleurs la conscience d'un péril volontairement affronté n'entre-t-elle pas plus tard pour quelque chose dans le charme des souvenirs ? Je fus, du reste, favorisé par un temps magnifique. Il me fut même loisible de jeter en passant un coup d'œil sur la flore de ces contrées dont les espèces se succèdent et varient suivant les hauteurs que l'on atteint. C'est d'abord le trèfle des montagnes, dont la racine a une saveur si douce ; ce sont ensuite les rhododendrons, la renon-

---

(1) Le Canigou a 2884 mètres, altitude énorme, bien que relativement faible, si on la compare à celle de plusieurs autres montagnes. Ainsi la Maladetta a 3574 mètres, le Mont-Blanc 4920, la plus haute des montagnes Rocheuses 5150, le Chimborazo 6660 ; enfin, d'après les calculs des astronomes, calculs qu'on m'excusera de ne pas avoir vérifiés, certaines montagnes de la lune auraient jusqu'à 8000 mètres d'élévation.

cule, puis la gentiane aux corolles azurées ; dans les endroits récemment abandonnés par la neige croissent l'androsace et l'anémone ; enfin vous cueillez au pied des rocs le siléné sans tige, et d'élégantes saxifrages. On m'avait fait espérer, mais vainement, que j'apercevrais bondir sur les flancs du Canigou de joyeuses troupes d'isards. Je crains bien que l'isard des Pyrénées ne soit devenu aussi rare que le chamois des Alpes. Tous les voyageurs en parlent, combien peu en ont vu ! Comme compensation, mon guide me fit remarquer l'empreinte toute récente des pas d'un loup (1). Au même moment passait près de nous une petite fille allant seule dans la montagne porter à son père, gardeur de troupeaux, la provision de la journée. Son insouciante sécurité, son isolement et avant tout la teinte écarlate de son chaperon me rappelèrent involontairement l'héroïne d'un de ces délicieux contes qui ont tant de fois attendri et captivé notre enfance. Heureuses les années où l'on ne sympathise encore qu'à des malheurs imaginaires !

La dernière partie de la route est moins intéressante et bien plus pénible ; car, quittant tout sentier frayé, on va gagner à travers monts et à travers champs l'extrémité de la vallée où se trouvent les bains de la Preste. Ces bains occupent le point culminant d'une gorge que parcourt avec fracas un petit torrent et qui n'a d'autre horizon que le rideau de rochers qui l'étranglent et le surplombent. Tout du reste semble revêtir ici un caractère sauvage et presque lugubre. Mais rassurez-vous ; vous ne trouverez nulle part ailleurs une population plus hospitalière ni plus douce (2) : aussi les chercheurs d'*impressions* sont-ils exposés à n'en remporter d'autres qu'un sentiment de gratitude pour le cordial accueil qui les attend à la Preste.

Il ressort de la disposition des lieux que l'établissement thermal ne pourra être, en tant qu'édifice, que fort peu de chose. Et, en effet, c'est un simple bâtiment accommodé tant bien que mal aux inégalités d'un terrain tourmenté, et pouvant loger tout au plus une trentaine de malades. Il y a plusieurs sources sulfureuses chaudes. La principale, appelée, je ne sais pourquoi, source d'Apollon, est captée dans l'établissement même. Elle alimente la buvette, deux ou trois douches,

---

(1) Les loups abondent dans cette partie des Pyrénées ; on y en a tué sept l'année même de mon dernier voyage (1859) : par contre il n'y a pas d'ours comme dans les montagnes de l'Ariége.

(2) C'est du côté des bains d'Amélie, vers *las Illas*, qu'eurent lieu, il y a une quinzaine d'années, ces affreuses scènes de trabucayres, dont les émouvantes péripéties vinrent se dérouler aux assises de Perpignan.

et un nombre suffisant de baignoires de marbre du pays. Je noterai à ce sujet qu'il existe à la Preste un marbre statuaire d'un grain très fin et d'une blancheur éclatante, dit *marbre de Carrare*, sur lequel les eaux sulfureuses n'ont point prise, et qui, si les chemins le permettaient, pourrait devenir l'objet d'une exploitation importante. Bosio, assure-t-on, s'en est servi pour l'un de ses plus beaux bustes. D'autres sources jaillissent près de la cascade que forme le torrent de la Cadene, l'un des affluents du Tech; la plupart sont utilisées en boisson. Une d'elles s'élance du lit même du torrent, atteint une hauteur de près de deux mètres, puis retombe gracieusement en gerbe au milieu du courant où elle se perd.

Ces diverses sources ont une température de 43° à 45°. L'eau qu'elles fournissent est claire, limpide, d'une saveur et d'une odeur légèrement hépatiques; nous retrouvons là, par conséquent, le même signalement que pour les autres eaux sulfureuses de la chaîne. C'est toujours le sulfure de sodium qui constitue l'élément principal de ces eaux, comme si elles émanaient toutes d'un même laboratoire souterrain. Il existe toutefois cette particularité pour les eaux de la Preste, qu'elles paraissent gagner en alcalinité ce qu'elles perdent en sulfuration. Si, en effet, comme l'affirme Anglada, elles ne contiennent que la minime proportion de $0^{gr},004$ de sulfure, par contre, vingt gouttes de sirop de violette, ajoutés à un litre d'eau, suffisent pour déterminer une légère coloration verdâtre, tandis qu'il en faudrait près du double pour les autres sources.

J'ignore si cet excès d'alcalinité entre pour quelque chose dans la spécificité thérapeutique des eaux de la Preste. Toujours est-il qu'il y a bien longtemps qu'elles sont réputées guérir les affections des voies urinaires les plus opiniâtres et tout particulièrement la gravelle. Coste, en 1738, Venel, Bagen et Carrère, en 1750, en parlent dans ce sens, et, loin de s'affaiblir, cette réputation a plutôt grandi en se propageant jusqu'à nous. Tel est même le degré de confiance que ces eaux inspirent aujourd'hui dans le midi de la France, qu'on les regarde dans les cas extrêmes comme l'*ultima ratio* des remèdes. La boisson est la forme sous laquelle elles sont surtout administrées. On commence par deux ou trois verres le matin, pour arriver graduellement à huit ou dix, quantité qu'il est rare que l'on dépasse, encore bien que l'estomac les supporte à merveille.

Voici maintenant les principaux phénomènes que j'ai constatés comme résultant de l'emploi de ces eaux. L'urine augmente sensiblement de quantité, s'éclaircit peu à peu et ne tarde pas à offrir une légère réaction alcaline. En même temps, elle charrie du sable;

mais bientôt la sortie de ce sable se trouve suspendue, et les choses restent stationnaires pendant quatre ou cinq jours. Souvent alors des douleurs assez vives se manifestent du côté des lombes, douleurs accompagnées d'insomnie, d'agitation et de fièvre ; le malade reconnaît avec anxiété les prodromes d'une colique néphrétique : heureusement, avant qu'elle éclate, du sable ou plutôt du véritable gravier apparaît de nouveau dans les urines, et, à mesure qu'il s'échappe, une sorte de détente ramène le calme au sein de l'organisme. Telles sont, dans la grande majorité des cas, les diverses évolutions de la cure. Celle-ci, par conséquent, se compose de deux temps : l'un, quelque peu mécanique, a pour effet de produire à l'intérieur de l'appareil urinaire un véritable lessivage ; l'autre, essentiellement vital, concentre plus directement son action sur la substance même du rein et y détermine un travail éliminatoire d'où résulte l'expulsion des calculs qui s'y trouvaient enchatonnés. Or, qui ne connaît les graves désordres pouvant résulter de la présence trop prolongée de semblables calculs ? C'est à une affection de ce genre que succomba Colbert, au milieu des souffrances les plus atroces.

Les eaux de la Preste offrent donc des ressources qu'il ne faut pas dédaigner, alors surtout que les autres eaux ont été impuissantes à guérir. Sans doute il faut aller les chercher bien loin ; mais ce n'est pas un motif pour se poser en exilé, ni pour s'appliquer d'avance les lamentations d'Ovide relégué chez les Scythes :

Barbarus hic ego sum quia non intelligor illis.

La Preste n'est pas un de ces pays tellement perdus qu'on ne puisse y trouver à qui parler. Je sais, pour mon compte, y avoir vu très bonne compagnie et y avoir passé de fort agréables instants.

AMÉLIE-LES-BAINS (PYRÉNÉES-ORIENTALES).

Sources sulfureuses chaudes.

ITINÉRAIRE DE PARIS A AMÉLIE. — Chemin de fer de Bordeaux et Toulouse jusqu'à Perpignan : 24 heures. Voitures de Perpignan à Amélie : 3 heures. — *Débours* : 122 fr.

Le village d'Amélie, distant de quelques minutes d'Arles (1), est situé sur la rive droite du Tech, près de la petite rivière de Mondony,

(1) Ces bains, à cause de ce voisinage, avaient toujours été désignés sous le nom de *Bains d'Arles*, lorsque, vers la fin du règne de Louis-Philippe, on leur substitua celui d'Amélie.

dans une vallée qui, si elle n'offre pas l'ampleur de celle de Vernet, permet de mieux saisir l'ensemble du pays et la diversité des sites. On y a récemment construit de beaux hôtels à l'usage des malades. Quant aux bains, ils se trouvent à l'extrémité du village et occupent le pied d'une colline que surmonte la forteresse élevée en 1670, par Vauban, pour mettre notre frontière à l'abri des attaques de l'Espagne, et un peu aussi pour tenir en respect les populations turbulentes du Vallespir.

Amélie, ainsi que Vernet, doit au double concours de ses eaux sulfureuses et de son climat, d'être un séjour d'hiver pour les phthisiques. C'est là le caractère qui distingue ces deux résidences : ce qui n'empêche pas que, pendant la belle saison, elles ne soient fréquentées par d'autres malades. A Amélie, par exemple, on a récemment construit un vaste hôpital militaire (1) où l'on traite, hiver comme été, les mêmes affections qu'à Baréges ; je n'ose ajouter qu'on y observe les mêmes guérisons. Sans nul doute, la source du Grand-Escaldadou qui se distribue à cet hôpital forme une source magnifique dont le rendement est considérable ; mais sa sulfuration n'est que de $0^{gr},020$, tandis que celle des sources de Baréges est de $0^{gr},040$, par conséquent du double. A Baréges, l'eau est employée à sa chaleur native ; à Amélie, il lui faut subir un refroidissement préalable. Enfin, l'hôpital de Baréges touche aux griffons des sources, tandis que celui d'Amélie, à cause surtout du circuit des tuyaux, en est distant de plus de 600 mètres. Croit-on que ce soient là autant de circonstances indifférentes pour l'action des eaux ?

Mais en voilà assez sur l'hôpital militaire. Occupons-nous maintenant des établissements civils, lesquels, par leur destination, sont beaucoup plus de notre ressort.

Il y en a deux, l'établissement Pujade et l'établissement Hermabessière. Ils sont chacun la propriété du médecin dont ils portent le nom et qui en même temps les dirige ; position fausse pour tout le monde, car elle crée à tout instant les plus regrettables conflits. Une douzaine de sources alimentent le premier de ces bains ; il n'y en a qu'une seule pour le second, mais son abondance est telle, qu'elle suffit amplement à tous les besoins du service. Ces diverses sources,

---

(1) C'est à cet hôpital que j'ai vu employer l'ingénieux appareil pour *bain d'immersion* de M. Lacroix, lequel, par un jeu de soupapes fort simple, permet au baigneur de rester sous l'eau pendant longtemps, sans gêne sensible de la respiration. On en obtient de bons effets dans certaines maladies du cuir chevelu.

dont la température varie de 35° à 61°, ont une sulfuration à peu près identique avec celle du grand Escaldadou. Quant à l'organisation intérieure des établissements, elle est la même qu'à Vernet, c'est-à-dire que, pendant l'hiver, on y administre l'eau sulfureuse sous toutes les formes, boisson, bains, douches, inhalations, et qu'on y met également à profit le calorique des sources pour le chauffage des appartements.

L'établissement Hermabessière, s'il offre moins de confortable que celui de M. Pujade, possède en revanche une beaucoup plus belle salle de bains. C'était anciennement un *lavacrum*, dont l'origine romaine se reconnaît à la forme de sa voûte en plein cintre et au ciment des murs qui ont plus de deux mètres d'épaisseur. Au centre du bâtiment existait un large bassin, servant de piscine, dont le fond était pavé de petites briques, disposées par assises sous une inclinaison de 45°; c'est l'*opus spicatum*, imité depuis, dans le moyen âge, par ce qu'on appelle en *arête de poisson*. Il est sans doute très à regretter, au point de vue archéologique, que ces distributions intérieures n'aient pas été conservées; mais il reste heureusement encore le cachet propre de l'édifice. Vous trouverez également, dans le voisinage, diverses substructions qui prouvent toute l'importance que les Romains attachaient à ces thermes (1). Tel est, entre autres, l'aqueduc creusé en partie dans la roche vive, sur la pente de la montagne, lequel amenait à l'établissement les eaux du Mondony. On y voit encore le mur de barrage, qui n'a maintenant d'autres fonctions que de former une très belle cascade, décorée du nom de *Douche d'Annibal*, en souvenir du héros carthaginois qui, dit-on, l'aurait fait construire. Nous verrons dans un instant que l'armée d'Annibal, lors de son passage de l'Espagne dans les Gaules, campa effectivement non loin de ces bains ou du moins de leur emplacement, car je doute fort qu'ils existassent alors; mais qu'elle prit ensuite une tout autre direction, et que d'ailleurs les événements eussent difficilement permis à son chef de venir suivre une cure à Amélie.

C'est donc moins dans le patronage d'Annibal que dans une meil-

---

(1) Ces thermes furent également en grande réputation au moyen âge. Un édit de Charlemagne, à la date de 786, les octroya au monastère d'Arles, avec leurs dépendances, en même temps que la chapelle de Saint-Quentin : « *Juxta Arulæum monasterium cella sancti Quintini martyris*, CUM BALNEIS OMNIQUE INTEGRITATE. » Des édits subséquents, l'un de Charles le Chauve en 869, l'autre de Louis II en 878, confirmèrent cette donation.

leure organisation de ses établissements thermaux (1) qu'Amélie devra puiser, pour la saison d'hiver, ses éléments de succès et de vogue. Le climat, nous le savons déjà, y entrera toujours pour beaucoup. Ainsi l'altitude de la vallée n'est que de 210 mètres ; par suite également de son orientation au sud du Canigou, on y jouit d'une température sensiblement plus douce qu'à Vernet. Quant à la valeur comparative des sources de ces deux stations, j'ai cru devoir conclure des renseignements que m'a donnés sur Amélie l'habile inspecteur, M. Genieys, que leur mode d'action, de même que leurs effets thérapeutiques, offre la plus grande analogie. Aussi les malades peuvent-ils volontiers se laisser guider dans leur choix par leurs convenances personnelles.

LE BOULOU (Pyrénées-Orientales).

Sources alcalines froides.

Itinéraire de Paris au Boulou. — Chemin de fer de Bordeaux et Toulouse jusqu'à Perpignan : 24 heures. Voitures de Perpignan au Boulou : 2 heures. — *Débours* : 118 fr.

Une heure suffit pour se rendre en voiture d'Amélie au Boulou. Vous ne verrez sur votre route de réellement intéressant que le pont de Céret, le plus curieux sans contredit de l'ancienne France. Ce pont, tout de pierre, n'a qu'une seule arche, mais cette arche, d'une hardiesse et d'une légèreté incomparables, s'élance d'un rocher à l'autre en décrivant au-dessus du torrent une gigantesque arcade que je ne puis mieux comparer qu'à une sorte d'arc-en-ciel. La distance de la clef de voûte au niveau des eaux est de 33 mètres. C'est de cette hauteur que fut précipité, en 1854, un habitant de Céret, du nom de Castran, au moment où il traversait le pont, debout sur sa voiture de foin. Il en fut quitte pour un bain de surprise et une simple fracture de l'avant-bras.

Les sources minérales du Boulou sont au nombre de trois, toutes d'un rendement excessivement faible. L'eau en est froide, limpide, pétillante ; sa saveur atramentaire et lixivielle fait déjà pressentir

---

(1) Les thermes actuels ont le grave inconvénient d'être situés l'un et l'autre dans une espèce de gorge où le soleil pénètre difficilement. Aussi est-il question de les réunir par une galerie vitrée à une maison d'habitation que l'on construirait dans la prairie, au milieu d'une exposition magnifique. Mais quand ce projet se réalisera-t-il ?

qu'elle contient du fer et des sels alcalins. En effet, Anglada a trouvé dans un litre de cette eau :

	Gram.
Carbonate de soude	2,787
Carbonate de fer	0,050

Il y a constaté également la présence de 750 c. c. d'acide carbonique libre. Aussi n'hésite-t-il pas à regarder les eaux du Boulou comme un composé des eaux de Vichy et de Spa (1), et leur attribue-t-il les mêmes vertus médicinales. C'est là une double erreur. D'abord Vichy contient beaucoup plus de sels alcalins que le Boulou ; ensuite, lors même qu'il y aurait identité absolue de composition, vous ne seriez pas en droit d'en conclure que cette identité se rencontrera pareillement dans l'action thérapeutique. Je dis plus, l'association d'un sel ferrugineux et d'un sel alcalin dans une même eau déterminera des effets sensiblement autres que ceux qui résulteraient de l'action isolée de ces mêmes sels dans deux eaux différentes. Ce que j'avance ici sous forme conjecturale a déjà reçu la sanction de l'expérience. Il est de remarque, en effet, que les malades qui se trouvent le mieux des eaux du Boulou sont ceux auxquels les sources purement alcalines ou purement ferrugineuses ne réussissaient pas, à cause précisément du caractère trop exclusif de leur agent minéralisateur.

Que dirai-je de la manière dont elles sont aménagées ? Le petit établissement qu'on a récemment élevé près des sources est organisé de la manière la plus défectueuse. Ainsi, des deux robinets qui alimentent les baignoires, l'un fournit de l'eau ordinaire chaude et l'autre de l'eau minérale froide, d'où résulte un mélange dans lequel l'eau minérale n'entre que pour un appoint insignifiant. Il n'y a pas de douches. En définitive, tout se réduit à la buvette.

Il est d'autant plus à regretter que le Boulou ne soit rien encore, comme station thermale, que sa situation sur la frontière, à deux heures seulement de Perpignan, en ferait un séjour aimé des baigneurs, aimé surtout de ceux qui se plaisent à se reporter par la

---

(1) Anglada, dont le *Traité sur les eaux des Pyrénées-Orientales* m'a paru être bien au-dessous de sa réputation, Anglada commet à cet égard une assez grave méprise. « Si, dit-il, on faisait boire aux malades qui se baignent dans les eaux sulfureuses d'Arles, les eaux alcalines ferrugineuses du Boulou, on combinerait l'usage interne d'une eau de Spa avec l'usage externe d'une eau de Baréges *ou de Plombières*. » Anglada croyait donc que Plombières était sulfureux ?

pensée vers les événements dont furent témoins les lieux qu'ils viennent momentanément habiter. Or quel endroit fut jamais plus fertile en souvenirs de toute nature ? Ces souvenirs sont tels, qu'il me paraît impossible que nous quittions les Pyrénées sans en avoir donné une rapide esquisse.

Pompée, César, Annibal aux Pyrénées.

Sur ce sommet où, du côté de l'Espagne, vous voyez se dresser si fièrement le fort de Bellegarde, s'élevait plus fièrement encore, il y a dix-neuf siècles, le trophée (1) que Pompée y fit construire en honneur de ses victoires sur Sertorius. Hélas ! quelques années plus tard, Pompée, vaincu à Pharsale, allait tragiquement mourir sur les rivages de l'Égypte, et ses deux fils, poursuivis par le vainqueur, reprenaient cette même route des Pyrénées dont chaque étape rappelait la gloire de leur père. César les atteignait bientôt à Munda : il battit et dispersa leur armée, tua l'un des frères, mit l'autre en fuite, puis ne croyant plus avoir d'ennemis à redouter, il se dirigea vers Rome où l'attendait, au contraire, une fin si cruelle. Il s'était flatté, comme son rival, de laisser dans les Pyrénées des traces durables de son passage, et, par ses ordres, un autel (*ara*) avait été édifié non loin du trophée de Pompée (2). Pourquoi un autel ? César rêvait-il déjà l'apothéose ? Toujours est-il qu'il ne reste rien de ces deux monuments, rien, pas même des ruines... *Etiam periere ruinæ.*

Remontons plus loin encore dans l'histoire. Un siècle et demi avant ces mémorables luttes de César et de Pompée, un général dont l'audace égalait seule la prodigieuse habileté franchissait ces mêmes montagnes, traversait les Gaules, pénétrait en Italie par les Alpes, battait les Romains dans quatre batailles rangées, menaçait Rome elle-même, puis, trahi par les siens plus encore que par la fortune, terminait par le poison, sur la terre étrangère, une vie que n'abritait

---

(1) « *Devictis Hispanis trophæa in Pyrenæis jugis construxit,* » dit Salluste. Ce trophée consistait en une tour qui, dans le moyen âge, fut convertie en citadelle pour la défense du *summum pyrenæum*. Les Maures la détruisirent en partie, et Vauban en fit disparaître les dernières assises pour élever sur son emplacement le fort de Bellegarde.

(2) D'après la description qu'en donne Dion Cassius, cet autel, formé de blocs de granit, devait occuper le sommet de la montagne de Haute-Cluse, laquelle n'est séparée de Bellegarde que par le vallon de Pertus.

plus suffisamment l'égide du malheur (1) : j'ai nommé Annibal. Or c'est bien ici, c'est dans cette partie de l'ancienne province romaine de Narbonne, que le héros de Carthage mit pour la première fois, en quittant l'Espagne, le pied sur notre territoire. C'est par le défilé que vous apercevez dans la direction de Bellegarde qu'il fit pénétrer ses victorieuses phalanges. Voilà ce qui m'a paru très évidemment ressortir du récit des historiens comparé à l'état actuel des localités.

« Annibal, raconte Tite-Live, quitta Carthagène au printemps qui suivit la prise de Sagonte, et se dirigea vers les Pyrénées en longeant le littoral. Il passa ainsi entre Etoville et la mer, traversa l'Ebre sur trois points à son embouchure, puis, après avoir soumis les peuples de la Tarraconaise, arriva au pied d'une gorge (*fauces*) qui unit la Gaule aux Espagnes ; mais, avant de s'y engager, il en confia la garde à l'un de ses plus habiles lieutenants. Ainsi protégé contre toute surprise, il franchit les Pyrénées avec ses troupes et vint camper près de la mer, à Illibris (2).

Il suffit de jeter les yeux sur la carte pour comprendre que la gorge désignée par Tite-Live ne peut être autre que le défilé de la Massane, appelé autrefois *Clausura*, que commande maintenant le fort de Bellegarde. En effet, ce défilé est le point de la chaîne où les Pyrénées ont le moins d'élévation ; il est rapproché de la mer, dont Annibal tenait, pour des raisons faciles à comprendre, à ne jamais s'écarter (3) ; il s'ouvre directement dans la Tarraconaise,

(1) La même année (183 ans avant J. C.) vit mourir également dans l'exil deux autres grands capitaines, Scipion, le vainqueur d'Annibal à Zama, et Philopœmen, qu'on a surnommé le *dernier des Grecs*. Le poison dont se servit Annibal était renfermé dans le chaton d'une bague qu'il portait constamment sur lui. Ce fut un simple anneau, dit Juvénal, qui vengea les Romains de la défaite de Cannes et de tant de sang répandu :

Cannarum vindex et tanti sanguinis ultor
Annulus !

(2) Ce fut à Illibris, près de Port-Vendres, qu'Annibal entra en pourparlers avec les chefs gaulois retranchés à *Ruscinum* (d'où l'on a fait Roussillon), et que fut signé le traité par lequel il obtint de traverser librement leur territoire. Il dut faire valoir comme principal argument son armée qui se composait alors de 80 000 hommes d'infanterie, de 12 000 de cavalerie et de 120 éléphants. L'histoire a conservé l'article du traité par lequel il fut convenu que « les femmes seraient seules juges dans les délits commis » à leur préjudice par les Carthaginois. »

(3) Il ne s'en écarta pas davantage, d'après Tite-Live, dans sa marche à travers les Gaules, depuis Illibris jusqu'au pays des Allobroges (Savoie).

aujourd'hui la Catalogne, et communique par une voie facile et large avec Illibris, qui n'est autre que la ville actuelle d'Elne, *magnæ quondam urbis tenue vestigium*. Enfin c'était par ce même défilé que, longtemps avant l'invasion d'Annibal, passait la route stratégique romaine dont le Boulou (*stabulum* d'Antonin) était la clef. L'armée carthaginoise avait donc tout intérêt à prendre cette direction, puisque, indépendamment de la facilité plus grande du chemin, elle évitait les embûches que les populations indigènes, d'une extrême férocité (*ferocissimæ gentes*) auraient pu lui tendre, si elle se fût engagée dans des sentiers non frayés. Aussi remarquons que Tite-Live, pas plus que Polybe où Cornélius Nepos, ne laisse nulle part entendre que des obstacles provenant soit de l'ennemi, soit de la configuration du sol, aient retardé la marche d'Annibal dans les Pyrénées, tandis qu'il entre dans les plus minutieux détails sur les difficultés de toute nature qu'il rencontra dans les Alpes et qu'il ne put vaincre qu'à force d'héroïsme et de génie (1). C'est là encore ce qui explique pourquoi trois mille Carpétans qui devaient faire partie de l'expédition et avaient même déjà suivi l'armée dans les Gaules, rebroussèrent chemin pour rentrer en Espagne, dès qu'ils surent qu'Annibal se dirigeait sur Rome. « Ils étaient, dit Tite-Live, moins effrayés de la guerre que de la barrière infranchissable des Alpes (*Non tam bello moti quam insuperabili Alpium transitu*). »

Arrêtons-nous à notre tour. Il est des barrières aussi que nous

(1) Rien de plus dramatique que toute cette partie du récit de Tite-Live. Certains détails ont même paru se rapprocher du roman ; tel est surtout l'épisode relatif à la *dissolution des rochers par le vinaigre*. Mais d'abord l'historien a-t-il réellement dit cela ? Je vais citer textuellement ses propres paroles : « Parvenue au sommet des Alpes, l'armée commençait à descendre la montagne du côté de l'Italie, lorsque sa marche se trouva tout d'un coup arrêtée par un rocher placé en travers de l'unique voie qui fût praticable (*rupes per quam via una esse poterat*). Annibal fit entourer ce rocher d'un bûcher gigantesque, formé de troncs d'arbres et de branches qu'on coupa dans le voisinage et auxquels on mit le feu. Grâce à un vent violent qui s'éleva, ce ne fut bientôt qu'un immense brasier. La pierre devenue ardente, on la désagrége avec du vinaigre versé à sa surface ; puis on brise avec le fer et avec des coins ce que l'incendie a calciné (*ardentia saxa infuso aceto putrefaciunt ; ita torridam incendio rupem ferro et clivis pandunt*). »

Qu'y a-t-il donc là de si invraisemblable ? Où donc surtout est-il question de cette fameuse dissolution des rochers dont on s'est tant diverti ? D'abord Tite-Live ne désigne qu'un seul rocher. Ensuite le mot *putrefaciunt*, pris même dans le sens le plus littéral, ne peut signifier autre chose que *rendre friable*, sans quoi on ne s'expliquerait pas la nécessité où l'on se trouva de ne devons pas franchir, et si parfois quelque digression nous est permise, ce n'est que comme simple délassement et à la condition qu'elle ne nous détournera pas de l'objet spécial de nos études. Quittons donc, bien qu'à regret, Annibal et les Pyrénées pour continuer notre tour de France.

CASTÉRA-VERDUZAN (Gers).

Source sulfureuse et source ferrugineuse froides.

Itinéraire de Paris a Castéra-Verduzan. — Chemin de fer de Bordeaux et Toulouse jusqu'à la station de Port-Sainte-Marie : 15 heures. Voitures de cette station à Castéra-Verduzan : 5 heures. — *Débours* : 85 fr.

L'établissement thermal de Castéra-Verduzan est un vaste édifice situé, au milieu d'un fertile et riant vallon, à égale distance de Condom et d'Auch. L'air y est vif et pur, le climat tempéré. Les sources sont au nombre de deux : une sulfureuse et une ferrugineuse. Température 19° C. D'après M. Filhol, la source sulfureuse est minéralisée par le gaz sulfhydrique et le sulfure de calcium, la source ferrugineuse par le carbonate de fer : mais l'une et l'autre dans des proportions très faibles. Ces sources sont employées en bains et en douches ; on les boit habituellement aussi, le matin, à la dose de trois ou quatre verres, coupées avec du lait.

La source sulfureuse est généralement indiquée toutes les fois qu'il convient de stimuler les forces et de réveiller les propriétés vitales.

faire intervenir le fer et les coins. Ajoutons enfin que, tous les jours, dans nos expériences de laboratoire, nous désagrégeons ou, pour parler le langage de la chimie moderne, nous *étonnons* les pierres les plus dures, telles que le silex et le granit en les plongeant à l'état d'incandescence dans l'eau froide; opère-t-on sur le marbre, et il abonde dans les Alpes, le vinaigre ou tout autre liquide acide agit de plus comme mordant chimique. Cessons donc de poursuivre de nos plaisanteries et de nos sarcasmes un fait que Juvénal lui-même, malgré ses profondes défiances de l'histoire, où il ne voit que mensonge (*historia mendax*), n'a pas osé contester :

Diducit scopulos et montem rumpit aceto.

D'ailleurs Archimède était contemporain d'Annibal ; c'est dire qu'à cette époque les sciences physiques brillaient d'un incomparable éclat. Or, tandis que le défenseur de Syracuse brûlait la flotte romaine à l'aide de procédés que la physique avoue, après toutefois les avoir niés, pourquoi le général carthaginois n'aurait-il pas fait appel à la même science pour triompher des obstacles qui lui barraient le chemin de Rome ?

On l'emploie avec avantage dans les affections rhumatismales, les maladies de la peau, les gastralgies, la gravelle et les catarrhes bronchiques et pulmonaires.

Quant à la source ferrugineuse, on lui attribue, indépendamment de la tonicité de son action, une sorte de spécificité dans le traitement des anciennes fièvres intermittentes.

Des travaux importants ont été exécutés à Castéra par M. le marquis de Pins, leur ancien propriétaire, dont la mort récente a causé de si unanimes regrets. Cependant ces eaux ne sont encore fréquentées que par des personnes de la localité ou des départements voisins.

Barbotan (Gers). — Village à un kilomètre de Casaubon, 2 de Cause et 4 de Mésin. Les sources minérales sont nombreuses et éparses dans la vallée ; leur température varie de 32° à 38° C. Elles exhalent une légère odeur de gaz sulfhydrique qui se dissipe promptement par le contact de l'air. C'est à ce gaz qu'elles doivent principalement leur action thérapeutique. On emploie beaucoup moins l'eau minérale que les boues. Celles-ci, qui ont fait la réputation de l'établissement, renferment divers sels calcaires ainsi qu'une matière bitumineuse analogue à la barégine. On les utilise comme à Saint-Amand et contre les mêmes affections.

Alet (Aude). — A deux heures de Carcassonne et au milieu d'une charmante vallée, se trouve la petite ville d'Alet, dont les sources minérales ont fait beaucoup parler d'elles dans ces derniers temps. Ces sources, légèrement tièdes et à peine minéralisées, appartiennent à la classe des eaux alcalines calcaires. L'eau en est limpide, un peu gazeuse, sans odeur ni saveur aucune. Elle est très facilement supportée par l'estomac : d'où l'utilité qu'on lui a reconnue dans la dyspepsie. Il existe à Alet un petit établissement thermal qui me paraît appelé à un sérieux avenir.

Rennes (Aude). — Village situé dans une gorge de montagnes peu élevées, à 24 kilomètres de Carcassonne et 50 de Perpignan. On compte, à Rennes, cinq sources ferrugineuses, dont trois thermales et deux froides. La plus importante s'appelle le Bain-Fort : c'est aussi la plus chaude ; elle marque 40° C. Elle contient, par litre, 0^{gr},031 d'oxyde de fer carbonaté et sans doute crénaté. Ce sont des eaux franchement toniques, qu'on prend tout à la fois en boisson, en douches et en bains. On utilise également l'eau salée qui provient de la rivière de Salz, laquelle baigne les murs de l'établissement thermal : ajoutée aux bains, cette eau, qui est fortement chlorurée, leur communique plus d'activité, et par suite elle aide au traitement.

Campagne (Aude). — Entre Limoux et Quillan, sur les bords de l'Aude et dans une vallée ravissante, jaillissent les sources de Campagne Il y en a trois, d'une température de 26° à 27° C. Leur minéralisation est excessivement faible 0^{gr},767 par litre. Ce sont des sulfates et des carbonates calcaires ainsi que des traces de sel ferrique. Ces eaux, dont l'importance n'intéresse encore que la localité où elles sourdent, sont réellement utiles dans la chlorose, le catarrhe vésical, la gravelle, les gastralgies et certains engorgements consécutifs aux fièvres intermittentes.

LA MALOU (HÉRAULT).
Sources ferrugineuses chaudes.

Itinéraire de Paris a La Malou. — Chemin de fer de Lyon, Cette et Béziers, jusqu'à Bédarieux : 22 heures. Voitures de Bédarieux à La Malou : 40 minutes. — *Débours* : 108 fr.

A l'époque où je fis paraître les premières éditions de mon *Guide*, les eaux de La Malou étaient tellement peu connues à Paris, que je m'étais abstenu de leur consacrer même une simple mention. Ce n'est pas qu'elles ne fussent déjà fréquentées depuis longtemps par des gens de l'endroit ; seulement leur réputation toute locale n'avait pas encore pénétré jusqu'à nous. Mais depuis que les chemins de fer du Midi, en en facilitant l'accès, ont permis de mieux apprécier leur valeur thérapeutique, elles ont pris rang parmi nos stations thermales les plus estimées. J'ai donc dû, comme pour les autres bains, aller les étudier sur les lieux mêmes avant de les décrire.

Les eaux de La Malou jaillissent dans un vallon dont l'aspect est assez agréable, sans pourtant qu'il m'ait paru offrir, comme site, rien d'important à noter. Elles appartiennent à la classe des eaux alcalines ferrugineuses ; de plus, par une exception assez rare dans les eaux de cette classe, elles sont thermales. Les différentes sources en exploitation ont toutes, à peu de chose près, la même composition et les mêmes caractères physiques. L'eau en est claire, limpide, d'une saveur atramentaire franche, avec un arrière-goût acidule. Elles ont été captées dans trois établissements placés à peu de distance les uns des autres, et désignés par les noms de La Malou-le-Bas, La Malou-le-Haut et La Malou-du-Centre. Un mot sur chacun.

La Malou-le-Bas. — C'est l'établissement le plus ancien. Il représente un vaste édifice, de rustique apparence, où les malades peuvent loger et suivre leur cure. Il n'y a qu'une source dont la température est de 34° à 35° C. et la minéralisation de 1 r,672. On y a constaté, en plus, des carbonates calcaires et sodiques :

                                                                Gram.
Crénate et apocrénate de fer 0,025

Le griffon de cette source se trouve dans la sacristie de la chapelle attenante à l'établissement, et le réservoir sous les dalles même du chœur. L'eau se déverse ensuite dans deux cabanons obscurs, mal aérés, étroits, gratifiés un peu complaisamment du nom de piscines ; il y a une piscine pour les hommes et une pour les femmes. C'est là que se succèdent et s'entassent à tout instant de la journée de nombreux malades obligés, faute de compartiments à part, de prendre en compagnie ces bains peu attrayants (1). Ils vont, au sortir de l'eau, se sécher, puis s'habiller côte à côte devant un grand brasier disposé, comme un four banal, à l'extrémité du vestiaire commun qui précède chaque piscine. Pas un seul cabinet isolé ! Ce peut être là de la nature primitive, mais j'avoue que je préférerais moins de laisser-aller et un peu plus de convenances.

LA MALOU-LE-HAUT. — C'est un établissement presque moderne, attenant à un bel hôtel et dont l'aménagement rappelle la plupart des dispositions de celui que nous venons de décrire, avec cette différence toutefois qu'il offre infiniment plus de confortable. Ainsi, les piscines sont fort belles ; il y en a quatre au lieu de deux ; l'eau s'y renouvelle avec plus d'abondance ; enfin on y trouve de l'air, de la lumière et de l'espace. Ces piscines sont alimentées par deux sources dont l'une, magnifique, provient d'un forage opéré en 1857. Sa température est de 34° C. : elle est de 30° seulement pour la source ancienne. Quant à la composition de ces deux sources, c'est celle de La Malou-le-Bas, sauf peut-être qu'elles renferment un peu plus de fer.

LA MALOU-DU-CENTRE. — Joli établissement situé à égale distance des deux précédents, contenant des eaux de même nature et tout aussi bonnes, mais comme étranglé par leur redoutable voisinage. Peu de malades le fréquentent, et il serait certainement digne, à tous égards, d'un meilleur sort.

Indépendamment des sources réparties entre ces trois établissements, il y en a plusieurs autres également importantes. Elles ne

(1) C'était bien autre chose il y a quelques années. Les piscines représentaient de véritables oubliettes où l'on descendait à grand'peine, et qu'éclairait, en les enfumant, une simple chandelle. Les malades, me disait le doyen des doucheurs, les désignaient sous le nom de *crapaudières*.

servent qu'à la boisson à cause de leur température trop basse et de leur isolement dans la campagne. Les principales sont : la Vernière, la fontaine Capus et la Veyrasse ou petit Vichy. Il y a aussi une source que l'on exporte, c'est la source Bourges.

Telle est l'organisation balnéaire de La Malou. On voit combien il est essentiel que tout malade qui se rend à ces eaux soit renseigné d'avance sur l'établissement où il doit se fixer, car ils ont chacun une administration et un service médical complétement distincts. Sans cette précaution, on est exposé, quand on arrive, à se trouver à la merci des voituriers.

Maintenant, que penser de l'efficacité de ces eaux ? Contre quelles maladies devront-elles être conseillées avec le plus d'avantage ? Disons tout d'abord que leur histoire clinique est loin d'être entièrement faite, car elle consiste surtout en un certain nombre d'observations éparses dans divers recueils (1) et en des récits de guérison que colporte, sans trop de discernement, la rumeur publique. Cependant il est impossible de méconnaître que leur action tonique et sédative influence puissamment le système nerveux dont elle combat la débilité, en même temps qu'elle ramène son jeu à un fonctionnement plus normal. Aussi les voit-on triompher tous les jours de paraplégies commençantes ou même déjà en voie d'accroissement, justifiant de la sorte la spécificité qu'on leur attribue pour le traitement des maladies de la moelle épinière. J'ai dû à l'obligeance de M. le docteur Bourdel, médecin inspecteur de La Malou-le-Haut, d'avoir constaté par moi-même plusieurs succès de ce genre. Les névralgies, l'hystérie, la chorée et autres perversions de la sensibilité et du mouvement sont de même tout particulièrement du ressort de ces eaux, du moment qu'il existe un état de pâleur ou d'anémie. A ce point de vue, je m'explique comment les sources de Wildbad et de Gastein, qui ne contiennent aucun principe ferrugineux, ont échoué dans certains cas au contraire où celles de La Malou ont pu réussir.

Avène (Hérault). — Village à 16 kilomètres de Lodève et de Bédarieux. Sa source minérale, dont la température est de 28° C., offre une composition assez insignifiante. Ainsi elle ne renferme, par litre, que 0^{gr},327 de principes fixes : ce sont des sels à base de soude, chaux et magnésie. Cette eau est onctueuse au toucher. Employée en bains et en douches, elle produit d'assez bons effets dans le traitement

---

(1) Je citerai toutefois, comme œuvre très sérieuse, la thèse de M. Alfred Boissier. Elle renferme plusieurs observations pleines d'intérêt empruntées à la pratique de M. Bourdel (Montpellier, 1855.)

des maladies cutanées qui affectent les individus irritables, et chez lesquels les eaux sulfureuses auraient trop d'action.

Rieu-Majou (Hérault). — La source de Rieu-Majou, petit bourg de l'arrondissement de Saint-Pons, est une eau ferro-gazeuse froide, d'une saveur agréable et piquante. Elle contient par litre 0^{gr},031 d'oxyde de fer et 0^{lit},739 de gaz acide carbonique libre. Son action diurétique et digestive la rend utile contre l'engorgement des viscères abdominaux. On l'emploie surtout transportée.

BALARUC (HÉRAULT).

Sources salines chlorurées chaudes.

ITINÉRAIRE DE PARIS A BALARUC. — Chemin de fer de Lyon jusqu'à Cette : 20 heures. De Cette à Balaruc : 45 minutes par la voie de terre, et une demi-heure par le lac de Thau — *Débours* : 98 fr.

Balaruc est un village agréablement situé sur les bords de l'étang salé de Thau qu'alimente la mer et vis-à-vis de Cette, qu'on aperçoit sur la rive opposée. La source minérale jaillit dans une sorte de presqu'île, et est renfermée, ainsi que les cabinets de bains, de douches et d'étuves, dans un établissement par trop modeste. Il n'y a qu'une source, mais elle est extrêmement abondante : elle jaillit dans une série de puits d'où on la dirige, à l'aide de pompes, dans deux réservoirs, pour la distribuer ensuite dans les diverses parties de l'établissement (1).

Ces eaux sont très limpides, d'une saveur légèrement salée et piquante, sans être désagréable : température, 48° C. Elles laissent dégager de l'acide carbonique d'une manière intermittente. Il résulte des analyses les plus récentes qu'elles renferment par litre :

	Gram.
Chlorure de sodium.	6,802
— de magnésium.	1,074
Sulfate de chaux.	0,803
Bromure de sodium et de magnésium.	0,035
Divers.	0,366
	9,080

Il serait d'autant plus à désirer que ces analyses fussent répétées,

---

(1) A côté de l'établissement se trouve un petit hôpital contenant une piscine à l'usage des indigents. Or comprend-on que, malgré l'abondance extrême de la source, cette piscine ne soit alimentée qu'avec l'eau *qui a déjà servi aux douches !* C'est absolument comme aux Pyrénées.

que, d'après M. Béchamp, professeur de chimie à Montpellier, la source contiendrait une très notable proportion de cuivre.

L'eau thermale de Balaruc a des propriétés excitantes, et convient de préférence aux tempéraments lymphatiques. Bue à faible dose, elle stimule assez vivement l'estomac ; sept ou huit verres suffisent ordinairement pour produire un effet laxatif.

Le nom de Balaruc réveille tout de suite l'idée de paralysie. C'est qu'en effet ces eaux ont depuis longtemps la réputation de guérir les affections caractérisées par l'abolition du mouvement et de la contractilité musculaire. A l'époque où je publiai la première édition de cet ouvrage, les bains étaient pris dans les puits mêmes de la source, dont la profondeur est de près de 3 mètres et la chaleur excessive. Quant à la douche, son mode d'administration m'avait particulièrement frappé. J'empruntai au médecin-inspecteur, M. Rousset, la description suivante :

« Le malade est étendu tout de son long sur une paillasse, la tête
» tournée tantôt vers le plafond, tantôt du côté opposé, et suspendue
» sur un des puits de la source. Un homme de service, à l'aide d'un
» entonnoir, laisse tomber d'assez haut de l'eau immédiatement
» puisée à la source, pendant qu'un doucheur frictionne vigoureuse-
» ment les tempes, les orbites, le cuir chevelu ainsi arrosés, et cela
» pendant quinze à vingt minutes, durant lesquelles le malade défend
» ses yeux et son nez avec ses mains placées en avant. »

C'était là certes une étrange manière de traiter les apoplectiques. Comment ! voici un malade dont le cerveau a été labouré par une hémorrhagie, et vous irez, au lieu de donner au sang une autre direction, provoquer vers la tête une congestion artificielle ! On ne procéderait pas autrement si l'on voulait créer des apoplexies de toutes pièces. Aussi, dès 1740, Astruc exprimait-il ses craintes à cet égard. Les faits cités par Leroy, Fouquet, Baumès, ne les ont que trop justifiées, et, dernièrement encore, Lallemant, que sa position à Montpellier avait mis à même d'être si bien informé, s'élevait contre une semblable pratique dont il signalait avec tant de raison l'absurdité et les dangers.

Heureusement cette pratique n'existe plus à Balaruc aujourd'hui. Je n'ose me flatter que les critiques un peu vives que j'avais dirigées contre elles y ont été pour quelque chose, mais toujours est-il qu'un changement radical s'est opéré dans la manière d'administrer les eaux : c'est là le seul point important. Ainsi, les bains se prennent maintenant dans des baignoires ; leur température n'est plus trop élevée ; on n'emploie la douche que rarement : jamais on ne la dirige vers la tête ; enfin, on fait beaucoup usage des bains de pieds à titre de traitement révulsif (1).

Quant à la valeur réelle de ces eaux contre l'apoplexie, voici avec quelle réserve s'exprima l'Académie de médecine, lors de la discussion soulevée dans son sein par une communication de M. Chrestien, l'un des anciens inspecteurs : « Les eaux de Balaruc paraissent jouir » de quelque efficacité dans le traitement de certaines paralysies. » Il y a loin de là aux cures merveilleuses dont on avait fait tant de bruit, et qui, par leur exagération, nuisaient aux eaux elles-mêmes, en jetant du doute sur leurs propriétés véritables.

Pour ce qui touche aux autres usages de ces sources, nous répéterons avec l'Académie : « Quelle que soit l'efficacité dont jouissent » les eaux de Balaruc pour le traitement de diverses affections, telles » que rhumatisme chronique, sciatique, plaies d'armes à feu, » fausses ankyloses, tumeurs blanches, caries, nécroses, etc., il » existe des eaux thermales plus efficaces encore. »

Balaruc est un séjour très peu divertissant, qui n'offre d'autres récréations que son site et son climat ; encore évite-t-on de s'y rendre au cœur même de l'été ; car les chaleurs y sont excessives. A ce moment, les organes n'ont plus assez de ressort, et, comme disent les baigneurs, les eaux *passent* moins bien.

Camoins (Bouches-du-Rhône). — J'étais loin de me douter, en quittant dernièrement Marseille pour me rendre aux Camoins, que j'allais traverser une vallée qui, par sa végétation et sa fraîcheur, me rappellerait quelque chose des sites les plus favorisés de la Normandie. Voilà cependant la surprise qui m'attendait, surprise d'autant plus agréable que les abords de la vieille cité phocéenne, à l'arrivée de Paris, sont loin de répondre aux idées de fertilité qu'on aime à se faire de la Provence. La source des Camoins, dont l'analyse n'est point encore faite, appartient à la classe des eaux sulfureuses. Elle est froide et d'une extrême limpidité. Sa saveur, franchement hépatique, a quelque chose d'un peu astringent. Après avoir alimenté les bains, les douches et deux buvettes, elle sert à l'arrosage. Aucun travail n'a été jusqu'à présent publié sur ces eaux, lesquelles méritent d'autant moins de nous occuper, qu'à Marseille même, on les regarde plutôt comme un but de promenades et de parties de plaisir que comme une médication réellement sérieuse.

---

(1) Les eaux sous cette forme exigent encore de grands ménagements. Ainsi notre regrettable confrère M. Darralde, qui avait cru devoir s'y rendre pour une affection apoplectique, se trouva très mal de leur emploi.

AIX (BOUCHES-DU-RHÔNE).

Sources alcalines chaudes.

Itinéraire de Paris a Aix. — Chemin de fer de Lyon et Marseille jusqu'à Aix même : 20 heures et demie. — *Débours* : 97 fr.

La ville d'Aix est aujourd'hui beaucoup plus célèbre par ses huiles que par ses eaux minérales. Et cependant ce sont ses eaux qui, dès avant l'ère chrétienne, l'avaient placée au premier rang des cités les plus florissantes des Gaules. Ainsi Sextius, vainqueur des Saliens, y fit construire des thermes magnifiques que, vingt ans plus tard, Marius embellit encore, en mémoire de sa victoire sur les Ambrons et les Cimbres. Plutarque, Tite-Live, Florus, Pline, citent les eaux d'Aix avec éloges. Pourquoi donc la vogue ne leur est-elle pas restée fidèle ? S'il est vrai, ainsi que l'affirme Strabon, que ces sources perdirent subitement une quantité notable de leur chaleur native, on en aura conclu sans doute que leurs vertus thérapeutiques avaient diminué dans la même proportion. Je rappellerai, à ce sujet, que des vicissitudes plus grandes encore les frappèrent au commencement du dernier siècle (1). Ainsi, par suite de forages exécutés hors de la ville, dans l'endroit appelé Barret, les sources thermales d'Aix se tarirent tout à coup, et ce n'est que vingt-cinq ans après qu'elles coulèrent de nouveau, alors qu'on eut comblé les puits provenant de ces forages.

(1) Aucane-Émeric, dont le *Traité des eaux d'Aix* parut vers cette époque, décrit dans les termes suivants, qu'on croirait empruntés à Molière, l'état d'une malade à laquelle il faisait prendre les eaux :

« Tout le désordre chez elle ne pouvait provenir que des indigestions et
» des crudités causées par un vice de ferment digestif de son estomac, qui
» changeait les aliments en un suc acide et en un chyle cru et visqueux qui
» imprimait le caractère de sa malignité dans les lieux où il était reçu ; je
» veux dire qu'il laissait des glaires dans l'estomac et dans les intestins,
» d'où provenait le dégoût ; qu'étant dégénéré par le combat et l'efferves-
» cence qu'il faisait avec les ferments des viscères, il couvait, comme dit
» Willis, les vents et la tension du bas-ventre ; qu'il faisait des obstructions
» dans les veines lactées, qui empêchaient ce même sang de passer entiè-
» rement dans la masse du sang pour l'entretenir ; qu'il donnait à ce sang
» une consistance trop crasse qui interrompait la régularité de sa circula-
» tion, une viscosité dans la lymphe qui était un obstacle au rafraîchisse-
» ment de ce même sang et à la transpiration, d'où venait la fréquence du
» pouls, la fièvre, et une lenteur au suc nourricier qui portait préjudice
» à la nourriture du corps. »

Et voilà justement ce qui fait que votre fille est muette !

Quoi qu'il en soit, la principale source, dite source de Sextius, est aujourd'hui captée dans un petit établissement construit à côté d'anciens bains romains, dont les piscines, restées sans emploi, sont pour la plupart enfouies dans le sol. L'eau de cette source, d'une limpidité parfaite, ne m'a paru avoir ni saveur ni odeur. Elle contient de faibles traces de principes salins ; à peine 0^{gr},225 par litre. Le carbonate de soude y entre pour plus de la moitié. Quant à sa température, elle est de 34° à 36° C.

Les eaux d'Aix, qu'on emploie surtout en bains, n'étendent pas leur clientèle bien au delà de la Provence. Pour beaucoup de malades et même de médecins, ces eaux représentent une médication plutôt hygiénique que médicinale, toute leur efficacité consistant presque à stimuler doucement l'économie. M. Goyrand, le savant inspecteur, me mande qu'on se propose de faire venir à Aix des eaux mères des salines pour en ajouter à l'eau des bains. Ces bains rendus ainsi plus actifs en seront-ils pour cela bien meilleurs ?

GRÉOULX (BASSES-ALPES).

Sources sulfureuses chaudes.

ITINÉRAIRE DE PARIS A GRÉOULX. — Chemin de fer de Lyon et Marseille jusqu'à Aix : 20 heures 30 minutes. Voitures d'Aix à Gréoulx : 4 à 5 heures. — *Débours* : 96 fr.

Tandis que les Pyrénées sont très abondamment pourvues d'eaux minérales sulfureuses, les Alpes, du moins les Alpes françaises, paraissent être, sous ce rapport, infiniment moins bien partagées. Ainsi il n'y a, à vrai dire, que les sources de Gréoulx, Digne, Uriage, et Allevard, qui appartiennent aux eaux de cette classe. Nous verrons toutefois, à mesure que nous ferons l'histoire de ces diverses stations thermales, qu'ici la qualité supplée en partie à l'infériorité numérique. Témoin, par exemple, les eaux de Gréoulx, qui vont maintenant nous occuper.

Gréoulx est un petit village situé au milieu de la Provence, sur le versant méridional des Alpes : il s'élève coquettement en amphithéâtre sur un monticule que dominent les ruines d'un vieux château fort construit par les templiers. Ce n'est pas au village même, mais à un kilomètre environ, que se trouve la source minérale, dans l'enceinte même du bâtiment des bains. Cette source, que les Romains avaient captée avec un soin tout particulier, a une température fixe de 36°,5 C. Elle jaillit du fond d'un puits de 4 mètres de profondeur, qu'elle remplit en totalité et dont le trop-plein se déverse dans des tuyaux qui la distribuent ensuite dans tout l'établissement. Son abondance est telle qu'elle fournit 1200 litres d'eau par minute; c'est donc une véritable rivière minérale. Il s'en exhale une forte odeur d'hydrogène sulfuré. Sa transparence et sa limpidité sont parfaites : quant à sa saveur, bien que franchement hépatique et un peu salée, elle n'est point désagréable.

Cette source a une composition chimique très remarquable, mais encore mal définie. Aussi serait-il à désirer qu'on en fît une nouvelle analyse. D'après celle de M. Grange, qui est la plus récente, elle contient, pour 1000 grammes d'eau, 2^{gr},619 de principes fixes, à base de soude, chaux et magnésie. Le soufre y existe à l'état de gaz sulfhydrique, mais surtout combiné ainsi qu'il suit :

	Gram.
Sulfure de calcium	0,050

M. Chatin a, de plus, constaté dans cette source des quantités notables d'iode. Enfin elle est très riche en barégine, laquelle lui communique une onctuosité rappelant, à certains égards, Molitg et Saint-Sauveur.

On emploie l'eau de Gréoulx en boisson, douches, bains et inhalation (1); son aménagement à cet égard laisse très peu à désirer. Un avantage bien précieux, c'est que les baignoires et la piscine de natation sont traversées par un courant d'eau minérale renouvelé sans cesse, la température native de la source se trouvant précisément au degré le plus convenable pour le bain.

On traite avec succès à Gréoulx la plupart des affections, tant internes qu'externes, que nous savons être du domaine de la médication hydro-sulfureuse. Nous citerons en première ligne les rhumatismes, les maladies de la peau, les affections utérines, les paralysies essentielles, certaines névralgies, les lésions du tissu osseux (anciennes fractures, tumeurs blanches, caries, nécroses), le catarrhe pulmonaire et quelques formes de la phthisie tuberculeuse. Ces eaux, en même temps qu'elles agissent localement, exercent sur l'ensemble de l'économie une modification profonde et durable. Aussi conviennent-elles tout spécialement aux tempéraments lymphatiques ou scrofuleux, dans les cachexies scorbutiques, la psore, les anciennes

---

(1) On prépare également, avec le résidu de la source, une sorte de *pommade à la barégine* fort utile pour le pansement des surfaces ulcérées qu'il est besoin d'aviver.

syphilis, toutes les fois, en un mot, qu'il existe quelque diathèse à neutraliser.

J'ai dû à l'obligeance de M. Jaubert, médecin inspecteur de Gréoulx, d'avoir pu vérifier sur un certain nombre de malades l'action thérapeutique de ces eaux. Parmi les guérisons nombreuses qu'il me cita, plusieurs avaient été demandées vainement et à plusieurs reprises aux eaux les plus puissantes des Pyrénées. Ces faits, joints à d'autres du même genre que j'ai été à même d'observer ailleurs, m'ont confirmé dans cette pensée qu'il ne faut pas toujours désespérer de la curabilité d'une affection, par cela seul qu'elle a résisté aux eaux les mieux appropriées en apparence. Il suffira quelquefois, pour en triompher, de recourir à des eaux identiques par leurs principaux éléments minéralisateurs, mais différentes quant à leur individualité médicinale.

Un mot maintenant sur l'hôtel des bains. C'est un vaste édifice convenablement approprié à sa double destination d'établissement où on loge et où l'on suit la cure. Les chambres en sont commodes, meublées avec soin, quelques-unes avec luxe ; il y a aussi de très beaux appartements. Quant à la vie matérielle, elle y est excellente et peu dispendieuse. J'entre dans ces détails, car les malades ne sont pas les seuls à venir réclamer de Gréoulx le bénéfice de ses sources minérales. Parmi les familles étrangères qui, du nord de l'Europe, se dirigent chaque année vers la Provence, fuyant en automne les approches de l'hiver et au printemps les premiers feux de l'été, un grand nombre s'arrêtent et séjournent quelque temps à ces bains, qui deviennent ainsi une sorte de station intermédiaire entre les climats extrêmes. Grâce, en effet, à la longue chaîne de collines qui abritent la vallée contre les vents du nord-ouest, et au Verdon qui baigne de ses eaux fraîches et limpides l'enceinte du parc de l'établissement, Gréoulx jouit d'une aménité de température que n'interrompent jamais les brusques variations atmosphériques, si fréquentes dans le reste de la Provence. Aussi la saison thermale commence-t-elle dès le mois d'avril pour se prolonger jusqu'en octobre.

Digne (Basses-Alpes). — La petite ville de Digne n'a aujourd'hui d'autre importance que celle qu'elle doit aux souvenirs de Gassendi, et à la réputation de ses eaux minérales. Et encore est-ce un peu une importance d'emprunt. Ainsi Gassendi, dont la statue orne la belle promenade appelée le Cours, était originaire de Champtercier, village à trois lieues de Digne. De même les sources minérales ne jaillissent pas dans la ville, mais à environ une demi-heure de distance, dans une gorge étroite et sur les bords d'un torrent.

Ce sont des eaux sulfureuses dont la température varie depuis 34° jusqu'à 45° C. Leur saveur et leur odeur sont franchement hépatiques ; quant à leur rendement, il est, de même qu'à Gréoulx, assez considérable pour entretenir un courant continuel dans les baignoires. Enfin le petit établissement qu'on a construit sur le griffon de ces sources contient plusieurs cabinets de bains, des douches, une excellente étuve naturelle, et quelques chambres, mais seulement à l'usage des baigneurs peu difficiles.

Tels sont les seuls renseignements que je puisse donner sur les eaux de Digne, dont l'histoire chimique et médicale est tout entière encore à faire. Si j'en juge par les observations que j'ai pu recueillir sur les lieux mêmes, ces eaux ont une haute valeur thérapeutique, et sont particulièrement utiles dans les rhumatismes torpides et les maladies atoniques de la peau.

Monestier (Hautes-Alpes). — A 15 kilomètres de Briançon. Ce sont des eaux salines sulfatées, d'une température de 30° à 45° C. que fréquentent les malades de l'endroit et ceux des communes limitrophes de l'Isère et du Piémont. On se baigne surtout dans des piscines. Ces eaux, qu'on prend également en boisson, ont une certaine efficacité dans le traitement des rhumatismes, des maladies de la peau et des engorgements strumeux.

Montmirail (Vaucluse). — A 15 kilomètres d'Orange. Deux sources minérales froides dont l'une, sulfureuse, est sans intérêt pour nous. L'autre, saline sulfatée, désignée communément sous le nom d'*eau Verte*, mérite au contraire toute notre attention. Cette source, en effet, par une exception à peu près unique dans nos eaux de France, est une source bien franchement purgative. D'après les analyses de M. O. Henry, elle contient, par litre :

	Gram.
Sulfate de magnésie	9,31
— de soude	5,06
— de chaux	1,00
Divers	1,93
	17,30

On l'a comparée, non sans quelque raison, aux eaux de Sedlitz et d'Epsom dont elle rappelle à la fois la composition chimique ainsi que les vertus médicinales ; il est à noter que sa saveur est moins désagréable. On emploie avec succès l'eau Verte dans les embarras gastriques, les constipations opiniâtres et les engorgements abdominaux. Il y a un établissement thermal.

NEYRAC (Ardèche).

Sources salines tièdes.

ITINÉRAIRE DE PARIS A NEYRAC. — Chemin de fer de Lyon et Marseille jusqu'à la station de Montélimart : 14 heures. Voitures de cette station à Neyrac : 5 heures. — *Débours* : 84 fr.

Neyrac est un bourg situé sur la rive gauche de l'Ardèche, à 14 kilomètres d'Aubenas. On y trouve plusieurs sources ; mais une seule, dite source des Bains, est utilisée. Elle jaillit tout à fait trouble, à travers une couche de sable fin et d'humus, puis de là elle se rend dans une grande cuve où on la fait chauffer par serpentinage. Sa température, en effet, n'est que de 27° C. Mais quelle est sa composition chimique ? L'histoire des débats auxquels a donné lieu cette simple question est aussi piquante qu'instructive. Ainsi un pharmacien de Valence, M. Mazade, annonce tout à coup avoir découvert dans la source de Neyrac des substances métalliques inconnues jusqu'alors dans les eaux minérales. C'étaient le tantale, le molybdène, le tungstène, le cérium, le cobalt, le titane, la zircone, etc. L'Académie de médecine nomma une commission pour vérifier le fait, et sur son rapport favorable, décerna un prix à l'auteur. Mais voilà que quelque temps après un pharmacien de Paris, M. Lefort, vint qualifier d'erronées les assertions de son collègue, prouvant à son tour que les eaux de Neyrac ne renfermaient pas un seul des métaux annoncés. Les choses en sont là aujourd'hui. Nouveau triomphe des analyses chimiques appliquées à l'hydrologie !

Quelle que soit du reste la composition réelle de ces eaux, on ne peut nier qu'elles ne soient utiles dans le traitement des maladies cutanées. Leur réputation à cet égard paraît même remonter jusqu'à l'époque des croisades, car on voit à Neyrac les vestiges d'une chapelle dédiée à saint Léger, patron de la Maladrerie.

VALS (Ardèche).

Sources alcalines froides.

ITINÉRAIRE DE PARIS A VALS. — Chemin de fer de Lyon et Marseille jusqu'à la station de Montélimart : 14 heures. Voitures de cette station à Vals : 5 heures. — *Débours* : 80 fr.

Le bourg de Vals est situé à 3 kilomètres d'Aubenas, dans une jolie vallée qu'entourent les volcans éteints du Vivarais, et que traverse la Volane, un des affluents de l'Ardèche. Sur la rive droite du torrent jaillissent plusieurs sources minérales froides : il s'en trouve une également sur la rive gauche. Les eaux de Vals sont les eaux les plus alcalines que nous ayons en France. Voici, par ordre de minéralisation, la quantité de bicarbonate de soude que chacune de ces sources renferme, par litre :

	Gram.
Source Victorine	3,34
— Chloé	5,23
— Marie	5,45
— Chrétienne	6,55
— Marquise	6,80
— Camuse	7,20

Ces eaux sont également très riches en gaz. La *Chloé*, qui l'est le plus, renferme, d'après Dupasquier, $1^{lit},070$ d'acide carbonique. Je ferai remarquer, toutefois, que la plupart de ces analyses ayant été faites loin des sources, offrent beaucoup de lacunes, je dirais presque de décousu. Ainsi, par exemple, est-ce à l'arsenic ou au cuivre qu'il faut rapporter les cas d'empoisonnement qu'on dit avoir été causés par l'usage interne de la *Dominique* ? N'y aurait-il là, au contraire, qu'une simple imprudence des buveurs, lesquels se seraient ingéré à trop haute dose une eau véritablement glacée dans l'estomac ? Cette seconde version me semble la plus vraisemblable. En tout cas, la Dominique n'est point minéralisée par le bicarbonate de soude : c'est plutôt une eau sulfatée.

Les eaux de Vals, dont la limpidité est parfaite, ont une saveur alcaline et piquante, avec un arrière-goût atramentaire. On en fait surtout usage en boisson. Cependant, depuis quelques années, on les administre aussi en bains et en douches dans un petit bâtiment que la Volane sépare du village, et qui m'a paru tellement mesquin, qu'il ne mérite réellement pas le nom d'établissement thermal.

Ces eaux doivent avoir une véritable valeur thérapeutique. Mais comment la spécifier, avec le peu de ressources dont elles disposent, le petit nombre de malades qui les fréquentent et le manque de documents qui les fassent connaître ? Nul doute cependant qu'elles ne soient utiles contre la gravelle rouge, certains catarrhes de la vessie, l'engorgement des viscères abdominaux, les hydropisies passives, la leucorrhée et les fièvres intermittentes rebelles. S'en abstenir avec grand soin dans toutes les maladies qui s'attaquent à l'appareil respiratoire, car elles irriteraient la poitrine.

CELLES. (Ardèche).

Sources alcalines froides.

Itinéraire de Paris a Celles. — Chemin de fer de Lyon et Marseille jusqu'à la station de Loriol : 14 heures et demie. Voitures de cette station à Celles : 1 h. 20 minutes. — *Débours* : 76 fr.

L'établissement thermal de Celles est situé dans une vallée étroite et allongée, à 3 kilomètres du Rhône et à 5 des petites villes de Lavoulte et du Pouzin, dont les hauts fourneaux attestent l'industrie métallurgique. Sept sources desservent cet établissement, mais deux seulement, le *Puits artésien* et la *Fontaine Ventadour*, méritent une mention particulière. La première de ces sources, qui est de beaucoup la plus importante, a une température de 25° C. ; elle contient, pour 1000 grammes d'eau, $1^{lit},208$ d'acide carbonique libre, et $1^{gr},887$ de carbonate ou de sulfate de soude, potasse et magnésie. Quant à la fontaine Ventadour, elle diffère du Puits artésien par sa température moindre et sa proportion plus faible de principes salins et gazeux. Du reste, le seul caractère chimique qui distingue ces eaux des autres eaux alcalines, c'est la présence du carbonate de potasse, qui, dans la source artésienne, est à la dose de $0^{gr},106$.

Mais il est un autre liquide médicamenteux sur lequel je dois appeler l'attention, c'est celui qu'a obtenu M. Barrier, en distillant dans une cornue à gaz des fragments concassés des roches d'où s'échappent les sources. Ces roches sont formées en grande partie de kaolins pyriteux, que recouvrent des couches d'un lias imprégné d'huile de naphte. Le produit résultant des eaux de saturation est limpide et d'une saveur astringente. Analysé par M. Baudrimont, il a fourni, pour un litre :

	Gram.
Sulfate de protoxyde de fer	0,37320
— de chaux	0,02738
Carbonate de potasse	0,01588
Silice	0,00688
Carbonate de magnésie	0,00076
Chlorure de sodium	0,09138
Matières organiques	traces
	0,42548

Je donne en entier l'analyse de l'*eau des Roches*, car cette eau sert d'excipient aux différents sels artésiens et autres qui constituent la médication pharmaceutique dont il nous faut maintenant nous occuper. Mais, je l'avouerai tout d'abord, mon embarras pour formuler cette médication est extrême. En effet, il s'agit de maladies réputées partout ailleurs plus ou moins incurables, telles que la phthisie, la scrofule et le cancer ; il s'agit également de méthodes que je n'ai vu appliquer dans nul autre endroit qu'à Celles, et qui constituent une thérapeutique tout à fait à part. Essayons cependant d'en donner une idée.

Phthisie. — Les phthisiques sont soumis aux prescriptions suivantes : douches et boisson du Puits artésien, inhalation et bains de gaz acide carbonique, frictions sur les principales surfaces absorbantes avec l'eau des Roches, additionnée de sels de cuivre ; deux séances par jour de cathétérisme œsophagien (1).

Scrofule. — Le cuivre, associé à l'eau des Roches et aux sels artésiens, constitue, d'après M. Barrier, la base du traitement. Ainsi : bains artésiens et Ventadour, boisson artésienne, frictions sur les glandes engorgées et à leur pourtour avec la solution cuivrée. Si les scrofules sont ulcérées, fomentations avec la même solution.

Cancer. — Par cette dénomination générique, il faut entendre non-seulement les tumeurs véritablement cancéreuses, mais les divers engorgements du sein, qu'ils soient ou non accompagnés d'élancements, de bosselures, de nodosités glanduleuses. A Celles, on combat le cancer par les mêmes moyens que la scrofule ; seulement on remplace les sels de cuivre par les sels d'argent, à doses excessivement faibles. C'est également aussi par la voie des frictions qu'on fait pénétrer les agents médicamenteux dans l'économie, mais en agissant loin du siége du mal, de peur d'irriter. Souvent alors on associe à l'argent, le plomb et le bismuth.

Tel est l'exposé de la méthode dite *iatraliptique*, que M. Barrier a instituée à Celles, et qu'il regardait comme bien préférable à toute autre dans laquelle l'absorption par l'estomac est mise en jeu. Bien que j'aie vu à Celles même appliquer cette méthode, je n'ai pu me faire encore d'opinion sur sa valeur, car je n'avais constaté par moi-même, avant l'usage des remèdes, ni la nature, ni le degré de gra-

(1) Pour pratiquer ce cathétérisme, voici comment procède le médecin : Le malade étant assis devant lui, il lui abaisse la langue avec l'index de la main gauche, puis, tenant de la main droite une sonde dont l'extrémité est munie d'un pinceau qu'on imbibe de la solution cuivrique, il l'enfonce rapidement dans toute la longueur de l'œsophage. Il la retire aussitôt pour l'introduire de nouveau. Chaque malade vient ainsi, à tour de rôle, se faire cathétériser huit à dix fois de suite dans la même séance.

vité des lésions. J'ai donc manqué des éléments de comparaison qui seuls auraient pu m'éclairer. Toutefois, je dois le dire, la plupart des malades que j'ai interrogés accusaient de l'amélioration dans leur état, et chez tous le moral était remonté.

— M. Barrier est mort à la fin de 1857. Ses enfants ont cru avec raison ne pouvoir mieux honorer la mémoire de leur père qu'en continuant son œuvre, sans rien changer à ses pratiques ni à ses formules. Celles est donc aujourd'hui ce qu'il était du vivant de notre regrettable confrère. Seulement d'assez nombreuses améliorations ont été introduites dans l'aménagement des sources, les moyens d'accès, ainsi que dans le confortable de la vie matérielle.

Condillac (Drôme). Les eaux de Condillac sont des eaux gazeuses froides, légèrement alcalines, plutôt hygiéniques que médicinales, agréables à boire et pouvant lutter sans désavantage avec la plupart de celles qui figurent sur nos tables. Elles sourdent non loin de Montélimart, au fond d'une fosse où l'on descend par une échelle pour aller remplir les bouteilles destinées à l'exportation. C'est depuis une douzaine d'années à peine qu'on les connaît. Il n'y a d'établissement d'aucune nature, et l'exiguïté de leur rendement ne saurait permettre de les utiliser autrement qu'en boisson. Aussi ai-je cru rêver en lisant dans les BAINS D'EUROPE que vient de publier M. Joanne, la description d'un prétendu Cursaal qui n'a jamais existé que dans l'imagination de cet écrivain : « L'établissement thermal de » Condillac renferme, dit-il, vingt-cinq cabinets de bains commo- » dément disposés, un salon, des salles de café, de billards et de » musique. » A merveille ! Pourquoi pas aussi bien une piscine de natation et un théâtre ?

Bondonneau (Drôme). Situé à 3 kilomètres de Montélimart. Ces eaux, dont la découverte est toute récente, n'ont encore été l'objet d'aucune expérimentation clinique un peu sérieuse. Elles sont froides. L'analyse y a constaté des traces de gaz sulfhydrique, ainsi que quelques bromures et iodures alcalins : d'où l'on a conclu, un peu par induction, qu'elles devaient être utiles dans le traitement des maladies de la peau et les scrofules. Lors de ma visite à ces eaux (1860), on y construisait un établissement thermal.

Bagnols (Lozère). — Village situé à 20 kilomètres de Mende. Ses sources minérales, que connaissaient les Romains, appartiennent à la classe des eaux sulfureuses, et ont une température de 45° C. L'eau de Bagnols, dont on ne possède pas encore d'analyse exacte, est limpide, un peu onctueuse au toucher, et d'une saveur franchement hépatique; elle exhale une forte odeur d'œufs couvis. Prise en boisson et en bains, cette eau exerce une action excitante, moins cependant que la plupart des sources sulfureuses des Pyrénées, dont elle rappelle quelques-unes des propriétés thérapeutiques.

Sylvanès (Aveyron). — Joli village à 12 kilomètres de Vabres et 16 de Saint-Affrique. Il y a trois sources ferrugineuses, d'une température de 34° à 38° C. L'eau de ces sources est limpide ; sa saveur, légèrement douceâtre, laisse un arrière-goût ferrugineux et salé. Le fer s'y trouve à l'état de carbonate : environ $0^{gr},04$ par litre. On prend ces eaux en boisson et en bains. Leur action tonique et digestive convient dans tous les cas où il s'agit de fortifier la constitution et de stimuler les fonctions organiques. On associe souvent aux bains de Sylvanès la boisson des eaux gazeuses de Camarès, dont les deux sources jaillissent au revers de la même colline.

CRANSAC (AVEYRON).

Sources salines sulfatées froides.

ITINÉRAIRE DE PARIS A CRANSAC. — Chemin de fer de Bordeaux et Montauban jusqu'à Cransac même : 25 heures. — *Débours* : 105 fr.

Cransac est un village situé à 35 kilomètres de Villefranche et à 40 de Rodez, dans une jolie vallée qu'animent de nombreuses usines. Près du village existe une montagne volcanique formée de schistes et de houille dont la combustion lente se traduit, au sommet, par un dégagement de vapeurs sulfureuses. C'est au pied et à mi-côte de cette montagne que jaillissent les sources minérales, dont deux seulement sont utilisées en médecine, savoir : la source Basse-Richard et la source Haute-Richard.

L'eau de ces sources est froide, limpide, d'une saveur styptique. La source Basse, qui est la plus employée, a une minéralisation considérable. Ainsi, l'analyse y constate, par litre :

	Gram.
Sulfate de chaux	2,43
— de magnésie	2,20
— d'alumine	1,15
— de fer	0,15
— de manganèse	0,14
	6,07

Ce qui, chimiquement parlant, distingue surtout les eaux de Cransac des sources de la même classe, c'est le manganèse, qu'on rencontre très rarement ainsi dans la nature à l'état de sulfate.

Bue le matin à la dose de plusieurs verres, l'eau de la source Basse exerce une action purgative. Elle convient dans les engorgements chroniques des viscères abdominaux, dans les maladies de la rate et du foie, dans celles de l'estomac que caractérise un état saburral, dans les constipations opiniâtres, et tout spécialement dans les fièvres intermittentes rebelles. Quant à la source Haute, dont l'action est plus astringente, on l'a surtout vantée contre les flux muqueux et les hémorrhagies passives de l'utérus.

On utilise à Cransac, comme étuves naturelles, de petites niches creusées sur divers points de la montagne que domine le pic de Montet. L'air qu'on y respire est extrêmement chaud et chargé d'émanations sulfureuses. Les rhumatismes torpides se trouvent en général très bien de leur emploi. Elles ont le grand avantage sur les bains de vapeurs sulfureux ou autres d'être plus énergiques et de ne renfermer aucun principe humide.

TRANSPORT (*les deux sources Richard*). — Ces eaux supportent le transport sans subir d'altération appréciable. Mêmes doses et mêmes usages qu'à la source. Peu employées.

II.

SOURCES DU CENTRE DE LA FRANCE.

Les eaux minérales du centre de la France se rencontrent surtout dans les anciennes provinces de l'Auvergne et du Bourbonnais, lesquelles représentent un massif à base granitique, percé par des porphyres secondaires et des roches volcaniques, et parsemé de lambeaux rudimentaires. Le nombre de ces sources est très grand. Ces diverses conditions de gisement influent nécessairement sur leur température, qui est en général assez élevée ; chez quelques-unes même, elle est voisine de l'ébullition.

Tandis que les Pyrénées sont si abondamment pourvues d'eaux sulfureuses, le centre de la France en est à peu près complétement privé. En revanche, nous y trouverons des eaux salines de premier ordre qui méritent à tous égards d'appeler et de fixer notre attention. Les sels qui les minéralisent sont spécialement des sulfates, des bicarbonates, des chlorures et des silicates ; la base dominante est la soude, puis, après elle, la magnésie ; enfin le gaz le plus répandu, au point quelquefois de les saturer complétement, est l'acide carbonique.

MONT-DORE (PUY-DE-DOME).

Sources alcalines chaudes.

Itinéraire de Paris au Mont-Dore. — Chemin de fer du Bourbonnais jusqu'à Clermont : 11 heures. Voitures de Clermont au Mont-Dore : 6 heures. — *Débours* : 55 fr.

La vallée du Mont-Dore est une des parties les plus curieuses et les plus pittoresques de l'ancienne Auvergne. Les soulèvements du sol, les cratères et les coulées de laves attestent que, dans des siècles reculés, ces contrées, aujourd'hui si paisibles et si fertiles, furent bouleversées par d'affreux cataclysmes. Le village des bains est situé dans la vallée que traverse la Dordogne ; celle-ci n'est encore qu'un simple ruisseau, presque à sec en été et comme perdu au milieu d'un ravin rocailleux. C'est sur la rive droite, à la base de la montagne de l'Angle, que jaillissent les sources minérales. On en compte sept : une froide et six thermales.

La source froide, dite Fontaine de Sainte-Marguerite, a une saveur piquante et acidule qu'elle doit au gaz acide carbonique. Sa minéralisation est à peu près nulle ; sa température de 12° C. seulement. C'est surtout une eau de table.

Les six sources thermales sont : le Grand-Bain, la source de César, la Fontaine Caroline, le Bain Ramond, le Bain de Rigny et la Fontaine de la Madeleine. Ces sources, dont la température oscille entre 42° et 46° C., sont aménagées dans l'établissement. Cet édifice, d'une architecture un peu lourde, est bâti sur l'emplacement même où sourdent les eaux minérales. Il se compose de trois carrés longs, successivement moins grands, terminés par un hémicycle, et reliés entre eux par des galeries couvertes : le premier corps de bâtiment s'appelle le Péristyle, le second le Grand-Salon, et le troisième le Pavillon. C'est là que sont disposés les bains, les douches, les piscines et la buvette.

A gauche de l'établissement thermal et un peu plus bas, se trouve le bâtiment destiné à l'inhalation et aux bains de vapeur. Son organisation défectueuse, déjà critiquée par Thenard, exigerait une réforme ou mieux une réinstallation complète.

Les eaux du Mont-Dore sont limpides, incolores et fortement gazeuses. Elles n'ont pas d'odeur ; leur saveur, légèrement acidule, puis salée, laisse un arrière-goût styptique assez désagréable. Exposées à l'air libre, elles se couvrent d'une mince pellicule irisée, formée de matière organique, de carbonate de chaux et de silice. Il résulte des analyses de Bertrand père, que ces eaux renferment des sels tout à fait insignifiants. Ce sont pour un litre :

	Gram.
Bicarbonate de soude	0,63
— de chaux	0,22
— de fer	0,02
Chlorure de sodium	0,38
Divers	0,37
	1,62

Ces sels, on le comprend, ne sauraient, ni par leur volume, ni par leur nature, rendre aucunement compte de l'action si énergique de l'eau minérale. Frappé de ce désaccord, Thenard, qui était allé, en juillet 1853, passer une saison au Mont-Dore, soumit ces eaux à de nouvelles analyses. Il y trouva un peu plus de 1 milligramme d'arséniate neutre de soude, d'où il crut pouvoir conclure « qu'on ne saurait mettre en doute que ce ne soit à l'arséniate de » soude que ces eaux doivent leur puissante action sur l'économie » animale. » Je n'ai qu'une chose à répondre, c'est que si l'éminent chimiste eût été en même temps quelque peu médecin, il se fût bien gardé de résoudre en termes aussi absolus une question de thérapeutique pour le moins conjecturale.

Les Grands-Bains, ou bains à haute température, constituent la médecine topique et particulière du Mont-Dore ; on les prend dans les cuves du Pavillon. La durée de semblables bains est nécessairement très courte. Beaucoup de malades ne peuvent y rester plus de cinq ou six minutes, et encore éprouvent-ils quelquefois des syncopes, ainsi que l'attestent les flacons d'éther disposés par précaution tout près des cabinets. Ces bains, administrés dès le début, auraient souvent l'inconvénient de déterminer des perturbations générales beaucoup trop vives. Aussi est-il prudent, dans certains cas, de commencer par les bains tempérés du Grand-Salon, qui sont même quelquefois les seuls que les malades peuvent supporter. Leur action consiste à stimuler doucement la peau, à la rendre halitueuse et à fortifier l'action musculaire ; cependant, quels que soient leurs bons effets, ils sont loin, dans beaucoup de cas, d'avoir l'importance et l'efficacité des Grands-Bains du Pavillon.

Les bains ne constituent pas seuls tout le traitement. On boit les eaux du Mont-Dore à une température également très élevée, puisque c'est la source la plus chaude, celle de la Madeleine, qui alimente la buvette : la dose est de trois ou quatre verres par jour. Ingérées dans l'estomac, ces eaux sont rapidement absorbées, et elles impriment à la circulation une nouvelle activité.

Sous l'influence de cette excitation tant interne qu'externe, on voit souvent, du troisième au huitième jour, la fièvre thermale se déclarer. Presque toujours ensuite il se manifeste quelque phénomène critique du côté de la peau. C'est pour favoriser ce déplacement des fluides du centre à la périphérie qu'on fait un si fréquent usage des bains de pieds. On emploie dans le même but et réellement jusqu'à satiété, la douche, le massage, les frictions, les bains d'étuve, en un mot, tout ce qui tend à congestionner le derme, en dégageant les parties profondes.

Quelles sont les maladies qui seront traitées au Mont-Dore avec le plus de succès? Sidoine Apollinaire dit à propos des CALENTES BAIÆ, que l'on présume être les mêmes eaux que celles qui nous occupent : « *Phthisiscentibus medicabiles.* » Ainsi, dès le ve siècle, époque où écrivait le savant évêque, les eaux du Mont-Dore avaient déjà, contre les maladies de poitrine, la réputation dont elles jouissent aujourd'hui. Nul doute par conséquent que cette réputation ne repose sur quelque chose de fondé : seulement il importe de bien spécifier les affections qui sont plus directement de leur ressort. J'ai analysé avec soin les faits que Bertrand père (1) a publiés, ainsi que ceux qui ont été soumis à mon observation particulière, et je suis arrivé à cette conviction, que les eaux du Mont-Dore sont impuissantes à guérir la phthisie pulmonaire, non-seulement à des degrés avancés, mais même à ses débuts. C'est tout au plus si elles pourraient, dans quelques cas très rares, arrêter ses progrès, en dissipant la congestion pulmonaire formée autour des tubercules. C'est plutôt contre le catarrhe bronchique, s'il y a peu de chaleur à la peau et point de fièvre, que les eaux du Mont-Dore seront réellement utiles. En même temps qu'elles relèvent les forces générales, elles donnent du ton à la muqueuse, et, par une dérivation salutaire, appellent à l'extérieur l'irritation fixée profondément.

D'après leur mode d'action, il est facile de comprendre que ces eaux conviennent principalement aux personnes à fibre molle et à circulation languissante, chez lesquelles il s'agit de donner un coup de fouet à l'économie. Il est toutefois d'observation qu'elles ne réussissent pas aux tempéraments scrofuleux.

(1) J'ai regretté que M. Richelot, médecin consultant au Mont-Dore, n'eût pas encore abordé dans ses intéressantes *Etudes cliniques* ce qui se rattache à l'influence de ces eaux sur la curabilité du tubercule.

Quelques asthmatiques se trouvent bien des eaux du Mont-Dore, surtout quand l'asthme se rattache à un état catarrhal de la muqueuse aérienne. Il est permis de supposer, avec Thénard, que l'arsenic contenu dans ces eaux n'est pas entièrement étranger aux bons effets du traitement. Qui ne sait que cette substance a été vantée de toute antiquité pour ses propriétés antiasthmatiques? «*Asthmaticis* (disait à son sujet Dioscoride) *in potione porrigitur.*» De même, si l'on en croit Ettmuller, l'arsenic était, au XVIIe siècle, d'un usage domestique contre l'asthme; enfin les travaux des modernes n'ont fait que confirmer en partie ces observations.

La durée d'une saison au Mont-Dore est de quinze jours à trois semaines, terme moyen; prises plus longtemps, ces eaux auraient souvent le grave inconvénient de trop exciter.

Le séjour du Mont-Dore est plus agréable par ses promenades, ses points de vue et ses distractions champêtres, que par ses réunions de société qui même, on peut le dire, n'existent pas. Ainsi, tandis que le grand salon de l'établissement reste désert, de même que ceux des hôtels, triste résultat de concurrences ridicules, la foule des baigneurs se presse dans les délicieuses allées du Capucin et des autres montagnes qui dominent le village; seulement il faut aller chercher l'ombrage un peu loin. Mais aussi vous trouvez là ce qu'en langage du pays on appelle *salons*, espèces de quinconces dont le plus connu porte le nom de Mirabeau. Dans ces salons, en cela bien différents des nôtres où règne une atmosphère concentrée et malsaine, il circule, sous la voûte des sapins qui les encadrent, un air vif, léger, balsamique. On vante un peu trop les cascades, qui m'ont paru peu de chose, surtout comparées à celles de la Suisse : en revanche, je ne connais pas d'excursion plus intéressante que celle au puy de Sancy, ce géant de l'Auvergne, avec son château du Diable, ses gorges d'Enfer, ses ravins et ses neiges éternelles.

Transport (*la Madeleine*). — On y a généralement renoncé, tant l'action de ces eaux, loin de la source, a paru insignifiante.

LA BOURBOULE (Puy-de-Dôme).

Sources salines chlorurées chaudes.

Itinéraire de Paris a la Bourboule. — Même itinéraire que pour le Mont-Dore, dont la Bourboule est distant de 7 kilomètres.

C'est sur la rive droite de la Dordogne et au pied d'un immense rocher granitique, que se trouve le petit village de la Bourboule, composé de chétives masures. Là jaillissent des eaux minérales, au milieu d'un ancien bain romain. La température de la source principale est de 52° C. Si à un aménagement meilleur ces eaux joignaient des logements moins primitifs et la possibilité d'une alimentation convenable, je ne doute pas qu'elles n'acquissent une haute importance. Elles sont très gazeuses et fortement minéralisées : ainsi l'analyse y a constaté $1^{lit},287$ d'acide carbonique libre et $6^{gr},133$ de principes fixes, dont :

	Gram.
Chlorure de sodium.	2,791
Sulfate de soude.	1,777
Bicarbonate de soude.	1,356

Ajoutons que ce sont les eaux les plus arsenicales que l'on connaisse, la dose d'arsenic étant de $0^{gr},008$. Quel plus puissant attrait aujourd'hui pour beaucoup de baigneurs !

Les eaux de la Bourboule ont une saveur franchement saline, avec un arrière-goût acide. Toniques et fortifiantes, l'estomac les supporte parfaitement. Elles réussissent très bien dans le traitement de certaines maladies de la peau et plus particulièrement de l'eczéma. On les a vantées avec raison contre les affections scrofuleuses, et, plus d'une fois, les bains et les douches ont triomphé d'engorgements articulaires réputés incurables. Malheureusement ces eaux, dont le médecin-inspecteur, M. Peironnet, a fait une si consciencieuse étude, ne peuvent guère être fréquentées que par les gens du pays.

SAINT-NECTAIRE (PUY-DE-DOME).

Sources salines chaudes.

ITINÉRAIRE DE PARIS A SAINT-NECTAIRE. — Chemin de fer du Bourbonnais jusqu'à la station de Coudes : 12 heures. Diligences de cette station à Saint-Nectaire : 2 heures. — *Débours* : 56 fr.

Les sources de Saint-Nectaire sont situées dans le petit village de ce nom, à 12 kilomètres du Mont-Dore et à 28 d'Issoire. Leur nombre est considérable ; mais sept seulement sont utilisées, cinq à Saint-Nectaire-le-Bas, et deux à Saint-Nectaire-le-Haut. Leur température varie de 18° à 40° C. Incolore à sa sortie du rocher, l'eau prend, par le contact de l'air, une teinte louche et ne tarde pas à abandonner un dépôt ocracé. Il résulte d'un intéressant travail publié par M. le docteur Basset, le médecin-inspecteur, que la principale source de Saint-Nectaire contient par litre :

	Gram.
Chlorure de sodium	2,377
Bicarbonate de soude	2,103
— de magnésie	1,411
— de chaux	0,205
Alumine et oxyde de fer	0,035
Divers	0,490
	6,621

C'est donc une minéralisation tout à fait remarquable par la nature et les doses de ses éléments fixes. Ajoutons que Thenard y a trouvé de l'arsenic en quantité sensible.

Les eaux de Saint-Nectaire sont employées en boisson, en bains et en douches dans trois petits établissements. On en retire de bons effets contre les dyspepsies, les leucorrhées atoniques, la gravelle et les engorgements des viscères abdominaux. Mais leur clientèle est toute locale, et, disons-le tout de suite, ces eaux n'intéressent l'étranger que par les incrustations qu'on en obtient, lesquelles sont formées de carbonate de chaux que colore un peu de fer hydroxydé. C'est pour les habitants toute une industrie. Cette industrie était déjà connue des anciens. « Il existe à Perperènes, raconte Pline, une » source qui pétrifie tout objet qu'elle touche, ce que fait également » une source chaude de l'Eubée. A Eurymènes, les couronnes que » l'on jette dans une certaine fontaine deviennent pierres ; il en est » de même des branches qu'on plonge dans les eaux des mines de » Scyros. » Ovide, en sa qualité de poëte, veut, de plus, que ces eaux pétrifient les entrailles de ceux qui commettent l'imprudence d'en boire :

Flumen habent Cicones, *quod potum saxea reddit*
Viscera, quod tactis inducit marmora rebus.

J'ai visité, dans un faubourg de Clermont, une source appelée source Saint-Allyre (1), qui offre, sous ce rapport, la plus grande ana-

---

(1) A côté de cette source se trouve une masse de travertin, nommée *Pont de Pierre,* qui est en totalité le produit de ces dépôts salins et dont Berzelius a donné une très curieuse analyse. La longueur de ce pont est d'environ 80 mètres et sa hauteur de 8 ; on le prendrait pour un barrage fait de main d'homme. Au-dessous passe le ruisseau de Tiretaine.

logie avec celles de Saint-Nectaire. Du reste, ces curiosités naturelles ont beaucoup perdu de leur prix aujourd'hui qu'à l'aide d'un simple bain électrique, la galvanoplastie parvient à façonner les métaux eux-mêmes en merveilleuses incrustations.

Châteauneuf (Puy-de-Dôme). — Le petit village de Châteauneuf est situé à 24 kilomètres de Riom, sur les bords de la Sioule, l'un des affluents de l'Allier et au centre des montagnes qui font suite à la chaîne de la basse Auvergne. Les sources minérales sont nombreuses et assez abondantes pour alimenter des bains en commun, des douches et quelques baignoires ; mais vous n'y trouverez aucun établissement thermal un peu confortable. Ce sont des eaux gazeuses, alcalines, d'une température qui oscille entre 15° et 38° C. Elles renferment par litre $3^{gr},524$ de principes fixes dont $1^{gr},352$ de bicarbonate de soude. Les autres sels sont à base de chaux et magnésie.

Les eaux de Châteauneuf ont une action tout à la fois fondante, tonique et dépurative. Mais tant que leur aménagement restera ce qu'il est aujourd'hui, elles ne pourront être fréquentées par d'autres malades que ceux de la localité.

ROYAT (Puy-de-Dôme).

Sources alcalines chaudes.

Itinéraire de Paris à Royat. — Chemin de fer du Bourbonnais jusqu'à Clermont : 12 heures. Royat en est à 15 minutes. — *Débours* : 50 fr.

Je n'ai jamais visité la célèbre vallée de Tempé. Je ne la connais que par les récits enthousiastes des poëtes qui, très probablement, ne l'avaient pas visitée plus que moi. Eh bien ! même en prenant à l lettre la description qu'il nous en ont laissée, je doute fort que la vallée de Royat lui soit de beaucoup inférieure. Là aussi vous trouvez une splendide nature, des eaux vives et murmurantes, des cascades, des grottes, de frais ombrages, tout ce qui peut, en un mot, charmer les yeux et prêter aux plus douces rêveries. Je sais bien que le mont Olympe est voisin de Tempé, et qu'Apollon, escorté des neuf sœurs, se plaisait à fouler en cadence ses sommets odoriférants. Mais le Puy-de-Dôme touche à Royat, et c'est sur ses hauteurs que Pascal découvrit la grande loi de la pesanteur de l'atmosphère. Or la solution d'un aussi admirable problème de physique ne peut-elle pas être opposée avec quelque avantage aux plus beaux triomphes de la chorégraphie ?

8.

L'établissement thermal de Royat est situé à 15 minutes de Clermont, dans la partie la plus pittoresque de la vallée, et sur la rive droite du ruisseau de Tiretaine qui roule avec un certain fracas des eaux inoffensives. Vis-à-vis, et de l'autre côté du chemin, jaillit la magnifique source minérale. Cette source, qu'un éboulement dont la date remonte à plusieurs siècles avait engloutie ainsi que les thermes romains qu'elle desservait, n'a été retrouvée qu'en 1843 ; depuis lors on l'a soumise à d'importants captages.

Son griffon est creusé dans le travertin, et le gaz acide carbonique qui s'en dégage avec violence y entretient un bouillonnement tumultueux qui la fait ressembler au Sprudel de Carlsbad. L'eau en est claire, limpide, légèrement écumeuse, d'une saveur atramentaire et piquante, avec un arrière-goût alcalin. Sa digestibilité est extrême. Bue le matin à la dose de quatre ou cinq demi-verres, elle est supportée par les estomacs les plus impressionnables. Il résulte des analyses les plus récentes qu'elle contient, par litre :

	Gram.
Bicarbonate de soude	1,349
— potasse	0,435
— chaux et magnésie	1,677
— fer	0,040
Chlorure de sodium	1,728
Divers	0,359
	5,588

C'est donc une eau mixte qui, par sa composition, se rapproche des eaux alcalines et ferrugineuses. Ajoutons qu'indépendamment de traces d'arsenic, il s'y rencontre environ $0^{lit},377$ de gaz acide carbonique libre.

Cette source a une température fixe de $35°$ C., c'est-à-dire que sa chaleur est parfaitement à point pour le bain tempéré, circonstance dont j'ai fait plus d'une fois ressortir les précieux avantages. Quant à son rendement, il représente le chiffre énorme de 1000 litres par minute. Aussi voyez sur quelle large échelle on a prodigué l'eau minérale dans l'établissement ! La même source alimente 74 baignoires, 4 piscines, tout un arsenal de douches, 2 salles d'inhalation, 6 bains d'étuve et une buvette ; enfin l'eau se renouvelle sans cesse pendant le bain, formant de la sorte un véritable courant au milieu duquel le malade est plongé.

Rien donc n'a été omis pour tirer tout le parti possible de cette source. Mais du moins ses vertus médicinales répondent-elles à un aussi splendide aménagement? L'inspecteur, M. Allard, le pense et j'avoue que les faits nombreux qu'il m'a cités, m'ont paru venir singulièrement en aide à son opinion. Ainsi il a vu, et M. Nivet, son prédécesseur, avait vu également l'angine folliculeuse, l'asthme humide, le catarrhe bronchique et laryngé, peut-être même la tuberculisation commençante, être améliorés ou guéris par l'intervention de ces eaux. Mêmes succès dans les leucorrhées chroniques et dans les engorgements mous de l'utérus. La goutte, le rhumatisme, les névroses, les paraplégies hystériques en ont plus d'une fois aussi obtenu d'excellents résultats. Il en a été de même de certaines dermatoses, telles que l'eczéma prurigineux, l'acné, le lichen et l'hyperesthésie cutanée. Une remarque importante, c'est que les constitutions lymphatiques, appauvries, étiolées, à fibre molle et à circulation languissante, sont celles pour lesquelles ce traitement réussit le mieux. Comment donc expliquer l'assimilation qu'on a voulu établir entre les eaux de Royat et les eaux d'Ems, les premières étant aussi toniques que les secondes sont au contraire asthénisantes (1)?

Il existe sur la rive gauche de la Tiretaine une autre source dite *Bain de César*, qui offre, avec celle que nous venons de décrire, la plus complète analogie; seulement sa température et sa minéralisation sont un peu plus faibles. Le petit bâtiment fort humble où elle a été aménagée est particulièrement fréquenté par les malades qui redoutent la trop grande activité de la source de Royat.

N'oublions pas non plus de mentionner l'établissement hydrothérapique qu'on vient de construire tout à côté des thermes et dont il forme un très utile appendice. Nulle part ailleurs on n'eût pu trouver de sources mieux appropriées par leur limpidité et leur abondance à une semblable destination.

Telle est cette délicieuse résidence de Royat. Des omnibus, dont les départs se succèdent à tout instant, la relient à Clermont, et permettent aux malades de se fixer à volonté soit dans la ville, soit aux lieux d'emploi. La saison des bains est l'époque de l'année où la route offre le plus d'animation, aucun touriste ne quittant l'Auvergne sans avoir visité la vallée qui en est en quelque sorte le joyau. Du reste, à la beauté des sites se joint l'intérêt des souvenirs. Ainsi sur les hauteurs du mont Gergovia s'élevait la puissante forteresse que défendait Vercingétorix et contre laquelle les légions de César subi-

(1) Le même désaccord se retrouve dans leur composition chimique. Ainsi, tandis que les eaux de Royat contiennent une remarquable quantité de fer (0^{gr},040), celles d'Ems n'en offrent que de faibles traces (0^{gr},003).

rent leur premier échec dans les Gaules (1). Un peu plus loin, des débris de muraille et des grains de blé noircis par l'incendie, indiquent l'emplacement du château de Waifre, duc d'Aquitaine, que Pépin assiégea et détruisit en 768. Enfin, au centre même du village, se dresse, intacte et respectée, la petite église de Royat qui a eu aussi ses mauvais jours, à en juger par les déchirures de ses créneaux démantelés. Son attitude près de ces ruines n'est-elle pas tout à la fois un enseignement et un emblème ?

Rouzat (Puy-de-Dôme). — A 7 kilomètres de Riom. Ce sont des eaux tempérées, contenant quelques bicarbonates alcalins et $0^{gr},036$ de carbonate de fer. Il y a un petit établissement thermal. M. le docteur Chaloin en obtient de très bons effets dans les affections rhumatismales, les scrofules, ainsi que dans celles qui se rattachent à l'anémie.

Chateldon (Puy-de-Dôme). Le bourg de Chateldon, situé à 12 kilomètres de Vichy, possède deux sources minérales froides, mais une seule mérite réellement de fixer notre attention, c'est la source dite des *Vignes*. L'eau en est limpide, petillante, d'une saveur acidule et légèrement ferrugineuse. Elle contient par litre $0^{lit},668$ de gaz acide carbonique, et $0^{gr},826$ de sel alcalin ; on y a constaté également un peu de fer. Cette source, qui a fait la réputation de Chateldon, est surtout utile dans les affections des voies digestives, caractérisées par l'atonie et la débilité. C'est une agréable boisson de table, dont il se fait à Paris une assez grande consommation.

VIC-SUR-CÈRE (CANTAL).

Sources alcalines froides.

ITINÉRAIRE DE PARIS A VIC-SUR-CÈRE. — Chemin de fer du Bourbonnais jusqu'à Brioude : 15 heures. Voitures de Brioude à Vic-sur-Cère : 6 heures. — *Débours* : 70 fr.

Au pied de la chaîne du Cantal, et à 20 kilomètres d'Aurillac, jaillit l'eau minérale de Vic, dans la riche vallée qui lui doit son

(1) De l'aveu même de César, le dernier assaut coûta aux Romains 700 hommes tués, parmi lesquels 46 centurions ; la retraite de l'armée vers le pays des Éduens (le Morvan), ressembla presque à une déroute. Mais bientôt César reprit l'offensive. Il assiégea Vercingétorix dans Alesia, aujourd'hui Sainte-Reine, le fit prisonnier et en orna son triomphe. Peu de jours après, le noble défenseur de l'indépendance gauloise était, par les ordres du sénat, étranglé dans son cachot.

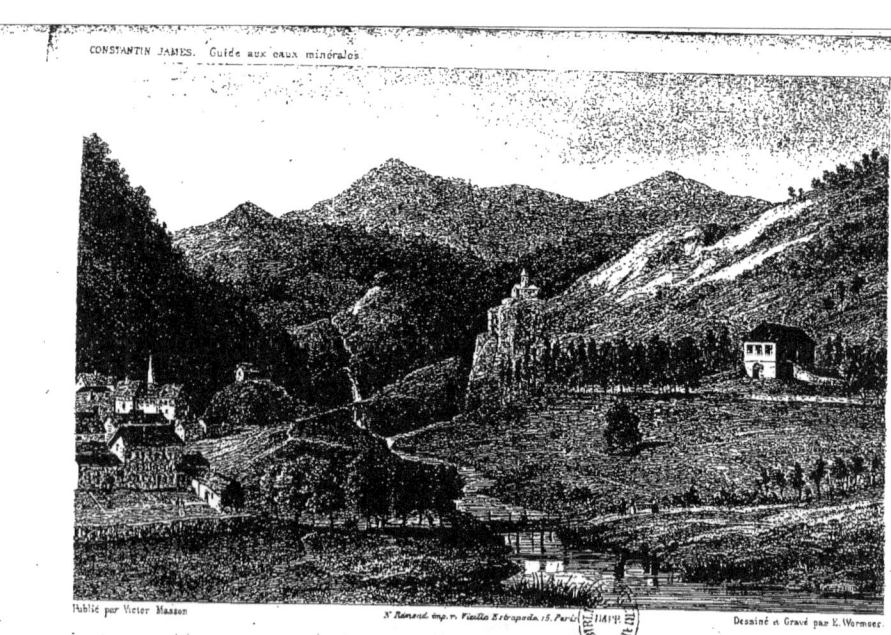

VIC. (CANTAL).

nom (*Vick*, en langue celtique, signifie minéral). Les sources, au nombre de quatre, ne se trouvent pas dans la ville même, mais à dix minutes de distance : une promenade agréablement ombragée y conduit. Si l'on en juge par la quantité de médailles trouvées près des griffons, ces eaux durent avoir, sous la domination romaine, une importance qu'elles sont à la veille de recouvrer, grâce au chemin de fer qui va très incessamment les relier à la capitale.

Les sources de Vic ont une température de 12° C. Ce sont des eaux richement gazeuses que minéralisent des sels alcalins et des sels ferrugineux. D'après Soubeiran, elles renferment par litre :

	Gram.
Bicarbonate de soude	1,860
— de chaux et de magnésie	1,269
— de fer	0,050
Chlorure de sodium	1,257
Divers	1,123
	5,559

C'est donc, à beaucoup d'égards, une composition remarquable, qui rappelle celle de Vichy, avec cette différence, toute à l'avantage de Vic, que la proportion infiniment plus forte de fer corrige ce que les alcalins à haute dose ont toujours d'un peu énervant.

Les eaux de Vic sont souveraines contre l'anémie, la chlorose, les gastralgies, les embarras saburraux et ces débilités du gros intestin que caractérisent soit des flux muqueux, soit au contraire des constipations opiniâtres. La rapidité avec laquelle elles traversent le torrent circulatoire, puis sont éliminées par les urines, les rend éminemment propres au traitement du catarrhe vésical et surtout de la gravelle. Ce n'est donc pas sans quelque raison qu'on leur applique le nom de *lithontriptiques* : sous ce rapport, elles rappellent la Maxbrunn de Kissingen. Enfin certaines affections du foie, et en particulier l'hypertrophie, éprouvent un soulagement notable ou même une complète guérison par leur emploi.

On trouve à Vic des logements confortables. Près de la source s'élève un bâtiment de construction récente, qui renferme plusieurs baignoires. Quant à la vie des eaux proprement dite, elle offre ces avantages que présentent de beaux sites, des promenades variées, un air pur et riche, une végétation luxuriante ; avantages qui pourront paraître un peu monotones à l'homme blasé qui ne cherche que le plaisir, mais qui, au contraire, seront inappréciables pour le malade qui désire avant tout la santé.

Transport. — Ces eaux se conservent à merveille. Aussi ont-elles pris, dans ces derniers temps, une extension considérable, qui s'accroîtra encore à mesure qu'elles seront mieux connues.

Chaudes-Aigues (Cantal). — La petite ville de Chaudes-Aigues est située et comme perdue dans une gorge sauvage, au pied des montagnes qui séparent l'Auvergne du Gévaudan. Ses eaux minérales offrent la plus parfaite analogie de saveur, de composition et de propriétés avec celles de Dax : comme ces dernières, elles servent presque exclusivement aux usages culinaires et économiques. M. Berthier a calculé qu'elles tiennent lieu aux habitants d'une forêt de chênes d'au moins 540 hectares. Mais tandis que les eaux de Dax n'ont que 63° C., ce qui est déjà une température fort respectable, celles de Chaudes-Aigues en marquent 81. A cela près, l'histoire chimique et médicale de ces deux stations se confond tellement, que la même description peut servir à toutes les deux. Je ne puis donc que renvoyer pour Chaudes-Aigues à ce que j'ai dit de Dax à la page 46 de ce Guide.

Saint-Galmier et **Saint-Alban** (Loire). — Ce sont des eaux gazeuses froides, qui doivent leur action au gaz acide carbonique qui les sature. Elles sont, comme toutes les eaux de cette classe, mousseuses, aigrelettes et piquantes. Mêlées au vin, elles constituent plutôt une boisson de table qu'une eau médicinale. L'eau de Saint-Galmier a surtout le grand mérite de coûter très peu cher.

VICHY (Allier).

Sources alcalines chaudes.

Itinéraire de Paris a Vichy. — Chemin de fer du Bourbonnais jusqu'à la station de Saint-Germain : 10 heures. Voitures de cette station à Vichy : 1 heure et demie. — *Débours* : 45 fr.

Les eaux thermales de Vichy sont les plus fréquentées, je ne dis pas seulement de la France, mais peut-être même de toute l'Europe. Or, ce n'est point ici une simple affaire de vogue : jamais réputation ne reposa sur autant de titres, et, au point de vue de la composition chimique et des vertus médicinales, je connais peu de sources qui leur soient comparables.

Vichy est situé sur la rive droite de l'Allier et divisé en deux parties : la ville ancienne et la ville nouvelle. L'ancienne, plus rapprochée du fleuve, se compose de maisons assez mal bâties et de rues étroites ; la nouvelle, séparée de l'ancienne par une longue place plantée en avenues, s'en distingue par le bon aspect de ses constructions, qui représentent d'immenses hôtels où logent les malades. C'est à l'extrémité de cette partie de la ville que s'élèvent les thermes, vaste édifice qui peut sans désavantage lutter avec les premiers établissements de l'Allemagne, surtout depuis qu'un bâtiment annexe a plus que doublé son arsenal balnéaire.

Les sources utilisées à Vichy sont au nombre de 11. Toutes sont extrêmement alcalines. Le bicarbonate de soude y existe en si grande abondance et y prédomine tellement sur les autres principes minéralisateurs, qu'il est impossible de ne pas l'envisager comme l'élément essentiel de leur action. J'indique dans le tableau suivant leur température, ainsi que la dose de bicarbonate qu'elles renferment :

	Tempér.	Gram.
Grande-Grille..................	42° C.	4,883 bicarb. soud.
Puits Chomel..................	43°	5,001
Puits carré....................	44°	4,893
Lucas et Acacias réunis.........	20°	5,004
Hôpital........................	31°	5,029
Célestins (ancienne)............	14°	5,103
Célestins (nouvelle).............	15°	5,103
Source Lardy..................	23°	4,910
Source du Parc (ancienne source Brosson).	22°	4,857
Source de Mesdames...........	17°	4,016
Source d'Hauterive.............	15°	4,687

Toutes ces sources jaillissent à Vichy même, excepté celles d'Hauterive et de Mesdames (1). La première en est distante de 6 kilomètres : elle sert surtout à l'exportation. Quant à la seconde, qui jaillit à vingt minutes de la ville, sur la route de Cusset, elle est amenée à Vichy par des conduites qui la mettent ainsi à la portée des malades. C'est une des plus ferrugineuses : elle contient, par litre, $0^{gr},026$ de bicarbonate de protoxyde de fer.

Si dans l'analyse des sources de Vichy, je n'ai mentionné que le bicarbonate de soude, c'est qu'il est impossible d'indiquer quelle peut être la part d'action des autres éléments : cependant ils en ont une très réelle. Dissolvez dans un litre d'eau ordinaire la même quantité de sels alcalins que nous avons dit exister dans un litre d'eau minérale, cette eau artificielle, lors même qu'elle ne fatigue pas l'es-

(1) M. le docteur Casimir Daumas, médecin consultant à Vichy, a décrit tout ce qui se rattache à cet aménagement des sources dans une intéressante Notice à laquelle je ne puis que renvoyer.

tomac, ne saurait produire des effets analogues à ceux que détermine l'eau naturelle. L'eau de Vichy n'est donc pas une simple dissolution alcaline ; il y a, soit dans les principes révélés par l'analyse, soit dans d'autres encore inaperçus, une combinaison qui nous échappe, mais dont nous ne devons pas pour cela méconnaître l'intervention.

L'eau de toutes les sources de Vichy est limpide et a une saveur lixivielle, nullement désagréable : celle des Célestins est plutôt aigrelette et piquante. La grande quantité d'acide carbonique que ces sources renferment simule, en s'échappant, une véritable ébullition ; ce gaz est pur, bien qu'il s'y mêle habituellement une légère odeur d'hydrogène sulfuré. Il existe également dans ces sources une assez notable proportion de cette matière gélatineuse et filante qu'on rencontre dans la plupart des eaux minérales.

Maintenant que nous sommes suffisamment renseignés sur la composition des sources de Vichy, essayons d'établir quelles sont les modifications chimiques qu'éprouve l'économie par l'absorption d'une eau aussi fortement chargée de bicarbonate de soude.

Les divers liquides qui circulent dans nos vaisseaux, ceux qui en sortent, soit pour être rejetés au dehors, soit pour rentrer dans la circulation, présentent tous, dans l'état de santé, certains caractères que très souvent la maladie modifie : c'est ainsi que telle sécrétion alcaline deviendra acide, et telle sécrétion acide deviendra alcaline. Or les eaux de Vichy ont pour effet à peu près constant, non-seulement d'augmenter l'alcalinité du sang et des autres liquides qui sont déjà naturellement alcalins, mais encore de rendre alcalines toutes les sécrétions naturellement acides. On comprend quelles seront les conséquences de ces métamorphoses et de ces espèces de conflits chimiques. Il est évident que toute maladie qui reconnaîtra comme point de départ ou comme principale manifestation une trop grande acidité des humeurs, sera puissamment influencée par l'eau de Vichy ; par suite, l'emploi bien dirigé de cette eau pourra constituer en pareil cas la meilleure thérapeutique.

Notons encore que l'eau de Vichy, du moment qu'elle rend le sang plus alcalin, lui fait perdre une partie de sa coagulabilité. On sait également que les alcalis s'attaquent à l'albumine et à la fibrine et amènent assez promptement la dissolution de ces substances. Si donc le sang, devenu moins plastique, se meut avec plus de liberté dans ses canaux, et que, de plus, il ait acquis la propriété de dissoudre les deux principaux éléments qui forment la base de la plupart des engorgements chroniques, n'est-on pas sur la voie de connaître, en partie du moins, par quel mécanisme les eaux de Vichy sont fondantes et résolutives? Mais, en imprégnant ainsi l'économie du principe actif des eaux, il importe de ne pas dépasser certaines limites de saturation. Aussi ne saurait-on surveiller avec trop d'attention l'état plus ou moins acide des sécrétions. Une trop grande alcalinité des humeurs pourrait entraîner l'énervement des fonctions organiques, et imprimer à la constitution ce cachet particulier qui distingue les habitants des contrées marécageuses.

Or c'est là le grand écueil de la médication de Vichy. C'est celui que redoutent le plus les médecins qui, à un titre quelconque, exercent près de ces sources, et il m'a semblé qu'ils professaient sous ce rapport une doctrine unanime. Je me trompe; un seul fait exception : c'est M. Durand-Fardel. Notre confrère, qui, bien qu'étranger à l'inspection de Vichy, s'est créé près de ces bains une position très influente, nie les phénomènes de saturation signalés par Magendie, Trousseau et tant d'autres autorités imposantes. Il dirige même force plaisanteries contre l'examen des urines à l'aide du papier de tournesol : c'est ce qu'il appelle ironiquement la *médecine des petits papiers*. A cela je n'ai qu'une chose à répondre, c'est que si réellement aucun accident grave, provenant de cette saturation, ne s'est manifesté sous ses yeux, il ne se passe pas d'année au contraire sans que je sois consulté par des personnes que l'abus des alcalins a littéralement empoisonnées. Il n'est pas impossible, et cela expliquerait l'étrange sécurité de M. Durand-Fardel, que ces altérations humorales ne deviennent apparentes que quelque temps après que les malades ont quitté Vichy; ils se gardent bien alors d'y retourner. Mais, pour être un symptôme consécutif, en constituent-elles un danger moins sérieux?

Ceci posé et nos réserves prises de la manière la plus formelle, nous allons passer en revue les principaux états morbides contre lesquels les eaux de Vichy sont le plus utilement conseillées.

Maladies des voies digestives. — Toutes les fois qu'il y a dérangement de la digestion et que la susceptibilité de la muqueuse intestinale n'est pas trop vive, on peut recourir avec avantage aux eaux de Vichy. Sous ce rapport, les dyspepsies avec aigreur, ballonnement, flatuosités, s'en trouvent mieux que les gastralgies véritables. On commence, d'habitude, par la source de l'Hôpital : comme c'est celle qui contient le plus de matières onctueuses, son action plus douce est, en général, mieux supportée. Chez certains malades, une eau tout à fait froide, celle des Célestins ou d'Hauterive, réussit mieux; chez d'autres, c'est la source Lardy ou de Mesdames, probablement à cause du fer qu'elles contiennent.

L'eau minérale ne modifie pas seulement la fonction digestive ; elle agit encore chimiquement sur le suc gastrique dont elle diminue l'acidité. Or les expériences de M. Cl. Bernard ont suffisamment démontré quelle immense influence exerce sur la digestibilité des substances animales ou végétales l'état acide ou alcalin des divers liquides qui concourent à la digestion.

Maladies du foie ; engorgements abdominaux suites de fièvres paludéennes. — Les eaux de Vichy font merveille dans la plupart des maladies du foie. En même temps qu'elles rendent la bile plus fluide, ces eaux excitent la vitalité du tissu hépatique, activent la circulation dans les capillaires, et communiquent plus de ressort au parenchyme de l'organe tout entier : aussi sont-elles éminemment toniques et *désobstruantes.* Nul doute qu'elles n'aient plus d'une fois favorisé la sortie des calculs biliaires en stimulant la contractilité de leurs réservoirs. Mais c'est spécialement contre l'hypertrophie, sans productions accidentelles et sans dégénérescence organique, qu'on doit le plus compter sur leurs excellents effets.

Les engorgements de la rate, ceux du mésentère et de l'épiploon, qui reconnaissent une origine paludéenne, cèdent quelquefois d'une manière tout à fait inespérée à l'emploi bien dirigé de ces eaux. M. le docteur Boudier, médecin principal de l'hôpital militaire, m'a dit en obtenir les meilleurs résultats sur des fébricitants de notre armée d'Afrique et d'Italie. Combien de malades l'Espagne ne nous envoie-t-elle pas tous les ans pour des affections de cette nature qui, après une cure de quelques semaines, retournent chez eux complétement guéris !

Affections de la matrice. — Les bains de Vichy, aidés surtout des irrigations pendant le bain, triomphent facilement des engorgements chroniques de l'utérus, à la condition que l'élément phlegmasique ait disparu, l'affection fût-elle même compliquée d'excoriations, de granulations ou de déplacements. Je signalerai à cette occasion l'excellente monographie qu'en a publiée M. Willemin, inspecteur adjoint et l'un des médecins les plus consultés de Vichy.

Catarrhe vésical. — Les eaux de Vichy modifient quelquefois avec avantage les sécrétions muqueuses de la vessie. Mais si ces sécrétions ont déjà le caractère purulent, et que l'affection soit ancienne ; si surtout il existe quelque altération de la prostate, on ne saurait être trop réservé sur leur emploi. Souvent alors des eaux moins minéralisées ou simplement gazeuses sont préférables.

Gravelle et calculs urinaires. — Les eaux de Vichy possèdent une efficacité incontestable contre cette forme particulière de gravelle qu'on appelle gravelle *rouge* ou d'acide urique. Leur action est quelquefois tellement rapide, que, dès les premiers verres, les malades n'apercevant plus dans leurs urines de traces de graviers, se sont effrayés, dans la crainte que ceux-ci ne restassent emprisonnés au sein des organes ; c'est qu'au contraire, ils avaient été instantanément dissous. On peut expliquer cette dissolution en disant que l'acide urique en excès s'est combiné avec la soude absorbée pour former un urate de soude, lequel a été entraîné avec les urines.

Le plus souvent cependant l'eau de Vichy agit bien moins comme agent chimique que comme stimulant de l'appareil rénal. Dans ce cas, les graviers, au lieu de se dissoudre, sont simplement expulsés du tissu du rein, et charriés ensuite par les urines : aussi les malades les rendent-ils plutôt à la fin qu'au commencement de la cure, car il faut un certain temps pour qu'ils se détachent.

Quant à ce qui est des véritables calculs, personne n'admet plus aujourd'hui que les eaux de Vichy soient aptes à les dissoudre. Comme les différents sels qui forment ces calculs n'ont pas une composition identique, il est chimiquement impossible que les eaux agissent sur chacun de ces sels avec une même efficacité. En supposant qu'elles s'attaquent aux éléments uriques, elles seront sans effet sur les éléments phosphatiques, si même elles n'y ajoutent de nouvelles couches. Mieux vaut donc recourir d'emblée à la lithotritie que de perdre un temps précieux en tentatives dont l'expérience a démontré la complète inutilité.

Goutte, rhumatisme. — C'est dans un mémoire publié en 1835, que Petit appela pour la première fois l'attention sur les résultats qu'il avait observés de l'application des eaux de Vichy au traitement de la goutte. Le nombre et l'importance des guérisons qu'il dit avoir obtenues émurent vivement l'opinion, et bientôt les goutteux affluèrent à Vichy. Malheureusement le succès ne justifia pas toujours l'espérance des malades, et bientôt une vive réaction, je devrais dire une réaction passionnée dont Prunelle fut surtout l'interprète, s'opéra contre les doctrines de Petit ; il sembla même que Vichy se partageait en deux camps. Mais à quoi bon rappeler de regrettables divisions ? La tombe s'est fermée sur les deux honorables confrères qui personnifiaient ces luttes, et aujourd'hui la science possède assez de faits pour que nous soyons suffisamment édifiés sur la valeur de la médication alcaline appliquée au traitement de la goutte.

J'ai essayé, dans un travail qu'on lira à la fin de ce volume, de prouver que, la goutte étant une maladie essentiellement complexe, son traitement ne peut être du ressort d'une seule eau minérale, et que plusieurs sources, en tête desquelles se place Vichy, doivent à divers titres y concourir. Je me suis attaché surtout à bien spécifier quelles sont celles qui paraissent le mieux s'adapter à chacune des formes prédominantes de l'affection. Je puis d'autant mieux renvoyer à ce travail que c'est précisément Vichy que j'ai eu en vue en l'écrivant.

Quant au rhumatisme dont la parenté avec la goutte me paraît avoir été singulièrement exagérée, vous pourrez le traiter avec quelque avantage par ces eaux, mais il est beaucoup d'autres sources qui seront infiniment mieux appropriées à son traitement. Vichy ne convient même, à vrai dire, qu'à cette forme mixte qu'on appelle « rhumatisme goutteux ».

Diabète sucré. — Le diabète est une affection beaucoup moins rare qu'on ne l'avait cru jusqu'ici. Il se rend tous les ans à Vichy un certain nombre de malades, surtout de goutteux, qui en sont atteints. Or la plupart se trouvent parfaitement bien de l'usage de ces eaux : c'est au point que je ne connais aucune source qui, à cet égard, leur soit supérieure. Sur quel organe agissent-elles ? Il est probable que c'est surtout sur le foie, car les belles expériences de M. Cl. Bernard ont appris que c'est dans le parenchyme hépatique que se forme le sucre. Cette action des eaux de Vichy aurait aussi pour effet, d'après M. Mialhe, de restituer au sang l'alcalinité qu'il a perdue par le fait de l'affection diabétique. Quelle que soit la valeur de cette dernière théorie à laquelle on a adressé de très judicieuses critiques, il faut toujours, ainsi que le veut M. Bouchardat, combiner avec l'eau minérale un régime fortement animalisé, et l'exclusion plus ou moins absolue des substances sucrées ou féculentes.

Maladies de la peau. — La goutte, ainsi que certaines affections de l'estomac ou du foie, se complique assez souvent de maladies de la peau que les sources sulfureuses exaspèrent et qui se trouvent bien au contraire de la médication alcaline. J'ai vu dans ce cas les eaux de Vichy produire de très bons résultats. Il est probable qu'elles agissent de deux manières : d'une part, comme topique contre l'altération propre du derme ; d'autre part, comme régularisateur du trouble organique dont cette altération n'est que le signe extérieur. Prunelle était dans l'usage de diriger les maladies de ce genre à la petite piscine de l'hôpital, à cause de la glairine que renferme en proportion plus sensible la source qui l'alimente ; malheureusement l'eau de cette piscine ne se renouvelle pas pendant le bain.

— On voit, par les détails dans lesquels je viens d'entrer, quel immense parti on peut tirer des eaux de Vichy dans le traitement d'une multitude d'affections, même les plus graves. Quant au choix à faire parmi les diverses sources, comme, en résumé, il n'en est aucune douée plus que les autres de propriétés spécifiques sur tel ou tel organe, on se laissera principalement guider par les susceptibilités de chaque tempérament. Bien entendu les Célestins (1) continueront d'être l'eau de prédilection des goutteux : seulement que ceux-ci en usent avec plus de mesure qu'ils ne le font d'habitude, et qu'ils ne perdent pas de vue que s'il est bon quelquefois d'alcaliniser la constitution, il est toujours dangereux de la saturer.

Le service des bains est aujourd'hui organisé à Vichy de manière à ne laisser presque rien à désirer ; mais le nombre des baignoires, bien qu'il soit de plus de 300, pouvant donner par jour de 2500 à 2800 bains, est loin de suffire, surtout dans le mois de juillet, à l'affluence croissante des malades. Aussi les habitués de Vichy préfèrent-ils avec raison les mois de juin et d'août. Ils évitent ainsi les chaleurs caniculaires pendant lesquelles le docteur Lucas, l'un des inspecteurs qui ont le mieux connu ces eaux, avait pris le sage parti d'interdire les bains.

Les douches ont été l'objet de remaniements importants. Elles sont installées d'une manière suffisante pour le rôle parfois secondaire qui leur est dévolu dans la médication de Vichy.

Enfin M. Willemin imagina, en 1858, d'utiliser pour bains et demi-bains l'acide carbonique pris sur les griffons du Puits carré, et en obtint de très satisfaisants résultats. Des motifs dont je n'ai point ici à apprécier la convenance, ont fait transporter ce traitement dans un autre local éloigné des sources où le gaz arrive à l'aide de tuyaux. C'est là, du reste, une organisation toute provisoire, qui sera incessamment l'objet d'utiles réformes.

Je n'ai rien à dire du séjour ni des distractions de Vichy. Où trouver ailleurs, fût-ce même aux bains d'Allemagne, une société plus distinguée, des relations de meilleur ton, des fêtes mieux entendues ? C'est que par la nature même des principales affections qu'on y traite, Vichy recrute surtout sa clientèle parmi les classes élevées. Ajoutons qu'il a de plus le grand et heureux privilége d'être à la mode ; or, cette fois du moins la mode a raison.

(1) La nouvelle source des Célestins pour laquelle on a construit une de ces grottes d'azur comme on n'en trouve que dans les contes de fées, a été inaugurée avec grande solennité pendant la saison de 1859.

Transport. — (Toutes les sources, mais plus particulièrement celles des Célestins, d'Hauterive, de l'Hôpital, de Mesdames et de la Grande-Grille.) Ces eaux se conservent parfaitement, ce qu'il faut surtout attribuer au soin extrême qui préside à leur expédition. Je ne décrirai point leur mode d'emploi loin de la source, car les eaux de Vichy sont celles dont l'usage est le plus fréquent (1) et l'action la plus connue. D'ailleurs les détails dans lesquels je viens d'entrer sur le traitement à Vichy même sont presque entièrement applicables au traitement à distance.

Sels pour boisson ; pastilles ; sels pour bains. — La question qui se rattache aux sels de Vichy est autant une question de bonne foi qu'une question de science, car il importe de signaler la fraude par laquelle on a vendu trop souvent et l'on vend même encore aujourd'hui, comme extraits de l'eau minérale, des bicarbonates de soude du commerce. Or voici comment on opère maintenant à Vichy sous les yeux mêmes des baigneurs.

Il a été établi près des sources de vastes laboratoires. Les sels tenus en dissolution dans les eaux y sont extraits et traités au moyen d'appareils qui, m'a-t-on dit, peuvent évaporer, par heure, 4000 litres d'eau, ce qui, rapproché des analyses que j'ai indiquées plus haut, donnerait par jour un total approximatif de 600 kilogrammes de sels. Ces sels sont destinés les uns à la boisson, les autres aux bains.

Déclarons-le tout d'abord, les *sels pour boisson*, malgré leur belle apparence, j'ai presque dit leur aspect appétissant, ne peuvent à aucun titre remplacer l'eau minérale elle-même. Qu'on les utilise pour fabriquer ces *pastilles* dites *de Vichy*, dont un agréable arome dissimule la saveur alcaline : rien de mieux. Ils constituent sous cette forme un excellent digestif. Mais qu'on cesse de prétendre qu'ajoutés à un volume donné d'eau, ils soient aucunement préférables aux dissolutions ordinaires de bicarbonate de soude.

Il n'en est pas de même des *sels pour bains*. Ces sels qui, par suite du procédé qu'on emploie pour les obtenir, représentent bien plus fidèlement la composition des eaux, constituent une précieuse ressource pour les personnes que leurs occupations, leurs infirmités ou les trop grandes distances empêchent de se rendre à Vichy. Vous les conseillerez encore avec avantage comme préparation aux eaux ou comme complément de la cure. Je n'hésite donc pas à regarder

---

(1) Il s'en expédie chaque année plus d'un million de bouteilles. Ces envois se font de Vichy par caisses de 50 litres, au prix de 30 francs chaque caisse.

les sels pour bains comme infiniment supérieurs aux simples bicarbonates de soude du commerce.

Aussi ne saurais-je trop applaudir à l'arrêté ministériel du 2 mars 1857, par lequel un commissaire du gouvernement préside à l'extraction et à l'emploi des sels naturels de Vichy, et revêt du contrôle de l'Etat toute boîte, rouleau ou flacon provenant des laboratoires de la Compagnie fermière. Que de fraudes, le plus souvent préjudiciables à la santé des malades, seraient évitées si les produits médicamenteux qui sortent de nos diverses officines portaient ainsi une véritable marque de fabrique !

NÉRIS (Allier).

Sources salines chaudes.

Itinéraire de Paris a Néris. — Chemin de fer d'Orléans et Moulins jusqu'à Montluçon : 12 heures. Voitures de Montluçon à Néris : 45 minutes. — *Débours :* 40 fr.

A en juger par les débris de son cirque et les ruines de ses anciens thermes, que décoraient soixante colonnes dont on a retrouvé de précieux tronçons, il n'est pas douteux que Néris, qui n'est plus aujourd'hui qu'un simple bourg, n'ait été une ville opulente, à l'époque où les Romains dominaient dans les Gaules. S'il fallait en croire quelques étymologistes, le mot *Néris* viendrait de Néron ; triste patronage, qu'aucun souvenir historique ne semble justifier. Ces sources sont enchambrées dans six puits, de construction romaine, et produisent, en vingt-quatre heures, environ 1000 mètres cubes d'eau. C'est le Puits de la Croix qui fournit à la buvette.

On voit, sur les parois et dans la profondeur des bassins, une grande quantité de conferves formées par l'*Anabœna monticulosa*. Cette plante thermale, qui ne saurait vivre dans une eau au-dessous de 45° C., a un mode d'accroissement fort curieux. Elle se développe par une série de digitations assez semblables à du frai de grenouille, que réunissent entre elles des pédicules très minces : ces digitations se gonflent peu à peu, en se remplissant d'azote, et il arrive un moment où vous diriez autant de petits ballons qui, par leur légèreté spécifique, tendent de plus en plus à s'élever. Bientôt le filament qui les retenait se rompt. Parvenu à la surface de l'eau, l'utricule se distend davantage, ses parois s'amincissent, puis enfin elles éclatent. C'est la réunion de tous ces débris végétaux, flottant ainsi au-dessus des réservoirs, qui constitue ce qu'on appelle le *limon* des bains.

Les eaux de Néris ont une température comprise entre 52° et 53°C.; elles sont limpides, et d'un goût un peu fade. Leur composition chimique, comme celle de la plupart des sources qui impressionnent plus particulièrement l'innervation, est tout à fait insignifiante. Ainsi, un litre du Puits de la Croix contient :

	Gram.
Bicarbonate de soude.	0,416
— de chaux.	0,146
Sulfate de soude.	0,384
Chlorure de sodium.	0,178
Divers.	0,126
	1,250

L'établissement thermal de Néris est, sans contredit, l'un des plus beaux et des plus complets que j'aie vus en France et même à l'étranger. Il renferme 4 piscines, dont 2 tempérées (32° à 34°) et extrêmement vastes, servant à la natation ; les deux autres chaudes (38° à 42°), mais d'une étendue moindre, servent aux bains partiels et de courte durée. Il y a 58 baignoires, disposées dans autant de cabinets et munies de douches descendantes, offrant toutes les variétés possibles de température et de forme. Chaque douche est alimentée par un réservoir particulier, de telle sorte que, sa force d'impulsion diminuant à mesure que le réservoir se vide, elle ne représente plus, vers la fin, qu'une chute insignifiante. C'est l'inverse qui devrait exister. Je dois dire toutefois que cette disposition, toute défectueuse qu'elle est, a moins d'inconvénient à Néris que partout ailleurs, à cause de la nature d'affections qu'on y traite et où il est rarement besoin de moyens très stimulants. Indépendamment de ces douches, il en existe de toutes spéciales dans des compartiments à part : il y a de plus des salles pour bains de vapeur, massage, inhalation, puis enfin tout un outillage d'hydrothérapie.

N'oublions pas de mentionner le petit établissement appelé Bain des pauvres, qu'on vient de construire en regard du grand bâtiment thermal. Là aussi vous avez de belles piscines, une eau vierge, des appareils balnéaires bien ordonnés. Tout à côté s'élève l'hôpital où logent les baigneurs indigents (1). En quel autre endroit l'assistance publique a-t-elle été mieux comprise ou plus largement appliquée ?

(1) Les indigents occupent le pavillon du fond. Quant au bâtiment qui donne sur la rue, il renferme de beaux appartements à l'usage des baigneurs ; on n'y admet que des prêtres ou des dames. Dire que la maison est dirigée par des religieuses, c'est dispenser de tout autre éloge.

Les eaux de Néris passent généralement pour être calmantes d'emblée. C'est là une erreur. Depuis longtemps déjà j'avais entendu les malades qui revenaient de ces eaux se plaindre d'y avoir éprouvé, au bout de quelques jours de leur emploi, de la courbature, de l'agitation, de l'insomnie ; quelques-uns, en un mot, de ces phénomènes qu'on désigne en hydrologie sous le nom de *crise des bains*. Je fis part de mes scrupules à MM. de Laurès, le médecin-inspecteur, et Faure, l'inspecteur adjoint, que leur position spéciale mettait à même d'être parfaitement renseignés, et tous les deux me confirmèrent ce fait que l'action première des eaux de Néris est presque toujours plus ou moins perturbatrice : ce n'est qu'après une période d'orages qui sans doute ne dépasse pas certaines limites, qu'arrive la période de sédation.

Ces eaux qu'on emploie à peine en boisson, conviennent spécialement dans les maladies nerveuses caractérisées par l'exaltation de la sensibilité et les troubles du mouvement, les névralgies faciales, sciatiques, intercostales et autres, l'hystérie et certaines formes de chorée. C'est par l'emploi longtemps continué des bains de piscine qu'on parvient à calmer l'irritabilité générale et les spasmes. On comprend combien il importe de surveiller ici la température de l'eau minérale qui doit être plutôt un peu basse que trop élevée.

Vous verrez à Néris un certain nombre d'affections rhumatismales, avec prédominance d'éréthisme nerveux. L'emploi de ces eaux et leur mode d'action seront les mêmes que dans les circonstances précédentes ; mais si le rhumatisme est très ancien, et qu'il soit nécessaire de le faire momentanément passer par un état subaigu, les petites piscines devront être préférées aux piscines de natation, que nous avons dit avoir une température moindre. On se trouve très bien aussi, en pareil cas, de recourir à la douche, aux bains de vapeurs ou même de faire intervenir l'hydrothérapie.

La matière végéto-animale dont ces eaux sont imprégnées, possède des propriétés excitantes tout d'abord, ainsi que l'a remarqué M. de Laurès (1), puis calmantes et résolutives. On les emploie avec avantage contre certaines maladies de la peau caractérisées par le prurit et l'érythème, telles que l'eczéma, l'urticaire, le lichen, le prurigo, etc.; seulement il faut laisser les malades des quatre et cinq heures au bain. Dans l'acné, quelques frictions sur le visage avec le limon des eaux produisent de bons effets, surtout en ayant soin de

---

(1) Consulter, pour plus de détails, l'intéressant Mémoire de MM. de Laurès et Becquerel sur les *Conferves des eaux thermales de Néris*.

faire suivre ces frictions d'une légère douche, laquelle, par le petit ébranlement qu'elle imprime au tissu cellulaire, déterge le derme et modifie sa vitalité.

Les eaux de Néris ne sont d'aucun secours contre les maladies de la poitrine non plus que contre les engorgements des viscères abdominaux. Elles sont au contraire extrêmement utiles dans les affections de l'utérus que caractérisent soit une simple névrose, soit une lésion plus ou moins prononcée de l'organe lui-même. La plupart des femmes que de semblables motifs conduisent à ces eaux ont déjà été soumises à la cautérisation : quelquefois cependant, dans le courant de la cure, on est obligé d'y recourir de nouveau ; or, bien loin d'en neutraliser les bons effets, l'intervention des eaux ne fait ensuite qu'en accroître l'efficacité.

Néris est un séjour un peu triste. Ce ne sont pas cependant les éléments de distraction qui manquent, car le pays est agréable, l'établissement thermal possède un fort beau salon, et, parmi les baigneurs, un grand nombre appartiennent à l'élite de la société. C'est donc aux malades eux-mêmes qu'il faut s'en prendre, ou mieux au genre d'affections qui les conduit à ces eaux. Qui ne sait, en effet, que les souffrances nerveuses qui inspirent en général si peu de sympathie au vulgaire, trop enclin à n'y voir que des effets de l'imagination, sont au contraire les plus cruels de tous les maux ? Le bruit, l'agitation, la foule les exaspèrent ; souvent il n'y a pour elles d'autres adoucissements possibles que le silence et la solitude.

BOURBON-L'ARCHAMBAULT (ALLIER).

Sources salines chlorurées chaudes.

ITINÉRAIRE DE PARIS A BOURBON-L'ARCHAMBAULT. — Chemin de fer d'Orléans et Moulins jusqu'à Souvigny · 8 h. 1/2. Voitures de Souvigny à Bourbon-l'Archambault : 1 heure. — *Débours* : 40 fr.

Les eaux de Bourbon-l'Archambault furent très en vogue sous Louis XIV ; le roi lui-même y vint une ou deux fois. C'est de Bourbon que Boileau, Racine, madame de Sévigné et tant d'autres personnages illustres datèrent si souvent leur correspondance. On allait alors à Bourbon comme on va aujourd'hui à Vichy. Combien les temps sont changés ! Par suite d'un revirement du destin, ces mêmes eaux ne reçoivent plus de Paris que de rares malades, et, au delà d'un certain rayon, c'est à peine si elles sont connues. Aussi tout se ressent-il de cet abandon immérité. La ville n'est plus qu'un simple bourg, et les logements destinés aux baigneurs n'offrent pas maintenant le moindre confortable (1).

Il n'existe à Bourbon-l'Archambault qu'une seule source minérale chaude ; mais elle est tellement abondante, qu'elle fournit 2400 mètres cubes d'eau en vingt-quatre heures : sa température est de 51° à 52° C. Cette source jaillit en bouillonnant, au milieu d'une petite place, et elle est captée, à son griffon, dans trois bassins circulaires qui présentent tous les caractères d'une construction romaine, et dont le fond est occupé par d'abondantes conferves.

C'est une eau limpide, bien qu'elle tienne en suspension de petits corpuscules ressemblant à de l'ocre ; sa saveur, franchement salée, rappelle, comme celle de beaucoup d'autres sources, un assez mauvais bouillon de veau. Elle contient, par litre :

	Gram.
Chlorure de sodium	2,240
Bicarbonates alcalins	1,244
Bromure alcalin	0,025
Divers	0,471
	3,980

L'établissement thermal qui, lors de ma visite à ces eaux, ne contenait que 8 à 10 baignoires, vient d'être l'objet d'un agrandissement considérable. Il en renferme 40 aujourd'hui, des douches variées, des salles d'étuves ; on y a construit plusieurs réservoirs de réfrigération ; enfin, d'après ce que me mande l'inspecteur, M. Regnault, l'aspect en est devenu presque monumental.

Les eaux de Bourbon prises tant à l'intérieur qu'à l'extérieur, sont des eaux excitantes qui agissent sur l'ensemble de l'organisme sans exercer de spécialisation bien marquée. Quand sous leur influence la réaction devient trop vive, on est souvent obligé de recourir aux ventouses, ou plutôt aux *cornes*, comme on dit plus ordinairement. En effet, on se sert de cornes de taureau amincies et souples, percées à la pointe d'un petit trou auquel un homme adapte ses lèvres, pour produire le vide par de fortes inspirations ; le vide opéré, le trou se

---

(1) Il paraîtrait du reste que le séjour n'en a jamais été très attrayant. Ainsi Boileau écrivait de Bourbon à Racine (13 août 1687) : « L'offre que » vous me faites de venir à Bourbon est tout à fait héroïque et obligeante ; » mais il n'est pas nécessaire que vous veniez vous enterrer inutilement » dans le plus vilain lieu du monde, et le chagrin que vous auriez infailli- » blement de vous y voir ne ferait qu'augmenter celui que j'ai d'y être. »

trouve bouché par un morceau de cire préalablement introduit dans la bouche, puis poussé par la langue et fixé avec les dents. On peut porter l'action de ces ventouses jusqu'à la phlyctène, et soustraire par la scarification la quantité de sang voulue (1).

Les eaux de Bourbon-l'Archambault sont renommées contre les rhumatismes, la plupart des maladies des os ou des ligaments, les engorgements articulaires et les commencements d'ankylose. Elles conviennent surtout aux tempéraments scrofuleux. On les a vantées avec raison contre certaines paralysies d'origine traumatique ou rhumatismale. J'ai vu à l'hospice civil et à l'hôpital militaire des paraplégiques qui s'en trouvaient parfaitement ; plusieurs même étaient en complète voie de guérison.

Mais on va plus loin à Bourbon. On prétend guérir les hémiplégies symptomatiques d'une affection cérébrale, et même on pose en principe que plus l'hémorrhagie est récente, plus grandes sont les chances de curabilité. Je me suis déjà expliqué, à propos de Balaruc, sur ces graves et difficiles problèmes d'hydrologie : j'y reviendrai encore dans un autre endroit de cet ouvrage (2). Qu'il me suffise de déclarer dès maintenant que les affirmations de nos confrères de Bourbon me paraissent beaucoup trop absolues, et que je ne saurais partager ni leur sécurité, ni leur confiance.

On boit peu l'eau thermale de Bourbon, seulement deux ou trois verres. Comme elle est légèrement constipante, la plupart des malades font également usage de la fontaine ferrugineuse de Jonas, qui exerce une action opposée. Cette source, qu'un Suisse appelé Jonas découvrit vers la fin du XVIIe siècle, jaillit au sud-ouest de la ville, dans un petit bassin surmonté d'une sorte de campanile de zinc : son voisinage du jardin public en fait un but de promenade. Elle est froide, limpide et a une saveur d'encre très prononcée ; elle contient, par litre, environ 0^{gr},04 de crénate de fer.

La source de Jonas passe, dans tout le pays, pour être souveraine contre l'amaurose : son emploi, du reste, est des plus simples. On remplit de cette eau un entonnoir garni d'une éponge, et on la laisse tomber goutte à goutte, d'une certaine hauteur, sur les yeux malades.

(1) Ce procédé que j'avais cru nouveau était au contraire connu des anciens. Ainsi on lit dans Antyllus, cité par Oribase : « Le tirage des ven-
» touses en corne se fait sans feu ; car elles sont percées à leur partie supé-
» rieure, et, en les appliquant, on aspire fortement à travers l'ouverture
» pour les faire tirer ; puis on bouche immédiatement cette ouverture avec
» le doigt ou avec de la cire. »

(2) Voyez l'article « Maladies nerveuses » de mon *Traité thérapeutique.*

La petite douche est répétée, chaque jour, pendant plusieurs minutes. On comprend que, par ses principes astringents et la légère commotion qu'elle imprime au globe de l'œil, l'eau de Jonas puisse, dans certains cas, fortifier la vision ; mais je crains bien qu'elle ne guérisse pas plus les véritables amauroses que la source chaude ne résout les épanchements apoplectiques.

Si le séjour de Néris est peu animé, celui de Bourbon-l'Archambault l'est moins encore. Il y a seulement une jolie promenade, avec une très belle avenue de marronniers plantés par madame de Montespan (1), à peu de distance du vieux manoir qui fut le berceau de la maison de Bourbon. Au milieu de cette promenade se dresse, à mi-côte, un pavillon où l'on se réunit le soir pour lire les journaux, danser quelquefois et tâcher de se distraire.

BOURBON-LANCY (SAONE-ET-LOIRE).

Sources salines chorurées chaudes.

ITINÉRAIRE DE PARIS A BOURBON-LANCY. — Chemin de fer du Centre jusqu'à Moulins : 9 heures. De Moulins à Bourbon-Lancy : 2 h. 1/2. — *Débours* : 47 fr.

Les eaux de Bourbon-Lancy sont, depuis plusieurs années, tombées dans un tel abandon, qu'elles ne vivent plus, en quelque sorte, que par les souvenirs qui les rattachent à notre histoire. Ainsi, quand on a eu raconté que ce fut à ces eaux que Catherine de Médicis, envoyée par son médecin Fernel, vit cesser la stérilité dont elle était affligée depuis dix ans, et que, par conséquent, elles ne durent pas être étrangères à la naissance de Charles IX, on a tout dit à peu près sur leur compte ; à peine ensuite fait-on une simple allusion à leurs propriétés médicinales.

Ces eaux jaillissent à Saint-Léger, faubourg situé au pied d'une masse de rochers coupés à pic, qui dominent les sources. Celles-ci, au nombre de six, sont disposées à la suite les unes des autres, dans la vaste cour de l'établissement, et captées chacune dans autant de

(1) Madame de Montespan passa les douze dernières années de sa vie à Bourbon, dans les pratiques religieuses. La nuit de sa mort, un cavalier entra brusquement dans sa chambre, saisit une clef qu'elle portait suspendue à son cou, s'empara d'une cassette enfermée dans le tiroir d'un meuble, puis repartit en toute hâte pour Paris, sans avoir proféré une seule parole... C'était son fils, le duc d'Antin. On n'a jamais su quel mystère recélait cette précieuse cassette.

bassins de marbre. La plus considérable et la plus chaude s'appelle le Limbe ; une autre porte le nom de Fontaine de la Reine, parce que c'est celle où Catherine de Médicis se baignait ; les autres sources sont habituellement désignées par un numéro d'ordre. Leur température varie de 28° à 56° C.

Le trop-plein de ces diverses sources est versé par des tuyaux dans deux grands réservoirs à ciel ouvert, où l'eau est soumise à un refroidissement préalable : ce n'est qu'après avoir perdu ainsi son excès de calorique qu'elle se distribue aux baignoires et aux douches. Quant à l'établissement thermal, je n'ai rien à en dire, si ce n'est que son outillage balnéaire est tout à fait insuffisant. J'en excepte cependant la piscine, magnifique pièce dans laquelle on peut très aisément nager et que traverse sans cesse un courant d'eau thermale venant directement des griffons.

Les eaux de Bourbon-Lancy sont limpides et onctueuses au toucher. Leur odeur m'a paru nulle ; elles ont un goût fade, à peine salin, sans saveur dominante. Leur minéralisation est très faible. La source du Limbe, qui est une des plus estimées, contient, par litre :

	Gram.
Carbonate de chaux.	0,09
Sulfure de soude.	0,28
Chlorure de sodium.	1,25
Divers.	0,13
	1,75

C'est une dose de sels à peine plus forte qu'à Néris, mais bien moindre qu'à Bourbon-l'Archambault. Ce sont, du reste, à peu près les mêmes principes salins qu'aux sources que je viens de citer. Le gaz est l'acide carbonique mélangé d'azote.

Ces eaux, bues le matin à la dose de trois ou quatre verres, sont diaphorétiques, sans autre action bien sensible ; aussi les emploie-t on principalement en bains.

Quelles sont les propriétés thérapeutiques de ces sources ? On a publié si peu de chose sur Bourbon-Lancy, qu'il est difficile de savoir au juste à quoi s'en tenir à cet égard. D'après les renseignements que j'ai recueillis sur les lieux mêmes, il paraît qu'elles agissent dans les mêmes cas et de la même manière que les eaux de Néris, avec lesquelles elles offrent assez d'analogie. Ainsi elles conviendraient surtout dans les engorgements utérins, les affections nerveuses et certaines formes de rhumatisme pour lesquelles les eaux plus riches en principes salins seraient trop excitantes. Ajouterai-je qu'elles sont toujours très en faveur contre la stérilité ? A ces mérites près, l'histoire médicale de ces eaux est encore toute à faire.

J'ai peine à m'expliquer dans quel but on a élevé à Bourbon-Lancy l'hospice monumental dont on aura bientôt achevé la construction. Il doit contenir 400 lits ! Où donc, sauf les cas d'épidémie, recruter dans une petite ville d'environ 4000 âmes, le nombre de malades voulu pour les occuper ? N'eût-il pas valu mieux distraire quelques fonds de la dotation d'Aligre qui en a fait les frais, pour agrandir et réparer le bâtiment des bains ?

Roche-Posay (Vienne). — A 22 kilomètres de la station de Châtellerault. Ce sont des sources froides que l'on présume être sulfatées, car l'analyse n'en a pas encore été régulièrement faite, mais qui, en tout cas, contiennent très peu d'éléments salins. Il y a trois griffons dont les eaux vont se rendre à un réservoir commun qui alimente le petit établissement de bains et les hôtels. On se rend à la Roche-Posay pour les affections de la peau, les rhumatismes, les dyspepsies et la chlorose.

SAINT-HONORÉ (NIÈVRE).

Sources sulfureuses tièdes.

ITINÉRAIRE DE PARIS A SAINT-HONORÉ. — Chemin de fer du Bourbonnais jusqu'à Nevers : 8 heures. Voitures de Nevers à Saint-Honoré : 6 heures. — *Débours* : 40 fr.

Les eaux sulfureuses de Saint-Honoré, qui paraissent se rapporter à celles qu'on trouve anciennement décrites sous le nom de *Aquæ Nisinei*, sourdent près de Moulins-Engilbert, au pied des montagnes du Morvan, à la jonction du calcaire et du granit. Il y a quelques années encore, elles étaient comme perdues au milieu d'une prairie, et rien n'indiquait qu'elles eussent jamais été aménagées convenablement ; mais des fouilles pratiquées par le propriétaire actuel, M. le marquis d'Espeuilles, ont fait découvrir, à la profondeur de 5 mètres environ, les débris d'une vaste piscine romaine sur le griffon des sources (1). C'est seulement en 1854 que, sous la direction de M. Jules François, on s'est occupé de la construction de l'établissement actuel dont la façade a 56 mètres de largeur et que décore un grand portique vitré. Le service des bains, des douches et

---

(1) On y a trouvé également, au milieu des décombres, plus de six cents médailles romaines, à l'effigie des principaux empereurs.

des buvettes m'a paru très bien entendu : l'inhalation y est pratiquée sur une grande échelle, à l'aide d'un système de cascades qui, en pulvérisant l'eau, favorisent le dégagement de ses vapeurs et de ses gaz.

L'eau de Saint-Honoré est claire, limpide, d'une saveur douceâtre et hépatique ; elle exhale une légère odeur d'hydrogène sulfuré. Sa température est de 32° C. seulement. Elle fournit par cinq griffons particuliers la masse énorme de 900 mètres cubes d'eau, en vingt-quatre heures. Analysées sur les lieux mêmes par M. O. Henry, ces sources ont donné, par litre :

	Litr.
Acide sulfhydrique libre	0,070
	Gram.
Sulfure alcalin	0,003
Chlorure de sodium	0,300

On a voulu établir entre la composition chimique de ces sources et celle de la Source-Vieille des Eaux-Bonnes, une analogie qui, surtout depuis l'analyse de cette dernière par M. Filhol, ne me paraît pas suffisamment justifiée. Mais cela importe fort peu pour leur action médicinale. Or, il résulte du témoignage des divers médecins qui jusqu'à l'inspecteur actuel, M. Colin, se sont succédé à Saint-Honoré, que ces eaux sont d'une efficacité réelle contre les maladies cutanées, en particulier contre l'eczéma, l'impétigo et même le lichen. Elles conviennent aussi dans les leucorrhées et les engorgements passifs de l'utérus. Enfin leurs propriétés apéritives dissipent facilement les saburres des premières voies.

Mais c'est le traitement des affections pulmonaires qui a constitué de tout temps leur spécialité. D'après M. Allard, il est peu de catarrhes scrofuleux du larynx et des bronches qui ne cèdent à l'emploi bien dirigé de ces eaux. En sera-t-il de même pour la phthisie tuberculeuse ? Il serait téméraire de répondre aussi affirmativement. Cependant je ne serais pas éloigné de croire qu'elles peuvent, en pareil cas, rendre de très réels services. Ainsi j'ai envoyé, il y a quelques années, à Saint-Honoré un malade atteint d'un catarrhe bronchique des plus graves, que compliquait peut-être une tuberculisation commençante, lequel, arrivé mourant aux eaux, les quitta dans l'état de santé le plus satisfaisant. J'aurais à peine espéré pareil succès des Eaux-Bonnes.

Quand on songe que les eaux de Saint-Honoré sont les seules eaux sulfureuses thermales du centre de la France et qu'elles jaillissent dans une contrée aussi salubre que pittoresque, on comprend qu'elles aient la très légitime ambition de rivaliser avec celles des Pyrénées dont elles rappellent les vertus thérapeutiques.

POUGUES (NIÈVRE).

Sources alcalines froides.

ITINÉRAIRE DE PARIS A POUGUES. — Chemin de fer du Bourbonnais jusqu'à Nevers : 8 heures. Voitures de Nevers à Pougues : 1 heure. — *Débours* : 36 fr.

Il n'existe à Pougues qu'une seule source minérale, dite source de Saint-Léger. Elle est captée dans un petit puits, à ciel ouvert, d'une profondeur de 3 mètres. Température, 12° C. L'eau qu'elle fournit est trouble, louche, d'une saveur atramentaire; de grosses bulles d'acide carbonique viennent éclater à sa surface. L'analyse faite par MM. Boullay et O. Henry y a constaté, par litre :

		Gram.
Bicarbonate de chaux		1,326
— de soude		0,750
— de magnésie		0,976
— de fer		0,020
Divers		0,762
		3,834

C'est principalement en boisson qu'on fait usage des eaux de Pougues, le réchauffement auquel il faut les soumettre pour le bain ayant pour effet d'en altérer la composition; en général l'estomac les supporte à merveille. Elles rendent d'importants services dans les dyspepsies qui accompagnent si souvent la chloro-anémie, et dans les convalescences chez les individus épuisés par de longues maladies ou par un mauvais régime.

Mais c'est surtout contre la gravelle qu'on les prescrit avec le plus de succès. Comme elles contiennent trop peu de sels pour attaquer et dissoudre les concrétions toutes formées, leur action s'exerce particulièrement sur les fonctions des reins, auxquelles elles communiquent un surcroît d'activité qui a pour résultat la sortie et l'expulsion des calculs. Les combinaisons chimiques entrent ici pour fort peu de chose : aussi les eaux de Pougues paraissent-elles être appropriées aux diverses espèces de gravelles. On vient également à Pougues pour certaines affections catarrhales de la vessie ; les eaux déterminent d'abord un état subaigu, mais à cette exacerbation momentanée succède en général un mieux rapide.

La station thermale de Pougues a été dans ces derniers temps l'objet d'aménagements importants, et, sous l'impulsion de puissants patronages, elle semblait appelée aux destinées les plus brillantes. Malheureusement les malades n'y ont trouvé ni les distractions ni le confortable qu'on leur avait peut-être un peu trop vantés. Comme surcroît de disgrâce, la mort du savant inspecteur, M. de Crozant, est venue porter à ces eaux un coup dont je crains qu'elles ne puissent se relever de sitôt.

TRANSPORT. — Ces eaux, qu'on a la précaution de filtrer et de charger d'acide carbonique avant de les mettre en bouteilles, se conservent bien. Elles redonnent du ton à l'estomac et exercent une action franchement diurétique.

Saint-Denis (Loir-et-Cher). — Il existe à Saint-Denis, à une demi-heure de Blois, trois sources ferrugineuses froides qui sont : la source Médicis, la source Henri IV et la source Reneaulme. D'après l'analyse de M. O. Henry, ces sources renferment, par litre, $0^{gr},056$ de crénate et carbonate de fer. C'est, ainsi que nous le verrons bientôt, à peu près la même quantité de fer qu'à Forges.

L'eau de Saint-Denis convient dans tous les cas où il s'agit de relever les forces de l'économie en reconstituant le sang lui-même. On y a récemment organisé un établissement hydrothérapique. Le voisinage des châteaux historiques de Chambord, Ménars (1) et Chenonceaux, ajoute à la valeur intrinsèque du traitement minéral l'agrément de charmantes excursions.

III.

SOURCES DE L'OUEST DE LA FRANCE.

Cette partie de la France est presque entièrement déshéritée d'établissements thermaux. Elle n'en possède, à vrai dire que deux, celui de Bagnoles et celui de Château-Gonthier, et encore ces établissements n'ont-ils qu'une importance tout à fait secondaire. Aussi en donnerai-je plutôt un aperçu qu'une description véritable.

(1) Le château de Ménars est aujourd'hui la propriété de M. le prince de Chimay, dont le puissant patronage est acquis aux eaux de Saint-Denis, comme il l'est, du reste, à toute œuvre d'utilité ou de bienfaisance.

Bagnoles (Orne). — Cet établissement est situé sur les confins du Maine et de la Normandie, dans une vallée très pittoresque, voisine de la magnifique forêt d'Andaine. Les sources minérales, au nombre de trois, fournissent en abondance une eau incolore, onctueuse, presque sans saveur, d'où s'exhale une faible odeur de gaz sulfhydrique ; cependant l'analyse n'a pu y faire découvrir l'existence du soufre. Autant dire même qu'elle n'a donné encore aucun renseignement sur leur composition réelle.

On fait surtout usage des eaux de Bagnoles en bains, douches, piscines et étuves ; mais il faut en élever artificiellement la température, car la source la plus chaude n'a que 27° C. Quant à leurs vertus thérapeutiques, ce sont, à un faible degré, celles de la plupart des sources sulfureuses. Ainsi elles conviennent principalement dans les affections scrofuleuses, les blessures, les ulcères et les maladies de la peau. On les a vantées également dans le traitement du rhumatisme nerveux, des gastralgies et de certains engorgements des viscères de l'abdomen.

Il n'y a pas de village près des sources : le plus voisin est celui de Couterne, distant de 3 kilomètres. Les malades logent dans la maison des bains, où tout a été assez convenablement disposé pour les recevoir et pour administrer les eaux.

Château-Gontier (Mayenne). — A trois heures et demie de Laval. Ce sont des eaux ferrugineuses crénatées froides. Il y a un établissement thermal bien organisé, où l'on trouve tout ce qui constitue la médication balnéaire, bains, douches, étuves, hydrothérapie, etc. L'action de ces eaux est apéritive et tonique. Elle convient dans toutes les affections caractérisées par la débilité.

IV.

SOURCES DU NORD DE LA FRANCE.

Les sources que renferme cette région n'appartiennent qu'à deux classes d'eaux minérales, les sulfureuses et les ferrugineuses. Quelques-unes, depuis l'adjonction de la banlieue, se trouvent comprises dans l'enceinte même de Paris ; d'autres font simplement partie de son bassin ; enfin les autres en sont plus ou moins distantes et se trouvent disséminées sur divers points. Elles ont toutes une valeur réelle, sans cependant, ainsi que nous allons le voir, qu'aucune puisse être tout à fait réputée source de premier ordre.

PASSY (SEINE).

Sources ferrugineuses froides.

Il existe à Passy, qui fait actuellement partie du seizième arrondissement, cinq sources ferrugineuses froides, voisines les unes des autres, et offrant entre elles la plus grande analogie de composition et de propriétés. Limpides à leur point d'émergence, ces eaux se recouvrent promptement d'une pellicule irisée et précipitent un sédiment ocreux. Leur saveur est amère, styptique, avec un arrière-goût de plâtre tout à fait désagréable. Ce sont des eaux ferrugineuses sulfatées, qui ont une action tonique et fortifiante. La source dont on fait le plus usage contient, par litre :

	Gram.
Sulfate de peroxyde de fer.	0,412

Cette énorme quantité de fer rend en général l'eau de Passy difficile à digérer ; aussi est-il rare qu'on la boive telle qu'elle s'échappe du sol. Ce n'est qu'après qu'elle a séjourné pendant quinze jours ou trois semaines dans de grands vases de terre, où elle forme un abondant résidu, qu'elle est livrée à la consommation. Si alors elle a perdu sa saveur désagréable, c'est que, privée de la plupart de ses principes minéralisateurs, elle n'est plus qu'une eau assez semblable à de l'eau ordinaire. D'après M. O. Henry, l'eau de Passy *dépurée* ne donne presque aucun indice de fer.

TRANSPORT. — Ces eaux se conservent d'autant mieux qu'on les a plus complétement dépurées ; c'est dire que, loin de la source, leurs effets thérapeutiques sont presque nuls. Aussi est-il bien rare aujourd'hui qu'on les prescrive.

AUTEUIL (SEINE).

Source ferrugineuse froide.

Sur le plateau qui domine le village d'Auteuil, aujourd'hui réuni à Paris, et à quelques pas du bois de Boulogne, se trouve une source ferrugineuse froide, appelée source *Quicherat*, du nom de celui qui l'a récemment découverte. Il paraîtrait que, dès le commencement du XVIIe siècle, cette source, oubliée depuis, était déjà alors en pleine exploitation. L'eau en est limpide, sans odeur aucune ; sa saveur un peu sucrée laisse un arrière-goût atramentaire. Analysée par M. O. Henry, elle a offert, par litre, 3^{gr},225 de principes fixes, dont :

                                                       Gram.

Sulfate double d'alumine et de fer.   0,715

Elle renferme, de plus, une assez notable quantité de manganèse. Cette eau, par sa composition, tient donc le milieu entre les sources de Passy et celles de Cransac. Comme elle est froide, on l'emploie surtout en boisson. Cependant le petit établissement qu'on vient de construire près de la source, au milieu d'un jardin, permet d'élever la température de l'eau à un degré convenable pour y administrer des douches et des bains.

L'eau d'Auteuil, pour laquelle l'estomac a une tolérance toute particulière, convient dans les gastralgies, les affections chlorotiques, l'anémie ; en un mot, dans les différentes circonstances où il s'agit de redonner du ton aux organes et de fortifier la constitution, en agissant sur le sang lui-même. Beaucoup de personnes, au lieu de se fixer à Auteuil, vont, dans la belle saison, boire l'eau à la source où elle devient un agréable but de promenade.

TRANSPORT. — Ces eaux se conservent très bien et sont utilisées de la même manière qu'à la source. On les boit aux repas pures ou mieux mêlées avec le vin.

ENGHIEN (SEINE-ET-OISE).

Sources sulfureuses froides.

A une demi-heure de Paris. Les sources minérales furent découvertes en 1766 par le père Cotte, curé de Montmorency ; mais ce n'est que successivement, et après de nombreuses vicissitudes, qu'elles ont acquis de l'importance. Ces sources sont froides. Il y en a cinq : les sources Cotte, Deyeux, Péligot, Bouland et celle de la Pêcherie. Le trop-plein des quatre premières se déverse dans un réservoir d'où l'eau minérale est élevée au moyen de pompes, pour être dirigée, après réchauffement préalable, dans les cabinets de bains de l'établissement. Quant à la source de la Pêcherie, on va tout simplement la puiser au griffon.

Existe-t-il une source mère des eaux d'Enghien ? On le présume, et cependant plusieurs jaugeages ont été tentés sans succès. Une particularité assez curieuse, c'est que, lorsqu'on vide le lac pour la fameuse pêche qui a lieu tous les trois ans, l'eau des sources s'arrête, et elle ne coule de nouveau que quand le lac se remplit. Faut-il en conclure que la source mère n'est autre que le lac lui-même? M. Jules François y voit plutôt une nouvelle application de la loi de *pression hydrostatique.*

Ces eaux ont pour base des sels calcaires. D'après les récentes analyses de MM. de Puisaye et Leconte, la source de la Pêcherie, qui est la plus minéralisée, contient, par litre :

Litr.
Acide sulfhydrique libre. . . . 0,025

L'eau d'Enghien est une eau remarquable qui mérite d'être prise en sérieuse considération. Mais c'est à tort qu'on a voulu la comparer au groupe sulfureux des Pyrénées : au lieu de caractères communs, ces sources offriraient plutôt des contrastes. En effet, l'eau d'Enghien renferme des sels de chaux et point de barégine, ce qui la rend un peu rude à la peau; elle n'est point gazeuse ; pour l'employer en bains et en douches, il faut en élever artificiellement la température. Au contraire, les sources des Pyrénées contiennent des sels de soude et beaucoup de barégine, substances auxquelles elles doivent des propriétés onctueuses ; le gaz azote s'y trouve en grande abondance; quant à leur température, elle serait plutôt trop élevée que pas assez.

Bues le matin, à la dose de deux ou trois verres, les eaux d'Enghien déterminent, chez quelques personnes, de la pesanteur à l'estomac : il faut alors en diminuer la quantité, les faire tiédir légèrement, ou les couper avec du lait. Presque toujours on associe les bains à la boisson. Malheureusement le chauffage de l'eau se fait par des procédés si défectueux, qu'elle est presque entièrement désulfurée quand elle arrive dans la baignoire.

Les eaux d'Enghien sont des eaux excitantes. Dans les premiers jours de leur emploi, elles déterminent des phénomènes saburraux plutôt qu'une véritable fièvre thermale ; souvent à cette période un léger laxatif est utile, d'autant plus que ces eaux constipent. Elles conviennent surtout aux tempéraments lymphatiques ou scrofuleux, notamment chez les sujets pâles, étiolés, dont le sang est appauvri et les fonctions languissantes.

Les maladies contre lesquelles on prescrit ces eaux avec avantage sont, en première ligne, celles qui intéressent les organes de la respiration, spécialement les affections catarrhales du larynx et des bronches, et certains emphysèmes. Vous verrez, sous leur influence,

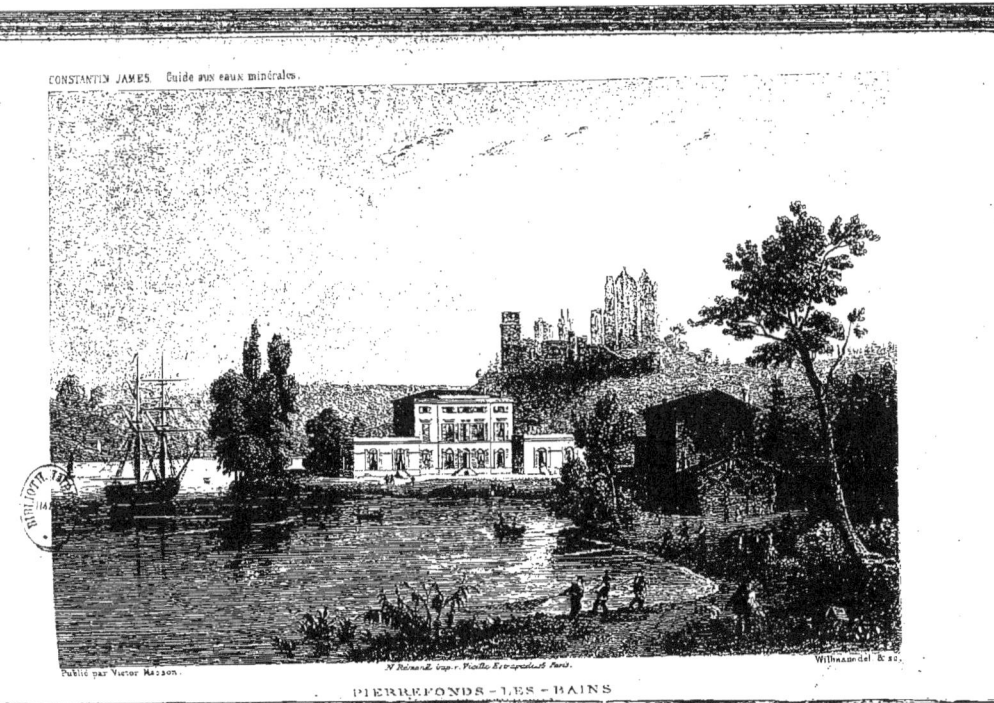

PIERREFONDS-LES-BAINS

la toux et l'expectoration se modifier favorablement puis disparaître. Ces eaux justifient aussi en partie la réputation dont jouissent les eaux sulfureuses dans le traitement des maladies chroniques de la peau, et parmi celles-ci nous citerons les diverses espèces d'eczémas, l'impétigo, l'acné, le pityriasis et le lichen; elles agissent en imprimant aux éruptions un caractère d'acuité qui est la transition parfois nécessaire pour la guérison. Enfin elles trouvent leur utile application dans le traitement des accidents qu'entraîne à sa suite la syphilis constitutionnelle.

L'eau minérale, sous quelque forme qu'on l'emploie, est administrée dans l'établissement qui contient trente-trois cabinets de bains et douze cabinets de douches. Je parlais dans ma précédente édition des nombreuses améliorations qu'on était sur le point d'accomplir dans l'aménagement des eaux; je regrette d'être obligé de dire qu'elles sont restées presque toutes à l'état de projet. Aussi Enghien, malgré l'agrément de ses sites, l'attrait de ses souvenirs et le voisinage de Paris, voit-il depuis quelque temps diminuer le nombre de ses baigneurs.

TRANSPORT. — Ces eaux sont employées dans les mêmes cas et à peu près aux mêmes doses que les eaux Bonnes.

PIERREFONDS (OISE).

Sources sulfureuses froides.

ITINÉRAIRE DE PARIS A PIERREFONDS. — Chemin de fer du Nord jusqu'à Compiègne : 1 h. 30 minutes. Voitures de Compiègne à Pierrefonds : 1 heure. — *Débours* : 10 fr.

Le village de Pierrefonds, célèbre par les magnifiques ruines de son château fort, qui m'ont rappelé celles de Heidelberg et qui sont actuellement l'objet d'une complète restauration, est situé sur la lisière sud de la forêt de Compiègne. Son nom (*Petra fons*) ne se rattache pas, ainsi qu'on pourrait le croire, à ses sources minérales, car la découverte de celles-ci ne remonte point au delà de quelques années. Ce sont des sources sulfureuses calcaires (1). L'eau en est froide, d'une parfaite limpidité, et sa saveur, franchement hépatique,

---

(1) On a récemment découvert, près de la source sulfureuse, une source ferrugineuse dont la composition et les propriétés sont assez remarquables. L'emploi combiné de ces deux eaux rend souvent de grands services aux malades de cette station.

n'a rien de désagréable. Analysée par M. Henry, cette eau a fourni par litre :

	Gram.
Gaz sulfhydrique libre	0,0022

Les propriétés thérapeutiques de l'eau de Pierrefonds sont en général celles de toutes les eaux sulfureuses. Ainsi les maladies de la peau, les engorgements abdominaux, les affections des muqueuses, les rhumatismes, y trouvent la guérison ou du moins un notable soulagement. Outre ces propriétés communes, le médecin inspecteur, M. Sales-Girons, a prouvé par de nombreuses observations que Pierrefonds jouit d'une efficacité très réelle dans le traitement des maladies de l'appareil respiratoire, et, en particulier, du catarrhe chronique du larynx et des bronches. Je puis à cet égard joindre mon témoignage au sien, car j'ai vu ces eaux réussir dans les cas même les plus graves.

Les eaux sont utilisées en boisson, en bains et en douches. Ce qui donne aujourd'hui un cachet tout particulier à la médication sulfureuse de Pierrefonds, c'est l'établissement d'une salle d'inhalation où les malades vont respirer l'eau minérale en substances qu'un appareil pulvérisateur répand sans cesse dans l'atmosphère à l'état de nuage ou de brouillard ; chaque particule moléculaire entraîne ainsi avec elle, dans le poumon, les principes fixes et gazeux qui servent normalement à constituer l'eau minérale. Ajoutons que la température de la salle reste toujours fraîche. Je me suis expliqué ailleurs (page 14) sur la valeur de cette méthode, sur la portée de ses applications, ainsi que sur la mesure de la confiance qu'elle m'inspire. M. Sales-Girons, qui l'expérimente, chaque année, sur une très grande échelle, dit en avoir surtout obtenu de bons effets dans la bronchite catarrhale simple ou avec complication de tubercules, la pharyngite granuleuse, certaines formes d'aphonie, l'asthme essentiel et la dyspepsie symptomatique des affections pulmonaires. Mais il insiste tout particulièrement sur la nécessité où l'on est, dans l'immense majorité des cas, de prolonger ce traitement bien au delà des trois semaines classiques qui constituent habituellement une saison thermale.

Les personnes qui ont vu Pierrefonds il y a quelques années et qui le visitent de nouveau aujourd'hui, sont frappées de la transformation qui s'est opérée dans l'aspect du pays, par suite de la présence des baigneurs. De beaux hôtels ont remplacé de chétives habitations. Pierrefonds n'est déjà plus un hameau : demain ce sera une ville. Quant à l'établissement thermal, les améliorations et les embellissements de toute nature dont il a été récemment l'objet, le placent au premier rang de nos bains les plus confortables.

Si j'ai vanté Enghien pour la beauté de ses sites, que ne dirais-je pas de Pierrefonds ! Là surtout vous trouvez une vaste forêt, des ruines féodales (1), un gracieux lac, de vastes promenades, tout ce qui peut, en mot, charmer et distraire. Ajoutons que l'organisation des trains de plaisir a fait de Pierrefonds un faubourg de Paris.

Transport. — Se conservent bien. Mêmes propriétés et même mode d'emploi que les eaux d'Enghien ; seulement leur action m'a paru plus douce.

FORGES (Seine-Inférieure).

Sources ferrugineuses froides.

Itinéraire de Paris a Forges. — Chemin de fer jusqu'à Rouen : 2 h. 45 m.
Voitures de Rouen à Forges : 5 heures. — *Débours* : 18 fr.

Forges (2) est un bourg du département de la Seine-Inférieure, à onze lieues de Rouen, traversé par la grande route qui va directement de Paris à Dieppe, et comme enclavé dans la forêt de Bray. Ce bourg tire son nom d'anciennes forges, destinées à l'exploitation du minerai de fer, qui ont existé autrefois sur l'emplacement où il est construit et dans son voisinage.

Les sources minérales sont au nombre de trois, et jaillissent tout à côté les unes des autres. Ce sont : la Cardinale, la Royale et la Reinette, dénominations qui se rattachent au séjour que firent à Forges le cardinal de Richelieu, Louis XIII et Anne d'Autriche. Jamais sources ne reçurent un plus glorieux baptême, si tant est, comme on l'affirme, qu'elles aient contribué à la naissance de

---

(1) D'autres ruines, celles de Champlieu, qu'on vient de découvrir à quelques kilomètres de Pierrefonds, sur la lisière même de la forêt, indiquent l'emplacement d'une ancienne cité romaine qui est actuellement l'objet d'études et de fouilles pleines d'intérêt.

(2) Il existe également dans le département de Seine-et-Oise une station thermale du nom de *Forges*, dont j'avais parlé dans la précédente édition de mon Guide, comme utile contre les affections lymphatiques et scrofuleuses. Mais il ressort des travaux publiés depuis que ce ne sont point des sources réellement minérales, les guérisons qu'on y a observées étant moins le fait des eaux que celui du régime. Aussi m'abstiendrai-je dans cette édition-ci d'en donner une description à part.

Louis XIV. On objectera peut-être qu'elles ont mis près de cinq ans à opérer, puisque le voyage à Forges eut lieu en 1633, et la naissance de Louis XIV en 1638..... seulement. Mais ne sait-on pas que les eaux ont une action consécutive ? Tout ce qu'on pourrait dire ici, sans trop d'injustice, c'est que cette action est quelquefois singulièrement lente à se manifester.

Les sources de Forges sont des eaux ferrugineuses froides. Le fer s'y trouve à l'état de crénate et d'apocrénate dans les proportions uivantes :

	Gram.
Cardinale	0,098
Royale	0,067
Reinette	0,022

On fait principalement usage de ces eaux à l'intérieur. Leur saveur, bien que franchement atramentaire, surtout la Cardinale, est loin d'avoir ce goût d'encre si prononcé et quelquefois si désagréable qu'on rencontre dans la plupart des sources dont le fer constitue la base. On commence d'habitude par boire de la Reinette, puis on passe à la Royale, pour arriver enfin à la Cardinale. Peu de malades peuvent supporter pure cette dernière source, car elle est irritante et amène facilement des crampes d'estomac. En combinant l'eau de la Reinette et celle de la Cardinale, c'est-à-dire la source la plus faible et la source plus forte, on obtient en général de ce mélange de très bons résultats.

C'est le matin, à jeun, immédiatement après le lever, que les malades doivent descendre aux fontaines pour prendre les eaux. Celles-ci sont d'une digestion lente, quelquefois même difficile, probablement à cause du peu de gaz qu'elles renferment : aussi doit-on mettre une demi-heure d'intervalle entre chaque verre, ne pas en boire plus de quatre ou cinq, et faire de l'exercice dans l'intervalle. On prend l'eau minérale à la température même des sources que nous avons dit être tout à fait froides. Quelques malades y ajoutent un peu de sirop de gomme, de guimauve ou du lait, pour en masquer la saveur et ménager la susceptibilité de l'estomac.

Les eaux de Forges conviennent dans toutes les affections caractérisées par la faiblesse des tissus, la langueur des fonctions et le peu d'activité des mouvements organiques ; elles redonnent du ton et de la vie aux principaux viscères. La chloro-anémie, les dyspepsies, les diarrhées séreuses par inertie de l'intestin, sont heureusement modifiées par l'emploi de ces eaux. Quelquefois aussi elles justifient leur ancienne renommée, en triomphant de la stérilité, surtout lorsque celle-ci dépend de l'atonie de l'appareil utérin, du relâchement des muqueuses, ou de la persistance du flux leucorrhéique.

Le médecin inspecteur, M. Cisseville, qui a publié un bon travail sur les eaux de Forges, attribue une grande partie de leur efficacité à cette circonstance que c'est l'acide crénique, et non l'acide carbonique, qui est combiné avec le fer. Il est très possible que les crénates soient supérieurs aux carbonates; pourtant je crois que M. Cisseville s'en exagère un peu l'importance.

Près des sources s'élève l'établissement thermal où se trouvent plusieurs cabinets pour bains et douches. Il y a aussi un salon de réunion, mais on le fréquente très peu. C'est à Forges surtout que les personnes qui aiment les distractions calmes et paisibles seront sûres de rencontrer ces conditions réunies au plus haut degré.

TRANSPORT (*la Royale* et *la Reinette*). — Ces eaux ne se conservent pas longtemps : elles prennent bientôt une odeur, un goût de soufre, et le fer se précipite. Mêmes usages qu'à la source.

SAINT-AMAND (NORD).

Sources sulfureuses tièdes.

ITINÉRAIRE DE PARIS A SAINT-AMAND. — Chemin de fer du Nord jusqu'à Valenciennes : 5 h. 1/2. Voitures de Valenciennes à Saint-Amand : 1 heure 15 minutes. — *Débours* : 34 fr.

La ville de Saint-Amand, située à 12 kilomètres de Valenciennes, est moins connue par ses eaux que par ses boues minérales. Celles-ci constituent une sorte de terreau élastique composé de trois couches différentes : la première est une tourbe argileuse ; la seconde un lit de marne, et la troisième un silex fin, uni à du carbonate de chaux. A travers cette dernière couche suintent une infinité de petites sources sulfureuses qui délayent les couches supérieures et les font passer à l'état de boue.

Les bains sont disposés dans un vaste bassin divisé en quatre-vingts loges, larges de 1 mètre chacune et profondes d'environ 1 à 2 mètres. Ces petits compartiments sont rangés tout près les uns des autres, et remplis d'une boue semi-liquide dans laquelle les malades doivent s'immerger. La plupart ne prennent que des bains partiels ; d'autres s'y plongent jusqu'au menton. Comme l'eau minérale afflue sans cesse, le trop-plein s'échappe au dehors ; il n'en est pas de même des boues, lesquelles restent emprisonnées dans le même carré. Chaque malade a le sien, qu'il loue pour lui seul, et dans lequel il a seul le droit de se baigner. Tout carré a de plus un numéro, de telle sorte qu'on peut, comme pour certains fauteuils académiques, connaître le nom de ses prédécesseurs.

Les boues exhalent une forte odeur sulfureuse et marécageuse. Analysées par M. Caventou, elles ont produit, sur 100 parties de matières séchées et incinérées, 90 de silice et 10 des substances suivantes : carbonate de chaux, peroxyde de fer, alumine, carbonate de magnésie, oxyde de manganèse. Les gaz sont l'acide carbonique et l'hydrogène sulfuré.

La température native des boues n'étant que de 23° à 24° C., on est obligé de l'élever artificiellement au degré convenable pour les bains. Ces bains provoquent souvent vers la peau une légère éruption, laquelle paraît n'exercer qu'une influence secondaire sur le traitement. Ils produisent de très bons effets dans l'atrophie des membres, les rétractions musculaires, les foulures, la roideur des articulations, certaines paraplégies, et les affections rhumatismales. Ils ont plus d'une fois réussi à rappeler à l'extérieur des virus cachés ou des humeurs répercutées. Enfin, on vante leur efficacité contre ces engorgements passifs du foie, qui résistent si souvent aux médications les mieux dirigées.

Indépendamment des boues, il existe à Saint-Amand quatre sources sulfureuses thermales : la Fontaine Bouillon, le Pavillon-Ruiné, la Petite-Fontaine et la Fontaine de l'Évêque d'Arras.

Provins (Seine-et-Marne). — Petite ville située à 48 kilomètres de Meaux. Sa source minérale, dite de *Sainte-Croix*, est une eau ferrugineuse froide qui contient, par litre, 0^{gr},07 d'oxyde de fer. Utile, comme toutes les eaux de cette classe, dans la débilité causée par un appauvrissement du sang ou des humeurs.

V.

SOURCES DE L'EST DE LA FRANCE.

Les sources minérales de cette partie de notre territoire jaillissent pour la plupart au milieu des montagnes ; mais ces montagnes ne représentent point, comme celles de l'Auvergne, d'anciens volcans éteints : au lieu de laves et de scories, elles sont couvertes au contraire d'une riche végétation et de frais ombrages. Les Vosges, l'Alsace et le Dauphiné sont les principales régions où nous allons trouver les sources les plus importantes et les plus nombreuses.

Sermaize (Marne). — Situé sur la limite de la Champagne et de la Lorraine, Sermaize possède une source minérale froide qui par sa composition et ses propriétés médicinales rappelle à certains égards l'eau de Contrexéville. Cette source nommée, je ne sais pourquoi, fontaine des *Sarrasins*, contient, par litre, 1^{gr},533 de principes fixes, où prédominent le bicarbonate de chaux et le sulfate de magnésie. C'est une eau laxative et diurétique utilement conseillée dans les gastralgies, les engorgements abdominaux et la plupart des affections des voies urinaires.

BOURBONNE (HAUTE-MARNE).

Sources salines chlorurées chaudes.

ITINÉRAIRE DE PARIS A BOURBONNE. — Chemin de fer de Mulhouse jusqu'à la station de la Ferté : 8 heures. Voitures de cette station à Bourbonne : 1 h. 1/2. — *Débours* : 38 fr.

Bourbonne est une petite ville agréablement située à l'extrémité du département de la Haute-Marne, sur le plateau et le versant d'une colline à pente douce, que domine dans le lointain la chaîne des Vosges. Ses sources minérales sont au nombre de trois, savoir : la Fontaine-Chaude, 58° C. ; le Puisard, 57° C. ; et la source de l'hôpital militaire, 50° C. L'eau de ces diverses sources est inodore et parfaitement limpide : sa saveur, salée et amère, laisse un arrière-goût désagréable. Quant à sa composition chimique, elle présente la plus parfaite similitude dans la nature et la proportion de ses principes minéralisateurs : l'observation clinique n'indique non plus aucune différence dans les effets thérapeutiques. C'est donc uniquement pour la commodité du service que telle source est plutôt affectée à la boisson, telle autre aux bains et aux douches.

Les eaux de Bourbonne sont, avec celles de Balaruc et d'Uriage, les plus fortement salines que nous ayons en France. D'après MM. Mialhe et Figuier, elles renferment, par litre :

	Gram.
Chlorure de sodium.	5,783
— de magnésium.	0,381
Sulfate de chaux.	0,899
Bromure de sodium.	0,065
Divers.	0,518
	7,646

L'établissement des bains n'est rien moins que monumental, encore bien que sa façade soit ornée de quatre colonnes d'ordre toscan, d'un seul bloc chacune, provenant des carrières du pays. Il comprend deux bâtiments séparés et parallèles. L'un, de construction ancienne, s'appelle le Vieux-Bain : il est consacré aux hommes. L'autre, d'un aspect beaucoup plus moderne, a le nom de sa destination : c'est le Bain des Dames. Ces deux bains renferment soixante-neuf baignoires, six piscines dont deux grandes et quatre petites, et sept cabinets de douches. J'apprends avec plaisir qu'il est question de les rééditier complètement, car, par leur disposition mal entendue, l'obscurité et le manque d'air des divers compartiments, ils sont tout à fait indignes des sources (1) qu'on y administre.

On prend peu les eaux de Bourbonne à l'intérieur ; deux ou trois verres le matin sont, dans la plupart des cas, une quantité très suffisante. Autrefois on en buvait bien davantage. Ainsi je lis dans un petit opuscule publié par le docteur Juy, en 1738 : « On voit sou- » vent des personnes difficiles à émouvoir prendre jusqu'à *soixante* » *et quatre-vingts* verres de ces eaux, dans la matinée, sans en » être aucunement gonflées. » Il me semble pourtant qu'un peu d'émotion et de gonflement seraient bien excusables en pareil cas. Du reste, l'inspecteur adjoint, M. Magnin, qui a publié un bon travail sur Bourbonne, m'a cité des faits presque aussi extravagants qui prouvent la parfaite tolérance de l'estomac pour ces eaux. Ingérées en quantité raisonnable, elles excitent l'appétit, activent les fonctions des reins, de l'intestin et de la peau, mais ne paraissent avoir d'action spécifique sur aucun organe.

Les bains et les douches constituent en grande partie la médication de Bourbonne ; aussi est-ce sous cette double forme qu'il importe surtout d'étudier l'emploi de ces eaux.

Le bain, à la température assez élevée où on le prend d'habitude, détermine, dans les premiers moments de l'immersion, une sensation agréable de chaleur et une sorte de bien-être par tous les membres. Mais bientôt il semble que toute la surface cutanée se resserre sur elle-même, comme si elle venait de subir le contact d'une liqueur astringente. C'est que les eaux de Bourbonne, au lieu d'avoir le caractère onctueux de la plupart des sources minérales, rendent, au contraire, la peau rude et sèche. N'est-ce pas un peu la raison, fort excusable d'ailleurs, pour laquelle vous voyez à ces eaux beaucoup moins de femmes que d'hommes ?

On donne habituellement la douche après le bain. Pour la recevoir,

---

(1) Ces sources étaient déjà en grande vogue chez les Romains. Nulle part on n'a rencontré autant de vases, de médailles et d'inscriptions latines.

le malade se couche sur un lit formé par une toile fortement tendue à l'aide d'un châssis : la tête de ce lit est brisée et à charnière, afin de pouvoir s'élever ou s'abaisser à volonté. Ces douches sont très fortes, leur chute ayant une hauteur de 7 mètres ; elles aident puissamment à l'action du bain.

Les eaux de Bourbonne ainsi administrées possèdent une grande activité. Dans la crainte d'appeler trop vivement le sang vers le cerveau, on n'emploie que rarement les bains de vapeurs, moyen cependant fort utile quand il est dirigé avec ménagement.

Il y a plusieurs ordres d'affections que ces eaux sont spécialement réputées guérir : en tête se placent les paralysies. Il ne saurait être question ici, pas plus qu'à aucune eau thermale, des paralysies symptomatiques d'une lésion du cerveau, de la moelle épinière ou des cordons nerveux, mais seulement de celles qui se rattachent à l'atonie et à la faiblesse ; or on obtient quelquefois les cures les plus remarquables. Le savant inspecteur, M. Renard, voulut bien me montrer une petite malade qui était venue à Bourbonne pour une paraplégie complète datant de plus de deux années. Quinze bains avaient suffi pour rendre à ses membres leur énergie et leur souplesse. Mais ce sont là des cas exceptionnels sur lesquels on ne doit pas trop compter, la guérison des affections paralytiques étant, ici comme ailleurs, beaucoup plus lente à obtenir.

Les plaies d'armes à feu se trouvent très bien également de l'emploi des eaux de Bourbonne. Ces eaux, en rétablissant la circulation des fluides, facilitent le dégorgement des trajets fistuleux, et communiquent aux muscles qui avoisinent leurs parois plus de souplesse et de contractilité : aussi favorisent-elles puissamment la sortie des esquilles et des divers corps étrangers que les projectiles entraînent si souvent avec eux dans les chairs. Mais il faut prendre garde de recourir à ces eaux à une époque trop rapprochée de l'accident. J'ai vu à Bourbonne, en 1848, des blessés qu'on y avait envoyés quelques semaines seulement après les journées de juin, et dont l'état s'était très peu amélioré ; chez plusieurs même on avait été obligé de suspendre le traitement, parce que les plaies, encore sous l'influence d'une inflammation trop récente, étaient surexcitées beaucoup trop vivement par la stimulation minérale.

Les eaux de Bourbonne ont-elles la propriété qu'on leur attribue généralement, de ramollir les fibro-cartilages et même le tissu osseux ? C'est là une grave question qui me paraît loin d'être jugée. Je crois cependant qu'il y aurait quelque imprudence à envoyer à ces eaux des malades dont les fractures n'auraient encore qu'un cal provisoire, car il ne serait pas impossible que, sous leur influence, le travail de consolidation se trouvât interrompu ou troublé.

Ces eaux conviennent encore dans les névralgies sciatiques, la contracture des membres, les fausses ankyloses, les coxalgies commençantes et surtout les caries et les nécroses.

Il est une autre propriété des eaux de Bourbonne qu'on a, tous les jours, l'occasion de constater sur des soldats arrivant d'Afrique, c'est que ces eaux guérissent les engorgements des viscères de l'abdomen, consécutifs aux fièvres intermittentes. Quelquefois même elles font cesser l'accès lui-même, alors qu'on avait inutilement employé le sulfate de quinine et les préparations arsenicales. Des faits plus ou moins analogues avaient du reste été déjà signalés. Juvet, dans sa DISSERTATION SUR LA FIÈVRE QUARTE, préconise l'usage de ces eaux contre les *obstructions* qui se lient à ces fièvres, et rapporte plusieurs cas de guérison. Peut-être est-ce ici l'occasion de rappeler que les eaux de Bourbonne renferment beaucoup de chlorure de sodium, et que ce sel est envisagé par quelques médecins comme un véritable fébrifuge.

L'hôpital militaire de Bourbonne, qui est situé à quelques pas du bâtiment civil, a comme développement une tout autre importance. On y dirige les mêmes malades à peu près qu'à celui de Baréges, ces deux établissements étant tout spécialement destinés au traitement des blessures et de leurs complications. L'hôpital de Bourbonne est alimenté par la source qui porte son nom (1).

Le séjour de Bourbonne est sérieux. Il y a bien dans l'établissement civil quelques salles de réunion, mais les eaux fatiguent trop pour qu'on ait l'esprit dirigé vers les plaisirs bruyants : d'ailleurs les affections qu'on traite à Bourbonne réclament pour la plupart le repos et la tranquillité.

PLOMBIÈRES (VOSGES).

Sources alcalines chaudes.

ITINÉRAIRE DE PARIS A PLOMBIÈRES. — Chemin de fer de Strasbourg jusqu'à Épinal : 10 heures. Voitures depuis Épinal jusqu'à Plombières : 3 heures. *Debours* : 52 fr.

La petite ville de Plombières, qui, depuis que l'empereur en a fait sa résidence thermale, a été l'objet de tant de travaux d'embellisse-

(1) On vient de faire, dans l'enclos de cet hôpital, plusieurs forages qui ont très notablement accru les richesses thermales de Bourbonne.

ment et d'utilité, est située dans une vallée profonde, sur la limite méridionale du département des Vosges ; elle est dominée, dans la direction de l'ouest à l'est, par deux hautes montagnes qui la serrent étroitement. Une espèce de torrent, l'Eau-Gronne, la traverse dans toute sa longueur, mais ses eaux sont en partie recouvertes par une voûte qui les dérobe aux regards. Le climat de Plombières est tempéré et très salubre, bien que les vicissitudes atmosphériques y soient brusques et les orages d'une extrême fréquence.

Cette ville est une de celles où j'ai vu le plus d'établissements de bains. On en compte six : le Bain Impérial, le Bain Tempéré, le Bain des Capucins, le Bain des Dames, le Bain Romain et le Bain Napoléon. Un mot sur les deux derniers seulement, les autres étant à la veille d'un remaniement complet.

Bain Romain. — C'est un charmant pavillon situé au centre de la ville, sur l'emplacement d'une piscine romaine : son architecture est tout à fait gracieuse. Il est éclairé par un dôme vitré, et son pavage, tout de marbre, peut être échauffé à volonté par le calorique même des eaux. Il y a vingt-quatre cabinets de bains ; chaque cabinet est spacieux, élégant et muni d'une douche, avec les ajutages nécessaires pour les injections. Le Bain Romain est un agréable rendez-vous de promenade quand le temps est pluvieux.

Bain Napoléon. — Ce magnifique bâtiment dont l'Empereur lui-même a posé la première pierre, s'élève à l'extrémité ouest de la ville et constitue aujourd'hui son principal édifice. C'est, à tous égards, un établissement modèle. Ajoutons que les deux beaux hôtels qui l'avoisinent permettent aux malades de se rendre directement de leur chambre au bain, sans s'exposer à l'air du dehors.

Depuis les nouveaux captages dont elles ont été l'objet, les sources minérales de Plombières ont subi d'importants remaniements ; elles sont aujourd'hui au nombre de 18. Voici les noms et la température des sources principales :

Bain des Dames, 52° ; Bassompierre, 60° ; Bain Romain, 69° ; Capucins, ou source Fécondante, 46° (1) ; Crucifix, 44° ; Préfecture, 27° ; source Nouvelle, 71° ; enfin le groupe des sources Savonneuses, dont deux à peine tièdes, et la troisième presque froide. L'eau de toutes ces sources est colligée dans une longue et spacieuse galerie, récemment construite au cœur même de Plombières, laquelle, pas-

---

(1) La réputation de cette source contre la stérilité peut être comparée à celle du Bubenquelle d'Ems ou de la Géronstère de Spa. Ce sont les mêmes miracles et surtout les mêmes déceptions.

sant sous la rue principale, aboutit à un immense réservoir placé vis-à-vis du Bain Napoléon. C'est ce réservoir qui devra alimenter les piscines, les baignoires et les douches des divers établissements de Plombières. Quant aux étuves que j'avais vues si mal organisées au Bain Impérial, elles occupent maintenant le commencement de la galerie souterraine dont nous venons de parler, et leur ordonnance, on peut le dire, est à peu près irréprochable.

Les sources sont limpides et transparentes : elles n'ont pas d'odeur, bien que la vapeur qui s'en échappe offre quelque chose d'un peu fade. Leur saveur est nulle. Elles communiquent à la peau une sensation douce et comme veloutée qu'on a cru, peut-être à tort, être plus prononcée dans les sources Savonneuses : c'est même ce qui leur a valu leur nom. Ce prétendu savon, sur lequel on a fait tant d'hypothèses, paraît n'être autre chose qu'une matière alumineuse, dont l'eau des différentes sources se charge, en la subdivisant à l'infini, pendant son trajet souterrain. Et en effet on m'a montré des quantités assez notables de cette substance dans les fissures des roches feldspathiques par où suinte l'eau minérale ; elle n'a du reste aucune vertu médicinale particulière.

Les eaux de Plombières sont extrêmement peu minéralisées. Un litre de la source du Crucifix ne contient, d'après les récentes analyses de MM. O. Henry et Lhéritier, que $0^{gr},283$ de principes fixes par litre, dont :

	Gram.
Silicate de soude.	0,051
— de chaux et magnésie.	0,045
Sulfate de soude.	0,081
Acide silicique.	0,020

ainsi que des traces d'alumine, de fer et d'arsenic. Ce sont donc, chimiquement parlant, des eaux tellement insignifiantes, qu'on ne sait à quelle classe les rattacher. Et pourtant, par un désaccord que nous avons bien souvent l'occasion de noter, ces eaux jouissent des propriétés thérapeutiques les plus importantes.

Quatre sources sont utilisées en boisson. Ce sont : la source du Crucifix, celle du Bain des Dames, une des sources Savonneuses, et la source ferrugineuse froide dite source Bourdeille, qu'un conduit amène de la promenade où elle jaillit jusque dans la ville. Le seul choix à faire parmi ces sources dépend de la tolérance même de l'estomac. Ces eaux ont pour effet à peu près constant d'augmenter l'appétit et d'accroître d'une manière sensible la sécrétion urinaire.

On fait assez souvent usage, aux repas, de l'eau Savonneuse mêlée avec le vin ; elle est moins minéralisée que l'eau des autres sources, et, par suite, plus légère à l'estomac. On boit également de la source ferrugineuse. Mais c'est surtout dans l'emploi des bains que consiste la médication de Plombières.

Ces eaux, sous quelque forme qu'on les prenne, et sauf le cas d'abus, restent dans la limite de la tonicité sans arriver à l'excitation. Elles peuvent causer, il est vrai, dans les premiers jours, un peu d'agitation, d'insomnie, ainsi que des phénomènes saburraux, mais rarement elles provoquent la fièvre thermale. Quelles sont maintenant les affections contre lesquelles elles devront être plus particulièrement conseillées ?

Si, parmi les eaux minérales, il en est une qui jouisse d'une action spécifique dans les maladies de l'intestin, notamment dans la diarrhée chronique, cette eau est Plombières. M. le docteur Lhéritier, le savant et habile inspecteur, m'a cité à cet égard les observations les plus concluantes, je dirai presque les plus extraordinaires. Telle est, entre autres, celle d'un malade qui était atteint depuis longtemps d'un espèce de flux dysentérique et chez lequel un seul bain amena spontanément la cessation de toute garderobe. Le plus souvent cependant, le mieux ne se dessine que vers le cinquième ou le sixième bain. Cette action des eaux explique pourquoi beaucoup de femmes dont la constipation constitue en quelque sorte l'état normal, sont obligées de recourir, pendant leur cure, à la douche ascendante. N'est-ce même pas là le motif pour lequel c'est à Plombières que de semblables douches semblent avoir été instituées pour la première fois ?

On vante beaucoup aussi ces eaux dans le traitement des affections de matrice. Quand il existe un simple engorgement du col, quelques injections d'eau minérale, des douches sur les reins et les membres, seront fort utiles. S'agit-il, au contraire, de ces névroses qui exaltent la sensibilité de l'appareil utérin et réagissent quelquefois sur le système nerveux au point de déterminer des phénomènes hystériques, on aura spécialement recours aux bains tempérés ou même frais, continués chaque jour pendant plusieurs heures.

Dans les irrégularités de la menstruation, caractérisées par un défaut de vitalité, dans les leucorrhées par atonie, dans la stérilité dépendante de la même cause, ces eaux pourront rendre des services incontestables. Il en sera de même pour diverses affections nerveuses, telles que la migraine, les névralgies sciatiques ou faciales, la chorée et certaines paraplégies par irritation de la moelle.

Enfin le rhumatisme nerveux et même goutteux, certaines dermatoses conservant encore un état subaigu, pourront également être traités avec avantage par les eaux de Plombières.

Le séjour de Plombières offre d'agréables distractions ; il y a surtout de fort jolies promenades. Quant aux habitants, ils ont conservé quelque chose de l'innocence des montagnes : et cependant leur principale industrie consiste dans la fabrication de ces couteaux-poignards et de ces cannes à ressort, armées d'un dard intérieur, dont la vente est si justement défendue à Paris. Mais à Plombières, tous ces objets sont librement exposés dans les magasins dont ils constituent l'ornement inoffensif. Quel plus bel éloge des mœurs de ces contrées !

LUXEUIL (HAUTE-SAÔNE).

Sources salines chaudes.

ITINÉRAIRE DE PARIS A LUXEUIL. — Chemin de fer de Mulhouse jusqu'à la station de Saint-Loup : 9 heures. De cette station à Luxeuil : 1 heure. — *Débours* : 45 fr.

Luxeuil est situé au pied de la chaîne des Vosges, dans une plaine délicieuse qu'arrosent deux cours d'eau, le Breuchin et la Lanterne. La ville est principalement formée d'une longue rue, un peu monotone, mais dont l'ensemble a bon aspect. Ce dut être, à l'époque de la domination romaine, une cité considérable, à en juger par les médailles et les débris de monuments (1) qu'on vient de réunir dans une sorte de musée. Il résulte d'une inscription trouvée en 1755, près des bains, que ce fut Labiénus, lieutenant de César, qui fut chargé de restaurer ces thermes : « *Lixovii thermas reparavit Labienus jussu Caii Julii Cæsaris imperatoris.* »

Depuis les nouveaux captages pratiqués à Luxeuil, on y compte aujourd'hui dix-huit sources minérales ; mais toutes ne sont pas encore utilisées. Voici le nom et la température des plus importantes : Grand Bain, 56° C. ; source des Cuvettes, 44° ; Bain Gradué, de 35° à 38° ; Bain des Fleurs, 38° ; Eau Savonneuse, 30° ; Bain des Dames, 47° ; Bain des Bénédictins, 37° ; source d'Hygie, 29° ; Fontaine des Yeux, 29° ; source Ferrugineuse, 28°. Ces diverses sources ont été aménagées dans un magnifique établissement qui vient d'être rema-

(1) On y a découvert, entre autres antiquités, des chapiteaux et des tronçons de colonnes de deux temples, dont l'un était dédié à Diane.

nié et agrandi. Il renferme sept divisions (1) dont les noms ont été empruntés à celui des griffons qui les alimentent.

L'eau de ces sources, à l'exception de la source ferrugineuse dont nous parlerons à part, est limpide, inodore, légèrement onctueuse au toucher; sa saveur, à peine appréciable, laisse un arrière-goût d'astriction. Il résulte des analyses les plus récentes que la source du Bain des Dames, qui est la plus minéralisée, contient, par litre :

	Gram.
Chlorure de sodium.	0,770
Sulfate de soude.	0,152
Carbonates alcalins.	0,107
Divers.	0,135
	1,164

Si Luxeuil n'était pas si rapproché de Plombières, ses eaux jouiraient sans nul doute d'une réputation et d'une vogue égales à celles de nos bains les plus vantés. Toutefois, aujourd'hui que l'État s'en est rendu propriétaire, leur clientèle s'accroît chaque année en raison des ressources balnéaires dont elles disposent. On y compte 60 cabinets de bains, 48 grandes douches, 30 douches vaginales, 6 piscines, et plusieurs étuves.

La source Ferrugineuse, malgré sa faible thermalité, constitue l'une des plus précieuses acquisitions qu'ait faites Luxeuil et celle qui, à mon sens, intéresse le plus l'avenir de la localité. Cette source renferme comme principes essentiels :

$$\left.\begin{array}{l}\text{Oxyde de fer.} \\ \text{Phosphate de fer} \\ \text{Arséniate de fer.}\end{array}\right\} 0^{gr},027$$

Je crois inutile de donner la description détaillée du bâtiment qu'on vient de construire pour son appropriation balnéaire. Qu'il me suffise de dire que c'est peut-être le plus gracieux édifice de ce genre qui existe en Europe.

On fait usage des eaux de Luxeuil en boisson et surtout en bains et en douches. Les affections qu'on y traite avec le plus de succès sont, d'après les intéressants travaux du médecin inspecteur, M. Cha-

---

(1) Le Bain des Fleurs que j'avais vu si mal organisé est maintenant un des plus beaux de Luxeuil : on l'appelle Bain de la princesse Mathilde. Quant au bain Ferrugineux, où tout a été disposé avec un soin et un goût si parfaits, c'est maintenant le Bain Impérial.

pelain, les gastralgies et les dyspepsies, les rhumatismes avec prédominance de l'élément nerveux, les sciatiques, l'hystérie et les leucorrhées symptomatiques d'un engorgement utérin. C'est donc à peu près la même action thérapeutique qu'aux eaux de Plombières. Toutefois la possibilité de prendre des bains ferrugineux fait que Luxeuil est mieux approprié aux tempéraments lymphatiques et aux constitutions strumeuses.

Le séjour de Luxeuil est agréable; son climat sain, ses promenades nombreuses et assez variées. La ville elle-même sera visitée avec intérêt. Ainsi l'abbaye, dont il reste des ruines imposantes, fut une des plus célèbres du moyen âge, et elle est également une des plus riches en souvenirs. C'est là que, après la mort de Clotaire III, fut enfermé Ébroin, le terrible maire du palais, lequel, rendu plus tard à la liberté, exerça sur ses ennemis de si cruelles représailles.

BAINS (VOSGES).

Sources salines chaudes.

ITINÉRAIRE DE PARIS A BAINS. — Chemin de fer de Mulhouse jusqu'à la station de Saint-Loup : 9 heures. Voitures de cette station à Bains : 1 heure et demie. — *Débours*: 46 fr.

Bains est une très petite ville du département des Vosges, située dans un joli vallon qu'entourent de toutes parts des monticules couverts de bois. Il y a dix sources, et l'on peut dire qu'il y en aurait autant qu'on le voudrait, car il suffit de percer la roche de grès sur laquelle la ville est bâtie, pour faire jaillir de l'eau plus ou moins chaude. Les deux principales sources sont la Grosse source et la source Tiède : la température est de 50° C. pour la première et de 33° pour la seconde. Elles sont très peu minéralisées. Ainsi elles renferment, par litre :

	Gram.
Sulfate de soude	0,110
Chlorure de sodium	0,083
Carbonates alcalins	0,038
Divers	0,071
	0,302

Bains possède deux établissements thermaux, qui sont : le Bain Romain et le Bain de la Promenade. Le Bain Romain est un charmant petit édifice, construit dans le style des anciens thermes. Il contient trois piscines et plusieurs cabinets pour bains et pour douches. Quant au Bain de la Promenade, c'est un grand bâtiment allongé, dont l'aspect n'est rien moins que monumental et dont la destination est la même que celle du Bain Romain. Hommes et femmes se baignent dans les mêmes piscines.

La Grosse source est celle dont on boit le plus ordinairement ; comme elle constipe, les malades font quelquefois usage d'une source légèrement laxative, dite *Fontaine de la Vache*. Ce nom ne se rattache à aucune légende qui le poétiserait un peu ; il vient tout crûment de ce que les vaches allaient se désaltérer à cette source avant qu'elle fût enchambrée.

L'effet thérapeutique des eaux de Bains est à la fois fortifiant et calmant. Ces eaux sont indiquées toutes les fois qu'il y a débilité, langueur, unies à une certaine irritabilité. Ces conditions pathologiques se trouvent dans beaucoup de maladies chroniques, surtout chez les femmes ; aussi ces dernières sont-elles en grande majorité à Bains. D'après Bailly père, ce sont autant des sources hygiéniques que médicinales ; cependant il semble résulter des excellentes études (1) qu'en a faites son fils, l'inspecteur actuel, qu'elles possèdent des propriétés plus sérieuses. Ajoutons que si, par leurs vertus sédatives, elles rétablissent le calme et le bien-être dans les organes, le genre de vie que l'on mène à Bains n'est pas moins propre à donner aux idées une très pacifique direction.

Bussang (Vosges). — A 28 kilomètres de Remiremont. Il y a deux sources dont une seulement d'utilisée. L'eau de cette source est froide, limpide, d'une saveur aigrelette, avec un arrière-goût atramentaire. D'après les analyses de M. Henry, elle contient, par litre $0^{gr},017$ de carbonate de fer et $0^{lit},410$ d'acide carbonique ; elle est de plus très notablement arsenicale.

L'eau de Bussang tient le milieu entre les eaux gazeuses et les eaux ferrugineuses ; elle convient dans les circonstances où les premières seraient trop faibles et les secondes trop fortes. Il est d'autant plus à regretter qu'il n'y ait pas d'établissement près de la source, que cette eau supporte très mal le transport. Celle, par exemple, dont nous faisons usage à Paris est tout à fait insignifiante tant au point de vue chimique qu'au point de vue médical. Presque tout le fer qu'elle tenait en dissolution s'est précipité sur les parois et au fond du vase, où il forme un dépôt ocracé ; si l'on n'aperçoit point ce dépôt, c'est que les bouteilles sont de verre de couleur.

(1) *Des eaux thermales de Bains*, par le docteur Bailly fils, inspecteur.

CONTREXÉVILLE (VOSGES).

Sources alcalines froides.

ITINÉRAIRE DE PARIS A CONTREXÉVILLE. — Chemin de fer de Mulhouse jusqu'à la station de Laferté : 8 heures. Voitures de cette station à Contrexéville : 3 heures et demie. — *Débours* : 42 fr.

J'éprouve un très grand embarras à parler de Contrexéville, car la célèbre source qui en a fait la réputation a subi, dans ces derniers temps, de telles vicissitudes, qu'on peut se demander si c'est aujourd'hui la même que celle que j'avais jusqu'à présent décrite dans mon *Guide*. En effet, par suite de forages opérés à peu de distance de son griffon, cette source a disparu tout à coup en même temps qu'une autre jaillissait sous la sonde. Cette dernière source, qui est peut-être la source mère, et qui ne fait pas partie de l'établissement, n'est point encore utilisée. Reste donc l'ancienne, laquelle, au moyen de divers travaux de captage, s'est remise à couler de nouveau ; seulement, il m'a été dit, sur les lieux mêmes, que l'eau qu'elle fournit en abondance ne possède ni les mêmes caractères chimiques ni les mêmes propriétés médicinales que précédemment. Bien que je n'aie par-devers moi aucune preuve que ces assertions soient réellement fondées, on comprend que ce soit sous toute réserve, je dirais presque sous bénéfice d'inventaire, que je doive reproduire mes appréciations d'autrefois sur Contrexéville.

L'eau de Contrexéville, petit village de l'arrondissement de Mirecourt, est une eau alcaline, légèrement ferrugineuse : température, 12° C. Sa saveur fraîche, acidule et un peu atramentaire, laisse un arrière-goût styptique. Exposée à l'air, cette eau conserve toute sa transparence : seulement sa surface se recouvre d'une pellicule irisée. Elle dépose dans le bassin qui la reçoit, ainsi que dans le canal d'écoulement, un enduit rougeâtre.

Analysée par M. Henry, la source du Pavillon, qui est la seule réellement importante, a fourni, par litre :

	Gram.
Sulfate de chaux	1,150
— de soude et magnésie	0,320
Bicarbonate de chaux	0,675
— de soude et magnésie	0,595
Divers	0,131
Total	2,871

Ce sont par conséquent des eaux faiblement minéralisées, en grande partie séléniteuses, dont les caractères chimiques ne sauraient aucunement expliquer leur action si prononcée dans le traitement de la gravelle.

Les eaux de Contrexéville sont prescrites, le premier jour, à la dose de deux ou trois verres, qu'on boit le matin à jeun. Les jours suivants, on en augmente le nombre, qu'on porte insensiblement jusqu'à douze ou quinze ; quelques personnes vont à vingt et même trente, sans en être nullement fatiguées. Pendant les derniers jours, on doit en diminuer la dose, de manière à finir par cinq ou six verres. Arrivées dans les premières voies, ces eaux sont rapidement absorbées. Leur présence dans le système vasculaire se traduit par l'accélération du pouls, la fréquence de la respiration et l'activité plus grande de toutes les excrétions, spécialement des urines et des selles. Elles sont éminemment diurétiques : quelques heures suffisent, après leur ingestion, pour qu'elles soient élaborées par les reins et expulsées au dehors. Or, circonstance importante, on retrouve ensuite presque intacts, dans les urines, la plupart de leurs principes minéralisateurs.

Indépendamment de ces phénomènes d'élimination, les eaux de Contrexéville semblent exercer une action directe sur la matière lithique elle-même. Feu le docteur Mamelet et, après lui, M. Legrand du Saulle, m'ont fait voir des graviers sortis par l'urèthre, sur lesquels on remarque des sillons irréguliers et des dépressions inégales, indiquant leur érosion. Mais qu'on n'aille pas en conclure que, si ces eaux favorisent quelquefois l'expulsion des graviers en les corrodant, elles puissent également dissoudre des pierres dont le volume serait en disproportion notable avec le diamètre des voies naturelles. En effet, qu'arrive-t-il en pareil cas ? L'eau minérale use la surface du calcul, en détache des parcelles, mais surtout elle s'attaque au mucus qui dissimulait ses aspérités : or, avant que le noyau même du calcul soit entamé, son écorce, si je puis m'exprimer ainsi, devient inégale et âpre, de manière à blesser la vessie et à provoquer d'assez vives souffrances. Ainsi, certains malades venus à Contrexéville sans se douter qu'ils eussent la pierre, en ont éprouvé, au bout de quelques jours, les premières atteintes. Ce ne sont pas les eaux qui la leur ont donnée ; elles ont seulement décelé son existence. Il faut alors en suspendre immédiatement l'usage : comme l'espèce de roulement auquel le calcul serait soumis dans la vessie fatiguerait et irriterait l'organe, on ne saurait non plus recourir trop tôt au broiement chirurgical.

Les eaux de Contrexéville diffèrent de celles de Vichy par deux points essentiels. D'abord, elles conviennent à toute espèce de gravelle, et non, comme Vichy, à une seule, attendu que ces eaux agissent plutôt par une sorte d'irrigation répétée que par des combinaisons chimiques ; ensuite, loin de faire disparaître la pierre ou d'en masquer la présence, en revêtant sa surface d'un enduit soyeux, ainsi qu'on l'observe à Vichy, elles exaspèrent ses symptômes, souvent même en donnent le premier et utile éveil.

Contrexéville jouit d'une efficacité incontestable dans les affections catarrhales de la vessie, les engorgements de la prostate, certains rétrécissements de l'urèthre, et agit comme médication préventive de la pierre chez les personnes qui ont subi l'opération de la lithotritie. On en obtient encore de très bons effets dans le traitement de la goutte atonique (1).

L'action de l'eau de Contrexéville sur l'intestin est laxative sans être débilitante. Presque tous les buveurs éprouvent de deux à six garde-robes. Du reste, ces évacuations ne diminuent en rien la quantité d'urine, qui paraît même quelquefois dépasser celle de la boisson. Il semblerait qu'une telle abondance d'eau minérale ingérée dans l'estomac dût fatiguer, et, comme on dit, *noyer* ce viscère : presque toujours, au contraire, l'appétit augmente notablement, et les digestions deviennent plus rapides et plus faciles. Il n'est pas d'usage de boire l'eau aux repas, car, mêlée aux aliments, elle serait moins bien supportée. On n'en prend pas non plus pendant le bain, à cause de ses effets purgatifs qui sont quelquefois instantanés.

Les bains constituent à Contrexéville une partie accessoire du traitement. D'abord leur organisation laisse à désirer ; ensuite, comme il faut chauffer l'eau, et qu'elle se décompose, ce n'est plus, à vrai dire, qu'un simple bain domestique. La douche, dirigée sur les lombes, semble offrir plus d'avantages ; par l'ébranlement qu'elle communique aux reins, elle peut, sinon détacher mécaniquement les graviers, du moins stimuler les organes où ils sont renfermés, et favoriser ainsi leur arrivée dans la vessie.

En résumé, les sources de Contrexéville possèdent (il m'en coûterait de dire *possédaient*) une action très efficace contre la plupart des affections des voies urinaires.

TRANSPORT. — Les eaux de Contrexéville n'ont réellement d'efficacité que prises sur les lieux mêmes. J'en ai obtenu rarement de bons effets loin de la source. Peu employées.

---

(1) Consulter la Notice de Mamelet et celle de M. Legrand du Saulle, médecin résidant à ces eaux et maire de Contrexéville.

VITTEL (VOSGES).

Sources salines et sources ferrugineuses froides.

ITINÉRAIRE DE PARIS A VITTEL. — Même itinéraire que pour Contrexéville, dont Vittel est distant d'une demi-heure.

Parmi les diverses eaux minérales qui se partagent aujourd'hui la clientèle des baigneurs, vous en trouverez peu qui n'aient été connues des anciens. On dirait même qu'une sorte de défaveur pèse sur celles qui ne peuvent justifier de quelques débris de piscine romaine ou de quelque inscription votive en l'honneur des nymphes et des naïades. Il est cependant quelques sources d'origine ou du moins d'exploitation toute moderne qui ont échappé à ces exigences : en tête se place Vittel.

Les eaux minérales de Vittel jaillissent à 600 mètres à peu près du village de ce nom, au milieu d'un parc récemment planté, qui domine une belle prairie et d'où l'œil jouit d'une vue ravissante sur la chaîne la plus accidentée des Vosges. Ces eaux sont froides et comptent de nombreux griffons. Si trois sources seulement sont utilisées, c'est que leur rendement est tel qu'il suffit et au delà à toutes les exigences du service. Chose remarquable ! chacune de ces sources possède une minéralisation à part, de telle sorte que vous trouvez réunies dans une même enceinte trois classes d'eaux dont l'existence suppose en général autant de gisements différents. Ces sources sont : la Grande source, la source Marie et la source des Demoiselles.

1° *Grande source.* — Cette source est située à l'extrémité de la belle galerie couverte qui sert de promenoir quand le temps est pluvieux ou le soleil trop ardent. Elle est reçue, à son point d'émergence, dans une vasque circulaire creusée dans un bloc unique de grès bigarré. Analysée par M. Henry, elle a offert, par litre :

	Gram.
Sulfate de chaux	0,440
— de soude et magnésie	0,758
Bicarbonate de chaux	0,185
— de soude et magnésie	0,079
Divers	0,277
	1,739

Il résulte de cette analyse que l'eau de la Grande source a, par sa composition, une sensible analogie avec celle de Contrexéville. La seule différence un peu notable, c'est que la première contient plus de magnésie que la seconde, la seconde plus de chaux que la première. C'est sans doute à cette faible proportion relative de sels calcaires que l'eau de Vittel doit l'extrême facilité avec laquelle elle est supportée, même par les estomacs les plus impressionnables ; elle se distingue aussi par ses caractères nettement diurétiques.

2° *Source Marie.* — Située à quelques pas de la précédente, elle a été fort bien aménagée dans un bassin hexagonal que renferme un pavillon de même forme. Son mode d'écoulement offre une assez singulière intermittence. Ainsi toutes les quarante secondes elle fait entendre un bruit sourd et profond qu'accompagne un fort bouillonnement, puis tout rentre dans l'ordre pour recommencer ensuite avec une parfaite régularité. C'est la plus minéralisée des trois. L'élément prédominant est le sulfate de magnésie, ce qui explique pourquoi elle est sensiblement plus laxative.

3° *Source des Demoiselles.* — Cette source, probablement pour qu'elle justifiât son titre, a été captée avec une sorte de coquetterie dans un élégant kiosque qu'entoure un parterre de fleurs. C'est une excellente eau ferrugineuse qui renferme, par litre :

	Gram.
Bicarbonate et crénate de fer.	0,041

On y rencontre de plus les mêmes éléments fixes que dans les autres sources de Vittel ; elle tient le milieu, pour la proportion de ces éléments, entre la Grande source et la source Marie.

L'eau de ces diverses sources est d'une parfaite limpidité. Sa saveur fraîche et un peu astringente varie nécessairement pour chacune, suivant que tel ou tel principe salin y existe en excès. Les malades boivent en général cette eau sans répugnance aucune.

On se rend à la Grande source de Vittel pour des affections d'une nature semblable à celles qu'on traite à Contrexéville. Même mode d'emploi de la source, mêmes effets thérapeutiques. La goutte, toutes les espèces de gravelles (1), le catarrhe vésical, les engorgements de la prostate, certains flux utérins, les dyspepsies, y trouvent une amélioration à peu près constante, parfois même une guérison inespérée. Sous ce rapport, ce que je viens de dire des eaux de Contrexéville

---

(1) M. le docteur Patézon, médecin inspecteur de Vittel, m'a fait voir une collection complète de graviers rendus par des malades qui prenaient les eaux, lesquels graviers offrent toutes les variétés possibles de forme, de volume et de composition.

est parfaitement applicable à celles de Vittel, avec cette différence, toute à l'avantage de ces dernières, que la diversité des sources permet de les approprier aux exigences et aux aptitudes de chaque tempérament.

Les autres sources de Vittel, indépendamment de l'appoint qu'elles apportent à la Grande source, ont aussi, par le fait de leur spécificité propre, une clientèle à part. Ainsi les hypertrophies du foie et de la rate, les calculs biliaires, les obstructions viscérales, les constipations opiniâtres se trouvent généralement bien de la source Marie. Vous verrez de même la source des Demoiselles produire les meilleurs résultats dans l'anémie, la chlorose et la plupart des débilités organiques, à cause surtout de ses propriétés laxatives qui la différencient des autres eaux ferrugineuses dont l'action sur l'intestin est plus habituellement une action astringente.

Ainsi donc je ne m'étais pas mépris en annonçant un des premiers, dans cet ouvrage, que les eaux de Vittel, si heureusement favorisées sous le rapport de l'hygiène, constituaient une précieuse acquisition pour la thérapeutique. Sans doute, il reste encore à faire pour que leur aménagement réponde à leur importance. Si toutefois j'en juge par les progrès qu'elles ont réalisés dans ces derniers temps et dont j'ai été tout récemment m'assurer sur les lieux mêmes, elles me paraissent à la veille de se placer au premier rang de nos établissements thermaux.

TRANSPORT (*toutes les sources*). — Ces eaux se conservent remarquablement bien. Il est vrai qu'on en surveille avec un soin tout particulier l'embouteillage, et qu'on a fait subir aux bouchons une préparation qui les empêche de réagir chimiquement sur l'eau minérale. Leur mode d'emploi est le même qu'à la source et leur action thérapeutique n'en diffère pas essentiellement.

On utilise encore, en l'incorporant dans des dragées ou du chocolat, une poudre ocracée presque impalpable qu'on a découverte dans le parc même, presque au niveau du sol. Cette poudre n'est autre qu'un résidu des sources ferrugineuses.

Sierck (Moselle). — Ce sont des eaux minérales froides, récemment découvertes, qui renferment, par litre, d'après M. Dieu :

	Gram.
Chlorure de sodium.	8,28
— de calcium	2,28
Bromure de magnésium.	0,09

Remarquons la quantité considérable de bromure qui s'y rencontre. La présence de ce composé explique pourquoi ces eaux réussissent dans les engorgements ganglionnaires, les éruptions cutanées, les conjonctivites chroniques, l'ozène, le goître ; en un mot, dans les différentes affections qui se rattachent soit au lymphatisme exagéré, soit aux scrofules. M. le docteur Willemin, inspecteur adjoint à Vichy, a publié une intéressante note sur ces eaux dans la *Gazette médicale de Strasbourg* (février 1861).

NIEDERBRONN (BAS-RHIN).

Sources salines chlorurées froides.

ITINÉRAIRE DE PARIS A NIEDERBRONN. — Chemin de fer de Strasbourg jusqu'à la station de Hochfelden : 11 heures. Voitures de cette station à Niederbronn : 2 heures. — *Débours* : 56 fr.

Tandis que l'Allemagne est si abondamment pourvue d'eaux minérales purgatives, la France n'en possède qu'un très petit nombre, en tête desquelles figurent celles de Niederbronn. C'est à ce titre surtout que ces eaux méritent de fixer notre attention ; d'ailleurs elles constituent l'établissement thermal le plus important sans contredit de toute l'Alsace.

Niederbronn est un bourg considérable situé au centre d'une ravissante vallée qui m'a rappelé celle de Baden-Baden, et adossé à la pente orientale des Vosges. L'air qu'on y respire est sec, salubre et vif, comme l'est, en général, celui des montagnes. Les sources, au nombre de deux, proviennent d'un réservoir commun. Elles jaillissent à 20 mètres l'une de l'autre, au milieu d'un petit parc, et sont renfermées chacune dans un joli bassin de pierre de taille. Ces bassins, qui sont évidemment d'origine romaine (1), ont des dimensions différentes : le plus grand est abrité par un élégant pavillon soutenu par huit colonnes ; le plus petit est à découvert.

A sa sortie de terre, l'eau minérale est d'une parfaite limpidité ; mais elle ne tarde pas à prendre, dans ses bassins, une teinte louche et jaunâtre dont les nuances varient quand le temps est orageux et très chargé d'électricité. Elle a une saveur saline, suivie d'un arrière-goût un peu fade : l'odeur en est presque nulle ; on l'a assez bien comparée à celle de l'argile humide.

La température de ces deux sources est de 18° C. : ce ne sont

---

(1) Ce fut en 1592 que le comte Philippe de Hanau, seigneur de Niederbronn, fit déblayer les bassins des anciens thermes. On y trouva plus de trois cents médailles romaines, ainsi qu'un beau pavé antique.

donc pas des eaux tout à fait froides. Elles appartiennent à la classe des eaux salines chlorurées. Un litre renferme :

	Gram.
Chlorure de sodium	3,070
— de calcium	0,825
— de magnésium	0,288
Bromure de sodium	0,040
Divers	0,561
	4,784

Ces sources sont bien moins minéralisées que certaines eaux des bords du Rhin auxquelles on les a comparées. Ainsi Soden et Hombourg contiennent trois ou quatre fois plus de sels pour la même quantité d'eau : cependant l'eau de Niederbronn est assez franchement purgative. On attribue généralement ces effets aux sels de magnésie qu'elle tient en dissolution ; qu'on me permette à cet égard une simple réflexion pratique.

Il existe dans les eaux de Niederbronn une dose tellement faible de magnésie qu'elle atteint à peine 30 centigrammes, tandis que l'eau de Sedlitz artificielle en contient *plus de cent fois* autant. Or j'ai donné des soins à un malade qu'un seul verre de Niederbronn suffisait pour purger, alors qu'une bouteille entière d'eau de Sedlitz, même à 45 grammes, n'amenait aucun résultat. Il y a donc, je ne saurais trop le répéter, dans l'association des principes constitutifs de toute eau minérale, quelque chose de bien réellement particulier, puisque, si nous voulions calculer leur activité propre d'après nos manipulations artificielles, nous serions sans cesse conduits à des évaluations erronées.

On se propose surtout à Niederbronn de provoquer des effets laxatifs. C'est même la base de la médication ; mais tous les malades n'y ont pas la même aptitude. Il faut en moyenne de cinq à six verres de la source pour procurer plusieurs selles liquides ; ils ne déterminent, habituellement, ni renvois ni coliques, et ne laissent aucune trace d'irritation.

Les eaux de Niederbronn sont surtout recommandées pour les maladies chroniques de l'abdomen qui reconnaissent comme caractère essentiel l'inappétence, la lenteur et la difficulté des digestions, le ballonnement du ventre avec sentiment de tension et de plénitude, la constipation et certains engorgements hémorrhoïdaux. Ces eaux offrent l'avantage d'entretenir vers l'intestin une dérivation lente, continue et sans secousses. Elles activent les sécrétions de la muqueuse, de manière à exercer sur les viscères parenchymateux une action résolutive. Les hypochondriaques se trouvent d'autant mieux de leur usage qu'une de leurs plus grandes préoccupations, comme chacun sait, est d'obtenir des garderobes, et que Niederbronn leur en procure sans les fatiguer.

Ces eaux sont à peu près les seules eaux de France où j'envoie des hémiplégiques par suite d'apoplexie ; et encore ai-je soin d'attendre qu'un certain temps se soit écoulé depuis l'accident. Je les fais prendre presque exclusivement en boisson ; quand la douche doit intervenir, c'est discrètement et toujours loin du foyer du mal ; j'évite le bain, en ce qu'il pourrait accélérer le mouvement circulatoire ; ou plutôt, au lieu d'indiquer moi-même d'avance la marche à suivre, je me repose sur le médecin inspecteur, M. Kuhn, qui est certainement un des praticiens les plus instruits et les plus prudents que je connaisse.

Les eaux de Niederbronn paraissent convenir encore pour d'autres affections. M. Kuhn cite plus particulièrement l'hypertrophie du foie, les calculs biliaires, les engorgements tant lymphatiques que scrofuleux, certaines maladies cutanées et la plupart des affections rhumatismales (1).

Niederbronn ne possède pas d'établissement spécial pour les bains : ceux-ci se prennent, comme à Baden-Baden, dans les hôtels et les maisons particulières, où l'on trouve également des douches.

Il existe à Niederbronn un assez vaste Vauxhalh, abondamment pourvu de tout ce qui regarde la vie matérielle ; seulement il laisse à désirer pour ce qui est fêtes et réunions. Mais où rencontrer ailleurs une nature plus belle, des promenades plus variées, des excursions plus intéressantes ? A chaque pas dans la vallée s'offrent à vous des usines et des forges qui vous auront bientôt initié à toutes les merveilles de notre industrie métallurgique. Gardez-vous surtout de quitter Niederbronn avant d'avoir été visiter la cristallerie de Saint-Louis : c'est sans contredit une des plus importantes de toutes celles que nous ayons en France.

Soultzbach, Soultzmatt (Haut-Rhin). — Ce sont des eaux minérales froides, voisines de Colmar, qui doivent leur principale efficacité au gaz acide carbonique dont elles sont saturées. La première en renferme $1^{lit},789$ pour 1000 grammes d'eau ; la seconde, $1^{lit},026$. A l'avantage d'être plus gazeuse, l'eau de Soultzbach joint encore celui de contenir du fer ($0^{gr},022$), dont l'eau de Soultzmatt est com-

(1) Consulter sa notice si riche de faits et d'aperçus ingénieux, qui a pour titre : *Les eaux laxatives de Niederbronn*, 1860.

plétement privée. Ces eaux, qu'on emploie surtout transportées, se conservent bien, et constituent une agréable boisson de table, particulièrement utile pour les estomacs paresseux.

Chatenois (Bas-Rhin). — Chatenois, simple bourg de l'arrondissement de Schelestadt, renferme deux sources minérales d'une composition identique. L'eau de ces sources a une couleur légèrement laiteuse ; son odeur est hépatique, sa saveur salée, sa température de 18° C. Elle contient, par litre $4^{gr},214$ de principes fixés ; le chlorure de sodium y entre pour $3^{gr},200$. L'eau de Chatenois, prise en boisson et en bains, fortifie tout l'organisme, et provoque parfois une éruption miliaire. On l'emploie surtout contre l'asthénie (1).

SALINS (JURA).

Sources salines chlorurées froides.

ITINÉRAIRE DE PARIS A SALINS. — Chemin de fer de Dijon et Dôle jusqu'à Salins : 9 heures. — *Débours* : 45 fr.

La petite ville ou mieux la longue ville de Salins, car elle représente une seule rue qui s'étend sur une longueur de près de 4 kilomètres, est située au fond d'une gorge du Jura, désignée autrefois, à cause de son importance stratégique, sous le nom de PORTE DES BOURGOGNES. Deux forts perchés en regard l'un de l'autre sur les hauteurs et séparés par une sorte de gave nommé la Furieuse, bien qu'en été son aspect soit des plus pacifiques, sont tout ce qui reste aujourd'hui des anciennes fortifications de Salins. Cette ville, du temps de la domination romaine, était déjà célèbre pour l'extraction du sel. M. le docteur Germain pense que c'est elle que Strabon désigne dans ce passage : « *Ex* SEQUANIS *optima suilla Romam perferuntur.* » Il signale également cette circonstance que l'une des sources de Salins porte encore le nom de *Puits à muire*. Or les Romains appelaient *muria* (2) l'eau salée réduite par la cuisson *ardore*

---

(1) Ces diverses sources de l'Alsace, qui n'ont pour nous jusqu'à présent qu'un intérêt secondaire, ont été très fidèlement décrites par M. Amédée Robert dans son *Guide aux bains de la vallée du Rhin*.

(2) Celse, suivant la remarque de M. Ménière, se sert de ce mot pour désigner simplement la saumure, et Perse l'emploie dans le même sens quand il dit d'un avare qu'il « arrose de *muria* un plat de légumes desséchés ».

. . . . Solis natalibus, est qui
Tingat olus siccum *muria* vafer in calice empta,
Ipse sacrum inrorans patinæ piper.....

flammarum lympha defœcata. Quoi qu'il en soit de ces étymologies et de ces origines, la ville de Salins n'avait plus, de nos jours, d'autre importance que celle qu'elle devait à ses sauneries, lorsque M. de Grimaldi, après l'avoir déjà dotée d'un chemin de fer, voulut également la doter d'un établissement thermal. Or, disons-le tout de suite, cet établissement, par sa distribution intelligente, la parfaite appropriation de chaque pièce, et l'heureuse ordonnance de ses appareils balnéaires, est peut-être, ce que nous avons aujourd'hui en France de plus complet.

Il existe à Salins deux ordres de sources : les unes, naturelles ; les autres, artésiennes. Ces diverses sources, d'une température qui varie de 10° à 44° C., appartiennent à la classe des eaux chlorurées. Les sources artésiennes sont les seules maintenant d'où l'on extrait le chlorure de sodium, et par conséquent l'eau mère, ce puissant auxiliaire de la médication de Salins.

La source qui alimente l'établissement est une source naturelle, essentiellement médicinale, qu'il ne faut pas confondre avec celles qu'utilise l'industrie. C'est la source de la Grotte. Sa composition est tout à fait remarquable. Elle contient, par litre, $29^{gr},993$ de principes fixes, dont $27^{gr},416$ de chlorure de sodium. Les autres sels sont à base de chaux, potasse et magnésie. Bue à la dose d'un à deux verres, cette eau est légèrement laxative : en général l'estomac la supporte à merveille ; on la boit pure ou additionnée de gaz acide carbonique. Le plus habituellement cependant on n'en fait usage qu'en douches et en bains. Ces derniers se prennent soit dans des baignoires, soit dans une magnifique piscine de natation qui, par l'ampleur de ses dimensions et l'abondance de l'eau qui s'y renouvelle, ne le cède en rien à celles d'Aix ou de Néris.

Les eaux de Salins représentent une médication tonique et reconstitutive qui quelquefois même doit devenir excitante, alors qu'il s'agit de réveiller l'économie de sa stupeur et d'activer le fonctionnement des rouages de l'organisme.

Mais, ainsi que nous venons de le dire, ce qui accroît singulièrement l'efficacité de ces eaux, c'est l'adjonction des eaux mères provenant des cuves d'évaporation. Ce précieux résidu, dont nous avons indiqué ailleurs (page 33) les caractères généraux, renferme par litre, d'après de MM. Favre, Pelouze et Dumas :

	Gram.
Bromure de sodium.	2,700

Proportion considérable qui, surtout à cause des autres sels dont cette liqueur est saturée, exige les plus grands ménagements dans son emploi et ses dosages. On se contentera d'abord d'ajouter au bain 5 à 6 litres d'eau mère, ou moins encore chez les femmes et les enfants ; puis on augmentera chaque jour de manière à atteindre 25 ou 30 litres, limite qu'il faudra rarement dépasser.

La scrofule, et, sous ce nom, nous comprenons également toutes les formes du lymphatisme exagéré, se trouve admirablement bien de l'action de ces mélanges. Qu'il s'agisse simplement de la pâleur de la peau, de la bouffissure du visage et de quelques engorgements ganglionnaires ; ou bien au contraire qu'il existe déjà un état cachectique ayant entraîné des ulcérations cutanées, des fistules plus ou moins profondes, des caries, des nécroses, des suppurations intarissables, etc., vous verrez l'influence minérale se traduire par les mêmes manifestations. Ainsi j'ai noté à Salins des phénomènes tellement identiques avec ceux qu'on observe à Kreuznach que la description que je vais donner des premiers nous servira plus tard à spécifier les seconds. Vous les reconnaîtrez aux caractères suivants :

Au bout de quelques jours de l'usage des eaux, il survient des maux de tête, de l'agitation, de l'insomnie et un sentiment de courbature générale. Les yeux sont rouges et larmoyants ; le nez et l'arrière-gorge se prennent, comme dans le coryza ; la langue est saburrale, la soif assez vive, l'appétit nul. Toutes les sécrétions paraissent modifiées. La salive devient plus visqueuse et les urines déposent un sédiment épais. En même temps, les tumeurs et les ulcérations, qui sont le produit de l'affection scrofuleuse, offrent les caractères d'une vive stimulation. La peau elle-même ne tarde pas à s'affecter : des éruptions paraissent sur divers points de sa surface, principalement à la partie postérieure du tronc, et elles présentent les aspects les plus variés. Ce sont, le plus souvent, des colorations diffuses, des rougeurs vagues, ou de petites vésicules semblables à des boutons de miliaire ; quelquefois aussi des pustules, ou même de véritables furoncles ; dans certains points vous diriez des taches ecchymotiques. Il semble que l'organisme tout entier, pénétré des éléments curatifs des eaux, s'efforce d'éliminer au dehors les principes morbides qui viciaient la constitution. Bientôt cependant le calme renaît, les forces reparaissent, l'appétit devient de plus en plus impérieux : c'est le signal que la crise touche à sa fin, ou plutôt que la guérison commence.

On comprend combien il faut, de la part du médecin, de prudence et d'habitude pour bien diriger ces mouvements critiques, d'où dépend presque toujours le succès de la cure. Je suis heureux de pouvoir ajouter que M. le docteur Dumoulin, à qui est confiée l'inspection de Salins, me paraît être tout à fait à la hauteur de sa mission. Il me fit voir, lors de ma récente visite à ces eaux, une vingtaine d'enfants affreusement scrofuleux que l'Assistance publique y avait envoyés des hôpitaux de Paris, et qui presque tous s'en trouvaient à merveille ; quelques-uns même en avaient obtenu une guérison tout à fait inespérée.

Cette action thérapeutique des eaux est fréquemment secondée par l'intervention de l'hydrothérapie qui a été organisée à Salins sur une très grande échelle. On y a recours surtout pour les constitutions torpides dans lesquelles la réaction se ferait difficilement à la température ordinaire du bain. Or personne n'ignore que l'eau tout à fait froide est souvent le plus énergique de tous les stimulants.

Les affections caractérisées par le lymphatisme et la scrofule ne sont pas les seules que j'aie vu traiter avec succès à Salins. Le scorbut, le rachitisme, la cachexie vénérienne, certaines dermatoses, les engorgements atoniques de l'utérus, l'aménorrhée, le rhumatisme musculaire, etc., éprouvent encore d'heureux effets de ces eaux. Ce sont du reste à peu près les mêmes indications que pour les bains de mer dont elles rappellent d'ailleurs la composition.

Si Salins offre, comme ville, peu de distractions, par contre, rien n'a été négligé pour faire de l'établissement thermal un séjour aussi confortable que récréatif. Je serais même presque tenté de reprocher aux salons de réunion leur trop grande magnificence. Personne n'ignore que c'est à leurs eaux mères que Kreuznach, Ischl, Nauheim, et tant d'autres stations allemandes doivent leur réputation et leur vogue. Pourquoi donc Salins avec les mêmes ressources, sinon avec des ressources supérieures, n'affranchirait-il pas nos malades de l'onéreux tribut qu'ils vont payer à l'étranger (1) ?

TRANSPORT (*sel des eaux mères*). — Ce sel, qui n'est autre que l'eau mère elle-même concentrée jusqu'à siccité, paraît appelé à remplacer, en France du moins, les sels de Kreuznach avec lesquels il offre d'ailleurs la plus parfaite analogie. Il s'en expédie déjà des quantités considérables pour bains. 1 kilogramme de sel de Salins représente environ 3 litres d'eau mère.

---

(1) La constitution géologique de la vallée offre de nombreux éléments d'études. Ainsi on y trouve des couches salifères d'une grande puissance, exploitées depuis des siècles ; des chaux sulfatées qui forment une autre branche de revenu ; enfin des grès, des schistes ardoisiers, et des calcaires bitumineux qui n'intéressent pas moins l'industrie.

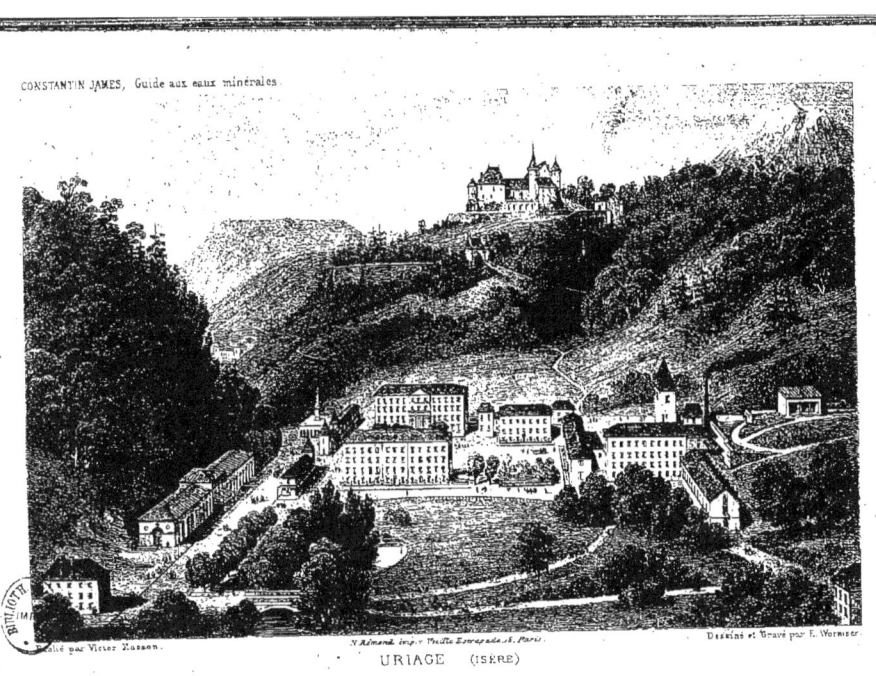

URIAGE (ISÈRE)

Guillon (Doubs). — Ces eaux jaillissent dans une belle vallée du Cusancin, à quelques kilomètres de la station de Baume-les-Dames. Elles appartiennent à la classe des eaux sulfureuses froides. On les prescrit surtout pour les névralgies, les roideurs articulaires, les maladies cutanées et les cachexies syphilitiques. Il y a un établissement thermal très complet.

Charbonnière (Rhône). — Commune de l'arrondissement de Lyon, à 8 kilomètres de cette ville. Il y a deux sources ferrugineuses froides, lesquelles contiennent, par litre, 0^{gr},041 de carbonate de fer. Elles sont réputées pour le traitement des dyspepsies, de la chlorose et des affections strumeuses. L'eau dite *source Laval*, alimente une buvette et plusieurs baignoires.

URIAGE (Isère).

Sources sulfureuses tièdes.

ITINÉRAIRE DE PARIS A URIAGE. — Chemin de fer du Dauphiné jusqu'à Grenoble : 15 heures et demie. Voitures de Grenoble à Uriage : 1 heure. — — *Débours* : 76 fr.

S'il est un pays qui réunisse à l'intérêt des souvenirs (1) la beauté des sites, ce pays est le Dauphiné. Quelle splendeur et en même temps quelle opposition dans les paysages ! Si j'osais dire ma pensée tout entière, j'affirmerais que nos Alpes françaises l'emportent à certains égards sur les Alpes helvétiques, et je ne citerais pas d'autre preuve à l'appui que la route qui mène de Saint-Rambert à Uriage. En effet, la longue chaîne de montagnes que vous parcourez en chemin de fer jusqu'à Grenoble déroule successivement à vos yeux un rapide et brillant panorama, où les merveilles de l'art le disputent aux merveilles de la nature. A partir de Grenoble, la scène change. Une route magnifique vous conduit à travers une large et riche vallée, celle du Graisivaudan, que l'Isère fertilise, et qui n'a peut-être pas son égale dans toute la Suisse ; de là, par un saisissant contraste, vous pénétrez dans une gorge étroite et sauvage au fond

---

(1) Parmi ces souvenirs, celui de la terrible administration du connétable de Lesdiguières ne me paraît pas devoir s'effacer de sitôt de l'esprit des habitants. Ainsi c'est presque en tremblant qu'on me montra sculptées sur le fronton de son château de Vizille, une tête d'homme et une truite côte à côte dans un plat. C'était, à ce qu'il paraît, l'ingénieux emblème par lequel il indiquait aux amateurs de pêche de quel prix il faisait payer un poisson pris sans autorisation dans ses viviers.

de laquelle roule un torrent ; enfin, à l'extrémité de ce défilé, s'ouvre un vaste square que domine un vieux château gothique et où sont groupées de nombreuses et élégantes constructions modernes : vous êtes à Uriage.

Uriage n'est ni un bourg ni un hameau ; c'est une agglomération de bâtiments qui ont tous pour objet le service des eaux et des baigneurs, et qui, chacun dans leur genre, sont parfaitement appropriés à leur destination.

Il y a deux sources minérales : l'une ferrugineuse, qu'on emploie en boisson dans les cas où le fer est indiqué ; l'autre, tout à la fois sulfureuse et saline. Cette seconde source, qui est la seule à laquelle Uriage doive sa réputation, est la seule également dont nous ayons ici à nous occuper. Ce n'est qu'après le percement de plusieurs galeries souterraines, dont la dernière a 300 mètres de longueur, qu'on est parvenu à la capter définitivement. Elle jaillit d'un rocher schisteux, au milieu de terrains d'alluvion ; des tuyaux la prennent au griffon, puis vont la distribuer dans les diverses pièces de l'établissement thermal.

Cette source a 27° C., température insuffisante pour son emploi à l'extérieur : aussi l'élève-t-on artificiellement au moyen de lentilles de fonte remplies de vapeur, qui sont disposées à la partie inférieure des réservoirs d'eau minérale. Un fait curieux à noter, c'est qu'on a découvert, parmi les ruines de l'ancien bain romain, si riches en *ex-voto* et en divers objets d'art, un chauffoir destiné évidemment aux mêmes usages. D'après M. Chevallier, c'est le seul exemple de ce genre qui ait été rencontré jusqu'ici dans les thermes anciens, où l'on n'employait d'ordinaire que les eaux suffisamment chaudes par elles-mêmes.

L'eau de la source d'Uriage est limpide à sa sortie de la roche. Par son contact avec l'air ou seulement son parcours dans ses conduits fermés, elle se trouble et prend une teinte légèrement bleuâtre ; cette teinte, qui devient tout à fait blanche dans les baignoires, est due au soufre naissant à l'état d'hydrate, lequel provient de la décomposition du gaz sulfhydrique. Il se dégage de cette eau une forte odeur d'hydrogène sulfuré. Quant à sa saveur, elle est hépatique et salée, avec un arrière-goût amer dû aux sels de magnésie en dissolution.

La source d'Uriage a une composition chimique très remarquable et même tout à fait à part. C'est en effet, du moins à ma connaissance, la seule eau sulfureuse qui renferme assez de principes salins pour que ceux-ci lui communiquent des vertus purgatives. Ainsi il résulte des analyses publiées par M. Gerdy, qu'un litre de cette eau contient $0^{lit},129$ de gaz sulfhydrique et $11^{gr},129$ de sels, savoir :

	Gram.
Carbonate de chaux.	0,205
Sulfate de chaux.	1,429
— de magnésie.	1,246
— de soude.	1,012
Chlorure de sodium.	7,236
Iodure de calcium.	0,001
	11,129

A n'envisager que la quantité de sels renfermés dans ces eaux, c'est la source la plus minéralisée que nous ayons en France. Or on comprend qu'avec une réunion de semblables éléments, la source d'Uriage doive exercer sur l'économie une action aussi puissante que variée. Il ne serait même pas impossible de pressentir, d'après ses seuls caractères chimiques, à quel ordre de maladies elle s'adresse plus directement.

Bue à dose convenable, dont la moyenne varie, suivant les individus, de trois à six verres, cette eau détermine des évacuations promptes, faciles, sans malaise d'aucun genre. Elle agit ainsi comme un utile dépuratif dans les maladies humorales ; elle agit également à la manière des médications révulsives par les mouvements fluxionnaires qu'elle provoque et entretient vers l'intestin. Seulement les malades devront éviter d'en boire avec excès, car elle deviendrait facilement irritante.

En bains, l'eau d'Uriage réunit la double action des eaux chlorurées et des eaux sulfureuses : aussi convient-elle plus spécialement aux tempéraments lymphatiques. Contrairement à ce que l'on observe à Loëche et à Schinznach, il est rare qu'elle provoque le phénomène connu sous le nom de *poussée*. La durée du bain est habituellement d'une heure ; quelquefois cependant on la prolonge jusqu'à deux heures et même au delà, quand il s'agit d'affections rebelles et tenaces.

Les douches sont parfaitement organisées à Uriage. Il en est de même des bains et des fumigations de vapeurs sulfureuses. J'y ai vu également des salles d'inhalation d'eau pulvérisée, sur le modèle de celles de Pierrefonds. Enfin on administre à Uriage comme à Allevard des bains de petit-lait.

Telles sont les eaux d'Uriage. On le voit, rien n'a été omis pour ajouter à la vertu intrinsèque de ces eaux les ressources fournies par l'artifice de leur emploi. Avant d'indiquer les maladies contre lesquelles elles sont employées avec le plus d'avantage, nous dirons d'une manière générale, que leur action tonique et reconstitutive s'applique surtout aux cas où l'organisme est plus ou moins débilité. Ainsi les jeunes enfants qui ont été soumis à une alimentation insuffisante ou mauvaise ; les jeunes filles auxquelles, aux approches de la puberté, la séve fait défaut ; les femmes du monde, les jeunes hommes, les vieillards eux-mêmes qu'ont épuisés des fatigues exagérées, trouveront à Uriage une énergie nouvelle et des provisions de force pour l'avenir. Gardons-nous toutefois de rapporter aux eaux seules tous les mérites du succès ; l'air pur et vivifiant de la vallée n'y saurait être non plus complétement étranger. Sous ce rapport et sous d'autres encore, les bains d'Uriage ne sont pas sans quelque analogie avec les bains de mer.

Au premier rang des maladies proprement dites auxquelles conviennent les eaux d'Uriage, se placent les affections cutanées, particulièrement celles qui revêtent la forme eczémateuse. Mais, tandis que les eaux simplement sulfureuses, telles que Baréges ou Luchon, produisent, au début du traitement, une vive stimulation de la peau, celles d'Uriage, au contraire, calment presque toujours d'emblée, ce qu'il faut sans doute attribuer à l'action sédative et un peu astringente des chlorures. Il faut également faire la part de la boisson, dont l'effet laxatif prévient la trop vive congestion du derme. Ce n'est qu'après les premiers bains que cette surface s'irrite ; et encore l'irritation est-elle habituellement légère et d'une assez courte durée. Mais ce qu'il faut éviter avant tout ici, ce sont les traitements incomplets. Les maladies cutanées se rattachant presque toujours à un vice de sang ou des humeurs, sont, par cela même, plus difficiles que toute autre à déraciner.

Nous avons dit que les eaux d'Uriage sont spécialement appropriées au tempérament lymphatique : elles conviennent de même pour les scrofules, qui ne sont d'ordinaire que l'exagération maladive de ce tempérament. Vous les verrez réussir, soit que le mal siége simplement à la peau (tubercules, ulcérations), soit qu'il ait envahi les membranes muqueuses (ophthalmie, coryza, otite), soit enfin qu'il s'attaque de préférence au système osseux (caries, nécroses, tumeurs blanches). Quelquefois même elles triompheront de l'engorgement tuberculeux des ganglions lymphatiques.

Les affections de l'utérus que caractérise la déviation de cet organe ou le relâchement de ses ligaments, certaines gastralgies saburrales, les embarras bilieux, les paraplégies essentielles, et, en général, les névroses liées à la débilité de l'appareil cérébro-spinal, trouvent à Uriage du soulagement, souvent même la guérison. Si je n'ai point parlé de la chlorose, du rhumatisme, de la syphilis et de diverses autres maladies diathésiques, c'est que les eaux d'Uriage, tout en étant appropriées à leur traitement, n'offrent pas d'avantages marqués sur les autres sources thermales de la même classe. Or, je n'ai dû faire ressortir ici que ce qui m'a paru être plus directement du domaine de ces eaux.

Le service médical est confié à MM. Gerdy, inspecteur, et Doyon, inspecteur adjoint.

Quant au séjour d'Uriage dont j'ai remporté de si agréables souvenirs, on loge dans les hôtels que nous savons avoisiner l'établissement, et où sont organisées d'excellentes tables d'hôte ; aussi tout malade suit-il la cure sans sortir en quelque sorte de chez soi. La journée est consacrée aux promenades et aux excursions, qu'on peut facilement varier chaque jour, tout en restant dans un rayon assez rapproché. Surtout n'oubliez pas d'aller admirer, au vieux château, la collection de tableaux, antiquités et objets d'histoire naturelle que M. de Saint-Ferriol (1) y a rapportés de ses voyages. Tous les soirs, principalement le dimanche et le jeudi, les salons de l'établissement se remplissent de l'élite des baigneurs, auxquels viennent se joindre les invités des localités environnantes.

Uriage, qui n'est qu'à une heure de l'ancienne capitale du Dauphiné, réunit ainsi les ressources et les récréations d'une grande ville à la salubrité de la vie champêtre.

LA MOTTE (Isère).

Sources salines chlorurées chaudes.

ITINÉRAIRE DE PARIS A LA MOTTE. — Chemin de fer jusqu'à Grenoble : 15 heures et demie. Voitures de Grenoble à La Motte : 3 heures. — *Débours* : 80 fr.

Le vieux château de La Motte, transformé aujourd'hui en établissement thermal, est situé à 32 kilomètres de Grenoble, au sommet d'un mamelon que dominent de toutes parts des montagnes abruptes.

(1) M. le comte Louis de Saint-Ferriol est, à vrai dire, le créateur d'Uriage, dont les bains, fréquentés aujourd'hui de tous les coins de l'Europe, n'offraient avant lui que des ruines. Peut-être aurait-il reculé devant les immenses travaux que leur restauration nécessitait, si, à ses goûts d'artiste, ne s'étaient joints les sentiments de la plus haute philanthropie.

Son isolement complet de toute habitation, l'aspect sauvage de la contrée, l'escarpement des abords, tout semble indiquer que ses fondateurs obéirent à des inspirations analogues à celles qui avaient guidé saint Bruno : vous diriez en effet un sombre monastère. La source minérale se trouve à 2 kilomètres de là, au fond d'un effrayant entonnoir qui sert de lit au cours tumultueux du Drac (1). Elle jaillit par deux griffons principaux appelés *source du Puits* et *source de la Dame*; mais ce ne sont évidemment que les orifices d'une même nappe souterraine. On se sert, pour faire arriver l'eau jusqu'à l'établissement, d'une pompe à double système qui, par la simplicité de son jeu, m'a paru un vrai chef-d'œuvre hydraulique. Malheureusement, la mauvaise disposition des conduites et des réservoirs fait que la source, qui, au point d'émergence, marquait 62° C., perd, dans le trajet, une partie notable de sa température. D'où la nécessité de la soumettre, pour la douche et le bain, à un réchauffement préalable, lequel doit porter atteinte à ses vertus médicinales.

L'établissement comprend un certain nombre de baignoires, de douches et un vaporarium qui consiste dans une grande salle garnie de gradins, où l'on fait arriver la vapeur à une température déterminée. Cette pièce est utilisée encore comme salle d'aspiration. On introduit à cet effet un jet d'eau minérale chaude qui, lancé vivement à travers les trous d'un diaphragme, se brise et se répand dans l'atmosphère en vapeur humide.

Les eaux de La Motte, d'une saveur salée et un peu amère, renferment, par litre :

	Gram.
Chlorure de sodium	3,80
Sulfate de chaux	1,65
Carbonate de chaux et de magnésie	0,80
Bromure alcalin	0,02
Divers	1,17
	7,44

Ces eaux sont indiquées contre l'atonie des viscères, l'engorgement œdémateux des membres, les roideurs articulaires, certaines paralysies et cette classe de lésions si nombreuses et si variées qui dépendent de la scrofule. Malgré leur valeur très réelle, elles ne sont fréquentées aujourd'hui que par quelques malades des environs.

(1) C'est sur la rive droite du torrent qu'est située la source. On m'a montré, sur la rive opposée, les débris d'un prétendu bain romain qui n'a certainement existé que dans l'imagination de quelque antiquaire.

ALLEVARD (Isère).

Source sulfureuse froide.

Itinéraire de Paris a Allevard. — Chemin de fer de Mâcon et Culoz jusqu'à la station de Montmélian : 15 heures et demie. Voitures de cette station à Allevard : 3 heures. — *Débours* : 75 fr. (1).

Le bourg d'Allevard est connu depuis longtemps par ses forges d'acier, et depuis peu d'années seulement par sa source sulfureuse froide ; aussi son aspect est-il essentiellement industriel. La source jaillit sur la rive gauche et jusque dans le lit même du torrent de Bréda, où elle est puisée par quatre corps de pompes aspirantes et foulantes que met en jeu une roue hydraulique. Analysée par Dupasquier, elle a offert, par 1000 grammes d'eau :

	Lit.
Acide sulfhydrique libre	0,024
Acide carbonique	0,097

Les principaux éléments minéralisateurs de cette eau sont donc essentiellement volatils. Or, comprend-on que l'établissement thermal soit éloigné de 350 mètres du griffon de la source ? Il en résulte que, pendant ce long parcours, l'eau, qu'a déjà altérée le jeu des pompes, subit encore de graves atteintes dans sa composition ; de telle sorte qu'arrivée au lieu d'emploi, elle ne présente plus les mêmes caractères. Ainsi, son odeur et sa saveur ont quelque chose de moins accentué ; puis elle n'est plus traversée par ces nombreuses bulles qui lui donnaient une teinte presque laiteuse au point d'émergence.

Les maladies qu'on traite aujourd'hui aux eaux d'Allevard sont : les laryngites, les catarrhes bronchiques et pulmonaires, la phthisie

---

(1) On peut encore aller directement par le chemin de fer de Lyon jusqu'à Grenoble, d'où une voiture conduit en 5 heures à Allevard. En prenant cette dernière voie, on parcourt depuis Grenoble jusqu'à Goncelin, c'est-à-dire dans les deux tiers de la route, la magnifique vallée du Graisivaudan. Cette vallée, vue des hauteurs qui dominent son embranchement avec celle d'Allevard, offre un coup d'œil réellement féerique. Seulement, pour qu'aucun souvenir pénible ne vienne rompre le charme de vos contemplations, ne demandez pas l'histoire du vieux château dont vous apercevez les ruines de l'autre côté de l'Isère. C'était celui du terrible baron des Adrets. On y voit encore la terrasse historique d'où il forçait ses prisonniers à faire le saut de la roche Tarpéienne.

tuberculeuse, l'asthme; en un mot, toutes les principales affections qui s'attaquent à l'appareil respiratoire.

Bien qu'on administre ces eaux sous toutes les formes, c'est l'inhalation qui constitue leur cachet thérapeutique. Celle-ci est pratiquée, dans une assez grande salle, au moyen de cinq cuvettes disposées de telle sorte que l'eau tombe en se brisant du plateau supérieur dans celui qui est au-dessous, puis successivement jusqu'au dernier, pour aller se jeter dans un réservoir communiquant avec la salle par de nombreuses percées. L'atmosphère de la pièce se sature ainsi d'émanations sulfureuses froides, dont l'analyse n'a pas encore précisé les doses, mais qui doivent être assez considérables, à en juger par l'odeur qui vous saisit en entrant. Ce sont ces émanations que les malades viennent chaque jour respirer dans la salle pendant un temps qui varie, suivant les cas, depuis quelques minutes jusqu'à une heure et même plus.

Presque toujours on combine la boisson avec l'inhalation. On commence par un quart de verre le matin, puis on en augmente graduellement les doses, de manière à atteindre deux ou trois verres dans la journée; mais il est rare qu'on aille au delà.

Sous l'influence de ces moyens, il n'est pas rare de voir la toux diminuer, l'expectoration prendre un meilleur caractère, le pouls perdre de sa fréquence et la peau de sa chaleur. Les eaux d'Allevard ne seraient donc pas sans quelque analogie avec celles de Weilbach et de Penticouse. C'est surtout à l'élément catarrhal de l'affection qu'elles s'adressent pour le modifier. Peuvent-elles également, ainsi qu'on l'a affirmé avec tant d'assurance, triompher du tubercule lui-même? C'est ce que je suis loin d'admettre. Je sais qu'on fait sonner bien haut la quantité d'iode que la source d'Allevard contiendrait; mais où donc a-t-on vu que l'iode soit le spécifique du tubercule? Autant dire que ce métalloïde, dont on s'est si follement engoué depuis quelque temps, est une panacée universelle. D'ailleurs, de récentes analyses ont prouvé que les eaux d'Allevard sont au contraire infiniment peu iodées : or j'avoue que ces résultats négatifs tendraient plutôt à accroître qu'à diminuer ma confiance dans l'efficacité de ces eaux.

Je n'ai rien à dire des bains ni des douches, si ce n'est qu'il est fort heureux qu'on soit rarement obligé d'y avoir recours, car ils sont très mal organisés. Quant aux bains de petit-lait, ils constituent un utile auxiliaire du traitement, toutes les fois qu'il s'agit de tempérer la trop grande excitation du système nerveux.

Si le séjour d'Allevard est aussi triste que l'établissement thermal est peu confortable, en revanche, le pays environnant offre des beautés de premier ordre. Glaciers, cascades, rochers à pic, ruines féodales, tout parle aux yeux, à l'esprit, aux souvenirs. Quel plus magnifique panorama que celui dont on jouit du haut de la montagne de Brame-Farine ! Sans doute ses sommets sont un peu pénibles à gravir, mais la facilité toute pittoresque avec laquelle vous en opérerez la descente en traîneau, vous fera promptement oublier les fatigues de l'ascension.

VISITE A LA GRANDE-CHARTREUSE.

Au moment de quitter le Dauphiné, dont nous venons d'étudier les seules eaux minérales qui, par leur importance, méritent une mention particulière, faisons trêve un instant à nos travaux, et dirigeons nos pas vers la Grande-Chartreuse. La variété sainement appliquée n'est-elle pas, surtout pour les baigneurs, une excellente condition d'hygiène ? D'ailleurs, nous nous écarterons à peine de notre itinéraire, puisque Grenoble, qui sert ici de centre à nos excursions thermales, n'est qu'à peu de distance du célèbre monastère. Deux routes principales mènent de cette ville à la Grande-Chartreuse : l'une par Saint-Laurent-du-Pont, l'autre par le Sappey. La première étant la plus généralement suivie, c'est d'elle seulement que nous parlerons.

On met environ trois heures pour se rendre en voiture de Grenoble à Saint-Laurent-du-Pont. Le chemin offre une succession de paysages d'une extrême variété ; à l'entrée surtout de la vallée de Voreppe, le panorama est magnifique. Une montée rapide vous conduit ensuite au col de la Placette, puis vous redescendez, par une pente plus douce, au village de Saint-Laurent-du-Pont. Là commence la partie la plus intéressante du voyage, celle qu'on appelle le Désert.

Le Désert ! A ce nom, l'imagination, devançant ce que l'œil doit bientôt découvrir, se représente une steppe aride et désolée, un sol tourmenté, des sentiers perdus, quelque chose, en un mot, d'indéfini qui s'harmonise avec le silence et les austérités du cloître. Or, tel n'est pas aujourd'hui l'aspect de la contrée. Sans doute, la nature y abonde toujours en admirables sujets d'étude pour le peintre, d'inspiration pour le poëte, de contemplation pour quiconque sait voir et sentir ; mais tout y offre également l'empreinte du génie de l'homme. Ainsi vous pénétrez dans une gorge sauvage au fond de laquelle mugit un torrent dont les eaux, utilisées par l'industrie, sont devenues les forces motrices de puissantes usines. Une large route (1), tantôt taillée dans le roc, tantôt portée par de gigantesques arceaux, s'ouvre audacieusement à travers une double chaîne de montagnes que couvre une végétation vigoureuse ; les fleurs elles-mêmes y offrent un éclat de coloris dont le botaniste s'étonne. Cette route, construite pour l'exploitation des forêts qui perdent ainsi chaque jour leur cachet primitif, reçoit pendant la belle saison une vie toute nouvelle par la foule des visiteurs qu'un sentiment pieux ou un simple motif de curiosité dirige vers le monastère. Seulement, tenez-vous sur vos gardes quand vous entendrez retentir la cognée au-dessus de votre tête ; bientôt quelque arbre roulera de rocher en rocher, et ses débris viendront peut-être joncher la place où vous alliez porter vos pas. A mesure qu'on remonte le torrent, l'espace entre les montagnes s'élargit, revêtant un caractère de plus en plus grandiose. Enfin, au détour d'un bois, on se trouve tout à coup au pied de sombres murailles d'où ne sort aucun bruit annonçant une demeure habitée : c'est la Grande-Chartreuse.

L'ensemble des bâtiments, d'une architecture austère mais sans unité, donne l'idée de petits ermitages distribués isolément, bien que réunis dans une commune enceinte. Vous entrez. L'hospitalité la plus cordiale accueille tout étranger ; il n'est pas de soins et de prévenances dont on ne l'entoure. Je ne décrirai pas ces immenses cloîtres *où l'on n'entend que le silence;* cette église où, la nuit comme le jour, les religieux s'assemblent pour prier ; cette salle du chapitre où sont rangés les portraits des cinquante premiers supérieurs de l'Ordre, et de remarquables copies de la galerie de Lesueur, retouchées, dit-on, par le peintre lui-même. Ce sont là des sujets qui empruntent leur intérêt principal aux lieux mêmes où ils se trouvent. Je préfère dire simplement avec Ducis : « J'ai vu la soli-
» tude terrible où saint Bruno vint s'établir avec ses compagnons, il
» y a plus de huit cents ans. J'ai vu son désert, sa fontaine, sa cha-
» pelle (2), la pierre où il s'agenouillait devant ces montagnes

(1) On ne pouvait autrefois traverser le Désert qu'à pied ou à mulet, ce qui exigeait à peu près deux heures ; mais, depuis la nouvelle route, il faut moins d'une heure pour se rendre *en voiture* jusqu'au couvent. Les loueurs de mulets se gardent, bien entendu, de vous en prévenir.

(2) La chapelle de saint Bruno est située à une demi-heure du monastère, sur l'emplacement même où le saint anachorète vint s'établir en 1084. On n'y accédait alors qu'en se frayant des sentiers d'autant plus dangereux que les bêtes féroces étaient encore en possession des montagnes.

» effrayantes, sous les yeux de Dieu. J'ai visité toute la maison ; j'ai
» causé avec l'un des solitaires dans sa cellule. Tout m'a fait un
» plaisir profond et calme. Les agitations humaines ne montent pas
» jusque-là (1). »

Tout étranger, nous l'avons vu, reçoit dans le monastère l'accueil le plus hospitalier. Cependant les femmes ne sont jamais admises dans l'enceinte même des bâtiments. La règle, à cet égard, est inexorable, et, aux yeux de beaucoup de personnes, son extrême rigueur a même quelque chose qui révolte.

Si j'osais prendre sur moi de justifier ici ce qui n'a pas besoin de l'être, car nos critiques, pas plus que nos éloges, n'ont rien à voir avec la discipline monastique, je dirais que cette exclusion est maintenant encore pour les chartreux une puissante sauvegarde. En effet, que n'insinue-t-on pas sans cesse contre les prétendus mystères de la vie des cloîtres ? Combien d'écrivains, demandant au scandale un succès que ne leur eût pas mérité leur talent, vont chercher dans le sanctuaire des couvents les tristes héros de leurs romans licencieux ! Or, du jour qu'il a été établi qu'aucune femme, si élevé d'ailleurs que fût son rang, si éminente même que fût sa vertu, ne pourrait franchir le seuil de la Grande-Chartreuse, la calomnie non plus n'osa point y pénétrer. Mettez donc de côté toute récrimination puérile envers ces pieux anachorètes. Simples locataires aujourd'hui de la maison qui fut le berceau de leur ordre, réduits à ne plus être que les fermiers d'un sol qui était leur patrimoine légitime et dont on les a indignement spoliés (2), aucune épreuve ne leur a manqué jusqu'à présent. Et cependant, grâce aux ressources fournies par une précieuse LIQUEUR, dernier débris de tant de naufrages, ils continuent d'être, comme par le passé, la providence de toutes les infortunes. Puisse rien ne venir troubler désormais leur paisible retraite ! Ils ne sont pas inutiles à la société ces hommes qui, fidèles depuis tant de siècles à la sainteté de leur mission, édifient par leurs exemples, secourent par leurs aumônes, intercèdent par leurs prières, justifiant ainsi chaque jour ces paroles si simples et si nobles qui leur ont été appliquées : *Nunquam reformati, quia nunquam deformati.*

(1) Extrait de l'excellent ouvrage de M. Albert du Boys, qui a pour titre : *La Grande-Chartreuse*, ou Tableau historique et descriptif de ce monastère. Grenoble, 1845.

(2) Supprimée en 1794, la Grande-Chartreuse fut rétablie en 1816 ; mais elle n'a pas cessé pour cela de rester propriété de l'État.

BAINS DE VAPEUR TÉRÉBENTHINÉS.

J'avais depuis longtemps déjà entendu parler des bains de vapeur térébenthinés qui s'administrent dans quelques départements du midi de la France, et des excellents effets qu'on en obtient contre certaines affections ; mais, fidèle à mon système de ne décrire les choses qu'après les avoir vues et étudiées sur place, j'ai dû attendre, pour parler de ces bains, que j'eusse été les visiter. Je me suis donc rendu dans les principales localités où l'on en fait usage; aujourd'hui je me crois suffisamment renseigné pour pouvoir en donner un aperçu exact, bien qu'un peu succinct.

C'est dans la Drôme que cette médication semble avoir pris naissance. Depuis plus d'un siècle déjà, les ouvriers occupés à extraire la résine des fours qui servent à sa fabrication avaient remarqué que ceux d'entre eux qui étaient sujets à des douleurs ou à des catarrhes s'en trouvaient promptement débarrassés par le fait de la température très élevée à laquelle les soumettait leur rude travail de chaque jour. Mais les guérisons avaient beau se multiplier, le récit n'en avait pu franchir les confins de la montagne jusqu'au moment où le docteur Chevandier en fit l'objet d'une intéressante publication. Depuis lors cette méthode s'est étendue et vulgarisée, grâce surtout aux travaux de MM. Benoît, Rey, Maurin et Macario. Voici comment elle est généralement appliquée :

Représentez-vous un four (1) souterrain construit en pierres réfractaires, dans lequel on entretient pendant la nuit un feu ardent qu'on éteint le lendemain pour le remplacer par des copeaux de résine (*Pinus sylvestris*). La vapeur balsamique, que le rayonnement du four en dégage arrive dans des boîtes d'encaissement circulairement juxtaposées, où les malades se tiennent, et dont on gradue la température au moyen d'un registre qu'on ouvre ou qu'on ferme à volonté. Ces malades éprouvent tout d'abord une sensation de chaleur tout à fait incommode, suffocante même ; mais à mesure que la sueur paraît, le malaise se dissipe, au point de faire bientôt place à un agréable sentiment de bien-être. D'habitude, au bout d'une demi-

---

(1) Il est peu de nos confrères, je présume, qui sachent ce qu'est un four à poix. C'est une cavité ovoïde profonde de deux mètres, large d'un mètre et demi, où les copeaux de pin sont soumis à la distillation. La principale occupation des ouvriers consiste à tasser ces copeaux par couches au fond du four, et cela sous une température extrêmement élevée.

heure, la peau ruisselle et le corps semble être en pleine ébullition : c'est le moment de sortir du bain. Les malades, soigneusement enveloppés de couvertures, vont se mettre au lit, qu'ils ne quittent que quand la transpiration a cessé.

Il est une particularité de ce traitement qui m'a surtout frappé, c'est la facilité singulière avec laquelle nos corps peuvent supporter les températures les plus élevées. Ainsi, la chaleur de ces étuves est en moyenne de 50° à 60° C. ; chez quelques malades même, elle peut être portée à 70°, 80° et 90°, sans qu'il en résulte pour eux le moindre inconvénient appréciable. J'aurai du reste l'occasion de revenir sur ces questions de physique médicale, à propos de l'Italie.

Les affections contre lesquelles les bains de vapeur térébenthinés sont employés avec le plus de succès, sont les anciens rhumatismes tant musculaires qu'articulaires, certaines paralysies d'origine arthritique, la goutte ou plutôt l'endolorissement et l'état œdémateux qui lui succèdent, les névralgies, surtout les névralgies sciatiques, puis enfin les catarrhes bronchiques et pulmonaires. Ces bains paraissent agir tout à la fois par la dérivation qu'ils produisent vers la peau en la congestionnant et par les modifications qu'apporte au fonctionnement des muqueuses l'absorption des principes balsamiques de la résine. Quelquefois on aide à leurs effets en faisant intervenir l'hydrothérapie ; les malades alors se jettent, au sortir de l'étuve, dans un bassin d'eau froide : cette immersion est presque toujours suivie d'une réaction instantanée et très vive. La durée moyenne d'un semblable traitement est de 25 à 30 bains.

Les bains à la térébenthine sont organisés aujourd'hui dans plusieurs localités. Je citerai plus particulièrement le Martouret, berceau de la méthode, Bouqueron, Privaz, et le bel établissement hydrothérapique de Serin, près de Lyon, que dirige le docteur Macario.

VI.

SOURCES DE LA SAVOIE.

La réunion de la Savoie à la France a augmenté d'une manière très notable nos richesses hydrominérales. D'abord nous n'avions pas de sources réellement iodurées : maintenant, au contraire, nous possédons la plus remarquable de toutes, celle de Challes. Puis Aix, Marlioz, La Caille et Saint-Gervais, ont apporté un très brillant appoint à notre magnifique groupe sulfureux des Pyrénées. Enfin

Evian, par sa faible alcalinité, constitue, dans certains cas, un utile succédané de Vichy. Ai-je besoin d'ajouter que, par la possession de cette province, nous n'avons plus rien à envier à la Suisse de ces beautés naturelles qui ont tant d'attrait pour les baigneurs?

AIX (SAVOIE).

Sources sulfureuses chaudes.

ITINÉRAIRE DE PARIS A AIX. — Chemin de fer de Lyon par Mâcon et Culoz jusqu'à Aix même : 14 heures et demie. — *Débours :* 65 fr.

Aix est une assez jolie ville, située, à trois lieues de Chambéry, dans une vallée agréable que borde, du sud au nord, une double chaîne de montagnes. Son climat est doux et tellement salubre, que, par un privilége bien rare en Savoie, vous ne rencontrez à Aix ni crétinisme ni goître. Cette ville remonte à une haute antiquité; on l'appelait *Aquæ Gratianæ*, du nom de l'empereur Gratien. A en juger par les monuments qui restent, ses bains avaient, sous la domination romaine, une importance considérable, qu'après de nombreuses vicissitudes ils ont en partie recouvrée aujourd'hui. Nulle part vous ne trouverez un service médical plus complet, et le casino, où la roulette aujourd'hui n'étale plus ses scandales, peut rivaliser avec les plus beaux du Rhin.

Les eaux thermales d'Aix forment deux sources principales : l'une dite de Soufre et l'autre d'Alun (1). Toutes les deux fournissent, par vingt-quatre heures, l'énorme volume de 7 millions de litres d'eau. Cette eau, d'une température de 46° à 47° C., est d'une limpidité parfaite ; elle exhale une odeur d'œufs couvis très prononcée. Jusque dans ces derniers temps la source de Soufre était la seule sulfureuse ; mais depuis les importants travaux dont la source d'Alun a été l'objet (2), ces deux sources le sont à peu près autant : elles marquent environ 4 degrés au sulfhydromètre. L'une et l'autre se rendent à l'établissement thermal.

(1) Ainsi appelée par les anciens, parce qu'elle renferme du sulfate d'alumine qu'on nommait vulgairement alun.

(2) La source d'Alun formait un lac souterrain dans les grottes de Saint-Paul, situées à quelques minutes au-dessus d'Aix ; l'eau y perdait son élément sulfureux au contact de l'air et s'y mêlait en outre à des eaux étrangères après de longues pluies. Pour parer à ces graves inconvénients, M. Jules François fit entreprendre, dans la direction de la source, un tunnel presque tout creusé dans le roc, d'une longueur de plus de cent mètres. Ce travail,

Je ne crois point devoir décrire l'établissement actuel, car, grâce à la munificence de l'Empereur, il est à la veille de subir un remaniement complet et un agrandissement considérable. D'après les renseignements qui m'ont été communiqués, on y comptera, quand il sera terminé, 6 buvettes, 80 baignoires, 4 piscines, 2 salles d'inhalation, 6 étuves, 4 bains et douches de vapeur, 36 grandes douches, 10 douches révulsives, etc. Les douches, on le voit, continueront d'occuper le premier rang, et c'est de toute justice. N'est-ce pas à ses douches qu'Aix est surtout redevable de sa prééminence sur les autres bains ? Rien du reste ne saurait égaler l'extrême habileté avec laquelle les doucheurs frictionnent et massent les membres en tous sens, leur font exécuter des mouvements d'extension et de flexion, en les secouant légèrement, puis pétrissent l'abdomen, de manière à communiquer une sorte de succussion aux viscères qui y sont contenus. Vous vous croiriez presque en Orient, où du reste les premiers doucheurs d'Aix ont été, assure-t-on, se former.

Les eaux d'Aix, sous quelque forme qu'on en fasse usage, exercent ordinairement sur l'homme sain comme sur l'homme malade une action excitante : elles accélèrent le pouls, appellent la chaleur à la peau, et déterminent un mouvement fébrile, qui se termine d'habitude par des évolutions critiques. En général, on boit peu ces eaux ; ce sont les bains, les douches et les étuves qui forment la partie essentielle du traitement.

Les maladies contre lesquelles vous conseillerez les eaux d'Aix avec le plus de succès sont, en tête de toutes, les rhumatismes, à quelque variété qu'ils appartiennent, qu'ils soient simples, diathésiques ou même *cum materia*. Toutefois il est d'observation qu'elles réussissent tout particulièrement contre cette forme de rhumatisme appelée rhumatisme *gommeux*, que caractérise une sorte de tuméfaction spongieuse, crépitant sous le doigt comme de la gelée épaisse. Cette affection est plus commune en Angleterre et en Hollande que chez nous : on la traite à Aix par la douche en arrosoir et les bains de vapeur, combinés avec une compression méthodique et les pommades iodurées.

Certaines névralgies rhumatismales se trouvent bien également de

conduit avec une précision mathématique, amena la découverte d'un vaste réservoir naturel, situé perpendiculairement à sept mètres cinquante centimètres au-dessous des grottes qui se remplissaient de bas en haut par l'effet du trop-plein de ce réservoir. Aujourd'hui un conduit adapté au griffon même de la source suit toute la longueur du tunnel et amène l'eau à l'établissement thermal.

l'emploi de ces eaux. Il n'en est pas de même des névralgies proprement dites ; car, pour peu que la constitution soit impressionnable, les eaux tendraient plutôt à les exaspérer.

Les maladies atoniques de la peau, les accidents traumatiques, tels que fausses ankyloses, adhérences ou rétractions tendineuses, atrophie musculaire, nécroses, caries, trajets fistuleux, etc., éprouveront de bons effets de ces eaux. Il en sera de même des paralysies partielles, ainsi que des paralysies plus ou moins générales qui se rattachent à la débilité des centres nerveux, mais sans complication d'aucune altération organique. Vous verrez également à Aix un assez grand nombre de *syphilides* : et, sous ce nom, nous désignons les accidents consécutifs, quel que soit leur aspect, dans lesquels le virus vénérien joue un rôle. C'est surtout contre les formes squameuses et tuberculeuses que ces eaux paraissent agir avec le plus d'efficacité. Quant à leur mode d'emploi, je ne puis que renvoyer au mémoire de M. Vidal (1), mémoire qu'il m'est interdit de louer, car il y est parlé en termes trop flatteurs de mes propres travaux.

M. le docteur Veyrat, qui a fait une étude toute particulière du traitement des affections utérines par les eaux d'Aix, m'a dit en obtenir les meilleurs résultats dans la leucorrhée, la métrorrhagie passive, l'hypertrophie du col, le catarrhe intra-utérin, les inflammations chroniques de toute la muqueuse, avec ou sans plaques ulcérées, les sécrétions pseudo-membraneuses, les indurations commençantes et les déviations. Il administre simultanément la douche générale chaude, comme moyen révulsif, et la douche locale froide, comme moyen répercussif. De ces actions agissant ensemble en sens opposés, l'une comme attractive et l'autre comme répulsive, résulte, d'après M. Veyrat, le double avantage d'obtenir une résolution plus prompte et plus durable, et d'éviter la réaction fâcheuse que produisent toujours les irrigations froides isolées, même quand on essaye de l'atténuer en les prolongeant.

Les eaux d'Aix sont appropriées principalement aux constitutions lymphatiques et scrofuleuses. Les bains de natation, dans un milieu aussi stimulant que l'eau des piscines, favorisent l'action musculaire : peut-être même, en aidant par cette espèce de gymnastique au développement de la cavité de la poitrine, pourront-ils quelquefois prévenir ou retarder la formation des tubercules.

Aix, par sa position géographique et son chemin de fer, est visité

(1) *Lettre au docteur Constantin James* sur l'emploi des eaux d'Aix contre les accidents consécutifs de la syphilis. Chambéry, 1856.

par presque toutes les personnes qui se rendent soit en Suisse, soit en Italie. Sa principale curiosité aujourd'hui est la grotte d'Alun. Il est impossible de ne pas être vivement impressionné à la vue de ces gigantesques excavations que l'eau thermale s'est creusées en déchiquetant la roche : les jours où on l'illumine et où ses échos répètent les accents d'un mélodieux orchestre, cette grotte offre quelque chose de réellement féerique. Les antiquités romaines dont la ville est semée présentent de même un haut intérêt. Enfin les amateurs de souvenirs historiques trouveront à Aix le sujet de curieuses excursions : ainsi il paraîtrait que c'est par le mont du Chat, qui est vis-à-vis des bains, qu'Annibal, marchant sur Rome, opéra son premier passage dans le pays des Allobroges, l'an 440 avant l'ère chrétienne.

Saint-Simon (Savoie). — A un quart d'heure d'Aix. Ce sont des eaux bicarbonatées à base de chaux, magnésie et soude, qui renferment, par litre, 0^{gr},323. Température, 21° C. Les baigneurs d'Aix vont quelquefois en boire moins à cause de leurs vertus stomachiques, que parce qu'elles constituent une fort agréable promenade.

MARLIOZ (SAVOIE).

Sources sulfureuses froides.

ITINÉRAIRE DE PARIS A MARLIOZ. — Le même que pour Aix, dont Marlioz est à un quart d'heure de distance.

Les sources de Marlioz jaillissent en face de la ravissante colline de Tresserve, au milieu d'un parc dont on a su, par une distribution intelligente, faire très heureusement ressortir les beautés et les accidents naturels. Ces sources, au nombre de trois, sont froides. Sulfureuses comme les eaux d'Aix, elles se rapprocheraient davantage de celles des Pyrénées par le mode de combinaison du soufre qui les minéralise. Ainsi, d'après M. Bonjean, elles renferment par litre, indépendamment d'un peu de gaz sulfhydrique :

                                          Gram.
Sulfure de sodium. 0,067

C'est à peu près la quantité contenue dans les eaux de Luchon, avec cette différence que, dans celles de Marlioz, l'élément sulfureux offre infiniment plus de fixité.

Le voisinage de Marlioz et d'Aix est, pour l'une et l'autre, une même bonne fortune, en ce qu'elles peuvent se prêter une utile et mutuelle assistance. Ainsi, les eaux d'Aix, qui font merveille en douches et en bains, sont très peu appropriées à la boisson ; par contre, celles de Marlioz, que leur température trop basse exclut de l'usage externe, sont parfaitement supportées par l'estomac. Il en résulte que, dans certaines circonstances, les malades devront associer les deux eaux, buvant de l'une et se baignant dans l'autre. Les affections pour lesquelles ce traitement mixte est indiqué, sont celles qui ont particulièrement trait à l'appareil respiratoire : tels sont les laryngites granuleuses, les bronchites catarrhales, l'asthme et la tuberculisation pulmonaire.

Je n'ai rien à ajouter à ce que je viens de dire des eaux d'Aix. Un mot maintenant sur l'aménagement de celles de Marlioz.

Ces eaux, dont la principale source a été soigneusement captée dans un gracieux édifice (1), sont surtout employées en inhalation. On a construit à cet usage une vaste salle, au milieu de laquelle est disposé un jet d'eau sulfureuse qui, après s'être brisée contre un disque de zinc, retombe dans une large vasque, d'où l'eau s'échappe en formant autant de petites chutes. En même temps, et par le fait de cette extrême division, la plus grande partie du soufre contenu dans cette eau se répand dans l'atmosphère à l'état de gaz sulfhydrique. Vous reconnaissez ce gaz à son odeur et à l'altération des métaux oxydables (plomb, argent, cuivre), qui ne tardent pas à prendre une teinte noire ; sur les parois mêmes de la salle se dépose du soufre en substance.

C'est là que les malades se réunissent pour suivre leur cure d'inhalation. Les principaux phénomènes qu'on voit se manifester chez eux sont l'abaissement du pouls, la diminution de la chaleur de la peau, une plus grande facilité de respirer, tous les caractères, en un mot, d'une sédation graduelle et générale. Sans nul doute, l'eau prise en boisson entre également pour quelque chose dans les bons effets du gaz ; mais il est difficile de faire la part de ces diverses influences. Je ne puis, du reste, que renvoyer, pour plus de détails, à l'excellent travail de M. Vidal sur les eaux de Marlioz (2).

Nous avons dit que souvent on adjoint à ces eaux l'emploi des douches et des bains pris à Aix. On se propose de provoquer ainsi

---

(1) On construit aujourd'hui à Marlioz, sur de bien plus grandes proportions, un nouvel établissement qui comprendra deux grandes salles d'inhalation, des buvettes, ainsi que des cabinets pour douches locales.

(2) Rapport du docteur Vidal, président de la commission médicale d'inspection des eaux d'Aix, pour l'année 1859.

vers l'enveloppe cutanée une puissante diversion. Or, qui ne sait que la médication révulsive est une des plus efficaces pour combattre les maladies des organes thoraciques, et prévenir les congestions qui viennent parfois les compliquer d'une manière si dangereuse ?

CHALLES (Savoie).

Sources sulfureuses et iodurées froides.

Itinéraire de Paris a Challes. — Chemin de fer de Paris à Chambéry par Mâcon et Culoz : 15 heures. Voitures de Chambéry à Challes : une demi-heure. — *Débours* : 68 fr.

Voilà des eaux fort extraordinaires, je dirai même tout à fait uniques par l'étrangeté de leur minéralisation. En effet, elles renferment une quantité telle de soufre, qu'on pourrait presque les envisager comme une sorte d'essence d'eau sulfureuse. D'après M. Calloud, cette quantité est, pour un litre, de

         Gram.
Sulfure de sodium. 0,550

Si, comme l'a fait le même chimiste, on la compare à celle qui existe dans les principales eaux sulfureuses connues, on arrive aux proportions suivantes :

  Bonnes est à Challes comme 1 à 30
  Cauterets   —   1 à 22
  Baréges   —   1 à 12
  Labassère   —   1 à 11
  Luchon   —   1 à 10

Il en résulte que l'eau la plus riche en soufre de tout le bassin des Pyrénées, l'est dix fois moins que l'eau de Challes. Ajoutons que cette dernière eau contient, en plus du soufre :

         Gram.
  Bromure de sodium.. 0,0100
  Iodure de potassium. 0,0099

ainsi que des carbonates et des silicates alcalins. J'avais donc raison de dire que, pour le classement chimique d'une pareille source, il faudrait créer une catégorie à part.

Challes est situé à 4 kilomètres de Chambéry, et à 200 pas environ de la grande route de Turin, dans un charmant vallon bordé de bois et entouré de prairies. La source a été captée avec un soin extrême au centre d'un petit pavillon. Elle fournit en abondance une eau fraîche, limpide, transparente, que traversent par intervalles de petites bulles d'azote. Sa saveur offre une légère amertume à laquelle on s'accoutume facilement. Quant à son odeur, qui est presque nulle au griffon, ce n'est que par la formation au contact de l'air d'un peu de gaz sulfhydrique, qu'elle trahit la présence du soufre.

La découverte des eaux de Challes ne remonte qu'à 1841. Elle est due à M. le docteur Domenget qui, faisant faire des travaux au voisinage de son parc, fut averti qu'une source venait de jaillir sous la pioche des ouvriers. Notre confrère, non moins habile chimiste que médecin sagace, s'empressa d'analyser l'eau qu'un heureux hasard mettait ainsi en sa possession ; il comprit, dès les premiers essais, qu'une source aussi fortement minéralisée devait avoir une grande valeur médicinale. Des expériences furent tentées par ses soins, tant en ville qu'à l'hôpital, et, privilége bien rare! les résultats justifièrent toutes les prévisions que son ardente imagination (1) lui avait fait augurer.

Bues le matin à la dose d'un ou deux verres et même davantage, ces eaux sont en général très bien supportées par l'estomac. Comme l'embouteillage n'altère en rien leurs propriétés essentielles, elles rendent loin de la source à peu près les mêmes services qu'à leur point d'émergence.

Ce sont des eaux diurétiques et éminemment dépuratives. Les affections humorales, et, avant tout, celles que caractérise le vice herpétique, en éprouvent les meilleurs et les plus puissants effets : tels sont plus particulièrement l'eczéma, l'impétigo, l'acne rubrum, le psoriasis, le pityriasis, la teigne faveuse et le porrigo decalvans. A Aix même, quand l'eau des sources échoue contre certaines dermatoses trop rebelles, on se trouve souvent bien d'en accroître l'activité en ajoutant au bain 12 à 15 litres d'eau de Challes. Quelques compresses imbibées de cette même eau et appliquées sur des surfaces sécrétantes ont plus d'une fois également modifié avec avantage la vitalité du derme et déterminé sa cicatrisation.

J'ai eu l'occasion de voir aussi les eaux de Challes faire merveille dans le traitement des vieilles affections syphilitiques, alors même

---

(1) M. Domenget est bien près d'être aujourd'hui le Nestor des médecins de la Savoie. Et cependant, si je m'en rapporte à mes récentes impressions, ni l'esprit, ni la mémoire, ni le cœur, n'ont subi chez notre excellent confrère la moindre atteinte des années.

que l'abus des mercuriaux avait jeté la constitution dans une véritable cachexie.

Et les affections liées au lymphatisme ou aux scrofules, quel immense bénéfice ne retirent-elles pas de l'emploi de ces eaux ! Qu'il me suffise de citer l'adénite cervicale et sous-maxillaire, les engorgements mésentériques, les tumeurs blanches, les abcès froids, certaines caries, l'ozène et ces ophthalmies purulentes qui se rattachent si souvent au rachitisme. Magendie (1) qu'on n'accusera certainement pas de partialité en faveur des remèdes, Magendie faisait grand cas des eaux de Challes. Je lui ai souvent entendu dire qu'elles constituaient un des meilleurs excipients de l'iode. Il les mettait bien au-dessus de l'huile de foie de morue et autres préparations du même genre plus ou moins nauséabondes.

Je n'entrerai pas dans plus de détails sur ces eaux, car je m'étais proposé non pas d'écrire leur histoire, mais simplement de l'esquisser. Il me reste à faire un vœu, c'est de voir s'élever près de la source un établissement plus digne d'elle, plus digne surtout de la société d'élite que le récit des cures qui s'y opèrent ne saurait manquer d'y attirer tous les ans.

TRANSPORT. — Nous avons déjà dit que ces eaux supportent le transport à merveille. Ce qui prouve que leur efficacité reste intacte, c'est que la plupart des guérisons obtenues l'ont été par des eaux transportées.

Salins (Savoie). — Ces eaux, qui jaillissent près de Moutiers, ont une température de 38° C. Ce sont peut-être de toutes les eaux thermales celles dont la composition se rapproche le plus du degré de salure de l'eau de mer. Ainsi, elles contiennent par litre, $17^{gr},50$ de principes fixes, dont $10^{gr},22$ de chlorure de sodium. Bien qu'elles aient été très anciennement connues et exploitées pour l'extraction du sel, c'est seulement depuis 1840 qu'on y a construit une maison de

---

(1) Magendie, lors du voyage que nous fîmes ensemble en Italie, en 1843, visita la source de Challes à son passage. Après avoir soumis l'eau minérale à diverses analyses, pour s'assurer par lui-même de sa richesse, il n'hésita pas à prédire au docteur Domenget que l'eau de Challes serait appelée à jouer un rôle très important en thérapeutique.

M. le vicomte Héricart de Thury, président de la commission des eaux minérales de France, a aussi honoré de sa visite la source de Challes, en juin 1850. Ce savant géologue, après avoir examiné la nature du terrain où elle jaillit et assisté à divers essais d'analyse, déclara que nulle part ailleurs il n'avait rencontré d'eau minérale aussi remarquable sous tous rapports que celle de M. Domenget.

bains. On y traite avec succès les engorgements glanduleux, les caries, les fistules, les ulcères atoniques, tout le cortége en un mot des accidents qui caractérisent l'affection scrofuleuse.

Brides (Savoie). — A 5 kilomètres de Moutiers et à 4 de Salins. Ce sont des eaux richement minéralisées qui contiennent par litre :

	Gram.
Sulfate de chaux.	2,050
— de soude.	2,450
Chlorure de sodium.	1,780
Divers.	0,553
	6,833

Température, 36° C. Bues à la dose de quatre ou cinq verres, leur action est franchement laxative. On les prend aussi en bains et en douches dans un assez bel établissement. Ce sont des eaux particulièrement recommandées dans les saburres stomacales, les hypertrophies du foie, et en général dans tous les engorgements des viscères abdominau.

LA CAILLE (Savoie).

Sources sulfureuses froides.

ITINÉRAIRE DE PARIS A LA CAILLE. — Chemin de fer jusqu'à Genève : 16 heures. Voitures de Genève à la Caille : 3 heures. — *Débours :* 76 fr.

Il n'est personne qui n'ait entendu parler du pont de la Caille, ce gigantesque monument qui relie deux montagnes, et se balance avec une audacieuse sécurité au-dessus d'un gouffre de six cents pieds de profondeur (1). Mais ce qu'on sait beaucoup moins, c'est qu'il existe, au centre même de ce gouffre, une station thermale que les Romains affectionnaient et qui, après le long oubli qui suivit sa destruction, vient de se révéler de nouveau par de très remarquables cures. Si je ne l'ai point mentionnée dans les précédentes éditions de mon *Guide*, c'est que je ne la connaissais que par de vagues renseignements. Aujourd'hui que j'ai été la visiter et que j'ai vu les eaux en quelque sorte à l'œuvre, je m'empresse de réparer cette omission.

---

(1) La flèche de Strasbourg et le dôme de Saint-Pierre, les deux plus hauts monuments de l'art européen, n'ont guère que 500 pieds d'élévation, soit 100 pieds de moins que le pont de la Caille ; l'aiguille de la grande pyramide d'Égypte ne serait pas elle-même une pile assez haute pour en supporter le tablier.

Un double chemin parti de chaque extrémité du pont, conduit aux bains en décrivant de nombreux zigzags qui en adoucissent les pentes. Je crois cependant que les malades aimeraient mieux plus de commodité et moins de pittoresque. Il est vrai qu'une fois arrivé, on se trouve au milieu d'une nature si fraîche, si coquette, et en même temps si grandiose, qu'on a bien vite oublié les fatigues de la descente.

Il n'y a point de village à la Caille. Les seules habitations qu'on y rencontre sont celles qui se rattachent soit à l'aménagement des eaux, soit aux logements des baigneurs. Elles représentent quatre bâtiments groupés sur les bords du torrent des Usses (*Ussœ* des Latins), dans une étroite vallée que distinguent surtout sa splendide végétation et son orientation privilégiée, laquelle permet de commencer la cure dès le milieu d'avril. Les sources utilisées sont au nombre de deux. L'une, appelée source du *Château*, occupe le rond-point par lequel l'édifice qui porte ce nom est adossé à la montagne calcaire du Châtelard et recouvre les restes d'un ancien captage romain ; l'autre, appelée source *Saint-François*, jaillit à ciel ouvert des fentes mêmes du rocher, d'où elle est conduite par un tube aux lieux d'emploi. Ces sources ont une température de 30° C. Elles appartiennent à la classe des eaux sulfureuses et paraissent avoir une composition à peu près identique. C'est le gaz sulfhydrique et le sulfure de calcium qui les minéralisent à des doses que l'analyse n'a peut-être pas encore suffisamment précisées, mais que je crois être considérables, à en juger par la rapidité avec laquelle se colore une pièce d'argent que l'on y plonge.

Les eaux de la Caille ont une saveur et une odeur franchement sulfureuses. Limpides au point d'émergence, elles ne tardent pas à blanchir au contact de l'air et laissent sur leur trajet un enduit lactescent. On les emploie presque toujours simultanément en boisson et en bains. La source Saint-François est celle dont on boit de préférence comme étant d'une digestion plus facile, à cause peut-être d'un léger excès d'alcalinité. Quant aux bains, ils sont alimentés par l'eau des deux sources qui a dû être soumise à une caléfaction artificielle. Il y a vingt-cinq baignoires et, de plus, une piscine à eau courante. Cette piscine est vaste, bien aérée, assez profonde pour la natation ; la nappe d'eau qu'elle renferme offre la blancheur du lait. Enfin j'y ai vu plusieurs douches qui m'ont paru bien organisées.

Une particularité de la Caille que je crois devoir noter, c'est que es exhalaisons de la source du Château arrivent dans les appartements destinés aux malades qui sont atteints d'affections de poitrine, et y créent une sorte d'atmosphère sulfureuse.

L'histoire thérapeutique de ces eaux est encore loin d'être complète. Cependant on peut dire dès maintenant qu'elles modifient heureusement les principales affections des muqueuses thoraciques, urinaires et intestinales, surtout quand ces affections se lient à quelque principe herpétique. Ainsi les irritations chroniques du larynx et des bronches, l'asthme humide, certains catarrhes de la vessie, les flueurs blanches, les engorgements de la prostate, les dyspepsies par atonie de l'estomac, trouvent dans leur emploi une utile médication. Il en est de même des maladies de la peau. Le docteur Sécrétan, qu'une mort prématurée vient d'enlever à la science, m'a cité des observations qui dénotent de la part de ces eaux une spécificité que ne désavoueraient ni Luchon ni Baréges.

En voilà assez, ce me semble, pour appeler sur cette résidence l'attention des médecins et des baigneurs. Ai-je besoin d'ajouter qu'il ne s'y rend que de vrais malades ? Ce n'est pas que le séjour en soit triste; seulement il n'offre aucun de ces plaisirs bruyants qui sont un attrait pour quelques-uns, et pour d'autres au contraire un épouvantail. Ces derniers y trouveront une existence douce, calme, presque recueillie, les récréations champêtres les plus variées, des paysages accidentés, tout ce qui repose en un mot des fatigues et de l'étiquette obligée des grandes villes. Ils pourront aussi se livrer à d'intéressantes recherches d'archéologie. Non loin des bains, passait une large voie romaine ; sur les hauteurs qui les surplombent se dressait une des sept tours dont César parle dans ses *Commentaires*, et qu'il éleva pour dominer le cours des Usses (*septem turres juxta Ussas ædificari jussit*) ; enfin le bain lui-même, par les débris antiques qu'on y rencontre, prêterait facilement à de curieuses investigations.

SAINT-GERVAIS (HAUTE-SAVOIE).

Sources sulfureuses chaudes.

ITINÉRAIRE DE PARIS À SAINT-GERVAIS. — Chemin de fer de Lyon jusqu'à Genève : 15 heures. Voitures de Genève à Saint-Gervais, par Sallanches : 6 heures. — *Débours* : 82 fr.

Situé au pied d'un des épaulements du Mont-Blanc, l'établissement thermal de Saint-Gervais occupe le fond d'un vallon qui vient s'ouvrir, près de Sallanches, sur la route de Chamouni. Tout à côté des bains, un torrent impétueux, le Bonnant, forme en s'échappant des crevasses de la montagne, une magnifique cascade. C'est dans l'établissement, isolé de toute habitation, que les malades logent et suivent leur cure. Il leur serait difficile de demeurer au village même, son élévation de 200 mètres au-dessus de la vallée nécessitant d'assez longs détours qui en rendent l'accès incommode en même temps que la fatigue qui en résulterait pourrait être préjudiciable au succès du traitement.

La découverte des eaux de Saint-Gervais ne remonte pas au delà de l'année 1806. On l'attribue à un pêcheur de truites qui avait fait la remarque, à plusieurs reprises, que l'eau du torrent était notablement chaude en certaines places. Des fouilles ayant été pratiquées sur ses indications, il fut reconnu que cet accroissement de température provenait de l'existence de sources minérales qu'on s'empressa de capter.

Ces sources sont au nombre de cinq principales. Quatre, destinées uniquement à l'usage externe, se trouvent dans un souterrain placé sous la cour, lequel sera sous peu converti en salle d'inhalation des gaz qui s'échappent spontanément des griffons ; ces gaz sont l'azote, l'acide carbonique et l'hydrogène sulfuré. La cinquième source, dite source du *Torrent*, jaillit à ciel ouvert, au pied même de la cascade ; elle ne sert qu'à la boisson.

L'eau de cette source est incolore, limpide, onctueuse au toucher, d'une saveur sulfureuse et salée, avec un arrière-goût d'amertume. Elle dépose au contact de l'air une notable quantité de barégine et de soufre. Sa constitution chimique la classe parmi les eaux minérales mixtes, car c'est une eau tout à la fois sulfureuse, alcaline et sulfatée. D'après M. Grange, la source du torrent contient, par litre :

	Gram.
Sulfure de calcium	0,023
Sulfate de soude	2,821
Chlorure de sodium	1,794
Divers	0,408
	5,046

M. Grange y a constaté, de plus, une certaine quantité de gaz sulfhydrique libre, ainsi que des traces d'iodure et de bromure alcalins. Les autres sources offrent la même minéralisation (1).

---

(1) L'une des sources du souterrain renferme, au lieu de soufre, une légère proportion de fer : on la désigne sous le nom de *source Ferrugineuse*. Laxative comme toutes les autres, elle convient dans les divers cas où les préparations martiales sont indiquées.

Ces eaux ont en moyenne une température de 40° C.; c'est-à-dire qu'on peut les administrer d'emblée à leur chaleur native, sans caléfaction ni refroidissement préalables. Elles se prennent en bains, douches, injections, pluie et en boisson. Cinq ou six verres bus, partie le matin, partie l'après-midi, à un quart d'heure d'intervalle pour chacun, produisent un effet franchement laxatif : à dose moindre, elles seraient plutôt constipantes. Il est à noter que les sujets les plus impressionnables les supportent en général à merveille, ce qui dépend sans doute de ce qu'elles sont moins stimulantes que les eaux exclusivement sulfureuses et moins purgatives que les eaux exclusivement salines.

Les eaux de Saint-Gervais conviennent dans les divers cas où une affection complexe réclame une médication de même nature : tels sont certains troubles de la digestion coexistant avec une éruption cutanée ; telles sont également certaines douleurs viscérales alternant avec un rhumatisme articulaire vague. Quant aux maladies spéciales contre lesquelles elles sont plus particulièrement utiles, M. le docteur J. F. Payen, qui a fait une étude si consciencieuse et si complète de ces sources (1), indique en première ligne les éruptions folliculeuses de la peau, surtout la couperose et l'acné, quelques eczémas à l'état subaigu que les eaux très sulfureuses irriteraient, les affections du foie, les catarrhes pulmonaires, les gastralgies avec caractère bilieux et les constipations opiniâtres. Enfin elles réussissent souvent à expulser le ver solitaire, alors que tous les autres moyens avaient échoué.

Saint-Gervais est un séjour où l'on se plaît et où l'on aime à revenir, encore bien que certains détails d'organisation intérieure ne soient pas à l'abri de toute critique. C'est que la vie qu'on mène à ces bains rappelle, par sa simplicité et ses épanchements, quelque chose de la vie de famille. Vous êtes toujours sûr d'y rencontrer bonne compagnie. D'ailleurs, l'espèce de contrôle que les baigneurs exercent involontairement les uns sur les autres, commande la retenue et la réserve, sans cependant exclure une douce intimité. Quant aux excursions et aux promenades dont abonde la contrée que favorise entre toutes son sol accidenté, qu'il me suffise de rappeler que Saint-Gervais est à une demi-heure de la délicieuse vallée de Sallanches et à deux heures seulement des merveilles de Chamouni.

(1) Voyez son excellente *Notice sur les eaux minérales de Saint-Gervais*. A cette notice, l'auteur a joint une carte qui, comme fidélité et comme exécution, m'a paru être un véritable chef-d'œuvre.

ÉVIAN (HAUTE-SAVOIE).

Sources alcalines froides.

ITINÉRAIRE DE PARIS A ÉVIAN. — Chemin de fer de Lyon jusqu'à Genève : 15 heures. Voitures de Genève à Évian : 5 heures. (On peut aussi s'y rendre par le lac.) — *Débours* : 75 fr.

Évian est une petite ville bâtie en amphithéâtre, sur la rive savoisienne du lac de Genève, qui en baigne les murs, et en face de Lausanne, qu'on aperçoit sur la rive opposée. Cette ville a une apparence assez chétive ; mais son climat est doux, son air salubre et sa situation ravissante. On y jouit de la vue la plus magnifique sur le lac. La source minérale, dite source *Cachat*, jaillit dans un modeste établissement, placé au centre de la ville. Ses divisions, qu'on avait prises à tort pour autant de sources différentes, servent à alimenter les bains et deux buvettes.

L'eau d'Évian est froide : à peine 12° C. Son odeur est nulle, ainsi que sa saveur. Sa limpidité et sa transparence la font ressembler à la plus belle eau de roche ; rapprochement qui semble autoriser sa minéralisation insignifiante. Ainsi l'analyse y a constaté, par litre :

	Gram.
Bicarbonate de soude.	0,137
— de chaux.	0,101
— de magnésie.	0,017
	0,255

Sans vouloir refuser à cette eau le titre d'eau minérale, je suis cependant obligé de reconnaître que son action sur l'économie est tellement anodine, qu'on serait presque tenté de le lui contester. Elle n'a réellement d'autre caractère physiologique appréciable que la facilité merveilleuse avec laquelle l'estomac la supporte : aussi est-elle surtout employée en boisson. Indépendamment de l'eau bue à la source, la plupart des malades en prennent aux repas, coupée avec du vin.

L'eau d'Évian agit comme un excellent diurétique dans les engorgements de la prostate et les affections catarrhales de la vessie et des reins, par l'espèce d'irrigation qu'elle entretient à l'intérieur de ces organes. S'il existe de l'irritabilité vers l'appareil urinaire, elle devra être préférée aux sources de Vichy, de Vittel et de Contrexéville, qui, en pareil cas, seraient beaucoup trop excitantes.

On emploie encore l'eau d'Évian, avec succès, contre certaines gastralgies que les eaux acidules ou ferrugineuses ne feraient souvent qu'exaspérer. M. le docteur Rieux m'a cité à cet égard de fort belles cures. Seulement n'aurait-on pas obtenu les mêmes effets avec de l'eau de source ordinaire, ingérée dans les mêmes conditions d'hygiène? Le doute est d'autant plus permis ici que les affections que je viens de nommer sont précisément celles dont l'hydrothérapie triomphe le mieux.

On fait également usage à Évian de bains et de douches; mais, comme il faut chauffer l'eau, elle se décompose en partie, ainsi que l'attestent les très légers dépôts de bicarbonate de soude qui se forment dans la chaudière, et qu'on a même bien soin de vous montrer comme preuve de la richesse extrême de la source. Il est vrai qu'on prouve en même temps, sans le vouloir, que l'eau minérale, dépouillée de son peu de principes salins, n'agit plus qu'à la manière des bains domestiques.

Il existe dans la ville une autre source, dite de *Bonne-Vie*, qui offre la plus grande analogie de composition et de propriété avec celle qui vient de nous occuper : aussi les malades peuvent-ils boire de l'une ou de l'autre indistinctement.

Enfin, à vingt minutes d'Évian et sur les bords du lac, est une source ferrugineuse froide, appelée fontaine d'*Amphion*. Cette eau contient un peu de fer, quelques sels alcalins, et une quantité notable de gaz acide carbonique. Souvent on l'associe aux eaux d'Évian, principalement vers la fin de la cure. Bien qu'elle reçoive encore la visite d'un assez bon nombre de buveurs, elle paraît bien délaissée depuis qu'on a fermé la maison de jeux qui s'élevait à son voisinage, et qui, pour un instant, lui avait donné tant de vogue et d'éclat.

TRANSPORT. — Ces eaux ne s'altèrent pas sensiblement. Comme elles n'ont aucune saveur et qu'elles ne décomposent pas le vin, on peut en boire aux repas pour les mêmes affections qu'à la source.

VII.

SOURCES DE LA CORSE.

La Corse, par son heureuse position géographique, son climat si favorisé et la merveilleuse fertilité de son territoire, est un pays magnifiquement doté par la nature. Aussi, combien renferme-t-elle de richesses méconnues ou inexploitées! Pour ne parler que de ses eaux minérales sur lesquelles, d'après le vœu émis par le Conseil général du département (1), j'ai été appelé à faire un RAPPORT officiel dont j'extrais les détails qui vont suivre, on trouverait difficilement ailleurs, dans une enceinte aussi circonscrite, des sources plus remarquables par leur abondance et leur thermalité. Elles appartiennent surtout à la classe des eaux sulfureuses ; ce sont : Pietrapola, Puzzichello, Guitera, Caldaniccia et Guagno. Ces sources, à l'exception de Puzzichello, sont chaudes. Il existe en Corse plusieurs sources ferrugineuses froides ; parmi ces dernières, je ne parlerai que de celle d'Orezza, car, par son extrême importance, elle efface toutes les autres ou les résume.

Pour aller de Paris en Corse, il faut de 44 à 48 heures, soit 20 heures en chemin de fer jusqu'à Marseille et le reste en bateau à vapeur jusqu'à Ajaccio ou Bastia. Les *débours* sont d'environ 125 fr.

PIETRAPOLA (CORSE).

Sources sulfureuses chaudes.

La vallée de Pietrapola, située dans le canton de Prunelli, à vingt lieues de Bastia et à douze de Corte, est comme encaissée au milieu de montagnes de l'aspect le plus varié et le plus pittoresque. Au centre de la vallée se trouve un plateau d'où jaillissent les sources minérales. Celles-ci, appelées sources de Pietrapola et quelquefois aussi de Fiumorbo, sont au nombre de dix, toutes sulfureuses, d'une température qui varie de 32° à 58° C. Elles sont très abondantes. L'eau en est claire et limpide ; sa saveur rappelle celle d'un bouillon légèrement salé ; son odeur est franchement sulfureuse.

---

(1) « On ne peut parvenir à connaître tout le parti qu'on peut tirer des
» eaux minérales, si elles ne sont étudiées sur les lieux par des hommes
» spéciaux, possédant les connaissances les plus étendues en hydrologie.

» Il semble au Conseil général que M. Constantin James, auteur d'un
» ouvrage remarquable ayant pour titre : GUIDE PRATIQUE AUX EAUX, pourrait
» entreprendre cette étude avec succès, et que les résultats seraient d'une
» grande utilité pour la Corse et pour les malades du midi de la France.

» Il prie donc S. Exc. le ministre de l'agriculture et du commerce d'en-
» gager le savant distingué dont il est parlé, à se rendre dans le départe-
» ment, afin d'y étudier l'action thérapeutique de toutes les eaux minérales,
» près des sources mêmes, et publier ensuite le résultat de ses études et de
» ses expériences. » (Extrait du *Procès-verbal des délibérations du Conseil général de la Corse*, séance du 24 août 1853.)

Cette eau contient, par litre, environ 0^{gr},0250 de sulfure de sodium et quelques sels alcalins, ainsi que des chlorures. Elle est riche en barégine : celle-ci, au lieu de se présenter par flocons amorphes, affecte plutôt la texture filamenteuse.

Les sources de Pietrapola paraissent avoir été très anciennement connues et fréquentées. Je crois du moins avoir retrouvé, dans les quelques ruines qui avoisinent la principale source, des vestiges de bains romains. L'établissement actuel comprend trois belles piscines pouvant contenir chacune jusqu'à quarante personnes, douze cabinets de bain munis de spacieuses baignoires, des douches et un vaste bassin de réfrigération.

Aucune source n'est affectée d'une manière spéciale à la boisson. La dose ordinaire à laquelle on prend cette eau est de six à huit verres dans la matinée; elle éveille l'appétit et active la sécrétion urinaire. Quant aux bains, ils ont surtout pour effet de déterminer dans tout l'organisme un sentiment de détente et de calme; aussi le pouls, loin d'augmenter de fréquence, présente-t-il parfois un notable ralentissement.

Les eaux de Pietrapola sont indiquées dans les divers cas où il s'agit de tempérer la trop grande excitabilité du système nerveux. Dans certaines névralgies intermittentes non périodiques, elles éloignent les accès, rendent les crises moins douloureuses, et finissent le plus souvent par les faire disparaître. L'hystérie, la chorée, les spasmes, certaines névroses du col utérin, cèdent très bien à l'action de ces eaux, à la condition que les bains seront pris à une température un peu basse.

Indépendamment des affections nerveuses, M. le docteur Carlotti m'a dit traiter avec succès, à Pietrapola, un grand nombre d'autres états pathologiques, surtout les maladies de la peau, les paralysies, les rétractions tendineuses, les hydarthroses, les caries, les nécroses et les accidents consécutifs de la syphilis.

L'époque la plus favorable pour prendre les eaux de Pietrapola est du 15 mai au 15 juillet : à dater de ce moment, les chaleurs seraient trop fortes pour qu'on pût séjourner près des sources. La seconde saison commence à la fin d'août et se prolonge jusque dans les premiers jours de novembre.

La route qui mène à Pietrapola est partout accessible aux voitures. On suit, depuis Bastia, le chemin dit de Ceinture jusqu'à Migliacciaro : là se trouve l'embranchement d'une très jolie route qui conduit à Pietrapola, et qui offre, dans tout son parcours, des paysages et des sites du plus haut intérêt.

PUZZICHELLO (CORSE).

Sources sulfureuses froides.

Les eaux de Puzzichello sont situées, comme celles de Pietrapola, non loin du chemin de Ceinture qui longe la côte orientale de la Corse : c'est près de Casaghianda que se trouve l'embranchement qui y conduit. Il y a deux sources principales, voisines l'une de l'autre, toutes deux froides (14° C.) ; leur saveur est styptique et nauséeuse. L'une de ces sources a une limpidité parfaite ; l'autre offre une teinte un peu grisâtre, par suite de quelques flocons qu'elle tient en suspension. Ce sont des eaux sulfureuses calcaires qui renferment, sur 1000 grammes $0^{lit},030$ de gaz acide carbonique libre. J'y ai trouvé de plus une matière bitumineuse particulière.

Puzzichello possède aujourd'hui un établissement thermal. Avant 1840, on se baignait dans des espèces de cuves, et on logeait sous des tentes : la buvette était un simple goulot de bouteille. L'établissement actuel comprend dix-sept baignoires, une piscine, une douche ascendante, deux buvettes et un local à part pour l'emploi du limon des sources.

Cette eau paraît douée d'une grande énergie. Bue à la dose de plusieurs verres, elle purge légèrement dans les premiers jours ; souvent aussi elle congestionne les plexus veineux du rectum, ou même elle provoque un flux hémorrhoïdal. Les bains sont presque toujours administrés conjointement avec la boisson. Leur action est tonique et pénétrante : elle se fait surtout sentir à la peau, qui s'irrite, rougit et quelquefois se couvre d'un exanthème véritable. Sous ce rapport, comme sous beaucoup d'autres, Puzzichello n'est pas sans quelque analogie avec Schinznach.

Comme à Schinznach on y traite avec succès la plupart des maladies cutanées, surtout quand elles s'accompagnent d'ulcérations atoniques et serpigineuses. L'action des bains est puissamment secondée dans ce cas par l'application, sous forme de topiques, du limon des sources pur ou incorporé dans de l'axonge. On en recouvre les surfaces dénudées, et bientôt celles-ci s'animent, se détergent et se cicatrisent.

Il est malheureusement des époques de l'année où les conditions de salubrité laissent beaucoup à désirer à Puzzichello. Ainsi cette localité, ne se trouvant point protégée par des hauteurs contre les émanations marécageuses du littoral, n'est, à cause de la *malaria*, habitable pour les baigneurs que dans les mois de mai, octobre et novembre, alors surtout que des pluies abondantes ont purifié l'atmosphère, en balayant les miasmes qui l'infestaient.

Puzzichello n'est qu'à une petite distance d'Aleria. On visitera avec intérêt les ruines de cette antique cité, fondée par Sylla, et tant de fois ravagée par les divers peuples qui ont conquis la Corse, sans la subjuguer. Tout près d'Aleria est le lac de Diane, qui formait l'ancien port; plus au sud, celui d'Urbino; entre ces deux lacs, renommés l'un et l'autre pour leurs excellentes huîtres, se trouve l'embouchure du Tavignano, un des principaux torrents de l'île. Ajoutons qu'il n'existe peut-être en nul autre endroit un plus admirable pays de chasse que la plaine comprise entre la mer et Puzzichello. C'est une steppe des plus sauvages, semée de quelques monticules, traversée par d'étroits sentiers et couverte de toutes parts de myrtes, d'arbousiers et de bruyères où l'on ne peut faire un pas sans y rencontrer toute espèce de gibier.

GUITERA (Corse).

Sources sulfureuses chaudes.

Les deux stations thermales dont je viens de parler nous ont offert des sources convenablement aménagées, et des appareils balnéaires sinon irréprochables, du moins en grande partie satisfaisants. J'arrive à une troisième station où tout est encore à l'état primitif. Ainsi, les eaux sont à peine captées : elles jaillissent en plein air, et, après avoir traversé deux bassins que je n'ose appeler piscines, elles vont se perdre dans le torrent. On les boit et l'on s'y baigne sans méthode. Rien de réglé dans la durée du traitement : on s'en va quand les provisions qu'on a eu soin d'apporter sont épuisées, car on n'aurait aucun moyen sur les lieux de s'en procurer de nouvelles. Enfin, il n'y a pas d'autres logements que les étroites cellules d'une chétive masure, ni d'autres lits que quelques planches juxtaposées où plusieurs malades s'entassent sur un même matelas. Et cependant on guérit!

Une source seulement est utilisée. L'eau qu'elle fournit en très grande abondance a une température de 48° C. Bien que cette température diminue de quelques degrés pendant que l'eau passe du bassin où elle jaillit dans celui où l'on se baigne, elle reste cependant beaucoup trop élevée pour le bain. Aussi la durée de l'immersion ne peut-elle être que de quelques minutes.

La source de Guitera exhale une odeur d'œufs couvis très caractéristique. Sa limpidité est parfaite ; sa saveur franchement sulfureuse, avec un arrière-goût douceâtre. On aperçoit sur son parcours de longues traînées de barégine. Quant à sa composition, je ne sache pas qu'elle ait été l'objet d'aucune analyse sérieuse. Même absence de documents pour ce qui se rattache à son action thérapeutique. Toutefois, malgré ce qu'il y a de vague, d'incohérent, d'inexact même dans les cures qu'on raconte, il reste encore assez de faits positifs pour attester les propriétés médicinales de ces eaux et appeler sur elles une attention sérieuse.

CALDANICCIA. (CORSE).

Sources sulfureuses chaudes.

A 12 kilomètres nord-est d'Ajaccio, au milieu du *Campo di loro*, près des bords de la Gravona, se trouvent plusieurs sources sulfureuses captées dans un réservoir commun qui sert à alimenter vingt baignoires. L'eau en est limpide, sa saveur hépatique et marécageuse. Température, 35° C. Quant au soufre, il s'y trouve à l'état de gaz sulfhydrique.

Les bains constituent à peu près tout le traitement. Ils conviennent particulièrement aux personnes délicates et nerveuses, et agissent comme médication sédative. Toutefois, qu'on ne perde pas de vue que ce sont de *petites eaux* que les médecins d'Ajaccio prescrivent, moins à cause de leur valeur intrinsèque, qu'à titre de préparation à des eaux plus sérieuses.

GUAGNO (CORSE).

Sources sulfureuses chaudes.

Les eaux de Guagno sont situées à 63 kilomètres d'Ajaccio, à 10 de Vico, dans un vallon que traverse le Grosso, un des principaux affluents du Liamone. La route, dans quelques parties de son parcours, longe la mer. Elle est partout grande, belle, bien entretenue ; seulement il faut gravir, puis descendre plusieurs chaînes de montagnes à pentes très roides.

L'établissement thermal, qui comprend en même temps l'hôpital militaire, est alimenté par deux sources minérales réunies à leur point d'émergence, de sorte qu'aujourd'hui elles n'en forment qu'une seule dont la température est de 41° C. Une partie de l'eau minérale se rend directement aux douches ; l'autre partie se déverse dans deux vastes bassins, d'où, après un refroidissement convenable, elle se distribue aux piscines et aux baignoires. Au milieu du bâtiment central se trouve la buvette. Cette eau exhale une faible odeur d'hydrogène sulfuré ; sa saveur est faible et nauséabonde. D'après M. Poggiale, elle ne renferme, par litre, que $0^{gr},024$ de sulfure de sodium; mais ces analyses auraient besoin d'être répétées.

L'action thérapeutique des eaux de Guagno a été l'objet d'études d'autant mieux suivies, que l'hôpital militaire, recevant chaque année trois ou quatre cents malades, fournit un vaste champ d'observation. Nul doute que ces eaux n'agissent sur l'ensemble de la constitution comme médication excitante. Or voici ce qui me paraît résulter des faits observés et publiés jusqu'à présent.

Ces eaux sont utiles contre certaines affections cutanées, et en particulier l'eczéma et ses différentes formes ; elles rendent, au contraire, peu de services dans le psoriasis et les dermatoses vareuses. Les rhumatismes simples ou compliqués d'engorgements articulaires, les névralgies sciatiques, s'en trouvent généralement bien. Il en est de même des accidents consécutifs aux blessures par armes à feu : sous ce rapport, les eaux de Guagno ne sont pas sans quelque analogie avec celles de Baréges. Elles agissent également en provoquant vers les parties malades une stimulation artificielle et intime, qui a pour effet de ramener la vitalité des tissus à des conditions meilleures, et, comme Baréges aussi, elles comptent de fort belles cures.

Les effets du bain sont quelquefois secondés par ceux de la boisson : la dose à laquelle on boit ces eaux est de trois ou quatre verres. Elles seraient plutôt laxatives que constipantes.

La saison des eaux commence en juin pour se prolonger jusqu'en septembre. Mais il faut se défier des matinées et des soirées qui y sont toujours fraîches et un peu humides.

La vie matérielle est bonne à Guagno, et le service des eaux bien organisé. Quant aux distractions de société, elles se bornent à celles que les malades peuvent se procurer par la promenade, l'établissement thermal étant éloigné de tout village. En revanche, il est entouré de toutes parts de montagnes couvertes de forêts grandioses, dont l'aspect sauvage et mystérieux impressionne d'autant plus vivement l'imagination qu'on est là, en quelque sorte, sur la terre classique des anciens bandits. C'est à Guagno qu'est né le plus célèbre d'entre eux, le roi Théodore, comme on l'appelle, dont les *exploits* défrayent encore aujourd'hui les veillées du soir et les légendes. Heureusement, grâce aux mesures adoptées dans ces derniers temps, le banditisme n'existe plus en Corse qu'à l'état de souvenirs.

OREZZA (Corse).

Sources ferrugineuses froides.

Les eaux d'Orezza appartiennent à la classe des eaux ferro-gazeuses. Elles jaillissent dans le canton de Piedicroce, au fond d'une ravissante vallée et sur la rive droite du Fiumalto. Il y a deux sources. L'une, appelée *Soprana*, est située sur le flanc même de la montagne : on l'emploie à peine. L'autre, appelée *Sottana*, se trouve un peu plus bas, près d'un petit plateau qui la sépare du torrent : c'est la plus importante, et la seule aussi qui doive nous occuper.

La Sottana a été captée, à son point d'émergence, dans un petit pavillon qui la protége contre les éboulements et les eaux pluviales. Elle pétille et mousse en sortant; sa fraîcheur est extrême (14° C.). Analysée par M. Poggiale, elle a fourni par litre :

Carbonate de fer. . . . . 0^{gr},128
Gaz acide carbonique. . . . . . . 1^{lit},248

C'est donc une eau tout à fait remarquable comme composition chimique. Elle ne l'est pas moins sous le rapport médicinal. Ainsi, on en obtient les meilleurs effets dans la chloro-anémie, la leucorrhée, les hémorrhagies passives et les diarrhées chroniques par atonie de la muqueuse. La rapidité avec laquelle elle est absorbée, puis éliminée par les urines, explique ses succès contre la gravelle et certaines formes du catarrhe vésical. Mais ce qui la rend surtout précieuse pour la Corse, c'est qu'elle constitue un puissant antidote de l'empoisonnement produit par les émanations des marais.

On sait, en effet, qu'une partie du littoral de l'île et plusieurs localités de l'intérieur sont infectées par des miasmes d'une grande malignité. Il en résulte des fièvres périodiques plus ou moins dangereuses, qui déterminent souvent de graves altérations vers les viscères de l'abdomen, spécialement le foie et la rate. Les eaux d'Orezza, pourvu qu'il n'y ait point encore d'organes profondément compromis, produisent en peu de jours une modification des plus salutaires, et même, si l'on en continue quelque temps l'usage, un retour complet à la santé.

On doit boire ces eaux avec précaution et n'en élever que graduellement les doses, de peur d'irriter l'estomac, de peur surtout d'appeler trop vivement le sang vers le cerveau, qu'elles auraient quelque tendance à congestionner.

L'emplacement qu'occupe Orezza représente un site délicieux. Quel plus ravissant coup d'œil que celui de tous ces petits villages semés à mi-côte, au milieu des bois, et comme suspendus au-dessus de la vallée ? Les sentiers nombreux qui conduisent à la source constituent autant de promenades que des châtaigniers gigantesques recouvrent d'un magnifique dôme de verdure. Le torrent lui-même sera exploré avec intérêt ; il offre, de distance en distance, à fleur d'eau, d'immenses blocs d'une espèce de jaspe, appelé *vert de Corse*, qui devait être autrefois l'objet d'une importante exploitation, puisqu'il a servi à décorer la chapelle Sixtine de Rome et la villa Médicis de Florence. Enfin une belle route neuve, qui a son embranchement à Folelli, près de la mer, relie Orezza au chemin de Ceinture, de sorte qu'on peut en quelques heures être rendu à Bastia.

TRANSPORT. — J'ignore à quelle cause il faut attribuer le peu de conservation de ces eaux, mais presque toutes celles que nous employons actuellement à Paris sont troubles et floconneuses. Aussi les malades ont-ils de la répugnance à les boire.

— Je ne pousserai pas plus loin ces études. Sans doute il existe en Corse beaucoup d'autres sources minérales dont je suis loin de méconnaître la valeur, mais elles n'offrent qu'un intérêt de localité, tandis que celles que je viens de décrire peuvent sans désavantage entrer en parallèle avec nos principales sources du continent. Nous ne devrons toutefois y envoyer nos baigneurs que quand elles posséderont des établissements mieux ordonnés. Ceux qui y existent actuellement sont insuffisants ou incomplets ; nous avons même vu que quelques localités en sont complétement dépourvues. Le jour où ces améliorations seront réalisées, une saison thermale en Corse offrira d'autant plus d'intérêt que tandis que la civilisation, en effaçant partout les types nationaux, leur a substitué une sorte d'uniformité monotone, la Corse est restée un pays à part. C'est toujours le même peuple, tout à la fois guerrier et pasteur, intelligent plutôt qu'industrieux, désintéressé, indépendant, frugal comme l'Arabe, et, comme lui, hospitalier. Productions du sol, animaux sauvages ou domestiques, climat, paysages, accidents de terrain, tout porte l'empreinte d'une originalité singulière. Que faut-il de plus pour impressionner l'artiste et pour inspirer le penseur ?

EAUX MINÉRALES

DE

LA SUISSE.

Les touristes avides de surprises et d'émotions, ceux qui aiment les sentiers ravinés, les passages abrupts, les ascensions périlleuses ; ceux enfin pour lesquels la conscience du danger n'est souvent qu'un aiguillon du plaisir, devront se hâter de visiter les quelques contrées de la Suisse où le génie de l'homme ne s'est point fait sentir encore. Partout, en effet, dans les Alpes comme dans les Pyrénées, les sites les plus sauvages revêtent l'aspect de la civilisation. C'est ainsi qu'il y a quelques années à peine, le sac de nuit et le bâton ferré étaient l'accompagnement obligé de tout départ pour la Suisse. Maintenant, au contraire, vous faites presque toute la route, emporté par la vapeur : la locomotive a remplacé le classique mulet et le buffet des stations la table hospitalière des chalets. Telle n'a pas été sans doute l'Helvétie de vos rêves. Cependant la Suisse, vue ainsi à vol d'oiseau, a certainement aussi son charme et sa poésie ; d'ailleurs il reste encore certains asiles que le chemin de fer a respectés. Puis enfin, aurai-je le courage de le dire ? Si vous devez rapporter de vos pérégrinations çà et là dans les montagnes des souvenirs charmants et impérissables, je crains en revanche que vous n'y laissiez quelques-unes de vos illusions les plus chères. Sachez-le bien, ce n'est plus en Suisse, c'est dans les idylles et les romans qu'il faut aller chercher aujourd'hui les mœurs pastorales. Vainement aussi demanderez-vous aux échos des vallées de vous redire les accents du *ranz des vaches* : cette mélopée nationale (1) ne s'entend plus maintenant que sur nos théâtres. Enfin défiez-vous, croyez-moi, des hôteliers,

(1) Il était défendu en France de jouer cet air devant les régiments suisses, car il faisait fondre en larmes, déserter ou mourir de nostalgie ceux qui l'entendaient, tant il excitait en eux l'ardent désir de revoir leur pays. On y chercherait vainement les accents énergiques capables

défiez-vous même des guides ; sans cela, dans la naïveté de leurs calculs et la bonhomie de leurs notes, ils pourront vous rançonner d'importance.

Ce sont là, j'en conviens, de légers incidents comparés à l'immense et légitime attrait qu'exercera toujours la perspective d'un voyage en Suisse. Il ne saurait entrer dans mon sujet de décrire les merveilles de ces ravissantes contrées : d'autres l'ont fait avant moi, et beaucoup mieux certainement que je ne le ferais moi-même. Cependant quelle étude plus intéressante, et en même temps plus fertile en observations instructives ! Ces cascades, dont vous admirez la chute et le fracas, ces torrents qui bondissent, pleins d'écume, dans leur ravin rocailleux ; ces glaciers, ces avalanches, ces lacs, ne sont pas de simples objets de curiosité, destinés seulement à récréer la vue : il y là un but d'utilité. L'eau qui provient de la fonte des neiges est désagréable et d'une digestion difficile ; mais, tourmentée sans cesse dans son cours, lancée dans l'atmosphère, brisée par les rochers, puis réunie dans ces lacs, qui représentent autant de réservoirs naturels, elle se combine avec l'air et dissout des substances minérales et organiques qui lui font perdre cette crudité qui la rendait malsaine.

Les phénomènes qui se passent à l'intérieur même du sol doivent être bien plus importants encore. C'est souvent au milieu des glaciers que jaillissent les sources les plus chaudes. Il faut donc que l'eau de ces sources, alimentée par la neige, filtre à travers des stratifications salines pour leur emprunter ses principes minéralisateurs ; il faut de plus qu'elle parvienne jusqu'aux entrailles de la terre pour y puiser la température élevée qu'elle présente en sortant. Je dois dire toutefois que cette explication du réchauffement des eaux par le calorique central n'est pas applicable à tous les cas. Ainsi, par exemple, pourquoi les sources de Brig-Baden, en Valais, qui pendant l'hiver conservent une température fixe de 35° C., en acquièrent-elles tout à coup une de 50° au moment où la fonte des neiges permet d'arroser les prairies qui les dominent ? Il est évident que le calorique central n'a rien à voir ici, puisque ces irrigations ne sauraient pénétrer au delà des couches superficielles du sol.

Nous n'avons point à suivre les eaux minérales dans leur migration souterraine, mais seulement à en indiquer les effets thérapeutiques : arrivons donc sans autre préambule à leur étude.

produire de si étonnants effets ; c'est qu'il n'agissait point sur eux comme musique, mais bien plutôt comme signe mémoratif des montagnes où ils avaient passé l'heureux temps de leur enfance.

SCHINZNACH (Argovie).

Sources sulfureuses chaudes.

Itinéraire de Paris a Schinznach. — Chemin de fer de Bâle et Zurich jusqu'à Schinznach même : 15 heures. — *Débours :* 65 fr.

Les bains de Schinznach, de même que ceux de Saint-Gervais, sont isolés de toute habitation, et distants d'une demi-lieue du village (1) ; mais là s'arrête l'analogie. Tandis que Saint-Gervais est resserré dans un étroit vallon, que circonscrivent de hautes montagnes et que traverse un torrent, Schinznach s'étale gracieusement dans une large vallée, au milieu de laquelle coule l'Aar, un des plus beaux fleuves de la Suisse.

L'établissement thermal de Schinznach offre l'aspect d'une véritable cité. La source thermale est unique, mais très abondante ; elle jaillit, à cinquante pas de l'Aar, dans une citerne bien cuvelée, d'où on la dirige au moyen de pompes jusqu'aux bâtiments des bains. Quand on soulève le couvercle de la citerne, on voit qu'il est tapissé d'une couche épaisse de soufre sublimé ; l'eau dégage, en même temps, une très forte odeur de gaz sulfhydrique.

Limpide et incolore, cette source a une température de 33° C. Sa saveur, franchement hépatique, laisse un arrière-goût amer et un peu salé. Exposée à l'air, elle prend une teinte verdâtre, et sa surface se recouvre promptement d'une mince pellicule, formée de sulfate et de carbonate de chaux. L'eau de Schinznach est la plus sulfureuse de toutes les eaux de la Suisse, de la Savoie et de l'Allemagne rhénane. D'après M. le professeur Bolley, d'accord en cela avec M. Lœwig, le soufre s'y trouve à l'état de sulfure et de gaz sulfhydrique ; mais une nouvelle analyse serait nécessaire pour en préciser bien exactement les doses.

On en fait usage en boisson et en bains ; ce sont surtout les bains qui constituent le traitement. Comme l'eau a perdu dans ses conduits quelques degrés de chaleur, on est obligé, pour obtenir une température convenable, d'y ajouter un peu d'eau minérale chauffée artificiellement, ou simplement de l'eau ordinaire, quand on redoute la trop grande activité de l'eau minérale pure.

(1) Aussi est-il tout à fait nécessaire d'écrire d'avance à la direction des bains pour s'assurer d'un logement, sans quoi on serait exposé, surtout dans les mois de juin, de juillet et d'août, à n'en trouver aucun de disponible en arrivant.

On commence par des bains de quinze à vingt minutes, dont on augmente graduellement la durée, suivant les indications; on en prend d'habitude deux par jour. Leur effet se manifeste tout d'abord par l'accélération du pouls, la coloration des traits et la fréquence plus grande des mouvements respiratoires. A ces symptômes généraux se joint une action intime et tout à fait spécifique de l'eau minérale sur le tissu cutané. Ainsi la peau devient de plus en plus rouge pendant le bain. Dans les premiers jours, cette rougeur disparaît assez vite au contact de l'air ; mais bientôt elle s'efface plus lentement, puis elle laisse des traces, puis enfin apparaît une véritable éruption. Ce sont de simples taches rosées, bien circonscrites qui ne tardent pas à prendre une teinte plus fortement écarlate ; elles s'étendent, se rapprochent les unes des autres, et finissent par se confondre en une nappe uniforme qui recouvre tout le corps, excepté les mains et le visage. A ce degré, la peau est luisante et douloureuse ; mais peu à peu l'éruption pâlit, l'épiderme se détache, et la desquamation parcourt régulièrement ses périodes, jusqu'à ce que cette membrane soit revenue à son état normal.

La poussée de Schinznach, tout en offrant assez d'analogie avec celle de Loëche, en diffère cependant par plusieurs caractères essentiels. Ainsi elle se manifeste d'une manière moins constante, et sa marche est beaucoup moins régulière ; la réaction fébrile, dont elle s'accompagne, est rarement en rapport avec les progrès et l'intensité de l'exanthème ; la peau, dans les points les plus rouges, ne présente pas non plus ces vésicules ni ces aspérités pustuleuses si communes à Loëche. Enfin, à quelque dose que vous buviez les eaux de Schinznach, du moment que vous ne les prenez pas en bains, vous n'obtiendrez jamais d'éruption, le bain seul ayant le privilége de la produire. C'est qu'ici la poussée est bien réellement la conséquence du contact de l'eau minérale sur la peau, et de l'irritation produite à la surface de cette membrane par le gaz sulfhydrique et les autres principes minéralisateurs.

Maintenant que nous connaissons le mode d'action des eaux de Schinznach, et la nature des phénomènes tout à la fois chimiques et physiologiques que ces eaux déterminent, il nous sera facile de nous rendre compte de leur efficacité dans le traitement des maladies cutanées. En s'imbibant dans les surfaces malades, ces eaux provoquent un travail interstitiel, qui a pour résultat d'imprimer à la circulation capillaire une sorte d'activité réparatrice. Bien qu'on puisse dire, d'une manière générale, qu'elles conviennent toutes les fois qu'il y a maladie chronique du derme, sans complication de phénomènes inflammatoires, il est cependant d'observation que ce sont les dartres squameuses humides qui s'en trouvent le mieux.

On se rend à Schinznach pour d'autres maladies encore que les maladies de la peau ; telles sont surtout les affections scrofuleuses et lymphatiques, les caries, les nécroses, les dyscrasies mercurielles et l'infection syphilitique. Seulement, comme ces eaux n'offrent plus, dans ce cas, rien de spécifique, elles sont visitées plutôt par des personnes du voisinage que par des étrangers (1).

Je n'ai rien dit encore de la douche ; elle est très bien organisée maintenant, et l'on en fait grand usage. Quant aux bains de vapeur et de gaz, on les prend en même temps que les bains d'eau minérale, les cabinets se remplissant d'émanations sulfureuses en telle abondance, qu'il en résulte souvent une légère ophthalmie.

A quelque distance de Schinznach, se dressent, sur le sommet d'une montagne, les ruines du gothique manoir de Habsbourg, berceau de la maison d'Autriche : les murailles qui restent encore debout ont 3 mètres d'épaisseur. Il est peu de touristes qui aillent visiter ces ruines, si riches en souvenirs, sans venir à la maison des bains, où ils sont accueillis avec d'autant plus d'empressement, que leur présence apporte quelque diversité au genre de vie un peu monotone des eaux.

Wildegg (Argovie). — L'eau de Wildegg, voisine de Schinznach, s'échappe d'un puits artésien. Température, 12° C. Elle est limpide et exhale une odeur assez prononcée de plantes marines ; sa saveur est salée et amère. D'après M. Laué, cette eau contient, pour 1000 grammes, $0^{gr},024$ d'iode, et $0^{gr},010$ de brome. On l'emploie à l'intérieur, concurremment avec les bains de Schinznach, et elle convient principalement aussi aux tempéraments scrofuleux. La dose en est de deux ou trois verres le matin.

BADE (Argovie).

Sources sulfureuses chaudes.

Itinéraire de Paris a Bade. — Chemin de fer de Bâle et Zurich jusqu'à Bade même : 16 heures et demie. — *Débours* : 67 fr.

Il n'est peut-être pas de ville thermale qui ait fait autant que Bade pour l'aménagement de ses sources, leur emploi facile et le bien-être

---

(1) Consulter, pour plus amples renseignements, l'excellente Notice de M. Amsler, médecin résidant à Schinznach.

des étrangers. Et cependant quand on parle de Bade, il n'est question ordinairement que de la ville allemande du duché de ce nom. C'est cette fâcheuse homonymie qui laisse dans une sorte d'indifférence et d'oubli les eaux minérales qui vont maintenant nous occuper.

Ces eaux furent connues et fréquentées par les Romains, qui les appelèrent *Thermæ Helvetiæ* : des ruines, des médailles, des ustensiles de tout genre y attestent leur séjour. On a fait une foule de conjectures sur la quantité considérable de dés à jouer qu'on y a également rencontrés. La Baden romaine fut détruite par Pertinax et la légion Rapax. La ville actuelle, bâtie sur l'emplacement de l'ancienne, se compose de deux parties bien distinctes, l'une supérieure, l'autre inférieure, reliées l'une à l'autre par une route en pente que bordent des maisons, entourées d'élégants jardins. Bade est situé sur la rive gauche du torrent de la Limmat. A la ville inférieure, de création toute moderne, appartiennent les sources et les établissements thermaux. De l'autre côté du torrent existent aussi des bains ; ils sont fréquentés par les classes pauvres.

Les sources minérales sont nombreuses et abondantes : les principaux hôtels ont chacun la leur. L'uniformité de leur température, qui est de 50° C. environ, l'influence qu'elles exercent les unes sur les autres, quand on pratique des forages, et leur égalité de composition, permettent de les envisager comme ayant une origine commune et sortant d'un même bassin.

L'eau de ces sources est limpide et incolore ; recueillie dans un verre, elle laisse dégager de nombreuses bulles gazeuses. Sa saveur est douceâtre, avec un arrière-goût salé et légèrement hépatique. Prise immédiatement à la source, cette eau présente une forte odeur d'œufs couvis, qui ne tarde pas à disparaître entièrement, au contact de l'air. Les couvercles qui servent à clore les bassins des sources, les bassins eux-mêmes, s'incrustent en peu de temps de soufre sublimé et cristallisé. Cependant M. Lœwig n'est point parvenu à doser la quantité de gaz sulfhydrique que contient l'eau, puisée au griffon ; d'où il conclut que ce gaz est tellement volatil, qu'il se dégage immédiatement au contact de l'atmosphère, et même quelquefois avant que l'eau thermale ait jailli du sol. Quoi qu'il en soit, ces eaux agissent à la manière des eaux sulfureuses thermales.

Les bains forment, de même qu'à Schinznach, la partie essentielle de la cure ; combinés avec la boisson et la douche, ils déterminent assez promptement des phénomènes de saturation, qui nécessitent un peu de diète ou quelques évacuants. On fait un assez fréquent usage des ventouses scarifiées. Celles-ci sont appliquées, comme à Bourbon-l'Archambault, au moyen de *cornes* de verre, dans lesquelles on opère le vide en aspirant fortement l'air avec la bouche. Le procédé est fatigant pour celui qui l'emploie, et, autant j'avais été frappé de l'adresse des ventouseurs de Loëche, autant je le fus de la maigreur extrême de ceux de Bade.

Ces eaux sont employées contre un assez grand nombre de maladies. Elles conviennent, comme celles de Saint-Sauveur, dans la plupart des névroses qui affectent le mouvement ou la sensibilité, et qui, parfois, simulent des altérations organiques. Elles jouissent aussi d'une réputation méritée pour le traitement de la goutte ; je les ai vues particulièrement réussir chez les personnes irritables. On y soigne peu de maladies de peau. Quand on veut agir vivement sur l'enveloppe cutanée, on préfère avec raison Schinznach, qui, situé à une très petite distance, renferme, nous venons de le voir, beaucoup plus de principes sulfureux.

On vient à Bade pour les affections viscérales, caractérisées par l'engorgement profond des glandes et des parenchymes. Il n'est pas rare qu'il se développe, vers la fin de la cure, une éruption miliaire, dont l'apparition coïncide presque toujours avec un mieux notable : on sait, en effet, quelle sympathie unit le derme et l'appareil abdominal.

Les distractions qu'offre le séjour de Bade ne sont ni brillantes ni bruyantes. La ville non plus ne présente qu'un médiocre intérêt, sauf peut-être la salle de l'hôtel de ville, où le prince Eugène et le maréchal de Villars signèrent, en 1714, le traité de paix qui mit fin à la guerre de succession.

Birmenstorf (Argovie). — Les eaux de Birmenstorf sont des eaux purgatives froides, qui, par leur composition et leur action thérapeutique, ont la plus grande analogie avec celles de la Bohême. Elles jaillissent à une demi-lieue de Bade, et renferment, par litre, 20^{gr},150 de principes fixes, savoir :

	Gram.
Sulfate de magnésie	14,30
— de soude	4,55
— de chaux	0,67

Ces eaux, qu'on n'emploie que transportées, se conservent généralement bien. Un seul verre, pris le matin, suffit en général pour procurer une garderobe. Usitées en Suisse, il est très rare au contraire que nous les prescrivions en France.

PFÆFERS (Saint-Gall).

Sources alcalines chaudes.

ITINÉRAIRE DE PARIS A PFÆFERS. — Chemin de fer de Bâle et Zurich jusqu'à
Ragaz : 25 heures. Voitures de Ragaz aux bains de Pfæfers · 45 minutes.
— *Débours :* 95 fr.

Le village de Ragaz, où l'on quitte le chemin de fer, se trouve dans le canton de Saint-Gall, sur la limite de celui des Grisons. Il n'offre d'important qu'un grand et bel établissement thermal qu'alimente une partie de la source des bains de Pfæfers qui, depuis 1840, y est conduite par des canaux de bois. Pour se rendre de Ragaz à ces bains, on suit une route magnifique ; elle longe le torrent de la Tamina, et est d'une exécution remarquable.

Vous voici arrivé aux bains de Pfæfers. Il s'agit maintenant de pénétrer dans le défilé qui mène aux sources. Devant vous s'offre une affreuse gorge, étroit passage entre deux montagnes granitiques que sépare une immense crevasse dont les parois, taillées à pic, se dressent parallèlement l'une à l'autre, jusqu'à une hauteur énorme, où elles s'inclinent et se touchent incomplétement. Dans le bas, est un ravin dont on ignore la profondeur, et où la Tamina roule en mugissant. Le chemin, si toutefois on peut donner ce nom à des planches mal jointes, que fixent des crampons de fer enfoncés dans les fissures du rocher, longe le côté droit du torrent ; l'eau qui suinte de toutes parts a enduit leur surface d'une sorte de viscosité. Pour faire de l'érudition, et un peu aussi pour vous distraire, le guide vous signale avec complaisance les endroits où des voyageurs qu'il dirigeait comme vous ont fait un faux pas et sont tombés dans le torrent, sans que jamais on en ait retrouvé de vestiges.

Vers le milieu à peu près du parcours du défilé, les deux montagnes s'écartent l'une de l'autre en éventail ; puis leurs sommets se recourbent et se rejoignent en décrivant une gigantesque arcade, que je comparerais volontiers au vaisseau majestueux d'une ancienne basilique. C'est ce qu'on appelle le *Pont naturel* de Pfæfers ; son élévation est de 260 pieds. De chaque côté du pont existent de larges crevasses par où l'on aperçoit des plantes et des arbustes : la lumière, s'introduisant par ces crevasses, colore inégalement les rochers qui la reflètent, et forme, avec les cascades, des arcs-en-ciel de l'effet le plus magique. Dans certains endroits, d'immenses blocs de granit, enclavés comme des coins entre les deux montagnes, semblent menacer la tête du voyageur. Un peu au delà du Pont naturel, vous apercevez, de l'autre côté du torrent, la grotte de Sainte-Madeleine : c'est une excavation à laquelle se rattachent de pieuses légendes, et qui était autrefois un but très fréquenté de pèlerinage. Enfin, au bout de vingt minutes, vous arrivez aux sources thermales.

Ces sources, par suite des travaux de recherches et de captage dont elles ont été l'objet dans ces derniers temps, sont aujourd'hui au nombre de cinq. L'eau qu'elles fournissent en abondance a une limpidité parfaite et une température de 35° à 36° C.; sa saveur et son odeur sont nulles ; exposée à l'air, elle ne forme pas le plus léger dépôt. L'analyse n'y a constaté que les sels les plus insignifiants aux doses les plus minimes ; ce sont, par litre :

	Gram.
Carbonate de chaux.	0,118
— de magnésie.	0,019
Chlorure de sodium.	0,034
Divers.	0,061
	0,232

On dirait presque de l'eau distillée. Cependant nous allons voir, à ses effets, que c'est très réellement une eau minérale, et que même son action thérapeutique est des plus sérieuses.

Les sources furent découvertes en 1036 par un chasseur de l'abbaye, Charles de Hobenbalken (c'est la même légende pour beaucoup d'autres sources thermales), lequel, voulant dénicher de jeunes corbeaux, aperçut la vapeur s'élever du fond de l'abîme ; mais elles ne furent utilisées que vers 1242. Pendant près de quatre siècles, à dater de cette époque, on se servit de cordes et d'échelles pour descendre les malades du sommet de la montagne dans la gorge même : ceux qui étaient sujets au vertige étaient attachés sur une chaise, et on leur bandait les yeux. L'édifice thermal n'était qu'une simple maisonnette de bois, soutenue au moyen de pieux enfoncés dans le roc, à 150 pieds au-dessus de la Tamina : on voit encore les trous qui lui servaient d'appui. On restait ainsi dans le bain pendant plusieurs jours et plusieurs nuits de suite. On y mangeait, on y dormait (1) ; puis, la cure finie, vous étiez hissé de nouveau par la même route aérienne. Comme le fracas du torrent et la trop grande distance auraient empêché la voix de se faire entendre, on se servait d'une forte cloche que supportait une tourelle dont on m'a montré les débris.

(1) « *Multi dies noctesque thermis non egrediuntur, sed cibum simul et somnum in his capiunt.* » (Fabrice de Hilden.)

Un incendie détruisit, en 1630, la maison suspendue. C'est alors que, pour accéder aux sources, fut construite la passerelle de bois que nous venons de suivre et que nous prendrons de nouveau pour sortir du défilé, à l'entrée duquel se trouve actuellement l'établissement thermal.

Cet établissement, qui n'est autre qu'une ancienne abbaye, est bâti en amphithéâtre, à cause de l'étroitesse de la vallée, sur les bords mêmes de la Tamina, qui en baigne les fondations : son aspect grave et sombre est celui des anciens monastères. A l'intérieur sont de vastes corridors avec des murailles énormes, sur lesquelles viennent s'ouvrir les chambres élégamment meublées qu'habitent les malades. La salle à manger est l'ancien réfectoire des moines : dans les panneaux sont les portraits des principaux abbés, un peu scandalisés sans doute des gravures modernes qui leur servent de pendants, et qui annoncent, à ne pas s'y tromper, la sécularisation.

Les bains sont établis dans un bâtiment particulier, qui communique avec le principal corps de logis par une galerie couverte. Chaque cabinet contient un petit bassin, dans lequel s'ouvre un robinet qui verse sans cesse une nouvelle eau dans la baignoire. On se baigne aussi dans des piscines, lesquelles peuvent contenir chacune une vingtaine de personnes : l'eau y est de même constamment renouvelée. Il y a des douches : malheureusement elles se trouvent dans des cabinets sombres et humides ; puis la température de l'eau minérale, si parfaitement appropriée au bain, paraît être un peu froide pour la douche.

Les eaux de Pfæfers sont employées à l'intérieur de même qu'à l'extérieur. La dose à laquelle on les boit est de dix à douze verres dans la matinée ; l'estomac les supporte à merveille. Souvent aussi on fait usage de l'eau minérale aux repas : comme il faut alors la faire refroidir, elle doit perdre la plupart de ses propriétés thérapeutiques. Cependant, ainsi que je l'ai éprouvé par moi-même, elle détermine quelquefois dans les premiers jours, une insomnie assez semblable à celle que produit le café.

L'usage n'est plus à Pfæfers de se baigner pendant des journées entières. Les bains sont aujourd'hui d'une demi-heure à une heure environ ; on en prend deux par jour. Aussi l'éruption (*psydracia thermalis*), si fréquente autrefois, est-elle très rare maintenant : du reste, les médecins de ces eaux n'y attachent presque aucune importance. Quand on veut obtenir une poussée véritablement critique, il n'est encore que Loëche. Ces bains sont agréables ; ils calment sans affaiblir, et, comme me disait le docteur Kaiser, « ils vivifient ».

On traite chaque année à Pfæfers un grand nombre de maladies nerveuses ; on y voit spécialement ces affections bizarres qu'on désigne par l'épithète un peu complaisante de *névroses*. En même temps que, par la boisson, les eaux réveillent doucement l'action de l'encéphale, elles tempèrent, par le bain, l'excitation générale ou partielle du système nerveux, et ramènent peu à peu les organes à leur jeu physiologique. Parmi ces maladies nerveuses, il en est plusieurs qui affectent à la fois le mouvement et la sensibilité : telles sont l'hystérie, le tic de la face, la chorée, les contractures spasmodiques, ce qu'on appelle les *inquiétudes* dans les membres, les migraines et ces crampes utérines qui accompagnent si fréquemment le retour des menstrues ; telles sont surtout la sciatique et les maladies commençantes de la moelle épinière. Les eaux de Pfæfers, par leur action dynamique, ont donc quelque analogie avec celles de Wildbad et de Gastein ; seulement elles sont moins excitantes : aussi devra-t-on les préférer lorsqu'on peut craindre qu'il n'existe encore dans la moelle quelques traces d'un état subinflammatoire.

Vous les conseillerez également contre les gastralgies. Leur faible minéralisation les rend encore fort utiles dans le traitement des catarrhes chroniques de la vessie, lors même que les urines sont purulentes et leur émission douloureuse. La rapidité avec laquelle ces eaux sont absorbées, puis éliminées au dehors, produit une irrigation de la membrane muqueuse qui modifie heureusement ses sécrétions et sa sensibilité.

Ce que je viens de dire des eaux de Pfæfers s'applique tout aussi bien aux bains de Hof-Ragaz, cet établissement, nous l'avons dit, étant alimenté par la même source. La seule différence, c'est que l'eau perd plusieurs degrés de chaleur pendant son trajet dans ses conduits : quant à ses vertus thérapeutiques, elles restent les mêmes, du moins pour leurs propriétés principales. Hof-Ragaz est donc une succursale de Pfæfers. Comme c'est un séjour plus animé que celui de l'abbaye, beaucoup de personnes le préfèrent : seulement il n'offre rien de poétique.

Saint-Moritz (Grisons). — Ce sont des eaux ferrugineuses calcaires remarquables par leur basse température et par la grande quantité de gaz acide carbonique qu'elles renferment. Mises en renom par Paracelse au XVIe siècle, elles conviennent pour le traitement de la chloro-anémie et des troubles nerveux qui en dépendent. On les emploie en boisson et en bains. Leur aménagement peu confortable, ainsi que l'inégalité du climat, font qu'il ne s'y rend que peu de malades étrangers à la localité.

Tarasp (Grisons). — Les sources minérales jaillissent à 30 minutes de Tarasp, sur la rive gauche de l'Inn, près du hameau de Vulpera. Ce sont des eaux limpides, mousseuses, d'une saveur astringente et amère. Température, 9° C. Elles contiennent, par litre :

	Gram.
Carbonates alcalins	5,824
Sulfate de soude	2,154
Chlorure de sodium	3,828
Divers	0,445
	12,251

C'est donc une minéralisation très remarquable. Ajoutons que ces eaux sont littéralement saturées de gaz acide carbonique.

On les prend surtout en boisson. Leur action tonique et laxative les rend utiles contre les engorgements des viscères abdominaux, les affections vermineuses, les embarras de circulation dans la veine porte, et la pléthore produite par la suppression du flux hémorrhoïdal. Je les ai vues également produire d'excellents effets dans l'asthme. Malheureusement Tarasp est trop éloigné, et d'un accès trop difficile pour que nous puissions, sauf dans de rares circonstances, y envoyer nos malades.

Weissembourg (Berne). — Ces eaux, qu'on désigne encore sous le nom de bains de Bunstchi ou d'Oberwyl, sont situées à 20 kilomètres de Thun, au milieu d'une gorge étroite et profonde, qu'entourent des rochers à pic, couronnés par une forêt de sapins : c'est un des endroits les plus sauvages de la Suisse. Comme pour ajouter à l'horreur du tableau, une corde tendue en travers, au-dessus du précipice, forme un pont aérien, le long duquel les habitants se laissent glisser, au moyen d'une poterne mobile, pour passer d'un des bords du ravin au bord opposé.

La source minérale de Weissembourg s'échappe de l'un des rochers entre lesquels coule le torrent de Buntschibach ; température, 24° C. Sa transparence est parfaite, son odeur nulle et sa saveur à peine marquée. Elle contient, par litre :

	Gram.
Sulfate de chaux, soude et magnésie	1,431
Carbonates alcalins	0,091
Divers	0,081
	1,603

Ce sont donc, chimiquement parlant, des eaux insignifiantes. Mais il ne paraît pas en être de même au point de vue thérapeutique. Ainsi bues à la dose de quatre à huit verres, elles exercent une action hyposthénisante qui se traduit par le ralentissement du pouls, la diminution de la chaleur de la peau, et une sédation plus ou moins complète du côté de l'appareil respiratoire. Le docteur Pointe dit avoir vu, sous leur influence, des catarrhes subaigus du larynx et des bronches, peut-être même certaines phthisies commençantes s'amender, puis disparaître.

LOECHE (VALAIS

Sources salines chaudes.

ITINÉRAIRE DE PARIS A LOECHE. — Chemin de fer jusqu'à Genève : 15 heures. Navigation sur le lac ; puis chemin de fer jusqu'à Sion ; puis enfin voitures jusqu'à Loëche : 16 heures. — *Débours* : 100 fr.

Les bains de Loëche sont situés au fond d'une vallée triste et sauvage, en face de la fameuse chaîne de la Gemmi. Les sources minérales y sont très nombreuses ; elles fournissent un tel volume d'eau, qu'on l'estime à plus de 10 millions de litres par vingt-quatre heures. La plus importante de toutes est la source Saint-Laurent. Sa température est de 51° C. C'est celle dont on boit ; c'est celle aussi qui alimente la plupart des maisons de bains.

Cette eau est peu gazeuse, sans odeur, et d'une parfaite limpidité. Sa saveur est à peu près nulle ; cependant, bue le matin et à jeun, c'est-à-dire à l'instant où le palais est le plus impressionnable, elle m'a paru offrir un petit goût amer très légèrement astringent. Il résulte des analyses qui en ont été faites par Morin en 1844, analyses qui auraient bien besoin d'être renouvelées, qu'elle renferme, par litre :

	Gram.
Sulfate de chaux.	1,520
— de soude et magnésie.	0,358
Carbonate de fer.	0,010
Divers.	0,122
	2,010

M. le docteur Payen y a de plus signalé la présence de l'arsenic. Quant au soufre, on n'en a pas trouvé de traces. Ainsi, le papier imbibé d'acétate de plomb, même après plusieurs heures de séjour soit dans l'eau de la source, soit dans la vapeur du petit canal d'écoulement, n'éprouve aucune espèce de coloration. Or, on sait combien ce réactif est sensible à la moindre trace de principes sulfureux,

C'est donc à tort que ces eaux ont été rangées dans la classe des eaux sulfureuses (1). Si quelquefois elles dégagent, dans les piscines, une espèce d'odeur de gaz sulfhydrique, cette odeur est due à la décomposition d'un peu de sulfate de chaux par l'action désoxygénante de la matière sébacée et de la transpiration : ce sont, par conséquent, les malades eux-mêmes qui, par leur long séjour dans le bain, altèrent l'eau minérale et la sulfurent.

On boit peu les eaux de Loëche, ou du moins la boisson ne constitue, bien souvent, qu'une partie tout à fait secondaire du traitement. Les bains sont administrés dans cinq établissements principaux ; ce sont : le bain Neuf ou bain Werra, le bain Vieux, le bain de la Promenade, le bain des Zurichois et le bain de l'hôtel des Alpes. C'est la source Saint-Laurent qui suffit à alimenter ces divers établissements, à l'exception toutefois du bain des Alpes, lequel reçoit la source des Guérisons.

L'habitude à Loëche est de se baigner dans des piscines. Celles-ci représentent de grands carrés, d'une profondeur d'environ un mètre, et pouvant contenir de trente à quarante personnes. Il y a en général quatre piscines dans la même pièce, séparées les unes des autres par des cloisons qui empêchent l'eau de passer d'un bassin dans l'autre. Une galerie, bordée d'une balustrade de bois, traverse l'édifice dans toute sa longueur, et permet aux visiteurs de venir, pendant le bain, faire la conversation avec les malades. La toiture est formée d'une charpente grossière dont les poutres, tristes et sombres, donnent à ces bâtiments l'aspect de vastes hangars. Il existe, à côté de chaque grand carré, un cabinet de douches, un peu mieux organisées aujourd'hui qu'à l'époque où je les visitai.

Comme l'eau minérale serait trop chaude pour pouvoir être employée en bains au sortir de la source, on remplit, la veille au soir, les piscines, et pendant la nuit on laisse les fenêtres et les portes tout ouvertes, afin qu'elle soit suffisamment refroidie pour le bain du lendemain. Cette méthode est très défectueuse, l'eau perdant, par l'évaporation, la presque totalité de ses gaz.

C'est entre quatre et cinq heures du matin qu'on se rend aux piscines. Les malades revêtent une longue tunique de laine, puis descendent dans le bassin par une espèce de plan incliné et dans une attitude courbée, jusqu'à ce qu'ils arrivent à la profondeur voulue,

---

(1) J'ai eu sous les yeux une ordonnance signée par une de nos célébrités médicales, dans laquelle il était dit : « Le malade ira passer une saison à des eaux *très fortement sulfureuses*, telles que Baréges ou *Loëche*. »

en maintenant la tête hors de l'eau. Le bassin se peuple ainsi graduellement de nouveaux arrivants, et bientôt il est rempli. Pénétrons un instant dans le bâtiment des bains au moment où les piscines sont au complet. Quel étrange coup d'œil!

Figurez-vous des jeunes filles, des enfants, des vieillards, des prêtres, des militaires, des religieuses, que sais-je? enfin, toutes les conditions et tous les âges assemblés, pêle-mêle, dans le même bassin. Les uns chantent, les uns lisent, les autres travaillent ou méditent : c'est un feu roulant de plaisanteries et d'anecdotes. Chaque baigneur a une table flottante, espèce de nacelle où il dépose son mouchoir, sa tabatière ou son goûter. Mais que de naufrages sur ce petit océan! A voir cette multitude de têtes s'agiter à la surface de l'eau, on dirait une réunion de tritons.

Cette méthode de se baigner en commun existe à Loëche de temps immémorial; elle a pour avantage d'entretenir l'esprit dans une sorte de liberté, de donner aux idées une direction agréable, et d'abréger, par la distraction, les longues heures du bain. Seulement, en admettant ainsi dans les mêmes piscines des personnes de sexe différent, n'a-t-on pas un peu légèrement passé sur les plus simples règles des convenances et des mœurs?

Du reste, on a la facilité de se baigner seul dans des cabinets particuliers; mais on en use peu. Il y a aussi, dans le nouveau bain de la Promenade et de l'hôtel des Alpes, de petites piscines pouvant contenir cinq ou six personnes, lesquelles sont très bien appropriées comme bains de famille, et qu'on peut louer pour la saison.

La durée de ces bains est aujourd'hui beaucoup moins longue qu'elle ne l'était autrefois à Loëche, où l'on passait presque toute la journée dans l'eau. Voici comment on procède :

On commence d'habitude par des bains d'une demi-heure à une heure, puis on augmente d'une heure par jour, jusqu'à ce qu'on arrive à y rester sept ou huit heures, savoir : cinq ou six le matin, et deux l'après-midi, avant le dîner. C'est alors ce qu'on appelle la *haute baignée*. On continue de la sorte pendant douze à quinze jours; puis on diminue successivement et dans la même proportion le nombre des heures, de manière à revenir au point de départ. Cette période décroissante a reçu le nom de *débaignée*. La durée totale du traitement est en moyenne de vingt-cinq jours; mais on comprend qu'il n'y ait rien de fixe à cet égard, et que beaucoup de circonstances puissent obliger le médecin à la modifier. La plus importante est, sans contredit, la *poussée* : aussi vais-je entrer dans quelques détails sur ce singulier phénomène.

La poussée est l'éruption cutanée produite par les eaux; elle survient habituellement du sixième au douzième jour. Les prodromes peuvent en être imperceptibles, bien que presque toujours ils se manifestent par des accès fébriles plus ou moins réguliers, et par l'état saburral des premières voies. La langue est chargée, la bouche pâteuse, l'appétit diminué : il y a de l'insomnie et un vague sentiment de tristesse et d'inquiétude. Dans cette période, un vomitif produit souvent d'excellents effets. Bientôt une rougeur assez vive, accompagnée de démangeaisons et de chaleur, se montre aux genoux et aux coudes; de là elle se répand sur le trajet des masses musculaires, aux bras, aux avant-bras, au ventre, à la poitrine et surtout au dos : elle envahit ainsi graduellement le corps tout entier, épargnant seulement les mains et le visage.

À cette rougeur succède ordinairement une véritable éruption; à mesure qu'elle paraît, on voit le mouvement fébrile et les autres symptômes diminuer, quoique, sous l'influence répétée des bains, la poussée continue de s'étendre.

Celle-ci ne revêt pas toujours le même aspect. Elle se présente, dans quelques cas, sous l'apparence de petites plaques rouges, disparaissant par la pression du doigt et rappelant assez les caractères de l'érythème. A un degré plus fort, elle se rapproche davantage de l'érysipèle; alors, au lieu d'une simple cuisson, les malades accusent une chaleur âcre et mordicante. La peau, dans ces endroits, est tantôt sèche, tantôt recouverte d'un enduit glutineux.

Une forme plus fréquente et moins douloureuse que la précédente, est celle dans laquelle l'éruption est constituée par l'agglomération de petites vésicules, dont la base est entourée d'une aréole luisante. Au bout de vingt-quatre heures, un point blanc se montre à leur sommet; il s'ouvre et laisse suinter une liqueur visqueuse et purulente, qui se dessèche et tombe en lamelles furfuracées. Quelquefois, au lieu de vésicules, ce sont de petites élevures noueuses et dures, d'apparence pustuleuse. Elles ne forment pas toujours une saillie au dehors; souvent elles se dessinent simplement au-dessous de la peau, qu'elles rendent rugueuse au toucher et comme chagrinée. Cette nature d'éruption qui provoque plutôt une piqûre incommode qu'une douleur aiguë, met en général un peu plus de temps que les autres à disparaître.

Il est très rare qu'on voie ces différentes variétés exister simultanément chez le même individu : presque toujours on a l'une ou l'autre. D'un autre côté, il est des malades chez lesquels l'éruption présente des caractères si complexes, qu'on ne sait plus à quelle classe la rattacher : ce qu'on appelle, par exemple, la *poussée blanche* n'est autre chose qu'une augmentation de la sécrétion sébacée des follicules du derme.

Il y a des cas, heureusement fort rares, où la poussée prend de telles proportions, que la peau se distend, se fendille et même se crevasse : les plaies qui en résultent laissent suinter une matière âcre et brûlante, qui fait cruellement souffrir les malades, surtout pendant la nuit. Des fomentations avec des compresses imbibées d'eau thermale sont le meilleur calmant ; j'ai vu aussi des personnes, arrivées au point de ne plus savoir quelle attitude prendre, n'éprouver de soulagement qu'en se faisant porter au bain.

Lorsque la poussée est parvenue à son apogée, elle diminue successivement, et alors commence, comme dans les fièvres éruptives ordinaires, la période de desquamation : avec elle commence également la débaignée. Le traitement touche à sa fin.

A quels principes doit-on attribuer le développement de cette éruption ? Est-elle seulement le produit de l'action irritante de l'eau, si nulle pourtant d'après l'analyse, et de la longue macération que la peau subit par ces bains chauds et prolongés ? Nul doute que ces circonstances, surtout cette dernière, n'y contribuent puissamment. Cependant remarquons que l'apparition de la poussée et son intensité ne sont pas toujours en rapport avec la durée et la température du bain : notons surtout, car ceci est tout à fait concluant, qu'*elle s'est quelquefois manifestée chez des malades qui n'avaient pas pris un seul bain, et qui s'étaient simplement contentés de boire l'eau minérale.*

Si j'ai insisté sur les caractères de cette éruption, c'est que je la regarde comme un phénomène spécifique, appartenant en propre aux eaux de Loëche, et constituant le cachet même de la médication. Vous verrez à Schinznach, à Pfæfers et à quelques autres sources, un exanthème survenir ; mais ce sont plutôt de simples efflorescences de la peau, qui apparaissent vers la fin de la cure et non à son début, et qui se rattachent rarement à ces mouvements critiques indiquant, de la part de l'économie, un véritable travail d'élimination. En conclurons-nous que la poussée est indispensable au succès de la cure ? Ce serait aller trop loin. Cependant on ne peut méconnaître que ce ne soit là spécialement le but qu'on se propose, et que, dans l'immense majorité des cas, l'apparition régulière et la marche bien dirigée de cette éruption ne coïncident avec les résultats heureux du traitement.

Les détails dans lesquels je viens d'entrer, en même temps qu'ils indiquent le mode d'action de ces sources, font déjà pressentir dans quelles circonstances on en conseillera l'usage.

On comprend combien elles seront utiles, principalement chez les individus lymphatiques ou scrofuleux, en provoquant vers la peau une puissante dérivation, et en appelant à l'extérieur certaines humeurs, dont la répercussion entretenait la maladie, si même elle n'en avait été le point de départ : aussi les vante-t-on spécialement pour les affections cutanées. Elles agissent comme moyen perturbateur, en substituant à un état chronique, rebelle aux traitements, un état aigu qui, le plus souvent, disparaîtra de lui-même. Elles réussissent aussi contre les vieilles plaies, les vieux ulcères, surtout quand ils sont de nature variqueuse.

Les eaux de Loëche fournissent surtout un précieux et excellent moyen de faire reconnaître les anciennes affections syphilitiques, dont rien ne trahit la présence au sein de l'économie ; je crois même qu'à cet égard, je leur accorderais plus de confiance encore qu'aux eaux sulfureuses. Quand il existe, sous ce rapport, le moindre sujet d'inquiétude, je ne saurais trop recommander l'épreuve des eaux de Loëche. Le virus est-il complétement neutralisé, ces eaux ne feront que fortifier l'organisme : si, au contraire, il en reste quelques traces, vous verrez la maladie reparaître aux mêmes endroits et avec les mêmes caractères qu'à l'époque où elle fut contractée. Le voile du palais et les amygdales sont les endroits où se manifestent d'habitude les premiers symptômes du retour des accidents.

Il résulte des détails dans lesquels nous venons d'entrer que ces eaux sont éminemment dépuratives. C'est surtout vers la peau que s'opère la dérivation : de là l'usage si fréquent des ventouses scarifiées, pour tempérer les phénomènes congestifs dont elle devient le siége. On procède, en général, par *quarante* ou *cinquante* ventouses à la fois ! A l'époque où je me trouvais à Loëche, elles étaient appliquées par un maréchal du village, qui était certainement l'homme le plus habile en ce genre qu'on pût rencontrer.

La vie qu'on mène à Loëche est assez monotone, une grande partie de la journée étant consacrée au traitement. Quand le temps est beau, les personnes qui ont la poussée peuvent sortir comme les autres, sans craindre de la faire répercuter ; mais il faut se vêtir chaudement et être de retour de bonne heure, car les soirées y sont très froides (1). L'excursion la plus intéressante, du moins quant à son but, est celle qui conduit à l'endroit appelé *les Échelles*. Je ne sau-

(1) Loëche est situé à 1415 mètres au-dessus du niveau de la mer.

rais non plus passer sous silence le merveilleux coup d'œil qu'offre, par un beau clair de lune, la Gemmi, prodigieux amas de rochers, taillés à pic comme une tour gigantesque. Il y a des effets de lumière et des illusions d'optique dont il est réellement impossible de se faire une idée, même affaiblie, quand on n'en a pas été témoin.

Comme il n'y a pas de Kursaal à Loëche, c'est dans les salons des principaux hôtels qu'ont lieu les réunions du soir, réunions souvent fort animées. On fait de la musique, on danse. Le dirai-je ? la poussée n'exclut pas du tout la robe de bal, et une peau tigrée par une *belle* éruption devient presque un objet de coquetterie et un motif de compliments.

Lavey (Valais). — Les bains de Lavey, établis seulement depuis peu d'années, sont situés sur le territoire vaudois, tout près de Saint-Maurice et à une heure de Martigny. Il y a une source thermale légèrement sulfureuse, limpide, sans saveur bien marquée. Si je mentionne cette source, c'est à cause du parti avantageux qu'on a su tirer du voisinage des salines, en utilisant pour les bains le résidu provenant de l'extraction des sels.

L'eau mère, dont on fait usage à Lavey, est fournie par les salines de Bex. Moins riche peut-être en brome et en iode que celles de Kreuznach et d'Ischl, elle a les mêmes propriétés physiques, le même mode d'emploi, les mêmes effets thérapeutiques. Elle convient, comme celles-ci, aux tempéraments scrofuleux ; et, pour être associée à une eau sulfureuse au lieu d'une eau muriatique, elle n'en est pas moins efficace.

Saxon (Valais). — Les eaux minérales de Saxon jaillissent à deux lieues de Martigny. Leur température est de 23° à 24° C. Analysées par M. Henry, elles ont fourni, sur 1000 grammes d'eau :

	Gram.
Iodure de calcium et magnésium	0,110
Bromure	0,041

D'autres chimistes sont arrivés à d'autres résultats. Le désaccord a surtout porté sur la quantité d'iode qu'on y a trouvée en bien moins grande proportion ; M. Pyrame Morin n'y a pas rencontré du tout de brome. Quoi qu'il en soit, ces eaux paraissent posséder quelque efficacité dans le traitement des affections que caractérisent le lymphatisme et la scrofule.

MÉDICATION LACTÉE.

Le lait, employé comme médicament, était d'un grand usage chez les anciens, mais ils ne prescrivaient pas indistinctement toute espèce de lait, l'observation leur ayant appris qu'il offrait certains caractères particuliers, suivant qu'il provenait de tel ou tel animal. Voici à cet égard les distinctions établies par Pline : « Le lait le plus nourrissant est celui de brebis, mais il se digère moins bien, comme étant le plus gras ; puis vient le lait de chamelle, puis celui d'ânesse ; le lait de chèvre est le plus convenable à l'estomac, parce que cet animal vit plus de feuilles que d'herbes ; le lait de vache est le plus relâchant et le plus médicinal. » Toutes ces remarques sont parfaitement justes, et les observations des modernes n'ont fait que les confirmer. Mais Pline va plus loin. Ainsi après avoir raconté que ce sont surtout les personnes malades de la poitrine qui doivent se soumettre au régime lacté, il ajoute : « Le lait de truie est le plus utile aux phthisiques : *Suillum lac utilissimum phthisicis* (1). » J'avoue que c'est là une assertion dont, faute de vérification personnelle, je lui laisse toute la responsabilité.

Les anciens ne se contentaient pas d'employer le lait comme moyen diététique ; ils en usaient également pour lotions et pour bains. Pline, qui nous a tant initiés aux moindres détails de leur vie intérieure, nous apprend que les femmes surtout y avaient recours dans un but de coquetterie. « Le lait d'ânesse, dit-il, efface les rides du visage, » rend la peau plus délicate et en entretient la blancheur. Certaines » femmes s'en fomentent la figure *sept cents* fois par jour, obser-» vant scrupuleusement ce nombre. » C'est aux bains de lait, simples ou additionnés d'essences, que Cléopâtre, Phryné et Aspasie ont dû, assure-t-on, de se préserver des injures des ans. Enfin la célèbre Poppée élevait à cet effet cinq cents ânesses qu'on nourrissait d'herbes aromatiques et qui la suivaient dans tous ses voyages.

Il n'entre point dans mon sujet de faire ici l'histoire des ressources que peut offrir à la thérapeutique le lait proprement dit, soit pris en boisson, soit pris en bains ; d'ailleurs ces bains sont aujourd'hui en-

---

(1) Pline semble accorder une confiance toute spéciale au lait de truie. « Administré, dit-il, avec du vin miellé, il facilite l'accouchement ; pris seul, » il fait venir le lait aux accouchées qui en manquent. » (*Hist. nat.*)

tièrement tombés en désuétude, du moins dans nos contrées. Mais ce qui doit maintenant nous occuper, c'est l'emploi médicinal du petit-lait, c'est-à-dire du lait privé de son caséum. On administre ce petit-lait dans de nombreux établissements qui ne sont pas sans analogie avec ceux où l'on utilise les eaux minérales, et que dirigent de même des médecins spéciaux. J'ai choisi pour en parler, le chapitre consacré à la Suisse, car c'est en Suisse que cette méthode a pris naissance et qu'elle est actuellement encore le plus en faveur.

Je crois devoir faire suivre la description de ces Cures de petit-lait (1), comme on les appelle, de quelques détails sur le *koumis* ou lait de jument fermenté, qui jouit d'une si grande vogue en Russie.

1° CURE DE PETIT-LAIT.

Il n'y a pas plus d'une soixantaine d'années que cette médication est connue, ou plutôt qu'elle s'est généralisée. Ce fut au sujet de la guérison d'un haut personnage auquel on avait conseillé, comme dernière ressource, de venir demeurer près du lac de Constance, dont le climat, doux et tempéré, paraissait convenir pour l'affection pulmonaire dont il était atteint. Son état ne s'étant point amélioré, il voulut essayer d'un air plus vif, et il se rendit à Gais, un des sites les plus élevés des Alpes d'Appenzell; c'est alors qu'on l'engagea à boire du petit-lait de chèvre, ainsi que le faisaient les pâtres, quand ils étaient enrhumés. Il en but et s'en trouva si bien, qu'il recouvra en peu de temps des forces et de l'embonpoint. Cette résurrection fit grand bruit; bientôt Gais devint le rendez-vous des personnes malades de la poitrine.

Gais est l'endroit le plus célèbre pour la cure de petit-lait. C'est le quatrième village, en hauteur, de toute la Suisse, son élévation au-dessus du niveau de la mer étant de 924 mètres. Il y a plusieurs hôtels, je devrais dire auberges, à l'usage des malades; on loge aussi dans les maisons particulières. L'air qu'on respire à Gais a des propriétés vivifiantes tout à fait remarquables : il est sec, léger, vif,

---

(1) Les anciens connaissaient l'emploi médical du petit-lait, mais ils ne l'administraient pas comme nous sous forme de cure. Je lis dans Pline : « Le lait de chèvre caillé et bien privé de son caséum doit être bû par verres pendant cinq jours ; il agit comme tempérant et nutritif; on se trouve bien quelquefois d'y ajouter du suc de cresson : il est particulièrement utile contre les maladies de poitrine. »

d'une admirable pureté. Les habitants craignent tellement de le vicier, qu'ils ne labourent pas la terre et la laissent en pâturages, afin d'éviter jusqu'aux émanations qui résulteraient de la culture. On trouve autour de Gais, dans un rayon de quelques lieues, trois établissements renommés également pour la cure de petit-lait ; ce sont : Gonthen, Heinrichsbad et Weissbad. C'est à ce dernier établissement que se rendent de préférence les malades pour lesquels il faut une atmosphère moins vive : en effet, Weissbad, par sa situation dans une vallée étroite et profonde, est de toutes parts abrité par les montagnes.

J'ai visité tout près de Rorschach, à Horn, un très bel établissement du même genre, où le petit-lait est apporté, tous les matins, des Alpes d'Appenzell : la situation en est admirable, et l'on y jouit d'une magnifique vue sur le lac de Constance.

C'est principalement près de Seealpersee, charmant petit lac placé au milieu des pâturages et des bois, qu'on fabrique le fromage et par cela même le petit-lait, son résidu. Les chèvres, pendant la journée, vont jusqu'au sommet des montagnes, brouter les herbes qui croissent au pied des glaciers et les petites feuilles résineuses qui tombent des sapins. A six heures, on les ramène au village pour les traire ; puis, à minuit, commence la confection du fromage, que j'ai vu préparer de la manière suivante :

On verse le lait dans une grande chaudière suspendue sur l'âtre à une potence mobile. Quand sa température marque 30° C. environ, on le retire du feu, puis on y ajoute de la présure (1), en l'agitant en tout sens. Une fois la coagulation obtenue, le *greverand* (celui qui fabrique le fromage) divise le caséum et le brasse à la main ou avec une branche de sapin, afin de le réduire en pulpe ; puis il le remet sur le feu pour le brasser de nouveau. Cette manœuvre est répétée plusieurs fois, jusqu'à ce que tout le fromage se soit précipité au fond du vase, ce qui exige environ deux heures : alors on l'enlève avec un tamis, et on le dépose dans des moules où, après en avoir extrait par la pression tout le sérum qu'il contenait, on le sale, pour le soumettre ensuite à d'autres manipulations. Quant au petit-lait, des porteurs en remplissent des barils qu'ils chargent sur leurs épaules, et qu'ils transportent, pendant qu'il est bouillant encore, aux divers établissements.

(1) La présure, on le suppose du moins, doit sa propriété de coaguler le lait à la présence d'une certaine quantité de pepsine, ferment particulier qui préside à la digestion des matières animales.

Ce petit-lait offre une teinte verdâtre et est comme crémeux ; sa transparence est légèrement troublée par de petits grumeaux de caséum qui n'ont pas été entièrement séparés pendant l'opération. Il a une saveur douce, balsamique, un peu sucrée et tout à fait agréable (1). Sous ce rapport, le petit-lait qu'on prépare en France pour les usages pharmaceutiques, ne saurait en donner l'idée, tout l'avantage appartenant aux chèvres d'Appenzell.

La composition chimique du petit-lait consiste en une solution de sucre, d'acide lactique, d'une matière animale extractiforme qui rappelle jusqu'à un certain point l'osmazôme, et de différents sels. L'élément dominant est le sucre. Le lait de vache et celui de chèvre en renferment, par litre, environ 38 grammes ; le lait de brebis, 42 ; celui d'ânesse, 49. Quant aux sels, la quantité varie de 6 à 7 grammes ; ils paraissent formés de chlorure de potassium et de sodium, de sulfate de soude, de phosphates et de carbonates calcaires. Le lait le moins riche en sels est le lait d'ânesse : nous venons de voir, par contre, que c'est celui qui renferme le plus de sucre.

C'est le matin, entre six et huit heures, que les malades vont boire le petit-lait de chèvre d'Appenzell, qu'on prend pur, et à une température assez élevée : la dose habituelle en est de sept ou huit verres. On doit mettre entre chaque verre un quart d'heure d'intervalle, pendant lequel on se promène, pour faciliter la digestion et hâter les résultats qui, du reste, ne se font pas longtemps attendre. Dès le troisième ou le quatrième verre, les malades sont pris d'une diarrhée séreuse, accompagnée de borborygmes, sans coliques ni ténesme, et, une heure après le dernier verre, tout est en général terminé. On mange alors un potage à la farine, pour contre-balancer l'action laxative de la boisson. Il est rare que, dans la journée ou dans la nuit, on ait encore des garderobes.

Lorsqu'au bout de quelques jours la langue devient blanche, la bouche pâteuse, et qu'il y a un peu de tension du ventre, on fait cesser ces phénomènes de saturation en ajoutant au premier verre de petit-

---

(1) « *Pabuli sapor apparet in lacte,* » dit avec raison Sénèque. Les anciens savaient également que le lait emprunte aux pâturages, en plus de leur arome, quelque chose de leurs vertus thérapeutiques. Ainsi Pline raconte que Mélampus ayant remarqué que les chèvres qui broutaient de l'ellébore donnaient un lait purgatif, fit boire de ce lait aux filles de Prœtus que Junon avait rendues folles, lesquelles furent immédiatement guéries. (Il leur fallait tout bonnement, je présume, une médication laxative et rafraîchissante.) Cette guérison, ajoute Pline, eut d'autant plus de retentissement, qu'elle fit connaître les vertus de l'ellébore contre la folie.

lait un mélange, à parties égales, de rhubarbe, sucre et crème de tartre : c'est un laxatif très doux.

Quelques malades prennent aussi des bains de petit-lait, mais de petit-lait de vache, provenant également de la fabrication des fromages. Ces bains, dont il ne faut pas s'exagérer l'importance, agissent simplement comme moyen sédatif dans les cas où la peau est chaude et sèche, le pouls fréquent et le système nerveux irritable.

La boisson de petit-lait, par l'activité plus grande qu'elle imprime aux sécrétions et aux excrétions, agit sur la composition de nos humeurs. C'est surtout chez les enfants scrofuleux qu'on observe ses excellents effets. Si l'on a pu dire, avec quelque apparence de raison, qu'il existe entre le sang des scrofuleux et le sang normal la même différence qu'entre le colostrum et le lait tout formé, on pourrait presque ajouter que le petit-lait restitue au sang appauvri les globules qui lui manquent : or, on sait que ceux-ci, par l'élévation ou l'abaissement de leur chiffre, marquent assez bien le degré de force ou de faiblesse de l'organisme.

Il y a deux genres d'affections pour lesquelles la cure de petit-lait paraît le mieux convenir : ce sont les maladies de poitrine et celles du bas-ventre.

La grande majorité des personnes qui se rendent aux établissements d'Appenzell, y viennent pour des bronchites, des laryngites chroniques, des catarrhes ou des tubercules pulmonaires. Ces divers états morbides ne tardent pas à être modifiés dans leurs principaux symptômes : ainsi la toux, l'expectoration, la dyspnée, les sueurs diminuent ou même cessent complétement, à moins qu'elles ne se rattachent à une lésion organique trop profonde. On comprend combien il est difficile de distinguer ici, dans l'appréciation des heureux effets du traitement, ce qui appartient à l'action directe du petit-lait de ce qui dépend des influences atmosphériques. Celles-ci doivent jouer également un rôle immense. En effet, si l'on ne peut respirer, sans danger, les effluves pestilentiels des marais, on ne saurait non plus, sans un avantage réel pour le poumon et les autres organes, se baigner dans l'air des montagnes, toujours imprégné des émanations les plus suaves, et où ne se mêle pas une molécule qui n'ait une source pure, bienfaisante, réparatrice.

Je serais tenté de faire une plus large part à l'intervention du petit-lait pour les affections du bas-ventre. Le contact immédiat de ce liquide sur la muqueuse de l'intestin, la stimulation légère qu'il y entretient, l'espèce de dépuration journalière qui en est la conséquence, ne peuvent que dégager les viscères, et par suite modifier favorablement leur vitalité. Quel que soit, du reste, le degré respectif d'influence qu'exercent ces divers modificateurs, un de leurs effets constants est de réveiller l'appétit et de favoriser la nutrition.

Une cure de petit-lait dure en général de trois à quatre semaines ; toutefois il est impossible d'établir rien de constant à cet égard, surtout pour les localités où il est d'usage d'associer le petit-lait aux eaux minérales (1).

L'époque la plus favorable pour ce genre de traitement est le commencement de l'été. Au printemps, le lait est plus abondant, mais il a moins de saveur, le soleil n'ayant pas encore suffisamment développé dans les plantes les sucs et la floraison qui leur communiquent leur principal arome.

Quant à la station dont on devra faire choix pour cette cure, on ne saurait y apporter une trop sérieuse attention. Si d'habitude on préfère la Suisse, c'est que la qualité du petit-lait dépend nécessairement de celle du lait : or le lait ne peut être réellement bon que quand les animaux ont la nourriture et le genre de vie les plus conformes à leur nature. Tandis que les vaches et les chèvres, captives dans les étables de nos grandes villes, meurent la plupart de la phthisie tuberculeuse, on n'observe rien de semblable chez celles qui paissent en liberté dans les montagnes de la Suisse. Il ne saurait donc y avoir de comparaison entre les deux laits, le premier étant nécessairement bien inférieur au second.

Ce que je viens de dire des conditions si parfaites de Gais et de ses succursales, est également applicable aux autres établissements de la Suisse, tels que ceux du Righi, d'Interlaken, de Kreutz et de Weissenstein. Cependant c'est au petit-lait d'Appenzell que je donne incontestablement la préférence.

L'Allemagne nous offre de même des stations très favorables pour la cure de petit-lait. Tels sont : Baden-Baden vis-à-vis de notre frontière d'Alsace, Badenweiler dans le haut Brisgau, Rehburg dans le Hanovre, Rosenau en Moravie, Schlangenbad dans le duché de Nassau, Gleisweiler près Landau, Ischl dans le Salzbourg, Neuhaus, Gleichenberg en Styrie, enfin Minden, Bossen et surtout Méran dans le Tyrol. Par contre, nous n'avons rien de semblable en France.

---

(1) C'est en Allemagne surtout qu'on est dans l'usage de faire marcher de front les cures d'eau minérale et celles de petit-lait. Dans les premiers jours, le mélange est préparé à doses égales, ensuite l'eau minérale n'y entre que pour un tiers, puis pour un quart, puis enfin on donne le petit-lait pur, que l'on continue ainsi plus ou moins de temps.

2° CURE DE LAIT DE JUMENT FERMENTÉ.

Il n'est aucun de nous qui n'ait entendu parler de ces cavaliers tartares qui, plus sauvages encore que les steppes où ils mènent leur nomade existence, boivent le lait aigri de leurs juments et vivent de la chair des animaux qu'ils ont simplement échaudée sous leurs selles. Qui le croirait? C'est parmi ces descendants des anciens Scythes que certains poitrinaires vont aujourd'hui chercher la guérison. Je n'oserais affirmer que vous y rencontreriez beaucoup de Français : en revanche, nombre de Russes s'y donnent rendez-vous tous les ans. Or comme mon livre a eu la bonne fortune d'obtenir quelque crédit en Russie, j'ose me flatter que les détails dans lesquels je vais entrer ne resteront ni sans objet ni sans lecteurs.

Le traitement que l'on suit dans ces steppes consiste à boire le lait de jument fermenté. Pour obtenir cette fermentation, on ajoute une certaine quantité de farine, de millet et de levûre de bière à un volume donné de lait, puis on met le tout dans un sac de cuir qui n'est autre que la peau du cou d'un chameau, ou celle de la jambe d'un cheval qu'on a fortement nouée à ses deux bouts : c'est un moyen économique d'éviter les sutures. Les choses ainsi disposées, on agite vivement ce mélange à l'aide d'un moulinet ; il suffit en général de vingt-quatre heures pour que la fermentation s'y développe. On retire alors le lait ou plutôt le *koumis*, car c'est le nom qu'il prend, puis on le met en bouteilles où il ne tarde pas à acquérir plus de montant et plus de force.

Les indigènes distinguent deux espèces de koumis, le koumis nouveau et le koumis ancien. Le koumis nouveau est plus généralement appelé *saumal* ; je le comparerais volontiers au moût du raisin. Le koumis ancien, celui qui a complété sa fermentation en bouteilles, est le seul, à vrai dire, auquel ils appliquent la dénomination de koumis ; il correspond au vin entièrement fait.

Le koumis nouveau est légèrement écumeux. Il a l'aspect du petit-lait ordinaire, mais il est plus consistant, car il renferme encore les parties caséeuses du lait ; il offre pour les mêmes motifs une teinte plus blanche. Sa saveur est douceâtre, un peu aromatique, avec un arrière-goût aigrelet. A mesure qu'il séjourne en bouteilles, la fermentation y développe de plus en plus les caractères vineux, au point qu'il fera sauter les bouchons ou voler en éclats les verres qui le renfermaient. Le koumis ressemble alors à toutes ces boissons fermentées dont le vin de Champagne est le type ; il leur ressemble de même par ses caractères enivrants. Aussi les Tartares le boivent-ils comme les Russes boivent le kvass, les Anglais l'ale, les Allemands la bière, et nous autres Normands le cidre.

C'est à Orenbourg, au nord de la mer Caspienne et du lac d'Aral, dans les steppes des Kirghiz, qu'on va suivre ces cures de koumis. La direction en est confiée à de simples médicastres qui, d'après les renseignements authentiques (1) qui m'ont été fournis, prescrivent uniformément, et sans choix à tout malade, les pratiques suivantes : Boire d'abord, comme moyen préparatoire, du lait de jument fraîchement tiré, à doses suffisantes pour provoquer des effets laxatifs. Au bout de trois à quatre jours arriver à la cure de koumis. Commencer par le koumis nouveau (saumal), puis passer progressivement au koumis plus ancien, par conséquent plus fort : en prendre dans la journée de vingt-cinq à trente verres. Il est très essentiel de faire en même temps beaucoup d'exercice dans le but d'accroître la soif, d'activer la transpiration cutanée et de favoriser le renouvellement des humeurs. Le koumis servira à lui seul de boisson et d'aliment ; il est en général parfaitement supporté par l'estomac et il ne trouble en rien les fonctions du reste de l'intestin. Chez quelques malades on pourra permettre de la viande de mouton cuite, non pas sous la selle des cavales, mais devant un feu ardent, de manière qu'elle soit simplement saisie : les autres viandes, sans être absolument interdites, conviendraient moins. Quant aux légumes, salaisons, pâtisseries, fruits, salades, s'en abstenir sévèrement ; même défense pour ce qui est boisson, sauf peut-être l'eau pure.

Les maladies contre lesquelles on emploie le koumis avec le plus de succès sont toutes celles qui se rattachent à la débilité, surtout quand cette débilité s'accompagne d'une grande prostration nerveuse. Telle est, au premier rang, la phthisie pulmonaire chez les individus faibles ou cachectiques (2). J'ai eu l'occasion de constater

---

(1) J'ai dû ces obligeantes communications à divers grands personnages russes qui avaient été suivre une cure de koumis à Orenbourg ; je les ai dues surtout au docteur Pföhl, praticien fort distingué et ancien médecin en chef de l'hôpital militaire de Moscou.

(2) D'après le médecin russe Chomenko, juge d'autant plus compétent en pareil cas qu'il avait, comme malade, expérimenté sur lui-même les bons effets de ces cures, le traitement par le koumis convient aussi dans la chlorose, le scorbut, les hydropisies, les convalescences tardives, enfin et surtout dans les asthénies nerveuses qui se rattachent à des excès *in Venere et in Baccho*.

plusieurs guérisons de ce genre d'autant plus inespérées que l'affection avait résisté jusqu'alors aux traitements thermaux les mieux dirigés. Mais qu'on n'oublie pas que tout état pléthorique, toute disposition à l'hémoptysie, tout phénomène fébrile, même subaigu, contre-indiquent de la manière la plus absolue cette médication. Ce sera donc moins la lésion locale que l'ensemble de l'état général qui, en pareil cas, devra guider vos prescriptions.

Il est de remarque, et je reviens encore sur ce point, que les cures de koumis ne sont utiles qu'autant que les malades vivent au grand air, prennent beaucoup de mouvement, je dirai même rompent avec les habitudes de la vie sociale ordinaire. Aussi la plupart, au lieu de résider dans la ville même d'Orenbourg, vont-ils en pleines steppes habiter les kibitki, espèces de tentes couvertes de feutre, qui leur offrent simplement un abri contre la pluie et de l'ombre contre les trop fortes chaleurs. On a noté également que le koumis transporté soit à Saint-Pétersbourg, soit à Moscou (on en a fait venir même à Paris) perd beaucoup de son action médicinale, encore bien qu'il conserve toute sa vinosité. Il faut donc, comme condition essentielle de succès, l'atmosphère même des steppes.

Je crains bien que cette perspective d'aller vivre, ne fût-ce que quelques semaines, en compagnie des Cosaques et des Kalmouks, n'empêche de longtemps encore nos phthisiques de recourir au lait de jument fermenté, et ne leur fasse préférer tout simplement les cures de petit-lait de chèvre que leur offrent nos contrées.

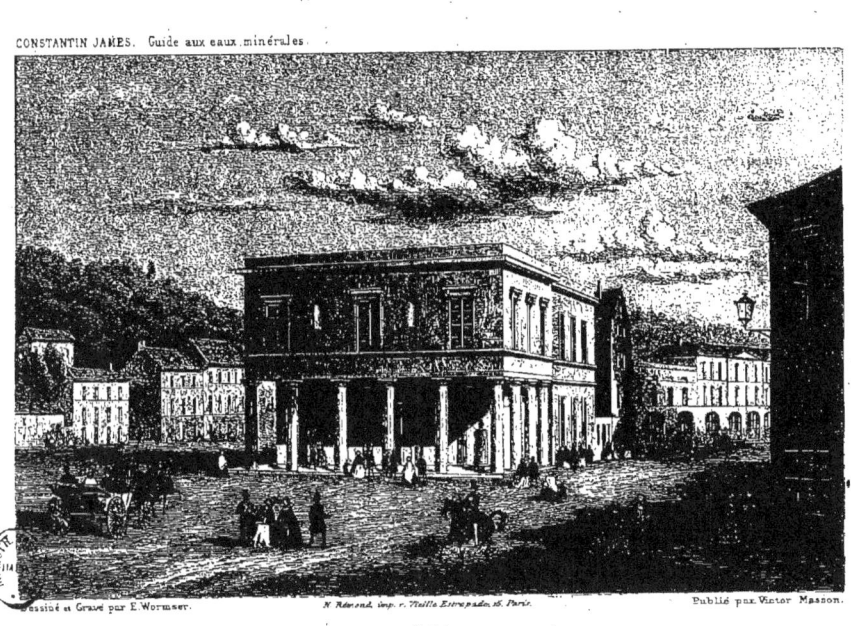

SPA.

EAUX MINÉRALES

DE

LA BELGIQUE.

La Belgique ne possède qu'une eau minérale méritant une description particulière : c'est celle de Spa.

Nous nommerons seulement la source de Chaufontaine, située à deux lieues de Liége, dont l'eau, faiblement minéralisée et un peu thermale, est employée en bains comme médication calmante. Nous n'accorderons de même qu'une simple mention à la source ferrugineuse froide de Tongres dont le plus grand mérite, aujourd'hui, est d'avoir été citée avec éloges par Pline, qui lui reconnaît des vertus dépuratives, antifébriles et diurétiques (1).

SPA (Belgique).

Sources ferrugineuses froides.

Itinéraire de Paris a Spa. — Chemin de fer du Nord jusqu'à Spa même : 9 heures et un quart. — *Débours* : 44 fr.

Quand au sortir de Pepinstère on pénètre au cœur des Ardennes, on ne se douterait jamais, à l'aspect si sauvage des montagnes et des bois, qu'on approche d'une ville où le luxe et les arts ont élevé d'élégants édifices : mais bientôt tout s'explique. La formation de Spa est un de ces miracles comme les eaux minérales sont habituées à en produire. Sous leur magique influence, le sol le plus ingrat est devenu un riant séjour où se rend chaque année une société choisie et élégante.

Spa est situé au pied d'une montagne escarpée qui le protége

---

(1) « Tungri civitas Galliæ fontem habet insignem, plurimis bullis stellantem, ferrugini saporis : quod ipsum non nisi in fine potus intelligitur. Purgat hic corpora, tertianas febres discutit, calculorumque vitia. »

contre les vents du nord. Du côté du sud, s'élève une autre montagne dont le versant, cultivé en partie, est partout ailleurs recouvert de rochers et de forêts : c'est là que jaillissent les principales sources qui doivent nous occuper. Ce sont des sources ferrugineuses froides très gazeuses. L'eau en est d'une limpidité parfaite ; sa saveur fraîche et piquante laisse un arrière-goût atramentaire des plus prononcés. Un mot sur chacune.

Le Pouhon. — Cette source, la seule qui se trouve dans la ville, est aménagée dans un puits quadrangulaire qu'entoure un petit pavillon d'une architecture assez prétentieuse. Une inscription, gravée au frontispice, rappelle que c'est à Spa que Pierre le Grand recouvra la santé (1). L'eau du Pouhon s'échappe en bouillonnant des fentes de roches micacées. C'est la source la plus fréquentée et la plus active de Spa : elle contient, par litre, $0^{gr},092$ de carbonate de fer, et $0^{lit},88$ d'acide carbonique.

La Géronstère. — Éloignée de Spa d'environ une lieue, elle sourd au milieu d'un bosquet et est encaissée dans un petit bassin que recouvre un assez élégant campanile. Vous suivez pour vous y rendre un chemin constamment embelli par des ombrages frais ou par les plus riants points de vue. Cette eau est une des moins ferrugineuses, car elle renferme à peine $0^{gr},048$ de fer par litre ; mais une partie de ce fer est à l'état de crénate, ce qui ajoute peut-être à sa valeur thérapeutique. C'est, avec le Pouhon, la source dont on fait le plus usage. Elle dégage une légère odeur sulfureuse, provenant probablement des terrains tourbeux que l'eau minérale traverse avant de s'échapper du sol.

La Sauvenière et le Groesbeeck. — Ces deux sources, presque voisines l'une de l'autre, sont situées à une demi-lieue de la ville : près d'elles est un petit bois dont les jolies promenades forment un agréable contraste avec la bruyère sauvage qui couvre le sol environnant. Elles jaillissent chacune dans un puits carré, taillé dans la roche vive et surmonté d'un petit dôme. Leurs qualités physiques rappellent tout à fait celles des autres sources de Spa. Comme le Groesbeeck contient moins de fer et plus de gaz que la Sauvenière, sa saveur plaît davantage. C'est à la Sauvenière que se trouve la petite dépression du sol connue sous le nom de *pied de saint Remacle.*

(1) Cependant, en même temps qu'il prenait les eaux, il se livrait, suivant sa coutume, aux plus grands excès de table. C'est de Spa que, par une lettre en date du 21 juillet 1717, le czar exhorta son fils Alexis, retiré alors à Naples, à revenir dans sa patrie, où il devait, un an plus tard, trouver, au lieu du pardon promis, une mort si tragique.

Sources des Tonnelets. — On en distingue deux principales (1). Situées également à une demi-lieue de Spa, ces sources jaillissent au milieu d'un terrain marécageux et couvert de joncs, en faisant entendre un bouillonnement assez fort pour être perçu à distance : c'est le gaz carbonique qui s'échappe. Ce gaz existe en telle abondance, non-seulement dans les sources, mais à la surface même du sol, qu'on y a vu des animaux frappés d'asphyxie.

Il y a bien encore d'autres sources qui, dans une contrée moins riche en eaux ferrugineuses, auraient de la valeur; mais elles sont ici plus ou moins abandonnées (2). Nous remarquerons que les sources de Spa, une seule exceptée, jaillissent toutes à une certaine distance de la ville, au milieu des bois et des montagnes. Cet éloignement parfois regrettable n'est pas non plus sans offrir quelque utilité, en ce qu'il force les malades à se lever de bonne heure, à respirer un air vif et frais, et à faire de l'exercice. C'est le matin qu'on va prendre l'eau minérale, laquelle doit être bue à la source même : transportée, elle perdrait de ses gaz, et en même temps de son efficacité. Un des premiers effets du traitement sera donc de substituer aux habitudes énervantes des grandes villes une vie plus active et une meilleure hygiène.

Quels sont les malades qui se rendent de préférence à Spa ? Ce sont les mêmes que vous rencontrez à toutes les sources ferrugineuses; car les eaux de cette classe, si elles diffèrent quelquefois par leur composition chimique, possèdent toutes, à des degrés variables, les mêmes propriétés et les mêmes vertus. Ainsi leur action est essentiellement fortifiante. Elles facilitent la digestion, relèvent les forces, rendent le sang plus riche et plus vermeil; en un mot, elles déterminent dans l'économie une sorte de transmutation qui imprime à l'ensemble de nos fonctions une nouvelle activité.

Les sources de Spa sont donc fortifiantes et toniques : seulement il existe dans leur mode d'action certaines nuances en rapport avec la proportion même de leurs éléments minéralisateurs. Voici, à cet égard, ce qu'apprend l'observation (3).

(1) Près des Tonnelets naquirent Annette et Lubin dont l'histoire a fourni à Marmontel le sujet d'un de ses *Contes*, soi-disant *moraux*.

(2) J'en excepte la source du Barisart, située au milieu d'un massif de jeunes sapins et abritée par une grotte que surmonte un pavillon rustique. C'est aujourd'hui une des plus fréquentées de Spa. L'analyse n'en a pas encore été faite, mais, ce qui vaut mieux, l'expérience a parlé.

(3) On consultera avec intérêt la Notice sur Spa qu'a publiée M. le docteur Lambert Lezaack, médecin distingué de ces eaux.

L'eau du Pouhon doit être tout spécialement recommandée quand l'appétit est diminué, la digestion difficile et paresseuse. Ses propriétés astringentes ont plus d'une fois fait cesser des diarrhées opiniâtres, qui paraissaient liées à une sorte de débilité de l'intestin. Je l'ai vue réussir également contre certains flux gonorrhéiques entretenus par le relâchement et l'atonie de la muqueuse uréthrale. L'anémie, surtout quand elle succède à des hémorrhagies passives, est assez rapidement modifiée par l'usage de cette eau, pourvu qu'on l'emploie avec ménagement, le Pouhon étant une source extrêmement active, que les constitutions un peu robustes peuvent seules supporter.

C'est à la Géronstère que vous enverrez de préférence les personnes faibles et délicates, qui ont besoin d'une médication tonique plutôt qu'excitante, et dont les organes sont très impressionnables. Les orages qui paraissent à l'époque de la puberté, la chlorose et les désordres qui en sont la suite, l'irrégularité des menstrues, les flueurs blanches par inertie de l'utérus, l'épuisement qu'entraînent des couches laborieuses ou un allaitement prolongé, se dissipent par l'emploi bien dirigé de cette source.

On a beaucoup vanté les eaux de Spa contre la stérilité. Quelle est, à cet égard, l'eau minérale qui n'ait pas fait ses preuves, et qui ne cite avec orgueil les naissances les plus illustres ? Mais à Spa on va plus loin. Si l'on n'attribue l'heureux privilége qu'à une seule source, la Sauvenière, on s'en dédommage en subordonnant la réussite à cette condition, que la jeune femme, pendant qu'elle boit l'eau, tiendra le pied posé sur l'empreinte de celui de saint Remacle, et répétera, neuf jours de suite, la même cérémonie. Plaisanterie ! dira-t-on. — D'accord. — Cependant, comme le merveilleux plaît toujours, peu de femmes omettent cette formalité. Du reste, la préférence accordée à la Sauvenière est plutôt une affaire de tradition que le résultat d'observations rigoureuses. Sans doute aussi on aura cru qu'étant un peu plus diurétique que les autres, elle devait avoir une influence plus directe sur l'appareil utérin.

Le Groesbeeck est employé avec avantage contre certaines affections des voies urinaires, où il faut redonner du ton aux reins et à la vessie. Enfin les deux Tonnelets agissent simplement à la manière des eaux où prédomine le gaz acide carbonique ; ces sources méritent donc à peine le nom d'eaux ferrugineuses.

On se baigne peu à Spa, le traitement consistant presque exclusivement dans la boisson. On commence par deux ou trois verres, le matin à jeun, puis on arrive graduellement jusqu'à en prendre sept ou huit, dose qu'on peut ne pas atteindre, mais qu'il faut rarement dépasser. Les personnes dont l'estomac est irritable se trouvent bien de couper cette eau avec du lait. Comme ces sources contiennent beaucoup moins de sels neutres que celles de Schwalbach, avec lesquelles elles offrent tant d'analogie, elles ont l'inconvénient de constiper davantage.

Quant aux soins d'hygiène, ce sont les mêmes que pour les autres eaux en général. Surtout on ne devra pas oublier que Spa est un pays de montagnes, que les matinées y sont fraîches ainsi que les soirées, et que, par conséquent, on ne saurait trop se tenir en garde contre les variations de température.

Je ne dirai rien du séjour de Spa, de ses promenades si vantées, de ses fêtes si brillantes dans les magnifiques salons de la Redoute, qu'on va bientôt reconstruire plus magnifiques encore. Voilà longtemps déjà que la vogue reste fidèle à ces eaux : c'est qu'elle repose, non plus sur un vain caprice, mais sur la reconnaissance des malades qui en ont rapporté la santé, et sur celle des bien portants qui y ont trouvé plaisirs et distractions.

TRANSPORT (*le Pouhon*). — Ces eaux, malgré les soins apportés à leur embouteillage, ne se conservent pas longtemps. Employées, surtout aux repas, pour les mêmes affections qu'on traite à la source ; mais efficacité bien moindre.

EAUX MINÉRALES

DE

L'ALLEMAGNE.

Les sources minérales qui jaillissent en Allemagne sont, pour la plupart, privilégiées entre toutes par la beauté des sites, les agréments du séjour et l'heureuse organisation des établissements thermaux. Aussi le seul aspect des localités est-il déjà une disposition favorable à l'action du traitement. L'imagination est si doucement impressionnée ! Comment la nature si belle, si libérale, pourrait-elle refuser au malade une faible partie de cette force vitale qu'elle prodigue autour de lui avec tant d'abondance ! Malheureusement, à côté de ces avantages, il y a bien aussi quelques petites misères qui deviennent, pour l'individu qui souffre, un tourment véritable. Un mot, par exemple, au sujet des lits.

« En Allemagne, le LIT n'existe pas, a dit avec raison M. Adolphe
» Joanne, car on ne peut donner ce nom à une espèce de petite boîte
» de bois, trop étroite pour un homme un peu gros, trop courte pour
» un homme un peu grand, dont les oreillers, beaucoup trop nom-
» breux, forment un angle droit avec le matelas, et dont les préten-
» dus draps ne sont que des serviettes de moyenne grandeur, le
» tout recouvert d'une montagne de plumes. Au premier mouve-
» ment que vous vous permettez de faire dans cette horrible boîte,
» les deux serviettes entre lesquelles vous vous étiez introduit, faute
» de mieux, disparaissent comme par enchantement, et vous avez la
» satisfaction de passer la nuit sur un matelas, fort peu propre d'ail-
» leurs, dont les crins aigus vous écorchent tout le corps (1). »

(1) J'ajouterai que les hôteliers vous écorchent indignement la bourse avec leurs sempiternels pourboires. Quoi de plus révoltant, par exemple, que l'impôt qu'ils prélèvent à propos du *service* et de la *bougie !* Cet impôt, du reste, est organisé maintenant à peu près partout.

A ce tableau, qui n'est nullement chargé, je ne connais qu'un correctif, c'est d'apporter sa couverture et ses draps : les femmes en particulier ne devront point omettre cette précaution, surtout si elles se rendent à des bains éloignés du Rhin.

Le nombre des Français qui fréquentent les eaux d'Allemagne devient chaque année plus considérable : c'est un motif de plus pour bien étudier les propriétés thérapeutiques de ces eaux. Qu'on me permette à cet égard une réflexion. Les médecins des sources où nous adressons nos malades professent certaines doctrines médicales qui ne sont pas les nôtres, et même qui n'ont pas d'équivalent exact dans notre nomenclature, de sorte qu'ils parlent pour nous une langue doublement étrangère. Ainsi, suivant eux, les maladies chroniques se rattachent presque toujours à la *pléthore* ou à la *vénosité abdominale*. Je vais entrer dans quelques détails sur ce qu'ils désignent par ces mots, sans quoi il serait à peu près impossible de s'entendre.

Nos confrères admettent que, chez certains individus, le sang versé par les artères dans les tissus capillaires du bas-ventre n'étant repris qu'en partie par les veines, ce défaut d'équilibre entraîne des congestions passives locales qui créent des maladies de toutes pièces, ou du moins modifient celles qui existaient déjà. Pour eux l'affection primordiale en quelque sorte des viscères de l'abdomen résulte suffisamment des conditions particulières de la circulation de la veine porte, et la stase du sang trouve une très naturelle explication dans la présence d'organes glanduleux et dans la structure vasculaire du mésentère. Mais, ajoutent-ils, cette vénosité s'étend bientôt de proche en poche, de sorte que les viscères des autres cavités splanchniques ne tardent pas à subir la même influence que ceux de l'abdomen. C'est cet état pathologique, essentiellement humoral, que les médecins allemands s'attachent à combattre par l'emploi des eaux minérales laxatives.

Quelle que soit la valeur de ces explications théoriques, il n'est pas douteux que les faits qu'elles veulent interpréter n'aient réellement, en tant qu'il s'agit du tempérament propre aux populations allemandes, une existence positive et une physionomie à part. Comme nous aurons plus d'une fois l'occasion d'y revenir, j'ajourne toute discussion à leur sujet et j'entre en matière.

Fidèle au classement géographique, nous allons décrire les sources de l'Allemagne dans l'ordre où elles s'offriront à nous, à mesure que nous nous éloignerons de notre frontière pour parcourir les divers états où nous savons devoir les rencontrer.

AIX-LA-CHAPELLE (PRUSSE).

Sources sulfureuses chaudes.

Itinéraire de Paris a Aix-la-Chapelle. — Chemin de fer du Nord jusqu'à Aix-la-Chapelle directement : 10 heures et demie. — *Débours* : 50 fr.

La destinée des sources d'Aix-la-Chapelle n'est pas sans quelque analogie avec celle de la ville dont elles portent le nom, c'est-à-dire qu'elles sont passées par la même série de prospérités et de vicissitudes. Telle est du reste l'histoire de la plupart des stations thermales. Mais enfin la vogue paraît être définitivement acquise à ces eaux, car dans ces dernières années surtout elles ont été plus fréquentées que jamais par les baigneurs.

Les sources jaillissent à l'intérieur même de la ville. Celles qu'on utilise sont au nombre de sept principales, dont six sulfureuses chaudes, et une ferrugineuse froide. On a divisé les sources sulfureuses d'après leur position, en supérieures et en inférieures.

Les supérieures sont : la source de *l'Empereur*, la source de *Büchel* et la source de *Saint-Quirin*. Les deux premières, qui ne sont que les divisions d'une même source, ont une température de 55° C. Quant à la source de Saint-Quirin, sa chaleur est moindre de quelques degrés. Les sources inférieures sont situées dans la rue Comphausbad ; moins chaudes et un peu moins minéralisées que les sources supérieures, elles n'en diffèrent que fort peu par l'odeur et le goût. Ce sont : la source du bain de la *Rose*, la source *Saint-Corneille* et l'ancienne fontaine des *Buveurs*. La température de ces sources varie de 44° à 47°.

Les sources d'Aix-la-Chapelle, et nous prendrons pour type celle de l'Empereur, qui est la plus chaude et la plus riche en principes salins, laissent dégager une forte odeur d'hydrogène sulfuré. L'eau, vue dans ses réservoirs, a une couleur un peu verdâtre ; mais, recueillie dans un verre, elle est limpide et parfaitement incolore : des bulles de gaz la traversent dans tous les sens. Son goût, un peu salé, rappelle celui d'un bouillon faible et de qualité plus que médiocre.

La source de l'Empereur a une minéralisation assez remarquable. D'après M. Liebig, elle contient, pour un litre d'eau :

               Gram.
Sulfure de sodium. 0,009
Chlorure de sodium. 2,639
Bromure et iodure alcalins 0,004

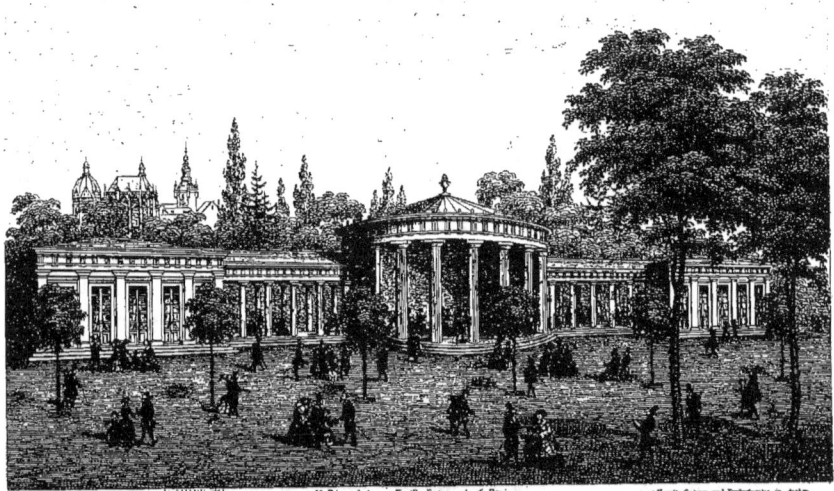

FONTAINE ELISE, A AIX-LA-CHAPELLE.

ainsi qu'une substance organique, de la silice et un peu de fer. Ce sont par conséquent des eaux sulfurées sodiques.

Les eaux d'Aix-la-Chapelle prises à la dose de trois ou quatre verres, ont sur l'économie une action diaphorétique et diurétique. On va les boire, le matin, à la fontaine Élise, monument gracieux, élevé sur la place qui avoisine la source ; à côté de la source et du jardin qui en dépend se trouvent des galeries couvertes où les buveurs peuvent s'abriter. Il importe peu, du reste, qu'on boive de telles ou telles sources, car, leur nature étant la même, elles développent à peu près toutes des effets identiques.

Ces eaux sont employées en bains et en douches. C'est la douche qu'on prend la première. Le malade la reçoit dans une baignoire assez grande pour que le doucheur descende à côté de lui, et dirige ainsi plus facilement l'eau minérale sur les parties du corps qui doivent en recevoir le choc. A la douche on associe d'habitude les frictions et le massage. La durée du bain qui lui succède est, comme pour la douche, d'une demi-heure environ ; puis on va se remettre au lit le temps nécessaire pour que le calme revienne dans le fonctionnement des organes.

Les médecins d'Aix-la-Chapelle prescrivent rarement le bain à une température supérieure à 34° ou 36° C. ; quand ils veulent produire des effets énergiques, ils préfèrent la douche. Les bains de vapeurs établis au-dessus même du griffon des sources ont une grande puissance par la chaleur vive et la quantité de soufre qui se répandent dans l'atmosphère : aussi faut-il ne les employer qu'avec beaucoup de réserve.

Les eaux d'Aix-la-Chapelle sont douées d'une remarquable activité: Elles déterminent, au bout de quelques jours de traitement, des phénomènes de réaction, lesquels atteignent rarement du reste les proportions d'une véritable fièvre thermale.

Les émissions sanguines, spécialement les ventouses, étaient autrefois d'un grand usage à Aix-la-Chapelle : on y a recours plus discrètement aujourd'hui. Elles ont moins pour objet de produire la déplétion mécanique des vaisseaux, que de déterminer vers la peau une révulsion puissante, qui aide à l'action résolutive des eaux. Ce sont, en général, les doucheurs qu'on charge de la pose des ventouses, et ils les appliquent avec une merveilleuse adresse.

On conseille les eaux d'Aix-la-Chapelle pour un grand nombre de maladies, ce qui s'explique par leur composition fort complexe, que nous avons dit tenir à la fois des eaux sulfureuses et des eaux alcalines. Je suis heureux de pouvoir joindre ici à mes observations personnelles celles qu'ont bien voulu me communiquer MM. Hahn, Sträter et Hartung, médecins distingués près de ces eaux.

On vient surtout à Aix-la-Chapelle pour les maladies chroniques de la peau, depuis le simple eczéma jusqu'aux herpès les plus invétérés. Il s'y opère chaque année d'aussi belles guérisons qu'à aucune eau sulfureuse. Les eaux agissent sur le derme comme médication excitante et substitutive, et par suite leur usage réclame une extrême circonspection. Les vieux ulcères, les plaies d'armes à feu, les anciens trajets fistuleux, les tumeurs blanches, les caries, les nécroses, se trouvent bien également de l'emploi de ces eaux : à cet égard elles peuvent rivaliser avec nos sources des Pyrénées.

On emploie également avec succès les eaux d'Aix-la-Chapelle contre le rhumatisme et certaines formes de la goutte, spécialement la goutte molle ; les eaux réveillent momentanément les douleurs, mais presque toujours cette légère exacerbation est suivie d'un mieux notable. Elles seront de même utiles dans les intoxications métalliques, le catarrhe utérin, la névralgie sciatique, ainsi que dans quelques cas de paralysies caractérisées par la débilité des organes locomoteurs. Beaucoup de malades viennent demander à Aix-la-Chapelle la guérison d'affections syphilitiques rebelles ou de désordres occasionnés par l'abus des mercuriaux. Nul doute que ces eaux ne rendent dans ce cas les plus importants services et ne justifient la spécificité d'action qu'on leur attribue en Allemagne.

Telles sont les principales maladies pour lesquelles on se rend à Aix-la-Chapelle. Ces eaux, du reste, ont une telle analogie avec celles d'Aix en Savoie, qu'on pourrait presque les prescrire indifféremment les unes pour les autres : ajoutons que la douche y est donnée avec la même perfection.

Les eaux d'Aix-la-Chapelle ont été aménagées dans plusieurs établissements dont quelques-uns sont très beaux. Nous mentionnerons tout spécialement le bain *Neuf*, parmi les sources supérieures, et le bain de la *Rose* parmi les sources inférieures. L'établissement le plus ancien s'appelle le bain de l'*Empereur* (1), il a été construit sur l'emplacement d'anciens bains romains et de la vaste piscine où Charlemagne aimait à se baigner en public avec les officiers de sa cour. C'est là également que Napoléon Ier vint prendre des bains ;

---

(1) On s'occupe de reconstruire à neuf et sur une beaucoup plus vaste échelle le bain de l'Empereur, de manière à accroître dans une forte proportion les ressources balnéaires de la ville qui menacent de devenir insuffisantes. C'est prochainement aussi que doit avoir lieu l'inauguration du splendide édifice qui remplacera le kursaal actuel.

l'élégant bassin qui lui servait est celui qu'on désigne sous le nom de bain de *Marbre*.

Quant à la ville proprement dite, elle offre, comme principal attrait, ses souvenirs historiques et ses monuments dont chaque pierre conserve vivante encore l'empreinte de Charlemagne. Elle possède également de précieuses reliques renfermées dans les trésors de l'antique cathédrale ; celles qu'on appelle les Grandes Reliques ne sont exposées en public que tous les sept ans, où elles deviennent l'objet de nombreux pèlerinages.

Borcette. — Borcette est un gros bourg situé à une petite distance d'Aix-la-Chapelle, dont le sépare le viaduc du chemin de fer, mais qui s'y relie par de nombreuses et importantes constructions. On y trouve de même des eaux sulfureuses, des eaux alcalines et des eaux ferrugineuses, en nombre considérable. Ces eaux ne sont ni moins actives ni moins efficaces que celles d'Aix-la-Chapelle. Si elles n'ont pas la même vogue, c'est que celles-ci, sur lesquelles plane toujours le souvenir de Charlemagne, avaient déjà leur réputation établie quand les premières ont commencé à faire parler d'elles. En effet, Borcette n'était encore au IXe siècle qu'une forêt de chênes qui s'étendait jusqu'à la paroisse de Saint-Adalbert.

On a divisé les sources de Borcette, comme celles d'Aix-la-Chapelle, en supérieures et en inférieures. Je ne décrirai point toutes ces sources, car ce serait une énumération fastidieuse et sans utilité ; je mentionnerai seulement : le *Kochbrunn*, la source du bain de la *Rose*, et celle du bain de l'*Épée*. Ces sources ont une température de 50° à 75° C. et alimentent divers établissements thermaux. Enfin, il y a une source ferrugineuse pour laquelle a été construite la Fontaine-Guillaume, du nom du prince de Prusse, frère du roi régnant, qui en a posé la première pierre.

Les propriétés thérapeutiques de ces sources sont les mêmes que celles d'Aix-la-Chapelle. Je n'ai donc rien à ajouter à ce que j'ai dit plus haut : seulement, je ferai remarquer que les sources supérieures de Borcette ne contiennent ni gaz sulfhydrique ni sulfure de sodium, ce qui modifie un peu leur action, et les rend moins appropriées au traitement des maladies de la peau.

Le séjour de Borcette est un peu triste. Cependant la ville s'occupe avec une louable sollicitude d'accroître le bien-être et l'agrément des étrangers. C'est ainsi, par exemple, qu'elle vient de faire construire une grande et belle galerie pour la boisson de l'eau minérale. Cette galerie, qui porte le nom de Fontaine-Victoria, est voisine d'un joli parc où se réunit d'habitude l'élite des baigneurs.

KREUZNACH (Prusse Rhénane).

Sources salines chlorurées froides.

Itinéraire de Paris a Kreuznach: — Chemin de fer de Forbach et Bingerbrück jusqu'à Kreuznach même : 16 heures. — *Débours* : 67 fr.

Kreuznach est situé dans la vallée de la Nahe, sur la rive gauche du Rhin ; le climat de cette vallée est rangé avec raison parmi les plus doux et les plus salutaires de l'Allemagne.

A Kreuznach, comme à Salins et à Nauheim, les bains ne sont que l'accessoire de grandes entreprises commerciales pour l'extraction du chlorure de sodium contenu dans les sources minérales. Quant aux procédés mis en usage pour obtenir ce sel, nous allons en dire quelques mots, car ils nous feront connaître la nature même des eaux mères qui en constituent le précieux résidu.

L'eau salée sort de terre à un degré de concentration peu avancé. Pour obtenir un degré plus fort, on conduit cette eau, à l'aide de machines hydrauliques, à la partie supérieure de vastes hangars formés de fascines superposées avec ordre : ce sont les bâtiments de graduation. L'eau pénètre goutte à goutte à travers les ramilles, se divise à l'infini, et, dépouillée par l'évaporation d'une partie de ses principes aqueux et de ses sels les moins solubles, elle tombe dans de vastes réservoirs, d'où elle est reprise et dirigée sur de nouvelles fascines. Ce n'est qu'après six opérations de ce genre qu'elle marque à l'aréomètre un degré suffisant de concentration ; alors on la transporte dans d'immenses chaudières, où elle est soumise à une caléfaction prolongée. Peu à peu le sel marin se dépose sous forme de cristaux brillants, qu'on enlève à mesure avec des râteaux et que l'on fait sécher dans des corbeilles d'osier avant de les livrer au commerce. Quant à l'eau mère, ou *mutter-laüge*, on la réserve pour l'usage des bains.

D'après les analyses de MM. Mialhe et Figuier, un litre de cette eau mère contient :

	Gram.
Bromure de sodium.	8,70
— de magnésium.	2,60

C'est par l'addition d'une certaine quantité de mutter-laüge à l'eau des bains que ceux-ci acquièrent des propriétés énergiques que ne sauraient leur communiquer les sources elles-mêmes.

La plus connue de ces sources est la source *Élisabeth*; sa température est de 9° C. Comme on est obligé de puiser l'eau à l'aide d'une pompe, elle sort un peu trouble. Sa saveur, âcre, salée et saumâtre a quelque chose de nauséabond. Quant à sa composition, elle se rapproche tout à fait de celle des eaux de Soden, Hombourg et Nauheim. Ce sont les mêmes sels : 12^{gr},242, par litre, dont 11,642 de chlorure de sodium ; seulement elle renferme un peu d'iode.

Les autres sources de Kreuznach ne méritent aucune mention spéciale. L'une jaillit dans le lit même de la Nahe, et est amenée par des conduits au Kurhaus, où elle sert, conjointement avec la source Élisabeth, à l'usage des bains ; deux autres, le *Carlshalle* et l'*Oranienquelle*, se distribuent dans les établissements particuliers. Enfin, on s'approvisionne encore d'eau minérale aux salines de Théodore et de Munster.

Le traitement à Kreuznach consiste presque exclusivement dans les bains. On se sert pour les chauffer d'un procédé fort ingénieux, dit méthode de *Schwarz* ; comme nous le retrouverons usité dans plusieurs établissements de l'Allemagne, je crois devoir consacrer quelques lignes à sa description.

Chaque baignoire est munie d'un double fond, dont la paroi supérieure est de cuivre et l'inférieure de bois. A ce double fond est adapté un robinet d'où part un tube qui communique avec un réservoir de vapeur d'eau bouillante. Veut-on préparer le bain, en même temps qu'on fait arriver l'eau minérale dans la baignoire, on ouvre le robinet qui livre passage à la vapeur. Celle-ci se précipite dans l'espace vide du double fond, échauffe la paroi supérieure de cuivre, et, par suite, communique avec une telle rapidité son calorique au bain, qu'en une dizaine de minutes il atteint 32° à 35° C. Alors vous fermez le robinet. La vapeur n'arrivant plus, le fond de cuivre se refroidit jusqu'à ce qu'il se soit mis en équilibre avec la température de l'eau, et le malade peut entrer dans le bain, qui se trouve ainsi au degré convenable (1).

On boit peu les eaux de Kreuznach, sauf les cas où il est besoin

---

(1) Je n'ai pas été médiocrement surpris de trouver décrite dans Sénèque cette méthode de chauffer les bains sans feu (*balnea sine igne calefacere*). Voici la curieuse description qu'il en donne : « On introduit, dit-il, de la
» vapeur brûlante, laquelle, circulant dans des canaux, échauffe les parois
» de la baignoire (*parietes balnei calefacit*), comme le ferait le contact de la
» flamme. Ainsi de froide qu'elle était, l'eau devient chaude, et l'évaporation
» ne peut lui faire rien perdre de sa saveur, car on agit dans des vaisseaux
» clos (*nec trahit saporem evaporatio quia clausa perlabitur*). » (QUÆST. NAT.)

d'obtenir un effet laxatif : trois ou quatre verres de la source Élisabeth pris le matin à jeun sont alors le plus souvent suffisants.

Kreuznach jouit d'une célébrité européenne pour le traitement des affections scrofuleuses et des cachexies ; c'est à la mutter-laüge qu'il la doit. Mais depuis que nous possédons, à quelques heures seulement de Paris, à Salins, une médication parfaitement analogue quant à ses propriétés physiologiques et médicinales, Kreuznach a perdu pour nous beaucoup de son intérêt. Je crois même inutile d'entrer à son sujet dans des détails sur le dosage des eaux mères et les diverses évolutions de la cure, toutes ces questions se trouvant traitées dans mon article sur Salins (*page 194*), auquel, par conséquent, je ne puis que renvoyer.

Kreuznach est un séjour sérieux. L'établissement thermal était autrefois séparé de la ville par une assez longue avenue. Cette avenue se borde, chaque année, de nouvelles constructions qui lui donnent déjà l'aspect d'une rue élégante, et semblent indiquer que les eaux minérales ne sont pas moins favorables à la prospérité du pays qu'à la santé des étrangers.

TRANSPORT. — On expédie rarement l'eau minérale elle-même : c'est plutôt le résidu d'évaporation de la mutter-laüge, résidu qu'on désigne dans le commerce sous le nom de *sel de Kreuznach*. Ce sel, riche en iode et en brôme, sert à la préparation de bains artificiels en usage surtout contre les scrofules.

SALZBRUNN (SILÉSIE).

Sources alcalines froides.

ITINÉRAIRE DE PARIS A SALZBRUNN. — Chemin de fer de Dresde, Gœrlitz, Kohlfurt, et Liegnitz, jusqu'à Freiburg : 36 heures. Voitures de Freiburg à Salzbrunn : 1 heure et demie. — *Débours* : 175 fr.

Les eaux minérales de Salzbrunn ont, en Silésie, la même réputation que les eaux d'Ems, sur les bords du Rhin, pour le traitement des affections pulmonaires. Du reste, ce sont aussi des eaux alcalines gazeuses : seulement Salzbrunn diffère d'Ems en ce que la température de ses eaux n'est que de 8 à 9 degrés.

Il y a deux sources principales, l'*Oberbrunn* et le *Mühlbrunn*. La première de ces sources contient, pour un litre d'eau, $2^{gr},210$ de principes fixes, dont

Gram.

Bicarbonate de soude. 1,040

Le Mühlbrunn a la même composition, à peu près, que l'Oberbrunn. Sa minéralisation est cependant un peu plus faible, le bicarbonate de soude ne s'y trouvant qu'à la dose de 0^{gr},790. Ces deux sources sont extrêmement riches l'une et l'autre en gaz acide carbonique. Notons enfin que, semblables en cela à la plupart des eaux conseillées dans le traitement des maladies de poitrine, elles contiennent du chlorure de sodium.

L'eau de ces deux sources est limpide, petillante, d'un goût styptique légèrement salé. On la boit pure, ou mieux coupée avec du petit-lait : six à huit verres, le matin. Elle est un peu laxative, sans toutefois être débilitante. Le Mühlbrunn, dont l'action est plus douce que celle de l'Oberbrunn, convient plus particulièrement pour les organisations irritables : on préférera, au contraire, cette dernière source, à cause de ses effets plus franchement purgatifs, chez les individus sujets aux congestions vers la tête ou la poitrine.

On m'a cité de fort belles cures que les eaux de Salzbrunn avaient opérées dans des affections catarrhales des bronches, même avec sécrétion purulente de la muqueuse, et dans des phthisies, sinon confirmées, du moins offrant déjà les prodromes des tubercules. Mais le grand inconvénient de ces eaux pour nos malades c'est leur extrême éloignement.

Altwasser (Silésie). — A 40 minutes de Salzbrunn. Ce sont des eaux ferrugineuses froides, notablement gazeuses, qu'on prend en bains, en douches, mais surtout en boisson. Souvent on les associe à celles de Salzbrunn, qu'elles surpassent en activité. Elles agissent comme médication tonique et stimulante dans toutes les débilités symptomatiques d'un appauvrissement du sang.

RÉMÉ (WESTPHALIE).

Sources salines chlorurées tièdes.

ITINÉRAIRE DE PARIS A RÉMÉ. — Chemin de fer de Cologne, Dusseldorf et Hamm jusqu'à Rémé : 26 heures. — *Débours* : 90 fr.

Il existe à Rémé, en Westphalie, indépendamment d'une importante saline, une magnifique source minérale, d'une température de 31° C., dont la composition rappelle parfaitement celle des sources de Nauheim ; seulement elle contient plus de chlorure de sodium et plus de fer. La plupart des affections que l'on traite à cette source sont les scrofules, les rhumatismes, les névralgies et les paralysies : les paralysies surtout constituent leur spécialité thérapeutique. Voici à ce sujet comment s'exprime M. Braun, le médecin chargé de l'inspection de ces eaux.

Quand la paralysie, soit locale, soit générale, se rattache à un état de torpeur consécutif à des maladies graves, à un appauvrissement de sang ou à des excès de diverse nature, les eaux de Rémé constituent une excellente médication. Il en est de même pour certaines paraplégies qui reconnaissent comme point de départ l'action réflexe de quelque organe de l'abdomen sur la moelle épinière, ou l'inflammation chronique des méninges spinales. La guérison est encore possible, alors que déjà les membres inférieurs sont atteints d'un commencement d'atrophie, et que les sphincters de la vessie et du rectum ont plus ou moins perdu leur contractilité. Les bains et les douches d'eau minérale et de gaz acide carbonique constituent le mode de traitement principal ; on y joint d'habitude aussi la gymnastique dite *suédoise* et la faradisation.

Il est une autre méthode d'administrer les eaux qui est en usage à Rémé, et dont je crois devoir dire quelques mots, car je ne l'ai vu employer nulle autre part en Allemagne.

Que l'on se figure une rotonde au haut de laquelle on a disposé un réservoir d'eau minérale. De ce réservoir partent de nombreux filets d'eau, lesquels, formant autant de petites cascades, tombent et se brisent sur l'aire même du bâtiment, dont la température intérieure est maintenue entre 22° et 25° C. C'est là que se réunissent les malades, dans autant de cellules, pour recevoir à nu cette espèce de pluie d'eau salée. On appelle *Dunstbad* cette méthode d'administrer simultanément les eaux par la peau et par le poumon. M. Braun y attache surtout les avantages suivants :

1° Les malades respirent un air imprégné de particules salines et humides (1), ce qui explique pourquoi ils s'en trouvent bien dans l'asthme, la bronchite chronique et l'emphysème. 2° La vapeur excite la peau d'une manière plus douce, mais aussi permanente que le bain ordinaire. Aussi l'emploie-t-on spécialement dans les maladies cutanées avec atonie, dans diverses formes de rhumatismes, et comme auxiliaire dans le traitement des paralysies.

Rémé est une station thermale bien organisée. On vient d'y construire un très beau Kurhaus. Cependant un Français s'y trouvera toujours quelque peu dépaysé, car, population, mœurs, langage, tout y est essentiellement allemand.

---

(1) Ce procédé d'inhalation n'est pas sans analogie avec celui que nous avons décrit en parlant des eaux de La Motte et d'Allevard.

PYRMONT (WALDECK).

Sources ferrugineuses froides.

Itinéraire de Paris a Pyrmont. —Chemin de fer de Cologne, Dusseldorf et Homm jusqu'à la station de Paderborn : 18 heures. Voitures de cette station à Pyrmont : 8 heures. — *Débours* : 88 fr.

Pyrmont, capitale de la principauté de Waldeck, est célèbre depuis longtemps pour ses eaux minérales. La tradition rapporte que Charlemagne en fit usage. Je lisais même dernièrement, dans je ne sais quel prospectus, que Varus prenait les eaux de Pyrmont au moment où, cédant aux perfides conseils d'Arminius, il s'engagea follement dans les défilés du Teutberg (*Teutoburgiensis saltus*), où il trouva la mort, ainsi que les trois légions romaines qu'il commandait (1). Or, notez que tout cela était raconté du ton le plus sérieux !

Les sources minérales de Pyrmont, dont nous avons à nous occuper, appartiennent à la classe des eaux ferrugineuses. Température : 10° à 12° C. Elles ont été parfaitement aménagées dans le bel établissement, désigné sous le nom de *Bains de la ville*. La plus importante de ces sources est la Trinkquelle. Elle renferme par litre :

	Gram.
Bicarbonate de fer..............	0,055

	Litre.
Acide carbonique libre..........	1,683

L'eau en est claire, limpide, encore bien que ses parois soient couvertes d'une couche épaisse de rouille; sa saveur est franchement atramentaire. Elle ne sert qu'à la boisson.

A quelques pas de cette source jaillit le Brodelbrunn, qui ne sert qu'aux bains. L'eau n'en est cependant pas désagréable à boire : peut-être la répugnance qu'elle inspire aux malades n'a-t-elle d'autres causes que la quantité de mouches que le gaz de la fontaine asphyxie, et dont on voit les petits cadavres flotter à la surface du bassin. La composition du Brodelbrunn se rapproche sensiblement de celle de la source précédente.

(1) C'est non loin de Pyrmont, aux environs de Paderborn, entre l'Ems et la Lippe, que se trouvent ces défilés si célèbres par la défaite de l'armée romaine, défaite qui causa tant de stupeur dans Rome et tant de désespoir dans l'âme d'Auguste.

Les sources ferrugineuses de Pyrmont (1) sont employées dans les mêmes cas que celles de Schwalbach et de Spa avec lesquelles elles offrent la plus grande analogie. Elles n'en diffèrent que par le personnel des baigneurs. Ainsi, vous n'y verrez point de Français, mais seulement des Russes, des Anglais et des Allemands : les femmes y sont en immense majorité.

Wildungen (Waldegg). — Petit village, d'assez misérable aspect, ne contenant qu'un seul hôtel où les étrangers puissent descendre : c'est le Kurhaus, lequel renferme quatorze salles de bains et quelques douches. Il y a quatre sources minérales. L'eau en est froide, limpide, gazeuse, d'une saveur agréable, malgré un léger goût de rouille. Elle doit ses principales propriétés au gaz acide carbonique qui la sature ; environ $1^{lit},435$ pour 1000 grammes d'eau. On y a constaté également quelques sels alcalins et un peu de fer. Les sources de Wildung seraient, au dire d'Hufeland, souveraines contre le catarrhe de la vessie et la gravelle. Elles auraient même la propriété de dissoudre les pierres toutes formées ! Cette dernière assertion me paraît, pour le moins, très contestable. Je les regarde comme constituant un excellent diurétique, mais voilà tout. On les emploie surtout transportées.

EMS (NASSAU).

Sources alcalines chaudes.

ITINÉRAIRE DE PARIS A EMS. — Chemin de fer de Cologne et Coblenz jusqu'à Lahnstein ; traversée du Rhin en bateau à vapeur ; puis chemin de fer jusqu'à Ems : 16 heures. — *Débours* : 68 fr.

Ems est aujourd'hui l'un des établissements les plus en vogue de ceux qui bordent le Rhin. La ville, presque entièrement bâtie sur la rive droite de la Lahn, se compose de magnifiques hôtels adossés à la montagne qui la protége contre les vents du nord. Sur la rive opposée s'étendent, par un agréable contraste, des prairies, des potagers et des terres livrées à la culture. L'air qu'on respire à Ems est pur et balsamique ; la température en est douce, et, sauf un peu d'humidité inséparable du voisinage des forêts et de la profondeur de la vallée, elle offre peu de variations.

(1) Il existe à dix minutes de Pyrmont une grotte signalée comme très dangereuse, laquelle n'est pas sans analogie avec la *Grotte du chien* que nous décrirons en parlant des eaux minérales de Naples. Elle doit, comme celle-ci, ses propriétés délétères à la présence du gaz acide carbonique.

Les sources d'Ems sont nombreuses et appartiennent toutes à la classe des eaux alcalines. Cinq seulement sont utilisées. En voici les noms avec l'indication de leur température et de leur principal agent minéralisateur :

	Tempér.	Gram.	
Krähnchen	29° C.	1,931	bicarb. de soude.
Fürstenbrunn	35°	2,031	
Kesselbrunn	46°	1,978	
Bubenquelle	31°	1,845	
Neuquelle	47°	2,092	

Elles contiennent de plus un peu de fer et quelques sels à base de chaux et de magnésie. Toutes ces sources, sauf la dernière, jaillissent sur la rive droite de la Lahn. L'eau en est parfaitement limpide ; elle n'a pas d'odeur ; sa saveur, légèrement lixivielle, se rapproche assez de celle d'un faible bouillon de veau.

Les eaux d'Ems se prennent surtout en boisson. On commence en général par deux ou trois verres, et l'on arrive facilement jusqu'à cinq ou six par jour. Le matin est l'instant où l'on boit ; c'est aussi celui où l'orchestre, placé dans le jardin de Kursaal, lance dans l'air ses notes les plus harmonieuses. Entre quatre et cinq heures, vous rencontrez de nouveau quelques buveurs près des sources ; mais c'est le plus petit nombre. Cette eau est facilement digérée ; l'estomac la supporte d'autant mieux qu'elle contient une notable quantité de gaz acide carbonique et d'azote.

Le Krähnchen est la source dont on fait le plus usage ; c'est la plus active des trois. On boit aussi beaucoup du Kesselbrunn, qui l'est moins. Quant au Fürstenbrunn, c'est à tort que certains malades le dédaignent comme étant insignifiant ; il constitue, au contraire, une préparation très douce, bien que non dépourvue d'énergie, au Kesselbrunn et au Krähnchen.

L'eau destinée aux bains est recueillie dans de vastes réservoirs où on la laisse refroidir pendant la nuit pour la ramener au degré convenable. Le temps n'est plus où l'on prenait, à Ems, les bains à une température brûlante et où l'on y restait plusieurs heures de suite. Aujourd'hui les médecins donnent la préférence aux bains tièdes, dont la chaleur ne dépasse pas 32° à 34° C., et il est rare qu'on y reste plus de vingt-cinq à trente minutes. En entrant au bain, on éprouve un sentiment de bien-être tout particulier ; la peau devient onctueuse et lisse comme si l'eau tenait en dissolution un corps savonneux. Sous ce rapport, comme sous quelques autres, Ems n'est pas sans analogie avec Schlangenbad.

Quant aux douches, elles sont organisées, à Ems, de même que dans presque tous les établissements du Rhin, de la manière la plus défectueuse. Elles ne doivent heureusement jouer qu'un rôle tout à fait secondaire dans le traitement, car leur force d'impulsion est à peu près nulle.

Les phénomènes qui se développent par l'action des eaux d'Ems présentent rarement autre chose dans les premiers jours qu'un surcroît d'appétit, et une augmentation de la sécrétion urinaire et cutanée. Mais bientôt les malades deviennent tristes, abattus, moroses : ils ont la bouche pâteuse, des flatuosités, de véritables accès fébriles. C'est ce qu'on appelle les symptômes de *saturation*, lesquels cèdent facilement à quelques jours de diète et d'interruption des eaux. Souvent, à cette période, on administre avec avantage une légère purgation qui consiste surtout en quelques grammes de sel de Carlsbad, ou en un verre d'eau de Friedrichshall.

Passons maintenant à l'exposé des maladies pour lesquelles les eaux d'Ems peuvent être le plus utilement employées.

En première ligne se placent les affections de poitrine. Vous verrez principalement à ces eaux des personnes atteintes de phthisie pulmonaire, de bronchites et de laryngites chroniques. C'est surtout depuis que l'impératrice de Russie avait recouvré la santé à Ems que la réputation de ces eaux était devenue, en Allemagne, l'égale de celle de nos Eaux-Bonnes. Or, l'observation ne donne que trop de démentis à cette manière empirique de généraliser les faits. Sans doute les eaux d'Ems ont rendu et rendent chaque jour de grands services dans le traitement des tubercules pulmonaires ; mais c'est plutôt à titre de médication préventive. Je m'explique.

On voit des malades devenir, en peu de temps et sans cause connue, pâles, tristes, languissants ; leurs digestions s'entravent. Il se déclare une toux sèche, à petits accès, qu'on regarde au début comme simplement nerveuse, et qu'on néglige ; puis des douleurs vagues, sans caractères bien tranchés, traversent par moments la poitrine, surtout au niveau des régions scapulaires. L'individu maigrit : cependant l'auscultation ne dénote point encore la présence des tubercules. Ne seraient-ce point là les prodromes insidieux d'une phthisie commençante ? Vous envoyez ces malades aux eaux d'Ems, et bientôt l'appétit renaît, les traits se colorent, les forces reparaissent, et tout rentre dans l'ordre. Il est évident que dans ce cas les eaux n'ont agi qu'en dissipant l'irritation pulmonaire qui, négligée, eût pu hâter le développement des tubercules ; mais ceux-ci n'existaient pas encore ou du moins rien n'indiquait leur présence.

Les eaux d'Ems conviennent également pour les catarrhes bronchiques, l'asthme essentiel et certaines affections du larynx caractérisées par l'enrouement ou l'aphonie. Toutefois, qu'on se garde de l'oublier, ces eaux ne doivent point agir, à la manière des Eaux-Bonnes ou du Mont-Dore, en provoquant des crises. Il faut, au contraire, dans leur emploi, s'attacher à obtenir une combinaison lente, insensible, de l'eau minérale avec nos fluides et nos tissus, d'où résultera une douce impulsion de tout l'organisme. Aussi, chez les individus pléthoriques, ayant eu des hémoptysies, ou offrant déjà de l'accélération du pouls et de la chaleur à la peau, les eaux de Weilbach, à cause de leurs vertus hyposthénisantes, devront-elles être préférées à celles d'Ems.

Quant aux phthisies confirmées, offrant les signes stéthoscopiques et autres d'une lésion pulmonaire, j'ai entendu dire aux médecins d'Ems eux-mêmes que les eaux, en pareil cas, ne sauraient que hâter la catastrophe. M. le docteur d'Ibell, dont l'expérience et l'autorité ont tant de poids en hydrologie, les proscrit alors de la manière la plus formelle.

Les maladies nerveuses sont, avec les maladies de poitrine, celles qui forment la principale clientèle des eaux d'Ems : aussi les femmes s'y trouvent-elles en majorité. Ce que nous avons dit de l'action sédative du bain explique comment ces eaux peuvent être utiles contre les palpitations, les spasmes, l'hystérie, la chorée, certains tics douloureux ; en un mot, contre la nombreuse classe des névroses.

Les eaux d'Ems, quand on en prolonge quelque temps l'usage, finissent par déterminer, chez la plupart des malades, un état de faiblesse et un sentiment de langueur auxquels il importe de remédier. Celles de Schwalbach, qui en sont presque voisines, constituent, dans ce cas, le plus efficace de tous les remèdes. Une saison ou seulement une demi-saison passée à ces eaux, au sortir d'Ems, suffit en général pour raviver les forces et consolider la cure.

Les eaux d'Ems ont été beaucoup vantées contre la stérilité (1). La source privilégiée a reçu le nom de Bubenquelle (*source aux Garçons*), à cause de ses vertus merveilleuses. Voici comment elle est disposée et la manière dont on en fait usage. Dans une chambre élégamment ornée, s'élève, du fond d'un bassin de marbre, un mince jet d'eau, à la hauteur d'un mètre environ ; au-dessus du jet est un

(1) Le poétique chantre des sources du Taunus, Gerning, s'appuyant sur je ne sais quels témoignages historiques, établit qu'Agrippine, épouse de Germanicus, dut fréquenter les eaux d'Ems ; d'où il conclut que c'est à ces eaux qu'appartient le triste honneur de la naissance de Caligula!

trépied de bois, percé à son centre d'une large ouverture. La jeune femme s'y assied, et reçoit ainsi, pendant quelques minutes, une douche ascendante sur l'appareil sexuel.

Je ne puis que répéter, à propos d'Ems, ce que j'ai déjà eu l'occasion de dire au sujet de ces prétendues sources fécondantes : tout dépend de la cause même de la stérilité. Il est évident qu'ici la douche d'eau minérale ne pourra favoriser la conception qu'en activant la résolution des engorgements passifs de l'utérus ou en ramenant l'organe et ses annexes à une vitalité plus normale.

Comme eaux alcalines, les sources d'Ems conviennent dans les dyspepsies avec rapports acides, les flux diarrhéiques par vice de sécrétion, la gravelle rouge et certaines affections catarrhales de la vessie et des reins ; elles agissent à titre de fondants dans l'*obstruction* des viscères abdominaux, principalement du foie et de la rate. C'est par ces qualités que ces eaux se rapprochent de celles de Vichy auxquelles elles devront être préférées, toutes les fois qu'il s'agira surtout de calmer et d'adoucir.

Autrefois les rhumatisants se rendaient en foule aux eaux d'Ems, tandis que c'est à peine s'il s'en rencontre aujourd'hui quelques-uns. D'où vient cet abandon de toute une classe de malades? C'est qu'on ne prend maintenant à Ems que des bains tempérés : or ces bains n'ont pas contre les affections rhumatismales chroniques l'efficacité dont ils jouissaient quand on les employait à des températures élevées. C'est tout au plus s'ils conviennent pour certains rhumatismes où prédomine l'élément nerveux, car alors il n'est pas besoin de faire passer la maladie par une période aiguë. Les mêmes remarques sont applicables à la goutte. Si elle est atonique, et qu'il s'agisse par conséquent de stimuler les articulations passivement engorgées, l'action des eaux d'Ems n'est plus assez puissante. Vous les réserverez pour ces gouttes avec éréthisme, qui tiennent de la névralgie, que la moindre excitation exaspère, et auxquelles il faut avant tout un traitement adoucissant.

Les détails dans lesquels je viens d'entrer suffisent pour faire connaître dans quelles circonstances et suivant quelle mesure les eaux d'Ems peuvent être utilement employées, ainsi que l'immense parti que peut en retirer la thérapeutique (1).

Il y a deux établissements thermaux sur la rive droite de la Lahn : ce sont le Kurhaus et les Quatre-Tours. Le plus important est le

---

(1) Je dois des remerciments tout particuliers à MM. d'Ibell et Spengler pour les renseignements qu'ils ont bien voulu me donner, pendant mes divers séjours à Ems, sur l'action thérapeutique de ces eaux.

Kurhaus. C'est un vaste bâtiment situé à l'une des extrémités de la ville, et réunissant, dans un aménagement convenable, les différentes sources d'Ems, sauf toutefois le Neuquelle. A l'autre extrémité de la ville se trouve l'établissement des Quatre-Tours dont l'aspect est celui d'un petit château gothique; il sert exclusivement aux bains. S'il est moins fréquenté que le Kurhaus, cela tient à son éloignement des sources qui laisse supposer, non sans raison peut-être, que l'eau minérale, en passant par de longs tuyaux, a pu perdre en chemin quelques-unes de ses propriétés.

Enfin on a construit vis-à-vis du jardin du Kurhaus, mais de l'autre côté de la Lahn que l'on traverse sur une jolie passerelle, un très bel établissement muni d'élégants et spacieux cabinets pour l'exploitation de la source du Neuquelle qui jaillit tout à côté. Cette source alimente en plus le bain des Quatre-Tours.

Le séjour d'Ems est agréable sans être bruyant. On parle français dans la plupart des grands hôtels, ressource précieuse, car la ville est essentiellement allemande. Les distractions du jour consistent surtout dans la promenade. Pour les excursions un peu éloignées, on se sert de petits ânes, symétriquement rangés le matin en ordre de cavalerie, et dont la selle rouge, à l'anglaise, se marie agréablement avec l'uniforme sévère des guides qui les conduisent. C'est à peu de distance d'Ems que se trouvent le château gothique de Stolzenfels, qui a été restauré avec tant de goût, et la formidable forteresse d'Ehrenbreitstein, ce Gibraltar du Rhin.

Le soir, on se réunit dans les salons étincelants du Kursaal (1), où respire un parfum de bonne compagnie qu'on trouve rarement ailleurs au même degré. On ne saurait à cet égard trop applaudir à la sévérité des règlements, qui excluent d'Ems toutes ces prétendues malades qui viennent aux eaux pour des motifs tout autres que des motifs de santé, et dont la présence n'est que trop souvent une insulte à la morale publique.

TRANSPORT (le *Krähnchen*). — Ces eaux se conservent bien; cependant le transport affaiblit sensiblement leurs vertus thérapeutiques. La dose en est de deux verres, le matin, tiédis au bain-marie. Utiles dans les irritations du larynx et des bronches, mais sans spécificité d'action bien marquée.

---

(1) La distribution du Kursaal a été récemment l'objet de très heureuses innovations. Ainsi, indépendamment des magnifiques salles du rez-de-chaussée, tout le premier présente une longue suite de salons dont l'ameublement et l'ordonnance indiquent, à ne pas s'y méprendre, qu'ils sont plus spécialement destinés aux réunions intimes.

Seltz (Nassau). — La fameuse source de Seltz est située à onze lieues de Francfort, et à dix lieues de Mayence, dans une vallée qu'arrose le ruisseau d'Emsbach. Bien que son bassin soit profond d'une douzaine de pieds, l'eau en est si limpide et si pure, qu'on voit les bulles de gaz sortir de terre, monter comme autant de perles, puis venir éclater à la surface, en simulant une véritable ébullition. La température de cette source est de 16° à 17° C. Quant à la quantité de gaz acide carbonique qui la sature, elle est, pour 1000 grammes d'eau, de $1^{lit},260$. On y a constaté, de plus, $3^{gr},66$ de principes fixes formés presque en totalité de chlorures, de sulfate et de sous-carbonate de soude.

Il n'y a pas d'établissement thermal près de la source. La quantité d'eau qu'on en exporte dépasse tous les ans deux millions de bouteilles. Combien plus encore s'en fabriquent qui portent mensongèrement la dénomination d'*eau de Seltz!*

Geilnau, Fachingen (Nassau). — Les deux sources de Geilnau et de Fachingen jaillissent à peu de distance l'une de l'autre, la première sur la rive droite de la Lahn, la seconde sur la rive gauche. Ce sont des eaux froides, extrêmement gazeuses, rappelant par leur composition et leurs propriétés médicinales la célèbre eau de Seltz dont elles sont voisines. C'est même ce voisinage qui empêche qu'elles ne soient plus appréciées, car la réputation de celle-ci absorbe et efface jusqu'au nom de la plupart des autres sources de la même classe quelle que soit d'ailleurs leur valeur.

SCHWALBACH (Nassau).

Sources ferrugineuses froides.

ITINÉRAIRE DE PARIS A SCHWALBACH. — Chemin de fer de Forbach et Mayence jusqu'à Wiesbaden. 17 heures. Voitures de Wiesbaden à Schawlbach : 2 heures. — *Débours* : 78 fr.

Située dans le fond d'une vallée étroite et comme perdue dans la forêt, au milieu d'une nature tout à la fois sauvage et cultivée, la ville de Schwalbach (nommée aussi Langenschwalbach) semble une sorte d'étape placée sur la grande route d'Ems à Wiesbaden. Au milieu de l'hémicycle formé par les hôtels qu'habitent les baigneurs, s'élève le Kurhaus, dont l'aspect n'offre rien de monumental, et dont l'aménagement intérieur est presque exclusivement consacré au service des bains et des douches. Aussi ne trouverez-vous à Schwalbach que des distractions paisibles et des récréations champêtres, en rapport avec le genre de vie que réclament les maladies qu'on y traite.

En effet, les personnes qui se rendent à ces eaux y viennent surtout pour réparer leurs forces et en chercher de nouvelles. Ce sont des jeunes filles chez lesquelles la menstruation a de la peine à s'établir ou est irrégulière, et dont la pâleur décèle un état chlorotique. Ce sont des jeunes femmes qu'ont épuisées des couches laborieuses, des hémorrhagies utérines passives, ou d'abondantes leucorrhées d'où résulte un état de langueur générale. Ce sont des jeunes hommes que la vie fatigante des grandes villes, des excès de travail, le plus souvent l'abus des veilles et des plaisirs, ont affaiblis avant l'âge ou menacent d'une caducité prématurée. Enfin vous y verrez aussi des vieillards chez lesquels des digestions lentes et pénibles, une somnolence habituelle, des lassitudes insolites, réclament une douce stimulation de l'estomac et des principaux viscères. De quoi serviraient, avec un semblable personnel, des réunions bruyantes? Si Spa les offre, c'est que Spa est beaucoup plus que Schwalbach visité par les touristes.

Les eaux de Schwalbach sont ferrugineuses et essentiellement gazeuses. On y compte quatre sources principales, d'une température d'environ 10° C. Ce sont :

Le *Weinbrunn*. Cette source, située tout près du Kurhaus, est la plus anciennement connue de Schwalbach et la plus ferrugineuse ; elle contient $0^{gr},044$ de carbonate de fer par litre, et $1^{lit},098$ de gaz acide carbonique. Le *Paulinenbrunn*, situé tout à fait au bout de la promenade ; il renferme moins de fer, mais plus de gaz. Tout à côté est la source de *Rosenbrunn* ; très peu gazeuse, lourde à l'estomac, elle n'est employée qu'en bains. Enfin la quatrième source, dite *Stahlbrunn*, jaillit derrière l'établissement thermal. Cette source, un peu moins gazeuse que les autres, contient, d'après M. Fresenius, 0,064 de fer. J'ai vu en Allemagne des sources où le fer existe en quantité égale, supérieure même à celle des eaux de Schwalbach, mais aucune où il offre plus de fixité.

On boit les eaux de Schwalbach surtout le matin. Le Weinbrunn est la source qu'on préfère habituellement : comme elle contient un peu plus de sels neutres que les autres, c'est celle dont l'action sur l'intestin est la moins astringente. Le Stahlbrunn, au contraire, par ses propriétés styptiques, convient surtout dans les flux abondants (hémorrhagies passives, diarrhées chroniques, écoulements muqueux). Quant au Paulinenbrunn, que nous savons être plus gazeux, mais contenir moins de fer, il constitue une excellente préparation aux deux sources précédentes ; et encore cette eau, trop active pour certains tempéraments, a-t-elle besoin quelquefois d'être coupée avec du lait.

Ce n'est pas seulement en boisson qu'on fait usage des eaux de Schwalbach. L'eau des diverses sources est conduite dans l'établissement thermal, pour l'usage des bains et des douches. On se sert, pour chauffer le bain, de la méthode de Schwartz, que j'ai décrite (*page* 273), en parlant de Kreuznach. Ces bains forment une partie très importante du traitement. Ils augmentent la tonicité de la peau, en resserrent les pores, et finissent par faire disparaître ces transpirations si fréquentes qui, pour les constitutions affaiblies, deviennent une nouvelle cause d'épuisement. Quant à la douche, ce n'est, comme à Ems, qu'un simple jet lancé par une petite pompe ; aussi a-t-elle très peu d'action.

Schwalbach était autrefois une sorte de lieu de pèlerinage pour les jeunes femmes privées du bonheur d'être mères. Ces sources étaient même réputées si efficaces contre la stérilité, que les bourgeois de Francfort avaient la précaution de stipuler, dans leurs contrats de mariage, que leurs femmes n'iraient pas plus de deux fois en leur vie aux eaux de Schwalbach, de peur qu'elles ne devinssent trop fécondes. Ces craintes sont dissipées aujourd'hui, bien qu'on cite encore des grossesses inespérées.

TRANSPORT (*Stahlbrunn* et *Weinbrunn*). — Se conservent bien. Excellentes eaux qui conviennent dans tous les cas où le fer est indiqué, et qu'on peut boire au repas.

SCHLANGENBAD (NASSAU).

Sources alcalines, tièdes.

ITINÉRAIRE DE PARIS A SCHLANGENBAD. — Chemin de fer de Forbach et Mayence jusqu'à Biebrich : 16 heures et demie. Voitures de Biebrich à Schlangenbad : 2 heures. — *Débours* : 77 fr.

Schlangenbad n'est qu'à une lieue de Schwalbach. Le chemin qui relie ces deux stations thermales serpente au milieu des bois, et les quelques hôtels dont se compose Schlangenbad sont bâtis à mi-côte, au fond d'une vallée solitaire, ce qui donne au village un aspect un peu triste. On compte huit sources d'eau minérale. Elles sont réparties entre deux établissements thermaux peu éloignés l'un de l'autre, et désignés, à cause de leur situation sur un plan différent, sous le nom de bâtiment supérieur et de bâtiment inférieur.

L'eau de ces différentes sources est d'une parfaite limpidité : examinée en masse, elle offre une teinte légèrement azurée. Sa température varie de 27° à 32° C. ; sa saveur est nulle ainsi que son odeur. Quant à sa composition chimique, elle est complétement insignifiante, puisque, pour un litre, on ne trouve que :

	Gram.
Carbonate de soude	0,01
— de chaux	0,03
Chlorure de sodium	0,23

ainsi que des traces de magnésie, fer et silice, en quantité trop faible pour pouvoir être exactement dosée.

Quand on froisse cette eau entre les doigts, on éprouve une sensation douce, veloutée, en quelque sorte savonneuse. Comme il faut en tout du merveilleux, on affirme, dans le pays, que l'onctuosité des sources dépend d'une matière animale que viennent y déposer les petits reptiles (*Coluber flavescens*), fort innocents d'ailleurs, qu'on rencontre en quantité dans les vallées et les montagnes environnantes : de là le nom de Schlangenbad (*bain des Serpents*). Je présume que c'est tout simplement une substance argileuse, dont l'eau se charge dans son trajet souterrain, et qui doit avoir quelque analogie avec celle que nous avons signalée dans certaines sources de Plombières et de Luxeuil.

On comprend combien un semblable bain doit apporter de bienêtre et de calme. Rien n'a été négligé pour le rendre plus agréable encore. Ainsi les baignoires sont larges et spacieuses : celle dite de *l'Électeur* est une véritable piscine, toute de marbre, dans laquelle on peut nager facilement. Ce qui ajoute encore aux séductions du bain, c'est que, par une sorte d'effet d'optique, le reflet bleuâtre des murailles fait ressortir davantage la blancheur de la peau, à tel point que, chez les personnes déjà favorisées, vous diriez de l'albâtre. N'est-ce pas un peu la fontaine de Jouvence ? Malheureusement, quand on sort du bain, le charme s'évanouit.

Les femmes, bien entendu, sont en grande majorité à Schlangenbad. Mais doivent-elles n'y trouver que des satisfactions d'amour-propre, disons le mot, de coquetterie, ou bien au contraire ont-elles la perspective d'y recouvrer la santé ? L'observation prouve que ces eaux, loin d'être insignifiantes, fournissent à la médecine de précieuses ressources. Je n'hésite même pas à les regarder comme le type des eaux sédatives et adoucissantes. Elles tempèrent la trop grande activité du système circulatoire, calment les nerfs, régularisent les sécrétions, et impriment à la vie végétative un caractère de santé plus prononcé.

Aussi les prescrit-on avec le plus grand succès dans les maladies cutanées produites ou entretenues par l'irritabilité du derme : tels sont spécialement le psoriasis, le pityriasis et l'acné. La plupart des affections liées aux troubles de l'innervation, les migraines opiniâtres, certaines insomnies, les douleurs utérines, surtout aux époques menstruelles, la chorée, l'hystérie, les palpitations, en un mot, les diverses névroses éprouvent encore d'excellents effets de ces eaux. D'après le docteur Bertrand, elles ont plus d'une fois triomphé d'affections goutteuses ou rhumatismales, que des eaux plus franchement salines auraient exaspérées.

On les emploie presque exclusivement en bains ; prises en boisson, elles ne produisent aucun effet appréciable.

Quelques malades viennent suivre à Schlangenbad une cure de petit-lait : des chèvres, à cet effet, ont été amenées de Suisse, et elles vont, dans la journée, brouter les herbes odorantes jusqu'aux sommets du Taunus. On prend le petit-lait, le matin, sur la jolie terrasse qui domine la vallée. Son action, combinée avec celle des bains minéraux et avec la douceur de l'atmosphère, est utile dans les irritations du larynx et des bronches. Enfin le voisinage des excellents vignobles du Rheingau permet d'associer, dans certains cas, les cures de raisin à la médication thermale.

WIESBADEN (NASSAU).

Sources salines chlorurées chaudes.

ITINÉRAIRE DE PARIS A WIESBADEN. — Chemin de fer de Forbach et Mayence jusqu'à Wiesbaden même : 17 heures. — *Déboursé* : 76 fr.

Wiesbaden, capitale du duché de Nassau, est situé sur le versant méridional du Taunus. Ses sources, qui paraissent être les *Fontes Mattiaci* dont parle Pline (1), sont thermales. Une seule mérite une description particulière, car c'est la plus abondante, la plus minéralisée et la seule qui soit publique : elle s'appelle le *Kochbrunn*.

Le Kochbrunn a une température de 48° C. L'eau s'échappe limpide et claire d'une double coquille, et il s'en dégage un nuage de vapeur qu'on aperçoit au loin. Elle répand une légère odeur, comme

(1) « Sunt et Mattiaci in Germania fontes calidi trans Rhenum, quorum » haustus triduo fervet ; circa marginem vero pumicem faciunt aquæ. » (Pline. *Hist. nat.*, lib. xxx.)

de la chaux qu'on éteint : sa saveur ne peut être mieux comparée qu'à celle d'un mauvais bouillon fortement salé. Les autres sources se trouvent dans les hôtels particuliers dont elles sont la propriété : les deux principales, le *Schulzenhof* et l'*Adlerquelle*, ne diffèrent du Kochbrunn qu'en ce qu'elles sont moins chaudes et moins minéralisées.

Les sources de Wiesbaden appartiennent toutes à la classe des eaux salines chlorurées. Le Kochbrunn contient, par litre :

	Gram.
Chlorure de sodium	7,332
— de magnésium	0,206
— de calcium	0,470
Bromure de sodium	0,019
Divers	0,149
	8,176

C'est en analysant le Kochbrunn que Walchner a signalé pour la première fois dans les eaux minérales la présence de l'arsenic qu'on a constatée depuis dans un si grand nombres d'autres sources.

On vient surtout à Wiesbaden pour les bains. Cependant vous apercevez le matin, entre six et huit heures, un certain nombre de buveurs près du Kochbrunn. Prise à la dose de trois ou quatre verres, cette eau est en général bien supportée par l'estomac.

Les bains, avons-nous dit, constituent la partie essentielle du traitement. Ils sont extrêmement excitants, bien que leur température dépasse rarement 32° à 33° C., et qu'ils aient perdu beaucoup de leur force, par l'obligation où l'on a été de laisser refroidir l'eau minérale avant de s'en servir. Il faut souvent en mitiger l'activité, en mêlant au bain une certaine quantité d'eau douce.

Ces bains, combinés avec la boisson, déterminent d'habitude, au commencement de la cure, certains phénomènes de saturation que nous avons déjà mentionnés à propos d'autres sources. Ces phénomènes, dont la durée dépasse rarement trois ou quatre jours, se traduisent par l'accablement, l'insomnie, la ballonnement du ventre, l'accélération du pouls et même l'oppression : en général, ils se dissipent d'eux-mêmes par l'interruption momentanée du traitement. D'autres fois, il est bon de recourir à un léger évacuant, car, ce qui prédomine habituellement dans cet ensemble de symptômes, c'est l'état saburral de l'estomac et un sentiment de plénitude et de tension de tout l'abdomen. Vous pourrez voir survenir d'autres phénomènes qui sembleront se rattacher à un travail plus intime, plus profond. Ce seront surtout des transpirations excessives, des éruptions miliaires, des diarrhées abondantes dont la couleur, la viscosité et l'odeur offriront quelque chose de tout à fait spécifique ; le plus souvent enfin les urines laissent déposer un sédiment ammoniacal.

Les eaux de Wiesbaden conviennent dans ces nombreuses affections chroniques qui semblent être du domaine de presque toutes les eaux minérales, pourvu que celles-ci aient une température élevée. Mais il en est deux pour lesquelles on les recommande plus spécialement : ce sont la goutte et le rhumatisme.

La goutte passive ou atonique est celle pour laquelle ces eaux devront être exclusivement réservées. Surtout que les goutteux qui se rendent à Wiesbaden n'oublient pas qu'il leur faudra presque toujours passer par la période d'aggravation, avant que leur état ne s'améliore. Le rhumatisme torpide et le rhumatisme noueux sont également les formes que les eaux modifieront avec le plus d'avantage. On ajoute quelquefois, dans ce cas, à l'eau du bain certains extraits résineux obtenus par distillation : c'est ce qu'on appelle bains d'*aiguilles de sapin* ; ils sont administrés au Néroṭhal. La douche aidera puissamment ici à l'action des bains. On comprend combien son emploi exige de réserve, car, si l'on imprimait à la constitution une secousse trop violente, peut-être ne serait-on plus maître des accidents qu'on aurait imprudemment provoqués.

Si je voulais passer en revue les différentes maladies articulaires pour lesquelles les eaux de Wiesbaden doivent être conseillées, ou, au contraire, défendues, je serais entraîné bien au delà des limites de ce travail. J'ai dû simplement signaler les principaux types, afin de mettre le médecin à même de discerner, d'après l'indication dominante, à quelle source ou à quelle combinaison thermale il devra donner la préférence.

Les sources de Wiesbaden conviennent encore dans beaucoup d'autres affections où il s'agit de produire une stimulation énergique ; sous ce rapport, leur composition et leurs vertus thérapeutiques ne sont pas sans analogie avec celles des eaux de Bourbonne. Ainsi, on les emploie contre certaines paralysies des membres, les rétractions musculaires et tendineuses, les entorses, les ankyloses incomplètes, les roideurs consécutives aux anciennes fractures, et les plaies d'armes à feu trop lentes à se cicatriser.

On les conseille également contre la pléthore abdominale qui paraît se rattacher à des embarras de circulation dans la veine porte et qu'on appelle *Unterleibsvollblütigkeit*. (Je ne serai plus repris à faire des citations en allemand.) Par la congestion artificielle qu'elles produisent dans les plexus veineux du rectum, ces eaux ont pour effet de dégager les viscères et de prévenir la stase du sang dans leur parenchyme (1).

On se baigne dans les hôtels particuliers. Le Kursaal, qui vient d'être tout récemment l'objet de nouveaux embellissements, n'est destiné qu'aux réunions et aux fêtes. Ses longues galeries, avec leurs élégantes boutiques, ses salons grandioses et leur splendide ameublement, son parc si frais, si coquet, en font un véritable palais tout à fait digne de la capitale du duché de Nassau et de l'importance de ses sources.

Wiesbaden est un séjour des plus animés, sans toutefois offrir rien de trop bruyant. Il y a beaucoup moins d'étiquette obligée qu'à Baden-Baden ou à Ems, et l'on est toujours sûr d'y rencontrer une société choisie, une existence facile, d'agréables distractions.

WEILBACH (Nassau).

Source sulfureuse froide.

Itinéraire de Paris à Weilbach. — Chemin de fer de Forbach, Mayence et Francfort jusqu'à la station de Flörsheim : 17 heures et demie. Weilbach n'est qu'à quelques minutes de cette station. — *Débours* : 77 fr.

L'établissement thermal de Weilbach est un bel édifice entouré de quelques arbres et isolé de toute habitation, à l'exception de deux hôtels qu'on a récemment construits pour l'usage des baigneurs. Il y a une source sulfureuse froide. Sa limpidité est parfaite, sa saveur à peine sulfureuse, son odeur presque nulle. Le soufre s'y trouve à l'état de gaz acide sulfhydrique libre : environ $0^{lit},099$. Il y a aussi une proportion notable d'acide carbonique et d'azote.

On prend l'eau de Weilbach en boisson et en bains, mais surtout en boisson. Il faut la boire à la source même. Cette eau, même en quantité considérable, est très facilement supportée par l'estomac. Elle ne provoque pas de diarrhée; seulement, au bout de quelques jours, les garderobes deviennent plus libres, et elles offrent une coloration d'un brun verdâtre.

Quant aux bains, comme il faut élever artificiellement la température de l'eau, le gaz sulfhydrique s'échappe presque en totalité. Je

---

(1) Je suis heureux de pouvoir étayer ici mon opinion de celle du docteur Braun, médecin très distingué de Wiesbaden, qui manie ces eaux avec autant de prudence que d'habileté.

dois dire toutefois que le mode de chauffage adopté depuis peu met en partie à l'abri de cet inconvénient.

C'est surtout dans le traitement des affections chroniques de la poitrine que les eaux de Weilbach sont le plus renommées. On commence d'habitude par boire, le matin, un ou deux verres d'eau minérale, mais seulement par demi-verre à la fois; puis on arrive à trois verres, puis à quatre, en prenant toujours l'expectoration pour guide. Celle-ci augmente-t-elle, on diminue la dose : on l'augmente, au contraire, quand l'expectoration diminue. Il est d'observation que, lorsque la sécrétion de la muqueuse devient plus abondante, c'est plutôt par le fait d'une congestion passive que par la surexcitation de la membrane.

Nous avons en France plusieurs sources dont la réputation, justifiée par le succès, n'a rien à envier aux eaux de Weilbach. Celles-ci toutefois ont cela de particulier qu'elles calment d'emblée et sans déterminer aucun phénomène critique. Il n'est même pas rare que, sous leur influence, le pouls diminue, dès les deux premières semaines, de quinze à vingt pulsations, et, de fébrile qu'il était, tombe au-dessous de son rhythme normal.

Cette action sédative des eaux de Weilbach peut quelquefois devenir tout à fait débilitante. Chez les personnes à tempérament lymphatique, surtout chez celles dont les cheveux sont blonds, la fibre molle, la peau décolorée, vous ne tarderez pas à voir, sous l'influence de ces eaux, la pâleur augmenter ainsi que la faiblesse. Bientôt des bruits de souffle se feront entendre au cœur et aux carotides : ce sera une sorte de chlorose factice.

Il résulte de ces remarques que l'eau de Weilbach doit être surtout utile aux individus pléthoriques, dont le pouls est habituellement élevé, et dont la constitution offre les attributs du tempérament sanguin. Les hémorrhagies nasales, les congestions actives du poumon, l'hémoptysie même, loin d'être des motifs de s'abstenir, sont autant d'indications de l'emploi de ces eaux. Les hommes s'en trouvent mieux que les femmes, surtout les jeunes gens de dix-huit à vingt-cinq ans, alors que chez eux la sève est dans la plénitude de sa vitalité. Sous ce rapport, ce sont les eaux de Penticouse (Espagne) qui, par leurs vertus primitivement sédatives, se rapprochent le plus de celles de Weilbach, dans le traitement des maladies de l'appareil pulmonaire.

Notons encore cette propriété des eaux de Weilbach de faire disparaître très rapidement les tumeurs hémorrhoïdales, ainsi que les désordres graves qui parfois les accompagnent : aussi sont-elles réputées agir d'une manière tout à fait spéciale sur la circulation de la veine porte.

Ne pourrait-on pas utiliser l'action atrophiante de ces eaux pour combattre certaines affections du cœur, que caractérise une simple augmentation de volume de l'organe? Cette question que je m'étais simplement contenté de poser, me paraît pouvoir être résolue aujourd'hui par l'affirmative. Du moins, M. Stifft, médecin de Weilbach, me mande les avoir employées plus d'une fois en pareil cas avec un entier succès.

Le séjour de Weilbach n'a rien de très divertissant. Il y a quelques jolis points de vue, mais peu de promenades et encore moins de visiteurs. Les amateurs de géologie pourront faire d'intéressantes excursions dans la chaîne du Taunus; la flore de ces contrées est également très variée et très riche. Quant à l'établissement thermal, on dirait une sorte de monastère qu'entourent les cités les plus bruyantes, mais d'assez loin cependant pour respecter son silence et son recueillement.

TRANSPORT. — Il est à regretter que ces eaux soient si peu connues en France. Elles supportent très bien le transport, et je ne connais aucune autre eau sulfureuse qui puisse les remplacer dans les diverses affections catarrhales ou tuberculeuses qui se lient au tempérament pléthorique.

SODEN (NASSAU).

Sources salines chlorurées froides.

ITINÉRAIRE DE PARIS A SODEN. — Chemin de fer de Forbach, Mayence et Francfort jusqu'à Soden même : 18 heures. — *Débours* : 78 fr.

Soden est un joli village situé, au pied même du Taunus, à 3 lieues de Francfort et à 6 de Wiesbaden. Au milieu des élégantes constructions élevées pour les baigneurs, le Kursaal se dresse gracieusement en amphithéâtre et domine le parc : son architecture rappelle les chalets de la Suisse, et son aménagement intérieur offre un ensemble de bains et de logements très confortables.

Les sources, au nombre de vingt-trois, sont disséminées dans le village et les promenades ; on les désigne chacune par un numéro d'ordre. Comme plusieurs ont le même numéro, une lettre de l'alphabet sert à les distinguer. Ces sources ont une température qui varie de 12° à 24° C. Elles sont limpides et incolores. Quelques-unes ont un goût nauséabond rappelant celui des eaux de Kreuznach ;

d'autres, au contraire, sont assez agréablement sapides, par suite de la quantité de gaz acide carbonique qui les sature. C'est ainsi que le n° 19 est communément appelé source de Champagne (*Champagnerbrunn*). Il est certain que cette eau mousse et petille comme le liquide dont elle porte le nom ; seulement j'ai trouvé, en y goûtant, l'assimilation quelque peu ambitieuse.

Ce sont des eaux fortement chargées de sel marin. D'après MM. Figuier et Mialhe, la source la plus minéralisée contient, par litre, 15^{gr},691 de principes fixes, dont :

	Gram.
Chlorure de sodium	14,327
Carbonate de chaux	0,702
— de fer	0,045

Les eaux de Soden bues le matin à la dose de trois ou quatre verres, sont des eaux toniques, franchement laxatives. Aussi conviennent-elles dans le traitement des diverses affections où il importe d'activer les sécrétions de l'intestin, soit pour obtenir une dépuration humorale, soit pour faire diversion au travail phlegmasique fixé sur tel ou tel organe important.

Mais c'est surtout à cause des maladies de poitrine qu'on se rend à ces eaux : c'est même là, à vrai dire, leur spécialité. En effet les nombreuses observations publiées par MM. Kolb et Thilenius prouvent qu'elles ont plus d'une fois triomphé d'affections pulmonaires graves, soit que celles-ci offrissent le caractère simplement catarrhal, soit au contraire que tout indiquât la présence des tubercules. Je range donc volontiers Soden parmi les sources les mieux appropriées au traitement de la phthisie. Faut-il maintenant admettre (et c'est aujourd'hui l'explication en faveur) que c'est à l'action plus ou moins directe du chlorure de sodium que ces eaux doivent, en pareil cas, leur principale efficacité ? J'estime que la dérivation produite et entretenue vers l'intestin y a une beaucoup plus grande part en ce qu'elle déplace et modifie tout à la fois l'élément diathésique. N'oublions pas non plus ici l'influence toujours si puissante des conditions d'hygiène. Quelle disposition plus heureuse que celle du village, adossé à la montagne et protégé contre les vents du nord par le Feldberg et l'Altkonig, les deux cimes les plus élevées de la chaîne du Taunus ! Aussi l'air y est-il d'une pureté parfaite et d'une température presque toujours égale. Joignez à ces avantages un genre de vie calme et paisible, des distractions champêtres et des promenades sans fatigue dans des sentiers ombragés.

Kronthal (Nassau). — Les sources de Kronthal sont des sources ferrugineuses froides, situées sur la lisière du Taunus et à une petite distance de Soden. Le *Stahlquelle* et le *Wilhemsquelle* sont les deux principales ; elles jaillissent, à vingt pas l'une de l'autre, au pied de la montagne sur laquelle s'élève la ville de Kronberg, dont le vieux château offre des ruines si pittoresques. Ce sont des eaux très gazeuses. Le fer s'y trouve à l'état de carbonate : environ 0^{gr},03, par litre. Elles renferment aussi une notable proportion de chlorure de sodium et de sels de magnésie. Sous ce rapport, elles conviennent quelquefois mieux que les eaux de Schwalbach, qui, moins chargées de principes salins, exercent une action plus astringente. Les eaux de Kronthal sont éminemment toniques et stimulantes ; on les emploie surtout à l'intérieur. Le docteur Kuster utilise le gaz acide carbonique en douches et en bains contre diverses paralysies.

HOMBOURG (Hesse).

Sources salines chlorurées froides.

ITINÉRAIRE DE PARIS À HOMBOURG. — Chemin de fer de Forbach et Mannheim jusqu'à Hombourg même : 17 heures. — *Débours* : 78 fr.

Hombourg, capitale du Landgraviat et résidence du souverain, est une petite ville enveloppée d'une ceinture de forêts et bâtie sur le penchant d'une colline, à l'extrémité orientale de la chaîne du Taunus. Elle est reliée depuis peu de temps à Francfort (1) par un chemin de fer dont les départs ont lieu dix fois par jour en été et sept en hiver : le trajet dure une demi-heure.

Le Kursaal est, sans contredit, un des plus beaux établissements de ce genre : situé au centre de la ville, et séparé de la rue principale par une place encadrée de parterres, son aménagement intérieur répond à l'aspect monumental du péristyle. De spacieux salons ornés de colonnes de marbre, un riche ameublement, des peintures à fresque dans le goût de la renaissance, tout concourt à l'embellissement de ce splendide édifice. Sur la façade qui regarde la forêt, s'étend une large terrasse communiquant avec le jardin : à droite est un kiosque pour les symphonies ; un peu plus loin, le parc, avec ses ravissants bosquets où jaillissent les sources ; enfin un nouveau

---

(1) A une demi-lieue de Hombourg se trouve Friedrichsdorf, petite colonie française qui a conservé parfaitement intacte, sur la terre étrangère, sa langue ainsi que tous les caractères de sa nationalité.

parc avec promenades, pièces d'eau, vaste étendue de forêts, est venu tout récemment encore s'ajouter aux dépendances du Kursaal.

Les sources minérales sont aujourd'hui au nombre de cinq. Elles sont froides. Température, 10° à 12° C. Ces sources appartiennent à la classe des eaux salines muriatiques, et offrent dans leur composition ainsi que dans leurs propriétés la plus grande analogie entre elles. Un mot sur chacune.

Source Élisabeth. — C'est la plus fréquentée, depuis surtout qu'on y a construit la promenade couverte et les serres nouvelles; c'est aussi celle qui a commencé la réputation de Hombourg. Elle est claire, limpide, et renferme beaucoup d'acide carbonique (1^{lit},767): sa saveur, franchement salée et piquante, n'a rien de désagréable. Elle contient, par litre :

	Gram.
Chlorure de sodium.	10,649
— de magnésium.	1,187
Carbonate de chaux.	6,401
— de fer.	0,043
Divers.	0,020
	13,300

Comme c'est la moins minéralisée, c'est par elle, en général, qu'on commence le traitement. Prise à la dose de trois ou quatre verres, cette eau est légèrement purgative.

Source Louis. — Même composition à peu près que pour la source Élisabeth et mêmes usages. Elle est plus gazeuse, et, par suite, elle pourra quelquefois être mieux supportée par l'estomac.

Source de l'Empereur. — La plus purgative de toutes. Elle contient, par litre, 18^{gr},523 de principes fixes. Sa saveur, astringente et amère, offre un arrière-goût hépatique qui répugne aux malades et occasionne parfois des vomissements : aussi ne l'emploie-t-on d'habitude que vers la fin de la cure, quand on est déjà accoutumé à l'impression des eaux.

Source ferrugineuse. — C'est une eau qui, par sa composition et son action médicinale, tient le milieu entre les sources muriatiques et les sources ferrugineuses. Elle renferme à peu près la même quantité de sel marin que la source Élisabeth (10^{gr},623), mais plus de carbonate de fer : la dose en est de 0^{gr},102.

Source Louise. — Cette source qu'on n'utilise que depuis quelque temps, est une des plus précieuses de Hombourg : aussi s'est-elle placée d'emblée au rang des sources ferrugineuses les plus célèbres.

Les eaux de Hombourg ne servent pas seulement à la boisson. On les administre encore en douches et en bains; les bains sont ordinairement additionnés d'eaux mères de Kreuznach, afin d'ajouter à leur activité. On emploie de même, pour l'usage externe, le gaz acide carbonique provenant des sources. Enfin on a quelquefois recours à la médication hydrothérapique.

Les maladies qu'on traite à Hombourg avec le plus de succès sont les affections abdominales, depuis la simple dyspepsie jusqu'aux troubles fonctionnels les plus profonds. Vous y observerez surtout ces états complexes, si difficiles à définir, qu'on désigne sous le terme générique d'hypochondrie. Or, quelle que soit la nature même de l'hypochondrie, il est d'observation que les eaux salines muriatiques exercent sur elle la plus heureuse influence : sous ce rapport, celles de Hombourg se placent en première ligne. Prises le matin, à la dose d'un ou deux verres, ces eaux activent les sécrétions, donnent plus de ton aux vaisseaux, plus d'énergie aux glandes, et, sous l'influence d'évacuations alvines modérément répétées, rendent, par une heureuse réaction, l'esprit plus facile et la tête plus libre. Rarement on les prescrit à doses purgatives. Si vous déterminiez, dès le début, une crise violente par les selles, l'action en serait trop rapide pour avoir un effet durable; elle serait de même trop intense pour pouvoir être longtemps continuée.

J'ai peu de chose à dire des eaux de Hombourg dans le traitement de la goutte. Elles m'ont paru être surtout utiles aux goutteux chez lesquels l'abus de la médication alcaline a déterminé des phénomènes de prostration.

Enfin ces eaux triomphent quelquefois parfaitement de l'anémie et de la chlorose, alors que les sources plus nettement ferrugineuses de Schwalbach ou de Spa exerceraient une action trop astringente sur l'intestin ou trop excitante sur la circulation générale (1). C'est dans ces cas que la source Louise fait réellement merveille.

Quant au séjour même de Hombourg, qui n'a entendu vanter la beauté des sites, la variété des promenades et l'attrait des réunions? Seulement il en est des distractions et des plaisirs comme des eaux minérales : il faut savoir les choisir et en user avec réserve.

Transport (*source Élisabeth*). — Ces eaux se conservent bien. Un ou deux verres pris le matin produisent un effet doucement laxatif, et font disparaître l'état saburral des premières voies.

---

(1) Consulter, pour plus de détails, l'intéressante Notice de M. le docteur Gardey, médecin français résidant à Hombourg.

NAUHEIM (Hesse-Électorale).

Sources salines chlorurées chaudes.

Itinéraire de Paris a Nauheim. — Chemin de fer de Francfort et Main-Weser jusqu'à Nauheim même : 17 heures et demie. — *Débours* : 80 fr.

Nauheim n'offre rien de cet aspect gracieux et confortable qui donne un cachet particulier aux localités où existent des établissements thermaux. Devant vous s'allongent, comme de sombres remparts, les bâtiments de graduation dressés pour les salines : la fumée des fourneaux, l'odeur des usines et l'architecture plus que modeste des habitations, vous avertissent que vous entrez dans une ville consacrée surtout à l'industrie. Cependant cette ville renferme plusieurs sources remarquables au point de vue thérapeutique.

Ces sources, qui sont pour la plupart le produit de forages artésiens, sont au nombre de cinq principales. Leur température varie de 21° à 39° C. L'eau en est claire, limpide, sans odeur, d'une saveur amère et salée. Deux sont utilisées en boisson : ce sont le Kurbrunn et le Salzbrunn ; deux autres servent aux douches et aux bains d'eau minérale : ce sont le Grosser-Sprudel et le Frédéric-Guillaume ; enfin la cinquième ou Kleiner-Sprudel fournit le gaz acide carbonique qu'on utilise pour l'usage externe.

La composition de ces diverses sources est identique quant à la nature des éléments minéralisateurs ; ceux-ci ne varient que par la dose à laquelle ils s'y rencontrent. Le Kurbrunn, qui est la source dont on boit le plus habituellement, contient, par litre, 17^{gr},442 de principes fixes, dont 14^{gr},200 de chlorure de sodium. Le Salzbrunn en renferme sensiblement davantage : aussi son action est-elle un peu plus purgative.

A Nauheim comme à Salins et à Kreuznach, c'est l'eau mère qui constitue le cachet même de la médication. D'après Bromeis, un litre d'eau mère de Nauheim contient :

                                                                Gram.
Bromure de magnésium.   6,758

Cette quantité de brome explique pourquoi Nauheim, de même que les deux stations thermales que je viens de citer, convient surtout au traitement de l'affection scrofuleuse et des diverses cachexies. Toutefois, malgré l'importance de ses sources, importance que j'ai été un des premiers à faire connaître en France, il s'y rend relativement peu de malades. C'est que Nauheim, au lieu de confier sa fortune à l'heureuse efficacité de ses eaux, a préféré courir uniquement les hasards du jeu, en prenant pour devise je ne sais quelle combinaison empruntée à l'argot de la roulette (1). Comment ne pas avoir songé que la place était déjà prise pour ce genre de succès, et qu'alors surtout qu'il s'agissait d'un établissement naissant, ce qui pouvait être un attrait pour quelques-uns devenait au contraire un épouvantail pour le plus grand nombre ?

SCHWALHEIM (HESSE-ÉLECTORALE).

Source gazeuse froide.

ITINÉRAIRE DE PARIS A SCHWALHEIM. — Le même que pour Nauheim.

A une demi-heure de Nauheim, et dans une vallée délicieuse, jaillit la source minérale de Schwalheim. Cette source appartient à la classe si nombreuse des eaux que sature le gaz acide carbonique ; mais disons tout de suite qu'elle l'emporte sur les plus célèbres par l'abondance extrême de son gaz. Ainsi, d'après les analyses de MM. O. Henry et Mialhe, analyses qu'ont pleinement confirmées celles de Liebig, un litre d'eau de Schwalheim contient :

Lit.
Acide carbonique libre 1,576

quantité bien supérieure à celle que l'on rencontre dans les sources de Seltz, Pyrmont, Spa, Bussang, Saint-Alban et tant d'autres qu'on cite comme types des eaux gazeuses. L'eau de Schwalheim contient aussi quelques sels alcalins, des chlorures, du fer, un peu d'iode et de brome, en proportion suffisante pour aider à l'action du gaz, mais non pour la dominer.

Cette eau a une fraîcheur et une limpidité parfaites. Sa surface est agitée par l'ascension continuelle de petites bulles de gaz qui viennent s'y épanouir et produire l'image d'une pluie fine et serrée. Sa saveur est des plus agréables ; elle offre même un piquant et un velouté que je ne sache pas avoir rencontré dans aucune autre eau de la même classe.

Prise en boisson, l'eau de Schwalheim constitue un puissant di-

(1) On lit à la quatrième page de tous les journaux, aux annonces de Nauheim : « Le trente et quarante se joue avec un quart de refait et la roulette avec un seul zéro. » Que faut-il de plus pour guérir ?

gestif. Par l'heureuse combinaison de ses principes fixes et gazeux, elle convient dans tous les cas de débilité, soit que celle-ci se rattache à un état humoral, ainsi qu'on l'observe surtout dans l'anémie ou la chlorose, soit qu'elle provienne de l'épuisement de la constitution par des jouissances anticipées, des excès de table, une tension d'esprit trop continue ou d'interminables convalescences.

TRANSPORT. — Il n'est peut-être pas d'eau minérale qui supporte mieux le transport. Ainsi on en expédie jusqu'au cap de Bonne-Espérance et aux Indes, sans que la traversée lui fasse subir aucune altération appréciable. Or, comprend-on que des eaux, dont on consomme annuellement, comme boisson de table et de luxe, plus de 300 000 cruchons à l'étranger, soient à peine connues de nom en France ? Je dois dire toutefois qu'à Paris l'usage commence à s'en répandre ; pour mon compte, je les prescris journellement avec le plus entier succès.

BADE (Duché de Bade).

Sources salines chlorurées chaudes.

ITINÉRAIRE DE PARIS A BADE. — Chemin de fer de Strasbourg et de Francfort jusqu'à Bade même : 14 heures. — *Débours* : 64 fr.

Si l'on en jugeait par l'immense concours de personnes qui se rendent tous les ans aux eaux de Bade (*Baden-Baden*), on pourrait croire que ce sont les plus puissantes et les plus efficaces de toute l'Allemagne. Cependant elles ont par elles-mêmes peu de vertus thérapeutiques ; sous ce rapport, elles occupent un rang tout à fait secondaire parmi les établissements qui avoisinent le Rhin. Aussi la plupart des étrangers qui affluent à ces sources célèbres viennent-ils moins leur demander la santé que des distractions et des fêtes. Tout le monde connaît Bade, ses beaux sites, son vieux et imposant château, son doux climat, ses promenades et ses élégants palais. Quant à la vie que l'on y mène, il m'a semblé que nos chroniques et nos revues en donnent des peintures singulièrement fantastiques (1). Elles oublient surtout d'ajouter que Bade étant plus fréquenté encore par les personnes du *demi*-monde que par celles du grand, on n'est réellement admis dans ce qu'on peut appeler la société qu'après la

---

(1) Par contre, la partie médicale y est complètement omise. Heureusement MM. Guggert et Aimé Robert viennent de publier, sous le titre de *Bade et ses thermes*, une intéressante monographie de ces bains.

formalité obligée de la présentation. D'où il résulte qu'un Français qui arrive à ces bains sans se recommander d'aucun patronage, est sûr de n'y trouver, au lieu des distractions promises, que le plus complet isolement.

Il y a plusieurs sources à Bade; toutes sont thermales. La plus célèbre, la seule qui mérite une description particulière, a reçu le nom de *Hauptquelle* ou *Ursprung* (origine), parce qu'on la regarde comme le point de départ commun à toutes les autres. Cette source, dont la température est de 67° C., jaillit près de l'église collégiale, sur une hauteur d'où l'on jouit d'un panorama magnifique; elle est captée dans une espèce de tour circulaire, ouvrage des Romains. L'eau de cette source, que son abondance peut faire comparer à un ruisseau, s'échappe en bouillonnant à travers des dalles de marbre blanc; puis elle est reçue dans un vaste réservoir d'où des tuyaux la conduisent ensuite de l'autre côté de la vallée, jusqu'à la *Trinkhalle*. C'est un élégant édifice situé dans le parc, tout près de la salle de Conversation : sous le péristyle règne une belle galerie, ornée d'assez jolies peintures à fresque, qui sert de promenoir.

L'eau de l'Ursprung, de même que celle des autres sources, est parfaitement claire et limpide; elle laisse à peine dégager quelques bulles de gaz. Sa saveur, légèrement salée, n'a rien de désagréable. Ces sources appartiennent, comme celles de Wiesbaden, à la classe des eaux muriatiques, mais elles sont moins minéralisées. Ainsi, l'Ursprung, d'après la nouvelle analyse du professeur Bunsen, contient, par litre :

	Gram.
Chlorure de sodium.	2,151
— , de magnésium et potassium. .	0,175
Sulfate et bicarbonate de chaux.	0,367
Divers	0,183
	2,876

L'observation clinique, d'accord ici avec l'analyse, prouve que ces eaux agissent plus par leur température que par leur composition. Bues le matin, à la dose de cinq ou six verres, elles stimulent l'appétit, comme la plupart des eaux thermales, mais sans paraître exercer sur l'économie d'action directe. Aussi sont-elles principalement employées en bains.

Les médecins de Bade se font si peu illusion sur la valeur thérapeutique de leurs eaux, qu'il est rare qu'ils les prescrivent seules. Voyez plutôt comment les choses se passent à la Trinkhalle. Les malades qui s'y rendent peuvent être divisés en trois catégories. Les uns viennent boire l'eau minérale, mais ils y mêlent presque toujours une dose de sel de Carlsbad (1) ; d'autres vont, dans une pièce voisine, remplir leurs verres avec du lait de chèvre, auquel ils ajoutent quelquefois un peu d'eau de la buvette ; enfin, vous y rencontrez des malades qui, ne buvant les eaux de Bade ni pures ni mélangées, suivent une cure d'eaux minérales tout à fait étrangères à celles de la localité. Aussi a-t-on établi à la Trinkhalle un dépôt très bien approvisionné des principales sources de l'Europe, dont il se consomme plus de vingt mille bouteilles par an.

Les bains sont administrés dans la plupart des grands hôtels. On fait peu usage des douches, qui du reste sont fort mal organisées. La température élevée de l'eau permet également l'emploi des bains d'étuve.

Nous venons de voir combien, en s'adjoignant les principales sources des autres contrées, celles de Bade agrandissent le cercle de leurs attributions. Réduites à leurs propres moyens, ces eaux paraissent surtout convenir dans les cas où il s'agit de redonner du ton aux organes et de stimuler doucement l'économie. Or, que d'affections comprises par ces désignations un peu vagues ? Et il est difficile de préciser davantage, car on rencontre assez souvent des états maladifs qui semblent ne se rattacher à la souffrance d'aucune fonction isolée, mais plutôt dépendre d'une sorte de langueur et d'énervement de la constitution tout entière. Envoyez ces malades à Bade. Quelques bains, et avant tout l'exercice, l'air vif des forêts, les distractions, ne tarderont pas à les rétablir.

Certaines affections rhumatismales ou goutteuses pour lesquelles les eaux de Wiesbaden auraient été trop actives, se trouvent bien de celles de Bade. S'agit-il, ainsi qu'on l'observe pour les névralgies et les névroses, d'adoucir sans secousse et d'emblée, ici encore ces eaux seront utiles, à la condition que le bain sera pris à une température un peu basse, et qu'on en prolongera la durée assez de temps pour abattre l'éréthisme nerveux.

En résumé, les eaux minérales de Bade m'ont paru être, dans la plupart des cas, des eaux fort complaisantes, dont les vertus thérapeutiques sont un peu ce que chacun désire qu'elles soient (2).

(1) Ce prétendu sel de Carlsbad, *fabriqué à Bade*, n'est tout simplement qu'un mélange de sulfate et de carbonate de soude.

(2) Le célèbre Pope demandait un jour à une jeune dame pourquoi elle prenait les eaux ? — *Par pure fantaisie*, dit-elle. — Eh bien ! reprit malicieusement le poëte, *vous ont-elles guérie ?*

Il y a aussi une source ferrugineuse froide dans laquelle le fer paraît être combiné avec un nouvel acide organique découvert par Berzelius : c'est l'acide propionique. Cette source, encore peu étudiée, ne sert qu'à la boisson.

Bade est l'ancienne *civitas Aurelia*. Cette ville a eu autrefois comme aujourd'hui, une certaine importance qu'elle devait également à ses eaux thermales. A quelques pas de l'Ursprung existe un *vaporarium* construit par les Romains ; vous y voyez encore les briques creuses, disposées en colonnes (1), où circulait la vapeur, et les ouvertures habilement ménagées par où celle-ci se répandait dans l'atmosphère de la pièce. C'est avec celui d'Aix en Savoie, le monument de ce genre le mieux conservé et le plus intéressant que j'aie rencontré.

Rippoldsau (duché de Bade). — C'est un bain réellement princier, bien qu'inconnu en France. Il est situé au pied du Kniébis et au fond de la vallée de la Wolf, dans une contrée qui peut rivaliser avec ce que Bade offre de plus majestueux et de plus pittoresque. Les sources minérales sont au nombre de quatre et appartiennent à la classe des eaux ferro-gazeuses froides. L'une d'elles, le Wenzelsquelle, offre la plus grande analogie de composition avec celles d'Orezza. Ainsi, d'après le professeur Bunsen elle renferme, par litre :

	Gram.
Bicarbonate de fer.	0,122
	Litr.
Gaz acide carbonique libre.	1,229

Je ne connais aucune eau minérale en Allemagne qui contienne une aussi considérable proportion de fer. Cette eau, du reste, est assez agréable à boire à cause du gaz qui la sature : elle agit comme un puissant tonique ; on l'associe habituellement au petit-lait. Le magnifique établissement où les sources ont été captées se compose de dix bâtiments, sans compter les dépendances. Il renferme trois cents appartements convenablement meublés, des bains, des douches, des étuves et des bains de gaz. Presque tous les ans, le grand-duc de Bade et sa famille vont passer une partie de la belle saison à Rippoldsau. Ces eaux subissent très peu d'altération par le transport.

---

(1) C'est probablement de ces colonnes que Sénèque (*Ep.*, 90) a voulu parler lorsqu'à propos des bains d'étuve, il énumère, parmi les inventions peu antérieures à son époque, « *Impressos parietibus tubos per quos circumfertur calor qui ima simul et summa foveret æqualiter.* »

KISSINGEN (BAVIÈRE).—

Sources salines chlorurées froides.

ITINÉRAIRE DE PARIS A KISSINGEN. — Chemin de fer de Forbach, Francfort, Wurzbourg et Schweinfurt jusqu'à Kissingen même : 20 heures. — *Débours* : 85 fr.

Kissingen est situé dans la basse Franconie, à une distance à peu près égale de Würzbourg et de Bamberg, et au centre d'une vallée très fertile que traverse le cours rapide de la Saale. Des monticules en pente douce l'entourent de toutes parts ; leur sommet est couvert de bois et de vignobles qui ajoutent à la salubrité de l'atmosphère en même temps qu'ils donnent à la ville un caractère agreste. Les salines de Kissingen paraissent avoir été exploitées dès l'antiquité ; du moins quelques érudits pensent que Tacite les désigne dans ce passage de ses ANNALES, où il décrit le combat des Hermondures et des Cattes (l'an 59 après J.-C.), se disputant, dans cette partie de la Germanie, des « sources très fertiles pour la production du sel. » Quant aux eaux minérales, leur réputation est toute moderne.

Ces sources sont au nombre de trois principales le *Rakoczy*, le *Pandur* et le *Maxbrunn*. Température, 10° à 11° C. Le Rakoczy, qui est la source la plus importante, a été capté, comme les autres, dans un petit puits particulier d'où l'eau s'échappe en bouillonnant. Cette eau a une limpidité parfaite et n'exhale aucune odeur ; sa saveur, franchement acidule et salée, laisse un arrière-goût un peu amer qui n'a rien de désagréable. Exposée à l'air, elle dépose un sédiment jaune rougeâtre.

Le Rakoczy est une eau très richement minéralisée, qui, d'après M. Liebig, contient, par litre :

	Gram.
Chlorure de sodium.	5,272
— de potassium et magnésium.	1,100
Carbonate de chaux.	1,387
— de fer.	0,059
Sulfate de magnésie et de chaux.	1,472
Divers.	0,160
	9,450

La composition du Pandur se rapproche beaucoup de celle du Rakoczy : seulement les sels s'y trouvent en proportion un peu moindre. Du reste, ces deux sources contiennent l'une et l'autre une très notable quantité de gaz acide carbonique : le Rakoczy, 0^{lit},779 ; le Pandur, 1^{lit},011.

Quant au Maxbrunn, que l'on considère comme une simple boisson de table, sa minéralisation est tout à fait insignifiante. En revanche, c'est la source la plus gazeuse de Kissingen. Nous n'avons à nous occuper ici que du Rakoczy et du Pandur.

C'est de grand matin que les malades sont dans l'usage de se rendre à ces sources. Quelle animation et quel mouvement aux abords de la première ! La balustrade qui l'entoure est littéralement assiégée. La plupart des malades boivent l'eau telle qu'elle est puisée au griffon ; d'autres, après en avoir évaporé une partie du gaz, en plongeant leur verre dans de l'eau chauffée sur de petits fourneaux disposés près de la source. Chacun va ensuite arpenter à grands pas les allées du parc ou les longues et belles galeries du Kursaal, pour revenir, au bout de quinze à vingt minutes, boire un nouveau verre. Ceci dure environ deux heures, pendant lesquelles vous diriez presque, à la diversité des allures et des idiomes, que toutes les nationalités se sont donné rendez-vous à Kissingen.

Le soir, de six à huit heures, même affluence à peu près ; seulement c'est le Pandur qui défraye les buveurs. Si l'on donne la préférence à cette dernière source, c'est qu'étant moins active, elle n'agite pas le sommeil, comme le ferait le Rakoczy.

La dose à laquelle on boit ces eaux n'a rien de bien fixe : elle est le plus ordinairement de trois à six verres le matin, et de deux à quatre le soir ; mais on n'y arrive que graduellement. En règle générale, on ne doit boire que la quantité d'eau minérale que l'estomac digère sans aucune difficulté.

Les eaux de Kissingen, et ceci s'applique surtout au Rakoczy, sont des eaux laxatives et essentiellement pénétrantes. Leur action, dans les premiers jours, se traduit par une augmentation d'appétit et de force ; mais, à mesure que l'eau minérale est absorbée, à mesure par conséquent que, passant dans le torrent de la circulation, elle se mêle aux divers fluides de l'économie, ses effets tendent à se généraliser. Alors apparaissent tous les phénomènes d'un travail critique et éliminatoire. Les selles deviennent brunâtres, filantes, bilieuses : l'urine se trouble et précipite des dépôts rapidement putrescibles ; la sécrétion des muqueuses bronchique, génitale et oculaire augmente et s'altère ; il en est de même de la transpiration cutanée. Les malades éprouvent également une sorte de prostration physique et morale, et s'alarment de voir reparaître des maux depuis longtemps oubliés, ou même qu'ils pouvaient croire complétement disparus. Mais cette crise, qui se développe d'habitude du premier au second septénaire, ne tarde pas à se dissiper d'elle-même, et la cure reprend ensuite sa marche normale.

Quant à l'action thérapeutique de ces eaux, elle est tout à fait remarquable. Ainsi elles sont souveraines contre les affections abdominales ; je n'en connais même aucune qui leur soit comparable, toutes les fois qu'il existe un état saburral des premières voies, ou qu'il s'agit de combattre l'atonie et la débilité de l'intestin. Rappelons à ce sujet, que les sources de Kissingen contiennent, à côté des sels muriatiques, une notable quantité d'acide carbonique et de fer ; or la présence de ces principes contre-balance avec succès l'action toujours un peu énervante des chlorures.

On comprend de même pourquoi ces eaux réussissent quelquefois merveilleusement dans les longues convalescences qu'on observe presque toujours à la suite des affections cholériques ou typhoïdes. Souvent, dans ce cas, les eaux ferrugineuses sont trop fortes et les eaux simplement gazeuses trop faibles ; l'eau de Kissingen, au contraire, est d'autant mieux supportée qu'elle réunit, par sa minéralisation complexe, tous les caractères essentiels de ces deux eaux, sans en avoir les inconvénients, privilége qu'on est tenté d'attribuer ici à la présence du chlorure de sodium. C'est ce qui a fait dire d'une manière un peu trop absolue peut-être, au docteur Balling, que « le » chlorure de sodium est à la digestion ce que l'oxygène est à la » respiration. »

Les maladies du foie, surtout les hypertrophies simples, trouvent aussi dans l'emploi des eaux de Kissingen une médication très puissante qui, par ses bons effets, rappelle à certains égards les sources justement célèbres de Vichy. Remarquons toutefois que, si les eaux de ces deux localités méritent au même titre l'épithète de *fondantes*, cette qualification s'applique beaucoup plus aux résultats obtenus qu'au mode d'action de l'eau minérale. Nous savons en effet que Vichy doit en grande partie sa faculté de résoudre les engorgements à la manière dont il dissocie les matériaux qui en constituent la trame : or Kissingen dissocie également, mais, de plus, il élimine ces mêmes matériaux, par l'activité plus grande qu'il communique à toutes les sécrétions, et en particulier à la sécrétion intestinale. Je crois donc que ce n'est pas tomber dans les errements d'une médecine trop humorale, que de signaler cette action dépurative des eaux de Kissingen comme devant favoriser beaucoup leur action résolvante.

Ce que je dis ici du foie s'applique également aux engorgements de la rate, du pancréas, de l'épiploon et des glandes mésentériques. Il en sera de même pour la matrice et ses annexes. On a été jusqu'à citer des cas de guérison de tumeurs de l'ovaire.

La goutte est encore une de ces affections contre lesquelles les eaux de Kissingen pourront rendre les plus importants services ; seulement vous ne les prescrirez pas indifféremment à tous les goutteux. Vous les réserverez pour ces individus chez lesquels le principe arthritique paraît être répercuté sur les viscères abdominaux : d'où résultent un sentiment de plénitude et de tension du bas-ventre, des douleurs sourdes vers les hypochondres, du ballonnement, des flatuosités, du ténesme, tous les signes, en un mot, de cet état si complexe que les Allemands appellent *vénosité*, les gens du monde *obstructions*, et qu'on attribue généralement à des embarras de circulation dans la veine porte. Les eaux de Kissingen, en donnant plus de ressort aux fibres, plus d'activité aux fonctions, et en faisant reparaître certains flux hémorrhoïdaux, allègent peu à peu les organes auxquels elles restitueront bientôt leur jeu physiologique ; toutefois il est rare que le mieux ne soit pas acheté au prix de quelques souffrances. Presque toujours la goutte, délogée en quelque sorte par l'action centrifuge des eaux, trahira de nouveau sa présence par des douleurs articulaires, dont le caractère subitement aigu ne laissera pas que d'effrayer les malades. Toutefois qu'ils se rassurent : cette crise ne prendra point la proportion d'une véritable attaque, et, loin d'être une complication fâcheuse, elle sera l'indice et le complément de la guérison (1).

Telles sont les principales affections pour lesquelles on boit le Rakoczy et le Pandur ; mais la plupart des malades font également usage de bains. Ces bains, qu'on peut prendre soit au Kurhaus, soit dans les divers hôtels, car il n'y a pas à Kissingen de bâtiment qui leur soit spécialement réservé, exercent une action fortifiante qui ne contribue pas peu aux bons effets de la boisson. On les prépare avec l'eau du Pandur et avec celle du *Soolensprudel*.

Cette dernière source, dont je n'ai point encore parlé, jaillit à quelques minutes de Kissingen, tout près de la Saale, dans un terrain de grès bigarré : c'est une source artésienne intermittente, d'une température de 18° C. et d'une profondeur de 104 mètres, laquelle offre des alternatives de flux et de reflux tout à fait extraordinaires. Ainsi chaque ascension est précédée d'une sorte de mugis-

---

(1) Voyez, pour plus de développements, mon *Traité sur la goutte*, qui se trouve vers la fin de cet ouvra

sement souterrain, semblable à celui que produiraient plusieurs coups de canon tirés ensemble, puis on entend le flot minéral monter en bouillonnant. Il s'en dégage à mesure une telle quantité de gaz acide carbonique, qu'elle suffit pour soulever, à plusieurs pieds de hauteur, l'immense gazomètre, du poids de cinq cents livres, qui emboîte l'orifice du puits. Cependant le flot monte toujours; le voilà: on dirait qu'il va déborder. Après deux heures environ d'une ondulation tumultueuse, il se calme peu à peu, par suite de la cessation de dégagement du gaz, puis il devient immobile: puis enfin son niveau s'abaisse lentement et en silence jusqu'à ce qu'il ait complétement disparu aux regards. La source met moins de temps à descendre qu'elle n'en avait mis à monter. Il y a ainsi dans la journée de six ou sept ascensions, dont la durée moyenne est d'environ trois à quatre heures.

Le Soolensprudel a une température de 18° C. C'est une source très fortement minéralisée, qui contient, pour un litre d'eau, $22^{gr},24$ de principes fixes, dont:

	Gram.
Chlorure de sodium	13,97
— de magnésium	3,18
Sulfate de soude	3,25
Carbonate de magnésie	0,84
Sous-carbonate de fer	0,04

ainsi que des traces de silice, d'alumine, d'iode et de brome. Il résulte de cette analyse que le Soolensprudel, par sa composition, tient à la fois de l'eau de mer et de la source du Rakoczy. Quant à sa saveur, on comprend qu'elle doive être amère, piquante et un peu âcre. C'est une eau purgative, dont on ne fait que très peu usage à l'intérieur, si ce n'est mêlée au Rakoczy: elle est presque exclusivement employée en bains.

Un très bel établissement est élevé sur l'emplacement de cette source. On y trouve un arsenal balnéaire des plus complets, tel que douches de toute nature, bains de vapeur, étuves, salles d'inhalation et appareils hydrothérapiques. L'hydrothérapie se fait ici avec de l'eau salée au lieu d'eau ordinaire, ce qui ajoute beaucoup à son efficacité. Enfin, le même établissement renferme des bains de boue, ainsi que toutes les variétés possibles de bains et de douches de gaz acide carbonique.

Le Soolensprudel agit de la manière la plus heureuse contre les scrofules, les névroses, les paralysies et certaines maladies de la peau ; son voisinage de Kissingen ajoute beaucoup aux richesses de cette station thermale déjà si favorisée. Je ne puis mieux, du reste, donner une idée de l'abondance extrême de la source qu'en rappelant qu'indépendamment des bains pris sur les lieux mêmes et de ceux pris à Kissingen, elle alimente les salines.

Tel est Kissingen (1) dont les sources aussi admirables que variées peuvent, en combinant leur action, triompher d'affections qu'une seule eau minérale eût été impuissante à guérir.

Kissingen est un endroit agréable. Le Kursaal, exécuté dans le style appelé *néo-germanique*, dont le chevalier de Gaertner est l'inventeur, présente une magnifique colonnade de huit cents pieds de long, qui, par son aile droite, s'étend jusqu'au Rakoczy. Il y a aussi, au centre de l'édifice, une très vaste salle, où l'on donne quelquefois d'assez jolies fêtes. Quant au Kurhaus, c'est un établissement très complet qui offre le grand avantage que le pavillon des bains est attenant au bâtiment où on loge ; les Français y descendent de préférence, car, un peu isolés au milieu de tant d'étrangers, parmi lesquels figurent d'augustes personnages, ils sont toujours sûrs d'y rencontrer des compatriotes.

Les environs de Kissingen possèdent de charmantes promenades : celle qui mène aux salines est la plus fréquentée, surtout aux heures où doit avoir lieu l'ascension de la source, autour de laquelle tout a été parfaitement disposé pour que les visiteurs puissent jouir tout à leur aise de ce magnifique spectacle. Un phénomène non moins saisissant est celui que présente la source artésienne de *Schonborn*, dont le forage, aujourd'hui terminé, a atteint une profondeur de 695 mètres (2). Au moment où l'on ôte la poutre mobile qui, à la manière d'une soupape, en comprime l'essor, elle bondit jusqu'à une hauteur de près de 30 mètres ; puis, s'étalant gracieusement comme les feuilles d'un palmier gigantesque, elle retombe pour former un des plus magnifiques jets d'eau qu'on puisse imaginer.

(1) Je dois les plus vifs remercîments aux docteurs Erhard, Balling et Weslch, pour les renseignements qu'ils ont bien voulu me communiquer, pendant mon séjour à Kissingen, sur l'emploi et l'action thérapeutique de ces eaux.

(2) Un fait qui intéresse vivement les géologues, c'est que, malgré l'énorme différence qui existe entre la profondeur comparative de ces deux sources, elles ont cependant toutes les deux littéralement la même température, soit 18° C. Or, d'après la loi de *progression du calorique*, cette différence étant de près de 600 mètres, le Schonborn devrait avoir 20 ou 25 degrés de chaleur de plus que le Soolensprudel.

Transport (*Rakoczy* et *Pandur*). — Se conservent parfaitement. J'en obtiens chaque jour d'excellents résultats dans le traitement d'un grand nombre d'affections abdominales.

Bitterwasser. — C'est à l'illustre chimiste Liebig qu'est due la découverte des propriétés de cette eau. En effet, ayant reconnu qu'elle offrait une composition parfaitement identique avec celle des eaux de Friedrichshall, de Sédlitz et de Pullna, il conseilla au gouvernement de Bavière de la faire expérimenter en Allemagne. Les résultats thérapeutiques justifièrent pleinement les prévisions de la science. Ainsi il est hors de doute que le Bitterwasser de Kissingen purge aussi franchement, aussi doucement et à aussi petites doses que les eaux que je viens de nommer. Comme sa saveur est moins désagréable et son prix moins élevé, on lui donne généralement aujourd'hui la préférence (1).

Bocklet (Bavière). — Le petit village de Bocklet, qui n'est qu'à une heure à peine de Kissingen, renferme plusieurs sources ferrugineuses froides. Ce sont des eaux extrêmement gazeuses, la quantité d'acide carbonique étant de $1^{lit},484$. Le fer s'y trouve à l'état de carbonate : environ $0^{gr},079$ sur 1000 grammes d'eau minérale. On emploie ces eaux en boisson et en bains. Elles constituent un excellent tonique et sont surtout fréquentées par les malades de Kissingen.

BRUCKENAU (BAVIÈRE).

Sources ferrugineuses froides.

Une route pleine d'intérêt, qui traverse les sites les plus accidentés, relie Bruckenau à Kissingen, dont il n'est distant que d'environ cinq heures. Ce n'est pas au village même de Bruckenau que se trouvent les sources de ce nom, mais à une petite lieue, vers le sud. Ces sources appartiennent à la classe des eaux ferrugineuses froides. Elles contiennent moins de fer que celles de Bocklet ($0^{gr},032$ seulement), mais elles sont saturées d'une quantité presque aussi grande d'acide carbonique ($1^{lit},337$). Aussi leur saveur vive et piquante flatte-t-elle très agréablement le palais. La plus importante de ces sources s'appelle *Bruckenauer-Stahlwasser* ; on la considère généralement comme la plus pure de toutes les eaux ferro-gazeuses de l'Europe.

---

(1) J'apprends qu'un dépôt du Bitterwasser de Kissingen vient d'être établi à Paris, rue Jean-Jacques-Rousseau, 12, dans la maison d'Esébeck, et dans toutes nos principales villes de France.

Les sources de Bruckenau sont employées en boisson et en bains, mais surtout en bains. Ceux-ci sont éminemment fortifiants : ils conviennent dans tous les cas où il s'agit de redonner plus de ton à la peau et plus d'activité aux fonctions organiques.

L'ancien souverain de Bavière, le roi Louis, qui avait l'habitude de se rendre à Bruckenau chaque année, y a fait élever, sur ses propres dessins, un magnifique Kursaal, le plus beau monument de ce genre qui soit en Allemagne. Depuis cette époque, ces eaux n'ont pas cessé d'être fréquentées par une société aussi nombreuse que choisie. Elles ont de plus le privilége de supporter parfaitement le transport.

Heilbrunn (Bavière). — Le village de Heilbrunn, connu par sa source d'eau minérale froide, est situé à huit milles de Munich. Cette source, qu'on n'emploie que transportée, est désignée généralement sous le nom de source *Adélaïde*. Elle contient, par litre, 4^{gr},710 de sels neutres, dont :

	Gram.
Chlorure de sodium.	3,928
Iode.	0,022
Brome	0,009

L'eau d'Adélaïde est limpide, claire et fortement gazeuse. Sa saveur rappelle celle d'un bouillon un peu salé ; mais elle laisse un arrière-goût de brome assez désagréable. Bue le matin à la dose de deux ou trois verres, elle excite l'appétit et active la sécrétion urinaire ; à dose plus élevée, elle est légèrement laxative, et finirait par irriter. Cette eau, bien qu'elle soit employée avec avantage en Allemagne dans la plupart des cas où l'iode est indiqué, n'est point usitée en France. Nous lui préférons avec raison l'eau de Challes.

Friedrichshall (Saxe-Meiningen). — A quatre lieues de Cobourg. C'est une eau purgative, à laquelle on préfère généralement aujourd'hui le Bitterwasser de Kissingen. Cette eau, dont on ne fait usage que transportée, contient environ 30 grammes par litre de différents sels à base de soude et de magnésie : les sulfates y dominent dans une grande proportion. On ne peut, du reste, en indiquer la formule d'une manière bien exacte, car c'est une eau fabriquée, qui résulte du mélange de l'eau de la source avec une certaine quantité de sels provenant des eaux mères.

L'eau de Friedrichshall a l'avantage sur beaucoup d'autres eaux plus renommées de purger sous un moindre volume et de ne pas donner lieu, comme celles-ci, à ces constipations opiniâtres qui succèdent presque toujours à l'emploi de toute espèce de purgatifs.

WILDBAD (Wurtemberg).

Sources alcalines chaudes.

ITINÉRAIRE DE PARIS A WILDBAD. — Chemin de fer de Strasbourg et Francfort jusqu'à la station de Pforzheim, près Durlach : 14 heures. Voitures de cette station à Wildbad : 2 heures. — *Débours* : 73 fr.

Wildbad est situé dans le royaume de Wurtemberg, à quelques lieues de Stuttgart, au fond d'une des vallées les plus pittoresques de la forêt Noire, que dominent de hautes collines couvertes de sapins. La ville, qui se compose d'une rue unique, peut être divisée en ville haute et en ville basse, offrant chacune un aspect bien différent : d'un côté, des maisons habitées par de pauvres familles; de l'autre, d'élégantes constructions avec tout le luxe et le confortable de la vie des bains. Au milieu de la vallée coule la rivière d'Enz, dont les bords plantés d'arbres constituent une charmante promenade.

L'établissement thermal occupe la partie la plus élevée de la ville. Son style sévère, la teinte sombre et rougeâtre de la pierre dont il est bâti, lui donnent un caractère en rapport avec la nature même de la localité. C'est là que les sources minérales se trouvent réunies et captées (1) : ces sources sont très nombreuses. Les unes jaillissent naturellement du sol; les autres sont le produit de forages artésiens. Il suffit, du reste, de creuser à une profondeur de 20 à 25 mètres pour en obtenir immédiatement de nouvelles.

Cette extrême facilité de se procurer de l'eau minérale dans une même enceinte a été utilisée de la manière la plus heureuse pour l'aménagement des bains. Ainsi le Kurhaus a été édifié sur le griffon des sources; il possède 10 grandes piscines et 50 petites. Chaque grande piscine est alimentée par plusieurs sources dont le nombre varie suivant la quantité de malades qui peuvent y être admis; de même chaque petite piscine a sa source propre. Dans toutes ces piscines, un fond de sable fin et léger forme une sorte de tapis moelleux sur lequel les malades peuvent s'asseoir ou s'étendre. L'eau des sources s'échappe à travers ce sable en bouillonnant; en même temps des bulles de gaz, dans une agitation continuelle, glissent le long du corps du baigneur et y produisent une légère titillation qui n'est pas sans charme. Aussi le bain forme-t-il un délicieu passe-temps.

(1) L'établissement est disposé aujourd'hui de manière que les malades puissent venir également y suivre la cure des eaux en hiver.

A Wildbad, le système des piscines m'a paru mieux compris que partout ailleurs. Ainsi, indépendamment du renouvellement continuel de l'eau pendant le bain, chaque piscine est vidée après chaque séance et le sable lavé à grande eau ; les compartiments destinés aux hommes occupent un bâtiment tout à fait isolé de celui des femmes ; enfin un bain dit « bain de propreté » doit précéder l'admission de tout nouveau baigneur. Constatons de plus, à l'honneur de Wildbad, que la même sollicitude s'étend aux bains des pauvres, les piscines de l'hôpital (1) ayant également leurs sources à part, leur fond de sable et leur eau sans cesse renouvelée.

Voilà pour les bains. Les douches sont attenantes aux piscines. Je n'ai rien à dire de l'eau prise en boisson, si ce n'est que son action, sous cette forme, a une valeur très secondaire ; aussi y a-t-il à Wildbad un dépôt très bien approvisionné des principales sources étrangères.

La température de l'eau minérale étant de 30° à 37° C., se trouve très heureusement appropriée à la chaleur du bain. Cette eau est remarquable par sa transparence et sa limpidité parfaites : elle n'a aucune odeur ; sa saveur n'offre rien de prononcé. Analysée, elle n'a fourni, par litre, que $0^{gr},46$ de principes fixes, dont :

	Gram.
Chlorure de sodium	0,19
Carbonate de chaux	0,11
— de soude	0,06

Ce sont donc, chimiquement parlant, des sources tout à fait insignifiantes ; cependant leur action est très réelle, et elle se traduit par une série de phénomènes dont j'ai pu apprécier sur moi-même la gradation. Ainsi, à la première impression du bain, que nous avons dit être délicieuse, succèdent des sensations plus franches, plus nettes, plus vives : on se sent quelque peu excité ; des étincelles lumineuses scintillent parfois devant le regard ; il semble qu'un sang plus subtil afflue vers le cerveau ; on voudrait rester au bain, et pourtant quelque chose d'insolite et d'étrange vous avertit d'en sortir.

A quelles causes attribuer de semblables phénomènes qui, j'en conviens, n'ont rien de bien constant ? Ce ne saurait être à la miné-

---

(1) Le médecin de cet hôpital est M. le docteur Burckhardt. Je ne saurais trop le remercier de l'obligeance avec laquelle il a bien voulu compléter mes renseignements personnels sur Wildbad.

ralisation de l'eau, puisque nous venons de voir qu'elle est à peu près nulle; ce n'est pas non plus à sa température, celle-ci étant plutôt un peu basse que trop élevée; enfin ce n'est pas au gaz qu'elle tient en dissolution, ce gaz étant presque exclusivement formé par de l'air atmosphérique. Il y a donc là un principe qui nous échappe quant à sa nature, mais dont nous ne saurions pour cela méconnaître les manifestations.

Ce qui constitue la spécialité thérapeutique des eaux de Wildbad, c'est l'action quelquefois si efficace qu'elles exercent sur les affections de la moelle épinière. Jetez un coup d'œil sur le personnel des malades qui les fréquentent : plus de la moitié sont des paraplégiques. Interrogez-les : la plupart ont obtenu un mieux sensible, ou même sont en voie de guérison. Or voici comment on procède pour la direction du traitement.

On n'emploie d'abord que des bains de dix à quinze minutes; puis on en augmente la durée de manière à arriver à des bains d'une heure, les abrégeant ou même les suspendant tout à fait dès l'instant où il se manifeste des indices de réaction. C'est en général de la première à la seconde semaine que le mieux commence à se faire sentir. Ainsi la torpeur des extrémités diminue; quelques mouvements reparaissent dans les orteils et dans les membres; les malades accusent des chaleurs inaccoutumées sur le trajet des nerfs paralysés; enfin ils cessent d'éprouver la sensation d'une barre leur serrant douloureusement l'abdomen.

A cette période de la cure, on fait quelquefois intervenir la douche. Celle-ci, dont le volume et la chute ne possèdent qu'un très faible degré de percussion, vient en aide au traitement, et, par son intervention discrète, ajoute aux bons effets du bain.

On continue ainsi pendant plusieurs semaines, ordinairement cinq ou six, l'emploi de ces moyens, jusqu'à ce que la paralysie ait complétement cédé ou que l'action thermale paraisse épuisée. On a vu guérir ainsi, sans secousses et sans crises, les affections les mieux caractérisées de la moelle épinière, depuis le simple engourdissement des membres jusqu'à la perte plus ou moins absolue de la sensibilité et du mouvement. Toutefois il est rare qu'une seule saison suffise pour un pareil résultat : presque toujours on doit revenir à Wildbad plusieurs années encore, soit pour achever la cure, soit pour la consolider. Ai-je besoin d'ajouter que, là aussi comme ailleurs, on compte de fréquents insuccès ?

Ces eaux, bien entendu, ne peuvent être employées que contre la paraplégie dite *essentielle*, contre celle par conséquent qui, complétement indépendante d'une affection organique de la moelle épinière ou de ses annexes, se rattache à un simple affaiblissement de l'innervation. Un fait important à noter, c'est que, chez les malades en traitement, le mieux coïncide presque toujours avec la réapparition d'anciennes douleurs goutteuses ou rhumatismales, ou avec le retour à leur ancien siége d'exanthèmes brusquement répercutés. Les eaux agiraient donc tout à la fois comme médication stimulante et comme médication dérivative.

Ce que je viens de dire du traitement de la paraplégie est également applicable aux paralysies partielles des membres, aux roideurs consécutives à l'invasion goutteuse et à ces perturbations de la sensibilité, connues sous le nom générique de névralgies. J'ai été plusieurs fois témoin de fort belles cures de ce genre. En serait-il ainsi pour l'hémiplégie ? « Il n'y a, dit le professeur Heim, *aucun apo-* » *plectique* qui quitte Wildbad sans que son état se soit considéra- » blement amélioré : ils reprennent *tous* plus de liberté dans la » démarche, déposent ordinairement leurs béquilles de bonne heure, » et peuvent, au moyen d'une canne, s'aider dans leurs mouve- » ments. » Pour quiconque connaît les caractères anatomiques de l'apoplexie, de semblables assertions, que nous avons déjà vues reproduites à d'autres bains, ne peuvent être acceptées sans contrôle : pour mon compte, je n'ai rien vu, pas plus à Wildbad qu'ailleurs, qui ressemblât à de pareils miracles.

En résumé, c'est contre la paraplégie que les eaux de Wildbad me paraissent devoir être conseillées avec le plus de chances de succès. Sous ce rapport, elles offrent la plus grande analogie avec celles de Gastein et de Pfæfers, avec cette différence qu'elles ont moins d'activité que les premières et plus que les secondes. Je ne puis, du reste, que renvoyer à ce que je dis de ces deux eaux, et tout particulièrement de celles de Gastein.

Wildbad offre peu de distractions de société ; mais la beauté des sites qui l'entourent, l'air vif et pur qu'on y respire au milieu des bois, sont de puissantes compensations. Au lieu de vanter sans cesse les douceurs de la vie des champs, ne devrait-on pas plutôt apprendre à les goûter ?

Cannstatt (Wurtemberg). — La petite ville de Cannstatt se trouve au milieu d'une plaine agréable et fertile, à une heure de Stuttgart. Il y a 32 sources minérales, la plupart d'un rendement énorme : température, 18° à 20° C. La principale source, appelée Wilhembrunn, contient, par litre, $8^{gr},852$ de principes fixes, dans lesquels le chlorure de sodium entre pour $1^{gr},632$. Elle contient de plus $0^{lit},983$ de gaz acide carbonique libre. Ces eaux, prises tant en boisson qu'en bains, sont très franchement dépuratives et rappellent à certains égards le Rakoczy de Kissingen : aussi conviennent-elles à peu près pour les mêmes circonstances. Elles pourront même être préférées chez les individus à tempérament humoral, quand il s'agit de déterminer une dérivation plus énergique vers l'intestin. Il existe à Cannstatt trois maisons de santé dans lesquelles l'eau minérale est employée à titre d'adjuvant, et où l'on traite les maladies de la peau, les affections nerveuses et les difformités de la taille. Ce dernier établissement, que dirige le docteur Heine, représente l'institut orthopédique le plus important de toute l'Allemagne.

GASTEIN (ALPES NORIQUES).

Sources alcalines chaudes.

ITINÉRAIRE DE PARIS A GASTEIN. — Chemin de fer de Strasbourg, Bruchsal et Munich jusqu'à Salzbourg : 30 heures. Voitures de Salzbourg à Gastein : 12 heures. — *Débours* : 150 fr.

Gastein est situé sur les confins du duché de Salzbourg, de la Styrie et du Tyrol, et comme perdu à l'extrémité d'une des vallées les plus sauvages des Alpes Noriques. Quelque habitude que vous puissiez avoir des voyages, il me paraît impossible que les merveilles semées sur la route de Salzbourg à Gastein et que la route elle-même vous laissent indifférent. Ainsi c'est le délicieux château de Hellbrunn, où se plaisait Napoléon ; ce sont les salines de Hallein avec leurs prodigieux travaux souterrains ; c'est le défilé de Pass-Lueg, que précèdent les *Oefen* ou abîmes ; c'est le périlleux passage de la Klamm avec sa chaussée taillée dans le roc et sa petite chapelle votive ; enfin, c'est Gastein, dont les blanches maisons, qu'on aperçoit au loin, sont groupées en amphithéâtre autour de la chute de l'Ache, immense cascade, la plus belle peut-être de toutes celles qui existent en Europe.

Si Gastein mérite à tant d'égards d'être visité par les touristes, l'importance de ses sources minérales n'est pas moins digne de fixer l'attention des médecins.

Ces sources, au nombre de sept, ont une température qui varie de 32° à 49° C. Elles s'échappent du gneiss, et offrent dans leur composition chimique et leurs vertus médicinales une parfaite identité. La source qui occupe le plan supérieur est la source du Château ; sa découverte est récente : température, 45° C. Puis vient la source du

Prince, dont le griffon est situé dans l'épaisseur même de la montagne, à une profondeur de près de 20 mètres : le couloir voûté qui y conduit m'a rappelé, par l'air étouffant qu'on y respire et le nuage de vapeur qui s'en exhale, les fameuses Étuves de Néron, près de Cumes. L'eau, à sa sortie de ce couloir, n'a plus que 46 degrés ; au point d'émergence, elle en marquait 71. Cette eau alimente les quatre principaux établissements, savoir : l'hôtel Straubinger, la Prélature, la Provenchère et la Solitude. L'hôtel Straubinger est de beaucoup la plus considérable : c'est un vrai Kursaal.

Du milieu de la cascade jaillit une très belle source dont la vapeur se mêle à l'écume du torrent. Température, 39° C. Des tuyaux la transportent à un bassin qui sert à baigner les animaux.

Les quatre autres sources, appelées sources du Docteur, du Chirurgien, du Boulanger et Grande-Source, se distribuent à de nombreux bains particuliers, ainsi qu'aux piscines de l'hôpital. La plus abondante est la Grande-Source. Température, 49° C. C'est elle qui, jointe à la source du Docteur, envoie au village de Hof-Gastein (1), distant de 6 kilomètres, le vaste approvisionnement d'eau minérale que consomment les bains de cette dernière résidence.

L'eau de Gastein sort de terre sans le moindre bruit et sans aucune émission de gaz. Elle est brillante et pure comme la plus belle eau de roche. Son odeur est nulle, ainsi que sa saveur. Recueillie dans un vase et exposée à l'air pendant plusieurs jours, elle ne dépose aucun sédiment. L'analyse n'y a constaté que des traces à peine sensibles des sels les plus insignifiants. Ainsi ce sont :

	Gram.
Sulfate de soude.	0,201
Carbonates alcalins.	0,060
Chlorure de sodium.	0,052
Divers	0,056
	0,369

Autant dire par conséquent qu'elle n'y a rien rencontré. Aussi Berzelius et, après lui, le professeur Wolf déclarent-ils que, chimiquement parlant, l'eau de Gastein est de l'eau distillée. Et cependant combien elle en diffère sous le rapport physiologique et médicinal ! C'est au point que, chez certains individus impressionnables, vous

(1) Hof-Gastein est une succursale de Gastein. Il y a des bains dans presque toutes les maisons, et leurs effets m'ont paru offrir, à peu de chose près, ceux qu'on observe aux sources mêmes.

pourrez voir un simple bain, pris dans les conditions les meilleures déterminer les singuliers phénomènes que voici :

Sensation générale désagréable. Au lieu de s'épanouir, la peau se resserre sur elle-même comme par l'effet d'une légère astriction. Il y a un peu de dyspnée ; les parois abdominales se rapprochent, les testicules remontent vers l'anneau. Bientôt une chaleur insolite, accompagnée de secousses et de tressaillements, se répand dans tous les membres. Le pouls, en même temps qu'il se ralentit, devient dur et vibrant ; le visage se colore, les oreilles bourdonnent. C'est le moment de sortir du bain, car il y aurait danger à le prolonger davantage.

Sans doute la plupart de ces effets ne s'observent qu'exceptionnellement à Gastein, mais il en est un pourtant que les malades accusent d'une manière à peu près constante, c'est celui qui a trait au resserrement de la peau. Comment l'expliquer ? Paracelse, qui professait avec un éclat de parole extraordinaire la médecine à Salzbourg (1), et qui, à travers ses divagations d'alchimiste, de magicien et d'astrologue, a écrit d'excellentes choses sur les eaux minérales, Paracelse l'attribue à l'alun (*alumen*), dont il suppose que celles-ci sont saturées. Or l'analyse a prouvé qu'elles n'en renferment pas un atome. Je croirais plutôt que cette sensation doit être rapportée à l'arsenic, dont la présence, à peu près constatée aujourd'hui dans ces eaux, serait d'ailleurs tout à fait d'accord avec la constitution géologique de Gastein. A peu de distance des sources se trouvent, dans la vallée de Bockstein, des mines de cuivre, d'or et d'argent notablement arsenicales. Il y a même, près du lac Pockart, un ruisseau qui contient de l'arsenic en telle abondance, qu'aucun poisson ne peut y vivre, qu'aucune plante ne croît sur ses bords, et que les animaux qui s'y désaltèrent meurent en peu d'instants.

Quels qu'aient été du reste les effets immédiats du bain, l'usage est d'aller aussitôt après se mettre au lit pendant une demi-heure ou une heure. On ne tarde pas à éprouver un agréable sentiment de détente, sans pour cela que le corps entre en moiteur, les pores étant plutôt fermés qu'ouverts. Cette propriété astringente des eaux a même été plus d'une fois utilisée dans les cas de transpiration excessive se rattachant à un état de laxité du derme.

---

(1) On montre à Salzbourg sa maison et son tombeau. On y montre également son crâne, dont un des pariétaux, entièrement brisé, rappelle le genre de mort de Paracelse, qui, dans un accès de folie, se précipita dans la rue du haut de l'hôpital Saint-Étienne, où on le tenait renfermé.

Du dixième au quinzième bain, l'action stimulante de l'eau minérale tend à se localiser et à se concentrer tout entière sur le système nerveux. Ainsi il semble au malade qu'un surcroît de vitalité s'empare de tout son être ; il se sent plus agile et plus fort ; à peine les marches les plus longues lui causent-elles un peu de fatigue, que le sommeil a promptement réparée. Mais cette influence est particulièrement prédominante sur l'appareil génital ; elle se traduit, chez les phlegmatiques, par plus de ressort et plus de ton, d'où résultera quelquefois la disparition de pertes séminales involontaires. A-t-on affaire à des tempéraments énergiques ou irritables, le bain ira jusqu'à provoquer des rêves érotiques, d'étranges et insolites surexcitations, comme par l'effet des cantharides ; ce seront alors des eaux aphrodisiaques.

Indiquer l'action physiologique d'une eau minérale, c'est à peu près dire d'avance pour quel ordre de maladies cette eau devra être particulièrement conseillée.

Vous prescrirez Gastein contre ces états morbides que caractérisent la langueur et l'atonie générales, et auxquels il est impossible d'attribuer d'autre cause qu'un défaut d'innervation. Telle était, d'après le récit qu'il nous en a laissé lui-même, la position du célèbre Kopp. Atteint de souffrances cruelles et continues, et sentant tout à la fois son intelligence s'affaiblir, sa mémoire s'éteindre et en quelque sorte la vie s'échapper, il était tombé dans une hypochondrie des plus sombres. Après avoir essayé de tout inutilement, il se rendit à Gastein. La première année lui procura un soulagement notable, et il lui suffit d'une seconde année passée aux mêmes sources pour recouvrer, en même temps que la santé, l'intégrité de ses hautes et belles facultés.

Les paralysies trouvent dans les eaux de Gastein une médication des plus précieuses ; ce sont surtout les paralysies dépendantes d'une maladie non organique de la moelle épinière. Sous ce rapport, les eaux de Gastein ne le cèdent en rien à celles de Wildbad ; elles leur sont même supérieures toutes les fois qu'il s'agit de frapper un grand coup sur le système nerveux rachidien, ou que la paraplégie se complique de l'abolition plus ou moins complète des facultés viriles. Notons une particularité propre à ces deux sources. Tandis que Barèges, Luchon, Bourbonne, Balaruc, Aix et Gurgitello empruntent la plus grande partie de leur activité à leur forte minéralisation, à leur température élevée, ainsi qu'au choc énergique de la douche, les eaux de Wildbad et de Gastein, au contraire, ne sont, pour ainsi dire, point minéralisées ; on les emploie seulement tièdes, et il est rare que la douche ait sujet d'intervenir. Il y a donc en elles, plus que dans les autres eaux, quelque chose qui semble agir tout spécifiquement sur les affections spinales. Quant à définir la nature de ce quelque chose, j'avoue que j'en serais fort embarrassé, aucune des explications proposées ne me paraissant acceptable.

Ce que nous venons de dire de l'efficacité des eaux de Gastein contre certaines maladies de la moelle peut-il s'appliquer de même aux paralysies symptomatiques d'une lésion cérébrale? Je me suis maintes fois déjà expliqué sur la réserve avec laquelle il convient d'accueillir tout ce qu'on débite de merveilleux à ce sujet. J'ajouterai que les faits dont j'ai été témoin à Gastein n'ont fait que confirmer mes scrupules et les accroître. Sans doute ces eaux ont plus d'une fois amélioré des hémiplégies stationnaires, ou favorisé le progrès de celles qui étaient déjà en voie d'amendement; mais il y a loin de là à ces prétendues guérisons spontanées de paralysies types, c'est-à-dire de paralysies caractérisées « par la perte du mouvement dans la jambe et dans le bras correspondants. » Je sais, pour mon compte, n'avoir rien observé de semblable à Gastein ; je crois même que les cures de ce genre, annoncées avec tant de fracas, n'ont eu souvent, ici comme ailleurs, d'autre explication raisonnable que des erreurs de diagnostic.

Gastein est encore le refuge d'un autre genre de paralysies que rien ne trahit au dehors, mais qui n'en constitue pas moins une infirmité déplorable. Ainsi vous y verrez bon nombre de jeunes hommes attirés par l'espoir que ces eaux restitueront à leur virilité une partie de cette sève qu'ils ont follement dépensée dans des excès de toute nature, et qui, par un châtiment mérité, se trouve maintenant tarie dans sa source. Plus d'une fois, du reste, semblable confiance a été couronnée par d'éclatants succès. Sans la réserve que m'impose la délicatesse du sujet, je pourrais citer des faits très nombreux dans lesquels les eaux de Gastein ont triomphé, sur différents âges, de l'impuissance arrivée même à sa période la plus extrême. Mais, pour que cet effet des eaux ait un caractère durable, il est essentiel que le malade ne se hâte pas d'user trop tôt, avant deux ou trois mois par exemple, du bénéfice du traitement, une imprudence ou seulement un simple essai de forces pouvant tout compromettre.

Puisque telle est l'action de Gastein sur les dépendances les plus affectives du système nerveux, on comprend que l'état moral du malade puisse quelquefois devenir un élément de diagnostic pour le choix ou l'abstention de ces eaux. Le docteur Proell, qui les manie avec une si prudente habileté, me disait qu'un caractère violent et colérique, forme une contre-indication formelle. On ne saurait de même apporter trop de surveillance quant à la durée de la cure, par la nécessité de savoir s'arrêter à temps. Heureusement les baigneurs ont presque toujours la conscience eux-mêmes du moment où il convient d'interrompre le traitement, la saturation thermale se manifestant presque subitement chez eux par une répulsion telle pour le bain, que sa vue seule leur devient odieuse.

Rappellerai-je, à l'appui de ce que je viens de dire de l'action de ces eaux, la manière dont elles impressionnent quelquefois jusqu'aux animaux eux-mêmes? L'usage est de baigner fréquemment les chevaux dans l'eau de la source de la Cascade. Or, tant qu'ils travaillent, le bain ne fait que réparer leurs forces et leur en donner de nouvelles; restent-ils oisifs, vous pourrez voir se développer en eux tous les signes de la plus vive surexcitation. L'animal, déjà difficile, devient inabordable; celui qui avait un naturel calme et paisible se met, sans motif excusable, à ruer ou à mordre; il n'y a plus de sommeil chez plusieurs; quelques-uns même sont pris d'une sorte de fureur érotique. Il faut alors ou les faire travailler de nouveau pour qu'ils puissent dépenser cette exubérance de vitalité, ou interrompre le bain.

J'en ai fini avec ce qui a trait à l'action des eaux de Gastein sur l'innervation. Un mot encore, et ce sera le dernier, sur leurs autres effets thérapeutiques.

Parmi les divers états morbides qui m'ont paru le mieux se trouver du traitement thermal, je citerai la goutte atonique, les rhumatismes torpides, les anciennes luxations ou fractures, les fistules, les nécroses, les ulcères variqueux et les affections scorbutiques de la peau ou des muqueuses. La syphilis est encore une de ces maladies pour lesquelles on devra conseiller les eaux. Celles-ci agiront comme pierre de touche, en appelant au dehors le moindre atome de virus caché dans les tissus; mais elles seront inhabiles à guérir.

Tel est Gastein. Si je me suis étendu un peu longuement sur ces eaux, c'est que, malgré l'immense vogue dont elles jouissent en Allemagne, je ne les ai trouvées décrites ni même indiquées dans aucun de nos traités d'hydrologie. C'est que surtout nul médecin français, depuis le commencement de ce siècle, ne les avait visitées avant moi; du moins les registres de la municipalité, où chaque arrivant est tenu d'inscrire son nom, n'en mentionnent aucun.

Un dernier renseignement. Pendant le fort de la saison, c'est-à-dire en juillet et août, l'affluence des baigneurs est telle, que tout malade qui voudra se rendre à Gastein devra écrire cinq à six semaines d'avance pour s'assurer d'un logement. Sans cela on s'expose à ne pas trouver, en arrivant, l'abri même le plus modeste, et par suite à être obligé de s'en retourner soit à Hof-Gastein, soit même à Salzbourg, pour y attendre qu'une place soit devenue vacante par le départ de quelque baigneur.

ISCHL (Alpes Noriques).

Sources salines chlorurées froides.

Itinéraire de Paris à Ischl. — Chemin de fer de Strasbourg, Bruchsal et Munich jusqu'à Salzbourg : 30 heures. Voitures de Salzbourg à Ischl : 6 heures. — *Débours* : 145 fr.

Ischl est situé dans la haute Autriche, non loin du Tyrol, de la Styrie et de la frontière de la Bavière. Le chemin très accidenté qui le relie à Salzbourg longe dans une grande étendue de son trajet plusieurs lacs de l'aspect le plus ravissant. Le village est coquettement bâti dans une vallée qu'entoure un amphithéâtre de montagnes recouvertes de la plus riche végétation. Ces montagnes sont assez élevées pour former, surtout du côté du nord, un rempart naturel contre les vents, qui, dans cette contrée, soufflent quelquefois avec une extrême violence. Ajoutons que les eaux vives qui parcourent la vallée dans tous les sens, servent tout à la fois à renouveler l'air et à y entretenir une continuelle fraîcheur. Grâce à cette situation exceptionnelle, Ischl, bien qu'élevé de près de 500 mètres au-dessus du niveau de la mer, jouit d'une douceur et d'une égalité de température qui rappellent les climats les plus favorisés. J'insiste sur ces avantages topographiques, car Ischl leur doit, à mon sens, plus encore qu'au mérite intrinsèque de ses eaux.

Mais d'abord Ischl possède-t-il en réalité des eaux minérales ? Cette question, toute singulière qu'elle paraisse, peut être sérieusement posée et même résolue négativement. En effet, il y a bien une source saline froide, appelée source Marie, mais elle jaillit dans le voisinage et est à peine utilisée. La même remarque s'applique à la petite source sulfureuse appelée Salzbergbrunn. A Ischl, c'est le petit-lait que l'on boit ; c'est dans le petit-lait que l'on se baigne : en cela consiste, pour beaucoup de malades, à peu près tout le traitement. Quelques-uns, il est vrai, prennent de plus des bains d'eau salée, mais c'est une eau salée dont la minéralisation est tout artificielle et qu'on obtient par les procédés suivants :

On fait parvenir, au moyen de tuyaux, de l'eau ordinaire dans les galeries de vastes salines, situées non loin d'Ischl, et on la laisse séjourner dans ces galeries le temps nécessaire pour qu'elle puisse se saturer suffisamment : cette eau reçoit alors le nom de *Soole*. Puis, à l'aide de pompes, on la retire pour la diriger dans d'immenses réservoirs où une partie est destinée aux sauneries, et une autre partie aux bains. L'art agit donc ici à peu près par les mêmes procédés que la nature ; en effet, la plupart des sources muriatiques naturelles paraissent n'avoir d'autre origine que les eaux pluviales ou autres, lesquelles, en pénétrant dans la terre, rencontrent sur leur chemin des mines de sel gemme, dont elles dissolvent et entraînent certains principes, avant de se faire jour en dehors.

La Soole, à son degré ordinaire de concentration, contient environ 25 parties sur 100 de principes fixes, presque entièrement formées de chlorure de sodium ; il y a également des traces de fer et silice, ainsi que de l'iode et du brome. Ces mêmes éléments se rencontrent dans la source Marie : nouvelle preuve que celle-ci se minéralise comme l'eau artificielle qui nous occupe. Si l'on donne la préférence à cette dernière, c'est uniquement parce qu'elle a une saturation plus considérable.

On comprend qu'une eau aussi chargée de sels que la Soole ne saurait être employée pour les bains dans son état le plus concentré ; aussi l'atténue-t-on avec de l'eau ordinaire, dans des proportions qui varient suivant les résultats qu'on veut obtenir. En général, pour un bain de 300 litres, on commence par 10 litres de Soole dont on élève progressivement les doses jusqu'à ce qu'on arrive à 50 litres, quantité qu'on dépasse rarement.

On prescrit ces bains dans les mêmes circonstances que ceux de Salins et de Kreuznach, avec lesquels ils offrent la plus grande analogie, encore bien toutefois que la Soole et la Mutterlauge soient deux produits bien différents. C'est surtout dans le traitement des affections scrofuleuses que leur efficacité est la plus remarquable. Ils conviennent spécialement aussi aux personnes d'un tempérament lymphatique, je dirai presque aux populations allemandes, chez lesquelles on dirait que le sang pèche par défaut de cruor. Vous voyez, sous leur influence, les chairs reprendre plus de vigueur et de fermeté, les traits plus d'animation, et la constitution tout entière fonctionner avec une énergie plus grande.

L'action des bains est puissamment secondée par la boisson de petit-lait. Des trois espèces de petit-lait dont on fait usage à Ischl, savoir : le petit-lait de vache, de chèvre et de brebis, c'est au premier qu'on donne le plus souvent la préférence. Bu le matin à la dose de trois ou quatre gobelets, il agit à la manière d'un léger purgatif. Les deux autres espèces de petit-lait, et en particulier le lait de brebis, provoqueraient plutôt la constipation (1). La saveur de ces divers liquides, si elle diffère par quelques nuances, a cependant pour caractère commun d'être aromatique, un peu sucrée, et tout à fait agréable, surtout quand la végétation est dans sa primeur, parce qu'alors les animaux ont une alimentation plus savoureuse. C'est au point que les enfants boivent le petit-lait avec plaisir : ceci s'applique surtout au petit-lait de chèvre et de brebis.

Parmi les étrangers qui fréquentent Ischl, les femmes se trouvent en très grande majorité. C'est qu'indépendamment des affections lymphatiques et scrofuleuses, on y traite aussi avec succès la plupart des maladies nerveuses dans lesquelles il est besoin de calmer et d'adoucir, ainsi que certains engorgements utérins que caractérise l'irritabilité du col. Souvent, dans ce cas, on fait alterner les bains salins et les bains de petit-lait; il n'est pas rare non plus qu'on ajoute à ces bains, pour les rendre plus efficaces, une assez forte décoction de feuilles de sapin. La boisson de petit-lait aide notablement aussi à la cure.

Ischl est chaque année le rendez-vous d'un certain nombre de poitrinaires qui viennent demander à son climat, non moins qu'à ses agents thérapeutiques, la guérison de leurs maux. L'air si balsamique et si pur de la vallée, la vie champêtre qu'on y mène, et qui contraste si heureusement avec la vie agitée de nos grandes villes, les émanations des salines où l'on va se promener pendant que se fait la coction des sels, tout concourt à apporter plus de bien-être et plus de calme dans l'appareil respiratoire. Ajoutons que le petit-lait, en même temps qu'il tempère la trop grande activité de la circulation, agit encore par ses principes nutritifs (2).

Les bains sont pris dans trois établissements principaux qui n'ont de remarquable que leur aménagement intérieur. Quant aux baignoires, elles sont de marbre pour les bains de petit-lait, et de sapin

---

(1) Aussi les malades qui en font usage sont-ils quelquefois obligés de recourir à un léger laxatif. On leur fait prendre alors un ou deux verres d'eau minérale d'Ivanda. C'est une source de Hongrie qui supporte parfaitement le transport, et qui, par sa composition et ses effets, rappelle les *bitterwasser* de la Bohême : seulement sa saveur est moins désagréable.

(2) Consulter, pour plus de détails, mon article (page 253), sur la *Cure de petit-lait*. Consulter aussi les Traités de MM. Mastalier et Polack, médecins distingués d'Ischl.

pour les bains d'eau salée, cette eau ayant l'inconvénient d'attaquer le marbre ; il y a également des douches et des bains de vapeur. Enfin, un lac artificiel, alimenté par une source d'eau vive, sert d'école de natation et de gymnastique, à l'usage surtout des enfants dont la constitution a besoin d'être fortifiée.

Le Kurhaus où l'on va boire le petit-lait représente une vaste galerie couverte, qui sert de promenoir quand le temps est mauvais. On y trouve un approvisionnement très complet des principales eaux minérales de l'Allemagne. N'oublions pas de mentionner l'aphorisme profond qu'un saunier bel esprit avait fait graver, en lettres d'or, sur le frontispice de l'édifice :

IN SALE ET IN SOLE OMNIA CONSISTUNT.

Je comprends parfaitement qu'à Ischl on ait eu d'excellentes raisons pour dire que *tout consiste dans le sel et dans le soleil* ; mais n'aurait-on pas pu, sans humilier les salines, intervertir un peu l'ordre des mots et concéder au soleil la préséance ?

Il n'y a point à Ischl de Kursaal proprement dit, où l'on puisse donner des bals et des fêtes, la belle galerie du Kurhaus étant uniquement réservée pour les buveurs : quant aux deux modestes salons du Casino, ils ne sauraient se prêter à de grandes réceptions. Mais, en revanche, Ischl possède l'hôtel Tallachini, appelé aujourd'hui hôtel Élisabeth, lequel n'a peut-être pas son pareil en Europe par la splendeur et les vastes proportions de son aménagement. C'est dans cet hôtel, ou mieux c'est dans ce palais, que se réunit d'habitude l'aristocratie des baigneurs.

Que dire des environs d'Ischl ? J'en ai vu peu d'aussi heureusement dotés par le charme et la variété des promenades. Seulement comme il faut que tout à Ischl ait son cachet aristocratique, vous ne trouverez, même pour les excursions les plus éloignées, ni ânes, ni mulets : leur place et leurs rôles sont remplis par de vigoureux montagnards, au pied ferme, à l'œil sûr, munis d'excellentes chaises à porteurs. Surtout ne vous hâtez pas trop de gémir sur cette nouvelle *exploitation de l'homme par l'homme !* C'est l'homme lui-même qui a voulu être ainsi exploité. En effet si, pendant la saison des eaux, les mulets et les ânes sont, par ordre supérieur, exilés de la vallée, c'est sur la demande expresse des habitants, qui s'étaient plaints au gouvernement que ces animaux leur faisaient une concurrence ruineuse, et, pour me servir des termes mêmes de la pétition, « qu'ils mangeaient leur pain. »

19

Nous avons dit que le chemin de Salzbourg à Ischl est tout à fait pittoresque. Celui d'Ischl à Vienne ne le cède en rien au premier. Comme c'est celui que prennent la plupart des malades qui quittent les eaux, je vais sommairement en indiquer l'itinéraire.

Retour d'Ischl a Paris, en passant par Vienne. — Omnibus d'Ischl au lac de Traunsée, lequel peut rivaliser avec les plus gracieux de la Suisse. Traversée du lac en bateau à vapeur, jusqu'à Gmunden (1). De Gmunden à Linz, de Linz à Vienne, puis enfin de Vienne à Paris : tout chemin de fer.

CARLSBAD (Bohême).

Sources salines sulfatées chaudes.

Itinéraire de Paris a Carlsbad. — Chemin de fer de Francfort et Bamberg, jusqu'à l'une des trois stations de Hof, Plauen ou Zwickau : environ 28 heures. Voitures jusqu'à Carlsbad : 9 heures. — *Débours* : 125 fr.

Carlsbad est situé dans une vallée profonde et entre des rochers granitiques que dominent des montagnes couvertes de forêts. Au milieu de la vallée coule la Tèple, petite rivière dont le lit, pendant l'été, est quelquefois à sec. Comme l'emplacement occupé par la ville est très restreint, la plupart des rues sont étroites, et les maisons ont peu de développement. Les sources de Carlsbad sont nombreuses : du reste, leur nombre a souvent varié, quelques-unes ayant paru, puis disparu, pour reparaître de nouveau. Aujourd'hui on en compte dix principales.

La première de toutes, par sa réputation, son abondance et sa haute température, est le *Sprudel*. Cette source, la reine sans contredit de toutes les eaux minérales de l'Europe, s'élance au-dessus du sol par un large orifice, bondit, bouillonne, puis retombe en écume. Sa température est de 74° C. Un nuage de vapeur l'enveloppe de toutes parts, et, joint au bruit que l'eau fait en jaillissant, annonce au loin sa présence. Cette source est placée au centre de la ville, sur la rive droite de la Tèple et à l'extrémité d'un grand pavillon, contigu à une galerie couverte, qui sert de promenoir aux malades. A côté du Sprudel est la source d'*Hygie*, moins chaude

---

(1) Au lieu de monter directement en chemin de fer à Gmunden, on fera bien de prendre une voiture particulière et de se faire conduire à la chute de la Traun (*Traun fall*), qui forme une magnifique cascade. De là on ira rejoindre le convoi à la station de Lambach, pour le quitter à Linz, d'où l'on descendra en bateau à vapeur le Danube jusqu'à Vienne.

et moins abondante. Les autres sources de Carlsbad se trouvent sur la rive gauche de la Tèple, et dans l'ordre suivant, en descendant la rivière : le *Schlossbrunn*, le *Marktbrunn*, le *Mühlbrunn*, le *Neubrunn*, le *Bernardbrunn*, le *Theresienbrunn*, le *Felsenbrunn* et le *Spitalbrunn* La température de ces sources varie de 40° à 74° C. Elles sont toutes aménagées dans de petits pavillons qui, pour la plupart, ne manquent pas d'une certaine élégance. La source la plus agréablement située est le Theresienbrunn ; elle est voisine d'une belle galerie couverte, d'un joli jardin, et, de même que le Sprudel, d'un excellent orchestre.

L'eau de ces diverses sources est limpide, transparente et sans odeur aucune. Sa saveur, un peu alcaline, n'est point désagréable : on l'a comparée à un léger bouillon de poulet.

Toutes les sources de Carlsbad ont une composition identique. Ce sont les mêmes principes salins et les mêmes gaz, dans les mêmes proportions ; elles ne diffèrent que par leur température. On admet que ces sources proviennent toutes d'un même réservoir souterrain, dont on est parvenu, à l'aide de la sonde, à traverser l'enveloppe calcaire, sans en avoir pu encore mesurer l'immense profondeur. Carlsbad serait donc bâti sur une espèce de volcan aquatique, dont les fissures correspondraient aux griffons des sources.

Ces eaux ont été analysées récemment par un pharmacien de Carlsbad, M. Gottl, lequel y a constaté sur 1000 grammes :

	Litr.
Acide carbonique libre	0,330
	Gram.
Sulfate de potasse	1,220
— de soude	1,948
Chlorure de sodium	1,136
Carbonates alcalins	1,495
Divers	0,165
	5,964

M. Gottl dit y avoir également constaté des traces très sensibles d'une série de métaux dont il donne la longue énumération. J'avoue que le souvenir de ce qui s'est passé à Neyrac me rend fort incrédule à l'endroit de toutes ces découvertes. Je m'en tiens donc provisoirement à l'analyse précédente, d'autant plus qu'elle se rapproche beaucoup des résultats annoncés déjà par Berzelius.

Les sources de Carlsbad ne diffèrent, avons-nous dit, que par leur température ; cependant elles impressionnent diversement l'économie. Ainsi, tel malade supportera parfaitement le Schlossbrunn, qui serait trop fortement éprouvé par le Sprudel. Or, on ne peut attribuer ces différences d'action à la seule influence d'un peu plus ou d'un peu moins de chaleur, puisqu'en faisant refroidir le Sprudel au même degré que le Schlossbrunn, il continuera d'être plus excitant. C'est que le thermomètre ne saurait nous indiquer quels changements intimes les corps éprouvent dans leur agencement moléculaire, suivant que le calorique s'y trouvait originairement accumulé en plus ou moins grande abondance ; ces changements créent souvent des propriétés thérapeutiques nouvelles et inexpliquées.

Les eaux de Carlsbad sont surtout employées en boisson. C'est au Sprudel et au Mühlbrunn que l'affluence est la plus considérable ; par contre, le Neubrunn, qui avait autrefois la vogue (c'est la source dont buvait Berzelius), est presque délaissé. La dose à laquelle on boit ces eaux n'a rien de déterminé. En général, les malades arrivent très facilement à en prendre le matin sept ou huit gobelets, et quelques-uns vont jusqu'à vingt et même plus, sans aucun inconvénient. L'eau de Carlsbad, et plus particulièrement le Sprudel, détermine souvent, au moment de son ingestion, un sentiment de constriction vers la tête, des vertiges et une sorte d'ivresse (1) : aussi doit-on mettre au moins un quart d'heure entre chaque gobelet, et faire de l'exercice dans l'intervalle. Cette règle est, du reste, applicable à toutes les autres sources.

Quelques malades, au lieu de boire directement l'eau minérale, préfèrent l'aspirer avec un tube de verre, dans la crainte, peu fondée d'ailleurs, qu'elle n'attaque l'émail des dents.

Cette eau, dans la grande majorité des cas, exerce sur l'intestin une action purgative, que l'on croit, peut-être à tort, être surtout développée au Mühlbrunn. Les évacuations qui en résultent sont, le plus souvent, d'un noir verdâtre, et semblables à de la poix fondue : aussi Joseph Frank, étonné de leur caractère tout à fait spécial, les nomme-t-il selles *Carlsbadoises*.

Quant aux bains, peu de malades en font usage ; ils pourraient d'ailleurs être mieux organisés. Il y a aussi au Sprudel des bains de vapeur. Chose bizarre ! On ne prenait autrefois les eaux de Carlsbad

---

(1) Les anciens connaissaient aussi bien que nous cette action enivrante de certaines eaux minérales. Témoin ce passage de Sénèque : « *Nonnullæ aquæ similem habent vim mero sed vehementiorem.* » Et cet autre d'Ovide :

Quem quicumque parum moderato gutture traxit,
Haud aliter titubat quam si mera vina bibisset.

qu'en bains ; on les prend au contraire aujourd'hui presque exclusivement en boisson.

Toutes les sources de Carlsbad sont des eaux éminemment pénétrantes. Sans doute, ainsi que nous l'avons dit, il existe des nuances dans la manière dont elles affectent nos organes ; mais il est impossible d'admettre des sources faibles et des sources fortes. *Il n'y a pas à Carlsbad de sources faibles.* J'insiste sur ce point, car beaucoup de médecins partagent l'opinion contraire : or, cette croyance à des différences essentielles dans les effets de ces sources a été plus d'une fois l'occasion de déplorables erreurs, en ce qu'on a envoyé à Carlsbad, pour y boire de prétendues eaux faibles, des malades auxquels toutes les sources étaient absolument contre-indiquées, comme étant beaucoup trop fortes.

Il importe, pour le succès de la cure, que les eaux ne provoquent qu'à un degré à peine sensible les phénomènes de réaction et les mouvements critiques que nous savons être le caractère de la fièvre thermale. Aussitôt que celle-ci menace de se déclarer, vous devez suspendre ou mitiger le traitement ; car l'action de l'eau minérale doit être lente, intime, profonde. Il faut qu'elle pénètre insensiblement l'organisme, jusque dans la trame et les aréoles des tissus, afin de modifier tout à la fois la nutrition, les sécrétions et la vitalité, sans amener de violentes secousses.

Ces détails suffisent pour faire connaître la manière dont les eaux de Carlsbad agissent sur l'économie, et le mode d'impression que nos organes en reçoivent. Arrivons maintenant à leur emploi thérapeutique.

De toutes les affections pour lesquelles on se rend à ces eaux, les hypertrophies du foie sont celles qui cèdent le mieux à leur puissante influence : et je ne parle pas seulement ici de ces hypertrophies simples, dont beaucoup d'autres eaux minérales, celles de Vichy et de Kissingen, par exemple, triomphent assez facilement. Vous verrez guérir par les eaux de Carlsbad des affections d'une tout autre gravité, dont on ne saurait même se faire une idée d'après ce qu'on observe habituellement en Europe.

Qui n'a entendu parler de l'action si fâcheuse que le climat des Indes exerce sur la santé des étrangers ? Il arrive tous les ans à Carlsbad des malades *East Indians*, sans parler de ceux des autres pays, chez lesquels le foie a atteint un tel développement qu'il peut descendre jusqu'au pubis, remplissant toute la cavité abdominale, et comprimant les viscères dont il paralyse le jeu et exalte la sensibilité. L'existence même est menacée. Ainsi, maigreur extrême, teint jaune, regard sans expression, tristesse voisine de l'hébétude ; dans quelques cas, infiltrations séreuses avec albuminurie. Administrez l'eau minérale, et vous verrez, sous son influence, la constitution se transformer et la vie renaître ; le foie peut diminuer si rapidement de volume, qu'il semblera fuir sous le doigt qui percute, comme la rate quand elle subit l'impression du sulfate de quinine (1). Cinq ou six semaines suffisent quelquefois pour que des malades qui paraissaient voués à une mort certaine reviennent à la santé.

Ce que je dis ici du foie peut s'appliquer également, mais à un bien moindre degré, aux autres viscères de l'abdomen. On a même cité des cas d'atrophie de tumeurs enkystées de l'ovaire : malheureusement de pareils succès sont très rares.

Les eaux de Carlsbad sont indiquées contre la gravelle, quelle que soit sa composition, et l'on ne saurait, à cet égard, trop vanter leur efficacité. Il n'est pas douteux non plus qu'elles ne puissent sinon dissoudre, du moins rendre friables certains calculs, et, par suite, en favoriser l'expulsion. Parmi les exemples de guérison de ce genre, je rappellerai celui du docteur Bigel, de Varsovie, qu'il a relaté lui-même dans un mémoire rempli des faits les plus authentiques et les plus intéressants. Ce médecin, après avoir subi sans succès, à l'âge de soixante-quatre ans, l'opération de la lithotritie, vint à Carlsbad prendre les eaux ; celles-ci ramollirent la pierre, et en entraînèrent les divers fragments, de telle sorte qu'il n'en ressentit plus, dans la suite, la plus légère atteinte.

La sortie des calculs biliaires est également favorisée par l'action de ces eaux : on a vu des malades en rendre ainsi des quantités considérables par les selles ou par le vomissement. Ces calculs offrent quelquefois une couleur bleuâtre, rappelant un peu celle des turquoises.

Peu de saisons se passent à Carlsbad sans qu'on y traite de ces malheureux goutteux arrivés à la période la plus extrême de la maladie. Or, ces eaux, si elles ne guérissent pas la goutte radicalement, ont du moins le privilége d'en modifier les attaques, de les rendre plus rares, plus courtes, moins douloureuses, et de rappeler au dé-

(1) Ces monstrueuses hypertrophies du foie que développe chez l'Européen le climat des Indes, ne sont pas sans analogie avec ces hypertrophies non moins monstrueuses de la rate que produit le miasme des marais. Dans les deux cas, en effet, la lésion pathologique consiste surtout dans une perte de ressort de la capsule qui forme le canevas fibreux de chaque organe, et dans l'épanchement d'une boue semi-liquide à l'intérieur des mailles de son parenchyme.

hors le principe goutteux répercuté. Elles favorisent la dissolution des tophus, de la même manière qu'elles s'attaquent à la gravelle : c'est ainsi que des articulations presque ankylosées ont recouvré, en partie du moins, la liberté de leurs mouvements.

Le diabète peut encore être rangé parmi les maladies qu'on traite avec succès à Carlsbad. Ces eaux, en même temps qu'elles s'attaquent au diabète lui-même, triomphent, en partie du moins, de la débilité générale qui en est si souvent la conséquence.

Enfin vous apercevrez parmi la foule qui se presse, tous les matins, devant le Sprudel et les autres sources, un grand nombre d'hypochondriaques reconnaissables à leur regard triste, à leur attitude morose, et offrant ces transitions caractéristiques de l'espérance à l'abattement, et de la mélancolie à l'exaltation. Nulle part l'hypochondrie ne se présente sous des aspects plus variés ni plus bizarres. Le spleen, cette forme particulière de l'hypochondrie anglaise, laquelle provient si souvent de l'abus des purgatifs mercuriels (*blue pills*), est une de celles que l'on rencontre le plus à Carlsbad. Les eaux, dans ce cas, peuvent être utiles en activant les fonctions digestives et, par suite, en faisant cesser ces constipations opiniâtres qui préoccupaient si péniblement les malades.

Je n'entrerai point dans de plus longs développements sur les vertus médicinales des sources de Carlsbad. Je ne puis à cet égard que renvoyer aux traités des docteurs Fleckles et Hochberger qui ont fait de ces eaux une étude si complète.

Si les eaux de Carlsbad opèrent parfois de véritables résurrections, par contre, leur emploi inopportun pourrait entrainer les conséquences les plus graves pour la santé et pour la vie des malades. Toute dégénérescence organique marche rapidement vers une décomposition fatale; de même les accidents cérébraux, les hémorrhagies actives, les affections syphilitiques, constituent autant de contre-indications très formelles. Quant au reproche qu'on a fait à ces eaux de ramollir le cal des fractures récemment consolidées, il faut en tenir compte, bien qu'au dire de M. le docteur Gans, les faits paraissent avoir été singulièrement exagérés.

On ne saurait non plus apporter trop d'attention au régime alimentaire. Les boissons excitantes, surtout le vin de Champagne, sont rigoureusement proscrites comme favorisant les congestions vers le cerveau, que l'eau minérale n'a déjà que trop de tendance à provoquer. On évitera également les glaces, la salade, les fruits acides et le fromage. Jamais, du reste, aucun mets défendu par la Faculté n'est servi sur la table des restaurants.

Ces espèces de lois somptuaires, jointes à l'absence des jeux de hasard (1), éloignent tous ces chevaliers d'industrie qui viennent, chaque année, s'abattre sur les établissements de l'Allemagne, surtout au voisinage du Rhin : aussi Carlsbad est-il essentiellement un séjour de malades. Ceux-ci, pour la plupart, logent dans des maisons particulières, où la vie est modérément dispendieuse. Quant aux hôtels, on y trouve aussi des appartements à des conditions assez raisonnables, excepté toutefois dans les beaux quartiers des deux Wieses, où, pendant les mois de juin, de juillet et d'août, tout est d'un prix exorbitant.

TRANSPORT (*toutes les sources, surtout le Sprudel*). — Ces eaux subissent le transport sans altération bien sensible, et produisent de remarquables effets thérapeutiques : la dose en est d'un demi-cruchon à un cruchon, le matin. Il faut les boire chauffées au bain-marie, avec les mêmes précautions qu'à la source.

Quant au *sel* dit de *Carlsbad*, dont on fait une exportation considérable, c'est tout simplement du sulfate de soude, à peu près pur, qu'on retire par évaporation de l'eau du Sprudel.

MARIENBAD (BOHÊME)

Sources salines sulfatées froides.

ITINÉRAIRE DE PARIS A MARIENBAD. — Chemin de fer de Francfort et Bamberg, jusqu'à la station de Hof ou de Plauen : environ 28 heures. Voitures de cette station à Marienbad : 11 heures. — *Débours* : 130 fr.

Marienbad n'est qu'à six lieues de Carlsbad. Je ne connais rien de plus gracieux que son aspect au moment où, à un détour du chemin, le village se découvre subitement aux regards, comme par la baguette d'un enchanteur : c'est un véritable parc anglais, avec ses allées sablées, ses bosquets et ses courants d'eau vive, le tout entouré de vastes hôtels destinés pour la plupart à loger les baigneurs. Comment croire, à la vue de tant de richesses et de tant de luxe, qu'il y a quelques années encore cette vallée n'était qu'un triste marécage où s'élevaient de pauvres et chétives masures ?

(1) Bien qu'Horace permette aux peintres et aux poëtes de tout oser, on a lieu d'être surpris que, dans la *Dame de pique* de Scribe, une des principales scènes se passe à *Carlsbad, dans une maison de jeu*, et surtout que Carlsbad soit qualifié, dans le même opéra, de MAISON DE JEU DE L'EUROPE, alors que jamais des maisons de ce genre n'y ont été tolérées.

Les sources de Marienbad, au nombre de sept, sont des sources froides, dont la composition chimique rappelle celle des eaux de Carlsbad. Aussi donne-t-on quelquefois à Marienbad le nom de *Carlsbad refroidi*, que Hufeland lui avait imposé. Parmi ces sources, deux surtout méritent une description à part : ce sont le *Kreutzbrunn* et le *Ferdinandsbrunn*.

Le Kreutzbrunn est la source la plus célèbre de Marienbad, et celle dont on fait le plus usage. Elle jaillit au centre d'une élégante rotonde qu'entoure un triple rang de colonnes reliées par une longue galerie qui sert de promenoir aux buveurs. L'eau de cette source est très limpide ; sa saveur aigrelette et piquante laisse un arrière-goût légèrement salé qui n'est point désagréable. Elle contient, par litre, d'après le professeur Kersten :

	Litr.
Acide carbonique libre.	1,053
	Gram.
Sulfate de soude.	3,873
— de potasse.	0,544
Chlorure de sodium.	1,236
Carbonates alcalins.	1,345
Divers.	0,158
	7,156

Je ne sache pas qu'on y ait encore annoncé la présence de tous les métaux qu'on dit avoir découverts dans les sources de Carlsbad. Ceci, du reste, est l'affaire de MM. les chimistes et ne nous touche que très médiocrement.

Le Ferdinandsbrunn est situé sur les confins de la vallée, à un kilomètre environ de Marienbad : le sentier qui y conduit traverse la forêt dans sa partie la plus agréable, puis aboutit à un élégant pavillon où la source est aménagée. La composition de cette source rappelle parfaitement celle du Kreutzbrunn. Ce sont les mêmes sels et le même gaz, mais à dose un peu plus considérable : son action est également plus puissante.

Les sources de moindre importance sont : les sources de *Caroline* et d'*Ambroise*, distantes de deux cents pas seulement du Kreutzbrunn, et remarquables surtout par la quantité de gaz et de fer qu'elles renferment ; le *Wiesenquelle* et le *Waldbrunn*, qui tirent leur nom, l'une de la *prairie* et l'autre de la *forêt* où elles sourdent : ces sources sont les plus riches de Marienbad en carbonates de magnésie et de chaux. Enfin la source de *Marie*, moins minéralisée

19.

que les autres, mais tellement gazeuse que le bassin où elle jaillit avec bruit par plusieurs griffons, ressemble à une immense cuve en état de fermentation.

Les sources de Marienbad, et nous désignons particulièrement le Kreutzbrunn et le Ferdinandsbrunn, ont à peu près toutes les mêmes propriétés médicinales : ce sont des eaux résolutives par excellence. Bues le matin, et quelquefois aussi le soir, à la dose de huit à dix verres, elles purgent doucement, sans provoquer de pesanteur vers l'estomac ni de satiété. Quelques malades ajoutent à l'eau minérale un peu de lait ou de petit-lait; d'autres la font légèrement tiédir avant de la boire, dans ce cas elle perd un peu de son activité : par exemple, le Ferdinandsbrunn chauffé est ramené au degré de force du Kreutzbrunn froid.

On a recours à ces eaux dans les mêmes circonstances et pour les mêmes affections qu'à celles de Carlsbad. Ce que j'ai dit de celles-ci peut donc s'appliquer à celles-là. Ainsi elles conviennent de même dans les maladies du bas-ventre, spécialement dans les engorgements du foie, de la rate et de l'épiploon; dans les calculs biliaires, la gravelle, la goutte et dans certaines formes de l'hypochondrie (1). La seule différence un peu notable qui me paraisse exister entre les eaux de Carlsbad et celles de Marienbad, c'est que les premières, à cause de leur température très élevée, sont beaucoup plus excitantes que les secondes : par contre, celles-ci, qui contiennent sensiblement plus de principes salins, purgent davantage. Aussi est-ce à Marienbad qu'on devra donner la préférence quand les malades sont facilement excitables, que le sang a de la tendance à se porter au cerveau, et que, par suite, il convient d'opérer et d'entretenir une révulsion un peu active vers l'intestin.

Les eaux de Marienbad possèdent, de plus, la propriété de congestionner les plexus veineux du rectum. Je connais une dame chez laquelle cet effet était si prononcé, que, pendant tout le temps qu'elle prenait ces eaux, les menstrues étaient remplacées, aux époques ordinaires, par un flux hémorrhoïdal. On voit quelles ressources la médecine peut retirer d'une action de ce genre, surtout en Allemagne, où l'usage habituel et souvent exagéré de la bière paraît singulièrement favoriser la production des hémorrhoïdes.

Enfin les eaux de Marienbad méritent, mieux que tout autres peut-être, l'épithète d'eaux *amaigrissantes*. Ainsi, j'y ai envoyé plus

---

(1) Consulter, pour plus de détails, les traités spéciaux des docteurs Heidler, Frankl, Lucka et Kratzmann, médecins près de ces sources.

d'une fois des personnes dont toute la maladie consistait dans un excès d'obésité et qui s'en sont trouvées à merveille.

Les bains d'eau minérale, dont on fait aussi un fréquent usage, ont été aménagés dans un vaste bâtiment qui avoisine l'église, élégant édifice de style byzantin et d'un gracieux effet. Ces bains, qu'alimente la source de Marie, agissent comme un auxiliaire utile de la médication interne ; ils sont bien organisés.

Dans ce même bâtiment se trouvent les bains de boue. On les prépare en délayant dans de l'eau, préalablement chauffée, de la source de Marie, une sorte de terreau noirâtre, friable et pulvérulent, qu'on retire d'une tourbière voisine, et qui paraît être en grande partie formé par des détritus de substances végétales, unies à une matière bitumineuse. On y rencontre à peu près les mêmes sels qu'à Franzensbad ; mais, par une particularité remarquable, le soufre s'y trouve quelquefois par morceaux de plusieurs livres. Il s'en échappe une odeur empyreumatique, rappelant celle du moût de raisin.

Les bains de boue sont très efficaces contre certains engorgements profonds des viscères glanduleux de l'abdomen, par la révulsion énergique qu'ils provoquent vers la peau. Ils déterminent souvent vers cette membrane un mouvement fluxionnaire assez analogue à celui que l'eau minérale, prise en boisson, produit vers l'intestin ; par suite ils aident au traitement ou même quelquefois le constituent tout entier.

Il en est de même des bains de gaz acide carbonique. Ces bains que nous avons dit (*page* 9) être originaires de Marienbad, ont été disposés dans un petit pavillon, au-dessus du courant gazeux très abondant qui s'échappe du sol. Le gaz stimule vivement la peau à la manière des excitants physiques, et bientôt son action se porte sur le système nerveux ; il est utilisé surtout contre les affaiblissements et les roideurs musculaires, les paraplégies commençantes et l'atonie des organes génitaux.

La réputation de Marienbad a toujours été en croissant depuis quelques années. J'y ai rencontré à peu près le même genre de vie et la même société qu'à Carlsbad ; mais très peu de Français.

TRANSPORT (le *Kreutzbrunn* et le *Ferdinandsbrunn*). — Ces eaux fraîchement puisées et transportées avec les précautions convenables, rendent, loin de la source, d'importants services. Elles conviennent surtout aux femmes arrivées à l'âge critique, car, par la dérivation qu'elles provoquent vers le rectum, elles préviennent les hémorrhagies et les engorgements fluxionnaires de l'utérus qui en sont souvent la conséquence. La dose en est d'un à deux verres, le matin.

FRANZENSBAD (BOHÊME).

Sources salines froides.

Itinéraire de Paris a Franzensbad. — Le même que pour Marienbad, dont Franzensbad est distant de cinq lieues.

Le village de Franzensbad, qui n'est qu'à une heure d'Eger (1), possède six sources qui, par leur composition chimique et leur action médicinale, tiennent des eaux sulfatées et des eaux ferrugineuses. Elles sont froides, bien que les coulées de lave, ainsi que le voisinage du volcan éteint de Kammerbuhl, indiquent que le sol d'où elles jaillissent a été ravagé par les feux souterrains. L'eau de ces diverses sources, d'une parfaite limpidité, mousse et petille par le dégagement du gaz acide carbonique. Sa saveur piquante et salée laisse un arrière-goût légèrement styptique, dont les nuances varient suivant le principe minéral qui prédomine.

La source la plus importante et la plus anciennement connue est située à l'entrée même du village : c'est le *Franzensquelle* dont l'eau s'échappe du sol en bouillonnant. D'après Berzelius, 1 litre de cette eau contient $5^{gr},497$ de principes fixes, dont

	Gram.
Sulfate de soude.	3,190
Chlorure de sodium.	1,201
Carbonate de soude.	0,676
— de fer.	0,030

Cette source est très gazeuse, la dose d'acide carbonique libre étant de $1^{lit},503$. Sur le frontispice du petit pavillon qui l'abrite, on lit, gravée en chiffres d'or, la date de 1793. Cette date, qui chez nous ne réveille que de néfastes souvenirs, rappelle au contraire ici l'époque où l'empereur François dota Franzensbad de priviléges qui ont fait depuis la fortune de ces eaux.

A cinq minutes de distance du Franzensquelle, et à l'extrémité d'une jolie allée, se trouvent le *Salzquelle* et le *Wiesenquelle* : ces deux sources ont été aménagées chacune dans deux vastes bâtiments, que réunit une longue galerie servant de promenoir aux buveurs.

(1) De là le nom de sources d'*Eger* par lequel on désigne beaucoup plus communément celles de Franzensbad, au point de les regarder comme deux stations thermales différentes. Or la ville d'Eger ne possède et n'a jamais possédé aucune eau minérale.

La première de ces sources est moins saline que la seconde, et ne contient presque point de fer. Une quatrième source, le *Neubrunn*, est surtout remarquable par la quantité de gaz acide carbonique qu'elle renferme. Enfin le *Sprudel froid*, presque aussi gazeux, complète la liste des sources dont on fait usage en boisson. Une dernière source, le *Louisensquelle*, est exclusivement employée aux bains ; dans son spacieux bassin se réunissent divers griffons, très voisins les uns des autres, sur une surface de plusieurs mètres carrés. Elle rappelle, au point de vue chimique, le Franzensquelle ; seulement elle est plus ferrugineuse et le fer y offre plus de fixité.

Quant aux vertus médicinales de ces sources, on peut dire en thèse générale qu'elles possèdent une action tonique et dissolvante. Bue à la dose de plusieurs verres, cette eau augmente l'appétit, excite les forces digestives, accélère la sécrétion de la muqueuse intestinale, des appareils glanduleux de l'abdomen et des voies urinaires. « L'eau du Franzensquelle, dit Hufeland, dissout et purifie sans » affaiblir ; elle accroît la vitalité du sang sans échauffer ; elle for- » tifie et tend les fibres relâchées, sans être trop astringente. » Aussi les bons effets de cette médication se manifestent-ils particulièrement dans les dérangements chroniques de la digestion, les constipations opiniâtres, l'inertie des viscères du bas-ventre, l'anémie suite d'hémorrhagies passives, la chlorose, et dans les diverses perturbations nerveuses que produit une profonde débilité.

Bien que ces eaux soient spécialement employées en boisson, on les prend aussi en bains : ces bains sont extrêmement toniques. Là ne se bornent pas les ressources hydrologiques de Franzensbad : il y a, de plus, des bains de gaz et des bains de boue.

Les bains de gaz sont à peu près organisés comme à Marienbad ; leur mode d'emploi et leur utilité pratique sont les mêmes ; mais, outre les bains de baignoires, il y a aussi des bains de piscines où l'on peut prendre ces bains de gaz en compagnie. La source qui les alimente se trouve là où était le Polterbrunn, célèbre de tout temps par le bruit qui accompagnait sa sortie du sol, et qui ressemblait de loin au grondement du tonnerre.

Quant aux bains de boue, ce sont peut-être les plus importants de toute l'Allemagne. Le limon minéral (*mineralmoor*), qui sert à les préparer, se distingue par son énorme abondance et sa richesse en substances actives. Ses principales parties constituantes sont les sels de fer, de soude, de chaux et d'argile ; il contient, en outre, l'acide ulmique en grande proportion et diverses autres matières végétales, tant gommeuses que résineuses. Ce limon est luisant et gras au toucher, sa saveur extrêmement styptique : chauffé à la vapeur et délayé dans de l'eau du Louisensquelle, il forme une sorte de bouillie demi-liquide que je ne peux mieux comparer, pour sa consistance et son aspect, qu'à un cataplasme de mie de pain coloré avec l'encre la plus noire. On s'en sert pour bains généraux ou partiels et pour fomentations.

Le docteur Cartellieri m'a dit retirer les meilleurs effets de ces bains de boue dans l'anémie et la chlorose, les vieilles affections rhumatismales et les dépôts goutteux ; dans la névralgie sciatique, dans certaines paralysies indépendantes d'une affection matérielle des centres nerveux ; dans le rachitisme, les anciennes luxations ou fractures, et dans certaines maladies de la peau. Leur action est fortifiante et résolutive.

Le séjour de Franzensbad m'a paru peu animé. On visitera avec intérêt le Kammerbühl, ses énormes masses de scories, et le passage souterrain que, sur la demande de Gœthe, le comte Gaspard de Sternberg fit creuser dans l'épaisseur même du volcan, pour faciliter les recherches géologiques.

De même vous ne pourrez quitter Eger sans qu'un *cicerone* vous ait conduit au greffe de la mairie, dans une salle qu'on croit être l'ancienne chambre à coucher de Wallenstein, l'adversaire de Gustave-Adolphe dans la guerre de Trente ans. Là on vous montrera la pertuisane (1) dont Dévreux le frappa, le 25 février 1634, ainsi que deux affreux petits tableaux qui ont la prétention de reproduire le drame immortalisé par Schiller. Enfin vous irez jusqu'au Vieux-Château pour y voir les ruines de la salle de banquet où les généraux de Wallenstein furent massacrés en une nuit, ainsi que la chapelle double qui est peut-être le plus ancien monument que les templiers aient laissé en Bohême.

TÉPLITZ (BOHÊME).
Sources alcalines chaudes.

ITINÉRAIRE DE PARIS A TÉPLITZ. — Chemin de fer de Francfort et Dresde, jusqu'à la station d'Aussig : 24 heures. Voitures de cette station à Téplitz : 1 heure. — *Débours* : 155 fr.

Téplitz n'est pas moins célèbre comme ville diplomatique que comme résidence thermale. C'est, en effet, dans ses murs que se

(1) Au château de Dux, près de Téplitz, on m'a montré également une pertuisane, que l'on affirme être celle dont se servit Dévreux. Laquelle de ces deux reliques est authentique ? Y en a-t-il même une qui le soit ?

tinrent plusieurs congrès, et que fût signée, en 1813, la fameuse coalition contre la France entre la Prusse, l'Autriche et la Russie (1). Ce que nous allons dire des eaux de Téplitz ne s'applique pas seulement à Téplitz même, mais bien aussi à Schönau, grand et beau village qui n'en est pour ainsi dire qu'un faubourg, les eaux de ces deux localités étant parfaitement identiques, tant au point de vue chimique qu'au point de vue médicinal.

Il y a onze sources minérales, dont cinq à Téplitz et six à Schönau, offrant une température qui varie de 26° à 49° C. La plus chaude est le *Hauptquelle*; la moins chaude le *Gartenquelle* : toutes les deux se trouvent à Téplitz. Ces diverses sources jaillissent à travers des roches de grès rouge, sorte de porphyre dont l'origine paraît être volcanique. Limpide et incolore à sa sortie du sol, l'eau prend, dans ses bassins, une couleur légèrement verdâtre. Sa saveur m'a paru un peu fade, son odeur nulle. Quant à sa minéralisation, elle n'est, par litre, que de 0^{gr},680, dont :

	Gram.
Carbonate de soude.	0,348
— de chaux.	0,042
Chlorure de sodium.	0,056

Les eaux de Téplitz, qu'on n'employait autrefois qu'en boisson, sont au contraire presque exclusivement employées aujourd'hui en bains et en douches. A Schönau se trouvent les établissements les plus élégants et les plus modernes : qu'il me suffise de citer le Stéphansbad, le Steinbad, le Sandbad et surtout le Neubad avec son splendide ameublement et sa terrasse à l'italienne. Téplitz en possède également de très beaux; j'ai particulièrement admiré le Herrenhaus, qui appartient au prince de Clary, et peut être cité comme un établissement hors ligne. On se baigne soit dans des baignoires, soit dans des piscines. Celles-ci sont construites, comme à Wildbad, sur l'emplacement même des sources, de sorte que l'eau qui les alimente se renouvelle sans cesse pendant le bain.

Les eaux de Téplitz, prises à une température un peu élevée, sont des eaux excitantes; prises, au contraire, à une température un peu basse, elles seraient plutôt sédatives : la température joue donc ici un plus grand rôle que la minéralisation. Ces eaux portent spéciale-

(1) Après la bataille de Dresde, Téplitz devint le quartier général des alliés. C'est près de la ville que se trouvent les défilés, si tristement célèbres pour nos armes, de Culm et d'Arbesau.

ment leur action sur le système nerveux. Elles offrent, du reste, une analogie marquée avec celles de Wildbad, de Pfæfers et de Gastein ; seulement elles impressionnent moins vivement l'économie, et leurs effets sont plus faciles à graduer.

La goutte est, de toutes les maladies qu'on traite à Téplitz, celle qui obtient les meilleurs résultats des eaux : près du tiers des malades qui fréquentent ces thermes sont des goutteux. La forme de cette affection la plus appropriée ici au traitement thermal est la forme atonique. Ainsi, vous voyez souvent des malades chez lesquels le principe goutteux, au lieu de se manifester par des accès francs, réguliers, périodiques, paraît être décomposé et, en quelque sorte, disséminé dans l'économie ; ils accusent des douleurs vagues dans les articulations, des élancements sur le trajet des tendons et des nerfs, de la cardialgie, de la dyspnée, des flux muqueux, de la pesanteur dans les lombes et surtout une profonde débilité. Envoyez ces malades à Téplitz ! Bientôt les eaux, s'adressant à la vitalité elle-même, vont provoquer un mouvement humoral du centre à la périphérie, mouvement qui aura pour résultat de dégager les organes envahis, en rappelant au dehors, sans secousse et sans crise, la goutte métastatique.

Parmi les goutteux qui se rendent à Téplitz, un grand nombre viennent déjà de suivre une cure à d'autres eaux, par exemple, à celles de Carlsbad, de Marienbad ou de Hombourg. C'est que ces dernières sources, quand on est obligé d'en prolonger l'usage un peu longtemps, dans le but de neutraliser la diathèse goutteuse, deviennent souvent débilitantes par suite des évacuations continues qu'elles ont déterminées. Or, cette débilité cède parfaitement à l'emploi des eaux de Téplitz.

Ce que je dis ici de la goutte est également applicable à certains rhumatismes, qu'il n'est pas toujours facile de distinguer de la goutte elle-même. M. Richter m'a dit traiter encore avec succès à ces eaux les diverses névralgies, et en particulier la névralgie sciatique : toutefois celle-ci, par sa ténacité, exige presque toujours, pour disparaître, une cure de deux ou trois mois.

Enfin, la plupart des maladies chirurgicales, spécialement les accidents consécutifs aux fractures, trouvent dans l'emploi des eaux de Téplitz une utile médication. La Prusse, la Saxe et l'Autriche ont, à Schönau, de vastes hôpitaux militaires qui, par les affections qu'on y traite, rappellent à certains égards nos établissements de Bourbonne, d'Amélie et de Baréges.

Il résulte de ce qui précède que les eaux de Téplitz ne le cèdent en rien, pour leur importance, aux autres sources de la Bohême. Voici comment, à ce dernier point de vue, je résumerais les propriétés respectives des principales sources de cette région : Carlsbad convient surtout pour les constitutions bilieuses; Marienbad, pour les constitutions obèses ; Franzensbad, si c'est le sang qui est appauvri ; Téplitz, si c'est le système nerveux.

Bien que situé dans une vallée ravissante, que dominent des montagnes boisées et de vieux châteaux en ruine, Téplitz, qu'on nomme quelquefois le *paradis terrestre de la Bohême*, doit la plus grande partie de sa prospérité à ses eaux minérales. La ville, du reste, ne se montre pas ingrate envers elles : ainsi, le jour qu'on croit être l'anniversaire de la découverte de la principale source par une..... truie, est un véritable jour de fête. Afin d'en perpétuer le souvenir, on a placé au-dessus du Hauptquelle, dans le bel établissement du Stadtbad, un bas-relief représentant une scène que l'artiste s'est étudié à rendre attendrissante. On y voit une truie, volant au secours de sa jeune famille qui pousse des cris de détresse, échaudée qu'elle est, avant le temps, par une source minérale bouillante dans laquelle elle est inopinément tombée en pleine forêt. Une inscription latine (*Sues in sylvis pascentes*, etc.) rappelle que cet événement eut lieu le 28 août 762.

Bilin (Bohême). — Ancienne ville située à deux lieues de Téplitz. Sa source minérale, dite source Saint-Joseph, est une eau alcaline froide qui renferme, par litre, $4^{gr},959$ de principes fixes, dont $3^{gr},008$ de carbonate de soude. Ce n'est donc pas sans quelque raison qu'on la désigne quelquefois sous le nom de « Vichy froid ». L'eau en est piquante et aigrelette, par suite de l'acide carbonique dont elle est saturée. Ses propriétés, éminemment fondantes et résolutives, la rendent très précieuse toutes les fois qu'il y a quelque engorgement glanduleux à combattre, ou quelque principe acide à neutraliser. Il s'en consomme, tant à Téplitz que dans le reste de l'Allemagne, des quantités considérables. Elle supporte bien le transport.

PULLNA, SAIDSCHUTZ, SEDLITZ (Bohême).

Sources salines sulfatées froides.

Ces sources sont placées à peu de distance les unes des autres, sur la route de Téplitz à Carsaal. Elles proviennent de plusieurs puits disséminés dans de pauvres villages où les étrangers ne trouveraient pas à se loger : aussi ne les boit-on que transportées. Ces puits ne sont pas des puits naturels; ils sont creusés par les paysans qui, pour leurs usages domestiques, ne boivent pas d'autre eau que celle qu'ils en tirent, celle-ci n'ayant, dans les premiers jours, ni amertume ni propriété purgative. Mais, après quelques semaines de séjour dans les puits, cette eau dissout en plus ou moins grande quantité les principes salins contenus dans la terre environnante, et c'est alors seulement qu'elle acquiert les vertus spéciales qui ont fait la célébrité des *bitterwasser* de la Bohême.

La plus riche de ces sources en substances actives est celle de Pullna. Struve y a trouvé, par litre, 32^{gr},721 de sels, dont :

	Gram.
Sulfate de soude	16,120
— de magnésie	12,107

Saidschütz est moins minéralisé que Pullna, Sedlitz moins que Saidschütz. Baruel avait indiqué dans ces sources une plus forte proportion de sels. Il est impossible du reste que leur composition ne soit pas exposée à varier puisqu'elle dépend du plus ou moins de temps pendant lequel l'eau a séjourné dans les puits qui la minéralisent.

TRANSPORT. — Ces eaux se conservent parfaitement et constituent un purgatif plus doux que les eaux artificielles qui portent leur nom. On expédie également des *sels naturels de Sedlitz*, provenant de l'évaporation de l'eau de cette source. Trente grammes de sels dissous dans du bouillon aux herbes, représentent à peu près, par les effets qu'ils produisent, une bouteille d'eau minérale.

BADE (AUTRICHE).

Sources sulfureuses chaudes.

ITINÉRAIRE DE PARIS A BADE. — Chemin de fer de Munich, Salzbourg, et Vienne jusqu'à Bade même : 39 heures. — *Débours* : 164 fr.

Bade, appelé par les Romains *Aquæ Pannonicæ*, est une charmante petite ville, située à quatre lieues de Vienne, et comme perdue au milieu des bois. Ses sources minérales réunissent, chaque année, une société nombreuse qui s'y rend plus encore pour se distraire que pour se traiter. Bade est pour la capitale de l'Autriche ce qu'Enghien est pour Paris, les eaux de ces deux résidences étant également sulfureuses, avec cette différence toutefois que celles d'Enghien sont froides, tandis que celles de Bade ont une température de 35° à 40° C.

Bade peut être cité comme un exemple de ce que les eaux, utilisées habilement, offrent de ressources à l'hygiène et à la thérapeutique. Ainsi, sur le griffon même des sources, s'élèvent de tous côtés des bains publics ou particuliers, somptueux édifices dont chacun mériterait une description à part. Les principaux sont : le bain Saint-Joseph, le bain Caroline, le bain des Dames, le bain de Thérèse, le bain de Léopold, le bain des Anges et le bain d'Antoine : ce dernier bain surpasse tous les autres en magnificence. Enfin il y a le bain des Pauvres. Quant à la disposition intérieure de ces divers établissements, qu'on se représente de vastes cuviers de sapin, à fond de bois ou de sable, assez profonds pour que les malades puissent s'y promener dans tous les sens, ayant de l'eau jusqu'aux épaules, et garnis intérieurement d'un banc circulaire où ils peuvent s'asseoir. L'eau y arrive par le bas et s'y renouvelle sans cesse, ainsi que l'indiquent les nombreuses bulles de gaz qui traversent le bain en bouillonnant, et viennent éclater à sa surface. C'est donc à peu près le même aménagement qu'à Téplitz.

Bade possède une double école de natation, l'une pour hommes, l'autre pour femmes, qui représente deux magnifiques lacs de dix à douze pieds de profondeur, exclusivement alimentés par de l'eau minérale. Je ne crois pas que les Romains aient jamais construit rien de plus utile ni de plus grandiose. C'est une véritable naumachie, à ciel ouvert et à fond de sable, rappelant par son organisation intérieure nos établissements de bains flottants sur la Seine : notons toutefois qu'au lieu d'eau simple, c'est de l'eau sulfureuse, et qu'au lieu d'être froide, elle est tiède. Cette eau est fournie par la source appelée *Urpsung*, laquelle jaillit au milieu de la promenade publique, et est aménagée sous une élégante colonnade.

Les eaux de Bade rappellent, par leur composition chimique, celles d'Aix-la-Chapelle et d'Aix en Savoie ; elles renferment, par litre, environ $0^{lit},026$ de gaz sulfhydrique.

Quant à leurs propriétés médicinales, je ne puis que renvoyer à ce que j'ai dit des deux Aix. Ainsi elles conviennent de même dans les paralysies, les rhumatismes chroniques, les maladies de la peau, les engorgements scrofuleux, les plaies, les ulcères et la plupart des affections catarrhales. Mais c'est surtout comme séjour hygiénique, que Bade compte, chaque année, des milliers de baigneurs qui viennent retremper leurs forces à ses sources vivifiantes, et respirer en même temps l'air pur de ses forêts (1).

---

(1) Il y a également à Bade un établissement où l'on suit des cures de petit-lait de vache et de petit-lait de brebis.

Vöslau. — Joli petit bourg situé à une demi-heure de Bade, lequel mérite d'être visité pour sa magnifique école de natation, qu'alimentent deux sources artésiennes légèrement tièdes, l'une un peu ferrugineuse et l'autre un peu sulfureuse. Vöslau est le point des environs de Vienne où les habitants de cette ville se rendent de préférence. Il m'a semblé que le dimanche et les jours fériés, l'aspect de Vienne n'était pas sans analogie avec celui de Paris, les bons bourgeois de l'une et de l'autre capitale éprouvant les mêmes besoins de villégiature.

GLEICHENBERG (Styrie).

Itinéraire de Paris a Gleichenberg. — Chemin de fer de Strasbourg, Munich Salzbourg et Vienne, jusqu'à Gratz : 47 heures. Voitures de Gratz à Gleichenberg : 8 heures. — *Débours* : 180 fr.

Gleichenberg est une petite ville représentant une agglomération de villas disséminées dans le magnifique Klaunerstahl, lequel forme en cet endroit un beau bassin que sillonnent des promenades délicieuses. Il y a plusieurs sources minérales. Ce sont des eaux gazeuses et alcalines, d'une température de 15° à 17° C. La plus importante de ces sources, appelée source Constantin, contient, par litre :

	Litr.
Gaz acide carbonique libre.	1,145
	Gram.
Bicarbonate de soude.	2,512

Cette source rappelle par sa composition chimique et ses propriétés médicinales, celles de Salzbrunn et d'Ems. Elle convient, comme elles, dans le traitement des diverses affections pulmonaires, spécialement du catarrhe bronchique et de la tuberculisation menaçante. On la boit pure ou mieux coupée avec du petit-lait de vache, pour en tempérer la trop grande activité. Quelquefois aussi on fait usage à l'intérieur de la source Jean ou de la source de Klausner ; mais toutes les deux sont notablement ferrugineuses, et à ce titre il faut n'en user qu'avec une certaine réserve.

Le séjour de Gleichenberg est sérieux ; en revanche on y respire un air d'une salubrité parfaite et la contrée environnante offre de charmants buts d'excursions. C'est à trois heures de ces bains que se trouve Brunsée, résidence de madame la duchesse de Berri.

Transport (*source Constantin*). — Se conserve bien. Il y en a des dépôts à presque tous les bains d'Allemagne.

CURE DE RAISIN.

Je ne puis quitter ce qui a trait aux eaux minérales de l'Allemagne sans dire un mot d'une médication à laquelle on a fréquemment recours comme devant compléter l'action de ces eaux : je veux parler de la *Cure de raisin*. Cette cure que souvent aussi on emploie seule et d'emblée, constitue un traitement essentiellement tempérant qui a surtout pour résultat d'abattre l'excitabilité générale, de *rafraîchir* le sang, de résoudre les engorgements pulmonaires ou autres, et de modifier les sécrétions. Elle est particulièrement utile aux phthisiques, chez lesquels l'affection conserve un caractère subaigu. Ainsi la fréquence du pouls, la chaleur et la sécheresse de la peau, la coloration trop vive des pommettes, certaines hémoptysies, tous signes que nous savons récuser l'emploi des eaux, deviennent au contraire autant d'indications de la cure du raisin. Voici en peu de mots le régime diététique que le malade devra suivre.

Commencer par une livre de raisin, le matin à jeun, sans avaler l'enveloppe ni les pepins ; deux heures après, nouvelle quantité un peu plus forte. Dîner à midi. Le menu consiste en viande de bœuf et du mouton, bouillie ou grillée, en pain rassis, bien cuit, et en un verre de vieux vin du Rhin ; pas de légumes, sauf toutefois des pommes de terre ou des carottes. Vers quatre heures, nouveau repas de raisin, environ deux livres ; enfin, le soir, souper avec un potage ou avec du thé et du pain blanc. Avoir grand soin, entre chacune de ces évolutions, de faire le plus d'exercice possible, et, lors même qu'on se sentirait altéré, s'abstenir de boire. On mange ainsi, en moyenne, de trois à cinq livres de raisin par jour, et même plus. Les personnes qui ne pourraient pas le supporter, à jeun, doivent commencer par une tasse de café ou de chocolat, et n'essayer du raisin, comme premier repas, que quand l'estomac y est tout à fait accoutumé.

Les raisins les plus convenables ne sont pas ceux dont on fait les vins les plus généreux. On ne choisira pas non plus le raisin doux et aromatique, à pellicule forte, à grains serrés, connu sous le nom de *Riessling* ; mais l'espèce dite *Kleinberger*, dont les baies sont plus grosses, la pellicule plus mince, et qui rend à la pression un suc plus abondant et plus aqueux. Cette espèce se trouve surtout le long du Rhin, dans le Palatinat et dans les principaux vignobles de la Bergstrasse.

La durée d'une cure de raisin est, en général, de quatre à six semaines ; cependant on peut la prolonger beaucoup plus longtemps.

Le moment le plus opportun pour l'entreprendre est le milieu de septembre, car c'est celui où la maturité du raisin est le plus à point.

Le raisin, par le sucre et la gomme qu'il contient, est riche en principes nutritifs. Aussi voyez-vous, chez les phthisiques qui en font usage même à un degré avancé de la maladie, non-seulement l'affection pulmonaire s'amender, mais encore les forces revenir ainsi que l'embonpoint. C'est à tort qu'on lui attribue une action laxative : du raisin de table, de bon chasselas, ne purge pas, souvent même il constipe. Quant aux acides organiques qu'il contient, les expériences de Wœhler et de Millon ont parfaitement démontré que ces acides se brûlent et se détruisent dans l'économie, en laissant pour résidu des carbonates alcalins. C'est ce qui explique pourquoi les urines, dès les premiers jours du traitement, deviennent alcalines, et, par suite, comment certaines affections de la vessie et des reins se trouvent avantageusement modifiées.

L'Allemagne n'est pas le seul endroit où l'on puisse suivre des cures de ce genre. Certaines parties de la Suisse, surtout celles qui avoisinent le lac de Genève (1), s'y prêtent à merveille. Quant à la France, la plupart de ses crus du midi ne le cèdent à aucun autre pays pour les qualités physiologiques et médicinales du raisin. N'oublions pas surtout Fontainebleau : c'est peut-être à son délicieux chasselas que je donnerais ici encore la préférence.

Enfin j'ai entendu vanter, de l'autre côté du Rhin, les cures de *fraises*, de *figues*, de *pêches* et autres fruits (2). Leurs effets thérapeutiques m'ont paru être les mêmes que pour la cure de raisin; toutefois il m'a semblé que cette dernière a une influence plus directe sur l'appareil pulmonaire : par conséquent elle me paraît devoir être préférée pour les phthisiques.

---

(1) Sous le titre « Essai théorique et pratique sur la cure du raisin étudiée à Vevey, » M. le docteur Curchod a publié une des meilleures monographies que nous ayons de ce genre de traitement.

(2) Dans le nord de l'Italie et le Tyrol où ces traitements par les fruits sont également très en faveur, on fait quelquefois suivre aux phthisiques des *Cures de jambon cru*. Un haut personnage avec qui je me trouvais voyager dernièrement de Milan à Venise, avalait de temps en temps, sans pain, de petites tranches de jambon cru, coupées excessivement minces, et il me dit bien se trouver de ce régime.

EAUX MINÉRALES

DE

L'ITALIE.

L'Italie est une des contrées les plus riches de l'Europe en eaux minérales. Je crois avoir le premier en France fait ressortir leur utilité et leur valeur par la relation que j'ai publiée, en 1843, du voyage que je venais de faire à Naples avec Magendie. Toutefois mon travail, à ce point de vue, était loin d'être complet, car je n'avais décrit que les eaux qui avoisinent la Méditerranée. C'étaient, en effet, les seules que nous nous fussions attachés à explorer, comme étant les seules, à cette époque, qui offrissent un véritable intérêt pratique, par suite de la facilité plus grande de leurs abords. Mais, depuis lors, les sources de l'Italie centrale se sont trouvées reliées aux grandes lignes de nos chemins de fer ; c'est au point qu'on se rend aujourd'hui à ces sources avec la même facilité qu'à celles de la Suisse et de l'Allemagne. Il m'a donc fallu entreprendre de nouveaux voyages pour me mettre au courant des richesses hydrologiques, si peu connues encore, de cette partie de la péninsule. Le travail que je publie aujourd'hui comprend mes premières recherches avec Magendie ainsi que celles que j'ai récemment exécutées, cette fois, hélas ! sans le concours de mon illustre et regrettable maître. Combien, et l'on ne s'en apercevra peut-être que trop dans mon récit, combien son absence ici m'a fait défaut !

Je vais décrire toutes ces sources dans l'ordre où elles se présenteront à nous, à mesure que nous nous éloignerons de notre frontière, pour pénétrer au cœur même de l'Italie. L'étendue de chaque notice sera proportionnée à l'importance de la station thermale qui en sera l'objet. Quant aux sources qui, délaissées aujourd'hui, ne se recommandent plus que par le prestige d'anciens souvenirs, nous leur accorderons simplement, à titre de consolation et aussi un peu pour jeter quelque variété dans nos récits, une mention empruntée aux principaux traits de leur passé et de leur histoire.

ACQUI (Piémont).

Sources sulfureuses chaudes.

Itinéraire de Paris a Acqui. — Gagner Suze par le mont Cénis : 28 heures. Chemin de fer de Suze à Acqui : 5 heures. — *Débours* : 120 fr.

Acqui est une petite ville fort laide, mais assez agréablement située sur la lisière des Apennins, à six lieues d'Alexandrie et à dix de Gênes. Son nom lui vient évidemment de ses sources minérales, dont la plus chaude, appelée la *Bollente*, jaillit au centre même de la ville. Elle a été captée dans un vaste réservoir, d'où elle se distribue sur la place du *Ghetto* par deux gros robinets de bronze. L'écoulement en est continu. Sa température, qui est de 75° C., constitue, pour les habitants, une immense économie de combustible, car, de même qu'à Chaudesaigues et à Dax, on emploie l'eau thermale pour toute espèce d'usages domestiques. Il suffit, du reste, de couper cette eau avec moitié de son volume d'eau ordinaire, pour qu'elle ne communique plus au pain ni à la viande aucun goût désagréable. On ne l'utilise point en médecine.

C'est à un quart de lieue plus loin, au delà de la Bormida, et sur la rive droite de ce torrent, si intéressant par les ruines de son aqueduc romain, que se trouvent les sources médicinales. Celles-ci jaillissent au centre de profonds bassins qu'elles alimentent. Elles rivalisent par leur abondance avec la Bollente, et appartiennent, comme elle, à la classe des eaux sulfureuses calcaires. Seulement, leur température est beaucoup moindre, la source la plus chaude ne dépassant pas 46 degrés ; il y en a même une, la source Ravanasco, qui est tout à fait froide. Bien qu'on administre ces diverses sources en bains, l'emploi des boues qu'elles déposent constitue la spécificité thérapeutique d'Acqui.

Ces boues (*fanghi*), d'un gris cendré, friables entre les doigts, d'un odeur de marécage, paraissent n'être autres que le limon et les éléments salins des sources accumulés là depuis des siècles. Autrefois, pour se les procurer, des plongeurs se précipitaient, munis d'un seau, jusqu'au fond des bassins, puis bientôt après ils remontaient à la surface, rapportant leur seau plein de boue. C'était un rude métier ; c'était de plus, à cause de la chaleur des eaux, un métier dangereux qui a fait plus d'une victime. On se contente aujourd'hui d'extraire chaque jour, à l'aide de longues pelles, la provision de boue nécessaire pour les besoins du service. La minéralisation de cette boue se rapproche beaucoup de celle des sources elles-mêmes; malheureusement une bonne analyse de ces dernières est encore à faire. Tout ce qu'on peut dire, c'est qu'elles contiennent du soufre, des sels de chaux et de magnésie, de la silice, un peu d'iode et une matière végétale bitumineuse.

Tandis qu'à Marienbad et à Éger, de même qu'à Saint-Amand, on délaye la boue dans des baignoires, de manière que les malades y prennent de véritables bains, voici comment on procède à Acqui. Le patient (et ce nom ne lui convient que trop) s'étend tout de son long et entièrement nu sur une paillasse préalablement recouverte de boue; laquelle conserve encore sa chaleur native, puis des *fangarolli* lui badigeonnent le corps entier, moins la face, avec un enduit de même nature qu'ils pétrissent entre leurs mains comme du mortier, et qu'ils appliquent par couches de 4 à 5 centimètres d'épaisseur. L'opération terminée, ce n'est plus un homme, c'est un moule. Après une demi-heure ou trois quarts d'heure d'application, on enlève cette boue; elle se détache avec d'autant plus de facilité que, par le fait de l'évaporation opérée à sa surface, elle s'est durcie et crevassée. Enfin, un bain d'eau minérale, dit bain de propreté, clôt la séance.

Il n'est pas toujours nécessaire d'entourer ainsi le corps entier d'une atmosphère de boue. Si l'affection est limitée, que, par exemple, elle occupe un membre ou seulement une articulation, on peut s'en tenir à de simples fomentations locales.

Le premier effet de ces boues est de déterminer dans les parties qui en subissent le contact, un prurit singulier, une vive chaleur, quelquefois même une cuisson insupportable; il s'y développe aussi des battements insolites et profonds. Lorsque l'enveloppement est général, vous observez, de plus, du malaise, de l'anxiété, de la dyspnée. J'ai vu des malades éprouver ainsi jusqu'à un commencement de suffocation, et pourtant l'enduit qui leur recouvrait le cou et la poitrine était disposé de manière à ne pouvoir gêner mécaniquement les mouvements respiratoires. Il y a donc là tout à la fois stimulation localisée et surexcitation de l'ensemble même de la vitalité. On comprend, dès lors, que l'emploi de ces boues doive être plus particulièrement réservé pour les cas où il est besoin d'éveiller, dans les tissus, un travail interstitiel, et de provoquer, vers la périphérie, de véritables congestions humorales. Aussi est-il d'observation que les maladies que l'on traite avec le plus de succès à Acqui, sont les atrophies et les rétractions musculaires, certaines paralysies, les engorgements torpides des articulations d'origine rhumatismale ou goutteuse, les cicatrices difformes, les ulcères calleux et généralement les affections liées à la répercussion de quelque principe diathésique.

Il existe, à Acqui, un établissement thermal (1), où tout baigneur est tenu de loger. Cet établissement m'a paru assez bien tenu, mais le séjour en est triste et la vie y est fort dispendieuse. Ces circonstances, jointes à la nature peu engageante du traitement, font que vous ne verrez à Acqui que de vrais malades, et encore en très petit nombre.

RÉCOARO (VÉNÉTIE).

Sources ferrugineuses froides.

ITINÉRAIRE DE PARIS A RÉCOARO. — Gagner Milan par le Saint-Gothard : 42 heures. Chemin de fer de Milan à Vicence : 7 heures. Voitures de Vicence à Récoaro : 4 heures. — *Débours* : 150 fr.

Le bourg de Récoaro est situé au pied de la chaîne des Alpes, qui sépare la haute Italie du Tyrol méridional. La route qui le relie au chemin de fer suit le torrent de l'Agno, et est principalement remarquable par les souvenirs attachés au pays qu'elle traverse. Surtout n'oubliez pas de vous faire montrer, à Montechio, les deux vieux châteaux de ce nom, qui conservent encore, au plus haut degré, l'empreinte de leur origine féodale. C'est là que vécurent Roméo et Juliette, dont la romanesque histoire a inspiré de si beaux vers à Shakspeare, et de si touchantes mélodies à Bellini. Ne soyez pas surpris non plus si la population de Récoaro vous offre dans sa physionomie et son accent quelque chose d'un peu tudesque. Elle se vante elle-même de descendre de ces fameux Cimbres auxquels Marius fit subir, sous les murs de Vérone (101 ans avant J.-C.), une de ces foudroyantes défaites (2) qu'il ne leur ménageait guère, non

---

(1) Il y existe aussi un hôpital civil. Sur son emplacement s'élevait, il y a trois siècles, un ancien bain romain, englouti par le terrible tremblement de terre qui, le 31 mars 1569, bouleversa toute la contrée et fendit en deux la montagne qui domine Acqui.

(2) Les débris de l'armée des Cimbres, presque anéantie par Marius, trouvèrent un asile dans les forêts impénétrables qui couvraient alors toute cette contrée, et ils s'y creusèrent de véritables souterrains. C'est ce qui ressort du récit de Tacite (*Per sylvas subterraneos specus sibi aperuere*), et des fouilles pratiquées en 1734 au mont Campetto, distant de quelques milles, lesquelles mirent à découvert des voûtes de construction cimbrique.

plus qu'aux Teutons, leurs inséparables et malheureux frères d'armes. Quant à l'aspect du sol, il dénote de toutes parts une puissance de végétation admirable. Ainsi des plants de mûriers et de vignes couvrent les premières assises de la montagne, tandis que des forêts de hêtres et de châtaigniers en couronnent la cime.

Les eaux de Récoaro appartiennent à la classe des eaux ferrugineuses froides. La principale source, celle qui en quelque sorte résume toutes les autres par ses propriétés chimiques et médicales, est la source Royale, appelée aussi source *Lélia*. Elle jaillit sur une hauteur, à cinq ou six minutes du village. L'eau en est limpide, pétillante, mousseuse, d'une saveur d'encre très prononcée. D'après Mélandri, elle contient, par litre :

Litr.
Acide carbonique libre. 0,786

Gram.
Carbonate de fer. 0,030

Elle contient, de plus, 4 grammes environ de sels sodiques et calcaires, ainsi que des traces d'arsenic et de brome.

Il résulte de cette analyse que les eaux de Récoaro se rapprochent beaucoup, par leur composition, de celles de Schwalbach et de Spa. La même analogie se retrouve dans leur action thérapeutique, sauf qu'elles sont un peu laxatives. Ainsi, elles conviennent, comme elles, dans les diverses affections où il s'agit de redonner du ton et des forces à l'organisme ; telles sont surtout l'anémie, la chlorose, l'aménorrhée, l'hystérie, certaines gastralgies flatulentes. On boit ces eaux à la dose de cinq ou six verres par jour. La source Lélia est celle qu'on préfère habituellement ; cependant quelques malades commencent par la source Marianna, comme étant douée d'une énergie un peu moindre.

A deux lieues environ de Récoaro, se trouve la source Catullienne, laquelle, par son mode de minéralisation, rappelle les sources dites artificielles. En effet, ce n'est d'abord qu'une simple eau de roche qui, suintant de divers côtés, s'accumule peu à peu dans une des cavernes du mont Civillina, pour venir ensuite se faire jour à travers un gisement de pyrites argileux. Elle dissout et entraîne de la sorte une quantité notable de fer, que Mélandri évalue à 5 ou 6 grammes par litre ; il s'y mêle de plus une proportion sensible de sulfate de chaux. Cette eau a une odeur vitriolique, un goût astringent et âpre, une teinte tirant légèrement sur le jaune. Son action, fortement styptique, fait qu'on ne peut la boire qu'à doses très fractionnées ; quelques cuillerées d'abord, puis un demi-verre ou un verre tout au plus. L'instant qui précède le repas est celui où l'estomac la supporte le mieux. La source Catulienne agit comme un puissant hémostatique dans les hémorrhagies passives du poumon et de l'intestin, ainsi que dans certaines hématuries. Elle convient également contre les diarrhées séreuses, les vieilles gonorrhées, les leucorrhées abondantes, en un mot, contre les divers flux qui dépendent d'un état de laxité des membranes ou d'un appauvrissement de l'hématose.

Les eaux de Récoaro sont beaucoup plus fréquentées aujourd'hui qu'elles ne l'étaient il y a quelques années. On loge dans le village même où se trouvent de nombreux hôtels, dont plusieurs sont disposés d'une manière aussi confortable qu'économique. Quant aux personnes auxquelles il faut du faste, de la dépense, elles préfèrent la villa Giorgetti, où règne un luxe princier, et qui, par sa situation près de la source Lélia, domine orgueilleusement la vallée. Il y a un Casino, mais il est peu suivi. J'entre dans ces détails, car les eaux de Récoaro conviennent à merveille pour ceux de nos baigneurs que nous devons envoyer d'abord à des sources ferrugineuses, puis qui se proposent d'aller, aux approches de l'hiver, demander à Venise les bénéfices de son site privilégié. Venise en effet offre, en plus de la douceur de son climat, l'immense avantage qu'il n'y a jamais ni poussière ni bruit.

TRANSPORT (*la source Lélia et la source Catulienne.*) — Ces eaux, dont on expédie des quantités considérables, perdent très peu par le transport de leurs propriétés thérapeutiques.

ABANO (VÉNÉTIE).

Sources salines chlorurées chaudes.

ITINÉRAIRE DE PARIS À ABANO. — Le même que pour Récoaro : seulement on quitte le chemin de fer plus près de Venise, à la station de Padoue. De cette station à Abano, une heure de voiture.

Abano ! voilà un nom qui ne figure dans aucun de nos traités d'hydrologie, que nul touriste n'inscrit sur son carnet, que les meilleurs *Guides* du voyageur mentionnent à peine, et cependant la localité qu'il désigne est une de celles qui méritent le plus de fixer notre attention. En effet, vous y verrez sourdre, du sommet d'un petit tertre appelé Mont-Iron, et au milieu d'une prairie que bordent les Apennins, une véritable rivière minérale, laquelle, par son extrême abondance, alimente huit établissements thermaux, en même temps qu'elle fait tourner à elle seule la roue d'un moulin (1). Ses eaux ont la limpidité du cristal. Elles exhalent une légère odeur de naphte et ont une saveur à la fois saline et bitumineuse. N'en approchez vos lèvres qu'avec précaution, car leur température est de 83° C.; en d'autres termes, elle est voisine de l'ébullition. Et cependant, chose remarquable! des plantes, des animaux trouvent moyen de vivre au sein de ces sources brûlantes (2), particularité que Pline n'a garde d'oublier (*Pataviorum aquis calidis herbæ virentes innascuntur nec non ranæ*). Du reste, Pline aimait d'autant mieux à parler de ces eaux, qu'il négligeait rarement l'occasion de s'y rendre lorsque ses fonctions de grand amiral de la flotte romaine l'appelaient dans l'Adriatique.

En voilà plus qu'il ne faut, ce me semble, pour indemniser les touristes du petit déplacement que leur occasionnerait une visite à Abano. Mais non. Les plus piquants problèmes de géologie les laisseront indifférents, tandis que vous les verrez se pâmer d'aise devant telle ou telle cascade qui ne sera souvent que la répétition de vingt autres du même genre qu'ils auront déjà contemplées. C'est qu'étrangers aux sciences physiques, ils ne sauraient admirer de la nature que ce qui frappe superficiellement les sens et non ce qui s'adresse aux méditations des esprits sérieux et cultivés.

Les eaux d'Abano ont de plus, pour nous médecins, un intérêt très réel par les vertus thérapeutiques qu'elles possèdent et que leur composition fait en partie pressentir. En effet elles contiennent, par litre, $6^{gr},598$ de principes fixes, qui sont surtout :

	Gram.
Chlorure de sodium.	3,870
Sulfate de chaux.	1,152
Carbonate de chaux.	1,401
Iodure et bromure alcalins.	0,033

C'est donc à peu près la minéralisation de Bourbonne, de Baiaruc, de Wiesbaden et d'Ischia. Aussi ces eaux sont-elles fortement sti-

---

(1) Ces eaux, au moulin même, conservent encore 80 degrés de chaleur ; d'où la nécessité de renouveler fréquemment le bois de la roue, qui se trouve bientôt comme corrodé.

(2) Le professeur J. Meneghini a publié la flore de ces sources. Quant aux animaux qui, véritables salamandres, vivent dans le même milieu, ce sont surtout de petites grenouilles (*argyronautæ aquaticæ*) et de petits escargots (*paludina thermalis*) : telle est leur habitude du calorique que, quand on les met dans de l'eau froide, ils meurent instantanément.

mulantes. Elles conviennent, comme celles que nous venons de citer, dans les diverses maladies où il importe de réveiller la vitalité des tissus et d'activer la circulation tant profonde que périphérique. On ne les boit pas (1). On ne les administre même que rarement en bains et en douches, leur usage consistant presque exclusivement dans l'emploi des boues. Celles-ci, et c'est encore Pline qui nous l'apprend, étaient déjà utilisées du temps des Romains : « *Utuntur et cœno fontium utiliter.* » On les obtient en délayant dans l'eau des sources le terreau grisâtre qui les entoure, et qui, imprégné déjà de substances salines, achève de se saturer dans les réservoirs où on les soumet à une nouvelle macération. Le principe actif de ces boues n'est donc autre que celui des sources elles-mêmes, mais avec un degré d'action plus énergique.

Les boues d'Abano sont appliquées en topique pour les mêmes cas à peu près que celles d'Acqui ; seulement, le caractère sulfureux de ces dernières les fera préférer toutes les fois que l'affection se trouvera liée à quelque vice herpétique répercuté.

Il ressort de l'analyse que nous avons donnée de la source du Mont-Iron, que cette source renferme une notable proportion d'iode et de brome. Or, on a imaginé de mettre à profit le calorique des eaux pour obtenir ces produits à un degré supérieur de concentration. A cet effet, des jarres de terre, préalablement remplies d'eau minérale, sont disposées par rang dans le naissant même des griffons. La température élevée du milieu où elles baignent, fait promptement évaporer la partie la plus aqueuse de l'eau contenue dans ces jarres ; il en résulte que, tandis que les sels les moins solubles se précipitent au fond du vase, le liquide restant représente une sorte d'eau mère fortement bromo-iodurée. Les sels on les jette. Quant à l'eau mère, on la prescrit par cuillerées à bouche, délayée dans un véhicule quelconque. D'après les faits que m'a cités le docteur Foscarini, le médecin inspecteur, c'est un bon médicament qui agit, comme l'huile de foie de morue, dans le traitement des affections scrofuleuses.

Les établissements thermaux d'Abano sont, avons-nous dit, au nombre de huit. Le plus important porte le nom de bain *Orologio*; c'est le seul un peu confortable, le seul aussi où les étrangers descendent. Dans un rayon de quelques milles autour d'Abano, surtout

---

(1) On boit de préférence l'eau de la source *Raineriana* ou de la Côte, qui jaillit à deux milles de Battaglia. C'est une eau sulfureuse froide, encore incomplètement analysée, que minéralise le gaz sulfhydrique.

à Monte-Grotto et à Battaglia, jaillissent un grand nombre d'autres sources, également exploitées, qui offrent avec celles du Mont-Iron la plus complète analogie. Tout ce groupe de sources s'appelait anciennement *thermes Euganées*, en souvenir des compagnons d'Anténor qui vinrent, dit-on, se fixer dans ces contrées, où ils fondèrent la ville de Padoue.

Abano fut en très grande faveur chez les Romains. Bien que singulièrement déchu aujourd'hui, on y respire encore je ne sais quel parfum d'antiquité qui vous charme et vous captive. Ainsi, voilà les débris de la somptueuse piscine, où Tite-Live, Aronzio Stella, Valérius Flaccus, et tant d'autres personnages illustres que Padoue a produits (1), aimaient à se baigner; voilà l'antre mystérieux où se pressait la foule accourue de toutes parts pour consulter l'oracle d'Aponum (2); enfin, c'est ici que Martial, séduit par la beauté des sites, aurait voulu reposer et abriter ses vieux jours :

> Vos eritis nostræ portus requiesve senectæ
> Si juris fuerint otia nostra sui.

Plus heureux que le poëte latin, Pétrarque vint terminer, près de Battaglia, dans le calme et le silence de la retraite, les dernières années d'une vie si pleine d'agitations et de gloire. On montre au petit village d'Arqua le tombeau qui renferme ses cendres. On y montre aussi sa maison; malheureusement, celle-ci ne possède plus, pour tout mobilier, que sa chatte blanche empaillée : *tristes reliquiæ*. Et encore est-ce bien la même chatte ? Tassoni l'affirme ; je ne vois aucun inconvénient à l'en croire sur parole :

> . . . . Ove la sua gatta
> In secca spoglia guarda dai topi ancor la dotta
> Solia.   (*Secchia rapita.*)

Transport (*les boues, l'eau mère*). — On expédie les boues dans des barils et l'eau mère dans des bouteilles. L'eau mère est celle qui

---

(1)   Censetur Apona Livio suo tellus
      Stellaque, nec Flacco minus.   (Martial.)

(2) L'oracle d'Aponum (Abano) n'était pas moins célèbre que celui de Cumes. C'est cet oracle dont parle Lucien à propos de la bataille de Pharsale :

> Euganeo (si vera fides memorantibus) augur
> Colle sedens ; Aponus terris ubi fumiger exit...

lequel se serait écrié, au plus fort de la lutte dont le séparaient cependant plus de trois cents lieues de distance : « *Vincis Cæsar.* »

se conserve le mieux. Il serait facile d'en faire venir en France, où elles rendraient d'autant plus de services que nous sommes peu fournis en eaux réellement iodées.

PISE (Toscane).

Sources salines sulfatées chaudes.

Itinéraire de Paris a Pise. — Gagner Livourne par Marseille et la Méditerranée : 44 heures. Chemin de fer de Livourne à Pise : 30 minutes. — *Débours* : 200 fr.

Les bains sont situés à environ 7 kilomètres de la ville de Pise, à l'extrémité d'une plaine remarquablement fertile et au pied d'un monticule couvert d'oliviers, où s'élève une chapelle dédiée à saint Julien : d'où le nom de bains de *Saint-Julien* par lequel on les désigne plus communément. Les sources minérales sont nombreuses et appartiennent toutes à la classe des eaux salines calcaires, légèrement sulfatées. D'après la récente analyse du professeur Piria, elles contiennent, par litre, $2^{gr},250$ de principes fixes, dont :

	Gram.
Carbonate de chaux	0,350
Sulfate de chaux	1,136
Sulfate de soude et de magnésie	0,614
Chlorure de magnésie	0,185

C'est donc une minéralisation des plus insignifiantes. Leur température varie de 28° à 33° C.; circonstance qui, jointe au rendement considérable des griffons, permet l'emploi immédiat de l'eau et son renouvellement continuel dans les baignoires.

Ces diverses sources, qui portent chacune le nom d'une divinité païenne (Mars, Neptune, Apollon, Junon, Cérès, etc.), ont été parfaitement aménagées dans deux établissements situés à côté l'un de l'autre sur une petite place en regard de la splendide façade du Casino. Tous les deux comprennent plusieurs piscines et de nombreux bains particuliers. « C'est, a dit Dupaty, la plus belle eau qui coule dans le plus beau marbre. » Cette fois, du moins, le prétentieux auteur des *Lettres sur l'Italie* a jugé sainement. L'un de ces établissements reçoit le groupe des sources de l'Est, l'autre le groupe des sources de l'Ouest. Quant au Casino, appelé Palais de l'Opéra, c'est effectivement un vrai palais comprenant des salons de réunion, un promenoir couvert, une terrasse et toute une série d'élégants appartements, d'où l'on jouit d'une charmante vue sur la campagne. Rien donc ne manque à ces eaux, rien.... si ce n'est plus de baigneurs. Il en est, hélas ! des bains de Pise, comme de la ville elle-même, qui ne renferme, aujourd'hui, que 22,000 habitants, tandis qu'elle pourrait facilement, comme autrefois, en contenir 150,000. Et cependant, ces bains ont eu aussi leurs jours de splendeur. Malheureusement, dans les circonstances critiques où se trouve la péninsule, la fortune ne semble pas devoir leur sourire de sitôt. Je crains bien même que les anciennes inscriptions votives dont le sol est couvert ne soient pour eux, de longtemps encore, d'inutiles épitaphes.

Bien que les eaux de Saint-Julien constituent avant tout des eaux hygiéniques, leur action, d'après le docteur Torri, est souvent utile pour tempérer l'excitation nerveuse, calmer les spasmes, combattre la tendance aux migraines et relever les forces légèrement déprimées. On les emploie principalement en bains. Une seule source, celle d'*el Pozetto*, est quelquefois prise à l'intérieur ; elle n'a d'autre effet que d'être un peu diurétique (1).

Les baigneurs qui fréquentent ces eaux demeurent, pour la plupart, à Pise, d'où le chemin de fer ne met que dix minutes à les conduire chaque jour aux thermes de Saint-Julien. Ce n'est pas que le séjour de Pise soit beaucoup plus récréatif que celui des bains. Ainsi, quand vous avez eu visité les quatre merveilleux monuments de la place du Dôme, savoir : la Cathédrale (2), la Tour penchée, le Campo-Santo et le Baptistère, parcouru les quais magnifiques qui bordent l'Arno, puis cherché, mais vainement, sur la *piazza del Cavalieri*, la Tour de la Faim, où fut enfermé Ugolin avec ses fils, vous connaissez Pise. Seulement cette résidence offre, comme puissant attrait, le voisinage des *Cascines* ou fermes des Médicis, qui sont le bois de Boulogne des Pisans. Qu'on se représente un immense parc, planté d'essences résineuses, où l'on respire un air d'une admirable pureté et qu'anime l'étrange aspect de dromadaires et de chevaux sauvages errant en liberté au milieu d'animaux domestiques. Ce parc s'étend de Pise jusqu'à la mer. La plage, où il aboutit par une longue avenue, est riante et sablonneuse ; une série d'îles, semées comme au-

(1) A peu de distance de Saint-Julien, se trouve la source gazeuse froide d'*Asciano*, simple boisson de table qu'on apprécie d'autant plus à Pise, que l'eau, en général, y est de qualité inférieure.

(2) La lampe de bronze qu'on voit aujourd'hui suspendue à la voûte de la cathédrale est la même dont les balancements furent pour Galiléo, jeune encore, la révélation de la loi d'isochronisme du pendule.

tant d'écueils (1), déroulent à l'horizon leur splendide panorama. Que faut-il de plus pour reposer l'esprit, charmer l'imagination et faire succéder de douces rêveries aux préoccupations fiévreuses de nos cités ?

CASCIANA (TOSCANE).

Sources ferrugineuses chaudes.

ITINÉRAIRE DE PARIS A CASCIANA. — Gagner Livourne par Marseille et la Méditerranée : 44 heures. — Chemin de fer de Livourne à Pontedera, puis voitures jusqu'à Casciana : 3 heures. — *Débours* : 210 fr.

Les sources minérales de Casciana, appelées anciennement bains d'*Aqui*, ne possèdent aucun monument, aucune ruine qui indique qu'elles aient été connues des Romains. Elles s'en dédommagent en rattachant leur découverte à une légende qui remonte à la fin du XIe siècle, et dont le héros ne serait autre que le merle favori de la fameuse comtesse Mathilde. Ce merle, au dire des chroniqueurs, avait vu successivement tomber toutes ses plumes, et, dans sa confusion, il s'était retiré au fond d'un marécage. Là, un secret instinct, ou peut-être l'excès même du désespoir, le firent se rouler chaque jour dans le limon des eaux. Bientôt, ô prodige ! tout son corps se recouvrit d'un épais duvet. Ce duvet grandit, devint plume, et plume du plus beau noir, de telle sorte qu'au bout de trois semaines d'absence, l'oiseau revint chez sa maîtresse plus éclatant que jamais. Il produisit, on le comprend, une vive sensation. Comme on avait épié ses démarches, les mérites de la cure furent généralement rapportés à la source, qui avait passé jusqu'alors pour une eau croupissante et malsaine : aussi s'empressa-t-on d'y organiser des bains. Inutile d'ajouter que les dames de la cour dont la chevelure, par ses avaries, rappelait plus ou moins les infortunes du merle, furent les premières qui en firent usage. Le résultat, je le crains bien, trompa leur attente, mais, en revanche, elles ne tardèrent pas à se sentir plus agiles et plus fortes. Ainsi fut fortuitement révélée l'action tonique des eaux de Casciana.

Et qu'on ne croie pas que ce petit conte soit extrait des œuvres de quelque Perrault italien. Il est, au contraire, relaté tout au long et avec accompagnement de déductions philosophiques dans les graves traités de Bellincioni, Rustighelli et autres hydrologues non

---

(1) Parmi ces îles se trouve celle de Caprera dont il a été si souvent parlé à propos des graves événements dont l'Italie est encore le théâtre.

moins distingués (1). Quand donc, enfin, la science des eaux minérales sera-t-elle réellement une science ?

Toujours est-il que l'expérience de plusieurs siècles a prouvé que les eaux de Casciana sont des eaux essentiellement reconfortantes. Leur composition rend du reste assez bien compte de leurs vertus médicinales. Ainsi elles sont tout à la fois thermales et ferrugineuses. Or, il existe en France et ailleurs beaucoup de sources ferrugineuses froides, mais, par contre, les sources ferrugineuses thermales sont infiniment rares. C'est là précisément ce qui constitue le grand mérite de celles de Casciana, leur température fixe étant de 36° C. Quant au fer qu'elles renferment, il s'y trouve à l'état de carbonate, dans des proportions que l'analyse n'a pas précisées : le gaz acide carbonique le tient en dissolution.

Ces eaux sont employées en bains et en douches, mais surtout en bains; habituellement deux par jour. Une saison se compose de trente bains en moyenne.

On traite à ces eaux les diverses affections qui reconnaissent comme caractère prédominant un appauvrissement du sang ou un défaut de ressort de la fibre nerveuse elle-même. Or, je ne désigne pas seulement ainsi certaines débilités fonctionnelles, telles que la chlorose et l'anémie, dont les eaux ferrugineuses froides triomphent avec assez de facilité. Je veux parler surtout des paralysies par énervement, et des atrophies musculaires qui en sont si souvent la conséquence. C'est dans les cas de cette nature que les eaux de Casciana font quelquefois merveille par l'impulsion vitale qu'elles communiquent à l'ensemble des rouages de l'organisme. Je ne saurais mieux les comparer qu'à nos eaux de La Malou.

Les sources ont été captées dans un assez bel établissement qui sert en même temps de Casino. Mais les distractions de salon sont peu de chose à côté de la promenade dans les riantes collines de Pise et sous un ciel qui réalise pleinement tout ce que l'on raconte du ciel de l'Italie.

A peu de distance du village jaillit une source gazeuse froide, la plus riche en acide carbonique de toute l'Italie. On l'utilise aux repas de la même manière que les eaux d'Asciano, de Seltz et de Schwalheim. Il s'en expédie des quantités considérables.

(1) L'inspecteur actuel, le docteur Chiari, a renchéri encore sur cette anecdote, en rapportant, dans son *Traité des bains de Casciana*, l'histoire d'une tourterelle que possédait sa fille et qu'il a vue recouvrer ainsi toutes ses plumes par l'action régénératrice des bains.

Castrocaro (Toscane). — Eaux minérales froides qui appartiennent à la classe des sources bromo-iodurées. Elles sont situées à 19 lieues de Florence et à 2 de Forli, près de la route qui relie l'Adriatique à la Méditerranée. Il y a trois sources. L'eau en est limpide, d'une odeur *sui generis* et d'une saveur amère fort désagréable. Sa composition se rapproche beaucoup de celle de Wildegg. Ainsi, un itre de cette eau renferme :

	Gram.
Chlorure de sodium	8,753
Bromure de sodium	0,034
Iodure de sodium	0,009

Les eaux de Castrocaro, qui sont pour l'Italie ce que celles de Challes sont pour la France, conviennent surtout pour les engorgements strumeux et les accidents tertiaires de la syphilis. Elles n'agissent qu'à la condition qu'on en continue l'usage pendant longtemps; malheureusement elles occasionnent parfois de la pesanteur et des pincements à l'estomac. Aussi devra-t-on commencer par des quantités médiocres, un quart de verre ou un demi-verre par exemple, pour arriver graduellement à un ou deux verres, proportion que peu de personnes dépassent ou même peuvent atteindre. Elles supportent bien le transport.

Rapolano (Toscane). — Les eaux de Rapolano sont, avec celles de Puzzolente (1), les seules eaux sulfureuses de quelque importance que possède la Toscane. Elles sont situées à deux heures de Sienne, dans un pays sauvage, qui n'offrirait actuellement aux baigneurs qu'une hospitalité par trop primitive. Si donc je les mentionne, c'est que leur valeur intrinsèque m'a paru très réelle, et que je les crois appelées à un prochain et sérieux avenir. Il y a plusieurs sources, d'une température de 28° à 33° C. Une bonne analyse en est encore à faire : tout ce qu'on peut dire, c'est que le soufre s'y trouve à l'état de gaz sulfhydrique. On les prend surtout en bains. Sous cette forme, elles rendent de signalés services dans le traitement des maladies de la peau, et ce n'est pas sans quelque raison qu'on a voulu les comparer aux eaux de Porretta si justement célèbres, du moins en Italie, qui vont bientôt nous occuper.

---

(1) A vingt-cinq minutes de Livourne. C'est une source sulfureuse froide, d'une saveur hépatique et d'une teinte lactescente, agréablement captée dans un pavillon trop petit pour qu'on puisse y résider. On va simplement y prendre des bains, et j'ajouterai des bains fort inoffensifs.

LUCQUES (TOSCANE).

Sources salines sulfatées chaudes.

Itinéraire de Paris a Lucques. — Gagner Livourne par Marseille et la Méditerranée : 44 heures. — Chemin de fer de Livourne à Lucques : 1 heure et demie. Voitures de Lucques aux bains : 2 heures. — *Débours* : 210 fr.

Les bains de Lucques ne se trouvent point à Lucques même ni dans le voisinage de cette ville ; ils en sont, au contraire, distants de 20 kilomètres. On suit, pour s'y rendre, une très jolie route qui, après avoir traversé une plaine riche en vignobles et en pâturages, s'engage dans une vallée qu'arrose la Lima, et qu'ombragent des marronniers tout à fait dignes de leur réputation européenne. Vous ne verrez en chemin d'autre objet d'art qu'un pont de pierre, d'une seule arche, dont la clef de voûte est tellement à pic, que les deux rampes qui en partent le font ressembler à un V renversé. On l'appelle le *Pont du Diable*, dénomination, du reste, fort en usage dans tous les pays de montagnes (1).

C'est au pied des Apennins, tout près du petit village de Ponte a Serraglio, que sont situés les bains. Ils comprennent quelques établissements échelonnés par étages sur le versant occidental de la colline Corsena, dans l'ordre suivant : les Douches basses, Barnabé, les Bains chauds et Saint-Jean. Ces deux derniers occupent le sommet même de la colline, et sont voisins de la délicieuse maison de campagne du grand-duc. Un autre établissement, dit *Bain alla villa*, est distant du village d'environ une demi-lieue. Son exposition au levant et son peu d'altitude y attirent de préférence les malades auxquels il ne faut pas un air trop vif. Ces divers bains, y compris le charmant hôpital fondé par M. Demidoff, ont une organisation à la fois élégante et sévère ; il y règne même un véritable luxe, car, baignoires et piscines, tout est de marbre.

Les sources qui les alimentent sont nombreuses et d'une extrême abondance ; leur température varie de 34° à 56° C. L'eau en est limpide, inodore, onctueuse et presque sans saveur, ce qu'explique leur faible minéralisation, qui est à peu près la même pour toutes. Un

---

(1) Nous avons mentionné (page 106) à Céret, dans les Pyrénées-Orientales, entre Perpignan et Amélie-les-Bains, un pont qui offre avec celui de Lucques une telle analogie, qu'on le dirait construit par le même architecte : on l'appelle également le *Pont du Diable*.

21

litre de la source Barnabé, l'une des plus utilisées de Lucques, ne contient, d'après l'analyse de Moscheni, que $2^{gr},45$ de principes fixes, savoir :

	Gram.
Sulfate de chaux	1,46
— de magnésie	0,50
Chlorure de sodium	0,17
Fer	0,02

Et même cette analyse ne m'inspire-t-elle qu'une médiocre confiance, la somme des principes fixes me paraissant encore exagérée. La quantité d'acide carbonique serait de $0^{lit},185$. L'eau, en se refroidissant, dépose de légers flocons rougeâtres qui ne sont autres que du silicate de fer ; le phénomène est surtout très prononcé à la Douche basse, ce qui lui a valu le nom de *Douche rouge*, par lequel elle est quelquefois désignée.

Quant à l'action médicinale de ces sources, je ne puis mieux la définir qu'en citant les propres paroles de mon spirituel et savant ami, le docteur del Punta, médecin de l'ancien grand-duc (1) : « Lucques, me disait-il, possède trois grands agents thérapeutiques : la promenade, le casino, les bains ; c'est le Baden-Baden de l'Italie. » En effet, les maladies qu'on y traite sont de celles que j'appellerais volontiers des maladies *de salon*, maladies qui ont leur physionomie à part, que les médicaments exaspèrent, et cependant qu'il faut traiter. Or quel meilleur traitement, en pareil cas, que le changement de lieu, le voisinage des bois, un magnifique ciel, des distractions agrestes et quelques bains hygiéniques !

Je n'ai trouvé, au point de vue clinique, aucune différence marquée entre les eaux minérales de Lucques et celles de Pise. Mais, tandis que celles-ci restent à peu près désertes en été, celles-là, au contraire, sont fréquentées par un grand nombre de familles italiennes ou étrangères. En revanche, l'approche des premiers froids est le moment où la ville de Pise commence à se peupler et où l'on abandonne celle de Lucques ; c'est que la première de ces résidences offre en hiver les conditions les plus salubres, tandis que la seconde est presque constamment infestée de brouillards qui en rendent l'habitation désagréable et le séjour malsain.

(1) Que le grand-duc Léopold, aujourd'hui exilé, me permette de lui exprimer ici ma vive gratitude pour l'accueil si particulièrement bienveillant dont il daigna m'honorer pendant mon séjour en Toscane (1858).

MONTE-CATINI (TOSCANE).

Sources salines chlorurées tièdes.

ITINÉRAIRE DE PARIS A MONTE-CATINI. — Gagner Livourne par Marseille et la Méditerranée : 44 heures. — Chemin de fer de Livourne à Monte-Catini : 2 heures et demie. — *Débours :* 205 fr.

L'Italie est bien réellement la terre classique des souvenirs. Ainsi Lucques, que nous venons de quitter, a été témoin d'une des plus grandes scènes de l'histoire : c'est dans ses murs que César, Crassus et Pompée, lors de leur trop célèbre triumvirat (an 60 avant J. C.), se partagèrent les différentes provinces de l'empire, en présence de nombreuses légions prêtes à appuyer par les armes les rivalités de leurs chefs. Monte-Catini, que nous abordons, avait, deux années auparavant, été le théâtre d'événements non moins mémorables. Ce fut, en effet, à peu de distance des bains, au pied même de la montagne qui les domine (*ad montis radices*), que Catilina vint camper avec son armée avant de livrer, près de Pistoia, dans le champ du Picenum (*in agro Piceno juxtà Pistoiam*), la bataille où il fut défait par le consul Petreius. On m'a montré la place où il aurait été trouvé percé de coups, le visage encore animé de toute sa férocité naturelle (*ferociam animi quam habuerat vivus in vultu retinens*) (1). Or, je ne fais allusion ici qu'à des événements accomplis sous l'ancienne Rome. Que serait-ce si, abordant le moyen âge, je rappelais le rôle que la vieille forteresse de Monte-Catini, dont on admire sur les hauteurs les ruines gigantesques, a joué pendant les sanglantes luttes des Guelfes et des Gibelins (2) ? Mais nous sommes ici pour faire de l'hydrologie. Occupons-nous donc, avant tout, des eaux minérales.

Ces eaux jaillissent au pied même du versant méridional des Apennins, entre Lucques et Pistoia, dans la vallée de la Nievole, l'une des plus fertiles et des mieux cultivées de la Toscane. Le nombre des sources est assez considérable ; mais cinq ou six seulement sont

---

(1) Cette belle image de Salluste, l'éloquent historien de ces guerres, a été assez heureusement imitée par Silius Italicus :

Fronte minæ durant et stant in vultibus iræ.

(2) Monte-Catini est surtout célèbre par la victoire que l'armée gibeline, commandée par Uguccione della Gaggiuola, remporta sous ses murs, en 1315, sur l'armée guelfe, victoire qui décida du sort de l'Italie.

utilisées. Elles appartiennent à la classe des eaux salines muriatiques. Quant à leur température, il est difficile de la déterminer bien au juste, en ce que les griffons, au lieu d'être captés à leur émergence, se déversent dans autant de bassins appelés *cratères*, où l'évaporation enlève à l'eau une notable partie de son calorique. Le thermomètre, plongé dans ces cratères, indique de 22° à 29° C. Ce sont par conséquent des eaux trop faiblement thermales pour pouvoir servir en bains et en douches sans réchauffement préalable, circonstance peu importante du reste, puisque leur principale efficacité réside dans la boisson.

Ces diverses sources renferment toutes les mêmes éléments salins; les proportions seules varient. La source du Tettuccio, qui est celle dont on fait le plus usage, renferme, par litre :

	Gram.
Chlorure de sodium	6,672
Carbonates alcalins	0,230
Sulfates de chaux, potasse et soude	1,369
Divers	0,237
	8,508

Elle sert autant en boisson qu'en bains. Les sources de la Torretta, de Rinfresco, de la Fortuna et des Tamerici sont surtout employées en boisson; celles du Bain royal et des Thermes de Léopold, surtout en bains. Cette dernière, vu son extrême minéralisation ($23^{gr},033$), ne saurait aucunement être utilisée à l'intérieur.

L'eau de ces diverses sources, et nous prendrons encore pour type le Tettuccio, est claire, transparente, un peu gazeuse. Sa saveur offre quelque chose de salé et d'onctueux à la fois, qui n'a rien de désagréable. Je ne saurais mieux la comparer qu'à celle de l'eau contenue dans des huîtres bien fraîches qu'on vient d'ouvrir.

On traite à Monte-Catini la plupart des affections rhumatismales et arthritiques que vous êtes sûr de rencontrer dans toute station thermale, et qui en constituent en quelque sorte la monnaie courante ; celles-là, je n'ai point à m'en occuper. Mais on y traite également certaines maladies qui sont plus spécialement du ressort de ces eaux : telles sont les hypertrophies du foie et les flux diarrhéiques. Un mot sur chacun de ces états morbides.

Le mot hypertrophie appliqué au foie désigne des affections aussi diverses par leurs caractères anatomiques que par la nature des sources appelées à les guérir. Pour un grand nombre de personnes, qui dit hypertrophie du foie, dit Vichy ; c'est là une grave erreur, ou du moins une assertion beaucoup trop absolue. Sans doute, Vichy opère de très remarquables cures, mais il est des cas dans lesquels il est besoin non pas seulement de résoudre l'engorgement hépatique, mais d'éliminer au dehors les matériaux qui le constituaient, en d'autres termes, d'obtenir ce que j'appellerai volontiers une dépuration humorale. C'est dans ces cas que Vichy, par cela même qu'il constipe, pourra échouer complétement, tandis qu'au contraire Kissingen et Carlsbad, dont les eaux sont laxatives, réussiront d'emblée. A ce point de vue, Monte-Catini se rapprocherait davantage des deux sources allemandes, puisque indépendamment de son action élective sur le foie, il accroît, comme elles, les sécrétions intestinales. Toutefois vous noterez que les hypertrophies dont il triomphe le plus aisément, sont celles qui se lient à quelque trouble de la circulation de la veine porte, et en particulier à la suppression des hémorrhoïdes. Ce qui le prouve, c'est que la guérison ne sera complète et définitive qu'à la condition que celles-ci se congestionneront de nouveau ou redeviendront fluentes. Or, me disait le docteur Fedeli, le médecin-inspecteur, quinze jours de traitement à Monte-Catini suffisent quelquefois pour amener ce résultat. Le Tettuccio et le Rinfresco au début, la Torretta vers la fin, sont les sources qui paraissent le mieux appropriées ; la dose habituelle est de six à huit verres par vingt-quatre heures.

Nous venons de dire que les eaux de Monte-Catini sont, de même, très efficaces contre les affections diarrhéiques. C'est là une vertu que tous les auteurs qui, à diverses époques, ont écrit sur ces eaux, ont été unanimes à leur reconnaître. Ainsi, Gabriel Fallope raconte qu'une épidémie de dysenterie s'étant déclarée à Pise, en 1564, il eut l'idée de faire venir de ces eaux pour les expérimenter sur ses malades, et que tous ceux qui en burent furent guéris. Baccio, médecin de Sixte-Quint, et contemporain de Fallope, raconte le même fait. Enfin, le célèbre professeur Redi allait jusqu'à déclarer que, « grâce au Tettuccio, on ne pouvait mourir de dysenterie en Toscane. » Ce sont là des assertions trop enthousiastes pour être acceptées comme rigoureusement vraies. On ne saurait, toutefois, méconnaître qu'il est peu de diarrhées chroniques, même parmi les plus opiniâtres, qui résistent à l'emploi intelligent des eaux de Monte-Catini. Le choix des sources qu'on fera boire aux malades est nécessairement subordonné aux susceptibilités organiques individuelles. Quant aux doses, il est essentiel, malgré la parfaite tolérance de l'estomac pour ces eaux, de procéder avec une extrême réserve. Autant, en effet, une douce stimulation de l'intestin sera propre à modifier sa vitalité et ses sécrétions viciées, autant, au contraire, il pourrait être dangereux de réveiller, par des quantités trop fortes, l'irritation latente de la muqueuse. N'est-ce pas là, d'ailleurs, un peu l'histoire de toutes les médications du genre de celles de Monte-Catini, c'est-à-dire plus ou moins perturbatrices ?

Il est un état diathésique que les eaux de cette station modifient avec non moins de succès, c'est celui qui appartient à la cachexie paludéenne. Non-seulement ces eaux résolvent, en pareil cas, les engorgements de la rate et des autres viscères, mais de plus elles agissent sur l'ensemble même de la constitution qu'elles ramènent à des conditions meilleures. Il est d'observation que le tempérament scrofuleux est celui qui se trouve le mieux de leur emploi : à ce point de vue, elles ne sont pas sans analogie avec les bains de mer.

Les sources ont été aménagées dans divers établissements, dont les deux principaux sont les thermes de Léopold et de la Torretta. Si le premier est plus grandiose dans son ensemble, le second offre plus de coquetterie dans ses détails : c'est ainsi qu'avec ses simulacres de créneaux et de mâchicoulis, il ressemble à une miniature de forteresse du moyen âge.

La situation de Monte-Catini, à égale distance à peu près de Florence et de Livourne, distance que le chemin de fer ne met que deux heures à franchir, permet aux baigneurs de profiter des ressources de toute espèce qu'offrent ces deux villes. La campagne qui avoisine le village leur fournit encore d'agréables distractions. Mais, l'excursion qu'ils préfèrent à toutes, tant par la nouveauté que par la splendeur du spectacle qui les y attend, a pour objet la Grotte de Monsummano, à une demi-heure des bains.

GROTTE DE MONSUMMANO. — Cette grotte, dont la découverte ne date que de 1849, représente une immense galerie naturelle, creusée dans l'épaisseur de la montagne dont elle porte le nom, et ne communiquant avec l'extérieur que par une étroite ouverture. Celui qui le premier y pénétra, dut se croire au milieu d'un de ces palais enchantés dont l'imagination des poëtes a peuplé les îles de Paphos et de Cythère. Ce ne sont, en effet, que voûtes étincelantes, délicates arabesques, colonnes en stalactites, siéges de marbre, bassins du plus beau cristal, et, au milieu de toutes ces merveilles, une nappe d'eau limpide et tiède (1), dont les doux effluves se répandent dans l'at-

(1) Cette eau, à laquelle je n'ai trouvé ni saveur ni odeur, ne contient, par litre, que 1^{gr},804 de sels alcalins à base de chaux, soude et magnésie. Sa température fixe est de 25° C. C'est également celle de l'air intérieur de la grotte, dans le point où celle-ci sert d'étuve.

mosphère. Aussi vous attendez-vous, à chaque pas, à quelque apparition fantastique. L'avouerai-je ? Au lieu de nymphes et de naïades, je n'y ai vu que de simples rhumatisants échelonnés pour y prendre de prosaïques bains de vapeur.

TRANSPORT (*le Tettuccio*). — J'ai eu assez fréquemment l'occasion de faire boire de ces eaux à Paris, surtout pour certains engorgements du foie, et il ne m'a pas semblé que le voyage eût modifié d'une manière sensible leurs vertus thérapeutiques. La dose la plus ordinaire est de deux verres le matin.

LA PORRETTA (ROMAGNE).

Sources sulfureuses chaudes.

ITINÉRAIRE DE PARIS A LA PORRETTA. — Gagner Livourne par Marseille et la Méditerranée : 44 heures. — Chemin de fer de Livourne à la station de Pistoia : 3 heures. Voitures de cette station à La Porretta : 5 heures. — *Débours* : 220 fr.

Le petit village de La Porretta est situé au cœur même des Apennins, entre Pistoia et Bologne, tout près de la grande route qui relie ces deux villes. Il occupe une gorge sauvage que traverse un torrent appelé le Reno. Là jaillissent, dans un étroit périmètre, plusieurs sources thermales sulfureuses qui, par leur composition et leurs vertus thérapeutiques, m'ont paru offrir la plus grande analogie avec celles d'Uriage. En effet, elles sont, comme elles, très riches en principes salins : près de 8 grammes par litre, dont 7 de chlorure de sodium. Le soufre s'y trouve de même à l'état de gaz sulfhydrique : $0^{lit},017$. Enfin, elles ont encore cela de commun qu'elles purgent franchement et sont très appropriées au traitement des maladies de la peau. Mais les eaux de La Porretta possèdent de plus une particularité fort curieuse que je n'ai rencontrée, du moins au même degré, dans aucune autre source minérale : je veux parler de la présence au sein de ces eaux d'un gaz inflammable.

Pour s'en assurer, il suffit d'approcher de la surface des sources, principalement de la source d'*el Bue*, un corps en ignition. Il s'y produit à l'instant une petite flamme rouge supérieurement, et d'un beau bleu à sa partie inférieure, que traversent par intervalles des étincelles accompagnées d'explosions légères. Le gaz qui brûle ainsi n'est autre que du carbure d'hydrogène.

Le même gaz s'échappe spontanément du sol par de nombreuses fissures, surtout au voisinage du rocher de Sasso-Cardo. Ce fut un simple cordonnier nommé Spiga qui eut le premier l'heureuse idée de l'utiliser pour l'éclairage, ainsi que le constate le dystique gravé en son honneur dans l'établissement Léoni et Bovi :

> Natura ut dederit morbos dispellere lymphis
> Pellere jam tenebras ars tua SPIGA parat.

Le réverbère qu'il alluma en 1834 n'a, depuis lors, jamais cessé de brûler. Or, sans vouloir disputer aucunement à Spiga les mérites de son invention, je ferai remarquer cependant que celle-ci n'est peut-être pas aussi neuve qu'on serait tout d'abord tenté de le croire. Voici, en effet, ce que je lisais récemment dans Pline : « Polycrite dit » que près de Soles, en Cilicie, l'eau d'une source tient lieu d'huile; » Théophraste, que le même phénomène est présenté en Éthiopie par » une source de même vertu; Lycus, que dans l'Inde est une source » dont l'eau brûle dans les lanternes. On mentionne une eau semblable » à Ecbatane. » (*Hist. nat.*, liv. XXXI.) D'ailleurs, qui n'a entendu parler des fontaines ardentes si communes en Chine ? Ce sont évidemment des sources plus ou moins analogues à celles de La Porretta et saturées, comme elles, de gaz inflammable. Quoi qu'il en soit, peu de personnes se doutent qu'il existe ainsi, au fond des Apennins, une petite ville jouissant du privilége d'avoir un de ses édifices éclairé au moyen d'un gazomètre naturel inépuisable (1).

Nous n'essayerons pas de faire la part, dans l'appréciation des effets thérapeutiques de ces eaux, de ce qui appartient au soufre ou au carbure d'hydrogène, non plus qu'à l'iode, dont elles contiennent des proportions sensibles, mais incomplétement définies. Disons seulement que, bues le matin, à la dose de cinq à six verres, elles activent les sécrétions de l'intestin, sans provoquer en général ni coliques ni ténesme. La source du Lion est celle que l'estomac supporte le mieux. Toutefois son odeur bitumineuse et sa saveur nauséabonde, bien que moins prononcées que dans les autres sources, inspirent à beaucoup de malades une répugnance qu'ils ne peuvent pas toujours vaincre. Quant aux bains, ils sont administrés à la température native des griffons (30° à 35° C.), lesquels ont un rendement assez considérable pour permettre le renouvellement continuel de l'eau dans les baignoires.

(1) A quelques milles des bains, près du volcan éteint de Pietra-Mala, se trouve la fontaine minérale froide appelée *Acqua buta*, dont l'eau, imprégnée de gaz inflammable, présente le même phénomène que les sources de La Porretta. Lalande, qui la visita en 1765, dit que « son eau brûle comme de l'esprit-de-vin, quand on en approche une allumette. »

Nous avons dit que les eaux de La Porretta sont spéciales pour le traitement des maladies cutanées. D'après le médecin directeur, le docteur Paolini, celles de ces maladies qui s'en trouvent le mieux sont : l'acné rosacea, le psoriasis scrotal, le porrigo, l'impétigo, l'eczéma et l'érythème chronique de la face. Une condition essentielle, c'est que toute trace d'inflammation ait disparu dans les surfaces affectées, sans quoi ces eaux, malgré la quantité énorme de barégine qu'elles contiennent et qui en tempère l'activité, provoqueraient une stimulation beaucoup trop vive. Redoute-t-on que le derme ait une impressionnabilité exagérée, c'est à la source de Porretta-Vecchia qu'on donne la préférence.

Les cinq petits établissements où les diverses sources ont été captées sont assez bien tenus. Leur architecture, élégante et gracieuse, contraste agréablement avec l'imposante âpreté de la gorge qu'ils occupent. Vous ne vous attendrez pas, bien entendu, à y rencontrer les délicatesses ni les raffinements de la vie parisienne, mais, en revanche, ils vous offriront ce doux laisser-aller de la vie champêtre, si plein de charmes pour quiconque sait comprendre la nature, alors même que l'art n'en a pas mis en relief les sublimes beautés.

VITERBE (ÉTATS PONTIFICAUX).

Sources sulfureuses et sources ferrugineuses chaudes.

ITINÉRAIRE DE PARIS A VITERBE. — Gagner Rome par Marseille, la Méditerranée et Civita-Vecchia : 54 heures. Voitures de Rome à Viterbe : 8 heures. — *Débours* : 250 fr.

Viterbe est situé au centre d'une contrée volcanique, sur le versant nord de la chaîne du Cimino, et au pied du cône désigné sous le nom de Palanzana. Sur son emplacement s'élevait l'antique Vétulonie (1), cette métropole de la Confédération étrusque qui lutta si longtemps avec succès contre Rome dont elle sembla plus d'une fois devoir balancer la fortune. La ville actuelle n'a pas joué un moindre rôle dans les guerres du moyen âge ; son histoire se trouve, en quelque sorte, écrite sur chaque pierre des tours démantelées et des bastions en ruine qui, de tous côtés, hérissent son enceinte ou en

---

(1) Ce fut Désidérius, dernier roi des Lombards qui, en 774, changea le nom de Vétulonie en celui de Viterbe, menaçant de mort quiconque à cet égard enfreindrait ses ordres : « *Ut Vetuloniam urbem Viterbum pronuntient jussimus, et decreta si quis violaverit, capite punietur.* »

défendent les abords. La campagne qui l'environne est cultivée et fertile, sans cependant mériter l'épithète d'opulente par laquelle Quintus Fabius la saluait autrefois : *opulentæ Etruriæ arva*. Du côté de la mer, la plaine offre une nudité roussâtre. Quant aux sommets du Cimino, ils sont couronnés par des bois de chênes, de liége et de châtaigniers, faibles débris de ces forêts presque impénétrables où les légendes romaines redoutaient de s'aventurer.

Les sources minérales jaillissent à peu de distance de la ville. Elles sont aussi remarquables par leur abondance que par la richesse et la variété de leurs éléments fixes. Il y en a de sulfureuses, de ferrugineuses, de magnésiennes et d'acidules froides. Les Romains les appelaient *Aquæ Cajæ*, et la plupart de leurs historiens les mentionnent avec éloge. C'est d'elles que parle Tibulle dans le 3º livre de ses *Élégies* :

> Vos tenet, Etruscis manat quæ fontibus unda.

Qu'est-il besoin, du reste, du témoignage des auteurs ? Les somptueuses ruines dont le sol est littéralement couvert sont des preuves plus authentiques encore du cas immense que les anciens faisaient de ces thermes. C'est près de la source de Bullicame, si féconde en légendes (1) que se trouvent les plus curieuses et les mieux conservées. Cette source qui appartient à la section des eaux sulfurées calcaires, et dont la température est de 64° C., jaillit comme un puits artésien du sommet d'un cône volcanique où elle forme un véritable lac, puis elle va se distribuer à l'aide de canaux rayonnants dans une foule de fossés où l'on fait rouir du chanvre. Elle alimente aussi deux bassins qui servent de bain public à la classe nécessiteuse.

Parmi les autres sources, et elles sont très nombreuses, deux seulement sont utilisées aujourd'hui, savoir : la source sulfureuse de la Croix et la source ferrugineuse de la Grotte. L'une est minéralisée par le gaz sulfhydrique ; température, 51° C. L'autre est minéralisée

---

(1) Lucrèce prétend que ce fut Hercule qui la fit jaillir d'un coup de sa massue. D'après le même auteur, les émanations qui s'en exhalaient suffisaient pour tuer les oiseaux volant à sa surface.

> . . . . . *Loca altitibus submittere debent*
> *Mortiferam vim, de terra quæ surgit in auras,*
> *Ut spatium cœli quadam de parte venenet.*

L'asphyxie qui les frappait n'est peut-être qu'une fiction poétique, encore bien qu'elle pût s'expliquer par un dégagement plus considérable alors que maintenant de gaz acide carbonique et de vapeurs sulfureuses.

par le carbonate de fer ; température, 49° C. Toutes les deux sont d'une limpidité parfaite. Quant aux proportions de soufre et de fer qu'elles contiennent, l'analyse ne les a pas indiquées avec assez d'exactitude pour qu'on puisse dès maintenant en préciser les doses; elle m'ont paru assez considérables.

L'établissement thermal où ces deux sources sont captées consiste en un corps de logis de bonne apparence, dont la disposition intérieure laisse fort peu à désirer. Il contient 30 baignoires de marbre, 5 douches et une piscine pour 15 à 20 personnes ; il y a de plus quelques appartements à l'usage des malades.

Les eaux de Viterbe méritent d'autant mieux de fixer notre attention qu'elles remplacent aujourd'hui, pour notre armée d'occupation de Rome, celles de Baréges et d'Amélie. On les administre, comme ces dernières, en boisson, en bains et en douches. Or il résulte des observations publiées par M. le docteur Armand, ainsi que des notes qu'a bien voulu me communiquer M. le docteur Gauvin (1), l'un et l'autre chargés successivement du service médical de ces eaux, que les affections pour lesquelles elles conviennent le mieux sont les dermatoses, les rhumatismes, les syphilides, certaines paraplégies traumatiques, l'adénite scrofuleuse, l'anémie et les débilités consécutives à l'intoxication paludéenne. On combine souvent avec avantage l'eau sulfureuse et l'eau ferrugineuse (bains mixtes). On se trouve très bien surtout de faire prendre aux repas de l'eau de la source ferrugineuse dite *acqua Rossa*, laquelle jaillit à 6 kilomètres de la ville, près des ruines de Ferentum. Cette eau, par sa saveur fraîche et piquante, constitue une boisson fort agréable en même temps qu'un excellent digestif.

Quelle est la part de ces diverses sources et de leurs principes constituants dans les guérisons obtenues ? J. Durante, médecin du collège romain, qui écrivait en 1575, s'exprime à ce sujet en termes plaisamment catégoriques : « La vertu de ces eaux, dit-il, est de
» réchauffer par le soufre, de rafraîchir par le fer, d'assouplir par le
» bitume, de restreindre par l'alun, d'humecter par le nitre, de des-
» sécher par le cuivre et de réjouir par l'or en chassant la mélan-
» colie. » J'espère que rien n'y manque. Il est seulement à regretter qu'un aussi perspicace observateur n'ait pas cru devoir nous initier

---

(1) Je dois des remerciments à M. le docteur Gauvin, l'un de nos médecins militaires les plus distingués, pour les notes qu'il a bien voulu me fournir sur les changements opérés aux divers bains de cette partie de l'Italie, depuis l'époque où je les avais visités.

à la marche qu'il avait suivie pour découvrir dans ces eaux tant et de si belles choses. Mais prenons garde de nous montrer trop exigeants à l'égard d'analyses qui ont bientôt trois siècles de date. L'hydrologie moderne n'a-t-elle pas, elle aussi, ses entraînements chimiques et ses illusions pharmaceutiques ?

EAUX APOLLINAIRES (ÉTATS PONTIFICAUX).

Sources salines sulfatées chaudes.

ITINÉRAIRE DE PARIS AUX EAUX APOLLINAIRES. — Gagner Rome par Marseille, la Méditerranée et Civita-Vecchia : 54 heures. Voitures de Rome aux eaux Apollinaires : 3 heures. — *Débours* : 240 fr.

Des ouvriers étaient occupés en 1852, près de Vicarello, à creuser sur l'emplacement d'anciens thermes, les fondations d'un nouvel établissement, lorsqu'ils arrivèrent à un bassin rempli d'eau minérale que masquait une voûte de maçonnerie étrusque. La voûte enlevée et l'eau épuisée à l'aide de pompes, quel ne fut pas leur étonnement de voir le fond du bassin occupé par une masse énorme d'objets d'or, d'argent ou de bronze ! Heureusement toutes les mesures furent aussitôt prises pour les extraire avec les précautions convenables ; on en retira ainsi plus de deux mille livres pesant. La couche supérieure était formée de médailles à l'effigie des empereurs jusqu'à Trajan ; au-dessous se trouvaient des types plus anciens ; plus bas encore ces monnaies massives connues sous le nom d'*œs grave signatum* (1) ; enfin, tout à l'étage supérieur, l'*œs rude*, espèces de dés de cuivre, taillés grossièrement, qui servirent aux échanges lors de l'origine des sociétés. Ainsi on venait de découvrir un établissement thermal antérieur de plusieurs siècles à la fondation de Rome ; car, le bassin qui renfermait ces vénérables reliques n'ayant subi aucune atteinte dans la disposition de ses couches, la place occupée par l'*œs rude* témoignait d'une époque plus reculée que la première civilisation de l'Étrurie.

Comment expliquer ces dépôts successifs dans un même bassin ? Il suffit, pour cela, de se rappeler l'habitude où étaient les anciens de jeter dans l'eau de la source dont ils avaient usé une pièce de monnaie en l'honneur de la naïade. Cette offrande était connue sous

---

(1) Ce sont des carrés allongés, pesant d'une à quatre livres et frappés d'un côté seulement. La figure représentée est un cheval, ou une tête d'animal domestique (*pecus*) ; d'où l'étymologie du mot *pecunia*.

le nom de *stips*. On la faisait aussi bien pour demander aux dieux la guérison que pour en rendre grâce. « Tous les ordres, dit Suétone, jetaient chaque année la stips dans le lac de Curtius, afin d'obtenir le salut d'Auguste. » (*Omnes ordines in lacum Curtii quotannis pro salute ejus stipem jaciebant.*) Les prêtres égyptiens, dans certaines solennités, payaient le même tribut aux eaux du Nil; il fallait que la stips fût d'or (*aurea stips*). Enfin, d'après Pline le jeune, on jetait aussi des stips dans le fleuve Clitumne, et, comme c'étaient des dépôts sacrés, nul n'aurait osé en soustraire, « encore bien que la limpidité de l'eau permît de les compter au fond. » (*Flumen adeo vitreum ut numerare jactas stipes possis.*)

Ces *ex-voto* ne consistaient pas uniquement en médailles et en monnaies. On a retiré du bassin de Vicarello un grand nombre d'autres objets d'une nature toute différente et d'un intérêt non moindre. C'étaient surtout des vases, des coupes et des gobelets, la plupart ornés de dessins, comme ces cristaux aujourd'hui en usage aux eaux de l'Allemagne. Quelques-uns portaient des inscriptions. Ainsi on lit sur une coupe de forme ovoïde et d'un très beau travail : « A Apollon, Q. Cassius, portier (1) (*Apollini Q. Cassius januarius*). » C'était donc Apollon qui présidait à la source. Ce premier témoignage, que vinrent appuyer plusieurs autres aussi significatifs, se trouve encore confirmé par un cippe de marbre sur lequel est écrit en lettres grecques : Ἀπόλλωνι. Or on savait bien, d'après l'Itinéraire d'Antonin et la Carte de Peutinger, qu'il existait dans l'Étrurie méridionale, à 31 milles de Rome, une station du nom d'eaux Apollinaires; seulement, avant les fouilles de 1852, il avait été impossible d'en déterminer exactement la place.

Les pièces les plus remarquables de cette merveilleuse collection ont été déposées et classées, par les soins de l'illustre père Marchi, dans le musée Kircher de Rome. C'est là que vous pourrez aller les

---

(1) Au lieu de « portier » j'aurais peut-être dû traduire « concierge ». Remarquons en effet que ce Q. Cassius qui, à en juger par la valeur artistique de son offrande, devait être un certain personnage, s'intitule « *januarius* » et non « *portitor* ». Or n'y avait-il pas, même à Rome, quelque nuance entre ces deux dénominations? J'en verrais presque une preuve dans la manière dont Virgile qualifie le geôlier des enfers :

> Portitor has horrendus aquas et limina servat
> Terribili squalore Charon.....

Pourquoi « portitor » plutôt que « janitor » ? Le vers eût été le même, mais non peut-être la pensée.

admirer. Je vous recommande surtout trois gobelets d'argent, de forme cylindrique, sur lesquels sont gravés en caractères droits de la belle époque des listes de noms suivis de chiffres romains, le tout aligné symétriquement en quatre colonnes. Ces gobelets constituaient, on peut le dire, de véritables livres de poste. En effet, on lit sur la frise de chacun : *Itinéraire de Cadix à Rome* ; puis, dans les quatre colonnes disposées au-dessous, se déroule l'indication des relais (1), avec la distance qui les séparait. Ces stips avaient appartenu très probablement à des baigneurs étrangers qu'avait attirés du fond de l'Espagne la réputation des eaux Apollinaires, et qui, après avoir heureusement terminé leur cure, avaient offert chacun à Apollon le gobelet postal dans lequel ils avaient puisé la santé.

Quittons, à regret sans doute, mais il le faut, cette mine aussi variée qu'inépuisable qui intéresse à tant de titres le numimaste, le géographe et le médecin. Depuis l'heureux hasard qui a amené la découverte de la piscine qui la recélait, un établissement thermal a été construit sur la source, et l'on va y boire et s'y baigner. Parlons donc aussi de l'eau minérale elle-même.

L'eau de la source Apollinaire ou de *Vicarello*, car elle porte également ce nom, est une eau limpide, abondante, d'une teinte un peu opaline et d'une saveur franchement salée. Température, 45° C. Elle contient, par litre :

	Gram.
Sulfate de soude	0,799
Carbonates alcalins	0,900
Carbonate de fer	0,038
Divers	0,192
	2,039

Voilà une minéralisation qui n'apprend pas grand'chose sur les propriétés thérapeutiques de ces eaux. Nous ne possédons, non plus, aucun travail bien circonstancié sur leurs vertus médicinales. Toutefois il me paraît hors de doute qu'elles rendent d'importants services dans les engorgements granuleux de l'utérus, l'aménorrhée, certaines névralgies, surtout les névralgies sciatiques, ainsi que dans la plupart des affections goutteuses et rhumatismales.

(1) Ces relais, à partir de Cadix, sont : Cordoue, Valence, Sagonte, Tarragone, Narbonne, Nîmes, Embrun, Briançon, Suze, Turin, Pavie, Plaisance, Parme, Reggio, Modène, Bologne, Faenza, Forli, Cesena, Rimini, Pesaro, Fano, Nucérie, Otricoli, puis enfin Rome, en tout 1840 milles romains, soit 732 lieues métriques.

Acqua Santa (Campagne de Rome). — Cette source jaillit à une demi-heure de Rome, entre la route actuelle de Naples et l'ancienne voie Appienne. C'est une eau limpide, froide, sans odeur sensible, mais d'une saveur désagréable persistante. Sa minéralisation est très faible : $0^{gr},553$ par litre, de chlorure, de sulfate, de carbonate et de silicate à base de soude, de chaux et de magnésie. Il y a un bel établissement thermal, construit par Alexandre VII, restauré par Pie VI ; il contient actuellement 24 cabinets de bains. De la fontaine où on la boit, l'eau passe dans un bassin assez large pour qu'on puisse s'y livrer à la natation. Elle est surtout employée avec succès dans les maladies de la peau, les affections calculeuses et les engorgements abdominaux consécutifs à la malaria.

Acqua Acetosa (Campagne de Rome). — Cette source jaillit, comme la précédente, aux portes de Rome, mais dans une direction opposée, sur la route de Florence. On y accède par une très jolie promenade qui longe le Tibre. Tout à côté se trouve Ponte-Molle, célèbre par la victoire de Constantin sur Maxence, dont Jules Romain a fait le sujet d'une des plus belles fresques des *chambres* dites *de Raphaël*, au Vatican. L'eau de ces sources est fraîche, limpide, petillante, d'une saveur aigrelette fort agréable. Elle doit sa principale minéralisation au gaz acide carbonique dont elle contient $0^{lit},875$. C'est une excellente boisson de table, très répandue à Rome pendant l'été, et qui rappelle nos eaux gazeuses les plus estimées.

EAUX ALBULES (CAMPAGNE DE ROME).

Sources sulfureuses tièdes.

Tout près de Tivoli se trouve un lac de 900 mètres de circonférence sur 50 de profondeur, d'où s'échappe aujourd'hui, comme du temps de Virgile, un nuage de vapeurs nauséabondes :

> . . . . Sævamque exhalat opaca mephitim.

Ce lac, qu'alimentent plusieurs sources reconnaissables au bouillonnement de sa surface, occupe un ancien cratère et son trop-plein forme une rivière véritable qui va se jeter dans l'Anio. Le caractère sulfureux de ses eaux, appelées aujourd'hui comme autrefois *eaux Albules*, avait déjà été reconnu dès l'antiquité :

> Canaque sulphureis Albula fumat aquis,

dit Martial. C'est en effet le gaz sulfhydrique qui les minéralise et elles offrent encore la teinte lactescente (*cana*) dont parle le poëte. Quant à leur température, elle est de 24° C. Ce sont par conséquent des eaux presque tièdes. C'est le motif pour lequel Auguste, qui était très impressionnable au froid (1), allait y prendre les lotions hydrothérapiques qu'Antonius Musa lui avait fait continuer, après sa grande maladie, pour combattre l'extrême susceptibilité de son système nerveux (*nervorum causa Albulis aquis utebatur*). Suétone, à qui nous devons ces détails, nous apprend de plus qu'Auguste, au lieu de se mettre le corps tout entier dans l'eau, se contentait d'y plonger alternativement les pieds et les mains, en se tenant assis sur une pièce de bois qu'il désignait du mot espagnol *dureta*, parce que c'était d'Espagne qu'il en avait rapporté l'usage. Du reste, les eaux Albules devaient d'autant mieux lui convenir, qu'il avait, au dire du même historien, la peau couverte de dartres. Suétone en parle absolument comme s'il les avait vues. « C'étaient, dit-il, de larges plaques qui, par leur disposition, leur ordre et leur nombre, rappelaient la grande Ourse (*in modum, ordinem et numerum cœlestis Ursæ*). » J'avoue que, malgré le pittoresque de la comparaison, je ne vois pas trop à quelle famille des dermatoses Auguste devait appartenir. Toujours est-il qu'Agrippa avait fait construire pour l'empereur, tout près du lac, une villa délicieuse; on y montre encore quelques débris de la belle piscine où il se baignait.

Les eaux Albules de même que les eaux Apollinaires, n'ont plus guère pour nous aujourd'hui d'autre attrait que celui des souvenirs. Il est de mode, depuis quelques années, que la jeunesse de Rome s'y rende pour s'exercer à la natation, soit dans le lac lui-même, soit dans le canal (2) qui le relie à l'Anio. On y a récemment élevé un petit bâtiment thermal.

NAPLES (VILLE).

ITINÉRAIRE DE PARIS A NAPLES. — Chemin de fer de Marseille et paquebots de la Méditerranée : 3 jours. — *Débours* : 280 fr.

La ville de Naples possède, dans son enceinte même, deux sources minérales froides, l'une sulfureuse et l'autre ferrugineuse : c'est à

---

(1) Il le craignait à tel point, qu'il portait, en hiver, indépendamment de sa toge, quatre tuniques, une sorte de justaucorps et un gilet de flanelle. *Per hiemem quatuor tunicis, subucula et thoraceo laneo muniebatur.* (Suétone.)

(2) Ce canal fut construit en 1532 par Hippolyte, cardinal d'Este, frère d'Alphonse qui avait épousé, en 1502, la trop célèbre Lucrèce Borgia.

peu près la même disposition que pour Paris, les eaux de Passy et d'Enghien étant également minéralisées par le fer et le soufre. Mais celles de Naples ne sont pas aménagées dans des établissements spéciaux : on y puise, comme aux fontaines publiques. On fait surtout usage de la source sulfureuse, laquelle jaillit dans le quartier de Sainte-Lucie, près du château de l'Œuf (1). C'est cette eau que les *venditori d'acqua* colportent dans la ville ; elle agit à la manière des eaux sulfureuses, sans cependant avoir de propriétés médicinales bien tranchées.

Les principales sources du royaume de Naples se trouvent réparties dans trois localités principales, savoir : la partie est, la partie ouest et l'île d'Ischia.

1° Sources à l'est de Naples.

Ces sources, malgré leur voisinage du Vésuve, sont froides, excepté une seule, l'eau Vésuvienne-Nunziante, dont la température est de 30° C. Elles appartiennent à la classe des sources salines chlorurées. Les plus fréquentées sont l'eau Media, l'eau du Muraglione et l'eau Vésuvienne-Nunziante.

Eau Media. — Cette source à laquelle Pline accorde tant d'éloges sous le nom d'eau *Dimidia*, pour la guérison de la pierre (*calculosis medetur*), jaillit au pied du mont Gauro, près de la mer, à Castellamare. Elle est parfaitement limpide, d'une saveur un peu salée, avec un arrière-goût sulfureux. On la boit le matin à jeun ; la dose moyenne est d'un litre. D'habitude, on ajoute au premier verre, pendant cinq ou six jours, 15 à 20 grammes de crème de tartre, afin de la rendre plus purgative : mais il vaut mieux commencer par l'eau du Muraglione, qui n'est qu'à un mille de distance.

Eau du Muraglione. — Beaucoup plus active que la précédente, cette eau a été comparée à l'eau de Sedlitz ; un demi-litre suffit pour purger. Aussi sert-elle plutôt à préparer les malades, qu'on envoie ensuite à l'eau Media pour le reste de la saison. Souvent on joint à l'emploi interne de ces eaux l'usage des bains de mer.

Eau Vésuvienne-Nunziante. — En allant de Naples à Castellamare par le chemin de fer, qui est, dans la plus grande partie de son trajet, taillé dans la lave, on traverse la Torre dell'Annunziata où se trouve

---

(1) Appelé anciennement *Castello Luculliano*, du nom de Lucullus, à qui il avait appartenu. C'est contre ce château que, sous Charles VIII, en 1495, on fit pour la première fois usage des bombes.

l'eau Vésuvienne-Nunziante. Cette eau, la plus minéralisée de toutes les sources de cette région, a une odeur de naphte et une saveur un peu ferrugineuse. Elle contient, par litre d'eau, 7^{gr},633 de principes fixes, dont :

	Gram.
Chlorure de sodium.	4,804
— de calcium.	0,658
Sulfate de soude et de magnésie.	0,605
Bicarbonates alcalins.	1,415
Fer.	0,011

Elle contient de plus 0^{lit},358 de gaz acide carbonique libre.

Les sources de cette région sont particulièrement employées dans les engorgements des viscères abdominaux, surtout du foie et de l'intestin, les anciens catarrhes de la vessie, certaines gravelles et ces embarras de la circulation de la veine porte, que caractérisent les tumeurs hémorrhoïdales ou des épanchements séreux du péritoine. Les Italiens les vantent beaucoup aussi contre ce qu'ils appellent le *spasme cynique*. Elles m'ont paru offrir quelque analogie avec les eaux de Soden, de Hombourg et de Kissingen, sauf, bien entendu, que celles-ci sont infiniment mieux ménagées.

L'air qu'on respire dans cette partie du golfe de Naples a été reconnu de tout temps comme tellement salubre, que, dans deux épidémies de peste, le roi Ladislas et la reine Giovana II se réfugièrent à Castellamare : aussi recommande-t-on d'y envoyer les malades dont la poitrine est délicate (1). Mais il faut prendre garde à la *tramontana*, qui pousse vers la ville les brouillards du Sarno, et à la poussière volcanique que le Vésuve répand quelquefois dans l'atmosphère, où elle provoque une toux fatigante.

---

(1) Castellamare est bâti sur l'emplacement de Stabie, détruite, de même qu'Herculanum et Pompéi, par une éruption du Vésuve. Or Galien indique la province de Stabie comme réunissant toutes les circonstances les plus favorables pour les phthisiques, savoir : « une colline modérément élevée » et peu éloignée de la mer, la sécheresse de l'air et de bons pâturages. » Depuis Galien, le témoignage des historiens n'a pas varié. Ainsi, au IVe siècle, Symmaque engagea ses fils, souffrants de la poitrine, à se rendre à Stabie. Deux siècles plus tard, Procope disait, en parlant du même endroit : « Les médecins y envoient depuis les temps les plus reculés les malades » atteints de phthisie. » Baccius, médecin de Sixte V, n'est pas moins explicite. Je ferai remarquer toutefois qu'il est en Italie plusieurs autres résidences d'hiver que nous préférons généralement aujourd'hui.

2° Sources à l'ouest de Naples.

Ces sources, au rapport unanime des historiens, ont joui autrefois d'une vogue et d'une célébrité bien grandes. Écoutons Pline : j'aime d'autant mieux à le citer que son livre, image fidèle de l'état de la science à son époque, s'adresse aux personnes du monde aussi bien qu'aux savants. « Nulle part, dit-il, les eaux minérales ne coulent
» avec plus d'abondance et avec des propriétés plus diverses que
» dans le golfe de Baïa : sulfureuses, alumineuses, salées, nitreuses,
» bitumineuses, quelques-unes même mêlées d'acide et autres sub-
» stances. On utilise jusqu'à la vapeur qui s'en échappe. Suivant
» leurs espèces, ces eaux sont bonnes pour les nerfs, les pieds, le bassin,
» les os luxés ou fracturés. Elles purgent les humeurs, elles cicatrisent
» les plaies, guérissent les maux de tête et d'oreille (1). La source de
» Cicéron est surtout souveraine pour les yeux. »(*Hist. nat.*, liv. XXXI.)
Au témoignage des historiens, s'ajoute celui des monuments. Ainsi, à en juger par les ruines qui couvrent le sol, l'espace compris entre Pouzzoles et Baïa devait être littéralement encombré d'établissements thermaux (2). Il y a même trois édifices désignés communément encore sous les noms de temples de Diane, de Vénus et de Mercure que je me suis assuré n'être autres que les débris d'anciens bains romains ; j'y ai retrouvé les canaux de terre cuite qui servaient à amener l'eau minérale jusque dans leur enceinte.

(1) Il est souvent parlé, chez les auteurs anciens, « des plaies d'oreille», lesquelles étaient la conséquence des luttes du pugilat. Ces plaies, très rares chez nous, sont au contraire très fréquentes chez les Anglais, où la boxe est encore aujourd'hui en assez grand honneur.

(2) Les Romains se rendaient aux bains de Baïa pour s'y traiter et aussi un peu, comme on va si souvent aux eaux de nos jours, par désœuvrement et par mode. C'était, d'après Horace, l'endroit le plus délicieux de l'univers :

Nullus in orbe locus Baiis prælucet amœnis.

Malheureusement ce devint bientôt un lieu de dissolution. Martial appelle Baïa, *Littus beatæ Veneris aureum*, et Properce :

Littora quæ fuerunt castis inimica puellis.

Enfin Sénèque, ce beau parleur de vertus que cependant il pratiquait si peu, va jusqu'à reprocher à Scipion l'Africain de s'être retiré à Baïa pendant son exil : « La chute d'un tel homme, dit-il, ne devait pas avoir lieu sur
» un sol aussi mou (*Ruina ejus non erat tam molliter collocanda*). »

Aujourd'hui toutes ces sources sont tombées dans un complet abandon, par suite de l'insalubrité actuelle de l'atmosphère qui, particulièrement en été, empêche qu'on puisse se fixer à Baïa. Les rares malades qui s'y rendent dans la journée viennent de Naples, et encore leur faut-il traverser ce long tunnel qu'on nomme la Grotte de Pausilippe, et que parcourt un air froid. Après le bain, le corps est en sueur ; vous vous exposez, pour éviter la *malaria*, aux dangers d'un refroidissement. Je ne ferai par conséquent que mentionner ces sources, dont les propriétés rappellent celles d'Ischia, sur lesquelles je m'étendrai davantage. Les principales sont :

Bagnoli. — La source jaillit vis-à-vis de l'île de Nisida, qui vit les adieux de Porcie et de Brutus, et qui sert aujourd'hui de lazaret. — *Subveni homini.* On l'aperçoit un peu avant d'arriver de Naples à Pouzzoles. — *Pisciarelli.* Située sur le flanc septentrional de la Solfatara. — Enfin, l'eau du *temple de Sérapis*, au milieu de magnifiques ruines dont les colonnes sont percées, à une hauteur de 5 mètres, par des mollusques lithophages, preuve évidente qu'elles ont séjourné assez longtemps dans la mer. L'immersion (1) de la partie inférieure de l'édifice, qu'un nouveau mouvement de terrain a reporté ensuite à la place qu'il occupe aujourd'hui sur une hauteur, a dû avoir lieu depuis le règne de Septime-Sévère ou de Marc-Aurèle, car, sous ces empereurs, il était encore dans tout son éclat.

Toutes ces sources sont thermales. Celle de Bagnoli, qui est la plus usitée, a une température de 41° C. Elle contient, par litre, 3^{gr},990 de principes fixes, dont :

	Gram.
Chlorure de sodium	1,236
— de calcium et de magnésium	0,565
Carbonate de soude	1,041
Fer	0,069

J'ai été à même de constater ses bons effets dans le traitement des affections paralytiques, cutanées et rhumatismales. On a beaucoup vanté l'eau de Pisciarelli (source *Leucogée* de Pline), comme étant très efficace, en gargarisme, dans le traitement de certaines

---

(1) Ces affaissements du sol, dans les terrains volcaniques, sont loin d'être rares. Ainsi, par exemple, sur la côte de l'Inde, les massives pagodes de *Mélien Warom*, qui dominaient toute la contrée, sont descendues presque entièrement au-dessous du niveau de la mer, dont les vagues se brisent aujourd'hui contre ces singuliers écueils.

ulcérations chroniques de l'arrière-gorge et du larynx. J'ai cherché vainement, près des ruines de la somptueuse villa que Cicéron possédait sur le bord de la mer, entre le lac Averne et Pouzzoles, la source si célèbre pour les yeux qui jaillit peu de temps après sa mort, et à laquelle on donna son nom. Cette source, dont l'affranchi Laurea Tullius a célébré les propriétés dans des vers qui, au jugement de Pline, méritent « d'être lus dans l'univers entier et non sur le lieu seulement (1), » a disparu aujourd'hui.

3° Sources d'Ischia.

Ischia, ancienne Pythécuse des Grecs, est une île de formation volcanique : aussi toutes ses eaux sont thermales. C'est pour faire allusion aux cataclysmes qui accompagnèrent sa sortie spontanée des ondes, que les légendes païennes l'attribuent à la lutte des géants contre les dieux, et portent que Typhon, foudroyé par Jupiter, fut enseveli sous l'Épomée. Les eaux minérales d'Ischia sont, à juste titre, les plus célèbres de toute l'Italie. M. Chevalley de Rivaz, ancien élève de Magendie, en a publié une excellente description.

Parmi ces sources, deux surtout méritent une description à part ; ce sont : Gurgitello et Citara.

GURGITELLO.

Source saline chlorurée chaude.

Cette eau, ou plutôt ce groupe de sources d'une température de 52° à 95° C. jaillit dans le vallon de Furgitello. L'eau en est claire,

---

(1) Voici un échantillon de cette fameuse poésie. J'avoue que je partage médiocrement à son endroit l'enthousiasme de Pline :

Hic etiam apparent lymphæ non ante repertæ
Languida quæ infuso lumina rore levant.
Nimirum locus ipse sui Ciceronis honori
Hoc dedit, hac fontes quum patefecit ope,
Ut quoniam totam legitur sine fine per orbem,
Sint plures oculos quæ medeantur aquæ.

« Là apparaissent des eaux toutes nouvelles qui, par leur contact, guérissent les yeux malades. Sans doute la campagne de Cicéron a voulu honorer sa mémoire, en mettant au jour ces sources salutaires. Ses écrits lus sans cesse dans l'univers entier exigeaient pour les yeux le secours de nouvelles eaux. » (PLINE, *Hist. nat.*, liv. XXXI).

limpide, un peu onctueuse au toucher, sans odeur bien déterminée, d'une saveur faiblement saline et nauséeuse. Une grande quantité de bulles, formées de gaz acide carbonique, viennent éclater à sa surface en produisant une sorte de gargouillement : d'où le nom de *Gurgitello*. D'après Lancelloti, ces sources renferment, par litre :

	Gram.
Chlorure de sodium	3,050
Bicarbonates alcalins	2,979
Sulfate de soude et de chaux	0,788
Divers	0,135
	6,952

On fait surtout usage de cette eau en bains et en douches. Son action paraît plus particulièrement se porter vers la peau, qui devient le siége d'un travail phlegmasique, sans toutefois qu'il s'y manifeste habituellement d'éruption. On l'emploie également à l'intérieur; quelques verres suffisent pour produire un effet laxatif. Sous l'influence de ces moyens combinés, la fièvre thermale se déclare, en d'autres termes le travail de réparation commence ; si l'on n'y prenait garde, cette fièvre pourrait atteindre de trop fortes proportions qu'on ne pourrait ensuite maîtriser.

L'eau de Gurgitello est spécialement appropriée aux tempéraments lymphatiques ou strumeux. Vous voyez disparaître, sous son influence, l'engorgement des tissus parenchymateux, les gonflements articulaires, les ankyloses incomplètes, certaines collections aqueuses ou purulentes, et les divers flux muqueux qu'entretenait l'atonie des membranes. Combien de malades perclus d'un ou de plusieurs membres, par le fait de vieilles affections goutteuses ou rhumatismales, ont dû leur guérison à ces puissantes eaux ! M. Chevalley de Rivaz vante beaucoup leur efficacité contre les caries osseuses ; il s'appuie, à cet égard, du témoignage de Dupuytren qui, pendant son séjour à Ischia, fut témoin de nombreuses cures dont il put suivre les périodes successives. Mais c'est surtout dans le traitement des paralysies des membres inférieurs, indépendantes de toute affection organique de la moelle, que les eaux de Gurgitello peuvent être regardées comme jouissant de propriétés réellement admirables. Souvent, en pareil cas, on emploie, concurremment avec l'eau minérale, les étuves et les bains de sable chauffé naturellement par les émanations volcaniques du sol.

Les malades d'un tempérament nerveux et irritable feront bien de commencer le traitement par des eaux moins minéralisées, et de n'arriver que par degrés à celles de Gurgitello. Aussi la plupart prennent-ils d'abord les bains de Bagno-Fresco, de la Rita ou de l'Immaculata.

CITARA.
Sources salines chlorurées chaudes.

Cette source est renommée, depuis les temps les plus anciens, comme possédant des vertus héroïques contre la stérilité : on croit même que le nom de *Citara* lui a été donné en l'honneur de la déesse de Cythère (1) qui avait tout à côté un temple magnifique. Elle n'a, du reste, presque rien perdu aujourd'hui de sa célébrité. De jeunes femmes, privées du bonheur d'être mères, viennent chaque année à Citara, d'où la plupart emportent une douce et consolante certitude. Serait-ce que ces eaux, par quelque vertu merveilleuse, justifieraient réellement les fictions des poëtes ? Laissons à ces derniers leur brillant domaine, et cherchons une interprétation plus positive. L'eau de Citara, dont la composition rappelle celle de Gurgitello, sauf qu'elle contient du fer, plus de chlorure de sodium et moins de sels alcalins, est éminemment tonique et stimulante. Aussi convient-elle surtout à ces jeunes femmes pâles et maladives qui n'usent que de viandes blanches, ne boivent que de l'eau, se baignent sans cesse, se font ôter du sang, et cela, parfois, pour déterminer ou entretenir cette décoloration des traits qui donne plus de relief à leur beauté. Elles sont stériles. C'est que l'atonie et la langueur qui pèsent sur leur constitution appauvrie ont produit chez la plupart d'entre elles d'abondantes leucorrhées ; souvent aussi la menstruation est devenue irrégulière. Dès lors, quoi d'étonnant que la stimulation minérale, en même temps qu'elle remonte l'organisme dans son ensemble, se fasse tout particulièrement sentir sur l'appareil utérin et réveille ses aptitudes à la conception !

J'en ai dit assez pour faire voir dans quelles circonstances principales ces eaux de Citara peuvent triompher de la stérilité. En conclurons-nous que toute stérilité devra céder ainsi à leur influence ? Évidemment non : à côté de quelques cas heureux, il y a nécessairement des insuccès. Je sais qu'à Ischia les jeunes filles sont pubères de très bonne heure. Je veux bien encore que le séjour au milieu de sites

---

(1) Vénus n'était pas la déesse qui, dans les idées païennes, présidait à la conception. Je crois donc que le mot *citara* vient plutôt de χυτηριον, qui signifie *favorable à la grossesse*. Hippocrate donne à un médicament l'épithète d'αχυτηριον, pour désigner qu'il rend stérile.

enivrants prédispose l'âme aux sensations affectueuses ; que nos corps, enveloppés d'une atmosphère volcanique, reçoivent de l'air et du sol quelque chose de ce feu secret qui se traduit, chez le végétal, par une séve exubérante. Mais prenons garde de trop généraliser : l'enthousiasme, ici comme toujours, mènerait à la déception.

La source de Citara, par le fait seul de l'affluence des personnes que la vogue y conduit, a dû guérir plus de cas de stérilité que les autres sources de l'île. Toutefois il n'est pas impossible non plus que ces eaux, par leurs qualités intrinsèques, soient mieux appropriées à l'appareil utéro-vulvaire.

On peut quelquefois rapporter à la stérilité ce qui est le fait de l'impuissance virile. L'observation démontre que la source de Citara a de même ici une efficacité marquée, laquelle s'explique très bien par l'action tonique de l'eau minérale et par les influences climatériques dont je viens de parler.

Mentionnons simplement les autres sources d'Ischia, car, à quelques nuances près, elles ont les mêmes propriétés.

L'eau de *Cappone* était appelée autrefois eau de l'*Estomac*, à cause de son utilité dans les maladies de ce viscère ; comme celle d'*Olmitello*, on la prescrit avec succès contre la gravelle rouge. *Bagno-Fresco* est célèbre pour la guérison des affections cutanées. *Santa-Restituta* paraît exercer une action spéciale sur les contractions utérines, qu'elle sollicite vivement. Le bain de la *Fontaine* convient aux personnes amaigries (*consumptos reparat*) ; celui de *Castiglione* aux personnes obèses (*emaciat*). Quant aux sources de la *Rita*, de *San-Montano*, de *François I*er et de *Nitroli*, je n'ai rien à en dire, si ce n'est qu'elles sont franchement toniques.

Ischia possède des étuves naturelles assez nombreuses. Celle de Castiglione est la plus forte : en plaçant le thermomètre dans les crevasses par où s'échappe la vapeur, le mercure monte entre 50° et 60° C. On préfère généralement celle de San-Lorenzo, dont l'action, beaucoup plus douce, est aussi mieux supportée. La vapeur de cette étuve est humide : elle est, au contraire, sèche à Testaccio. Quant aux bains de sable, ou *arènes*, j'ai surtout remarqué ceux de Santa-Restituta, près de la source de ce nom.

INFLUENCE DES VOLCANS

SUR LES

SOURCES MINÉRALES QUI LES AVOISINENT.

Un fait démontré aujourd'hui, c'est qu'il existe certaine liaison entre la composition des eaux minérales et celle des volcans qui les avoisinent. Ainsi, les gaz que charrient ces eaux sont de même nature que ceux que vomit le cratère ; les sels et les matériaux nombreux qu'elles tiennent en dissolution sont également pour la plupart de formation volcanique. On rencontre, de même, près des volcans en activité, des sources dont les éruptions à peu près périodiques rappellent assez celles de ces volcans : telles sont les fameuses sources de Geyser, en Islande. Ces sources font entendre d'abord un bruit souterrain formidable, puis tout à coup de volumineuses gerbes d'eau jaillissent jusqu'à une hauteur de près de 100 mètres ; elles lancent avec elles du sable, des cailloux et même des masses granitiques. On a pareillement observé, dans quelques eaux minérales de Naples, des alternatives de baisse et de hausse, coïncidant avec diverses évolutions des volcans. Enfin personne n'ignore qu'un grand nombre d'eaux minérales empruntent leur température élevée au terrain volcanique qu'elles traversent avant de venir s'échapper à la surface du sol : ainsi le Vésuve, la Solfatare et l'Épomée peuvent être envisagés comme d'immenses foyers de réchauffement.

Puisque les volcans agissent tout à la fois sur la composition, le mode de jaillissement et la chaleur des eaux minérales, il n'est peut-être pas sans utilité de faire suivre l'histoire de ces eaux de quelques détails sur les volcans eux-mêmes. Ces détails nous serviront aussi d'introduction à ce qui nous reste à dire des étuves, lesquelles sont également, pour la plupart, de provenance volcanique.

Le Vésuve, par sa proximité et l'immense intérêt qui s'y rattache, s'offre tout naturellement à nous comme objet d'exploration. On s'est plutôt attaché jusqu'ici à dépeindre les grandes éruptions, alors que le cratère se déchire, que des roches incandescentes pleuvent dans l'atmosphère, et qu'une avalanche de feu coule, avec une majestueuse lenteur, sur les flancs embrasés du volcan. La lettre de Pline le jeune à Tacite, lettre dans laquelle il raconte la terrible éruption de 79, est un document de plus haut intérêt (1). Seulement toutes ces descriptions n'apprennent rien sur ce qu'est le Vésuve dans ses moments de repos. Pour nous, acceptant un rôle plus modeste, mais peut-être plus instructif, nous gravirons paisiblement la montagne pendant qu'elle est calme, puis nous descendrons dans le cratère, jusqu'à l'orifice même de l'immense fournaise où fermentent et bouillonnent les matériaux d'une prochaine éruption.

ASCENSION AU VÉSUVE.

Parti de Portici le soir, je fis mon ascension au Vésuve dans la nuit du 28 juillet 1843. Un guide me précédait, éclairant le chemin avec une grosse torche de résine et de chanvre. Quand il y a plu-

(1) J'extrais de cette lettre les passages suivants : « Je me trouvais avec
» mon oncle à Misène. Ma mère vint nous prévenir que, dans la direction du
» Vésuve, apparaissait un nuage d'une grandeur extraordinaire. De tous
» les arbres, le pin est celui qui en représente le mieux la ressemblance et
» la forme; en effet, le nuage avait comme un tronc très allongé qui s'éle-
» vait fort haut, puis se partageait en un certain nombre de branches. Mon
» oncle jugea un pareil phénomène considérable et digne d'être connu
» de plus près. Il fit mettre en mer des quadrirèmes, puis s'embarqua, gou-
» vernant directement vers le péril. Déjà la cendre tombait sur les vaisseaux,
» d'autant plus chaude et plus épaisse, qu'on approchait davantage : déjà
» même arrivaient des pierres ponces et des pierres noires, calcinées et
» brûlées par le feu ; déjà le fond de la mer s'était subitement élevé comme
» une montagne et barrait le passage..... Arrivé à Stabie, mon oncle se
» met à table et dîne gaiement. Cependant la cour se remplissait telle-
» ment de cendres que, si l'on fût resté plus longtemps dans la chambre, on
» n'aurait pu ensuite en sortir. En même temps les murailles chancelaient
» par de fréquents tremblements ; et, comme arrachées de leurs profon-
» deurs, elles semblaient osciller dans tous les sens. On se décide à ga-
» gner le rivage. Chacun se met des oreillers sur la tête et se les attache
» avec des linges, dans le but de se garantir contre la chute des pierres.....
» Tout à coup des flammes et une odeur sulfureuse mettent tout le monde
» en fuite. Mon oncle, appuyé sur deux esclaves, se lève et se redresse, puis
» il retombe aussitôt pour ne plus se relever. Je pense que la vapeur épaisse
» lui coupa l'haleine et lui ferma le passage de la respiration, qui, chez lui,
» était habituellement courte et haletante. Le lendemain on retrouva son
» corps intact et couvert de ses vêtements : son apparence était plutôt
» celle d'une personne qui repose que celle d'un mort. »

sieurs ascensions dans la même nuit, c'est un curieux spectacle que celui de ces lumières qui serpentent, comme autant de météores, sur le versant occidental du volcan. Depuis le bas de la montagne jusqu'à la petite cabane appelée l'*Ermitage*, les substances qui proviennent de la décomposition des cendres vomies par le cratère recouvrent la lave d'un terreau extrêmement fertile. C'est là qu'on récolte le fameux vin de Lacryma Christi. Triste fécondité cependant que celle qui est ainsi achetée au prix d'incessantes alarmes !

Il était une heure quand j'arrivai à l'Ermitage. Je m'attendais à rencontrer là quelqu'un de ces vénérables religieux qui inspirent à la fois l'admiration et le respect. Je fus bien désappointé. Le prétendu ermite du Vésuve est tout bonnement un cabaretier qui a pris à ferme cette auberge, et vend fort cher du vin frelaté ; il n'a d'un ermite que la robe de bure, le capuchon et un gros trousseau de clefs, auxquelles il manque des serrures à ouvrir.

A partir de l'Ermitage, le chemin cesse bientôt d'être praticable pour les montures. Nous nous trouvons au milieu d'une nature aride, désolée, morte, sans trace aucune de végétation. Le sol, bouleversé affreusement, est partout hérissé de masses volcaniques, d'un gris plombé, miroitantes, jetées pêle-mêle les unes à côté des autres, et unies entre elles par un ciment de lave. Il nous faut marcher sur les aspérités des roches, et souvent sauter par-dessus de larges crevasses. A notre gauche est le cratère, à demi écroulé, de l'ancien volcan aujourd'hui éteint, et appelé *Monte di Summa*, le même qui a enseveli Pompéi, Herculanum et Stabie.

On aperçoit de distance en distance des *fumerolles* ; ce sont de petites bouches de vapeurs, correspondantes aux fissures du volcan, dont je commence à entendre les détonations.

Notre marche devient de plus en plus pénible. La cendre, superposée par couches molles et fines, constitue un plancher mouvant qui s'affaisse sous les pas, et dans lequel on peut craindre à chaque instant de rester emprisonné. Nous enfoncions quelquefois jusque près du genou. A mesure qu'on approche de la cime du cône, cette cendre s'échauffe ; j'ai vu le thermomètre, que j'y plongeais, s'élever jusqu'à 55 degrés.

Enfin, nous voici au sommet du volcan, dont la hauteur totale est de 1207 mètres. Il est trois heures du matin. Mon œil plonge dans le cratère. Quel imposant spectacle !

Représentez-vous un large gouffre, profond de plus de 200 pieds, irrégulièrement circulaire, d'où s'échappe un nuage de fumée suffocante et roussâtre. Enveloppé de ténèbres, il s'illumine par intervalles de jets de lumière, accompagnés d'explosions, lesquelles sont immédiatement suivies d'une chute de pierres sur des surfaces retentissantes. On dirait souvent d'un bouquet d'artifices. Ainsi, du fond de l'abîme, l'éclair a brillé ; une fusée s'élance, s'irradie à une certaine hauteur, retombe verticalement, et ruisselle en filons étincelants sur les facettes sonores d'une pyramide. La base de cette pyramide repose au milieu d'une nappe de feu, semée de fissures en zigzag, qui reflètent inégalement la lueur de l'incendie. Cependant le sol que nous foulons est brûlant : dans certains endroits, la chaleur est si forte, qu'elle pénètre la chaussure, l'attaque, et oblige à changer de place fréquemment.

Ce gouffre, ces vapeurs, l'horreur des ténèbres, toutes ces conflagrations constituent un panorama dont aucune expression ne pourrait traduire la terrible harmonie. Aussi le premier sentiment que j'éprouvai fut-il un sentiment de stupeur mêlée de crainte. J'osais à peine circuler autour du cratère; la poussière crépitait sous mes pas et il me fallait prendre garde aux dangereuses inégalités du terrain.

Le jour paraît. Il éclaire peu à peu l'intérieur du volcan ; les objets se dessinent et les scènes de la nuit s'expliquent.

Le cratère a la forme d'un immense entonnoir, dont l'orifice évasé couronne la crête de la montagne, et se continue insensiblement avec les parois de l'infundibulum. Ces parois aboutissent à une étroite enceinte, qu'elles circonscrivent : au centre est la bouche du cratère. Celle-ci n'occupe pas la partie la plus déclive de l'excavation, mais, au contraire, le sommet tronqué d'une pyramide formée par les déjections du volcan, et qui se dresse, comme une île, au milieu de la lave. Le sommet de cette pyramide vomit des matières incandescentes. Ces matières retombent, les unes perpendiculairement dans la bouche du cratère, les autres sur son pourtour, d'autres enfin roulent jusqu'à la base ou bondissent, en se brisant, sur les aspérités de la pyramide. A mesure qu'elles se refroidissent elles passent par diverses nuances de coloration, dont on n'apprécie bien la teinte que pendant la nuit.

Ces éruptions se succèdent toutes les huit ou dix secondes. Elles sont précédées d'un murmure profond, et la bouche du volcan paraît embrasée : puis on entend une explosion pareille à un coup de pistolet, à un coup de canon ou même au roulement de la foudre : c'est la lave qui jaillit. La hauteur du jet dépasse rarement 30 ou 40 pieds. Court moment de silence ; bientôt un petillement sec, à grains nombreux et gros, indique que la lave retombe en pluie sur la pyramide. La quantité et le volume des matières lancées ainsi par chaque éruption sont très variables. Tantôt il n'y a que quelques scories de la grosseur du poing; d'autres fois, des fragments de roches fondues en nombre considérable (1).

Par quel mécanisme s'opère le jaillissement de la lave? Voici comment j'ai cru pouvoir l'expliquer. Quand on fait bouillir de la poix ou toute autre substance résineuse sur un foyer ardent, de grosses cloches se forment à la surface de la liqueur, éclatent et projettent des éclaboussures. Même bouillonnement dans le cratère et mêmes effets physiques. La vapeur formée au centre du brasier s'engouffre dans la pyramide, soulève par sa force expansive la lave dont la viscosité résiste, puis, par une brusque explosion, s'élance, balayant tout ce qui se trouve devant elle. L'éruption est immédiatement suivie d'un abaissement du niveau de la lave restée dans le cratère; mais déjà un nouveau flot de vapeur détermine une nouvelle ascension. C'est cette succession de flux et de reflux, dans l'intérieur du cratère, par le passage alternatif de la vapeur, qui constitue l'intermittence du jet : sa direction verticale lui est communiquée par celle du couloir qu'il parcourt en sortant.

La bouche du cratère n'a pas plus de deux mètres de diamètre. Il arrive très rarement que la lave monte jusque près de ses bords : vous êtes averti, par un rayonnement plus éclatant du foyer, que le niveau s'élève, mais presque toujours l'éruption s'est faite avant que la lave soit à portée de la vue. Cependant je l'ai aperçue à trois ou quatre reprises; c'est une lame d'un rouge ardent, à surface inégale et âpre, qui répand une lumière éblouissante, et sur laquelle scintille comme la flamme d'un punch.

Tels sont les objets que, du haut du volcan comme d'un observatoire, je ne pouvais me lasser de contempler. Cependant je n'étais encore qu'à la moitié de mon exploration ; il me restait à descendre dans le cratère.

Il n'y a pas de chemin tracé. Les parois du cratère me rappelaient assez ces grandes falaises qui bordent le rivage de certaines côtes : seulement, au lieu d'être taillées à pic, elles représentent un plan incliné, dont la surface est inégalement onduleuse. La pente est trop rapide pour qu'on puisse suivre une ligne directe : je marchais donc en biaisant, tantôt à droite, tantôt à gauche, revenant souvent sur mes pas, en un mot obéissant à tous les caprices du terrain. Le guide

---

(1) Vu de Naples, le Vésuve ne trahit par aucun signe apparent les phénomènes ignés dont il est le siége; seulement une petite colonne de fumée plane, comme un léger nuage, au-dessus de l'orifice du cratère.

allait devant moi, sondant avec son bâton les endroits suspects. On ne peut pas se traîner sur les genoux, ni se cramponner avec les mains, car le sol n'est formé que de cendres et de roches brûlantes. Ces roches sont de nature sulfureuse ; elles offrent, suivant leur degré plus ou moins avancé de combustion, toutes les nuances possibles de couleur, depuis le jaune safrané jusqu'au jaune-paille. On rencontre, à chaque pas, des fumerolles dont les émanations, semblables à celles du soufre qui brûle, provoquent la toux et oppressent.

La différence de sonorité des parois du cratère indique que leur épaisseur n'est pas la même partout. Ayant enfoncé mon bâton dans un endroit où le sol était le plus retentissant, il s'en échappa brusquement un jet de vapeur, avec un sifflement aigu, comme si j'eusse ouvert une soupape. Le guide me prévint de ne pas répéter ces expériences, qui auraient pu déterminer un affaissement ou même un éboulement partiel.

J'arrive ainsi, non sans peine, jusqu'au fond du cratère. Il est six heures ; nous avions mis près de quarante minutes à descendre. Pour bien comprendre l'endroit où je pose actuellement le pied, qu'on se figure un cirque, et, au milieu de l'arène, une pyramide. Il règne un espace libre entre la base de la pyramide et les premiers gradins du cirque : or, c'est dans cet espace que me voici parvenu. La cheminée du cratère représente la pyramide de l'arène, et le pourtour des parois les gradins du cirque. La largeur de cet espace est d'une douzaine de mètres environ. Son plancher, qu'on me pardonne l'expression, est uni et légèrement granuleux, comme l'asphalte d'un trottoir ; et, en effet, ce n'est autre chose qu'une couche de lave refroidie. Cette lave a la solidité de la dalle : frappez-la avec le talon de la chaussure ou l'extrémité ferrée du bâton, vous ne pourrez ni la fendre ni l'entamer.

L'épaisseur de la couche refroidie est très peu considérable : je l'évalue à quelques centimètres tout au plus. Il est facile de la mesurer par les crevasses, dont l'écorce, d'un gris plombé, tranche sur l'éclat de la lave incandescente. Cette épaisseur n'est pas partout la même ; on juge qu'on arrive sur un plancher plus mince par un petit craquement pareil à celui qu'on produit en marchant sur de la neige qui commence à fondre. La consistance et la malléabilité de la lave en fusion se rapprochent assez de celles de la terre glaise.

La chaleur de l'atmosphère que je respirais n'était pas aussi forte qu'on pourrait peut-être le supposer : mon thermomètre, tenu à la hauteur de la ceinture, ne marquait que 37°. C'est que la lave, dans les endroits même les plus ardents, est recouverte d'une pellicule solide qui s'oppose au rayonnement direct du calorique. On évite de se tenir au-dessus des crevasses ; il s'en échappe une vapeur brûlante dont l'odeur toutefois est moins sulfureuse que celle des fumerolles du volcan.

Le bruit produit par la combustion de la lave est parfaitement celui du brasier d'une forge, qu'on active avec le soufflet : c'est un frétillement assourdissant. Il n'y a point d'émission d'étincelles. Je n'ai point remarqué non plus, même au fond des crevasses, ce dégagement de flammes que je crois avoir vues à la bouche du cratère. C'est que la combustion de cette lave n'est plus assez ardente, ou que le phénomène ne devient apparent que la nuit.

Maintenant que nous nous sommes occupés de ce qui est à nos pieds, levons les yeux vers la pyramide du cratère.

Cette pyramide ressemble à un énorme tas de coke ; seulement sa couleur est d'un gris plus foncé : ce n'est pourtant pas tout à fait celle du charbon de terre, ni surtout son reflet luisant. Les détritus volcaniques qui la composent sont entassés grossièrement les uns au-dessus des autres, de manière à laisser des creux où l'air pénètre : c'est à cette disposition que la pyramide doit sa sonorité, alors que les matières lancées par le cratère pleuvent à sa surface. Ces matières arrivaient quelquefois, en roulant, jusqu'à nous. On les évite aisément, car, arrêtées en chemin à tout instant par leur viscosité, elles laissent derrière elles une traînée de feu qui en diminue et ralentit la masse. Jamais elles ne sont venues d'emblée de notre côté : pour franchir d'un seul bond la pyramide, il eût fallu qu'elles décrivissent dans l'air une parabole, que leur projection verticale rendait impossible.

La lave lancée par le volcan est plus liquide, et a une température sensiblement plus élevée que celle qui baigne la base de la pyramide. En voici la preuve.

Je m'étais amusé à détacher du fond des crevasses des fragments de lave ardente, dans lesquels j'enfonçais avec mon bâton de petites pièces d'argent : la lave, en se refroidissant, acquérait bientôt la dureté de la pierre, et la pièce restait ainsi emprisonnée. Je veux répéter la même expérience sur un morceau de lave que venait de lancer le cratère : la pièce y pénètre par son propre poids ; mais, à l'instant même, elle fond, brûle et disparaît. Il me fallut, pour prévenir la fusion du métal, laisser s'écouler près d'une demi-minute avant d'introduire d'autres pièces dans la lave.

Chaque éruption du volcan faisait vibrer le sol sous nos pas : au moment des plus fortes détonations, c'étaient des oscillations véritables. Il me sembla aussi plusieurs fois entendre une sorte de mugissement souterrain. Ayant recouvert de mon mouchoir un endroit refroidi de la lave, j'y appliquai l'oreille : d'abord il me fut impossible de rien distinguer ; j'étais comme assourdi par le frétillement des couches voisines en ébullition. Mais bientôt j'entendis par intervalles, dans la profondeur du volcan, une sorte de clapotement humide, de gargouillement tumultueux, qui indiquait des déplacements de gaz et de matières liquides.

Quel est le principe igné qui produit et entretient ces immenses fournaises ? L'opinion, généralement admise aujourd'hui, que le noyau de la terre est incandescent, et que ses matériaux sont à l'état pâteux ou liquide, permet d'envisager les volcans comme étant en communication avec les feux souterrains. L'orifice de leur cratère ne serait donc qu'une fente, j'ai presque dit qu'une fêlure du globe. Il est probable aussi que la vaporisation des eaux qui affluent au sein de ces montagnes embrasées joue un grand rôle dans le phénomène de l'éruption. *Aqua ignes alit*, disaient à ce propos les anciens. Et, en effet, les principaux volcans, tels que l'Etna, le Vésuve, l'Hécla, et toute la batterie volcanique des Cordillères, sont situés sur les bords de la mer ou dans son voisinage (1).

Nous en avons fini avec nos explorations au fond du cratère, que je ne quittai qu'après y avoir séjourné près de deux heures. L'ascension en est beaucoup plus facile que la descente.

Les éruptions dont, à diverses époques le Vésuve a été le siège, ont fourni quelquefois des matières en quantité si considérable, qu'elles confondent réellement l'imagination. Ainsi, en 1794, la lave représenta une masse de 4200 mètres de longueur, sur 300 mètres de largeur et 10 mètres d'épaisseur ; l'éruption de 1805 couvrit une surface de 8000 mètres ; enfin, celle de 1850 forme actuellement un immense plateau dont les bords constituent un véritable rempart cyclopéen.

On comprend que ces montagnes, minées par de semblables déperditions, puissent s'abîmer tout à coup, comme une masure que le temps a rongée. En 1638, le pic de l'île de Timor, qui se voyait à plus de trente lieues en mer, et servait de phare aux matelots, disparut en entier au milieu d'une violente éruption : un lac occupe sa place. En 1698, le volcan de Carguarazo s'écroula, et couvrit de

---

(1) A l'exception des volcans de l'Asie centrale et de deux volcans du nouveau monde, tous les autres volcans, au nombre de 167, actuellement actifs, se trouvent à des distances de la mer inférieures à 50 lieues.

fange dix-huit lieues carrées de pays. Le 11 août 1772, le plus élevé des volcans de Java s'abîma subitement, engloutissant quarante villages : il fut également remplacé par un lac. Vous visiterez dans la campagne de Rome, près d'Albano, un magnifique lac, d'une profondeur énorme, dont le bassin n'est autre non plus que le cratère d'un volcan écroulé. Et, sans chercher si loin nos exemples, n'avons-nous pas en France, surtout dans l'Auvergne, plusieurs lacs sur l'emplacement d'anciennes montagnes volcaniques ?

De semblables souvenirs, en pareil endroit, ne laissaient pas que d'offrir un haut intérêt de géologie ; toutefois j'avouerai bien franchement que les vibrations du sol, que je sentais onduler sous mes pas, nuisaient un peu au charme du tableau. Aussi ne saurais-je dire si ce fut avec satisfaction ou avec regret que je quittai le Vésuve pour reprendre le chemin de Naples.

ÉTUVES NATURELLES.

Les anciens employaient fréquemment les bains de vapeur comme moyen de délassement et de volupté. Ulysse, racontant ses aventures chez Circé, s'exprime ainsi dans Homère : « J'entrai dans une salle
» que recouvraient des marbres précieux, et dont l'atmosphère était
» imprégnée d'une douce et bienfaisante chaleur. Une nymphe,
» ravissante de beauté, épancha de l'eau chaude sur ma tête et m'ar-
» rosa d'essences. Lorsque, enivré de parfums, je sentis mon corps et
» mon esprit libres de toute lassitude, elle me revêtit d'une fine tunique
» de laine et m'invita à me coucher sur un lit de repos. » La médecine ancienne savait également utiliser les bains de vapeurs soit pour atténuer les douleurs, soit pour obtenir la guérison de certaines affections rebelles aux médications ordinaires ; telle était en particulier l'hydropisie. « Les étuves naturelles : dit Hérodote, ne font pas seu-
» lement du bien par les vapeurs chaudes ou sèches qui s'en élèvent :
» en effet, sous ce rapport, les étuves artificielles (1) qu'on a ima-
» ginées d'après le modèle des étuves naturelles, produiraient le même

(1) Ces étuves artificielles s'appelaient chez les Grecs, ἡ ἐν πίθῳ πυρία, c'est-à-dire, le *réchauffement dans le tonneau*. Ce tonneau, par sa disposition et ses usages, ressemblait parfaitement à la *caisse* au moyen de laquelle nous administrons aujourd'hui nos bains de vapeurs.

» effet; mais les premières agissent en vertu de propriétés spéciales, » car les exhalaisons subtiles et agréables qui s'échappent dans l'air » fondent partout les éléments morbides du corps et raffermissent » les tissus sains. » Puis il ajoute : « Après l'emploi des étuves » naturelles, les malades devront recourir à la natation dans la mer; » ou seulement à des affusions d'eau froide. » Les anciens, on le voit, ne s'écartaient jamais de ce principe qui donne en quelque sorte la clef de leur thérapeutique balnéaire : « Au bain chaud faire immédiatement succéder le bain froid. » Sous ce rapport, notre pratique a quelque tendance, aujourd'hui, à se rapprocher de la leur.

Je n'ai point à faire ici l'historique des bains de vapeurs. Disons seulement qu'après avoir subi des fortunes bien diverses, ils constituent maintenant, de l'avis de tout le monde, un des ressorts les plus puissants de la médecine thermale. Si j'en ai ajourné l'étude jusqu'à présent, c'est que je devais y être insensiblement conduit par la nature même du sol napolitain. Ainsi nous avons vu qu'à Ischia se trouvent d'importantes étuves ; il s'en trouve un plus grand nombre encore à Baïa et à Pouzzoles (1). Dans l'impossibilité de les décrire toutes, et afin d'éviter de nouvelles redites, je parlerai seulement de celles de Néron que je visitai en 1843 avec Magendie. Ce sont les plus célèbres et les mieux conservées ; ce sont aussi celles qui se prêtèrent les mieux à nos expériences.

ÉTUVES DE NÉRON.

A peu de distance de Pouzzoles, non loin du cap Misène et de l'antre de la sibylle de Cumes, se trouvent les étuves de Néron, appelées anciennement *Posidianæ*, du nom d'un affranchi de Claude. Elles sont renfermées dans une excavation pratiquée sur le versant méridional de la montagne de Baïa, à 15 mètres environ au-dessus du niveau de la mer. Les flots baignent la base de la montagne, dont le sommet était autrefois couronné par un palais communiquant avec les étuves au moyen de splendides galeries ; il en reste encore plusieurs voûtes et quelques colonnes. C'est un des sites les plus beaux

---

(1) Les étuves de cette région étaient en grande vogue chez les Romains. Ainsi on lit dans Vitruve : « *In montibus Cumanorum et Bajanis sunt loca sudationibus excavata, in quibus fervidus ab imo nascens ignis vehementia perforat eam terram per quam manando in his locis oritur et ita sudationum egregias facit utilitates.* » (II, 6.)

des environs de Naples. Devant vous apparaissent, au milieu de la mer, les débris du pont de Caligula (1), et, si vous promenez vos regards sur le golfe, vous rencontrez à l'horizon Ischia, Caprée, Sorrente et le Vésuve. Malheureusement le souvenir d'un parricide (2) dont l'horreur vivra éternellement dans le récit de Tacite, répand sur les lieux je ne sais quelle teinte sombre et lugubre.

L'intérieur des étuves est divisé en plusieurs salles, disposées les unes à la suite des autres et regardant la mer. Dans le fond se trouve une ouverture semblable à la gueule d'un four; il s'en échappe sans cesse un nuage de vapeur humide et brûlante : c'est l'orifice du couloir qui mène à la source où la vapeur se forme.

Le gardien (il doit être mort aujourd'hui) est un petit vieillard dont l'aspect fait mal. Son excessive maigreur, sa peau sèche et racornie, sa respiration sifflante, n'indiquent que trop le pénible métier qu'il exerce journellement. En effet, sa seule industrie est de traverser une atmosphère embrasée pour aller puiser à la source un seau d'eau, dans lequel les visiteurs s'amusent ensuite à plonger des œufs, qui deviennent durs en moins de cinq minutes. A peine Magendie et moi étions-nous entrés, qu'il alluma de lui-même une grosse torche de résine, pour éclairer sa descente dans l'étuve. Je fus curieux de l'accompagner. Après donc nous être débarrassés de nos vêtements et avoir pris, lui sa torche, et moi mon thermomètre, nous pénétrâmes dans le conduit.

La hauteur de son orifice est de 2 mètres, sa largeur est de 1 mètre environ. Température, 40° C. en haut et 33° seulement en bas : aussi la chaleur paraît-elle étouffante ou supportable, suivant qu'on élève la tête ou qu'on la tient baissée. La différence est due à cette cause toute physique, que la couche la moins échauffée étant la plus lourde, doit nécessairement occuper le plan inférieur. Cet air plus chaud et cet air plus froid constituent un double courant, dans le sens de la sortie du premier et de l'entrée du second, de sorte que si vous

---

(1) Le stupide orgueil de cet empereur égalait seul sa férocité. Il voulut, pour se créer une promenade triomphale, jeter un pont sur le golfe de Baïa : ce pont, dont il reste encore treize gros piliers à fleur d'eau, ne put être achevé.

(2) C'est à Bauli, à quelques pas de là, que Néron accueillit sa mère, et même la combla de caresses avant son embarquement, pour mieux assurer son forfait ; c'est vis-à-vis des étuves qu'elle fut précipitée dans les flots, par l'immersion criminelle du vaisseau qui la portait ; enfin c'est cette même rive qu'Agrippine aborda à la nage, et c'est sur ce même sol que la poignardèrent les meurtriers envoyés par son fils.

placez la torche près de la voûte, la flamme s'incline en dehors, et près du sol, en dedans.

Nous faisons quelques pas. Le couloir change brusquement de direction, puis il décrit des sinuosités. Je marchais accroupi, la tête courbée le plus possible, tandis que le gardien, vu sa petite taille et surtout ses habitudes d'incombustibilité, dédaignait ces précautions. Après avoir parcouru environ 40 mètres, nous arrivons à un point où le chemin se coude à angle presque droit. Le thermomètre marque 43° C. en haut et 37° en bas. Déjà je me sens fort incommodé de la chaleur : mon pouls s'est élevé de 70 pulsations à 90.

Après une halte de quelques instants, nous avançons. La température augmente ; le couloir se rétrécit, et, au lieu du plan légèrement incliné que nous avions suivi, il n'offre plus qu'une pente très rapide. Le gardien lui-même marche avec une extrême difficulté. Je continue de le suivre ; mais bientôt, afin de me maintenir la tête plus élevée, et d'empêcher le sang de s'y porter par son poids, je m'agenouille ; puis, je me laisse péniblement glisser à reculons. Mes artères temporales battent avec force. Ma respiration est plaintive, courte, saccadée, haletante. Mon corps ruisselle : 120 pulsations. A chaque instant je m'arrête, épuisé, pour appliquer ma bouche contre le sol, où j'aspire avidement la couche d'air la moins brûlante. Le courant supérieur indique 48°, l'inférieur 40°. Nous sommes enveloppés d'une vapeur telle, que la flamme de la torche, d'où s'exhale une fumée fétide, n'apparaît que comme un point brillant au milieu d'un anneau lumineux.

Nous descendons toujours. L'atmosphère est de plus en plus étouffante : il me semble que ma tête va se briser, et qu'autour de moi tout projette un éclat phosphorescent. J'ai à peine la conscience de mes sensations. Au moins, s'il me fallait du secours, ma voix pourrait-elle se faire entendre ? J'appelle, puis j'écoute..... Rien que le bruit de nos deux respirations.

Cependant le terrain se redresse. Un léger bouillonnement indique que nous sommes près de la source. La voici. Mais la vapeur est si épaisse, qu'il faut que le gardien promène sa torche au-dessus des objets pour les éclairer. Autant qu'il me fut possible de le reconnaître, l'eau jaillit dans un petit bassin, dont le fond est percé d'un trou, par où elle s'échappe en tournoyant.

Je me traîne vers la source, tenant mon thermomètre à la main ; mais j'avoue qu'à ce moment les forces me manquèrent. Le mercure indiquait 55° C., sans différence entre les couches supérieures et les couches inférieures. Mon pouls battait tellement vite, que je ne pouvais plus en compter les pulsations ; il me sembla que, si je venais à me baisser, j'allais tomber asphyxié. Ce fut donc le gardien qui plongea mon thermomètre dans la source dont la température est de 85° C., puis il remplit le seau dans le bassin.

Mon but était atteint. Je rassemblai toute mon énergie pour sortir de cette épouvantable fournaise, où j'avais regretté plus d'une fois de m'être engagé. Ayant à monter, au lieu de descendre, je n'étais plus forcé de ramper à reculons : aussi fûmes-nous bientôt hors de l'étuve.

Le contact de l'air frais me fit éprouver un saisissement voisin de la syncope. J'y voyais à peine et je chancelais comme un homme ivre. Mon front violacé, mes cheveux collés par la vapeur, mes bras, mes jambes, mon visage, toute la partie antérieure du tronc, salis par une poussière humide et noire, me donnaient un aspect effrayant ; j'avais 150 pulsations. Heureusement le sang me jaillit par le nez. A mesure qu'il coule, je me trouve soulagé : ma respiration est plus libre, mes idées sont plus nettes.

Nous étions restés près d'un quart d'heure dans l'étuve, dont le parcours total a une longueur de 100 mètres environ. Magendie, inquiet de ne pas me voir revenir, m'avait appelé plusieurs fois ; mais, bien que forte et sonore, sa voix, pas plus que la mienne, n'avait pu traverser le couloir.

Le gardien, qui n'avait pas l'habitude d'y séjourner aussi longtemps, n'était pas beaucoup plus vaillant que moi. Ses mouvements respiratoires s'accompagnaient d'un sifflement si bruyant, qu'on l'aurait cru atteint d'un violent accès d'asthme.

L'eau que nous venions de puiser à la source était parfaitement claire, limpide et inodore. Elle n'est point gazeuse : si elle exhalait de l'acide carbonique, on serait asphyxié dès les premiers pas dans l'étuve. Je l'ai fait analyser à Paris ; elle nous a offert des quantités considérables de sels de chaux, soude et magnésie.

Pendant que j'étais occupé à faire disparaître les traces de ma visite souterraine, le guide que nous avions amené de Naples, fatigué sans doute de son rôle de muet observateur, nous raconta qu'un Français était mort, l'année précédente, en huit jours, des suites d'une semblable pérégrination. L'anecdote me parut plus intéressante qu'opportune.

En quittant les étuves, nous nous dirigeâmes vers les bains de Néron. Abandonnés aujourd'hui, ils sont alimentés par la source minérale des étuves que nous avons dit se perdre dans le bassin, et qui vient ensuite sortir au pied de la montagne.

De retour à Naples, je conservai 100 pulsations pendant toute la soirée. Le lendemain, je ne sentais plus que de la fatigue. Magendie remarqua que mes yeux restaient injectés par l'extravasation d'un peu de sang dans la conjonctive : cette injection, qui n'était nullement douloureuse, se dissipa d'elle-même au bout de deux ou trois jours.

J'en ai fini avec ce que je pourrais appeler la partie descriptive de mon récit. Si quelques détails ont paru minutieux, qu'on n'oublie pas que souvent, dans la relation d'une expérience, telle particularité, qui n'a d'abord qu'un intérêt médiocre, peut acquérir de la valeur au point de vue scientifique. J'espère justifier cette observation par les considérations suivantes, dans lesquelles je vais envisager l'action physique et physiologique des étuves.

ACTION PHYSIQUE ET PHYSIOLOGIQUE DES ÉTUVES.

Les étuves, de même que les eaux minérales, agissent tout à la fois par leur température et leur composition, nos corps absorbant avec une égale rapidité le calorique et les fluides aériformes. Cette action des étuves s'exerce particulièrement sur l'appareil circulatoire. Le sang, en effet, quelque grande que soit sa faculté de résistance à une chaleur élevée, est puissamment influencé par celle de l'atmosphère qui l'enveloppe. Établissons d'abord quel est le plus haut degré que puisse atteindre sa température.

Deux lapins, ayant une température de 39° C. (1), sont placés dans deux étuves différentes, dont l'une marque 100° C., l'autre 60°. Le sang du premier animal s'échauffe plus vite que celui du second, et la mort est également plus rapide. Mais si vous prenez la température de chacun au moment où ils vont périr, vous trouvez 44° C. par conséquent une même augmentation de 5° C.

Cette expérience, répétée sur des chiens, fournit des résultats identiques ; d'où je conclus qu'il existe chez les animaux de même espèce une même limite à l'accroissement de température, et que, si cette limite est plus promptement atteinte, selon que l'atmosphère est à un degré plus élevé de chaleur, elle ne peut cependant être dépassée, quelle que soit l'intensité de celle-ci.

(1) Ces expériences ont été faites principalement sur des chiens et des lapins, dont la température normale est d'environ 39° C. J'adopterai ce chiffre comme constant, afin d'avoir des résultats plus précis.

En expérimentant sur une autre classe de vertébrés, nous avons pu établir de curieux rapprochements. Par exemple, la température normale du sang des oiseaux est précisément la température extrême que peut atteindre le sang d'un mammifère, c'est-à-dire 44° C. Or mettez un oiseau dans l'étuve, il meurt lorsque la température de son sang s'est élevée à 49° C.; en d'autres termes, lorsqu'elle a dépassé de 5° C. son chiffre normal. Il y a donc pour l'oiseau comme pour le mammifère, une même limite de réchauffement au delà de laquelle la vie n'est plus possible.

Mais il ne suffit pas de savoir que la chaleur des étuves influe sur la somme du calorique du sang ; on peut encore se demander par quelle voie s'opère cette élévation de température. Est-ce par la peau ? est-ce par le poumon ? L'expérience suivante de Magendie me semble décider la question.

Il place un lapin, la tête dans l'étuve et le corps en dehors : la température, prise dans le rectum, au bout de quelques instants, n'indique qu'une faible élévation. — Un second lapin y est placé dans une attitude inverse, par conséquent la tête hors de l'étuve et le corps en dedans : au bout du même temps, on prend également sa température, et l'on trouve qu'elle s'est beaucoup plus élevée que dans l'expérience précédente. D'où je conclus que le calorique pénètre dans le sang plutôt par la surface cutanée que par la surface pulmonaire.

Cette dernière expérience est de nature à jeter du doute sur les idées qu'on s'est faites jusqu'ici relativement à la source de la chaleur animale. Si réellement le poumon était l'appareil de réchauffement par excellence, la température du sang devrait s'élever d'autant plus que le calorique lui parviendrait par cette voie ; or c'est ce qui n'a pas lieu. De même le sang artériel qui vient de la poitrine devrait avoir une température supérieure à celle du sang veineux ; or rien ne prouve non plus qu'il en soit ainsi. J'ai vu plus d'une fois Magendie placer simultanément, chez le même animal, un thermomètre dans la veine jugulaire et un thermomètre dans l'artère carotide : les deux instruments indiquaient à peu près le même degré. Dans quelques cas même, c'est le sang veineux qui nous a paru avoir la température la plus élevée.

Autre fait non moins extraordinaire. Un chien, dont le corps seul est plongé dans une étuve à 100° C., la tête restant en dehors, y vit vingt-deux minutes environ ; au contraire, celui dont la tête seule est plongée dans l'étuve, le corps restant en dehors, y vit près de quarante minutes. Nous arrivons donc toujours à ce curieux résultat, savoir : que le poumon est moins impressionné que la peau par l'action directe du calorique.

Un mot maintenant sur les phénomènes d'évaporation que subissent les animaux en expérience dans ces étuves. Pour apprécier quelle quantité de liquide a été ainsi évaporée, il suffit de peser l'animal avant et après son séjour dans l'étuve : la différence indique le chiffre de l'évaporation.

Mais ici nous devons distinguer les étuves sèches des étuves humides. Parlons d'abord des premières.

Un animal placé dans une étuve sèche perd de son poids; en d'autres termes, l'action de cette étuve détermine chez lui une évaporation appréciable. Il semble, au premier aspect, que cette évaporation doive être d'autant plus considérable que la température de l'étuve sera plus élevée ; mais, ce qui est vrai pour les corps inorganiques, cesse de l'être pour les corps vivants. En effet, il résulte de nos expériences, que la quantité de poids perdue n'est point en rapport avec le degré de chaleur de l'étuve, mais seulement avec la durée du séjour. Ainsi, un animal placé dans une étuve à 100° C. ne perd pas plus, par l'évaporation, qu'un animal placé dans une étuve à 50° : si, après dix minutes de séjour, le premier a perdu 5 grammes de son poids, la perte du second n'est pas autre, au bout du même temps. La même expérience apprend que l'évaporation continue à se faire, dans une proportion à peu près constante, pendant tout le temps que l'animal reste vivant dans l'étuve. Ainsi deux animaux furent placés dans deux étuves différentes, à température inégale. L'un y demeura cinq minutes et l'autre quinze; le second perdit trois fois plus de poids que le premier, comme y ayant séjourné trois fois plus de temps.

Tout ceci, nous le savons, ne s'applique qu'aux étuves sèches. S'agit-il, au contraire, d'étuves humides, les résultats sont différents. Dans ce dernier cas, nous n'avons jamais remarqué que l'animal eût perdu de son poids ; souvent même il offrait une légère augmentation, ce qu'il faut sans doute attribuer à l'humidité que la vapeur avait déposée à la surface du corps. On ne peut cependant dire d'une manière absolue que, dans ces circonstances, il n'y ait pas eu d'évaporation, car il pourrait se faire que le liquide évaporé eût été remplacé par la vapeur absorbée : ce serait une sorte d'endosmose. Toujours est-il qu'il reste ce fait concluant, de quelque manière qu'on l'explique, c'est que l'étuve humide ne détermine aucune déperdition appréciable.

Si la distinction entre les étuves sèches et les étuves humides est importante par rapport aux phénomènes d'évaporation, elle ne l'est pas moins quand on veut apprécier l'intensité de leur action respective. En effet, cette intensité d'action, à température égale, est beaucoup plus forte dans les étuves humides que dans les étuves sèches. Aux étuves de Néron, dont la vapeur est humide, j'étais suffoqué par une température de 50° C.; tandis qu'aux étuves de Testaccio, dont la vapeur est sèche, je n'éprouvais, au milieu d'une atmosphère à 80° C., qu'un simple malaise. Enfin, et de nombreuses expériences le démontrent, un animal meurt plus vite dans une étuve humide que dans une étuve sèche.

Comment la chaleur d'une étuve détermine-t-elle la mort? Ce n'est pas, ainsi que le prétendait Boerhaave, par la coagulation de l'albumine du sang, puisque le sang d'un mammifère ne s'échauffe pas au delà de 44° C., tandis qu'il en faut 70° pour que l'albumine se coagule. Ce n'est pas non plus par la vaporisation de la partie aqueuse du sang. En effet, je lis dans mes notes que, deux animaux ayant été placés dans deux étuves différentes, l'une à 130° C., l'autre à 60°, le premier mourut en six minutes, après avoir perdu 8 gram.; l'autre, en vingt-cinq minutes, après en avoir perdu 22. Il est évident que si les 8 grammes de perte du premier avaient produit la mort, le second aurait péri de même dès le huitième gramme : or, il ne manifestait encore aucun malaise.

Quelle a donc été, dans ces expériences, la cause principale de la mort des animaux? Je crois qu'il faut surtout la rapporter aux désordres produits dans les fonctions du système nerveux. Mais, comme nous touchons ici à des phénomènes vitaux, et que je n'ai point envisagé sous ce point de vue l'action des étuves, je n'entrerai pas à leur sujet dans de plus longs développements.

EXHALAISONS GAZEUSES.

Parmi les fluides aériformes qui s'échappent à travers les porosités du sol volcanique de Naples, nous choisirons de préférence, comme sujet d'étude, l'acide carbonique et l'ammoniaque. On désigne généralement sous le nom de *Grottes*, deux emplacements spéciaux où ces gaz ont été aménagés à l'usage des curieux : c'est aussi sous ces dénominations que nous allons les décrire, mais en nous plaçant sur le terrain physiologique et médical.

GROTTE DU CHIEN.

La grotte du Chien est située à Pouzzoles, sur le penchant d'une petite montagne extrêmement fertile, en face et à peu de distance du lac d'Agnano. Elle a l'apparence et la forme d'un petit cabanon, dont les parois et la voûte seraient grossièrement taillées dans le tuf; sa largeur est d'environ 1 mètre, sa profondeur de 3 mètres, sa hauteur de 1 mètre et demi. Il serait difficile de juger, par son aspect, si elle est l'œuvre de l'homme ou de la nature ; on ne saurait dire non plus qu'elle ait été connue des anciens (1). L'aire de la grotte est terreuse, noirâtre, humide, brûlante ; de petites bulles sourdent dans quelques points de sa surface, éclatent et laissent échapper un fluide aériforme, qui se réunit en un nuage blanchâtre au-dessus du sol : ce nuage est formé de gaz acide carbonique, mêlé d'un peu de vapeur d'eau. Il me fut aisé de constater la présence du gaz par les réactifs ordinaires.

Ainsi une torche allumée s'éteint immédiatement. On comprend de même pourquoi la poudre ne prend pas feu. En faisant des expériences avec un pistolet, le hasard me fournit la particularité suivante. Plusieurs fois déjà j'avais lâché la détente, et le choc de la pierre contre l'acier ne faisait pas jaillir d'étincelle. Je tire au-dessus de la couche d'acide carbonique : le coup part. A l'instant, la grotte se trouve remplie de fumée ; mais peu à peu cette fumée retombe, et, s'arrêtant à la surface du gaz, elle s'étale en une nappe onduleuse qui donne la mesure de la hauteur de la couche. Voici cette mesure exacte : à l'entrée de la grotte, 20 centimètres ; au milieu, 35 ; au fond, 60. Ainsi, la couche d'acide carbonique représente un plan incliné, dont la plus grande épaisseur correspond à la partie la plus profonde de la grotte.

Comme préliminaire de mes recherches, je rapporterai l'expérience que le gardien montre aux visiteurs.

Il a un chien (2) dont il lie les pattes pour l'empêcher de fuir, et

---

(1) C'est peut-être à la grotte du Chien que s'appliquent ces paroles de Pline : « Il existe à Pouzzoles un endroit d'où s'exhalent des émanations » mortelles (*Est locus in Puteolis lethalem spiritum exhalans*). »

(2) Ce chien, du plus loin qu'il aperçoit un étranger, devient triste, hargneux, aboie sourdement et est tout disposé à mordre. Quand, au contraire, l'expérience finie, l'étranger s'en retourne, il l'accompagne avec tous les témoignages de la joie la plus vive et la plus expansive.

qu'il dépose ensuite au milieu de la grotte. L'animal manifeste une vive anxiété, se débat, et paraît bientôt expirant. Son maître alors l'emporte hors de la grotte, et l'expose au grand air, en le débarrassant de ses liens : peu à peu l'animal revient à la vie, puis tout à coup il se lève et se sauve rapidement, comme s'il redoutait une seconde séance. Il y avait plus de trois ans que le même chien faisait le service, et qu'il était ainsi chaque jour asphyxié et désasphyxié plusieurs fois. Sa santé générale me parut excellente, et il semblait se trouver à merveille de ce régime.

Une épreuve aussi incomplète ne pouvait me suffire. J'avais eu soin d'emporter de Naples quelques animaux ; mais je voulus tout d'abord tenter quelques expériences sur moi-même.

M'étant mis à genoux dans la grotte, je me plongeai la tête au milieu de la couche d'acide carbonique, et gardai cette attitude une quinzaine de secondes, en ayant bien soin de ne point respirer. Je n'éprouvai aucune sensation particulière, à part un peu de picotement dans les yeux.

Après avoir été renouveler la provision d'air de mes poumons, je me remis dans la même posture, et essayai quelques mouvements de déglutition, évitant toujours de respirer. L'acide carbonique me parut agréablement sapide : il me rappelait assez l'eau de Seltz. Je trouvai même quelque plaisir, par la chaleur qu'il faisait, à répéter plusieurs fois cette expérience. Il me restait encore à respirer le gaz. Je fis une forte inspiration : à l'instant je fus saisi d'une sorte d'éblouissement, de vertige, ainsi que d'un resserrement douloureux dans toute la poitrine. Un mouvement instinctif et raisonné m'obligea aussitôt à relever la tête pour respirer un air pur. Au bout de quelques minutes il n'y paraissait plus. Je repris mon attitude horizontale ; puis, procédant avec plus de prudence, je fis une toute petite inspiration. Même saisissement que la première fois ; seulement la suffocation fut moindre. Je ressentais toujours une oppression très forte, ainsi qu'une espèce de bouillonnement vers le front (1).

Je commençais à en avoir assez de ces expériences. C'était maintenant le tour de mes animaux.

Je déposai un lapin dans la grotte, près de la porte d'entrée. L'animal fut immédiatement saisi d'une agitation extrême ; il levait le nez et le dirigeait dans tous les sens, comme pour chercher un air meilleur. Enfin, obéissant à une sorte d'instinct, il se dressa sur ses pattes

---

(1) Ces expériences n'offrent aucun danger, à la condition, bien entendu, qu'on n'en prolongera pas la durée au delà de quelques secondes.

de derrière (1) ; là il put trouver un air respirable, car nous avons vu que, dans cet endroit de la grotte, la couche d'acide carbonique n'a pas plus de 20 centimètres de hauteur. Quand le lapin était fatigué, il retombait sur ses pattes de devant ; puis il se relevait de nouveau, respirait, pour retomber encore. Ce petit manége aurait pu se prolonger assez longtemps, avant que l'animal fût asphyxié ; aussi, comme je voulais arriver à des résultats sérieux et précis, le plaçai-je dans le fond de la grotte.

Entouré de toute part d'une atmosphère d'acide carbonique, le lapin passa par tous les degrés d'une rapide asphyxie : tremblement général et convulsif ; respiration courte, saccadée, plaintive. Au bout de dix secondes, il tombe sur le côté, et reste immobile un instant. Tout d'un coup il se relève, s'allonge, pousse des cris de détresse et retombe expirant : j'aperçois encore de petits frémissements dans ses pattes, mais bientôt ces derniers vestiges du mouvement disparaissent. Je prends l'animal, je le retourne en tous sens. Aucun signe de vie ; les battements du cœur sont insensibles, la respiration nulle : on dirait d'un corps inanimé.

L'animal est dans la grotte depuis 75 secondes. Je l'en retire et l'expose au grand air : il conserve d'abord l'immobilité du cadavre, et ce n'est qu'au bout de cinq minutes que les mouvements respiratoires reparaissent. Il s'écoula près d'un quart d'heure avant que tous les symptômes de l'asphyxie se fussent dissipés.

Remarquons que, dans les diverses expériences que je répétai, c'était souvent après plusieurs minutes que l'animal donnait les premiers signes de vie. Aussi, dans les cas malheureusement trop fréquents d'asphyxie par la vapeur du charbon, est-il de la plus haute importance de porter des secours et de les continuer longtemps, alors même que la mort paraîtrait certaine ; elle peut n'être qu'apparente. Ne sait-on pas qu'on a vu des personnes n'être rappelées à la vie qu'au bout d'un certain nombre d'heures ?

La grotte offrait un excellent laboratoire pour étudier la valeur des moyens qu'on met habituellement en usage dans le traitement de l'asphyxie. Des diverses expériences que je fis à ce sujet, j'extrais seulement les suivantes :

Deux lapins asphyxiés étant retirés en même temps de la grotte, je fis respirer à l'un de l'acide acétique, et à l'autre de l'ammoniaque : le premier revint à lui beaucoup plus vite que le second

(1) On sait que cette attitude verticale est assez familière aux lapins, lorsqu'ils entendent du bruit ou qu'ils pressentent un danger.

Ce résultat me surprit. L'ammoniaque ayant plus d'énergie que l'acide acétique, j'aurais cru son action plus efficace, tandis que l'inverse venait d'avoir lieu. Voici peut-être comment on pourrait expliquer ce fait. L'acide acétique, respirée, est un stimulant du système nerveux, et il n'irrite point la poitrine d'une manière dangereuse. Au contraire, l'ammoniaque, qui est un stimulant bien plus puissant, ne saurait être respirée sans danger : par conséquent, si vous vous servez de ce dernier réactif, ses effets bienfaisants, comme vapeur excitante, seront neutralisés par ses effets nuisibles, comme vapeur délétère. C'est le motif pour lequel, lorsque j'ai à traiter un cas d'asphyxie, je n'hésite pas aujourd'hui à donner la préférence à l'acide acétique sur l'ammoniaque.

Dans le but de vérifier l'influence de l'insufflation pulmonaire, je pris un autre lapin asphyxié, puis, appliquant ma bouche sur la sienne, j'y fis pénétrer de l'air lentement, à faibles doses et à plusieurs reprises. Au bout de 20 secondes il était revenu à lui, tandis qu'il n'eût pas fallu moins de quatre à cinq minutes, si on l'eût abandonné sans soins. La même expérience, répétée sur un autre lapin, me fournit des résultats non moins remarquables.

L'insufflation pulmonaire est donc un très bon moyen, à la condition toutefois qu'elle sera pratiquée avec ménagement. L'air déploie lentement le poumon, dilate ses cellules, épanouit son parenchyme. Ajoutez à cela que cet air, en traversant la poitrine de celui qui insuffle, a pris une température plus élevée ; or, on sait que la chaleur accélère et favorise singulièrement la circulation du sang dans les capillaires. Sans doute l'air expiré est moins pur, puisqu'il a perdu dans le poumon environ trois centièmes d'oxygène, que remplacent des quantités équivalentes d'acide carbonique : mais les faits ont prouvé qu'on avait conçu à cet égard des craintes exagérées. Peut-être même cette très légère altération de l'air offre-t-elle son côté avantageux. Raisonnons par analogie. Si, à la suite d'une abstinence prolongée d'aliments, vous donnez trop tôt une nourriture substantielle, la digestion sera plus laborieuse que si vous eussiez moins chargé l'estomac. De même si, par une brusque transition, vous introduisez dans le poumon d'une personne asphyxiée un air trop riche, cet air sera moins bien supporté que s'il eût contenu moins d'oxygène.

J'ajouterai, comme complément de ces expériences, les renseignements suivants, qui me furent fournis par le gardien de la grotte, et dont je ne pus vérifier l'exactitude que sur des lapins et des grenouilles. C'est la liste des animaux qu'il a vu déposer dans la couche d'acide carbonique, ainsi que le temps que ces animaux ont mis à y mourir :

    Lapin. . . . . 2 minutes.
    Poule. 2
    Chien 3
    Chat. 4
    Grenouille. 5
    Couleuvre. 7

Au bout de combien de temps un homme succomberait-il ? S'il faut en croire la tradition, l'expérience en a été faite, il y a trois siècles, par le prince de Tolède. Il fit étendre dans la grotte un criminel, dont on avait lié les pieds et les mains, de manière qu'il ne pût se soulever au-dessus de la couche d'acide carbonique. Au bout de dix minutes, il était mort. On sait, du reste, que les phénomènes déterminés sur l'homme par la respiration du gaz acide carbonique sont rapidement mortels : témoin les nombreux accidents qui résultent du dégagement de ce gaz pendant la fermentation spiritueuse, ou de son accumulation spontanée au fond de vieilles carrières.

Je remarquai qu'aucun végétal ne croît dans la grotte : ceux qu'on y dépose meurent promptement. C'est que les plantes, comme les animaux, ont besoin d'oxygène pour respirer.

Un mot maintenant sur le mode de production et d'exhalation de ce gaz; question qui a été jusqu'ici plus féconde en conjectures qu'en recherches expérimentales.

L'aire de la grotte est humide, et représente une terre friable et poreuse; sa température est notablement élevée. N'oublions pas non plus que le gaz acide carbonique, au moment où il se forme dans la grotte, est chargé de vapeur d'eau. Il est donc déjà très probable qu'une source thermale plus ou moins gazeuse passe au-dessous de la grotte, et fournit le gaz exhalé ; j'ajouterai à l'appui que, le sol de Pouzzoles étant essentiellement volcanique, les eaux de cette classe y abondent. Mais poursuivons.

A quelques pas de la grotte, et à 5 ou 6 mètres au-dessous de son niveau, est le lac d'Agnano, dont nous avons parlé. Ses eaux bouillonnent, en deux ou trois endroits, dans cette partie voisine du bord qui regarde la grotte. J'y plongeai la main : l'eau était froide, comme dans le reste du lac ; le thermomètre n'indiqua pas non plus d'élévation de température. D'où provenait donc ce bouillonnement ? J'appris des mariniers que, quand l'eau du lac est transparente (elle contenait alors du chanvre à rouir), on aperçoit, au fond, des courants qui viennent de la direction de la montagne. Je ne doutai point que ce ne fût la source dont j'avais soupçonné le passage dans la grotte, et qui perdait sa chaleur en se versant dans le lac : le bouillonnement devait être produit par le gaz qui s'en dégageait. Mais de quelle nature était ce gaz ? Pour m'en assurer, je remplis d'eau une éprouvette, et la pose, renversée, au-dessus d'un endroit bouillonnant. L'eau est peu à peu chassée par le gaz, qui prend sa place. Je plonge dans l'éprouvette une bougie allumée, elle s'éteint ; j'y verse de l'eau de chaux, cette eau blanchit. C'était donc du gaz acide carbonique qui montait ainsi à la surface du lac.

De ce qui précède, je conclus qu'une source d'eau thermale gazeuse passe au-dessous de la grotte du Chien, et qu'elle laisse échapper, à travers les porosités du sol, le gaz acide carbonique, qui y détermine des phénomènes d'asphyxie.

GROTTE D'AMMONIAQUE.

A peu de distance de la grotte du Chien, et au pied d'un petit tertre remarquable par sa riche végétation, se trouve la grotte d'Ammoniaque. La découverte de cette grotte est due au hasard. Un des oncles du jeune roi qui vient de s'immortaliser, lui et son héroïque compagne, par la défense de ses droits à Gaëte, faisait construire, près du lac d'Agnano, un pavillon pour la chasse au canard sauvage, lorsque les ouvriers se sentirent suffoqués par des émanations gazeuses qui s'échappaient du sol. Soumis à l'analyse, ce gaz fut reconnu être de l'ammoniaque.

L'intérieur de la grotte a l'aspect d'une fosse à peu près carrée, d'un mètre de profondeur, que recouvre une voûte de maçonnerie, haute de trois mètres environ. On y pénètre par une petite porte, que le gardien n'ouvre qu'en exigeant un assez fort péage ; il a cela de commun avec son collègue de la grotte du Chien et avec tous les *ciceroni* d'Italie.

Il est facile, à l'aide des réactifs ordinaires, de constater les caractères d'une exhalation ammoniacale. Le papier de tournesol, rougi par un acide, reprend rapidement sa teinte bleue, quand on le plonge dans la couche gazeuse. En débouchant, au milieu de cette couche, un flacon d'acide chlorhydrique, il s'en dégage des vapeurs blanches formées de chlorhydrate d'ammoniaque. Ayant puisé du gaz avec la main, je le portai vivement à mon nez et à ma bouche. Il me fit éprouver une sensation très désagréable : c'était bien l'odeur *sui generis* de l'ammoniaque, ainsi que sa saveur pénétrante. Enfin, si l'on approche une torche allumée de la surface du gaz, elle fume et s'éteint : cette expérience me servit à mesurer la hauteur de la couche d'ammoniaque, qui est d'un mètre environ.

Pendant que je recueillais mes notes et mes observations, un étranger entra dans la grotte, arrivant de Naples. Nos qualités respectives de médecin et de malade nous eurent promptement mis en rapport. Il me raconta qu'atteint depuis plus d'un an d'un engorgement chronique des paupières, avec injection de l'œil, larmoiement et affaiblissement de la vue, sans qu'aucun traitement eût encore pu le soulager, il avait quitté le climat humide et froid de l'Angleterre pour voyager en Italie. Il vint à Naples. Étant allé visiter, dans une de ses excursions, la grotte d'Ammoniaque, on lui dit que des personnes, ayant comme lui mal aux yeux, s'étaient guéries par des fumigations avec le gaz de cette grotte. Il en essaya, et, au bout de peu de jours, s'en trouva très bien.

Le malade en était à sa quatorzième séance. Voici comment je le vis faire ses fumigations. Il s'inclina le visage dans la couche d'ammoniaque, le nez et la bouche hermétiquement fermés, puis, au bout de sept à huit secondes, il se redressa pour respirer ; après quoi, il reprit la même attitude. Cependant ses yeux se remplirent de larmes ; celles-ci commencèrent à tomber par gouttes, qui se succédèrent bientôt avec une abondance extrême : le clignement des paupières était devenu involontaire et très rapide. Après plusieurs immersions dans le gaz, il se lava les yeux avec de l'eau bien fraîche, mit des lunettes de verre bleu, garnies de taffetas noir sur les côtés, et sortit de la grotte. Pendant une demi-heure encore, ses yeux restèrent rouges et les pupilles fortement contractées ; il y avait de la cuisson et quelques élancements. Puis, peu à peu, tous ces phénomènes se dissipèrent, excepté le larmoiement qui se prolongeait d'habitude le reste de la journée.

Le gardien de la grotte me dit avoir vu guérir bon nombre d'amauroses par des fumigations faites sur les yeux avec ce gaz. Il y a longtemps, du reste, qu'à l'exemple de Scarpa, la médecine emploie avec avantage la vapeur d'ammoniaque pour combattre certaines paralysies de la rétine et de l'iris.

Ce gardien ne montre aucune expérience. Il n'a pas même de chien ; car, vu la rareté des visiteurs, l'animal lui coûterait plus à nourrir qu'il ne lui rapporterait à asphyxier. Heureusement j'avais apporté des lapins.

J'en plaçai un au fond de la fosse. Il se mit aussitôt à courir dans tous les sens, cherchant une issue pour fuir ; puis il tomba sur le côté, se grattant vivement le nez avec ses pattes de devant. Respiration haletante, extrême anxiété : il se relève à moitié, chancelle comme dans un état d'ivresse, retombe. Il pousse ces cris de détresse, que nous savons être l'indice d'une mort prochaine, et reste étendu, l'œil ardent, la bouche entr'ouverte, le corps agité d'un tremblement rapide et convulsif. En moins d'une minute il était mort.

Je plaçai un second lapin dans la grotte ; il mourut aussi rapidement que le premier et avec les mêmes symptômes. J'en restai là de ces expériences qui, ne m'apprenant plus rien de nouveau, auraient inutilement fait souffrir de pauvres animaux.

Cependant je fus curieux encore de voir comment se comporterait une grenouille, au milieu de la couche d'ammoniaque. Elle y était à peine, qu'elle se mit à faire des bonds avec une force et une agilité d'élan dont je ne l'aurais jamais crue capable. C'est que sa peau, mal protégée par un épiderme muqueux, était le siège de douloureux picotements. En une minute la grenouille mourut. La rapidité de la mort ne peut être attribuée seulement à l'action asphyxiante de l'ammoniaque sur l'appareil pulmonaire ; il est évident que le gaz, absorbé en même temps par la peau, circulait avec le sang, portant ses ravages dans tous les organes.

Voici la liste des animaux que le gardien a vu placer dans la grotte d'Ammoniaque, et l'indication de la durée de l'asphyxie.

Lapin. . . . . 1 minute.
Grenouille. 1
Chien. 2
Poule. 2
Chat. 3
Couleuvre. 4

Ainsi, tous ces animaux ont été beaucoup plus rapidement asphyxiés par l'ammoniaque que par l'acide carbonique.

J'étais tout entier à mes expériences, lorsque je m'aperçus que j'en avais fait, en même temps, sur moi-même sans m'en douter. En effet, je ressentais depuis un instant dans les membres inférieurs une chaleur pénétrante, accompagnée de démangeaisons et de cuisson vers la peau : j'éprouvais, par conséquent, quelque chose de ce que je venais de faire si cruellement sentir à la grenouille. Mais s'il est aisé de comprendre pourquoi la peau d'un batracien se laisse facilement traverser, on ne voit pas aussi bien comment l'épiderme solide qui revêt la nôtre n'oppose point un obstacle infranchissable. C'est que l'épiderme, ainsi que toute membrane animale, est perméable aux gaz : propriété essentielle, dont l'importance a été rendue plus manifeste encore par les expériences de Magendie.

Le célèbre professeur fit revêtir le corps de lapins et autres animaux d'un enduit visqueux, tel qu'une dissolution concentrée de gomme, de gélatine ou de térébenthine. Ces substances, fort innocentes de leur nature, agglutinaient les poils, et, en se desséchant, emprisonnaient l'animal tout entier, moins sa face, dans une coque imperméable. De cette manière, les mouvements de la poitrine et le jeu des grands appareils n'éprouvaient point d'entraves : la peau seule ne communiquait plus avec l'atmosphère. Ces animaux moururent en peu d'heures, comme s'ils étaient asphyxiés.

Ainsi du moment que, par un procédé quelconque, on met obstacle aux phénomènes de perméabilité de l'épiderme, l'équilibre des fonctions se trouve spontanément compromis. De là, entre autres avantages, l'utilité des bains, des lotions, et de tous ces soins de propreté que réclame l'entretien de nos corps. Combien à cet égard l'hygiène des anciens l'emportait sur la nôtre !

Une circonstance non moins curieuse de ces expériences, c'est que, chez les animaux recouverts de l'enduit imperméable, la température baissa graduellement de 10, 15, 20 degrés. Nous constatâmes même que cet abaissement pouvait aller jusqu'à 25° au-dessous de la température normale du corps.

Magendie procéda encore d'une autre manière. Il fit faire de petits costumes, et, qu'on me pardonne l'expression, de véritables *dominos* d'étoffes imperméables dites de caoutchouc, qui nous servirent à habiller d'autres animaux. Ceux-ci parurent assez mal s'en trouver; ils offrirent de même un abaissement rapide et considérable de température. Ces faits prouvent combien nos connaissances sont peu avancées encore relativement à la source de la chaleur animale. Les conséquences physiologiques à en déduire, c'est que tout obstacle apporté à la perspiration cutanée modifie d'une manière très sensible et très grave les phénomènes de calorification (1).

(1) J'ai vu mourir presque subitement dans nos hôpitaux de pauvres femmes dont les vêtements avaient pris feu, par suite de la funeste habitude qu'elles ont de se servir de chaufferettes percées de trous par où peuvent jaillir des étincelles. Les brûlures paraissaient souvent très superficielles, mais elles étaient générales. Ne peut-on pas regarder ici comme une des causes de la rapidité de la mort, la perturbation apportée aux fonctions de la peau, et consécutivement à l'économie tout entière, par les altérations de perméabilité de l'épiderme ?

On attribue, dans toute la contrée, une grande vertu aux bains de gaz de la grotte d'Ammoniaque pour combattre les douleurs, l'engourdissement et la paralysie des membres. Le gardien et les mariniers me racontèrent des guérisons vraiment surprenantes. A les entendre (ce qui ne m'était pas toujours très facile), il paraîtrait que ce gaz a été surtout utile dans les paraplégies anciennes, dans la roideur et l'engorgement des articulations, suites de vieilles affections goutteuses et rhumatismales. L'un d'eux me dit aussi avoir été guéri d'une sciatique rebelle jusqu'alors à tous les traitements : il m'indiquait parfaitement avec son doigt le trajet du nerf, et, avec l'expression animée de ses traits, les élancements de la douleur propre à la névralgie. Je regrette de ne pouvoir reproduire ici quelques-uns des faits qui me furent racontés ; toutefois je dois dire que plusieurs me semblèrent empreints d'exagération, car, vers la fin, les histoires devinrent de plus en plus extraordinaires, chaque interlocuteur réclamant ensuite la *buona mano*, comme si je devais mesurer le salaire du récit aux prodiges de la cure.

J'aurais bien désiré reconnaître par des expériences positives, ainsi que je l'avais fait pour la grotte du Chien, le mode de production et d'exhalation du gaz de la grotte d'Ammoniaque. Y aurait-il là quelque dépôt profond de matières animales en fermentation ? Je pense qu'il faut bien plutôt chercher la source du gaz dans la conformation physique et les révolutions du sol. En effet, non loin de la grotte d'Ammoniaque se trouve la Solfatara (*forum Vulcani* de Strabon), dont les communications souterraines s'étendent dans un vaste rayon où l'on rencontre à chaque pas des eaux thermales et des émanations gazeuses. Les crevasses du volcan fournissent, entre autres principes, des sels d'ammoniaque. Tout à côté de la grotte, sont les fameuses étuves de Saint-Germain, incrustées d'efflorescences ammoniacales. Ne devient-il pas dès lors très probable que le gaz de la grotte n'est de même qu'une sublimation volcanique ?

La grotte d'Ammoniaque est située entre la grotte du Chien et les étuves de Saint-Germain. Malheureusement, s'il est peu d'endroits aussi intéressants à visiter, par une fatale compensation, il en est peu, pas même les marais Pontins, qui réunissent autant de conditions insalubres. Vous admirez la variété, la richesse et la puissance de la végétation ; combien ces vignes sont belles et ces orangers chargés de fruits ! Mais les roseaux gigantesques qui couvrent les haies et s'élèvent, par groupes, dans les champs livrés à la culture, ne vous indiquent-ils pas que vous marchez sur un sol marécageux d'où s'échappent des effluves meurtriers ?

Voyez plutôt ces populations que décime la fièvre intermittente. La race en est belle, mais elles ont la plupart un visage terreux, des traits flétris, des yeux éteints. De pauvres enfants tout nus attristent le chemin, étalant, pour exciter votre pitié, leur gros ventre et leurs membres amaigris : douloureux contraste. C'est qu'une atmosphère impure, l'*aria cattiva*, comme on l'appelle, pèse sur tout être vivant ; son influence est surtout pernicieuse le soir. Prenez garde de vous endormir ici la nuit ni même le jour, car peut-être, à votre réveil, vous sentiriez déjà le prodrome de la fièvre. Aussi le coucher du soleil devient-il le signal, dans beaucoup d'endroits, d'une émigration générale. Des familles entières abandonnent leurs maisons pour aller se réfugier sur les hauteurs et s'entasser, par centaines d'individus, dans d'étroites masures où l'air ne saurait être suffisamment renouvelé. Nouveau foyer d'infection souvent plus redoutable que celui qu'elles avaient voulu fuir.

Quelle ne dut pas être, au contraire, la parfaite salubrité de ces contrées, alors que les poëtes y plaçaient les champs Élysées, les oracles, et que Rome entière en faisait un séjour de voluptueuse débauche ! Mais le même arrêt providentiel qui frappa le paganisme a bouleversé jusqu'au sol qu'avaient souillé ses autels, afin que l'enseignement suivît l'expiation. Aujourd'hui,

> Tout est mort : c'est la mort qu'ici vous respirez.
> Quand Rome s'endormit, de débauche abattue,
> Elle laissa dans l'air ce poison qui vous tue ;
> Il infecte les lieux qu'elle a déshonorés.
>
> (Casimir Delavigne, LA SYBILLE, *Messéniennes*.)

ÉTUDES
SUR
LES BAINS DE MER.

DE L'ATMOSPHÈRE MARITIME; NAVIGATION SUR MER.

Les bains de mer ont aujourd'hui la même réputation et la même vogue que les bains d'eau minérale. Du reste, beaucoup de personnes vont aux bains de mer, moins pour s'y baigner que pour y respirer l'air si pur et si vivifiant qui règne sur la plage. Cet air contient-il, ainsi qu'on l'admet généralement, des molécules salines? On cite, comme preuve de la sublimation du sel marin, cette poussière qui parfois effleurit à la surface de la peau, et cette saveur piquante que perçoit la langue, en passant sur les lèvres, lorsqu'on s'est promené quelque temps sur le pont d'un navire ou sur le rivage. Le fait est exact, mais l'interprétation qu'on en donne me semble difficilement admissible. Je croirais plus volontiers que ces légers dépôts salins proviennent de particules d'eau de mer qui, soulevées par le sillage, puis entraînées par les vents, se vaporisent insensiblement à la surface du corps, en y déposant des cristaux de chlorure de sodium. Ces particules sont même quelquefois transportées par la brume à plusieurs kilomètres des côtes : aussi les habitants du littoral les désignent-ils communément sous le nom de *brumes salées*.

Quelle que soit, du reste, l'explication que l'on adopte, toujours est-il que l'air de la mer l'emporte sur celui de nos cités en ce que, rafraîchi et renouvelé par une brise continuelle, il ne renferme aucune des émanations insalubres qui s'élèvent des grandes agglomérations d'individus. Il semble même que l'odeur de varech dont il est imprégné ait quelque chose de restaurant pour l'ensemble de nos organes. Combien ses effets doivent être plus prononcés en pleine mer, c'est-à-dire là où aucun effluve venant de la terre ne saurait pénétrer! Aussi a-t-on vanté de tout temps, pour les personnes faibles et délicates, les bons résultats de la navigation maritime. Pline y voit une très précieuse ressource pour les phthisiques « Nous les embarquons, dit-il, pour l'Égypte, moins en raison du » pays qu'à cause de la traversée. » Celse et Arétée recommandent dans le même but les longs voyages sur mer. Enfin Galien mentionne des malades qui s'étaient rendus de Rome en Libye pour se guérir d'un ulcère du poumon, et qui, par le fait de la navigation, revinrent entièrement rétablis.

Cette confiance dans les voyages sur mer est assez généralement partagée par les modernes, encore bien que M. le docteur Rochard en ait contesté récemment la valeur et la légitimité. Mais n'est-ce pas un peu la manie de notre siècle de prétendre tout remettre en question? J'ai obtenu dans ma pratique d'excellents effets de ces voyages; toutefois je n'admets pas qu'on puisse les conseiller indistinctement à tous les phthisiques. Ils conviennent surtout pour ceux qui ont un tempérament mou, des digestions lentes et difficiles, une toux muqueuse, une expectoration catarrhale, et dont le larynx et les bronches ne sont pas trop irritables. Défiez-vous-en chez les personnes sujettes à l'hémoptysie; il serait à craindre que le sang ne jaillît de nouveau de leur poitrine pendant les efforts du vomissement provoqué par le mal de mer. Quant au mal de mer lui-même, il peut devenir, indépendamment de tout autre motif, la contre-indication positive de toute navigation. En effet, il est des individus qui sont jetés ainsi dans de telles angoisses, dans un tel anéantissement, qu'il n'est pas de supplice comparable au leur. Qu'il me suffise, pour en donner une idée, de rappeler ce qui advint à Sénèque pendant la traversée de Naples à Baïa (la même distance à peu près que du Havre à Honfleur). Le philosophe se sentit si malade, qu'oubliant en un instant toutes ses magnifiques maximes sur l'impassibilité de l'âme dans les épreuves, il se précipita dans la mer, où, malgré son habileté de nageur (*vetus frigoris cultor*), il se fût infailliblement noyé, sans le secours que lui portèrent quelques mariniers (1).

---

(1) Sénèque a raconté lui-même, en termes très plaisants (*Epist.*, 53) sa malencontreuse équipée. « Mon plus grand tourment, dit-il, était d'éprouver » des nausées sans résultat (*Nausea me sine exitu torquebat*). Ne vous apitoyez donc pas tant sur le sort d'Ulysse, ballotté sans cesse par la tempête, » car lui du moins il avait le privilége de vomir. »

PROPRIÉTÉS CHIMIQUES ET PHYSIQUES DE L'EAU DE MER; PHOSPHORESCENCE.

L'eau de mer est une véritable eau minérale dont la composition rappelle assez exactement celle de la plupart des sources muriatiques que nous avons étudiées, avec cette différence toutefois qu'elle est beaucoup plus riche en principes salins. Un litre d'eau de la Manche, prise à quelques lieues de la côte, pour qu'elle fût plus pure, a fourni à MM. Mialhe et Figuier $32^{gr}, 657$ de principes fixes, dont :

	Gram.
Chlorure de sodium	25,704
— de magnésium	2,905
Sulfate de magnésie	2,462
— de chaux	1,210
Bromure de sodium	0,103

ainsi que des traces d'iode, de fer et de manganèse. Enfin, l'eau de la mer renferme une matière limoneuse, phosphorescente, grasse au toucher, dont l'analyse n'a pu saisir la nature (1), mais qui doit être très complexe, à en juger par la quantité prodigieuse d'êtres organisés, animaux et végétaux, qui naissent, vivent, meurent et se putréfient dans ce même milieu.

Si je n'ai indiqué la composition de l'eau que d'une seule mer, la Manche, c'est que le degré de salure des autres mers (Océan, Méditerranée) qui baignent nos côtes est à peu près uniforme. Dans les mers limitées, au contraire, cette salure peut offrir des différences très sensibles. Ainsi, la mer Noire, qui reçoit, par les fleuves qui s'y déversent, des quantités considérables d'eau douce, et dont le trop-plein s'épanche dans le Bosphore, contient moitié moins de sels que la Méditerranée. Cela se comprend. Où puiserait-elle des matériaux salins suffisants pour remplacer ceux que le courant entraîne sans cesse vers la Propontide? La mer Noire finira même peut-être par se dessaler complétement, ainsi du reste que cela est arrivé à la mer appelée lac Baïkal, dans la Tartarie. La preuve que ce lac, dont les eaux sont aujourd'hui pures et douces, était salé autrefois, c'est que des esturgeons, des phoques, des raies, des harengs, tous animaux

---

(1) M. Kéraudren compare, avec assez de justesse, cette matière à l'adipocire qui se forme dans les cimetières encombrés.

qu'on ne rencontre que dans la mer, vivent maintenant dans ses eaux, et paraissent s'y être parfaitement acclimatés (1).

Par contre, le lac Elton, qui fournit plus de la moitié du sel que consomme annuellement la Russie, lequel sel est versé dans le commerce par la navigation remontante du Volga, est horriblement salé. Il en est de même de la mer Morte. On s'explique la grande concentration des eaux de cette mer par cette circonstance que son bassin est de plus de 400 mètres au-dessous des eaux de la Méditerranée, et que, pour se réduire au niveau actuel, il a fallu que l'évaporation lui enlevât une couche d'eau fort épaisse, laquelle, en abandonnant les sels qu'elle contenait, a laissé pour résidu ce que je nommerais presque de la saumure. Il n'est donc pas étonnant qu'aucun poisson ne puisse vivre dans ses eaux.

Un fait très remarquable et qui paraît constant, c'est que le degré de saturation saline de la mer est beaucoup moins grand dans les régions froides et rapprochées des pôles que dans les régions chaudes et voisines de l'équateur. Comme si la nature, dans sa prévoyance admirable, avait doublé la dose de préservatifs dans les parties du globe où la grande chaleur double, en quelque sorte, les accidents de la putréfaction.

La température de l'eau de la mer est moins sujette à varier que celle des rivières et des fleuves. En général, elle leur est supérieure, ce qui est la suite nécessaire de la densité plus forte de l'eau salée, d'où résulte une plus grande capacité pour le calorique. Cette température est d'autant plus basse que la profondeur est plus considérable : c'est donc l'inverse de ce qui existe pour la terre, la chaleur de celle-ci augmentant d'une manière sensible et régulière à mesure qu'on pénètre plus profondément dans le sol.

L'eau de la mer n'a point d'odeur qui lui soit propre; celle qui s'en exhale doit être attribuée aux algues et aux fucus que le flot jette sur la plage. Elle n'a point non plus de couleur particulière. Si la Méditerranée offre une teinte bleue (*mare cœruleum*), l'Atlantique une teinte verte (*mare glaucum*), ces reflets tiennent à diverses circonstances du ciel ou des climats. Ai-je besoin d'ajouter que l'eau de la mer a une saveur saumâtre et nauséabonde ? Cette saveur, elle la doit surtout aux sels de magnésie qu'elle tient en dissolution.

---

(1) Des essais en sens inverse furent tentés par Pierre le Grand sur de jeunes matelots qu'il voulut habituer à boire de l'eau de mer, en guise d'eau douce. Ils moururent pour la plupart, et, si l'on n'eût mis fin à ces expériences, tous probablement auraient fini par succomber.

Il est un phénomène particulier à certaines mers et que j'ai eu surtout l'occasion d'admirer en naviguant sur la Méditerranée : c'est la phosphorescence. La roue du bâtiment, au moment où elle frappe et divise l'eau, fait jaillir une écume lumineuse comme un punch ardent, et le sillage qu'elle laisse après elle se dessine longtemps sous la forme d'un ruban de nacre. A quelle cause attribuer la production de ces feux, qu'on prendrait de loin pour des feux grégeois ? Les uns n'y voient qu'une sorte de combustion chimique, de la nature de celle qui s'opère sur le bois mort ou sur le poisson putréfié ; d'autres prétendent qu'elle est due à des myriades de vers marins (ophiures et noctiluques), dont l'agitation des flots met en relief les vertus phosphorescentes (1) ; d'autres, enfin, soutiennent qu'elle est le résultat de phénomènes électro-magnétiques assez semblables à ceux qui se développent dans l'atmosphère par la rencontre ou le choc des nuages. J'avoue que j'incline volontiers vers cette dernière opinion. En effet, ce sont plutôt des gerbes et des lueurs ; par moments même vous voyez la vague s'illuminer comme par la décharge d'une bouteille de Leyde. Et qu'on ne croie pas que cette étude de la phosphorescence soit un simple objet de curiosité pour le savant ; elle est essentiellement, au contraire, du ressort du médecin. Ainsi, il est de remarque que la mer, quand cet état est très prononcé, impressionne bien plus vivement la peau, et même développe chez bon nombre de baigneurs de véritables éruptions miliaires. N'est-ce pas là une nouvelle preuve à l'appui de l'opinion qui envisage l'électricité comme l'agent principal de cette phosphorescence ?

DES VAGUES ; DES MARÉES ; INFLUENCES SIDÉRALES.

La mer n'est pas toujours la même dans les mouvements de ses vagues : tantôt elle s'offre unie et calme comme un lac, tantôt agitée et tumultueuse comme un torrent ; parfois même elle est inabordable. Ces divers aspects sont entièrement subordonnés à l'état de l'atmosphère. Quand, par exemple, le temps est à l'orage, la colonne d'air qui pèse sur les eaux étant devenue plus légère, leur surface offre plus de mobilité, je pourrais dire plus d'impressionnabilité ; par

(1) Cette phosphorescence n'appartient pas seulement à certaines espèces microscopiques. Ainsi, d'après Shaw et Spallanzani, la pennatule, qui a un volume beaucoup plus respectable, jette une lumière si vive, qu'elle permet de distinguer les poissons qui sont pris avec elle dans les mêmes filets.

suite les vents y ont plus de prise. Or, comme ce sont les vents qui, suivant qu'ils glissent sur la mer ou au contraire la pénètrent, déterminent et règlent ses ondulations appelées *vagues*, il en résultera une agitation nécessairement proportionnée à leur faiblesse ou à leur violence.

Si les vagues, tant pour leur formation que pour leur volume, sont sous la dépendance des caprices de l'atmosphère, il n'en est pas de même de ces déplacements en masse de la mer qu'on appelle *marées*. Celles-ci obéissent à des influences sidérales, régulières et périodiques, au premier rang desquelles figure l'action de la lune. Voici dans quel ordre se succèdent sur nos côtes les intéressants phénomènes de la marée :

La mer coule pendant environ six heures, du sud au nord, en s'enflant par degrés ; elle reste à peu près un quart d'heure stationnaire, et se retire, du nord au sud, pendant six autres heures. Après un second repos d'un quart d'heure, elle recommence à couler, et ainsi de suite. Le temps du flux et du reflux est, terme moyen, d'environ douze heures vingt-cinq minutes ; c'est la moitié du jour lunaire, qui est de vingt-quatre heures cinquante minutes, temps qui sépare deux retours successifs de la lune au même point du méridien. Ainsi, la mer éprouve le flux et le reflux en un lieu aussi souvent que la lune passe au méridien, soit supérieur, soit inférieur de ce lieu, c'est-à-dire deux fois en vingt-quatre heures cinquante minutes.

Mais la lune n'est pas seule à agir sur la mer. Il faut également faire la part du soleil, dont l'influence, bien que deux fois et demie plus faible que celle de la lune, modifie cependant la force attractive de celle-ci. Une marée est donc, en réalité, régie par deux éléments, l'un lunaire et l'autre solaire, dont les effets s'ajoutent ou se retranchent, suivant la direction des forces qui les produisent. Ainsi, quand la lune est pleine, les deux astres se trouvant dans le même méridien, leurs effets concourent, et l'effet est le plus grand possible : de là les *grandes* marées (1). Quand, au contraire, la lune est en qua-

(1) C'est surtout aux époques des grandes marées qu'a lieu l'irruption de la mer dans les fleuves qui s'y déversent, phénomène désigné généralement sous le nom de *barre*. Homère, cet admirable peintre de la nature, en donne la fidèle description que voici : « Telle aux embouchures d'un fleuve
» qui coule guidé par Jupiter, la vague immense mugit contre le courant,
» tandis que les rives escarpées retentissent au loin du fracas de la mer
» que le fleuve repousse hors de son lit. » N'est-ce pas là le magnifique spectacle que la Seine offre plusieurs fois tous les ans ?

drature, elle tend à élever les eaux que le soleil tend à abaisser, et réciproquement, de façon que, les deux astres se combattant, l'effet est le plus faible possible : de là les *petites* marées. On s'explique alors parfaitement comment les flux les plus hauts et les reflux les plus bas surviennent au temps des équinoxes (mars et septembre), puisque, à cette époque, toutes les circonstances qui agissent sur le mouvement ascendant ou descendant des eaux concourent pour produire leur plus grand effet.

Il semblerait, comme conséquence de ces faits, que la mer devrait être pleine à l'instant où la force, résultante des attractions du soleil et de la lune, y est parvenue à sa plus grande intensité ; or, l'expérience a prouvé qu'il n'en est pas ainsi. C'est seulement trente-six heures après les jours de nouvelle lune que surviennent les grandes marées. On a conclu de ces retards que c'est par la transmission successive des ondes et des courants que l'action sidérale se fait sentir dans les ports et sur les côtes.

Cette transmission du mouvement, qui met trente-six heures à parvenir jusqu'à nos rivages, en expliquant le flux et le reflux sur les vastes mers qui le reçoivent, explique, par contre, l'absence de ces phénomènes sur les mers que leur trop peu de largeur place en dehors de ce mouvement. En effet, si l'on ne remarque pas de marées bien sensibles dans la Méditerranée ni dans la Baltique, c'est qu'en raison du peu d'étendue de ces mers, les forces soulevantes ne peuvent pas agir sur une extrémité, sans faire sentir à peu près le même effet sur le bord opposé, ce qui ne permet pas de déplacement en hauteur. A plus forte raison, les lacs, sur lesquels l'influence lunaire ne saurait avoir prise, conservent-ils à peu près uniforme l'équilibre de leur niveau.

Les anciens connaissaient aussi bien que nous la liaison intime qui existe entre la production des marées et les diverses phases de la lune. Ainsi Pline dit en toutes lettres : « *Æstus maris causam habent in luna.* » Puis il prouve par des exemples heureusement choisis que toute modification du flux ou du reflux correspond à quelque évolution de cet astre. Quant à l'explication du phénomène, c'est Laplace qui a eu la gloire de la trouver (1) en établissant que les marées reposent tout entières sur la grande loi de l'attraction universelle, décou-

---

(1) Les poëtes, il est vrai, éludaient la difficulté en faisant intervenir Neptune, Éole, les Tritons, ou l'*esprit* qui, d'après Virgile, *meut la matière* (MENS AGITAT MOLEM). Quant aux philosophes, il semble qu'ils aient pris beaucoup plus vivement les choses. Ainsi Aristote, d'après la tradition, se

verte par Newton. Encore le mot *attraction* est-il presque prononcé par Pline, car il dit, en parlant de la lune : « *Avidum sidus secum* TRAHIT HAUSTU *maria.* »

Mais en voilà assez, trop peut-être, sur ces questions plutôt physiques que médicales. Qu'il me soit seulement permis d'ajouter, car ceci est plus directement de notre ressort, que si les coïncidences des phases de la lune avec certaines conditions atmosphériques sont, pour les hommes de mer, une indication certaine de beau ou de mauvais temps ; si même cette influence se fait sentir jusque sur certains oiseaux qui, par leurs mouvements agités, prédisent la tempête avec un instinct infaillible, nous ne saurions admettre que l'action lunaire s'exerce d'une manière également saisissable sur le moral de certains individus. Pour que l'épithète de *lunatique* signifiât autre chose qu'un simple artifice de langage, assimilant des bizarreries de caractère aux péripéties fantasques de notre satellite, il faudrait que la science eût groupé un nombre assez imposant d'observations pour en tirer au moins des inductions spécieuses. Il n'en est rien. Si, par exemple, on a remarqué que les aliénés sont, en général, plus bruyants les nuits où il y a clair de lune que celles où il n'y en a point, cette différence tient tout simplement à ce que la lumière qui pénètre dans leur chambre agite ou empêche leur sommeil. La preuve que telle est l'explication, c'est qu'il suffit de clore les fenêtres de manière qu'ils se trouvent dans une complète obscurité, pour que tout de suite les choses redeviennent ce qu'elles étaient auparavant.

DU BAIN ; DE LA RÉACTION.

Les bains de mer, pris dans de certaines conditions, exercent sur les organes une action physiologique, qu'il importe d'étudier pour bien saisir les applications qu'on peut en faire à l'hygiène et à la thérapeutique. Je n'ai rien à dire de particulier sur la manière dont on se baigne à la mer, non plus que sur les précautions qu'il faut observer pour entrer dans l'eau et pour en sortir. Ce sont de ces détails que l'on apprend mieux sur le rivage que dans les livres, d'autant plus que souvent les ordonnances dont les malades sont porteurs, en arrivant aux bains de mer, sont d'une exécution difficile

---

serait précipité dans l'Euripe de l'île d'Eubée, de dépit de ne pouvoir pénétrer la cause des marées de ce détroit. Malheureusement je n'ai lu nulle part qu'il se soit ensuite écrié, comme Archimède au bain : *J'ai trouvé!*

ou même impossible. Ainsi on recommande presque toujours de recevoir la *lame* ; mais l'espèce de petite ondulation médicinale qu'on désigne par ce nom est ce qu'il y a de plus difficile à rencontrer. De même, on conseille de se baigner plutôt à la marée montante qu'à la marée descendante. Je n'ai jamais trop compris quel peut en être le grand avantage, sauf, il est vrai, un peu plus de limpidité de l'eau : admettons le précepte, reste la difficulté de son application. Sur les côtes de la Manche et de l'Océan, où le flux et le reflux sont si prononcés, le malade, s'il veut être fidèle à sa prescription, sera obligé, tous les jours, de changer l'heure du bain, celle des repas, enfin toutes ses habitudes, le moment de la marée n'étant jamais le même. Pour moi, je ne connais d'autre précepte, à la mer, que de se baigner comme cela se rencontre, qu'elle monte ou qu'elle descende, qu'il y ait des lames ou qu'il n'y en ait point. La seule chose importante, c'est de trouver assez d'eau, une mer assez calme et une plage assez douce, pour que le bain soit facile et agréable.

La même latitude ne sera pas laissée aux malades, quant à ce qui regarde la durée du bain, car celle-ci forme le point capital du traitement. Si la première immersion dans la mer est habituellement un peu pénible, le bien-être qui lui succède est si rapide, la natation si facile, la dépense de force musculaire si imperceptible, que le baigneur se laisserait facilement entraîner aux charmes d'un pareil exercice. Il faut donc en régler la durée : or, à cet égard, on sera surtout guidé par la manière dont s'opérera la réaction. Expliquons-nous dès maintenant sur la nature et la valeur de ce dernier phénomène.

La réaction, c'est le réchauffement du corps par ses seules ressources de calorique, après qu'il a été mis en contact avec un liquide froid. La circulation capillaire, qui avait été ralentie ou même partiellement suspendue par le fait du refroidissement, reprend son cours dès l'instant où la réaction commence ; ce qui a lieu quelquefois dans le bain, mais plus souvent quand on en est sorti. La peau se colore : on dirait que le sang y afflue avec d'autant plus d'activité que son passage y a été plus subitement interrompu. Les battements du cœur redeviennent libres, à mesure que le retour de la chaleur diminue les obstacles apportés par le froid à l'élasticité des vaisseaux et à leur perméabilité.

Aux phénomènes physiques de la réaction se lient, inséparablement, les phénomènes vitaux correspondants, dont le rôle est plus important encore. En effet, la vitalité qui préside à l'admirable équilibre des fonctions a pour but et pour résultat de nous protéger contre les causes de destruction qui nous entourent, et de remédier aux atteintes que celles-ci nous auraient déjà fait subir. C'est ainsi qu'au moment où le froid semble devoir paralyser tout notre être, elle accroît chez le baigneur la force du cœur, répare les pertes de calorique, et même, en l'absence de tout excitant extérieur, suffit pour déterminer la réaction.

Une condition pour que la réaction se fasse bien, c'est que le corps ait été préalablement échauffé par la marche ou par tout autre moyen (1) ; c'est surtout que l'immersion dans l'eau froide ne dure pas longtemps. Je citerai, à l'appui de ce dernier précepte, une observation vulgaire. Lorsque, pendant l'hiver, les pieds ont séjourné dans une chaussure humide, on les réchauffe très difficilement, parce que les tissus se sont refroidis peu à peu et couche par couche, jusqu'à une certaine profondeur. Si, au contraire, vous vous frottez les mains dans la neige, le froid vous saisira plus vivement, mais il n'aura pas le temps de pénétrer. Aussi la réaction, lente dans le premier cas, est-elle rapide dans le second.

Rien de plus aisé, maintenant, que de faire l'application de ces données physiologiques à la question qui nous occupe. La réaction va nous servir de thermomètre (2). Est-elle difficile, le bain devra consister simplement dans quelques immersions ; quand elle s'opère avec facilité, on peut le prolonger davantage, surtout si le malade sait nager. Il est rare que la durée du bain doive dépasser dix minutes à un quart d'heure ; on est presque toujours averti par une sensation de froid, ou un commencement d'horripilation, de l'instant où il convient de quitter l'eau. Quelques personnes prennent, sans en être incommodées, jusqu'à trois ou quatre bains par jour : c'est beaucoup trop, et l'impunité ne justifie point ici l'imprudence. Un seul bain suffit d'habitude ; deux me semblent être le maximum que, dans quelques cas, on puisse se permettre.

(1) « Une très bonne coutume, dit Hérodote, est de faire précéder le bain de mer froid d'un bain d'eau douce chaude. De cette manière, si le saisissement est plus vif, le réchauffement est plus facile. » Je n'ai point eu l'occasion d'expérimenter cette méthode qui doit avoir son utilité.

(2) Galien donne à cet égard les excellents préceptes que voici : « L'indication du temps qu'il faut rester dans l'eau se déduit de l'expérience journalière. Si, après être sorti du bain, la peau reprend rapidement, par l'effet des frictions, une bonne couleur, c'est qu'on est resté pendant un temps convenable ; si la peau se réchauffe difficilement et demeure longtemps pâle, c'est que le bain froid aura été trop prolongé. Il faut alors modifier la durée du bain, soit en plus, soit en moins. » (*De re med.*)

Il est assez d'usage, au sortir de la mer, de prendre un bain de pieds légèrement chaud. C'est une précaution que ne doivent pas négliger les individus faibles et délicats, chez lesquels, sans cela, la réaction aurait de la peine à se faire.

On reconnaît une bonne réaction à deux caractères essentiels : d'une part, à la promptitude avec laquelle elle s'opère ; d'autre part, à la coloration vive de la peau. Quand l'empreinte du doigt s'efface rapidement, c'est une preuve que la circulation capillaire est active, et que le retour du sang n'est pas uniquement dû aux lois d'équilibre et d'égalité de pression. La promenade facilite et achève la réaction, d'autant mieux que le cours du sang se trouve stimulé également dans tout l'appareil vasculaire. Qu'on ne soit pas surpris de cette influence des mouvements sur la circulation. Chacun a vu le jet de la saignée s'échapper avec force ou couler avec lenteur, suivant que le malade fait mouvoir les doigts ou les tient immobiles. C'est que les muscles, en se contractant, pressent sur les vaisseaux, tant profonds que superficiels et communiquent une impulsion notable aux fluides qu'ils contiennent.

Les bains de mer déterminent, à température égale, une réaction plus vive et plus prompte que les bains d'eau douce ; car les particules salines et le choc des vagues agissent sur la peau, à la manière des rubéfiants, au point même de développer quelquefois à sa surface de véritables exanthèmes. Aussi les personnes faibles et délicates supportent-elles, en général, beaucoup mieux les bains de mer que les bains de rivière. Quant à la quantité de sels absorbés pendant le bain, elle est difficile à déterminer. Je doute en tout cas qu'elle puisse être considérable, car l'impression du froid sur la peau et l'action astringente des chlorures ont bien plutôt pour effet de fermer les pores que de les ouvrir.

D'après ce qui précède, l'immersion dans la mer aura d'abord pour résultat une augmentation de vitalité des organes intérieurs, vers lesquels les liquides se trouveront refoulés momentanément, en raison des corrélations de continuité ou de sympathie qui les unissent à l'enveloppe cutanée ; puis, par le fait de la réaction, le sang reviendra brusquement vers la périphérie, en s'accompagnant de phénomènes d'excitation et de caloricité. Sous l'influence de ce double mouvement, les fonctions organiques et nerveuses s'accompliront avec plus de force, de régularité, de plénitude. De là une nutrition plus active, et l'accroissement de l'énergie musculaire ; de là aussi le dégorgement des membranes muqueuses, des tissus glanduleux et des divers parenchymes.

ACTION HYGIÉNIQUE ET THÉRAPEUTIQUE.

Essayons maintenant d'établir quels sont les cas dans lesquels l'emploi des bains de mer est indiqué. Nous comprendrons dans une même étude ce qui a trait à l'hygiène et ce qui a trait à la thérapeutique, car, en pareille matière, il est souvent impossible de dire où la première finit et où la seconde commence.

Les bains de mer conviennent toutes les fois que l'économie est frappée d'atonie, soit par le défaut d'action de quelque organe important, soit par une sorte de débilité générale qui affecte l'ensemble des fonctions, sans s'attaquer directement à aucune. Ils conviennent surtout aux tempéraments lymphatiques et scrofuleux. Les enfants étiolés, dont le ventre est proéminent et les membres amaigris, ou chez lesquels la croissance paraît éprouver une sorte de temps d'arrêt, se trouvent particulièrement bien de l'usage longtemps continué de ces bains. Souvent ceux-ci impriment à la constitution tout entière une impulsion forte et progressive, et y produisent une de ces grandes révolutions dont les heureux effets pourront se faire sentir pour le reste de la vie. Les Anglais ont, beaucoup mieux que nous, compris cette vérité, eux qui ne négligent jamais d'envoyer leurs enfants aux bains de mer, leur préparant ainsi ce magnifique développement physique dont nous admirons plus tard les proportions et la force. Aussi ai-je la parfaite conviction que ces bains, employés de bonne heure et à propos, contribueraient à prévenir la dégradation progressive de notre espèce. Combien voyez-vous d'enfants rester faibles et maladifs, alors que leurs auteurs jouissent d'une santé relativement plus robuste ! C'est que se reproduire et se maintenir sont deux actes, dont l'un suppose une puissance de vitalité bien supérieure à l'autre ; par suite, un père et une mère peuvent avoir en eux assez de force pour faire face à leur propre individualité, mais pas assez pour communiquer à l'être auquel ils donneront l'existence une énergie suffisamment vivace. Or, l'intervention des bains de mer pourra suppléer ici à la débilité originaire dont le germe a été virtuellement entaché, et qui survit à la naissance.

Il y aurait, sans doute, un inconvénient réel à faire baigner les enfants trop jeunes, alors surtout qu'une extrême pusillanimité leur fait redouter le contact ou seulement l'aspect de la vague, et que, par suite, la lutte qu'ils opposeraient amènerait une tension de tous les ressorts, essentiellement nuisible aux bons effets du bain. Mieux vaut attendre qu'ils aient plus de raison et plus d'âge. Toutefois il est facile, par une sorte d'anticipation, de les familiariser avec l'impression de l'eau. Laissez-les courir sur la plage, aux moments où la mer est calme, où la température est douce, de manière que leurs pieds reposent mollement sur le sable humide ; faites quelques pas dans l'eau avec eux, puis sortez aussitôt, pour y rentrer de nouveau, et bientôt ce qui leur paraissait un épouvantail deviendra au contraire une distraction et un jeu.

La puberté est encore une époque de l'âge où les bains de mer offrent d'incontestables ressources. Par leur action méthodique et répétée, ils régularisent chez les jeunes filles le travail de l'évolution des menstrues, jusqu'à ce que ce travail se trouve définitivement constitué à l'état de fixité organique. On comprend, de même, pourquoi ils seront avantageux dans la chloro-anémie, l'aménorrhée, la dysménorrhée et dans certains flux leucorrhéiques, se rattachant à l'inertie de l'utérus. Il n'est même pas rare que, chez certaines femmes, les règles devancent la période normale de leur retour, ou que, chez d'autres, elles reparaissent alors que, par l'effet de l'âge, elles avaient déjà cessé de se montrer. Chaque jour aussi on constate l'utilité des bains dans les relâchements et les abaissements légers de l'utérus, ainsi que dans les engorgements récents du col. Enfin, plus d'une fois ces bains ont fait cesser la stérilité : il y a longtemps du reste qu'on a signalé la fécondité remarquable des femmes qui habitent les bords de la mer.

La plupart des affections nerveuses, celles qui paraissent avoir pour siège l'appareil ganglionnaire (hystérie, dyspepsie, hypochondrie), comme celles qui résident dans le système nerveux central ou périphérique (névralgie faciale ou sciatique, palpitations, chorée, hémicranie, paraplégie), sont heureusement influencées par l'emploi des bains et des affusions d'eau de mer. Si l'on a affaire à ces céphalées rebelles, que rien ne peut déraciner, les affusions surtout seront fort utiles : pour cela le patient s'assied sur le sable, et on lui jette coup sur coup sur la tête plusieurs seaux d'eau qui, ruisselant sur le corps, produisent un vif saisissement. Ces divers moyens agissent surtout par leur température, le froid étant en pareil cas le plus puissant sédatif que l'on connaisse.

Les bains de mer seront également prescrits avec succès contre certaines maladies de la peau, surtout celles qui revêtent la forme sèche : tels sont en particulier le prurigo, le lichen, le psoriasis, le pityriasis et même l'impétigo chronique. En général, ils sont contre-indiqués dans les affections vésiculaires, bulleuses et pustuleuses, en en exceptant toutefois plusieurs variétés de porrigo. Si cependant ces dermatoses se lient à l'existence de quelque élément syphilitique, encore présent dans l'économie, comptez peu sur les bons effets des bains de mer. Ceux-ci pourront restaurer les forces et modifier la vitalité de la peau, au point de faire croire à la guérison ; mais bientôt vous verrez les accidents reparaître, souvent plus intenses qu'avant l'emploi des bains. Toutefois ceci s'applique seulement à la syphilis acquise, et non à la syphilis congénitale, c'est-à-dire à celle qui s'est transmise par voie d'hérédité. Je citerai, à cette occasion, une remarque que j'ai eu l'occasion de faire, nombre de fois, et qui, malgré son importance, ne me paraît avoir encore été indiquée par personne.

Dans les ports de mer, surtout dans ceux où les matelots ne se livrent pas simplement au cabotage, mais font de lointaines excursions, il n'est pas rare qu'au retour ils rapportent avec eux la syphilis, qu'ils communiquent à leur femme, laquelle donne ensuite le jour à des enfants infectés. Ces enfants grandissent misérablement, offrant tous les stigmates du mal dont ils ont reçu le germe, et, en particulier, de hideuses ophthalmies. Mais arrive le moment où leur père les emmène, pour leur faire partager ses travaux qui nécessitent, comme chacun sait, le contact fréquent et prolongé de l'eau de mer sur le corps. A dater de ce moment, la santé de ces enfants subit une métamorphose véritable. Leurs yeux se guérissent, leurs forces se développent, leur constitution se raffermit : bientôt ce seront des hommes robustes. Et c'est bien réellement à l'eau de mer qu'ils doivent ces heureux changements, puisque leurs sœurs, restées au logis, continueront d'être chétives et étiolées.

Les bains de mer, en tant que bains, conviennent-ils aux phthisiques ? Nous avons vu qu'un grand nombre de malades vont compléter à Biarritz la cure qu'ils ont commencée aux Eaux-Bonnes, et qu'en général ils s'en trouvent bien. Les bains doivent agir surtout ici par la tonicité plus grande qu'ils communiquent à la peau, et cela, en vertu de la synergie fonctionnelle qui unit cette surface et l'appareil respiratoire. Qui ne sait que, chez les personnes prédisposées, un simple refroidissement du corps en sueur peut amener une bronchite, laquelle sera le point de départ de tubercules ? Qui ne sait également que l'apparition de transpirations nocturnes et exagérées est l'indice d'une terminaison fatale de la phthisie ? Fortifier la peau, c'est donc fortifier le poumon.

La chirurgie trouve aussi, dans l'emploi bien dirigé de l'eau de mer, d'utiles ressources contre les ulcères atoniques et indolents, les abcès froids, les trajets fistuleux, et certaines suppurations intarissables. Vous verrez encore ces bains rivaliser sans désavantage aucun avec les eaux minérales pour le traitement des tumeurs blanches, des paralysies traumatiques, des rétractions musculaires et tendineuses, des ankyloses, des faiblesses ou des roideurs consécutives aux luxations, entorses et fractures. Enfin, ils conviennent dans toutes les formes de la cachexie scrofuleuse, spécialement quand elle s'attaque au tissu osseux ; aussi constituent-ils un des plus puissants auxiliaires de la médication orthopédique.

Indépendamment des bains, on utilise l'eau de mer en douches, lotions, lavements et injections vagino-utérines ; c'est, du reste, la même disposition d'appareils que pour les établissements thermaux. La mer communique également au sable qu'elle arrose par ses flux et reflux successifs, des propriétés analogues à celles qui appartiennent à certaines boues minérales. On est parti de ce fait pour prescrire des bains de sable, qu'on administre en recouvrant la partie affectée, ou même le corps tout entier, d'une couche de sable échauffé par l'action des rayons solaires. Ces bains m'ont paru convenir, tout particulièrement, dans le rachitisme et dans les maladies goutteuses ou rhumatismales de nature torpide.

On prescrit, dans quelques cas, l'eau de mer à l'intérieur, comme médication fondante et résolutive. C'est une pratique qui remonte aux premiers temps de la médecine ; seulement on avait soin de corriger et d'adoucir l'amertume de l'eau salée, par l'addition d'une certaine quantité de miel : de là le nom de *thalassomel*, par lequel on désignait ce breuvage médicamenteux. Prise à la dose de quelques verres, l'eau de mer purge assez franchement. Toutefois, comme elle pèse à l'estomac (*non sine injuria stomachi*, dit Pline), et que d'ailleurs elle ne paraît pas avoir une spécificité d'action suffisante pour racheter la répugnance qu'inspire sa saveur, on y a presque entièrement renoncé aujourd'hui.

Une autre méthode, que je crois avoir un des premiers conseillée, et dont j'ai obtenu les meilleurs résultats, consiste à faire boire aux baigneurs certaines eaux minérales alcalines et chlorurées dont l'action, se combinant avec celle des bains de mer, l'accroît et la complète. Les eaux qui m'ont paru le mieux appropriées sont celles de Kissingen, Marienbad et Friedrichshall. Kissingen sera préféré, s'il s'agit de résoudre quelque engorgement des viscères de l'abdomen ; Marienbad, si l'on a surtout pour but de rappeler quelque flux hémorrhoïdal ; enfin Friedrichshall, dont l'action participe des deux premiers, mais est plus nettement laxative, convient toutes les fois qu'on veut provoquer et entretenir une dérivation soutenue vers l'intestin. Or, ce dernier cas se présente assez fréquemment, les bains de mer ayant souvent pour effet de produire des maux de tête, de l'agitation et de l'insomnie.

Je ne m'étendrai pas davantage sur l'action de ces bains, car j'en ai dit assez pour faire voir combien sont nombreuses et variées les ressources qu'ils offrent à la thérapeutique. Quant aux diverses localités où l'on peut les prendre, nous n'avons point de prescription absolue à formuler, comme pour les eaux minérales. En effet, tandis que celles-ci diffèrent entre elles par leur composition, leur température et leur action médicinale, l'eau de mer, pour ce qui touche à ces caractères essentiels, est à peu près partout la même. Il n'y a donc aucun inconvénient à se laisser un peu guider dans le choix de la plage, par la mode ou par ses convenances personnelles. Ainsi, les baigneurs qui recherchent le luxe, l'étiquette, et que n'effraye pas la dépense, continueront d'affluer à Biarritz ; Arcachon, au contraire, sera fréquenté par ceux qui préfèrent de frais ombrages, des récréations champêtres, et une vie peu dispendieuse. Qu'on ne croie pas, du reste, que les bains de la Méditerranée (1) ou des côtes méridionales de l'Océan offrent un avantage marqué sur ceux de la Manche, par le motif qu'il y règne une température plus élevée. Ce qu'on recherche, avant tout, dans les mois de juillet et d'août, n'est-ce pas bien plutôt une atmosphère tempérée ou même fraîche ? Aussi, le littoral de la Normandie est-il, à juste titre, fréquenté par la grande majorité des Parisiens. Qu'il me suffise de citer le Havre, Dieppe, Tréport, Étretat, Luc, Langrune, Cabourg-Dives, Arromanches, Port-en-Bessin et Trouville. Trouville surtout doit à la beauté incomparable de sa plage, au charme de ses promenades et de ses réunions, ainsi qu'à la salubrité si parfaite de son climat, de devenir, chaque année, le rendez-vous de l'élite de nos baigneurs.

(1) Vous entendez fréquemment parler des bains de mer de la Méditerranée. Mais où donc aller les prendre ces bains ? Je ne vois sur nos côtes que Marseille et Cette : et encore les conditions d'hygiène y laissent-elles beaucoup à désirer.

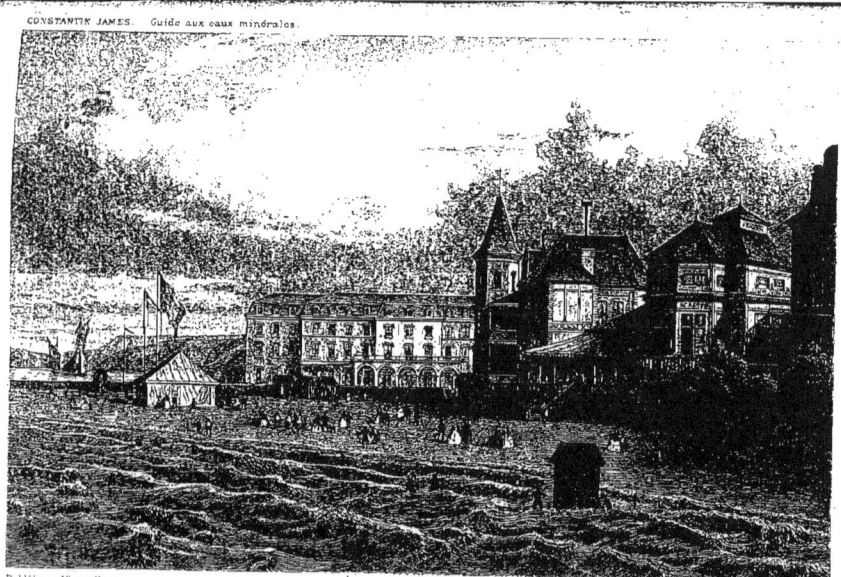

TROUVILLE.

ÉTUDES
SUR
L'HYDROTHÉRAPIE.

A l'époque où je fis paraître ces Études (1845), dont je venais de recueillir les matériaux en Allemagne, l'hydrothérapie était à peine connue en France. Aujourd'hui elle y est pratiquée sur une grande échelle ; mais chaque médecin a, pour ainsi dire, sa méthode particulière. Or, il s'en faut de beaucoup que ces modifications aient toujours été heureuses. C'est même ce qui m'engage à changer peu de chose à mon travail, car il représente fidèlement ce qu'est l'hydrothérapie dans nos établissements les mieux dirigés. Mais avant d'entrer en matière, il ne sera peut-être pas sans intérêt de jeter un coup d'œil sur le parti que les anciens savaient tirer de l'eau froide. Nous serons conduits ainsi à comparer leurs pratiques avec les nôtres. Or, je n'hésite pas à le dire tout d'abord, il ressortira de ce rapprochement que ce qu'il y a de réellement nouveau dans l'hydrothérapie moderne, c'est moins la chose que le nom.

DE L'EAU FROIDE CHEZ LES ANCIENS.

L'eau froide est certainement le premier agent naturel dont l'homme ait fait usage, soit comme moyen d'hygiène, soit à titre de médicament. Il en est plusieurs fois parlé dans les livres saints. Sans doute, les ablutions, dans leur symbolisme transparent, devaient enlever à l'âme ses souillures, mais elles eurent souvent aussi pour objet, à un autre point de vue, la santé de nos corps. Ainsi, la fille de Pharaon était au bain quand elle sauva Moïse, exposé sur le Nil ; le prophète Élisée prescrivit à Naaman l'eau du Jourdain comme le meilleur remède de ses maux ; enfin Judith, sur le point d'affranchir Israël en tuant Holopherne, allait chaque nuit retremper ses forces dans les fontaines de la vallée de Béthulie.

La théogonie païenne n'eut garde non plus d'oublier dans ses fictions cette utile intervention de l'eau froide. Ovide représente Diane se délassant de ses fatigues de la chasse dans le cristal des sources voisines :

> Hic Dea silvarum venatu fessa solebat
> Virgineos artus liquido perfundere rore.

De même les muses, au dire d'Hésiode, n'avaient pas de plus délicieux passe-temps que la natation dans les lacs qu'ombrageaient les bois sacrés de l'Olmius, du Permesse et de l'Hippocrène.

Si, le prenant sur un ton moins élevé, nous descendons dans les détails de la vie intime des anciens, nous y verrons l'eau froide employée absolument de la même manière et dans les mêmes circonstances que de nos jours. De simples lotions sur le visage devaient former, dit Properce, la toilette du matin :

> Ac primum pura somnum tibi discute lympha.

Même précepte dans Perse :

> .... Tiberino in gurgite merge
> Mane caput bis terque et noctem flumine purga.

Atalante, si l'on en croit Stace, avait recours à des ablutions du même genre pour dissiper la pénible impression de ses rêves :

> Ante diem gelidas ibat Ladonis ad undas,
> Purgatura malum fluvio vivente soporem.

Enfin, quelqu'un était-il pris de syncope, on le ranimait, comme dans l'*Agamemnon* de Sénèque, en lui jetant de l'eau froide :

> .... Famuli, attollite;
> Refovete gelido latice; jam recipit diem
> Marcente visu.....

Si l'eau froide entrait ainsi pour beaucoup dans les habitudes et l'hygiène des anciens, elle jouait un rôle peut-être plus important encore, comme topique chirurgical. Ouvrez Homère; elle constitue le premier, et souvent l'unique pansement. C'est Patrocle qui lave simplement, avec de l'eau, la blessure de son ami Euripide; c'est Hector, atteint d'une pierre lancée de la main d'Ajax, qu'on emporte sur les bords du Xanthe, pour lotionner ses contusions avec l'eau du fleuve ; c'est jusqu'à ce pauvre Polyphème qui, privé de la vue par Ulysse, n'emploie pour bassiner son unique œil d'autre collyre que l'eau froide. Virgile n'a fait ici que copier Homère :

> Luminis effossi fluidum lavit unda cruorem.

Dans Stace également, vous voyez Hécube, à l'aspect des blessures de Polyxène, réclamer de l'eau à grands cris :

> Quid moror interea crudelia vulnera lymphis
> Abluere?

Et l'infortuné Créon, que demande-t-il, si ce n'est de pouvoir arroser avec de l'eau les plaies de son fils Ménécée :

> .... Liceat misero tremebunda lavare
> Vulnera et undantem lymphis siccare cruorem.

Notez ces expressions, *siccare cruorem lymphis* (sécher le sang par l'eau) ; elles se retrouvent à tout instant dans les poëtes. C'est que les anciens connaissaient parfaitement les vertus hémostatiques de l'eau froide. Témoin ce passage où Virgile décrit le pansement fait à Énée par le chirurgien Iapis :

> Fovit ea vulnus lympha longævus Iapis,
> Ignorans ; omnis stetit imo vulnere sanguis.

Stace va plus loin. Il explique, à propos de la blessure d'Hippomédon, que c'est par le resserrement des vaisseaux divisés que le sang s'arrête, mais que, si la plaie reste exposée à l'air, il s'échappe de nouveau par leurs orifices béants :

> .... Tunc vulnera manant.
> Quippe sub amne diu stupuit cruor, aere nudo
> Solvitur et tenues venarum laxat hiatus.

Les anciens, nous le voyons, employaient l'eau avec beaucoup de discernement ; il n'est, du reste, question nulle part qu'ils y joignissent aucun principe étranger. Sous ce rapport, leur pratique l'emportait sur la nôtre, ou du moins sur celle de nos commères, qui croient faire merveille en ajoutant du sel à l'eau dont elles se servent pour laver les plaies. Ce sel n'a d'autre effet, le plus souvent, que d'irriter les surfaces entamées et d'accroître la douleur, sans aucune compensation avantageuse pour les malades.

Nous bornerons là nos citations. Céder trop facilement à nos souvenirs classiques serait nous écarter de notre sujet, car il s'agit moins ici des applications générales de l'eau froide que des procédés particuliers de l'hydrothérapie. Voyons donc en quoi consistait cette méthode chez les anciens.

HYDROTHÉRAPIE ANCIENNE.

ANTONIUS MUSA, CHARMIS.

C'est à Rome, sous le règne d'Auguste, que l'hydrothérapie a pris naissance. Antonius Musa, affranchi de ce prince, et frère d'Euphorbe, médecin du roi Juba, doit en être regardé comme l'inventeur. Il paraît être le premier, en effet, qui ait su faire intervenir l'eau froide en boisson, en bains et en douches, dans le traitement des maladies les plus graves, trouvant ainsi, dans l'emploi d'un agent aussi simple que puissant, le secret d'une nouvelle thérapeutique. L'essai qu'il en fit sur Auguste, dans un cas désespéré, fut couronné par le plus éclatant succès. Écoutons Dion Cassius : « Auguste venait d'être créé consul pour la onzième fois lorsqu'il tomba très dangereusement malade. Sentant sa fin approcher, il assembla les magistrats, les sénateurs et les principaux chevaliers; puis, après avoir conféré avec eux des affaires relatives aux choses de la république, il remit le sceau de l'empire entre les mains d'Agrippa. C'est alors qu'Antonius Musa entreprit de le traiter par un moyen nouveau, et qu'il le guérit en lui administrant de l'eau froide à l'intérieur et à l'extérieur (καὶ ψυχρολουσίαις καὶ ψυχροποσίαις). Auguste, plein de reconnaissance, le gratifia d'une forte somme d'argent, de l'anneau d'or, et lui fit élever une statue près de celle d'Esculape; de plus il lui concéda, pour lui et pour tous ceux qui exerçaient alors et qui exerceraient désormais la même profession, la noblesse ainsi que l'exemption des tailles (1). »

(1) En France, jusqu'à la fin du XVIIe siècle, les médecins furent qualifiés de « nobles » dans les divers actes publics. Il y avait même des facultés où l'on remettait au candidat, en même temps que son diplôme, un anneau d'or, en lui adressant ces paroles prescrites par la constitution d'Auguste : « *Accipe aureum annulum in signum nobilitatis ab Augusto et senatu romano medicis concessæ.* » Ce titre, qui ne comportait du reste aucun privilége, finit par tomber en désuétude. Quant aux tailles, comme leur exemption lésait les intérêts du fisc, on ne tarda pas à trouver d'excellentes raisons pour les rétablir. Cette histoire des tailles n'est-elle pas un peu, pour nous médecins, l'histoire actuelle de la patente?

De quelle maladie Auguste était-il atteint? On admet généralement que c'était d'une maladie du foie. Suétone parle, en effet, d'une affection hépatique qu'il aurait rapportée, l'année précédente, de son expédition de Biscaye : « *Jecur erat vitiatum distillationibus.* » Au lieu de « distillations », nous dirions aujourd'hui « obstructions », ce qui n'en apprendrait pas beaucoup davantage sur la nature du mal. Je croirais plutôt, d'après la rapidité même de la guérison, qu'Auguste se trouvait en proie à une de ces coliques néphrétiques dont les effrayants symptômes sont si éminemment propres à impressionner les esprits : notez qu'il en avait éprouvé déjà plusieurs attaques. Notez surtout qu'à chacune les crises se terminaient par l'expulsion de quelques calculs. « *Questus est et de vesica cujus dolore, calculis demum per urinam ejectis, levabatur.* » Or, ne serait-ce pas, par une terminaison semblable, mais passée inaperçue, que, sous l'influence de l'eau froide, sa maladie se serait encore une fois jugée? Toujours est-il qu'Auguste resta fidèle à la médication hydrothérapique qui lui avait si bien réussi. Seulement, comme il était d'une constitution délicate (1), il aidait à sa réaction en faisant précéder ses lotions de bains de vapeur : « *Sudabat ad flammam, deinde perfundebatur egelida aqua.* » Cette « sudation à la flamme », dont parle Suétone, n'était probablement pas sans analogie avec notre « sudation à la lampe ».

Voilà donc Musa à l'apogée de la fortune et de la gloire. La faveur du maître lui eut bientôt créé les amitiés les plus illustres et les adulations les plus démonstratives. Il devient, pour me servir d'une expression toute moderne, le *lion* du jour. « O Musa, s'écrie Virgile, » que je meure si personne m'est plus cher que toi! Qui donc se » flatterait de pouvoir te dépasser en science? »

Dispeream si te fuerit mihi carior alter!
Doctior ô quis te, Musa, fuisse potest?

C'est Virgile encore qui, dans l'ivresse de son enthousiasme, lui

(1) Aussi prenait-il un soin extrême de sa santé. Redoutant tout exercice violent, son passe-temps le plus habituel était la pêche à la ligne. « *Animi laxandi causa modo piscabatur hamo,* » dit Suétone. C'était un peu du reste la passion des grands personnages de cette époque, passion malheureuse quelquefois comme elle l'est trop souvent aussi de nos jours. Témoin cet épisode si connu des amours d'Octave et de Cléopâtre, l'un se désolant de ce que le poisson ne mord pas, et l'autre envoyant, par une attention délicate, des plongeurs en attacher furtivement à son hameçon.

demande pour toute faveur la permission de l'aimer. A peine ose-t-il réclamer la réciprocité de ses sentiments :

> Quare illud satis est si tu permittis amari,
> Non contra ut sit amor mutuus inde mihi.

Horace n'est ni moins expansif ni moins dévoué. Peut-être même subit-il plus directement encore, comme malade, l'ascendant de Musa. Qui l'aurait cru ? Le joyeux convive, l'épicurien, le chantre du vieux Falerne n'a plus qu'une préoccupation, c'est de savoir où se trouve la meilleure eau froide (1). Ainsi, au moment de partir pour Vélie, où Musa l'envoie suivre un traitement hydrothérapique, il écrit à un de ses amis pour avoir des renseignements sur les eaux de ce pays. Boit-on de l'eau de citerne ou de l'eau de source ? Quant aux vins, il n'a plus maintenant à s'en occuper :

> Collectos ne bibant imbres, puteos ne perennes
> Jugis aquæ (nam vina nihil moror illius oræ).

Ce n'est pas sans regret, toutefois, qu'il abandonne les bains sulfureux de Baïa, délicieux séjour dont Musa ne veut plus, pour l'immersion dans l'eau froide :

> . . . . Nam mihi Baïas
> Musa supervacuas Antonius, et tamen illis
> Me facit invisum, gelida cum perluor unda
> Per medium frigus. . . . .

Musa, heureusement, ne lui défend ni le gibier ni le poisson. Aussi que de questions sur les ressources culinaires de la contrée ! Les lièvres et les sangliers y abondent-ils ? Le turbot y est-il délicat ? C'est qu'il compte revenir chez lui gros et gras comme un Phéacien :

> Pinguis ut inde domum possim Phæax que reverti.

Cependant au milieu de ces prospérités et de cette vogue, Musa est appelé près du jeune Marcellus, dont les jours sont en danger. Il croit devoir employer l'eau froide : Marcellus succombe. A l'instant

---

(1) Cette volupté du froid (*voluptas frigoris*) avait gagné jusqu'à ce malheureux Ovide, exilé chez les Scythes. Lui aussi s'écrie, comme une sorte d'écho de la grande ville qu'il regrettait tant :

> *Est in aqua dulci non invidiosa voluptas.*

la réaction la plus vive éclate contre Musa et sa méthode. C'est la nature qui avait sauvé Auguste ; c'est Musa qui a tué Marcellus. Telle fut alors, telle serait, hélas ! encore aujourd'hui la logique de l'opinion, toujours railleuse et si souvent injuste à l'égard de la médecine. Voyez plutôt dans quels termes Dion Cassius raconte l'événement : « Peu de temps, dit-il, après le rétablissement d'Au-
» guste, il fut reconnu que le médecin s'était attribué les mérites de
» la nature, car Marcellus ayant été traité par le même moyen, suc-
» comba. » C'est bien cela. Comme si l'on ne devait tenir aucun compte, pour l'appréciation des résultats, de la différence dans le degré de gravité des maladies (1) ! L'histoire a conservé le touchant souvenir des vers de Virgile sur Marcellus et de l'évanouissement d'Octavie à la lecture du célèbre hémistiche, mais elle ne dit pas que le poëte ait été aussi heureusement inspiré dans les consolations qu'il adressa sans doute à l'ami et au médecin malheureux. Serait-ce qu'il faudrait y voir autre chose qu'un simple oubli ?

Si l'hydrothérapie ne fut pas étrangère à la mort de Marcellus, la mort de Marcellus, à son tour, porta à l'hydrothérapie un coup dont celle-ci ne put se relever ; c'est au point qu'elle ne tarda pas à être complétement oubliée. Aussi, lorsqu'un siècle plus tard, sous Néron, Charmis quitta Marseille, pour venir opérer à Rome une révolution analogue à celle que Musa avait produite, s'émerveilla-t-on, comme d'une grande nouveauté, de le voir plonger ses malades dans l'eau froide, et cela sans tenir aucun compte des rigueurs de la saison (2). Le bain froid redevint promptement de mode ; son usage prit même de telles proportions que ce fut à qui pousserait le plus loin la témérité et la folie. « Je voyais, dit Pline, des vieillards
» consulaires étalant, par ostentation, leurs membres roidis par le
» froid. » (*Videbam senes consulares usque in ostentationem rigentes.*) Sénèque ne se montrait pas moins fanatique de l'eau froide. Dans sa 83º *Lettre* qu'il écrivait dans un âge assez avancé, puisqu'il y dit de lui-même : « *Jam ætas nostra non descendit, sed*

---

(1) Nous sommes sans renseignements aucuns sur la maladie de Marcellus. Elle offrit des phénomènes si étranges, que tout le monde à Rome crut à un empoisonnement. Or si réellement ce fut la main de Livie, épouse d'Auguste, qui versa le poison pour assurer le trône à Tibère, n'est-il pas probable que cette grande indignation contre Musa ne fut qu'une manœuvre pour distraire les soupçons et égarer l'opinion ?

(2) « *Repente civitatem Charmis ex Massilia invasit, damnatis non solum prioribus medicis verum et balneis ; frigidaque etiam hibernis algoribus lavari persuasit. Mersit ægros in lacus.* » (Pline, XXIX.)

cadit, » il raconte que, le 1ᵉʳ janvier de chaque année, il était dans l'usage de se plonger dans les eaux de l'Euripe ou de la source Vierge, appelée aujourd'hui fontaine de Trevi. Il n'est pas jusqu'à l'empereur que cette contagion n'eût gagné. Ainsi Néron faisait ajouter de la neige à ses bains froids, ce qui, au rapport de Tacite, ne l'empêcha pas de tomber gravement malade, et de conserver par la suite une santé chancelante (*anceps valetudo*), pour avoir voulu, après une orgie, remonter à la nage l'eau de la fontaine Marcia. Qui ne sait, du reste, que la réaction a beaucoup plus de peine à se faire lorsque le corps a été affaibli et énervé par des excès ? Or, ces bains étaient bien réellement des bains hydrothérapiques, car, nous l'avons noté en parlant d'Auguste, on les faisait quelquefois précéder de sudation. « Nous nous rendîmes aux thermes, raconte Pétrone, et là nous nous précipitâmes, le corps en sueur, dans l'eau froide. » Martial dit également :

> Ritus si placeant tibi Laconum
> Contentus potes arido vapore
> Cruda Virgine Marciave mergi.

Charmis, de même que Musa, prescrivait l'eau froide à l'intérieur aussi bien qu'à l'extérieur, et cela à très haute dose. Il fallait, si l'on en croit Pline, en boire avant de se mettre à table, puis pendant le repas, puis avant de s'endormir ; il fallait même, au besoin, se faire réveiller pour en boire encore (*et, si libeat, somnos interrumpere*). La température de l'eau ne pouvait jamais être trop basse. Sénèque en donne des motifs assez plausibles : « En été, dit-il, on boit de l'eau glacée par la neige (1) parce que l'estomac affaibli et languissant demande un breuvage qui le restaure. Nous arrosons d'eau froide l'homme évanoui et insensible pour le rappeler au sentiment de lui-même ; de même les entrailles des disciples du luxe restent engourdies si un froid violent ne vient les ranimer. » Pline se met beaucoup moins en frais d'imagination pour expliquer le fait. « Aucun animal, dit-il, ne prend de boissons chaudes (il y a de bonnes rai-

---

(1) Nos glaciers ne se doutent guère que c'est à Néron qu'ils doivent la méthode de *frapper* l'eau à l'aide d'un mélange réfrigérant. « Il imagina, dit » Pline, d'entourer de neige le verre qui la contenait, se donnant ainsi » l'agrément de boire frais, sans redouter les inconvénients de la neige » ajoutée à l'eau elle-même. » On ne tarda pas à étendre cette méthode au vin, ainsi que le prouve ce passage de Martial :

Nec nisi per niveam Cæcuba potat aquam.

sons pour cela) ; donc elles ne sont pas naturelles (1). » (*Notandum nullum animal calidos potus sequi, ideoque non esse naturales.*) Soit. Pourquoi alors, quand on conduit un animal près d'une source minérale chaude, s'y désaltère-t-il avec avidité, ainsi que cela s'observe tous les jours au Mont-Dore et à Cauterets ?

L'impulsion donnée par Charmis se prolongea longtemps après sa mort. Celse, qui lui survécut, et les successeurs de Celse prescrivaient fréquemment l'eau froide, et l'on peut voir dans leurs écrits les heureuses applications qu'ils savaient en faire au traitement des maladies. L'histoire ne dit pas que l'hydrothérapie ait eu de nouveau son Marcellus. Ce qu'on sait seulement, c'est que les bains chauds finirent par remplacer les bains froids, de telle sorte que, de nos jours, ceux-ci étaient presque entièrement délaissés, lorsque Priessnitz vint leur imprimer une vogue extraordinaire : de ce réformateur date, à vrai dire, l'hydrothérapie moderne.

HYDROTHÉRAPIE MODERNE.

PRIESSNITZ.

En 1816, un paysan de la Silésie, du nom de Priessnitz, est renversé par un cheval fougueux qui lui imprime ses fers sur la face, lui fait des contusions graves au bras gauche et lui fracture deux côtes. Comme les ressources de l'art ne lui offraient, dans son petit village de Freiwaldau, que la perspective d'une guérison incomplète, il entreprend de se traiter lui-même. C'est alors que, guidé par son seul instinct, il imagine d'appuyer sa poitrine contre l'angle d'une chaise, en retenant sa respiration, de manière à faire reprendre aux deux côtes brisées leur direction première. Ce résultat obtenu, il se sert pour tout bandage d'un essuie-main mouillé, boit de l'eau froide en abondance, conserve un repos absolu, et bientôt il est en état de retourner à ses rudes travaux de la campagne. Ce succès eut beaucoup de retentissement, et le nom de Priessnitz devint promptement populaire dans le voisinage. Lui-même, soit qu'il voulût exploiter sa célébrité de fraîche date, soit qu'il pressentît déjà l'utilité du nou-

---

(1) Pline n'était point médecin, et, malgré la dénomination qui lui est généralement appliquée, il n'était point non plus *naturaliste*. Pline était avant tout compilateur, son livre représentant une sorte d'encyclopédie où les sujets les plus divers, tant en science qu'en industrie, sont plutôt exposés que traités.

veau moyen, promena dans les villages et les bourgs son existence nomade, appliquant l'eau froide aux animaux d'abord, puis bientôt à l'homme. Il supplée à la science qui lui manque par les observations de son esprit investigateur.

L'extrême simplicité du remède, l'humble condition de son auteur, d'incontestables cures, tout cela dut parler à l'imagination. Aussi la mode accueillit et enfla ses succès. Sa renommée s'étendit au loin, et l'on vit la foule enthousiaste accourir vers Priessnitz, comme à la fin du siècle dernier elle se pressait autour du baquet de Mesmer. L'ancien cabaretier fonda un vaste établissement où de nombreux malades vinrent chaque année, de toutes les parties du globe, demander à sa médication empirique la guérison que la médecine n'avait pu leur procurer.

Cependant l'hydrothérapie fut accueillie à Paris avec une extrême défiance. Pour moi, j'avais déjà vu Récamier, dans le service duquel j'étais interne à l'Hôtel-Dieu, employer les bains et les affusions d'eau froide avec une justesse de coup d'œil et une hardiesse que souvent le succès couronnait. J'avais souvent aussi entendu Magendie, dans ses leçons au collége de France (1), parler avec éloge de l'hydrothérapie, alors qu'il s'élevait énergiquement contre l'homœopathie, le magnétisme et autres rêveries germaniques. C'étaient des motifs suffisants pour me faire envisager sérieusement cette méthode. Je crus devoir, par conséquent, aller l'étudier dans les contrées mêmes où elle avait pris naissance, persuadé que là seulement je la connaîtrais à fond.

Mais où me fixer pour ces études? L'espèce de dédain et d'hostilité que Priessnitz affectait pour les médecins inspirait à ceux-ci fort peu de goût pour le séjour de Græfenberg. Mes incertitudes furent promptement dissipées quand j'eus visité le bel établissement de Marienberg, près de Coblentz, où la méthode de Priessnitz était employée alors avec une rare habileté. Me voilà donc mêlé aux malades, vivant avec eux, assistant à tous leurs exercices, les interrogeant sur les effets du traitement, et cherchant à me rendre compte de leurs sensations. Mais bientôt je m'aperçus que, si je me contentais du rôle d'observateur, je ne pourrais acquérir que des notions tout à fait incomplètes. Il est si difficile, dans de pareilles études, de se faire une idée exacte de ce qu'on n'a pas éprouvé soi-même! L'esprit ne procède que par conjectures et parfois il s'égare. Qui ne

---

(1) Voyez le premier volume de ses *Leçons de médecine et de physiologie* professées au collége de France, que j'ai rédigées et publiées.

sait que souvent des malades soumis à un même traitement sentent chacun d'une manière différente? Leurs paroles reflètent, à leur insu, leurs dispositions morales, enthousiastes ou injustes, selon qu'ils sont animés par la reconnaissance ou froissés par la déception. Ainsi, mon but ne pouvait être atteint tant que je m'en tiendrais aux vagues généralités d'impressions étrangères. Il me sembla d'ailleurs que je serais plus fort de moi-même, et que j'aurais plus d'autorité près du lit des malades, lorsque je pourrais invoquer mon expérience personnelle.

Je me décidai donc à me soumettre aux principales épreuves qui constituent le traitement. Au lieu de m'y préparer par gradation, ainsi qu'on procède à l'égard des personnes dont la constitution est affaiblie par l'âge ou ébranlée par la souffrance, je pus aborder tout d'un coup les moyens les plus énergiques, ne consultant pour leur classement que ma plus grande commodité.

Il me faut maintenant rapporter en quoi consistèrent ces épreuves (1). Simple historien, je vais transcrire mes notes, me réservant d'examiner ensuite les procédés de l'hydrothérapie au triple point de vue de la physiologie, de la thérapeutique et de l'hygiène.

EXPÉRIENCES SUR MOI-MÊME.

Enveloppement humide. — Le 8 septembre 1845, à six heures du matin, un domestique entre dans ma chambre. Je me lève. Il défait mon lit, n'y laissant que le sommier, sur lequel il étend une épaisse couverture de laine, puis sur celle-ci un drap de grosse toile, mouillé et fortement tordu. Je me recouche, tout nu, sur le drap humide, la peau moite encore de la chaleur du lit; puis, étendant les jambes, je m'applique les bras le long du tronc. Je sens du frisson. Je tremble tout à fait au moment où, ramenant les deux bouts du drap vers les côtés opposés de mon corps, on les entrecroise au devant de la poitrine, du ventre et des membres, de manière à m'envelopper tout entier, moins la face, comme dans un linceul. Même disposition pour la couverture de laine: on a soin d'en replier le bout inférieur au-dessus des pieds et des jambes, car ce sont les parties qui s'échauffent le plus difficilement; quant au bout supérieur,

---

(1) Je m'y soumis avec le concours et un peu sous la direction de M. Hallman, ancien médecin de l'établissement de Boppart.

on me l'enroule autour du cou, afin de prévenir l'introduction de l'air. On pose ensuite sur toute la longueur de la couverture un édredon, que fixe et recouvre une seconde couverture, bien bordée de chaque côté, comme la première. Le tout est fortement serré dans un drap sec, au-dessus duquel est étendu mon manteau. Ma tête seule reste libre, supportée par un traversin.

Me voici donc emmaillotté. Il me faut maintenant attendre patiemment, sur le dos, que la sueur arrive.

Au bout de quelques minutes je ne sens plus le froid ; je finis même par ne plus m'apercevoir de la fraîcheur du drap. Mais cette attitude immobile et fixe me cause un extrême agacement : par cela seul que j'ai les mains prisonnières, je crois sentir partout des démangeaisons. Une mouche qui voltige près de mon visage me fatigue et m'obsède, car je n'ai pour la chasser que le mouvement de ma tête et le souffle de mes lèvres.

Il est six heures et demie. J'éprouve un sentiment de chaleur très prononcé vers l'abdomen et la poitrine, puis vers les membres. A sept heures, je suis brûlant : mon visage est coloré ; je me sens un peu d'excitation dans le système nerveux. Vers sept heures et demie, je commence à transpirer ; en même temps je m'assoupis légèrement. La sueur se développe successivement au tronc, aux cuisses, aux jambes et aux mains ; les épaules sont envahies ensuite, puis le visage, puis enfin les pieds. Il est bientôt huit heures. Il me semble que mon corps entre en ébullition : la chaleur est devenue insupportable. A huit heures, on me débarrasse de mes enveloppes, en ne me laissant que le drap et la première couverture. On m'assied dans un fauteuil à roulettes, les pieds libres, le cou, la tête et une partie du visage recouverts d'un capuchon de laine, puis on me dirige vers une trappe disposée dans le plancher du corridor. Le poids de mon corps fait jouer une poulie : la trappe s'abaisse, et je descends lentement dans la salle des bains. M'y voici.

Grand bain froid. — On m'ôte la couverture et le drap. Devant moi est un bassin, profond de quatre pieds et large de quinze, rempli jusqu'aux bords, et alimenté par une source à 12° C., d'une limpidité parfaite. Quand je réfléchis qu'il fallait me plonger tout en sueur dans cette eau si froide, je ne fus pas maître d'une certaine émotion. Cependant je me précipite.

La première impression fut moins pénible que je ne m'y étais attendu. J'éprouvais par toute la surface du corps une sorte de pincement, comme si ma peau, devenue trop étroite, comprimait en se resserrant les tissus plus profonds. Tantôt je nage ou je plonge ;

tantôt je me tiens debout, m'arrosant vivement le visage pour empêcher le sang de s'y porter. Peu à peu je sens le calme renaître : je me mets en rapport avec les personnes et les objets qui m'entourent; je parle, j'entends. Ma peau devient souple, chaude, colorée; mon visage s'anime. C'est que déjà la réaction commence.

Je quitte le bain où j'étais depuis une minute environ. Le contact de l'atmosphère me parut délicieux. Mon corps fumait, comme un fer qu'on a plongé brûlant dans l'eau, et qu'on retire incomplètement refroidi. Aussitôt on me jette par-dessus la tête un drap sec, de grosse toile, qui me tombe jusqu'aux pieds, et l'on s'en sert pour me frictionner rudement. Je me frictionne moi-même. Ma peau rougit de plus en plus; ses papilles se hérissent; bientôt elle offre une teinte écarlate. La pression du doigt y détermine une empreinte blanchâtre, qui disparaît immédiatement dès qu'on cesse d'appuyer. Ce sont les signes d'une réaction complète.

Une fois habillé, je gagne le parc dont je me mets à parcourir rapidement les longues allées. Je suis leste, dispos, plein d'ardeur : ma peau est brûlante, ma tête parfaitement dégagée. Je bois plusieurs verres aux sources d'eau vive qu'on a disposées, de distance en distance, pour l'usage des malades, puis je rentre à neuf heures pour déjeuner. Ce premier repas se compose de pain bis, de beurre et de lait froid.

Frictions avec le drap mouillé froid. — Je me rends, à onze heures, dans une des salles de bain, où je me déshabille : mon corps était plutôt en moiteur qu'en transpiration. Le baigneur me jette par derrière, sur la tête, un grand drap imbibé d'eau froide, non tordu, qu'il ramène sur ma poitrine, de manière à m'envelopper instantanément le corps; ensuite il me frictionne très rudement la peau par-dessus le drap. J'avais d'abord éprouvé un saisissement assez vif; mais la réaction s'établit promptement, et, au bout de cinq minutes, ma peau était rouge et chaude : le drap même s'était échauffé au contact de mon corps. On m'essuie avec un autre drap bien sec. Je reprends mes vêtements et retourne dans le parc.

Douches froides. — A midi, j'étais dans la salle des douches. J'expérimentai les deux principales, savoir : la douche en arrosoir et la douche à colonne.

Douche en arrosoir. — Je me place sous la douche, les mains étendues au-dessus de la tête, afin d'en amortir le premier choc. De cette manière, l'eau se brise et retombe sur moi en poussière écumeuse. La sensation fut désagréable; elle devint pénible lorsque, sans interposer les mains comme je l'avais fait d'abord, je présentai à la douche le dos et les reins, puis successivement les autres parties du corps. J'essaye aussi de la recevoir sur la tête, mais cela m'étourdit. Au bout de cinq minutes, je passe à la douche à colonne qui se trouve tout à côté.

Douche à colonne. — Celle-ci, je la supporte beaucoup mieux. Si son choc est plus fort, au moins il est plus franc : on n'a qu'une sensation, au lieu de ces milliers de petites impressions tellement divisées et uniformes qu'on ne sait à laquelle répondre. Cette douche excite très rapidement la peau ; j'y reste le même temps que sous la première. Quand je me retirai, j'avais le corps rouge ; mes mains et mon visage offraient, au contraire, une teinte un peu violacée. Le baigneur m'essuya et me frictionna rudement. Ma réaction se fit à merveille, ainsi que cela arrive ordinairement après la douche.

A une heure, le dîner que je vis arriver avec plaisir. Il se composa des mêmes aliments dont on fait usage dans les habitudes de la vie : seulement on ne boit que de l'eau.

Bain de siége froid. — Je prends un bain de siége à cinq heures. C'est un bassin dont la lame intérieure est percée, dans toute son étendue, d'une multitude de petits trous. Il n'y a point encore d'eau. J'ouvre un robinet : à l'instant un jet s'échappe avec bruissement de chaque pertuis et vient frapper la peau comme un petit dard. La réunion et l'entrecroisement de tous ces jets constituent une atmosphère liquide, formant plutôt une irrigation continuelle qu'un bain. Quelques bassins sont, de plus, munis d'une douche ascendante qui, pendant l'arrosage latéral, dirige verticalement un jet plus fort sur le périnée. L'eau me parut extrêmement froide. Elle n'était cependant, comme pour les autres exercices, qu'à 12° C. Pendant toute la durée du bain, je me frictionne les surfaces en expérience, afin de provoquer la réaction.

Au bout d'un quart d'heure, à peu près, je quitte le bain. La peau avait rougi au contact de l'eau, et une zone bien nette indiquait le niveau de l'immersion. J'éprouvais un sentiment de fraîcheur locale qui mit quelque temps à disparaître.

Bain de pieds froid. — Je prends à six heures le bain de pieds qui doit être la dernière épreuve de ma journée. L'eau m'atteignait à peine les chevilles : comme j'avais très chaud, elle me glaçait. Je me frotte vivement les pieds l'un contre l'autre : de son côté, le baigneur les frictionne. Bientôt, m'assure-t-il, je vais sentir une douce chaleur remplacer peu à peu cet affreux saisissement. Tout ce que je puis dire, c'est qu'après dix minutes, j'en suis sorti ayant les pieds presque aussi froids qu'en y entrant. A peine étais-je hors de l'eau, que ma réaction commença ; la promenade l'acheva complètement. Toute la soirée, j'eus les pieds brûlants.

Un goûter, frugal comme le repas du matin, nous réunit à sept heures. A dix je me couchai, ne me sentant pas plus fatigué que d'ordinaire, et je dormis profondément.

Enveloppement sec. — Le lendemain matin, dès cinq heures, l'homme de service vient m'emmaillotter comme la veille ; seulement il n'emploie pas le drap mouillé : mon corps se trouve ainsi mis en contact immédiat avec la couverture de laine. Lequel des deux procédés donne la sensation la moins désagréable ? Je ne saurais le dire. Ce frottement de la laine sèche sur la peau entretient un picotement général qui, pour beaucoup de malades, est aussi incommode que la fraîcheur du drap ; j'ai vu même des personnes nerveuses en être tellement agacées, qu'il fallait les désemmaillotter à l'instant pour leur mettre le drap mouillé. Quant à moi, je n'y trouvai pas grande différence. Vers six heures et quart, je transpirais aussi abondamment que la veille.

A sept heures, on me conduit au grand bain froid : cette fois, je m'y précipite très hardiment. La sensation fut loin de me paraître pénible ; je compris même comment les malades s'y habituaient, et, pour la plupart, finissaient par y trouver quelque charme. Ma réaction se fit très bien, et j'en restai là de mes expériences.

— Maintenant que nous connaissons les principaux procédés de la méthode, et les sensations qu'ils font éprouver, je dois, pour être fidèle à mon plan, examiner l'hydrothérapie sous un triple aspect, et étudier : 1° son action physiologique ; 2° son emploi thérapeutique ; 3° son influence comme moyen d'hygiène.

I.

ACTION PHYSIOLOGIQUE.

Un fait ressort des divers procédés de l'hydrothérapie, et en particulier du grand bain froid, c'est que, dans des cas déterminés, il n'y a aucun péril à se plonger le corps en sueur dans l'eau froide. La seule chose essentielle, c'est que la réaction se fasse bien : sur elle repose tout le succès de l'épreuve. Nous nous sommes déjà expliqué (page 424) sur ce qu'il faut entendre par le mot réaction ; nous n'aurons donc point ici à y revenir. Rappelons seulement que l'accomplissement de cet important phénomène sera singulièrement favorisé par les trois circonstances suivantes : réchauffement préalable du corps ; court séjour dans l'eau ; eau très froide.

À l'emmaillottement imaginé par Priessnitz, on préfère généralement aujourd'hui la *sudation à la lampe*. Le malade, placé sur un siége élevé, est entouré jusqu'au cou par deux couvertures de laine qui touchent jusqu'à terre, et qu'un cerceau ou un dossier éloignent du corps. Sous le siége brûle une lampe à alcool. La chaleur qui s'en dégage se trouvant engouffrée sous les couvertures ne tarde pas à provoquer une abondante transpiration. On passe alors aux applications froides.

Entre l'emmaillottement et la sudation à la lampe, le choix est assez difficile. Ces procédés ne peuvent convenir pour les mêmes cas, le premier agissant simplement sur le calorique naturel qu'il développe, tandis que le second ajoute une chaleur artificielle à la chaleur normale. Il faut donc savoir faire un choix, et ne pas perdre de vue que, pour l'un comme pour l'autre, on ne saurait éviter avec trop de soin le refroidissement par l'air, lequel offre toujours des dangers. C'est autant pour le prévenir que pour empêcher une congestion vers les parties supérieures, qu'on recommande aux malades l'immersion immédiate de tout le corps dans le grand bain, ou, s'ils y entrent graduellement, des affusions d'abord sur le visage et la poitrine.

Comment expliquer maintenant la parfaite innocuité de l'eau froide, alors que le corps est en pleine ébullition ? C'est là un fait fort extraordinaire, et qui heurte de front toutes les opinions reçues. On peut dire, toutefois, que les procédés hydropathiques laissant l'individu dans un repos complet, l'organisme continue de fonctionner avec le même calme, tandis que la peau est l'objet d'une vive stimulation ; par conséquent, c'est sur elle que doit se concentrer surtout l'impression du froid. Cette explication paraîtra plus plausible encore si l'on se rappelle que c'est à la suite d'un exercice violent que l'immersion du corps dans l'eau froide peut être l'occasion de graves accidents. A cet instant, tous les organes se trouvent dans une sorte d'activité fébrile : la transpiration ne constitue plus le fait prédominant ; elle n'est que l'indice de l'excitation générale. Quand alors vous provoquez un refroidissement subit, qu'y a-t-il d'étonnant à ce que quelquefois les rouages de l'économie se confondent, s'arrêtent ou se brisent ?

Quelle que soit la valeur de cette explication, il reste parfaitement établi que si le refroidissement par l'air est toujours à redouter, le refroidissement par l'eau n'offre, au contraire, de dangers qu'autant que la transpiration a été produite par l'exercice (1). Je pourrais me dispenser de citer des faits à l'appui de cette dernière proposition, une triste expérience ne nous en fournissant que trop chaque jour. Toutefois nos déductions physiologiques seront mieux comprises encore, si nous y joignons un exemple.

Le plus remarquable que nous offre l'histoire est, sans contredit, celui qui a trait à Alexandre. L'importance du personnage, les circonstances et les phases de l'événement, justifient suffisamment mon choix ; d'ailleurs je suis heureux d'avoir à rappeler une des pages les plus honorables des annales de la médecine. J'emprunte à Quinte-Curce le récit qui va suivre.

ALEXANDRE AU CYDNUS.

« Ce fut au milieu d'une des journées les plus chaudes d'un été
» brûlant, qu'Alexandre arriva sur les bords du Cydnus. La fraî-
» cheur ainsi que la limpidité de l'eau invitèrent le roi, couvert de
» sueur et de poussière, à prendre un bain. Il se dépouille de ses
» vêtements, et, le corps tout ruisselant, descend dans le fleuve. A
» peine y est-il entré que tous ses membres se roidissent par un
» saisissement subit : la pâleur se répand dans tout son corps, et
» peu à peu la chaleur vitale semble l'abandonner. Ses officiers le
» reçoivent presque expirant dans leurs bras, et le transportent sans
» connaissance dans sa tente. »

Nous trouvons ici la réunion de toutes les conditions les plus défavorables. Alexandre avait le corps en sueur par suite d'une marche forcée ; il n'attend pas que l'excitation générale se calme ; il se déshabille en plein air, descend dans le fleuve (*descendit in flumen*) au lieu de s'y jeter, et n'a pas même la ressource de prévenir le saisissement par la natation (2). A l'instant, la circulation s'arrête dans les capillaires, et le sang abandonne la peau (*pallor diffusus est*), pour se concentrer au cœur, ce qui amena la syncope.

---

(1) Et encore les personnes qui ont l'habitude du traitement hydrothérapique peuvent-elles impunément s'exposer au bain froid ou à la douche en sortant de faire de l'exercice. Il n'y a de danger, dans de telles conditions, que pour celles qui n'ont pas fait encore l'apprentissage de l'eau froide.

(2) Alexandre ne savait pas nager. Un jour qu'il était séparé de l'ennemi par un fleuve qui arrêtait sa marche victorieuse, on rapporte qu'il s'écria : « *O me pessimum, qui natare non didicerim !* »

« Au bout de quelque temps le malade commence à respirer plus
» librement ; il lève les yeux, et, reprenant peu à peu ses esprits,
» reconnaît ses amis qui l'entourent. Cette légère détente ne servit
» qu'à lui faire comprendre l'immensité du danger. En proie à une
» vive anxiété, il déclare qu'il ne veut ni traitement long, ni médecin
» timide, et qu'il préfère une mort prompte à une lente convales-
» cence. C'est alors que Philippe promet au roi un breuvage éner-
» gique : seulement il ne le donnera que le troisième jour. »

Pourquoi ces retards alors que le danger presse ? Philippe obéis-
sait ici aux préoccupations superstitieuses de la médecine d'Hippocrate. Une crise seule pouvait sauver le roi ; or, le troisième jour
étant regardé comme un jour critique beaucoup plus favorable que
le premier et le deuxième, il préfère attendre.

Je néglige ce qui a rapport à la lettre de Parménion, ainsi qu'à
l'épisode si connu qui s'y rattache, et je continue :

« Au commencement du troisième jour, Philippe entre dans la
» tente du roi avec la potion qu'il avait préparée. Alexandre, se
» soulevant sur son coude, prend la coupe et la vide... Telle fut la
» violence du remède que les phénomènes qui suivirent parurent
» justifier l'accusation de Parménion ; la respiration du roi devint
» plus embarrassée. Philippe ne négligea rien de ce que son expé-
» rience lui suggérait. Il entoure le corps du malade de fomenta-
» tions ; pour le réveiller de sa stupeur, il lui fait respirer l'odeur
» du vin et des aliments : dès qu'il le voit reprendre ses sens, il ne
» cesse de lui parler de sa sœur, de sa mère, et de la victoire écla-
» tante qui l'attend.

» Aussitôt que le médicament fut passé dans les vaisseaux, la
» santé parut se répandre peu à peu dans tout son être. L'esprit
» recouvra son énergie et le corps sa vigueur, beaucoup plus tôt
» qu'on ne devait l'espérer, puisque le même jour, le troisième de-
» puis l'accident, Alexandre put se montrer à son armée. »

La potion prescrite par Philippe ne pouvait être qu'une potion
tonique, puisque avant tout il s'agissait de rappeler la chaleur. S'il
fut heureux dans le choix du remède, il ne fut pas moins habile
dans son application. Il comprit que, le froid ayant fait refluer le
sang dans la profondeur des tissus, il fallait que l'excitation vînt
d'abord de l'intérieur, et qu'elle fût seulement favorisée par les
moyens externes ; aussi, avant d'employer les fomentations et autres
stimulants, attend-il que la liqueur ait été ingérée dans l'estomac.
Il n'est pas étonnant que le travail de l'absorption se soit manifesté
tout d'abord par l'aggravation apparente des symptômes ; mais à

peine le médicament se fut-il répandu dans les vaisseaux (*se diffudit in venas*), que la réaction commença.

Remarquons avec quelle sagacité Philippe fait intervenir les influences morales. Afin de détourner l'attention du malade des idées d'empoisonnement, que les premiers effets du remède pouvaient lui rappeler, il met en jeu ses affections les plus chères et son impatience de conquérant. D'ailleurs ne fallait-il pas, pour que la réaction devînt complète, que la surexcitation de l'esprit fût en rapport avec celle des organes ?

C'est à cette heureuse combinaison des moyens, et aussi à la force de sa constitution, qu'après deux jours d'une inutile et dangereuse attente, Alexandre dut de revenir à la vie ; il avait, lors de l'accident, toute l'énergie de la jeunesse. Au contraire, l'empereur Barberousse qui, seize siècles après, succomba pour s'être baigné dans le même fleuve (1), était âgé de près de soixante et dix ans. Or, il est d'observation que les jeunes gens ont une force de réaction bien supérieure à celle des vieillards.

— Maintenant que nous avons analysé les principaux phénomènes que développe le grand bain froid, il ne nous reste rien de particulier à dire des autres procédés hydrothérapiques. Un mot seulement sur ce qu'on appelle la *ceinture stimulante*.

C'est un bandage de corps, de grosse toile, pouvant faire à peu près trois fois le tour du tronc. On mouille une de ses extrémités dans une longueur suffisante pour recouvrir l'abdomen ; puis on l'applique sur la peau de cette région ; on termine en roulant autour du corps le reste du bandage. De cette manière, le bout mouillé est fixé immédiatement sur la peau par deux tours de bande sèche. Il arrive pour la ceinture la même chose que pour le drap d'emmaillottement : elle s'échauffe. Mais, comme on la laisse beaucoup plus longtemps en place, elle se sèche, se colle à la peau, et détermine alors vers cette membrane une irritation très marquée, qui souvent amène des éruptions vésiculeuses ou pustuleuses. J'ai vu à Marienberg un malade chez lequel il s'était développé ainsi un véritable ecthyma. Si la ceinture était renouvelée à mesure qu'elle s'échauffe, elle agirait comme moyen sédatif, et non plus comme topique stimulant ; c'est ainsi que nous employons tous les jours en médecine

(1) C'était en 1190. L'empereur ramenait en Europe les débris de la magnifique armée qu'à la voix de Guillaume de Tyr, il avait conduite, l'année précédente, en Orient, pour la troisième croisade. Nous sommes sans renseignements sur les détails de l'accident qui l'enleva.

les compresses mouillées froides, dans le but de tempérer ou de prévenir l'inflammation d'une partie.

Mais l'hydrothérapie ne réside pas tout entière dans l'usage externe de l'eau froide. La boisson joue aussi un rôle très important. Toutefois, je dois le dire, on a fait dans le principe un si étrange abus de l'eau froide à l'intérieur, que les inconvénients qui s'en sont suivis l'ont presque entièrement discréditée. Nul doute cependant qu'elle ne puisse être un utile auxiliaire du traitement externe. Elle convient surtout dans les cachexies humorales, alors qu'il s'agit de réparer par l'addition de nouveaux principes les pertes que d'abondantes transpirations font subir à l'économie. Il se produit alors, qu'on me pardonne l'expression, un double courant, l'un qui enlève au sang quelques-uns de ses éléments viciés pour les expulser au dehors par la peau, l'autre qui ajoute au sang d'autres éléments meilleurs en les faisant pénétrer par l'estomac. Bien entendu qu'un pareil traitement réclame un régime tonique et substantiel.

Nos bases physiologiques ainsi posées, essayons d'en faire l'application à la partie la plus essentielle de ce travail, savoir : l'emploi thérapeutique de l'hydrothérapie.

II.

EMPLOI THÉRAPEUTIQUE.

Il est fort difficile d'exposer avec méthode le traitement hydrothérapique, et surtout d'établir, au milieu de toutes les exagérations dont il a été l'objet, les circonstances où il peut être nuisible ou avantageux. Je vais m'attacher à bien spécifier les cas où ce traitement m'a paru le mieux réussir, et les dangers que peut offrir son application. Parlons d'abord des maladies aiguës, nous nous occuperons ensuite des maladies chroniques.

MALADIES AIGUES.

Fièvres typhoïdes. — J'en ai obtenu souvent d'excellents effets contre ces fièvres, quand la peau est brûlante, la soif ardente, le pouls précipité. A peine le malade est-il enveloppé dans le drap humide, qu'il éprouve un sentiment général de bien-être : quelques lavements frais, de l'eau fraîche en boisson, des compresses humides sur le ventre, complètent le traitement. On comprend d'autant mieux l'efficacité de ces moyens que, bien avant qu'il fût question d'hydrothérapie, Récamier employait avec avantage l'eau froide, sous toutes les formes, pendant certaines périodes de la fièvre typhoïde. Quant à l'enveloppement dans le drap mouillé, c'est une très heureuse innovation de Priessnitz.

Mais prenons garde. Aura-t-on recours aux mêmes procédés lorsque des phénomènes adynamiques auront succédé aux phénomènes inflammatoires, ou quand, dès le début, la maladie offrira, pour principaux caractères, le refroidissement de la peau, une circulation languissante, la stupeur? Ce serait une conduite tout à fait déraisonnable, car peut-être, dans ce cas, la vitalité a déjà subi une trop profonde atteinte pour que la réaction puisse se faire. C'est alors que les boissons stimulantes et les toniques de diverses espèces devront être préférés à l'eau froide.

Anomalies nerveuses. — Je désigne, par cette dénomination un peu vague, certains états pathologiques que l'on rencontre plus souvent dans la pratique civile que dans les hôpitaux, et qui reconnaissent comme caractères prédominants la chaleur extrême de la peau, la fréquence et la concentration du pouls. Du reste, point de soif vive ni de céphalalgie; appétit parfois conservé; à peine quelques éclairs de douleurs dans les membres : seulement de l'inquiétude, de l'irritabilité et surtout une grande disposition aux larmes. Cet état peut ne durer que quelques heures, ou se prolonger plusieurs jours; puis insensiblement tout rentre dans l'ordre. Comment localiser de pareils symptômes? Ils ne sont ordinairement précédés ni suivis d'aucun phénomène particulier, de sorte qu'on ne s'explique pas plus leur disparition qu'on n'est averti de leur retour.

Autant ici la médecine est impuissante, autant les procédés de l'hydrothérapie offrent de ressources, car c'est au calorique en excès qu'il importe surtout de s'attaquer. J'ai vu une malade, dont chaque accès nerveux durait ordinairement plus de quarante-huit heures, être instantanément débarrassée de sa fièvre par quelques enveloppements successifs dans le drap mouillé. J'obtiens souvent encore, en pareils cas, de bons effets de la méthode de Giannini, laquelle consiste à placer le malade dans un bain dont la température, égale à peu près à celle du corps, est abaissée graduellement, sans cependant qu'elle doive descendre au-dessous de 12° C. De cette manière, on soustrait le calorique à mesure qu'il tend à se porter vers la peau.

Fièvres éruptives. — Le traitement des fièvres éruptives par l'eau froide est tellement opposé à nos idées et à nos usages, que vouloir, pour tous les cas, le naturaliser parmi nous, me paraîtrait une tentative impossible. Cependant, depuis l'exemple tant de fois cité de Zimmermann, des essais de ce genre ont été faits par Curie, Giannini, et, en France, par Récamier. Enfin, Priessnitz traitait toutes ces fièvres par l'hydrothérapie; il faisait envelopper, en pleine éruption, dans le drap humide, puis il employait les affusions et même le grand bain froid. Les résultats obtenus à Græfenberg paraissent prouver que nous nous exagérons beaucoup le danger de l'eau froide (je ne dis pas de l'air froid) dans les maladies éruptives. Toutefois je pense que, pour les circonstances ordinaires, il vaut beaucoup mieux éviter ces grandes expérimentations, et tenir le malade bien chaudement dans son lit, en le garantissant de toute impression de froid. C'est seulement dans certains cas extrêmes, alors que la vie est en danger et la médecine tout à fait impuissante, que j'accepte l'intervention des procédés hydrothérapiques.

Ainsi, par exemple, j'ai vu l'emmaillottement appeler à la peau, en quelques heures, l'éruption que les efforts de la nature et les ressources de l'art n'avaient pu provoquer; d'autres fois le malade, en proie aux angoisses de la fièvre, a ressenti un soulagement immédiat de quelques applications humides et fraîches à la surface du corps. Mais ce sont là des moyens dont il faut être sobre, et dont l'emploi exige la plus grande circonspection.

— J'admets donc que le traitement par l'eau froide peut convenir dans certaines maladies aiguës, spécialement dans celles que caractérisent la continuité de la fièvre ou la production exagérée de la chaleur animale. Si l'état fébrile s'accompagnait de frissons et de tremblements, ainsi qu'on l'observe fréquemment dans la phlegmasie des organes parenchymateux, il faudrait s'abstenir d'une pareille médication; car, l'impression de l'eau froide venant se joindre au refroidissement pathologique, on devrait craindre que la réaction ne se fît mal ou peut-être ne se fît pas du tout.

Ces précautions pourront paraître minutieuses ou exagérées à ceux qui ont vu que l'on n'en tenait aucun compte dans les établissements hydropathiques. Mais notons qu'il s'agit là de malades chez lesquels le traitement par l'eau froide est devenu une habitude de chaque jour, de manière qu'en combattant par l'hydrothérapie l'affection aiguë intercurrente, on ne place point l'individu dans des conditions nouvelles; on modifie seulement celles où il se trouvait déjà. Aussi jamais un médecin prudent ne s'appuiera sur de pareils exemples, pour prescrire de la sorte les procédés hydropathiques aux malades qui n'en ont pas encore fait l'apprentissage.

MALADIES CHRONIQUES.

C'est dans le traitement des maladies chroniques que l'hydrothérapie compte ses succès les plus nombreux et les plus incontestables ; ajoutons tout de suite que c'est dans le traitement de ces mêmes maladies que la médecine échoue le plus ordinairement. Ceci nous explique déjà le profond dédain que Priessnitz affectait pour la médecine. Étant le plus souvent consulté par des personnes que les ressources de l'art n'avaient pu soulager, et qui, presque toutes, exhalaient leur dépit en récriminations amères, il avait dû en conclure que l'art est toujours et partout impuissant : de là le ridicule anathème qu'il lançait contre toute la pratique médicale. Comment, en effet, croire à des guérisons qu'on n'a pas vues, et ne pas être influencé par les échecs dont on est témoin ? Priessnitz avait aussi des motifs tout personnels pour être exclusif. Le gouvernement lui fit défendre d'employer autre chose que l'eau froide, car il y aurait eu danger à ce qu'il pût se servir de médicaments dont il ignorait les propriétés, l'usage et les doses. Or, que s'avisa de faire Priessnitz ? Il défendit à son tour ce dont il ne lui était pas permis d'user. L'eau froide était forcément son remède unique : il la déclara par représailles le remède universel.

Il serait hors de saison aujourd'hui de faire ressortir tout ce qu'une pareille prétention a d'exagéré, pour ne rien dire de plus. Qu'il nous suffise d'établir quels sont les avantages de l'hydrothérapie contre les maladies chroniques.

Il n'est plus question, comme dans le traitement des maladies aiguës, de diminuer la vitalité des tissus malades : on veut, au contraire, l'accroître en provoquant une excitation temporaire, qu'on saura ensuite utiliser. Il faut employer de préférence les transitions subites, le grand bain, la douche, les frictions générales, les exercices manuels, en un mot les procédés les plus puissants. Si la constitution paraît viciée par quelques cachexies, le malade sera soumis à d'abondantes transpirations, et on lui fera boire beaucoup d'eau, comme s'il s'agissait de renouveler la masse de ses liquides. Mais ce que veut surtout l'hydrothérapie, par ces moyens perturbateurs, c'est développer quelques-uns des phénomènes connus sous le nom de *crises*, et obtenir de la sorte l'expulsion des principes délétères auxquels on attribue les maladies chroniques. Quelques mots donc sur ce qu'il faut entendre ici par ces crises.

Les éruptions vers la peau et les évacuations spontanées constituent la forme critique la plus habituelle. On attache particulièrement une extrême importance au développement des furoncles. J'en ai vu qui avaient l'aspect de petites pustules, semblables à celles que détermine la pommade d'Autenrieth : d'autres fois ils acquièrent un volume considérable, et, par leur réunion, forment de véritables anthrax. L'apparition des crises est souvent précédée d'insomnie, d'agitation, de tristesse, de malaise et de l'aggravation apparente de la maladie primitive. Ces symptômes se dissipent d'eux-mêmes au bout de quelques jours. Loin de s'en inquiéter, on s'en félicite, car on n'y voit qu'une lutte intérieure entre la force médicatrice de la nature, et le principe morbide qui doit être éliminé.

Ces explications rappellent un peu trop les anciennes théories humorales. Sans doute il ne répugne pas à une saine physiologie d'admettre que, dans quelques cas, la nature se débarrasse ainsi des principes étrangers ou nuisibles à l'organisme. Qui ne sait que, pendant le cours de certaines maladies, il survient quelquefois vers les membranes muqueuses, les reins ou la peau, des phénomènes insolites qui coïncident avec une notable amélioration des symptômes ? J'admets donc volontiers l'intervention des crises ; seulement l'hydrothérapie me paraît se méprendre fréquemment sur la nature de la cause qui les produit. Ces frictions répétées à tout instant sur la peau suffisent pour irriter le tissu cellulaire sous-cutané, et pour développer des éruptions, que, par conséquent, on aurait tort d'attribuer toujours à l'influence d'humeurs délétères. D'ailleurs les crises, tout en étant souvent avantageuses, ne sont pas indispensables pour la guérison.

Voyons maintenant quelles sont les maladies chroniques auxquelles l'hydrothérapie paraît le mieux convenir.

Rhumatisme et goutte. — Il est peu de rhumatismes chroniques que l'hydrothérapie n'améliore d'une manière notable ; ce sont surtout ceux qui s'accompagnent de la roideur et de l'engorgement des articulations. On fait grand usage de la douche, car il s'agit de stimuler vivement la peau, et d'appeler à sa surface l'irritation des parties profondes. La durée n'en sera que de quelques minutes, de peur que, trop prolongée, elle n'entraîne une trop grande perte de calorique, et que la réaction se fasse moins bien.

On se sert beaucoup aussi du grand bain, que l'on a fait précéder de l'emmaillottement, ou mieux, vu la difficulté de la réaction, de la sudation à la lampe.

Lorsque la douleur se fixe sur quelque point, on conseille de recouvrir la surface qui y correspond de compresses stimulantes, c'est-à-dire de compresses qu'on a fortement tordues pour en exprimer l'eau, et qu'on recouvre à leur tour de compresses sèches; elles irritent la peau à la manière d'un révulsif. Si les compresses étaient trop mouillées, elles se réchaufferaient difficilement, et le froid, entretenu par leur contact, pourrait accroître le mal en exposant à de dangereuses métastases.

Ce que je viens de dire du traitement du rhumatisme est également applicable à celui de la goutte; mais on insistera davantage sur les transpirations et la boisson. La combinaison de ces deux moyens a pour effet, d'une part, d'activer la sécrétion de la peau, qui est souvent d'une sécheresse remarquable; d'autre part, de favoriser, par l'absorption des principes aqueux, la dissolution de l'acide urique dont l'économie est saturée. C'est ainsi que vous pourrez voir disparaître les graviers rouges que charrient les urines, et diminuer les concrétions tophacées qui se déposent autour des surfaces articulaires.

Paraplégies, névralgies, névroses. — Il est rare que les procédés hydrothérapiques soient applicables au traitement de l'hémiplégie, celle-ci étant presque toujours liée à une altération organique. Sous ce rapport, ils conviendraient beaucoup mieux pour la paraplégie, laquelle en est bien plus souvent exempte: seulement la difficulté de la réaction dans les membres paralysés en contre-indique fréquemment l'emploi. Il est cependant une forme de paraplégie pour laquelle le grand bain et la douche en jet feront merveille: c'est la paraplégie dite *hystérique*. Quant aux paralysies partielles d'un ou plusieurs muscles, elles sont plus habituellement du ressort des eaux minérales.

J'ai vu l'hydrothérapie réussir dans le traitement des névralgies, et en particulier des névralgies faciales (*tic douloureux*). Ainsi lorsque le malade commence à éprouver les premiers fourmillements précurseurs de la crise, on parvient quelquefois à conjurer celle-ci en dirigeant avec précaution sur la face une très légère douche en arrosoir, puis une beaucoup plus forte sur le reste du corps. La douche administrée de cette manière agit, d'une part comme modificateur local et d'autre part comme révulsif général.

C'est contre les névroses que l'hydrothérapie est surtout indiquée. Par névroses nous désignons ces perversions du mouvement ou de la sensibilité, dont la cause et le siége précis sont inconnus, qui s'attaquent à l'ensemble des fonctions, et affectent une sorte de régularité dans leur retour ou leur manifestation. Ainsi, par exemple, l'utilité des bains froids et des affusions froides contre la chorée a été, de tout temps, reconnue et mise à profit. L'hydrothérapie emploie surtout ici l'enveloppement dans le drap humide, les affusions et le grand bain. Les mêmes procédés sont applicables à l'hystérie, laquelle est moins une maladie qu'un désordre accidentel de l'innervation ; si la matrice paraît être pour quelque chose dans ces accidents, on insistera spécialement sur le bain de siège, les lavements, les injections vagino-utérines et la ceinture abdominale. Seulement il est essentiel que les malades soient prévenus que la guérison des névroses par l'hydrothérapie est toujours lente à s'opérer. Si donc ils ne se sentent ni la volonté ni la persistance nécessaires, mieux vaut qu'ils n'entreprennent pas le traitement que de s'exposer, en le laissant inachevé, à d'inévitables récidives.

Fièvres intermittentes. — On a beaucoup vanté dans ces derniers temps l'hydrothérapie dans le traitement des fièvres intermittentes. Il est de fait que presque toujours elle parvient à prévenir les accès et à rompre la périodicité de leur retour. Il m'a semblé toutefois que les malades ainsi traités étaient plus exposés que d'autres à voir l'affection se reproduire : aussi n'y ai-je recours que d'une manière tout exceptionnelle, le sulfate de quinine étant toujours pour moi le fébrifuge par excellence.

Affections abdominales. — L'hydrothérapie emploie les mêmes moyens de traitement dans la plupart des affections chroniques des viscères abdominaux : seulement elle les modifie suivant les indications spéciales. C'est surtout pour la guérison des maladies du tube digestif qu'elle jouit d'une juste célébrité. Pour bien comprendre comment, en pareil cas, agissent les procédés hydropathiques, il faut se rappeler quelle solidarité unit la surface cutanée et la muqueuse intestinale, solidarité telle, que la vitalité de l'une retentit sur la vitalité de l'autre, et l'affecte profondément. Ainsi, quand les fonctions digestives s'exécutent mal, la peau est âcre, sèche, aride, impressionnable aux moindres variations de l'atmosphère. J'ai donné des soins à un malade qui, tout à coup, au milieu de la santé la plus florissante, fut pris d'un volvulus, pour s'être exposé à un refroidissement subit. Qui ne connaît les dangers du bain froid pendant le travail de la digestion ? Ces exemples, qu'il me serait facile de multiplier, expliquent pourquoi, dans les affections chroniques de l'intestin, l'hydrothérapie dirige simultanément ses procédés sur la peau et la membrane muqueuse. Elle se propose de modifier l'une par l'autre, et de rétablir entre ces deux surfaces l'équilibre physiologique que la maladie a presque toujours interrompu ou perverti.

J'ai vu nombre de malades qui avaient trouvé dans le traitement hydropathique la guérison de diarrhées extrêmement rebelles (1). Dans certaines hypertrophies du foie et de la rate, les mêmes procédés, dirigés convenablement, conduisent aussi à d'heureux résultats. Ils seront utiles encore pour faire reparaître le flux hémorrhoïdal : or, on sait que sa suppression, provoquée ou accidentelle, est souvent suivie d'étouffements, de pesanteurs de tête et de menace de congestion.

Leucorrhée. — Quand la leucorrhée est symptomatique d'une lésion de l'utérus, son traitement doit rentrer dans celui de la maladie principale. Mais elle résulte bien plus souvent de l'atonie de la membrane muqueuse, et des modifications qu'amène dans la vitalité des organes la mollesse du genre de vie jointe à des habitudes trop sédentaires : aussi est-ce dans les grandes villes que les femmes y sont le plus sujettes. L'eau froide administrée en lavements, injections et surtout en bains de siége, est un puissant tonique de l'appareil vulvo-utérin. Il est peu de leucorrhées, parmi celles qui dépendent du relâchement de la membrane muqueuse, qui ne cèdent à ces moyens, pourvu que, par les frictions et les bains froids ménagés convenablement, on donne à la peau plus de vigueur et à ses fonctions plus d'activité.

Syphilis. — Quelques hydropathes ont la prétention de guérir la syphilis récente ou ancienne, sans le secours d'aucun médicament, et ils reproduisent contre le mercure les déclamations intéressées de ces industriels qui prostituent leur titre de médecin par des annonces aussi mensongères qu'immorales. Ainsi le mercure est coupable de tous les accidents attribués généralement à la syphilis. Priessnitz n'affirmait-il pas avoir *vu* et *recueilli* des globules de mercure qui, pendant la sudation, étaient venus sourdre à travers la peau des malades ? Pareilles absurdités ne méritent pas l'honneur d'une réfutation. Cherchons plutôt quelle peut être l'influence réelle de la médication hydropathique contre ces affections.

Il y a des personnes dont la constitution est tellement détériorée par les excès, la maladie et les médicaments, qu'on ne peut plus, au milieu d'un tout morbide, faire la part de l'élément syphilitique. Or,

---

(1) Voici une ordonnance de Galien contre la diarrhée (*resolutio stomachi*). « Employer des affusions froides ; nager dans l'eau froide ; prendre des douches froides, en les dirigeant sur l'estomac, ou mieux encore les faire tomber depuis les épaules jusqu'à la région correspondante à cet organe ; les aliments devront aussi être froids. » N'est-ce pas là, à peu de chose près, notre traitement hydrothérapique actuel ?

c'est seulement dans les cas où il a été détruit par les traitements antérieurs, que l'hydrothérapie a procuré quelquefois d'admirables succès. Sous l'influence de l'espèce de dépuration produite par les sueurs et les boissons abondantes, les liquides de l'économie ont repris leur composition, les organes leur jeu, et les malades ont fini par recouvrer la santé.

— Il résulte de l'exposé thérapeutique qui précède, que l'hydrothérapie ne saurait être une méthode générale et absolue, et qu'il serait absurde de vouloir restreindre à ses formules l'art médical tout entier. Priessnitz, comme tous les novateurs, s'était laissé entraîner par la passion ou l'enthousiasme. Il avait cru que ses idées ne pourraient triompher qu'à condition qu'elles s'élèveraient sur les ruines de celles qui avaient régné jusqu'alors, et, injuste envers la médecine, la médecine à son tour fut injuste envers lui. Ce sont ces exagérations qui nuisent le plus au progrès des sciences. Bien loin de s'exclure, celles-ci ne peuvent avancer qu'en se prêtant un mutuel concours et un appui réciproque.

Mais ici se présente une très importante question. Peut-on, au lieu de se consacrer ainsi tout entier au traitement, faire marcher de front ses affaires et les pratiques les plus essentielles de l'hydrothérapie? Oui, cela est possible. Nous avons, en effet, à Paris plusieurs maisons de santé ou établissements de bains où tout a été disposé pour que les malades du dehors puissent venir y suivre leur cure d'eau froide. Tels sont la Maison municipale du faubourg Saint-Denis, la Samaritaine, Tivoli et les Néothermes (1). Les Néothermes surtout, à cause de la source qu'on y a récemment forée, méritent une mention à part.

NÉOTHERMES. — C'est dans l'enceinte même des bains que jaillit la source. Elle marque été comme hiver, 11° C., tandis que l'eau de la Seine qui alimente les autres établissements subit de telles variations de température, que pendant les fortes chaleurs elle atteint jusqu'à 25° C. ; elle devient alors à peu près impropre au traitement hydrothérapique. Or, je le répète, la température de la source

---

(1) Ces quatre établissements sont même, à vrai dire, les seuls où se trouvent réunis les divers appareils qui constituent la méthode hydrothérapique. Du reste, l'hydrothérapie est une médication complexe, qu'il ne faut pas confondre, comme on le fait trop souvent, avec la simple douche froide. Celle-ci, qu'on a organisée dans presque toutes nos maisons de bains, n'est qu'une fraction du traitement ; son emploi exige surtout une surveillance médicale qu'on a trop souvent le tort de négliger.

des Néothermes reste invariablement au même point. Ses réservoirs sont disposés de façon que l'eau soit mise à l'abri de toute influence atmosphérique. Quant à l'appropriation de cette eau aux usages de l'hydrothérapie, le choix des appareils, leur variété, et plus encore leur application méthodique et médicale, ont fait des Néothermes l'établissement le plus complet que je connaisse.

III.

INFLUENCE HYGIÉNIQUE.

Nous avons indiqué, au commencement de ce travail, quel immense parti les anciens savaient tirer de l'eau froide : c'est au point que les premiers législateurs firent de son emploi une prescription spéciale. Mais peu à peu le temps a modifié nos usages comme nos mœurs. Une certaine mollesse a remplacé l'espèce d'austérité des anciennes habitudes, et l'on est arrivé insensiblement à quitter les pratiques les plus salutaires à la santé, par cela seul qu'elles effrayaient la délicatesse. L'abandon a été général, et l'Arabe, en restant fidèle aujourd'hui encore à ses ablutions de chaque jour, suit beaucoup moins peut-être un conseil d'hygiène qu'il n'obéit à la loi rigoureuse du Coran.

L'efficacité de l'eau froide, qu'attestent tous les souvenirs de l'antiquité, a été de nouveau mise en relief par l'hydrothérapie : seulement celle-ci est allée beaucoup trop loin. Vouloir, en effet, imprimer une marche rétrograde aux goûts et aux habitudes de son époque, est une téméraire et folle prétention. D'ailleurs, quelle est donc la nécessité de proscrire, dans tous les cas et pour toutes personnes, les diverses boissons dont on use généralement, afin de tout ramener à un breuvage unique, l'eau froide ? Laissons au confrère immortalisé par le Sage cette doctrine extravagante. Pourquoi faudrait-il aussi renoncer entièrement aux bains tièdes, dans lesquels le corps, après une fatigue pénible ou une insomnie agitée, retrouve le calme, le bien-être et le repos, pour les remplacer par l'immersion dans l'eau glacée ? Ces rudes pratiques peuvent convenir aux peuples du Nord, obligés de lutter sans cesse contre l'inclémence de l'atmosphère ; mais, dans nos climats tempérés, elles provoqueront toujours, n'en doutez pas, de justes et invincibles répugnances.

Il ne faut pas oublier, non plus, que c'est en traitant des paysans que Priessnitz a imaginé sa méthode. Or il existe, au point de vue de l'hygiène, de profondes différences entre l'homme que, dès le jeune âge, les privations ont préparé à de rudes labeurs, et celui qui, né dans l'opulence, voit sa vie s'écouler dans d'élégants et faciles loisirs : ce qui convient au premier serait peut-être trop énergique pour le second. C'est que si la naissance et la fortune créent des inégalités sociales, souvent aussi l'éducation influe sur nos organes, et amène dans leurs fonctions une véritable disparité. Il faut donc, pour que l'hydrothérapie prenne faveur parmi nous, qu'elle modifie et adoucisse ceux de ses procédés qui rappellent un peu trop les mœurs primitives de la Silésie.

Je vais maintenant essayer d'établir dans quelles conditions et jusqu'à quelles limites elle peut être utile à l'hygiène.

Les bains tout à fait froids ne conviennent pas à la première enfance. Il y a, à cet âge, trop d'impressionnabilité, et les mouvements vitaux qui constituent la réaction dépasseraient facilement une légitime mesure. D'un autre côté, les bains chauds, répétés trop fréquemment, affaiblissent et énervent. Vous avez donc là un double écueil à éviter. Les anciens, qu'on ne saurait trop consulter pour tout ce qui touche à l'hygiène balnéaire, nous ont laissé à cet égard d'excellents préceptes. Ainsi on lit dans Agathinus : « D'après ce qu'on m'apprend, les barbares ont l'habitude de plonger très souvent leurs enfants dans l'eau froide (1). Nous autres, nous macérons les nôtres dans des bains chauds. Nous nous en rapportons en cela aux nourrices, qui, se réjouissant de l'assoupissement qu'amène l'abattement des forces produit par ces bains, croient qu'on a tout ce qu'on peut exiger d'elles, pourvu qu'elles ne soient pas trop souvent dérangées. (C'est bien cela encore aujourd'hui.) Elles affirment, de plus, que les enfants qu'on néglige de baigner ont les nuits très agitées. Pour moi, je regarde ces macérations continuelles comme très préjudiciables à la santé. Aussi ai-je accoutumé mon fils à se contenter ordinairement d'onctions dégourdies, méthode qui lui réussit à merveille. » Agathinus veut encore que les bains de mer servent de transition aux bains d'eau douce ; car, dit-il avec

---

(1) Aristote et Galien rapportent le même fait. Virgile dit également des anciens habitants de l'Italie (*Énéide*, IX) :

> *Durum ab stirpe genus, natos ad flumina primum*
> *Deferimus, sævoque gelu duramus et undis.*

La Russie est peut-être le seul pays où cet usage se retrouve aujourd'hui, et encore y est-il bien moins répandu qu'on ne le croit généralement.

raison, « le picotement produit par les sels que contient l'eau marine et le choc des vagues aident beaucoup au réchauffement. » C'est par degrés que pourra s'établir cette tolérance pour l'eau froide : on ne saurait donc user de trop de ménagements. « J'ai vu, dit Galien, nombre de personnes auxquelles les bains froids convenaient parfaitement, les prendre cependant en telle aversion qu'elles n'osaient même pas se confier aux médecins les plus habiles dans ce genre de traitement, et cela parce qu'elles avaient mal commencé. » Voici, à cet égard, comment Galien veut qu'on procède : « Je permets, dit-il, aux gens vigoureux de se précipiter d'emblée dans l'eau froide, mais beaucoup ne supporteraient pas ce contact sans inconvénient ; aussi convient-il d'en atténuer l'effet en ajoutant de l'eau chaude. On trouvera la proportion du mélange en ayant égard d'abord à l'état du corps, ensuite à la nature propre de l'individu, à ses habitudes, à son âge, à la saison, au pays qu'il habite, puis enfin à la constitution actuelle de l'atmosphère. Ce n'est que graduellement et pour ainsi dire en tâtonnant qu'on en arrivera à user d'eau complétement froide. » Que pourrions-nous ajouter à ces judicieux conseils ?

Une très bonne coutume d'origine anglaise ou américaine, à ce que je crois, tend depuis quelques années à se généraliser parmi nous, c'est celle qui consiste à faire chez soi, le matin, des lotions froides. On a pour cela un bassin circulaire de zinc (1), qu'on fait remplir de deux ou trois seaux d'eau la plus froide possible, et dans lequel, au sortir du lit, on se lotionne tout le corps avec des éponges. La durée de ces lotions ne doit pas dépasser quelques minutes. Immédiatement après on se sèche vivement la peau en se la frictionnant avec des serviettes un peu rudes, puis on s'habille pour aller achever sa réaction par la promenade. Lorsque la réaction se fait facilement, la promenade est même chose superflue. Ces lotions doivent être continuées chaque jour, en toute saison, car, en même temps qu'elles constituent un puissant tonique, elles mettent le corps à l'abri des variations et des injures de l'atmosphère. Et qu'on ne croie pas qu'elles soient l'occasion de sensations pénibles. Une fois au contraire l'habitude prise, elles deviennent (j'en parle par expérience), un véritable besoin qui a certainement ses charmes.

L'hydrothérapie n'a pas seulement pour but d'accoutumer nos corps,

(1) Quelques personnes préfèrent à ces lotions des douches en pluie qu'elles s'administrent au moyen d'un petit appareil surmonté d'un réservoir qu'on ouvre ou qu'on ferme à volonté. Cet appareil, qui ressemble à une sorte de guérite, trouve facilement place dans un appartement.

à l'impression salutaire de l'eau froide ; il faut aussi qu'elle sache remédier aux inconvénients qui résultent trop souvent de mauvaises habitudes hygiéniques : à ce point de vue elle peut encore rendre les services les plus importants.

On voit des femmes du monde qui passent leur vie dans la tiède atmosphère de leurs appartements et dont le système nerveux est tellement impressionnable, qu'elles s'émeuvent et tressaillent pour une futilité. Ce n'est qu'après s'être informées de la température extérieure qu'elles osent hasarder de courtes promenades, rarement à pied, le plus souvent étendues sur les moelleux coussins d'une voiture bien douce. Mais si la gêne a ses inconvénients, le bien-être a quelquefois ses dangers. Pour se garantir de l'impression du froid, on se couvre de vêtements trop chauds : ceux-ci entretiennent autour du corps une sorte de bain de vapeur continuel, qui relâche la peau et l'attendrit ; la susceptibilité augmente de plus en plus, au point que, chez certaines femmes, elle constitue une prédisposition maladive que le moindre refroidissement exaspère. C'est en vain qu'on redoublera de précautions. Plus on accorde aux exigences physiques, plus elles deviennent impérieuses et difficiles à contenter. Que faire alors ? Il faut s'attaquer à la peau même. L'hydrothérapie, en rendant cette membrane moins impressionnable, lui restituera peu à peu, sans altérer sa finesse, la tonicité qui lui manque pour réagir contre les influences fâcheuses de l'atmosphère. C'est ainsi que l'acier acquiert plus de résistance quand on le plonge incandescent dans l'eau froide (1).

Je sais que les moyens hydrothérapiques effrayent tout d'abord : mais pour peu qu'on y mette les ménagements voulus, on s'accoutume bien vite à ces sensations toutes nouvelles, et le sentiment de vigueur qu'elles communiquent à l'économie, encourage à tel point les malades, que c'est au médecin à calmer leur impatience et à réprimer leur ardeur. J'ai vu, dans les établissements hydrothérapiques, des femmes d'une délicatesse infinie qui s'étaient si bien aguerries au froid, qu'elles allaient, très légèrement vêtues, à leurs promenades journalières, sans tenir aucun compte de la tempéra-

---

(1) Sidoine Apollinaire, évêque de Clermont et l'une des gloires des premiers siècles de l'Église, explique parfaitement cet effet tonique de l'eau froide sur la peau préalablement échauffée, dans l'inscription suivante qu'il avait fait graver au-dessus de ses bains :

Intrate algentes post balnea torrida fluctus,
Ut solidet calidam frigore lympha cutem.

ture, ni de l'état hygrométrique de l'atmosphère ; elles n'avaient même plus à redouter un simple rhume.

C'est qu'en hygiène, comme en médecine, le grand art consiste à saisir les indications, et, au besoin, à ne pas reculer devant une détermination énergique. Comment traitez-vous certaines gastralgies, consécutives à une alimentation débilitante ? Vous changez totalement le régime. Souvent alors les malades digéreront facilement du bouillon de bœuf et des viandes rôties, tandis que le laitage et les légumes eussent continué d'être rejetés par le vomissement. De même pour la peau : une chaleur trop uniforme l'énervait, un froid subit la fortifie.

Les habitudes sédentaires d'une vie inoccupée ont encore l'inconvénient de prédisposer à un embonpoint excessif ; cela se comprend. Par l'alimentation, l'économie reçoit les matériaux destinés à réparer ses pertes, de sorte que le maintien de l'équilibre entre la réparation et les pertes constitue l'état normal. Mais si vous condamnez vos organes à un repos absolu, qu'arrive-t-il ? Les sécrétions se font mal ; certains principes, au lieu d'être éliminés, restent dans la circulation, qu'ils rendent de plus en plus languissante ; le sang tend à obéir aux lois de la pesanteur, ainsi que l'indique le gonflement œdémateux des extrémités. Il y a prostration, plénitude, et les tissus, devenus plus spongieux, paraissent abreuvés d'une sève maladive et exubérante. Essaye-t-on de faire de l'exercice, on ne le peut plus, car les muscles sont restés grêles au milieu d'un embonpoint factice, et la moindre promenade à pied est bientôt interrompue par une pénible lassitude.

Ici encore l'hygiène hydropathique nous offre de précieux avantages. Au moyen de sudations abondantes et fréquemment répétées, vous dégorgez les tissus ; puis la peau, resserrée par le contact de l'eau froide, tend à revenir sur elle-même, et à faire rentrer dans la circulation les liquides extravasés.

Rappelons, à propos du régime hydropathique, les curieux résultats qu'on obtient, en Angleterre, sur les coureurs et les jockeys, par les procédés de *l'entraînement*. L'homme qu'on entraîne diminue de 2 kilogrammes en deux jours, et de 12 en cinq jours : on sait ainsi à peu près quelle sera, jour par jour, la perte de son poids. Quant aux pratiques fondamentales de l'entraînement, elles consistent d'abord dans l'emploi bien dirigé des purgations, des sueurs et de la diète ; puis, l'amaigrissement obtenu, on répare les forces par un système d'alimentation emprunté surtout au règne animal.

L'hydrothérapie se sert de moyens beaucoup plus doux, et, comme il ne s'agit pas d'obtenir des effets aussi extraordinaires, elle suffit à merveille aux indications du traitement.

Le printemps et l'automne sont les saisons les plus favorables pour la médication par l'eau froide ; l'été s'y prête moins, car l'excessive chaleur enlève à la peau une partie de son ressort, et par suite, la réaction a plus de peine à se faire. On se rend aux établissements hydrothérapiques comme aux eaux minérales, et le genre de vie qu'on y mène en diffère très peu. Seulement la journée est beaucoup plus remplie par les diverses pratiques du traitement et par les promenades obligées dont il faut les faire suivre. Comme la marche n'agit que sur les membres inférieurs et qu'il est essentiel, pour que la réaction se fasse bien, que les membres supérieurs soient également exercés, Priessnitz était dans l'usage de faire scier et fendre du bois aux malades. C'était sans doute un piquant spectacle que celui de jeunes femmes qui maniaient bravement la scie, la hache et le chevalet, elles qui n'avaient connu jusqu'alors que l'inaction ou les douces occupations du boudoir. Toutefois on y a généralement renoncé aujourd'hui pour s'en tenir à la simple gymnastique. Enfin arrive l'instant du repos. L'habitude est de se séparer d'assez bonne heure, car il faudra être réveillé de grand matin, et c'est par un sommeil calme et profond qu'on répare les fatigues de la veille et qu'on se fortifie pour celles du lendemain. Quel contraste entre la simplicité de ces coutumes hygiéniques et les exigences de la vie parisienne !

— Restons-en là de ces détails. Il résulte des faits qui précèdent que les procédés de l'hydrothérapie sont quelquefois accessibles à nos explications, et que leur emploi peut être doublement utile, soit pour combattre la maladie, soit pour la prévenir. Mais on ne saurait trop se tenir en garde contre le désir d'ajouter de l'éclat au traitement, par des tentatives audacieuses, et malheureusement beaucoup d'hydropathes s'autorisent de l'exemple de Priessnitz, pour négliger les lois les plus simples de la prudence. On expose ainsi la vie des malades, et en même temps on compromet gravement sa propre responsabilité, car, ce que le monde eût appelé heureuse hardiesse, en cas de réussite, deviendra promptement, s'il y a revers, imprudence coupable. Rappelons-nous souvent, et sachons appliquer ces sages paroles du chancelier Bacon : « En médecine, c'est avec » des ailes de plomb que l'imagination doit s'élever. »

De même que je n'ai pas décrit les diverses plages où l'on se baigne, de même aussi je ne décrirai pas les divers établissements où l'on suit la cure hydrothérapique, l'eau douce étant, comme l'eau de mer, a peu près partout la même. C'est dans l'artifice de son emploi que réside surtout la différence. Or, à ce point de vue, nous nous éloignons un peu aujourd'hui de la méthode allemande, celle-ci étant restée beaucoup plus fidèle aux pratiques de Priessnitz. La méthode française, au contraire, emploie des procédés plus doux, moins assujettissants : ainsi, pour n'en citer qu'un exemple, elle a généralement substitué la sudation à la lampe, dont la durée n'est que de quelques minutes, à la sudation au maillot, laquelle, au contraire, exige plusieurs heures. Paris, on peut le dire, a été le point de départ de ces innovations. Mais comme les divers établissements contenus dans son enceinte sont une sorte de terrain neutre où chaque médecin agit d'après ses propres inspirations, c'est plutôt au voisinage de la capitale que vous les verrez appliqués d'une manière spéciale et suivie.

Ai-je besoin d'ajouter que les thermes de Bellevue et d'Auteuil sont actuellement la signification la plus vraie de la méthode hydrothérapique française ! Ces thermes nous sont d'autant plus connus qu'il n'est aucun de nous qui n'ait chaque jour l'occasion d'y envoyer quelques malades. Aussi n'en dirai-je qu'un mot, et encore ce mot est-il surtout à l'adresse des étrangers.

BELLEVUE (Seine).

Bellevue est à vingt minutes de Paris. Bien que situé sur une hauteur d'où l'œil embrasse dans une vaste étendue le magnifique bassin de la Seine, il est abrité contre presque tous les vents par les terrains montueux et les bois qui l'environnent. L'air y est d'une pureté et d'une salubrité remarquables, les promenades aussi charmantes que variées ; il eût donc été difficile de choisir un site plus favorable à la fondation d'une maison de santé. Mais l'eau se trouve rarement à une pareille altitude ; aussi a-t-il fallu, pour créer à Bellevue un établissement hydrothérapique, aller la puiser à un kilomètre de distance dans d'immenses citernes, qui ne sont autres que des carrières abandonnées depuis des siècles et que remplissent des sources intarissables. Une machine à vapeur monte l'eau deux fois par jour dans le réservoir de l'établissement, au moment de l'administration des douches, de telle sorte qu'il est vrai de dire qu'à Bellevue l'eau est toujours à la température invariable des caves.

Cet établissement, l'un des premiers qui aient été créés en France, puisque sa fondation remonte à quinze années, ne s'est laissé dépasser par aucun autre dans la construction non plus que dans l'ordonnance de ses appareils. L'eau froide, chaude ou en vapeur, y est administrée suivant les procédés les plus divers, en pluie, en jet, en cercle ; des bains de siége très variés et à eau courante, chaude ou froide, une piscine, complètent les ressources dont il dispose, et ont rendu l'hydrothérapie applicable à la cure de la plupart des maladies. Les affections nerveuses (névralgies, paralysies, hystérie, etc.), dont le médecin en chef de l'établissement, M. le docteur Bourguignon, a fait une étude si complète, sont, cela se comprend, celles dont on s'occupe le plus à Bellevue. Toutefois on y traite également et avec le même soin, les rhumatismes, la goutte, les affections utérines, voire même les maladies de la peau. Enfin c'est à Bellevue que l'hydrothérapie a été pour la première fois opposée, d'une manière rationnelle et avec succès, aux fièvres intermittentes.

Nous avons visité bien des thermes. Or, nous ne craignons pas de le dire, la nature a été rarement aussi bien secondée par les travaux et l'intelligence de l'homme. Enfin, pour rendre justice à qui de droit, ajoutons que la création de l'établissement hydrothérapique de Bellevue est due au docteur Fleury.

AUTEUIL (Paris).

C'est plutôt par une fiction municipale datant de l'annexion, que par la réalité même des choses, qu'Auteuil est censé faire partie de Paris. En effet, le village de ce nom n'a heureusement rien perdu encore de son aspect gracieux et champêtre ; sa campagne est toujours peuplée des mêmes villas, et, quand arrive l'été, le même concours de Parisiens s'y donne rendez-vous tous les ans. L'établissement hydrothérapique est situé aux portes mêmes du bois de Boulogne. Il comprend plusieurs corps de bâtiments, un jardin et un parc anglais, ainsi que tous les divers appareils qui constituent la cure d'eau froide. La méthode qu'on y suit est la méthode mixte, que nous avons appelée méthode *française*, laquelle se recommande surtout par le caractère éminemment rationnel de ses procédés. Sous ce rapport, comme sous beaucoup d'autres, les thermes d'Auteuil ne le cèdent à aucun établissement du même genre, depuis surtout que la direction en a été confiée à notre distingué confrère M. le docteur Landry.

TRAITÉ THÉRAPEUTIQUE

DES

MALADIES POUR LESQUELLES ON SE REND AUX EAUX.

Maintenant que nous savons ce que sont les eaux minérales, non plus envisagées uniquement dans leurs propriétés d'ensemble, mais étudiées sur les lieux mêmes dans la spécialité de leur action individuelle, il nous faut, pour compléter et résumer notre œuvre, aborder la question suivante : Une maladie étant donnée, quelle est la source la mieux appropriée à son traitement ? Tout le problème des eaux minérales est là. Or les détails dans lesquels nous venons d'entrer, à propos de chaque station thermale, ainsi que nos ÉTUDES sur les bains de mer et l'hydrothérapie, fournissent les éléments d'une solution possible ; seulement, toute possible qu'elle est, cette solution ne laisse pas que d'offrir encore des difficultés assez graves. Qu'il nous suffise, pour en donner une idée, de rappeler le rôle immense que les idiosyncrasies jouent en thérapeutique. C'est au point qu'une même maladie pourra, par la diversité des tempéraments, constituer autant d'états morbides particuliers, réclamant une médication à part. Il n'est donc pas en notre pouvoir de simplifier suffisamment l'exposé récapitulatif qui nous reste à faire, pour que le nom seul de la maladie puisse servir d'étiquette à un groupe de sources, parmi lesquelles le médecin n'aurait plus ensuite qu'à faire un choix. Non. Il nous faudra, de toute nécessité, entrer dans plus de détails et dans plus de développements.

La liste des affections que nous allons ainsi passer en revue pourra paraître un peu longue. Peut-être même voudra-t-on en inférer que je m'exagère la valeur curative des eaux, et que, par suite, j'agrandis outre mesure leur champ d'application. Il n'en est rien cependant. Les eaux minérales, en se mêlant au sang et en circulant avec ce fluide, prennent nécessairement une part plus ou moins directe aux grands phénomènes physiologiques ou morbides qui se succèdent au sein des tissus vivants ; par conséquent, elles doivent puissamment les influencer.

On a comparé avec raison le corps de l'homme à un fleuve, dont toutes les eaux coulent dans un flux perpétuel. On a dit : « C'est » le même fleuve par son lit, ses rives, sa source, en un mot par » tout ce qui n'est pas lui ; mais, changeant à tous moments son » eau, qui constitue son être, il n'y a nulle identité, nulle *mêmeté* » pour ce fleuve. » Cela est vrai. Seulement je vais plus loin, et j'ajoute que son lit, ses rives et sa source sont soumis, comme le reste, à de continuels changements. Il résulte, en effet, des belles expériences de M. Flourens que, par le fait de la variabilité perpétuelle des éléments qui forment matériellement nos corps, tout se renouvelle à chaque instant, au dedans de nous, de telle sorte qu'il arrive un moment où nous n'avons plus une seule des molécules, solides ou liquides, qui servaient primitivement à nous constituer. Un homme peut donc, à sa mort, avoir littéralement usé plusieurs corps ; par conséquent, il y a indépendance parfaite entre la force vitale qui préside à ces décompositions et recompositions incessantes, et la matière qui subit passivement de semblables métamorphoses (1). Toutefois il ne saura être indifférent que la matière elle-même renferme tels éléments plutôt que tels autres, puisqu'en définitive ce sont ces éléments qui, déposés sans cesse et sans cesse repris, forment le canevas et la trame de nos organes.

Ceci établi, est-il possible d'admettre que les eaux minérales, en versant à tout instant dans la circulation de nouveaux principes, lesquels se répandent dans l'universalité des tissus, puissent rester étrangères à ce travail profond, intime, moléculaire ? N'oublions pas que les eaux sont réservées pour les maladies chroniques, c'est-à-dire pour cette classe d'affections qui, semblables à certaines plantes parasites, vivent de la vie de l'individu et finissent à la longue par en tarir la séve. Tout principe nouveau que les eaux ajouteront au sang agira donc sur la vie elle-même par l'intermédiaire de ce fluide. On ne saurait, par conséquent, assigner de limites réelles à la vertu curative des eaux, surtout quand on réfléchit à leur puissance d'assimilation, aux nouvelles combinai-

(1) Comment l'école matérialiste expliquera-t-elle l'immutabilité constante de l'âme, au milieu de ces transformations successives de la matière ?

sons qu'elles forment, ainsi qu'à la rapidité avec laquelle elles modifient l'état acide, alcalin ou neutre de nos humeurs.

Je n'essayerai pas de pénétrer plus avant dans les profondeurs de cette vitalité mystérieuse, où l'erreur peut se trouver si voisine de la vérité. Il me suffira d'insister sur ce point vers lequel l'expérience nous rappelle invariablement, savoir, que tandis que la matière, purement matière, obéit d'une manière absolue aux lois de la physique, de la mécanique et de la chimie, et par suite est accessible à nos explications, les corps vivants, au contraire, présentent de continuelles dérogations à ces lois. Ces dérogations sont telles que, toutes les fois que l'intelligence de l'homme s'obstine à vouloir s'en rendre un compte systématique, elle s'égare au lieu d'avancer ; de telle sorte que, parvenue au plus haut point qu'il lui soit donné d'atteindre, elle est encore aussi éloignée du but qu'au moment du départ. Sachons donc douter quelquefois ; le doute dans les sciences n'est pas le scepticisme. Sachons même dire : « Je ne sais pas. » Il y a souvent un vrai courage à s'incliner devant les problèmes dont l'auteur de la nature s'est réservé le secret.

Fidèle à ces préceptes, je vais, dans les tableaux qui suivront, m'attacher à prendre pour guide l'observation, évitant les théories et les hypothèses, qui ne sont, à vrai dire, que des présomptions jusqu'au moment où leur vérification par les faits leur donne une sanction définitive. En médecine surtout rien n'est absolu : ce qui paraît vérité pour une époque, devient souvent, par le fait des progrès de la science, erreur dans un autre âge.

Pour plus d'ordre et de méthode, je traiterai à part, dans trois chapitres différents, des maladies qui attaquent le système nerveux, les organes de la poitrine et ceux de l'abdomen ; un quatrième chapitre sera consacré aux maladies chirurgicales ; enfin j'aborderai, dans le cinquième, celles qu'on appelle générales, parce qu'elles se lient à l'existence de quelque vice répandu au sein de l'organisme. Ce n'est pas, je le sais, sur ces seules indications, toutes pratiques qu'elles peuvent être, qu'un médecin pourra formuler des prescriptions individuelles sur la convenance *absolue* de telle ou telle source contre telle ou telle affection. Je ne pouvais et je n'ai dû me proposer d'autre but que celui-ci : préparer les voies, faciliter les recherches, et prévenir, autant que possible, les erreurs journalières qui se commettent dans le choix des eaux, et dont les conséquences ne sont que trop souvent désastreuses.

CHAPITRE Ier.

MALADIES DU SYSTÈME NERVEUX.

Les maladies du système nerveux peuvent affecter, comme chacun sait, des siéges différents. Les unes frappent le cerveau, les autres se localisent dans la moelle épinière, d'autres dans les cordons nerveux, d'autres enfin résident dans la généralité du système, et sont communément désignées sous le nom de *névroses*. Nous allons passer successivement en revue ces quatre ordres de maladies. Les travaux tout spéciaux de Magendie sur le système nerveux, travaux dont il voulut bien me confier la rédaction (1), et auxquels j'ai joint plus tard les résultats de mes propres recherches, me mettront, je l'espère, à même d'élucider la plupart de ces questions.

MALADIES DU CERVEAU.

La seule maladie dont nous ayons à nous occuper maintenant, est celle qui se traduit par l'hémiplégie, et qui reconnaît comme cause une hémorrhagie cérébrale.

Hémiplégie (*paralysie d'une moitié du corps*). — Pour bien se rendre compte de l'influence que les eaux minérales peuvent avoir sur la curabilité de cette affection, ainsi que du moment où il convient de les appliquer, il importe de ne pas perdre de vue la manière dont le sang, épanché dans le cerveau, se comporte aux diverses époques qui suivent l'accident.

A peine l'hémorrhagie est faite que déjà, on peut le dire, le travail de réparation commence. Le sang se résorbe peu à peu, et, par suite, la compression qu'il exerçait sur la pulpe nerveuse environnante diminue ou même cesse. Aussi voyez-vous la paralysie s'amender au point que tout semble quelquefois présager une guérison très prochaine. Mais bientôt l'amélioration se ralentit, puis même elle s'arrête. C'est que la partie aqueuse de l'épanchement a seule été résorbée; la partie fibrineuse reste dans le foyer apoplectique, d'où elle ne disparaîtra, si toutefois elle doit disparaître, que très lentement et par une sorte de dissolution moléculaire.

(1) *Leçons sur les fonctions et les maladies du système nerveux*, professées au collége de France par Magendie, rédigées par Constantin James.

Or, convient-il de faire intervenir ici les eaux minérales, et, dans ce cas, à quelle période de la maladie devront-elles être le plus utilement conseillées ?

S'il fallait ne consulter que les statistiques publiées dans certaines stations thermales, il semblerait que l'action des eaux, dans le traitement de l'apoplexie, est d'une efficacité merveilleuse. Il semblerait même que, plus on les emploie à une époque voisine de l'accident, plus cette action est rapide. On a cité, en effet, des exemples d'hémiplégiques soumis, presque au lendemain d'une attaque, au traitement minéral, et chez lesquels l'amélioration aurait été instantanée. Mais au lieu d'hémorrhagies véritables, n'a-t-on pas eu plutôt affaire à de simples congestions sanguines ou séreuses, ou bien à ce qu'on appelle des apoplexies nerveuses, c'est-à-dire des apoplexies *sine materia*? Admettons, je le veux bien, qu'il y ait eu réellement épanchement. Ce que nous venons de dire du travail de résorption du caillot, laisse supposer que, dans ces cas heureux, le principal mérite des eaux a été d'être intervenues au moment où la nature elle-même allait agir. Il n'y aurait donc point eu, de leur part, relation de cause à effet, mais simple coïncidence. Aussi tout en reconnaissant volontiers qu'on s'était exagéré jusqu'ici le danger des eaux minérales dans le traitement des apoplexies de fraîche date, ne saurais-je trop vivement recommander de ne pas y recourir d'une manière prématurée.

Est-ce à dire qu'il vaille mieux, pour plus de sécurité, retarder le plus longtemps possible le moment où l'on fera intervenir la médication thermale ? Ce serait tomber dans un excès opposé qui aurait, non plus ses dangers, mais ses inconvénients, en ce que le traitement serait frappé d'impuissance. En effet, il arrive une époque où le foyer apoplectique se trouve circonscrit et comme séquestré dans le cerveau, par la formation d'un kyste pseudo-membraneux contre lequel les eaux ne sauraient avoir prise. De plus, lorsque les parties que la paralysie a frappées, sont depuis trop longtemps réduites à une complète inaction, elles finissent par désapprendre leur fonctionnement ordinaire, et ne peuvent plus, quoi qu'on fasse, être réveillées de leur torpeur. Il faut donc savoir, entre ces deux extrêmes, trouver un terme moyen. Je crois pouvoir établir, en thèse générale, qu'on peut recourir aux eaux dès le cinquième ou le sixième mois qui a suivi l'accident, rarement avant ; par contre, si déjà deux ou trois ans s'étaient écoulés, les chances d'amélioration seraient sensiblement moins nombreuses.

Les eaux salines chlorurées sont celles auxquelles on devra donner la préférence. Se défier des sulfureuses ; c'est d'elles que Bordeu a dit : « Le mieux est, dans presque toute paralysie cérébrale confir- » mée, de s'abstenir des eaux minérales. » Parmi les eaux salines chlorurées, je mentionnerai plus particulièrement Bourbon-l'Archambault, Bourbonne, Balaruc, Niederbronn, Wiesbaden, Hombourg et Ischia. Or, remarquons que ces diverses sources sont toutes plus ou moins laxatives.

Elles ne devront pas être employées de la même manière, suivant que la paralysie sera récente ou qu'elle remontera à une époque plus éloignée. Dans le premier cas, on aura plutôt recours à la boisson, car il importe de faire pénétrer dans le sang une quantité d'eau minérale suffisante pour favoriser la dissolution du caillot hémorrhagique ; la portion d'eau qui n'aura pas été absorbée, servira également à activer la sécrétion de l'intestin, de manière à opérer de ce côté une prudente diversion. Dans le cas contraire, c'est-à-dire si l'hémiplégie est plus ancienne, on administrera la douche de préférence ; en effet, comme il est présumable que le travail de cicatrisation du foyer sanguin est à peu près terminé, c'est en s'adressant à l'état dynamique des parties paralysées, qu'on pourra dissiper l'engourdissement dont ces parties sont restées frappées, alors même que la lésion cérébrale a plus ou moins disparu. Notons toutefois que, dans la grande majorité des cas, on fait marcher de front ces deux modes de traitement, insistant plus particulièrement sur celui-ci ou sur celui-là, suivant la date de l'hémiplégie.

La boisson constitue une médication aussi délicate que méthodique. Ainsi on devra boire l'eau minérale plutôt un peu froide que trop chaude ; en modérer les doses, dans la crainte d'irriter directement l'intestin et sympathiquement le cerveau ; si cette eau est très gazeuse, laisser évaporer une partie du gaz, car l'acide carbonique, ingéré en excès dans l'estomac, pourrait réagir trop vivement sur la circulation cérébrale. Même surveillance pour la douche qu'on dirigera vers les membres, rarement vers le rachis, jamais vers la tête, en ayant soin que le choc n'en soit pas assez énergique pour déterminer un fâcheux ébranlement.

Je n'ai rien dit du bain entier ; c'est que je lui accorde peu de confiance, comme exposant davantage à congestionner le cerveau : mieux vaut le demi-bain.

Les détails dans lesquels nous venons d'entrer ne s'appliquent, ainsi que nous l'avons établi en commençant, qu'à l'hémiplégie, suite d'hémorrhagie cérébrale. Quant à celle qui reconnaît pour cause le ramollissement, les eaux ne sauraient lui convenir. Toutefois, on comprend qu'il puisse exister entre l'hémorrhagie et le ramollissement une telle similitude de symptômes, que le diagnostic différentiel de ces deux affections offre de grandes incertitudes, et, par suite, qu'on soit exposé à les confondre. En règle générale, abstenez-vous de recourir aux eaux, s'il y a contracture des membres, pouls dur et plein, visage fortement coloré, maux de tête ou disposition aux étourdissements. C'est, de même, un précédent fâcheux si le malade a fait abus des saignées, celles-ci ayant pour résultat habituel d'amoindrir la vitalité, de prédisposer à l'œdème, et de mettre obstacle au retour de la contractilité musculaire.

MALADIES DE LA MOELLE ÉPINIÈRE.

Les maladies de la moelle épinière sont aujourd'hui infiniment plus fréquentes qu'elles ne l'étaient autrefois. Cette recrudescence doit être nécessairement le résultat de quelque modification apportée à nos habitudes ou à nos mœurs. Parmi les habitudes nouvelles qui ont été accueillies avec le plus de faveur par toutes les classes de la société et par tous les âges, il n'en est pas de plus universellement répandue, maintenant, que l'usage immodéré du tabac. Avant de faire ressortir les rapports qui peuvent exister entre un semblable abus et les maladies de la moelle épinière, disons ce qu'est le tabac, au point de vue de ses effets sur l'économie vivante.

Le tabac est un poison narcotico-âcre. Il a cela de commun avec la plupart des autres plantes de la famille des solanées, telles que la belladone, la jusquiame, la stramoine et la mandragore. Ingéré dans l'estomac, à dose un peu élevée, il détermine des accidents rapidement mortels. C'est ainsi que fut empoisonné Santeuil, pour avoir bu un verre de vin dans lequel, par une plaisanterie dont on ne soupçonnait pas la portée, on avait jeté du tabac d'Espagne. Il n'est pas moins vénéneux en décoction qu'en poudre, car, administré de cette manière à l'intérieur, il a dans plus d'une circonstance occasionné la mort. Enfin personne n'ignore que c'est à la nicotine (1) qu'il doit ses propriétés toxiques, et que la nicotine, qui est

(1) La nicotine est une matière huileuse, incolore, d'une saveur brûlante et d'une odeur qui rappelle un peu celle du tabac. Elle ne se vaporise qu'à une température de 250 degrés. Tandis que le tabac d'Orient ne renferme que 2 pour 100 de nicotine, celui de France en contient jusqu'à 7 et 8 ou même davantage, ce qui explique sa plus grande activité.

au tabac ce que la quinine est au quinquina, est un poison des plus terribles. Et cependant on dirait que l'homme ne veut pas perdre un atome de ce dangereux végétal. Il le prise, il le mâche, il le fume; en un mot, il se l'assimile par toutes les voies absorbantes de l'économie. Mais parlons surtout du tabac réduit en fumée, car c'est sous cette forme que son usage est le plus affectif.

Il est un fait physiologique que je dois d'abord rappeler ici : c'est que toute vapeur, tout gaz mêlé à l'air et mis en contact avec les poumons, passe rapidement dans le sang, où il manifeste sa présence par des phénomènes parfaitement caractérisés. C'est ainsi que les peintres en bâtiments et les doreurs sur métaux sont sujets à de graves accidents, par cela seul qu'ils vivent au milieu d'une atmosphère chargée d'émanations métalliques. C'est ainsi, également, qu'il pourra suffire de traverser un marais pour contracter, par l'absorption des miasmes, une fièvre intermittente. Rappellerai-je la fin si cruelle de Gehlen, professeur distingué de l'Académie de Munich, qui mourut empoisonné pour avoir respiré, dans une expérience, quelques bulles de gaz hydrogène arsénié ? Or la vapeur du tabac, pénétrant par les mêmes voies, sera nécessairement absorbée de la même manière, et son action sur l'organisme se fera sentir tant à raison de son degré de nocuité que de la disposition de l'individu lui-même. L'absorption pulmonaire de la fumée de tabac ne saurait donc être indifférente. A ceux qui en doutent, j'opposerai les qualités calmantes des feuilles de belladone et de stramoine que nous faisons fumer quelquefois avec succès pour combattre certains accidents nerveux et en particulier l'asthme.

Mais peut-être la combustion aura-t-elle enlevé au tabac son principe vénéneux, développant seulement son élément aromatique? Nullement. Ce principe, le tabac brûlé le conserve ; je dirai plus, la combustion y ajoute encore un degré d'activité, en ce qu'elle le rend beaucoup plus absorbable.

Voyez une personne qui fume pour la première fois. Elle est prise, au bout de quelques instants, de maux de tête, de nausées, de vomissements, de sueurs froides ; sa démarche devient titubante ; elle se plaint de vertiges ou même tombe dans une sorte d'hébétude. Ce n'est que peu à peu que ces graves troubles nerveux, qui sont tous ceux de l'empoisonnement, se dissipent; et encore cite-t-on des cas où ils ont été mortels (CHRISTISON, *On poisons*). Or rien de semblable ne s'observe chez l'individu qui essaye, pour la première fois, de priser du tabac en poudre. Il en sera quitte pour quelques éternuments, du larmoiement, un peu de céphalalgie ; puis tout rentre dans l'ordre. Et cependant la membrane muqueuse des fosses nasales offre une surface éminemment absorbante. C'est même cette faculté d'absorption que le crime a plus d'une fois utilisée, en associant au tabac certaines substances qui, introduites dans les narines, provoquent un sommeil artificiel ou même déterminent la mort. Mais il y aura toujours cette différence, entre le tabac prisé et le tabac fumé, que le premier ne produit jamais de désordres graves que quand il est sophistiqué par des mélanges, tandis que le second porte son danger en lui-même, et le manifeste occasionnellement par des effets instantanés. J'avais donc raison de dire que le tabac en fumée est plus actif que le tabac en poudre (1).

Maintenant, je le demande, est-il possible d'admettre qu'un pareil poison puisse impunément être introduit, chaque jour, et même plusieurs fois par jour, au sein de nos tissus ?

L'habitude, dira-t-on, finit par neutraliser ses effets ; la preuve, c'est que l'apprentissage est bientôt fait. Alors le fumeur, loin d'être incommodé, comme à ses débuts, trouve au contraire, dans l'usage journalier du tabac, des récréations toujours nouvelles dont l'absence constituerait pour lui une cruelle privation.

La réponse est facile. Le danger d'un poison consiste moins dans la sensation actuelle qu'il produit, que dans les effets ultérieurs qu'il détermine. Voyez plutôt ce qui arrive pour une substance d'une activité moindre que le tabac, pour l'alcool. L'individu qui s'accoutume peu à peu à faire abus des boissons spiritueuses, n'éprouve plus l'action stupéfiante de l'ivresse ; il ressent au contraire, chaque fois qu'il en use, une sorte de remontement général, qui constitue pour lui une jouissance et surtout un besoin. Mais, attendez quelque temps, et bientôt vous verrez se développer, chez ce même individu, une série d'accidents plus ou moins graves, qui aboutiront peut-être au *delirium tremens*. Choisissons un exemple plus saisissant encore. Tout le monde sait que certains peuples fument l'opium comme nous autres nous fumons le tabac ; personne n'ignore non

---

(1) Quand on fume le cigare, on absorbe davantage que quand on fume la pipe ; car, avec le cigare, il y a tout à la fois absorption de la fumée par le poumon et absorption des sucs du tabac par la bouche. Mais, d'un autre côté, la pipe, surtout celle qu'on appelle communément *brûle-g.....* (existe-t-il un synonyme ?), peut entraîner de graves accidents, par suite de l'irritation que provoque le contact fréquemment répété d'une tige brûlante sur un tissu spongieux comme celui des lèvres. Aussi certains cancers des lèvres ne reconnaissent-ils pas souvent d'autre cause.

plus que ces *teriaki* finissent, à la longue, par tomber dans l'étiolement et le marasme. Or par quel privilége, tout à fait exceptionnel, les fumeurs de tabac seraient-ils seuls affranchis de tout inconvénient? Direz-vous que le tabac est un poison moins dangereux que l'opium? C'est précisément le contraire qui existe. La nicotine (et les souvenirs du procès Bocarmé sont trop récents pour que j'aie besoin d'invoquer d'autres témoignages), la nicotine a une action bien plus terrible que la morphine; c'est au point que cette action se rapproche de celle de l'acide prussique.

Ainsi, nous venons d'établir que le tabac est par lui-même un poison; qu'il agit comme tel sur l'économie, sous quelque forme qu'il y pénètre; que, réduit en vapeur, il exerce sur nos organes une action perturbatrice, laquelle se traduit immédiatement par des troubles de l'innervation; enfin, que, d'après ce qu'on observe pour d'autres substances, son usage longtemps continué doit finir par déterminer de graves accidents sur un nombre plus ou moins grand d'individus (1). Poursuivons.

Parmi les nombreux poisons qui impressionnent, à des degrés différents, le système nerveux, il en est peu qui n'aient une sorte de préférence élective pour tel ou tel point de ce système, et, par suite, ne concentrent sur lui leur principale activité. Ainsi, l'opium agira surtout sur le cerveau, la noix vomique sur la moelle épinière, la belladone sur les nerfs de l'iris, la digitale sur ceux du cœur; le *curare*, enfin, anéantira les propriétés des nerfs moteurs, tout en laissant subsister celles des nerfs sensitifs. Or, trouvons-nous quelque chose d'analogue pour le tabac? Oui, le tabac a aussi son organe de prédilection, et cet organe est la moelle épinière : seulement il l'influence d'une manière tout à fait différente de la noix vomique. En effet, tandis que celle-ci provoque des convulsions et des soubresauts, puis une telle rigidité des muscles qu'on croirait avoir affaire au tétanos le plus violent, le tabac agit plutôt comme un stupéfiant de la moelle. Je rappellerai à ce sujet les résultats d'expériences que j'ai faites avec Magendie, il y a une quinzaine d'années, et qui, sur la demande du gouvernement d'alors, ne reçurent point de publicité, dans la crainte de porter préjudice aux recettes de la régie,

---

(1) En Orient, où la pratique si répandue de fumer paraît être exempte d'inconvénients, les appareils destinés à la combustion du tabac sont disposés de manière que la fumée n'arrive à la bouche qu'après avoir traversé un vaste récipient rempli d'eau, puis un long tuyau flexueux. La fumée perd ainsi son principe âcre et la presque totalité de sa nicotine.

Quand on injecte dans les narines ou dans la bouche (1) d'un cheval quelques gouttes de nicotine, le poison est absorbé très rapidement. Aussi l'animal manifeste-t-il presque tout de suite la plus vive anxiété. Sa respiration s'accélère, s'embarrasse, devient plaintive et bruyante. Il regarde de tous côtés avec effroi, et fait des efforts comme pour fuir ; mais il ne peut faire un pas : on dirait qu'une force supérieure à la sienne le tient fixé à la même place. Bientôt il est pris de violents frissons ; l'anxiété augmente ainsi que la gêne à respirer ; tout son corps se couvre d'une sueur froide et gluante. Aux frissons succède un tremblement général, comme si la vie était près de s'échapper. L'animal chancelle : ses jambes sont de plus en plus impuissantes à le soutenir ; enfin, après avoir oscillé quelques instants, comme incertain de quel côté il tombera, il s'affaisse par degrés sur lui-même, puis reste étendu sur le sol, où il ne tarde pas à succomber.

Pour quiconque a l'habitude des expériences sur les animaux, les phénomènes que je viens d'indiquer ne sauraient avoir une interprétation douteuse. Il est évident qu'ici la moelle épinière a été la partie du système nerveux que la nicotine a le plus particulièrement affectée. En effet, cet engourdissement spontané des membres, cette difficulté toujours croissante des mouvements respiratoires, cette station rendue impossible, par suite des progrès de la paralysie, enfin cette détente et cette résolution de tous les muscles, ne sont-ce pas là bien les signes de l'abolition successive des fonctions de la moelle ?

Je sais avec quelle réserve il faut conclure de l'animal à l'homme, surtout pour ce qui touche à la vitalité. Il serait sans doute infiniment préférable de noter quelle est, parmi les paraplégiques, la proportion des fumeurs ; mais comme tout le monde, ou du moins presque tout le monde fume aujourd'hui, une semblable statistique est impossible à établir. Toutefois je dois dire que, depuis que l'attention a été éveillée sur ces questions, des faits nombreux et incontestables ont été cités à l'appui de l'opinion qui attribue au tabac la production de certaines paraplégies. C'est ainsi, par exemple, que M. Jacquemin, médecin de la prison Mazas, a vu se déclarer une très grande faiblesse des membres inférieurs chez des détenus qui avaient respiré, dans d'étroites cellules, un air vicié par la vapeur

---

(1) La membrane muqueuse qui tapisse ces cavités offre une surface absorbante des plus actives. Aussi les fumeurs qui ont la prétention de ne point avaler la fumée, ne sont-ils pas non plus à l'abri de l'absorption.

concentrée du tabac. Non-seulement les membres inférieurs étaient devenus presque paralysés, mais leur sensibilité s'était émoussée; il y avait, de plus, un anéantissement général. Et cependant il s'agissait de fumeurs émérites !

Ce n'est pas uniquement dans les cellules de Mazas que des phénomènes plus ou moins analogues se sont manifestés. Depuis l'élégant fumoir jusqu'à la plus vulgaire tabagie, l'air respirable finit par être dangereusement altéré ; et, si certains initiés peuvent, par une sorte d'aberration des sens, y trouver des charmes, ces charmes consistent surtout en une vague somnolence, mêlée de rêveries, qui en réalité n'est autre chose qu'un commencement d'empoisonnement. Que ces phénomènes se dissipent ensuite sans laisser de traces, je suis loin de le nier ; mais nul doute non plus qu'ils ne créent, chez quelques-uns, une prédisposition morbide, j'ai presque dit un germe, qui se développera plus tard d'une manière plus ou moins insidieuse. Ainsi, pour ce qui est de ma pratique personnelle, j'ai été plus d'une fois consulté par des paraplégiques, chez lesquels il m'a paru de toute évidence que la maladie avait débuté en même temps que l'habitude de fumer, puis fait des progrès d'autant plus rapides, que cette habitude avait pris elle-même de plus grandes proportions.

Un mot encore sur ces graves questions d'hygiène ou plutôt sur ces graves atteintes à la santé publique.

S'il est vrai que l'action du tabac soit pour quelque chose dans la production de certaines maladies de la moelle épinière, il est assez rationnel de penser que ces maladies, d'un ordre à part, différeront par quelques caractères de celles du même nom qui reconnaissent une tout autre origine. Or, c'est effectivement ce qui arrive. Voyez plutôt comment nos paraplégiques racontent l'histoire de leur affection. Ils se plaignent, à peu près tous, d'avoir éprouvé, comme premier symptôme, un sentiment de pesanteur dans les jambes, accompagné par intervalles de pincements dans les muscles ou de petits tressaillements, comme par l'effet de décharges électriques. Bien entendu qu'ils ne s'étaient, au début, nullement inquiétés de leur état; ce n'est que quand ils ont vu leur marche devenir incertaine, la vessie et le rectum commencer à se prendre, qu'ils se sont enfin décidés à consulter. *Mais aucune sensation vers la moelle épinière ne les avait avertis que c'était de ce côté que pouvait être le siége du mal.* Aussi sont-ils tout surpris de vous voir diriger plus particulièrement vos investigations sur cet organe, et chaque fois que, percutant une des vertèbres, vous leur demandez s'ils y souffrent ou s'ils y ont souffert, vous répondent-ils que non. Quelquefois même leurs réponses sont empreintes d'un peu de mauvaise humeur, dans la persuasion où ils sont que vous faites fausse route en vous occupant d'un point qu'ils affirment n'être point malade, tandis que vous paraissez négliger celui où, suivant eux, tout le mal est concentré. Eh bien! comparez ces faits avec la description que les anciens auteurs, même ceux qui ne datent que du commencement de ce siècle, ont donnée de la paraplégie, et vous verrez que tous signalent, comme symptôme prédominant, une *douleur vive, aiguë, pénétrante, occupant une portion plus ou moins étendue de la moelle épinière*. Quant aux troubles du mouvement des membres inférieurs, il sont relégués par eux au second rang. Or, je le demande, une différence aussi tranchée dans les manifestations d'une même maladie ne trouve-t-elle pas sa raison d'être dans l'intervention d'un nouvel agent morbide qui, bien loin d'exciter la moelle, l'énerve et la déprime? Et cet agent, quel peut-il être, sinon le tabac, dont nous croyons avoir surabondamment démontré l'action stupéfiante sur le système nerveux rachidien (1)?

Je m'arrête. Ces développements m'ont même entraîné plus loin que je ne l'aurais voulu; mais j'espère qu'ils trouveront leur excuse dans l'intérêt tout à fait actuel du sujet. Quant aux conséquences à déduire, elles me paraissent découler si naturellement de ce qui précède, que je crois inutile de les revêtir d'une forme plus précise. Je résumerai seulement ma pensée en quelques mots, de manière à la compléter et, en même temps, à la réduire à sa signification véritable.

Deux faits principaux ressortent de cet exposé : le premier, que la fumée du tabac renferme un principe vénéneux ; le second, que l'absorption fait rapidement passer ce principe dans le sang. Mais on ne saurait non plus méconnaître qu'un très grand nombre d'hommes,

---

(1) C'est à une paraplégie de cette nature que succomba le professeur Royer-Collard. Cependant vous trouverez peu de grands fumeurs parmi les notabilités de notre profession. Magendie, jusqu'à l'âge de soixante ans, avait eu pour le tabac une véritable horreur. Quant à Dupuytren, voici dans quels termes il s'exprimait à ce sujet dans ses *Leçons orales* de l'Hôtel-Dieu : « Je ne comprends pas, disait-il, le progrès de cette sale habitude. Il n'est vraiment pas croyable qu'un homme d'éducation libérale consente, de propos délibéré, à abaisser ainsi le niveau de son intelligence; qu'un homme qui a goûté l'orgueil de la création littéraire ou scientifique, préfère aux sublimes jouissances de l'esprit l'ignoble plaisir de s'empester et plus encore d'empester les autres. »

27.

hélas ! et quelques femmes (nous entendons celles auxquelles il est permis de donner ce nom, sans aucune épithète blessante ou restrictive) en font journellement usage, sans être le moins du monde incommodés. Malheureusement, à côté de ces fumeurs privilégiés pour lesquels, en quelque sorte, la nicotine est un mythe, il en est d'autres qui apprennent à leurs dépens que c'est une très triste réalité, ainsi que le prouve l'augmentation toujours croissante des maladies de la moelle épinière. Je crois donc que, sans vouloir rien distraire de la sécurité des premiers, sécurité que légitime chez eux l'événement, il est bon de recommander aux seconds une plus grande réserve dans l'emploi du tabac, leur rappelant que, s'il est vrai quelquefois qu'*un peu de poison n'empoisonne pas*, il est plus vrai encore que *beaucoup de poison peut finir par empoisonner*.

Passons maintenant à l'étude proprement dite des maladies de la moelle épinière, en tant qu'elles sont du ressort de la médication thermale.

Paraplégie (*paralysie des membres inférieurs*). — La paralysie qui frappe les membres inférieurs peut compromettre, en même temps, le mouvement et la sensibilité de ces parties ou les affecter isolément ; c'est ce qu'explique la différence de fonctions inhérentes à chacune des deux racines qui servent d'origine aux nerfs spinaux, la racine antérieure présidant au mouvement, la postérieure à la sensibilité. Or, suivant que l'une ou l'autre de ces racines sera entreprise, ou que toutes les deux le seront à la fois, les symptômes devront nécessairement varier. Règle générale, la paralysie du mouvement est plus fréquente que celle du sentiment.

La paraplégie est un symptôme commun à toutes les maladies de la moelle épinière, et, par conséquent, son histoire embrasse nécessairement celle de toutes les affections dont la moelle peut être atteinte. Toutefois, on le comprend, nous ne devons parler ici que des paraplégies essentielles, c'est-à-dire de celles dans lesquelles il n'y a de lésée que la fonction, le tissu de l'organe restant intact. Mais d'abord existe-t-il réellement de ces paraplégies *sine materia* ? La question ne saurait être un instant douteuse pour personne. Oui, ces paralysies existent ; j'ajouterai même que ce sont les plus communes. Je crois donc qu'en continuant d'appeler, comme on le fait d'habitude encore, du nom de myélites la plupart des maladies de la moelle, on se méprend tout à fait sur la nature de ces maladies, en ce que, bien loin d'être inflammatoires, elles revêtent d'emblée la forme adynamique. Mais je vais plus loin : je dis qu'on se méprend également sur la manière dont agissent la plupart des traitements qu'on dirige contre elles. En effet, on a recours surtout aux moyens dits *révulsifs* (vésicatoires, cautères, moxas, boutons de feu, etc.) appliqués le long du rachis, puis, quand le mieux survient, on l'attribue à la prétendue révulsion que ces moyens ont opérée vers la peau; en d'autres termes, on suppose qu'ils ont appelé au dehors l'irritation fixée sur la moelle. Pour moi, je suis convaincu, que ces moyens agissent au contraire comme médication stimulante directe; par conséquent, ce n'est pas en détournant le mal, mais en réveillant la vitalité propre de la moelle et des nerfs qui en émanent, qu'ils redonnent du ton aux parties paralysées.

Si les myélites étaient aussi fréquentes qu'on le croit communément, il faudrait bannir du traitement de la paraplégie l'électricité galvanique, comme devant ajouter à l'irritation morbide de la moelle une irritation plus dangereuse encore. Or, j'ai vu cette méthode opérer dans les mains de Magendie de véritables miracles. J'en obtiens également, tous les jours, les meilleurs résultats, ainsi que je l'ai consigné dans un travail où j'ai exposé en même temps les règles qui doivent présider à son emploi (1). Enfin, si l'élément inflammatoire jouait, dans la production de ces paraplégies, le rôle qu'on lui attribue si gratuitement, comment expliquer que les eaux minérales qui réussissent le mieux contre elles soient précisément celles dont l'action sur le système nerveux est la plus stimulante?

Je regarde donc la paraplégie par énervement comme la forme la plus ordinaire, et la myélite comme l'exception; distinction importante, en ce qu'elle donne la clef du traitement, et que, de plus, elle éclaire le pronostic, celui-ci devant être infiniment plus favorable dans le premier cas que dans le second.

Ces préliminaires posés, arrivons au choix des eaux minérales dans le traitement des paralysies des membres inférieurs.

Les eaux de La Malou, Pfæfers, Wildbad, Gastein et Casciana me paraissent jouir, à des degrés différents, d'une efficacité spéciale contre la paraplégie, surtout quand celle-ci est la conséquence de fatigues physiques ou morales, d'excès de table, d'abus des plaisirs vénériens; en un mot, quand on peut croire que, par une cause quelconque d'épuisement, la constitution a été usée avant l'âge. J'ai indiqué, en faisant l'histoire de ces eaux, les précautions que réclame leur emploi. Ainsi, on devra faire en sorte que la stimulation minérale pénètre, je dirais presque s'imbibe, lentement et par degrés, dans les

---

(1) *De l'emploi de l'électricité galvanique dans le traitement des paralysies des membres inférieurs* (GAZETTE MÉDICALE, année 1848).

organes, afin que son action se traduise par des effets à peine sensibles, mais soutenus. On comprend dès lors que le bain soit plus usité que la douche. Ces eaux réussissent très bien également contre les paraplégies qui sont la conséquence d'empoisonnements métalliques ou autres. Enfin, c'est à elles que j'accorde le plus de confiance pour combattre ces affections de la moelle que nous avons dit pouvoir, avec quelque probabilité, être rapportées à l'usage excessif du tabac.

On observe, tous les jours aussi, de très belles cures à Baréges, Cauterets, Bourbon-l'Archambault, Bourbonne, Balaruc, Wiesbaden, Aix-la-Chapelle, Aix en Savoie, Rémé, Ischia ; seulement on réservera ces eaux pour les cas où l'on peut supposer que la paraplégie se rattache à quelque principe constitutionnel répercuté, choisissant celles qui paraissent être les plus convenables pour rappeler ce principe au dehors, car c'est la condition essentielle pour que la guérison puisse être obtenue. La douche est souvent, dans ce cas, un puissant auxiliaire du bain. Vous conseillerez encore avec succès ces mêmes eaux contre les paraplégies qui résultent d'une contusion ou d'une chute dont le contre-coup a porté sur la moelle épinière.

Sous quelque forme que se présentent ces diverses paraplégies, ne pas négliger, au besoin, les bains de gaz acide carbonique ou d'ammoniaque, les boues minérales, les étuves naturelles, les bains de sable d'Ischia : ces derniers en particulier ont une puissance d'action dont généralement on n'apprécie pas assez la valeur.

Si je n'ai point parlé ici de l'hydrothérapie, non plus que des bains de mer, c'est que leur emploi offre rarement de l'utilité. Cela se comprend, pour peu qu'on réfléchisse que, dans ces traitements, tout repose sur la réaction ; or, celle-ci est d'autant plus difficile chez les paraplégiques qu'un des symptômes les plus constants de leur maladie, c'est une sensation particulière de froid dans les membres inférieurs, sensation qui peut aller jusqu'à une impossibilité absolue de réchauffement. Vous réserverez ces moyens pour les paraplégies hystériques, car ce sont bien plutôt de simples névroses.

Telles sont les principales indications d'après lesquelles on peut se guider dans le traitement hydrominéral de la paraplégie. La grande difficulté consiste moins peut-être dans le choix de la source que dans la distinction à établir entre les paraplégies organiques et les paraplégies essentielles, celles-ci, nous le savons, étant les seules qui puissent être traitées avec succès par les eaux. Dans le cas de diagnostic douteux, j'ai souvent recours, pour l'éclairer, à l'épreuve du galvanisme. Si, sous l'influence de la stimulation électrique, les muscles paralysés se contractent franchement, j'en conclus que la paraplégie est essentielle. Si, au contraire, il y a peu ou point de contractions, et que, de plus, les membres soient déjà notablement amaigris, j'en tire la conséquence que très probablement la moelle est altérée dans son tissu, comme elle l'est dans ses fonctions. Alors, ou je défends les eaux d'une manière absolue, ou bien, quand je crois devoir y recourir à titre d'essai, je prescris les sources les plus faibles, quitte à tout suspendre s'il survenait la moindre aggravation.

MALADIES DES CORDONS NERVEUX.

Les maladies que nous venons d'étudier avaient toutes pour point de départ, ou du moins pour siége, les centres nerveux. Mais il en est d'autres, et c'est de celles-là que je vais parler maintenant, qui sont limitées à un ou plusieurs nerfs, et constituent ainsi une affection simplement locale.

Paralysies localisées. — On peut dire, en thèse générale, qu'aucun nerf n'est à l'abri de la paralysie. Cependant les deux principaux nerfs de la face y sont le plus sujets, par suite de l'exposition des surfaces où ils se distribuent au contact et aux injures de l'air. Si la septième paire est malade, il y a paralysie du mouvement; si c'est la cinquième, il y a paralysie du sentiment.

La paralysie d'un des nerfs de la septième paire est un accident très commun. Il est infiniment rare, au contraire, que les deux nerfs soient paralysés à la fois : c'est à Magendie que j'ai dû d'en avoir à traiter un cas tout à fait complet. Il s'agissait d'une jeune fille, dont j'ai publié l'observation (1), et qui offrit, au plus fort de cette double paralysie, les particularités suivantes :

« Les traits n'ont rien d'irrégulier, mais ils sont immobiles, im-
» passibles, à tel point que les sensations intérieures ne se traduisent
» au dehors que par des changements dans la coloration du visage.
» Les yeux, largement ouverts, paraissent plus grands que de cou-
» tume; la malade essaye-t-elle de les fermer, elle ne le peut, et il
» reste entre les paupières un écartement assez considérable qui laisse
» apercevoir la teinte blanchâtre de la conjonctive. Les larmes cou-
» lent involontairement sur les joues. Le front ne peut plus se plisser.

(1) *Observation de guérison d'une paralysie du mouvement de la totalité de la face*, suivie de considérations générales sur les causes et le traitement de ces paralysies (GAZETTE MÉDICALE, année 1841).

» Les sourcils, obéissant à leur poids, pendent au-dessus des orbites,
» ce qui donne à la physionomie une effrayante expression. Affais-
» sement des narines : souvent, dans les fortes inspirations, elles se
» rapprochent de la cloison nasale au point de former soupape et
» d'intercepter complétement le passage de l'air. Les lèvres ont perdu
» toute faculté contractile ; aussi le parler est-il devenu très embar-
» rassé, surtout pour la prononciation des mots où se trouvent des
» lettres labiales. A chaque mouvement respiratoire, les lèvres,
» comme deux voiles mobiles, sortent et rentrent selon la direction
» du courant de l'air. La mastication est pareillement très pénible,
» car les aliments s'accumulent de chaque côté entre les gencives et
» les joues, et la malade est obligée de se servir du doigt pour les
» ramener sous les dents. Les joues sont flasques, tombantes ; ce
» qui rend la figure plus longue et la fait paraître vieillie. Vous au-
» riez dit une tête inanimée sur un corps vivant. »

La cinquième paire est, quelquefois aussi, frappée de paralysie. C'est elle, nous le savons, qui préside à la sensibilité tactile de la face; ajoutons que, bien que les sens spéciaux aient chacun leur nerf à part, l'intégrité de cette cinquième paire est indispensable pour que leurs fonctions s'exécutent d'une manière normale. J'ai présenté, il y a longtemps déjà (1840), à l'Académie de médecine, un malade que j'avais traité avec succès d'une *paralysie de la sensibilité de toute une moitié de la face, avec perte de la vue, du goût, de l'ouïe et de l'odorat*. Ce malade, entre autres phénomènes singuliers, ne pouvait plus lui-même se faire la barbe, car, n'étant averti par aucune sensation du contact du rasoir, la vue du sang était le seul signe qui l'avertît qu'il venait de se faire une blessure à la peau. Il lui arrivait quelque chose de plus fâcheux encore en mangeant ; par cela même en effet que toute une moitié de la langue était privée de sensibilité, il l'entamait souvent avec ses dents, sans en avoir aucunement la conscience. Heureusement, au bout de deux mois de traitement, ce malade fut entièrement guéri de sa paralysie.

Je n'entrerai pas dans plus de détails sur ces paralysies localisées, car il me faudrait, pour être complet, passer successivement en revue les principaux nerfs du corps humain. Si même je me suis arrêté, quelques instants, sur celles de la cinquième et de la septième paire, c'est que je pouvais en parler plus pertinemment, par suite de mes études toutes spéciales avec Magendie.

Quant aux eaux minérales qui seront le mieux appropriées à leur traitement, il est impossible d'établir à cet égard des catégories bien tranchées. Comme c'est surtout à la douche qu'on devra recourir, du moment que son choc aura assez de puissance et que sa température sera assez élevée pour stimuler le nerf, il importe assez peu que l'eau ait telle ou telle composition. Je ne vois d'autre précepte ici, pour le choix définitif d'une source, que de consulter le tempérament du malade.

Amaurose. — Si la paralysie du nerf optique est complète, il n'y a rien à espérer de l'emploi des eaux. Quand, au contraire, le nerf est encore impressionnable à la lumière, vous pourrez conseiller, avec quelques chances de succès, les douches locales de gaz acide carbonique ou de vapeurs sulfureuses, et surtout les fumigations dans la grotte d'Ammoniaque. On a vanté la source Jonas, de Bourbon-l'Archambault : médication bien incertaine, comme d'ailleurs la plupart de celles que je viens d'indiquer.

Surdité. — Ici encore la médecine thermale est d'autant plus impuissante, qu'il est rare que la surdité se rattache à la paralysie simple du nerf acoustique ; presque toujours elle résulte de quelque altération, soit dans les osselets, soit dans les membranes de l'oreille interne. Quand la lésion est bornée à l'engourdissement paralytique du nerf, les différentes douches de gaz et de vapeurs, que nous venons de mentionner contre l'amaurose, sont également applicables au traitement de ces surdités.

Névralgies. — La névralgie, de même que la paralysie localisée, s'attaque surtout aux nerfs de la face. La cinquième paire, qui est le nerf sensitif par excellence, y est plus exposée que la septième, bien que celle-ci, que nous savons être surtout un nerf de mouvement, n'en soit pas exempte non plus, par suite de ses anastomoses avec la cinquième paire. Je ne puis du reste, pour ce qui se rattache à la physiologie pathologique de ces questions, que renvoyer à mon mémoire sur les névralgies (1).

La névralgie faciale revient le plus habituellement par accès. C'est seulement dans l'intervalle de ces accès qu'on peut recourir aux eaux minérales. J'indiquerai plus spécialement Néris, Plombières, Eaux-Chaudes, Saint-Sauveur, Bigorre, Ussat, La Malou, Ems, Schlangenbad, Wildbad, Gastein, Téplitz, Pfæfers, Pise et Lucques; les bains de petit-lait, l'hydrothérapie, les bains de mer. Parmi les sources que je viens de nommer, la plupart sont des eaux excitantes et agissent surtout à titre de médication perturbatrice.

Les eaux appropriées à la névralgie faciale s'appliquent de même à toutes les autres névralgies (névralgies intercostale, lombaire, du

---

(1) *Des névralgies et de leur traitement* (GAZETTE MÉDICALE, année 1840).

testicule, etc.), et en particulier à la névralgie sciatique, qui est bien aussi une névralgie, malgré le nom de *goutte sciatique* par lequel on la désigne d'habitude. Comme, dans cette espèce de névralgie, la douleur, au lieu de revenir par accès intermittents, est plutôt rémittente ou continue, il ne faut pas craindre de recourir aux eaux minérales dès ses premières atteintes ; seulement il importe d'avertir les malades que le traitement thermal devra être long, ces névralgies offrant d'habitude une ténacité singulière.

Rangerai-je la *migraine* parmi les névralgies ? Sans vouloir, quant à ce qui touche à sa nature intime, préjuger la question, je dirai simplement que les eaux que nous venons d'indiquer comme convenant au traitement des névralgies, peuvent sinon la guérir, du moins en atténuer et en éloigner les accès.

NÉVROSES.

Nous désignons ainsi certains troubles généraux du mouvement ou du sentiment, qui sont surtout remarquables par la bizarrerie de leurs manifestations, leur marche irrégulière, leur mobilité, leurs fréquentes récidives, et dont il est impossible d'indiquer avec quelque précision la nature intime. Comme ces troubles se rattachent évidemment à des altérations fonctionnelles du système nerveux, on les désigne par l'épithète de *névroses*. Il est tout à fait inutile que je donne une description isolée de chacun de ces états morbides, puisque les mêmes indications et par suite les mêmes eaux minérales leur sont également applicables. Je choisirai seulement la chorée, comme type des troubles du mouvement, et l'hystérie, comme type de ceux du sentiment. Enfin nous terminerons par quelques mots sur l'hypochondrie.

Chorée (*danse de Saint-Guy*). — Autant Gall et son école se sont fourvoyés en localisant l'intelligence dans les protubérances du cerveau, comme dans les casiers d'un échiquier, autant il est admissible de placer le mouvement sous la dépendance immédiate de certains points tout à fait spéciaux de l'encéphale. Je rappellerai à ce sujet les expériences suivantes de Magendie, que j'ai répétées nombre de fois moi-même dans mes cours.

L'animal auquel on vient d'enlever les corps striés s'élance en avant, comme poussé par un pouvoir irrésistible, et il continue de courir ainsi droit devant lui jusqu'à ce qu'un obstacle quelconque l'arrête ou même le brise par la violence du choc. Si, au lieu d'enlever les corps striés, on blesse le cervelet (1), il éprouve au contraire un mouvement de recul, et ce mouvement est aussi prononcé que l'était, en sens inverse, celui dont nous venons de parler. La blessure d'autres parties de l'encéphale détermine des mouvements d'un autre ordre. C'est ainsi que, quand on coupe un des pédoncules du cervelet, l'animal se met à rouler latéralement sur lui-même, et quelquefois avec une rapidité telle, qu'il fait plus de soixante révolutions en une minute. Ces effets ne sont pas bornés à quelques heures ; ils peuvent continuer pendant plus de huit jours, à la condition qu'on donnera de temps en temps quelque repos à l'animal pour qu'il puisse manger. Enfin, si l'on pique la moelle allongée dans la portion qui avoisine les pyramides antérieures, on détermine un mouvement en cercle, de droite à gauche ou de gauche à droite, suivant le côté lésé ; de telle sorte que l'animal tourne sur lui-même, comme dans un manége, sans pouvoir s'arrêter un seul instant.

Que conclure de ces expériences, sinon que les animaux deviennent des espèces d'automates montés pour exécuter tels ou tels mouvements, et incapables d'en produire aucun autre ? Or, les phénomènes que vous observez dans la chorée ne sont pas sans analogie avec ces données expérimentales. Les malades exécutent aussi des mouvements automatiques, comme si les parties du système nerveux qui président à ces mouvements étaient dirigées par une force qu'ils ne peuvent maîtriser.

Le traitement de la chorée par les eaux minérales diffère peu de celui de la névralgie : ce sont à peu près les mêmes sources. La température de l'eau devra être tout particulièrement surveillée : ainsi le bain sera frais ou même tout à fait froid, mais très court, de manière à produire un saisissement subit. Toutefois c'est aux bains de mer que j'accorde le plus souvent la préférence ; ils consisteront dans une simple immersion qu'on pourra répéter plusieurs fois dans la journée.

Hystérie. — L'hystérie est une affection à peu près exclusive au sexe féminin, revenant par accès qui s'accompagnent en général de hoquets, de cris, de larmes, de mouvements convulsifs et d'une perte plus ou moins absolue de la sensibilité ; aussi voit-on les

---

(1) « Des pigeons auxquels j'avais enfoncé une épingle dans cette partie ont constamment reculé en marchant, pendant plus d'un mois, et volé en arrière, mode de mouvement des plus singuliers. J'ai conservé pendant huit jours un canard auquel j'avais emporté la plus grande partie du cervelet, et qui ne pouvait nager qu'à reculons. »   (MAGENDIE.)

malades s'égratigner, se meurtrir, sans en avoir aucunement la conscience. Ces accès sont presque toujours précédés de la sensation d'une *boule* qui, partant d'un point du bas-ventre, remonte à l'épigastre, puis à la gorge, où elle provoque une constriction des plus pénibles. Quelquefois il existe en même temps une excitation très grande du côté des organes génitaux : c'est cette forme que les anciens nosologistes nommaient hystérie *libidineuse*, et qu'on appelle également *nymphomanie* ou *fureur utérine*. Je dois dire toutefois qu'on l'observe assez rarement, encore bien que ce soit plus spécialement à elle que, dans le langage du monde, le mot hystérie semble s'appliquer.

Les eaux minérales que nous venons d'indiquer pour le traitement de la chorée conviennent de même pour celui de l'hystérie ; seulement comme cette dernière affection existe d'habitude chez de jeunes filles lymphatiques, menacées ou même atteintes de chlorose, il faut souvent faire intervenir de préférence la médication ferrugineuse. C'est dans les cas de cette nature qu'on ne parvient réellement à calmer les nerfs qu'en reconstituant le sang lui-même. Sydenham l'a dit : *Sanguis moderator nervorum*.

Hypochondrie. — L'hypochondrie que nous rangerons, d'après l'usage, parmi les névroses, est un état morbide caractérisé par une préoccupation excessive et presque incessante de la santé. Ainsi des individus chez lesquels aucune fonction ne paraît affectée sérieusement, deviennent tristes, inquiets, moroses ; ils ont des pressentiments sinistres, ou même se croient menacés d'une mort plus ou moins prochaine. La plupart lisent avec avidité les livres de médecine, et ne manquent jamais de se reconnaître les symptômes des maladies les plus incurables. L'état de leur digestion les préoccupe tout particulièrement, et ils rapportent leurs principales souffrances aux troubles des organes abdominaux. Vous verrez souvent l'hypochondrie survenir par le fait d'un changement brusque de position et de fortune, ou du passage rapide d'une vie agitée à un repos absolu. Aussi s'attaque-t-elle surtout aux commerçants enrichis, l'occupation de la personne tendant à remplacer chez eux l'occupation des affaires, par suite du peu de ressources que leur offre le travail de la pensée. On aurait tort toutefois de n'envisager l'hypochondrie que comme une des variétés de l'aliénation mentale. Beaucoup d'hypochondriaques ne sont pas des aliénés ; ce sont des malheureux qui souffrent réellement, mais dont l'imagination se monte et s'égare, parce qu'ils voient que, méconnaissant leur état, on cherche plutôt à les railler qu'à les guérir.

Dans l'impossibilité où nous sommes de modifier le génie même du mal, il faut nous adresser aux phénomènes prédominants. Or la constipation accompagne habituellement l'hypochondrie ; il en est de même des hémorrhoïdes : aussi, combattre la première et faire fluer les secondes, tel est le principal but de la médication thermale. On arrive à ce double résultat par l'emploi des eaux salines laxatives, spécialement de celles qui contiennent du gaz acide carbonique libre et des chlorures. Ce sont surtout Carlsbad, Kissingen, Hombourg, Soden, Wiesbaden et Niederbronn. Il faut avoir soin de prescrire des eaux un peu éloignées, afin de dépayser les malades et de les obliger de rompre avec leurs habitudes. On choisira de même celles qui offrent le plus de distractions, car, ici particulièrement, la médecine morale doit marcher de pair avec la médecine organique.

CHAPITRE II.

MALADIES DES ORGANES DE LA POITRINE.

Nous nous occuperons principalement ici des maladies du poumon et de ses annexes. Celles qui s'attaquent au cœur étant surtout caractérisées par des altérations organiques, se trouvent, par cela même, à peu près en dehors de la médication thermale ; aussi ne leur accorderons-nous qu'une très courte mention.

MALADIES DE L'APPAREIL RESPIRATOIRE.

La fréquence extrême des maladies de poitrine (1), leur passage si facile à l'état chronique, l'impuissance trop souvent reconnue des médications dirigées contre elles, ont fait depuis longtemps recourir

---

(1) La géographie médicale de la phthisie conduit à ce résultat, tout à fait inattendu, que c'est dans la zone tempérée que cette maladie fait les plus cruels ravages ; elle devient, au contraire, d'autant plus rare qu'on s'avance davantage vers les pays chauds, *et surtout vers les pays froids.* D'après M. Schleisner, l'Islande est préservée de la phthisie pulmonaire (*Island er bifriel for lungesvindsot*) ; et M. Martins, qui a visité le nord de l'Europe, ne se rappelle pas avoir vu un seul phthisique dans le Finmark.

pour leur traitement à l'emploi des eaux minérales. Nul doute que celles-ci n'offrent à la thérapeutique de précieux avantages ; mais nul doute également qu'elles n'exposent à de graves dangers, dans le cas où elles seraient administrées d'une manière inopportune. Je me suis attaché, dans la description que j'ai donnée de ces diverses sources, à bien spécifier les phénomènes qui constituent leur individualité. Toutefois, ces indications se trouvant disséminées dans des chapitres isolés, il est difficile d'établir entre elles des points de comparaison. Aussi vais-je les résumer en quelques mots, de manière à faire ressortir, par leur rapprochement, les caractères communs et les caractères différentiels de chaque source.

ACTION COMPARATIVE DES EAUX MINÉRALES DANS LEUR TRAITEMENT.

Les sources dont l'expérience a constaté les bons effets dans le traitement des maladies de poitrine sont assez considérables. Il y a longtemps que je les ai divisées, d'après les effets qu'elles déterminent sur le poumon et ses annexes, en deux classes, savoir : sources *excitantes* et sources *calmantes*.

Sources excitantes. — Ce sont : Eaux-Bonnes, Cauterets, Vernet, Amélie-les-Bains, Labasserre, Saint-Honoré, Enghien et Pierrefonds. Remarquons que toutes ces sources sont sulfureuses. Il y a bien aussi les sources salines du Mont-Dore et de Royat qui agissent comme eau excitante ; mais le mécanisme de leur action n'est nullement le même que celui des sources sulfureuses.

Nous avons vu, en parlant des Eaux-Bonnes, combien l'excitation déterminée par ces eaux est complexe : excitation locale et substitutive, s'exerçant sur le poumon ; excitation générale et dérivative, s'exerçant sur l'ensemble même des forces de l'organisme. Sans doute ces phénomènes sont beaucoup plus prononcés aux Eaux-Bonnes qu'aux autres sources sulfureuses : cependant il existe entre ces sources une analogie d'action qu'on ne saurait méconnaître. Quant à l'appréciation de leur activité comparative, je ne puis que renvoyer à l'histoire particulière de chacune.

Pour ce qui est des eaux du Mont-Dore et de Royat, qu'il me suffise de rappeler qu'au lieu de congestionner le tissu du poumon, elles agissent, surtout la première, par voie détournée, en provoquant vers la peau un état pléthorique artificiel.

Sources calmantes. — Ce sont : Allevard, Marlioz, la Caille, Weilbach, Penticouse, Ems, Salsbrunn, Gleichenberg, Weissembourg et Soden. Ces sources ont pour effet d'opérer une combinaison lente, insensible, comme interstitielle, de l'eau minérale avec nos fluides et nos tissus ; à l'opposé des sources précédentes, elles ne déterminent aucune crise. Et, par *crise*, je n'entends pas cet état saburral qui survient d'habitude dans les premiers jours de l'emploi des eaux, et qui même s'accompagne d'un peu de fièvre. Non ; je veux parler seulement de ces grands mouvements fluxionnaires qui annoncent un travail beaucoup plus profond de l'organisme. Les sources calmantes sont peut-être d'un emploi et d'une direction plus faciles que les excitantes, mais, par contre, il faut plus de finesse dans le diagnostic pour découvrir leur opportunité. En effet, une semblable médication reçoit le contre-coup du tempérament plutôt qu'elle ne le donne, et, par suite, les symptômes qu'elle manifeste varient suivant l'individu qui s'y soumet.

Il résulte de l'étude comparative de ces différentes sources, qu'à côté du diagnostic anatomique, qui donne la mesure de l'altération organique locale, doit se placer le diagnostic dynamique, lequel donne la mesure du degré de réaction dont dispose l'économie. Or, ce dernier diagnostic joue souvent un rôle plus important que le premier, puisque, dans les maladies où il s'agit surtout d'amoindrir ou d'activer les mouvements vitaux, l'état du pouls, le degré de chaleur de la peau, la coloration des traits, sont autant de signes qui serviront à graduer avec quelque précision la médication thermale.

APPROPRIATION DES EAUX MINÉRALES A LEUR TRAITEMENT.

Les détails dans lesquels nous venons d'entrer sur l'action physiologique de certaines eaux minérales simplifient beaucoup ce qui nous reste à dire du choix et de l'emploi de ces eaux dans le traitement des affections de l'appareil respiratoire. En effet, ils nous donnent la clef des applications thérapeutiques. Si c'est la forme dynamique qui domine, on aura recours aux sources calmantes ; si, au contraire, c'est la forme adynamique, on aura recours aux sources excitantes, appropriant, autant que possible, le degré d'activité de l'eau aux susceptibilités organiques individuelles. Il faut, pour arriver à des indications positives, faire marcher parallèlement l'étude de l'eau minérale, celle de la maladie et celle du malade. Cette dernière étude est peut-être la plus difficile. Il suffit, pour s'en rendre compte, de se rappeler que toute eau minérale possède une puissance élective ; que cette puissance, bien que virtuellement contenue en elle, ne se manifeste pas toujours au même degré ni sous la même forme chez les divers individus, encore bien qu'elle semble s'adresser aux mêmes entités pathologiques. Lors donc que nous traçons l'histoire des symptômes que telle source développe dans le traitement de telle maladie, nous créons artificiellement un type qui se reproduit très rarement avec tous ses caractères chez le même malade, par suite des aptitudes organiques différentes tant à percevoir les impressions qu'à réagir contre elles.

— Ces préliminaires posés, entrons dans quelques détails sur la nature des lésions pulmonaires que les eaux sont appelées à combattre, sur leur mode de guérison et sur le degré plus ou moins grand de gravité auquel ces lésions sont curables.

Affections catarrhales. — La membrane muqueuse qui tapisse l'appareil respiratoire peut être affectée dans son ensemble. Il peut se faire aussi que le mal soit limité à quelqu'une de ses parties. Si c'est l'arrière-gorge, le larynx ou les bronches, on dira qu'il y a *angine*, *laryngite* ou *bronchite* ; mais, sous ces noms différents, on désignera le même état catarrhal. Je regarde donc comme complétement inutile d'en scinder la description, puisque, malgré la diversité de siége, c'est toujours la même maladie, dépendant d'un même principe et réclamant le même traitement.

Certains catarrhes sont causés ou entretenus par l'engorgement passif et en quelque sorte œdémateux du conduit aérien. Dans ce cas, les eaux sulfureuses excitantes, par leurs vertus *béchiques*, dégorgent les tissus, en rendant l'expectoration plus facile et plus libre. En même temps qu'elles redonnent du ton à la muqueuse, elles ramènent graduellement sa sécrétion à des conditions normales, et, par une médication substitutive, transforment une affection grave en une phlegmasie simple. On a vu guérir ainsi des catarrhes offrant déjà le caractère puriforme.

Lorsque l'affection catarrhale se rattache à la suppression de quelque évacuation naturelle ou à la rétrocession d'un principe herpétique, le mieux coïncide presque toujours avec la réapparition du travail morbide dans le lieu qu'il occupait primitivement. Sans doute, la maladie n'est pas guérie en réalité, mais sous cette nouvelle forme, elle offre moins de dangers et est plus accessible à nos médications.

Si le catarrhe, au lieu d'être apyrétique, dépend d'un état subinflammatoire de la muqueuse, on aura recours aux sources calmantes, dont l'effet sera d'exercer une action primitivement sédative, et de diminuer d'emblée la toux et l'expectoration. Dans ce cas, on ne verra survenir aucun de ces phénomènes critiques dont nous venons de parler, et les accidents se dissiperont sans passer par la période d'accroissement. Bien entendu qu'ici les sources excitantes doivent être proscrites comme dangereuses. Il est cependant une circonstance où elles m'ont paru pouvoir être utiles, c'est lorsque l'affection, peu intense à ses débuts, laisse déjà poindre certains caractères de chronicité. Ces eaux agissent alors, à la manière des stimulants alcooliques, en changeant la direction des mouvements vitaux, et en détruisant la maladie avant qu'elle ait eu le temps de se constituer matériellement.

Du reste, quelle que soit ici la nature même de l'élément catarrhal, il est essentiel de s'en préoccuper et d'agir, car, en supposant que la maladie soit, pour le moment, bornée à la muqueuse, qui peut dire qu'elle n'entraînera pas quelque complication organique, peut-être même l'éclosion de tubercules ? D'ailleurs ces déperditions sécrétoires vicient l'hématose, nuisent à la nutrition, et minent les forces : en se prolongeant davantage, elles pourraient finir à elles seules par compromettre la vie des malades.

Affections tuberculeuses. — C'est surtout quand il s'agit des tubercules, qu'il importe de bien spécifier l'état dynamique de la maladie, le choix ou le rejet d'une eau minérale reposant entièrement sur cette indication. Les détails dans lesquels nous sommes entré en parlant des Eaux-Bonnes sont en partie applicables aux autres sources excitantes ; aussi n'ai-je point maintenant à y revenir. Qu'il me suffise de rappeler que la chronicité, l'asthénie, l'état chloro-anémique, la diathèse strumeuse, la congestion passive habituelle, sont les conditions pathologiques qui indiquent plus spécialement l'administration de ces eaux. Quant aux sources que nous avons dit calmer d'emblée, il nous sera d'autant plus facile de discerner les cas pour lesquels elles conviendront, que nous n'aurons en quelque sorte qu'à prendre le contre-pied de ce que nous venons d'établir à propos des sources excitantes.

A quels degrés et dans quelles limites de la tuberculisation les eaux peuvent-elles être utilement conseillées ?

Trois cas principaux peuvent se présenter : ou bien le tubercule, encore semi-liquide, est disséminé dans le tissu pulmonaire ; ou bien il forme des concrétions, soit isolées, soit réunies en masses, appréciables à l'auscultation ; ou bien enfin la matière tuberculeuse est déjà ramollie, et elle constitue, au sein même des poumons, des ulcérations, peut-être même de véritables cavernes. Nous allons examiner chacune de ces trois conditions morbides.

Si le tubercule n'est encore qu'à l'état de sécrétion, le raisonnement et l'observation semblent prouver que la phthisie sera curable. Rappelons-nous que certaines sources provoquent dans le poumon un travail éliminatoire, que Bordeu compare à celui du kermès. Qu'y a-t-il d'impossible à ce que la matière tuberculeuse se trouve détachée et entraînée par l'expectoration ? On peut admettre également qu'elle est résorbée en partie, par le fait des modifications imprimées à la circulation pulmonaire. Toujours est-il que l'on voit des personnes faibles, pâles, étiolées, offrant tous les prodromes de l'invasion tuberculeuse, recouvrer en peu de temps, par l'effet des eaux, les forces et l'embonpoint, et, dans la suite, ne rien éprouver du côté de la poitrine.

Nous supposons maintenant que le tubercule est formé. Si les eaux ne parviennent pas à le faire disparaître, elles seront utiles encore en combattant les complications que sa présence détermine. On sait que les concrétions tuberculeuses, surtout quand elles ont acquis un certain volume, sont la cause de mouvements fluxionnaires dont la résorption incomplète laisse, après elle, l'infiltration et l'engorgement des tissus environnants : ces altérations surajoutées persistent alors à titre d'effet, après avoir agi un certain temps comme cause. Or, l'eau minérale, en achevant de dissiper l'état congestif qu'elles entretenaient, rend peu à peu au parenchyme sa perméabilité, de sorte que le tubercule reste enchatonné dans le poumon comme certains projectiles dans les chairs. C'est ainsi que vous trouvez quelquefois, sur le cadavre, des corps étrangers ou même des produits accidentels, dont aucun phénomène n'indiquait l'existence pendant la vie. Mais, à cette période de la maladie, on ne saurait procéder avec trop de mesure dans l'emploi des eaux, leur action intempestive ou mal dirigée pouvant amener la fonte des tubercules, et, par suite, l'aggravation de tous les symptômes.

Quant au troisième degré de la phthisie, quel bénéfice attendre des eaux, alors que le tissu pulmonaire est désorganisé, que la plupart des canaux sanguins et bronchiques ne sont plus perméables, et que les sommets sont réduits en une sorte de putrilage, ou creusés d'excavations ulcéreuses ? Bordeu, il est vrai, rapporte des cas de guérison, bien qu'il y eût fièvre hectique, crachats purulents, sueurs nocturnes et diarrhée colliquative. Hufeland fait de même une loi expresse au médecin de ne jamais désespérer d'un phthisique. Enfin, nous avons entendu Darralde établir, à propos des Eaux-Bonnes, que « du moment que l'ensemble de l'organisme se trouve encore
» dans de bonnes conditions de conservation, il n'y a aucun obstacle
» *radical* à la guérison de la phthisie, fût-elle parvenue au troisième

» degré. » J'avoue que, d'après les faits qui ont été soumis à mon observation, je n'ose partager une semblable confiance.

En résumé, les eaux me paraissent pouvoir être utiles dans le premier degré de la phthisie, quelquefois aussi dans le second (1) ; mais ce n'est qu'exceptionnellement qu'elles devront être conseillées dans le troisième. Et ce que je dis ici de la phthisie pulmonaire s'applique aussi bien à la phthisie laryngée, qui n'en est presque toujours qu'une complication.

L'affection tuberculeuse, de même que l'affection catarrhale, peut se rattacher à quelque principe répercuté, que les eaux seront aptes également à rappeler au dehors. Toutefois, comme le tubercule forme un élément anatomique fixe, leur action centrifuge gravite autour de lui plutôt qu'elle ne le déplace, et, par suite, rend souvent nécessaire le concours d'attractions diverses appropriées à chaque cas particulier. De là l'utilité des vésicatoires, des ventouses, des bains partiels, des douches locales et autres moyens révulsifs. Lorsque la peau est rugueuse, sèche, aride, et qu'en même temps des flux supplémentaires existent vers les muqueuses, on serait presque tenté de dire que la maladie consiste surtout dans une rupture d'équilibre, la vie faisant défaut dans certains points, tandis qu'elle surabonde dans d'autres. Dans ce cas, les bains entiers ou mieux les demi-bains, par l'activité qu'ils impriment aux fonctions sécrétoires du derme, pourront très avantageusement intervenir comme médication dérivative.

Lorsque l'on voit, sous l'influence des eaux, les symptômes de la phthisie s'amender ou même disparaître, il ne faut pas pour cela s'empresser de conclure qu'il y a réellement guérison : presque toujours, en effet, le mal fait une halte avant de rétrograder. La reprise des eaux, après une ou plusieurs interruptions, doit donc être posée en principe avec d'autant plus d'assurance, que le plus souvent il ne faut pas moins de deux ou trois saisons pour donner à la cure un caractère définitif. Et encore le malade devra-t-il continuer d'être l'objet d'une constante surveillance. Bordeu disait avec raison que les maladies chroniques guérissent rarement d'une manière radicale, et que la phthisie expose, plus que toute autre, aux récidives. Attendez-vous, ajoutait-il, à voir en pareil cas les mouvements morbides nouveaux aboutir toujours *à la partie fêlée.*

(1) L'opinion soutenue récemment que la phthisie pulmonaire, déjà au second degré, guérit plus facilement, sous l'influence des eaux, que celle qui en est encore au premier, me paraît une opinion tout à fait hypothétique. Je n'ai, pour mon compte, observé rien de semblable.

— Disons un mot maintenant de quelques traitements complémentaires ou accessoires de la phthisie et du catarrhe pulmonaire, traitements dont il a été question dans ce volume.

Les cures de petit-lait constituent une médication très utile, dont en France malheureusement on apprécie trop peu la valeur. Elles offrent le précieux avantage de pouvoir profiter aux phthisiques, même arrivés au dernier degré de la tuberculisation pulmonaire. Il n'est pas rare qu'on lui adjoigne, consécutivement, une cure de raisin ou d'autres fruits, surtout quand le pouls reste fréquent, la peau chaude, la toux sèche, toutes indications d'une espèce de feu intérieur qu'il faut avant tout tempérer.

Je dois mentionner, de même, l'inhalation dans les salines. Cette méthode de traitement, qui est en grande faveur en Allemagne, consiste, nous l'avons vu, à aller respirer dans les bâtiments de graduation, et dans les galeries où se fait la coction des sels, les vapeurs qui se répandent dans l'atmosphère. En France, on accorde plus de confiance aux inhalations sulfureuses ; dans certains établissements, tels que Vernet et Amélie-les-Bains, tout a été disposé pour que les malades puissent y prendre les eaux en hiver, et respirer, dans des salles appropriées, les émanations des sources. Enfin nous avons parlé des bons effets obtenus par l'emploi des bains de vapeur térébenthinés (1).

Personne n'ignore non plus que certaines localités méridionales deviennent, chaque année, le rendez-vous de bon nombre de poitrinaires. Qu'il me suffise de citer Pau, Hyères, Cannes, Nice, Menton, la Spezzia, Venise, Naples, Palerme, Madère, Malaga et l'Algérie. En général, les affections tuberculeuses se trouvent bien d'un air tiède et un peu humide ; les affections simplement catarrhales, d'un air plus sec, plus vif, moins abrité. Quant à se prononcer sur les convenances de tel ou tel séjour, c'est un point essentiellement délicat. Voici à cet égard la règle que je crois devoir poser : « Faire choix, » autant que posible, d'un endroit qui diffère par ses conditions cli- » matériques et autres de celui où la maladie a été primitivement contractée. » Ainsi je n'hésite pas à diriger vers le Nord les phthisiques du Midi et vers le Midi les phthisiques du Nord.

(1) Les anciens avaient une extrême confiance dans ces inhalations balsamiques. Témoin ce passage de Pline : « Les forêts composées uniquement d'arbres qu'on exploite pour la poix et la résine sont bien avantageuses pour les phthisiques. Respirer cet air est plus utile encore que de se rendre par mer en Égypte, ou d'aller en été sur les montagnes boire le lait imprégné du parfum des plantes. » (*Hist. nat.*)

Enfin, pour ce qui est du régime alimentaire chez les phthisiques, il variera nécessairement suivant la période du mal et aussi suivant le tempérament du malade. On peut toutefois établir en principe qu'il devra être substantiel et tonique. En effet, le tubercule, qui est surtout l'apanage des constitutions strumeuses, préexiste dans le sang avant de se former dans le poumon. Ce n'est donc pas le poumon qui le sécrète, c'est le sang qui le dépose dans cet organe, comme une semence dont la germination sera lente et hâtive, suivant la nature des milieux qui l'environnent. Par conséquent, vous ne parviendrez à en prévenir le développement qu'autant que, par une alimentation richement réparatrice, vous agirez sur la composition même du sang et des humeurs.

Asthme, emphysème. — Ces deux affections, dont la première n'est souvent que le symptôme de la seconde, éprouvent quelquefois de très bons effets des diverses sources minérales que nous venons d'indiquer pour le traitement des affections catarrhales ou tuberculeuses. Cauterets, le Mont-Dore, Tarasp et quelques autres eaux, passent pour jouir, en pareils cas, d'une sorte de spécificité ; mais cette spécificité est loin d'être démontrée. Je croirais plutôt que les eaux agissent simplement ici en prévenant la répétition des congestions pulmonaires apyrétiques qui constituent l'accès d'asthme, et en favorisant l'expectoration, qui en est presque toujours la solution la meilleure.

Quant à l'*œdème*, ainsi qu'à la *pleurésie* et à la *pneumonie chroniques*, je ne puis que renvoyer, pour leur traitement, à ce que nous en avons dit à propos des Eaux-Bonnes.

— Je n'entrerai pas dans de longs développements sur les questions que soulève le choix des eaux minérales dans le traitement des maladies de la poitrine, car je m'étais seulement proposé de comparer entre elles, au point de vue thérapeutique, les sources les mieux appropriées à ces maladies. On sera peut-être surpris que, pour l'indication des sources qui conviennent aux différentes formes de la phthisie et du catarrhe pulmonaire, j'aie pris plutôt pour guide les symptômes généraux, que la lésion anatomique locale. C'est que, s'il est vrai que l'auscultation dénote l'état exact des désordres matériels, il ne l'est pas moins que ces désordres se produisent et se développent sous des influences bien différentes. De même, en effet, que le thermomètre mesure seulement la chaleur, sans en indiquer l'origine, de même aussi le stéthoscope constate le degré des altérations du poumon, sans donner d'éclaircissements sur leur raison d'être ou de n'être pas. D'où la nécessité, pour le choix d'une eau minérale, de s'enquérir du tempérament des malades, de leurs antécédents et des susceptibilités si diverses de leur organisation, la même lésion pulmonaire réclamant souvent, suivant les individus, l'emploi de sources essentiellement différentes.

MALADIES DU CŒUR.

Les maladies du cœur peuvent être divisées en *organo-dynamiques*, en *organiques simples* et en *névroses*.

1° **Maladies organo-dynamiques.** — Je désigne ainsi les maladies du cœur dans lesquelles la texture de cet organe est altérée à différents degrés, en même temps qu'il existe un travail morbide, actuellement en activité, lequel tend à aggraver d'une manière indéfinie l'état anormal de ce viscère. Ici se présente la question de savoir si, dans ce cas, l'emploi des eaux peut être de quelque utilité. Les sources que nous avons dit être calmantes pour la poitrine le seraient-elles de même pour l'appareil circulatoire? Les avantages ici me paraissent trop incertains pour contre-balancer suffisamment les chances de danger beaucoup plus probables. L'abstention me semble donc devoir être la règle, et c'est à peine si je ferais une exception en faveur des eaux de Weilbach.

2° **Maladies organiques simples.** — Nous comprenons sous ce nom les lésions du cœur dans lesquelles, tout travail pathologique étant éteint, il ne reste plus que les *reliquiæ* de la maladie première. Bien que l'auscultation dénote encore les signes physiques d'une altération matérielle, plus ordinairement de l'hypertrophie, les fonctions de l'organe n'indiquent ni souffrances, ni trouble. Une sorte d'harmonie corrélative a donc remplacé l'état pathologique. Cette immobilisation d'une lésion matérielle permet, jusqu'à un certain point, d'agir comme si elle n'existait pas, à la condition, bien entendu, qu'on aura l'œil ouvert sur toutes les éventualités. En conclurons-nous que les eaux minérales devront être conseillées dans le but de diminuer ou de faire disparaître l'altération du tissu cardiaque? Ce serait une souveraine et gratuite imprudence, l'immobilisation étant, dans ce cas, la terminaison la plus heureuse. Tout au plus pourra-t-on faire alterner quelques eaux diurétiques ou laxatives, avec certaines préparations pharmaceutiques. Je suis donc d'avis que vous réserviez l'emploi des eaux minérales, ce qu'on appelle à proprement parler une cure, pour les cas où il s'est développé quelque maladie intercurrente du poumon ou de tout autre organe important.

Mais alors ce n'est pas la lésion de cœur qui constitue l'indication ; elle n'est pas un obstacle : voilà tout. Comme on se trouve placé ici entre deux écueils, puisque, d'un côté, il s'agit de faire assez, tandis que, de l'autre, il faut craindre de faire trop, on ne saurait apporter trop de prudence au choix, et au dosage de ces eaux.

3° **Névroses.** — Les névroses du cœur sont désignées communément sous le nom de *palpitations*, parce qu'elles reconnaissent comme caractère essentiel un désordre des battements de cet organe, qui deviennent tout d'un coup précipités et tumultueux. Il s'y joint aussi de la dyspnée, des vertiges et un sentiment de défaillance. Ce qui distingue surtout ces palpitations purement nerveuses, de celles qui se rattachent à une lésion organique du cœur, c'est l'absence des signes stéthoscopiques anormaux. Ai-je besoin d'ajouter que les femmes, par leur impressionnabilité, y sont plus sujettes que les hommes ? J'ai obtenu de très bons effets des eaux dans le traitement de ces affections (1). Quant au choix à faire, je ne puis que renvoyer à ce que j'en ai dit à propos des NÉVROSES en général, car les mêmes sources conviennent pour les névroses du cœur. Je ferai seulement remarquer que les palpitations étant fréquemment liées à la chloro-anémie, c'est aux sources ferrugineuses et aux bains de mer qu'on devra souvent donner la préférence.

CHAPITRE III.

MALADIES DES ORGANES DE L'ABDOMEN.

Il existe entre les viscères situés au-dessous du diaphragme une solidarité de fonctions, et par suite de maladies, qui explique comment les mêmes sources peuvent, quelquefois, être aptes au traitement des affections abdominales les plus diverses par leur siège. Les effets produits sont désignés, il est vrai, par un mot différent, suivant l'organe qui en ressent plus directement l'impression : ainsi, par exemple, les eaux sont dites *laxatives*, *diurétiques* ou *sudorifères*, selon qu'elles activent la sécrétion de l'intestin, des reins ou de la peau. Mais nul doute que, malgré cette diversité de noms, l'action

---

(1) J'ai vu des crises subites de palpitations céder, comme par enchantement, à l'emmaillottement hydrothérapique dans le drap humide.

28.

des eaux ne soit à peu près de même nature sur ces différents organes. Qu'on n'aille pas cependant en inférer que toutes les maladies de l'abdomen puissent être indistinctement traitées par les mêmes sources; nous allons voir, au contraire, qu'il faut savoir faire un choix; et que ce choix peut soulever des difficultés très sérieuses.

MALADIES DES VOIES DIGESTIVES.

L'acte de la digestion est un des actes les plus complexes de l'économie, tant par la variété des liquides et des ferments qui y concourent, que par la diversité des rôles répartis à chacun. Ainsi la salive saccharifie les matières amylacées; le suc gastrique, par le principe acide et la pepsine qu'il contient, dissout les substances animales, et change le chyme en albuminose; la bile, au moment où l'estomac transmet au duodénum les aliments, arrête immédiatement leur fermentation, en précipitant la pepsine; enfin le fluide pancréatique paraît avoir pour usage d'émulsionner la graisse et de la rendre absorbable par les vaisseaux lactés. Or je ne parle ici que de ce qui s'exécute en grand pendant l'acte digestif. Que serait-ce si j'entrais dans les détails ! Toutefois j'en ai dit assez pour faire comprendre combien les eaux minérales, en se mêlant dans l'intestin à ces divers liquides, doivent modifier leur composition, et, par conséquent, réagir sur leur action physiologique.

Gastralgie, entéralgie. — On désigne ainsi certains troubles fonctionnels de l'estomac ou de l'intestin, qui sont beaucoup plutôt nerveux qu'inflammatoires, et qu'on a trop longtemps confondus avec la gastro-entérite, cette fantastique création de Broussais. Il est souvent très difficile de désigner l'eau minérale qui convient le mieux au traitement de ces affections, d'autant plus qu'elles se traduisent, suivant les individus et les tempéraments, par des phénomènes essentiellement variables. Voici, à cet égard, les indications pratiques que je crois pouvoir poser.

S'il y a dyspepsie, digestions lentes, vomituritions : eaux gazeuses de Seltz, Schwalheim, Saint-Galmier, Saint-Alban, Chateldon, Condillac. Si, en même temps, la constitution est appauvrie : eaux ferrugineuses de Forges, Bussang, Spa, Schwalbach, Pyrmont, Franzensbad, Orezza. Y a-t-il sensibilité épigastrique : Plombières, Luxeuil, Bagnères-de-Bigorre, Alet, Evian, Pfæfers, Schlangenbad. Quand il existe des renvois acides ou bilieux : Vichy, Vals, Royat, le Boulou, Pougues, Vic-sur-Cère, Ems, Bilin, Gleichenberg. Enfin, s'il y a flatulence, tension abdominale, tympanite, que le mal semble avoir pour siége autant l'intestin que l'estomac : Kissingen, Hombourg, Carlsbad, Marienbad, Saint-Gervais, Encausse et Niederbronn ; hydrothérapie, cure de petit-lait. Quant aux névroses de l'estomac qui se traduisent plus particulièrement par une aberration des fonctions digestives (*pica, malacia, boulimie*), leur traitement par les eaux rentre dans celui des affections que je viens d'énumérer, en tenant surtout compte du tempérament des malades.

Diarrhée, constipation. — Ces deux états morbides, qui alternent souvent chez le même individu, constituent des symptômes de maladie plutôt que la maladie elle-même. On ne saurait donc indiquer les sources minérales les mieux appropriées à leur traitement qu'après avoir reconnu tout d'abord la nature spéciale de l'affection : ce point élucidé, on agira d'après les principes dont nous venons de poser les formules. Or vous verrez que très souvent, ces troubles proviennent de l'atonie de l'appareil digestif. Comment une même cause peut-elle se traduire par des effets opposés ? L'explication suivante me paraît en donner la raison physiologique.

L'inertie qui frappe l'intestin n'affecte pas toujours, au même degré, les diverses membranes de ce viscère. Tantôt elle s'attaque spécialement à la muqueuse, d'où résulte une sorte de laxité des vaisseaux, laquelle entraîne l'augmentation toute passive des sécrétions. D'autres fois, au contraire, elle se porte plus directement sur la tunique musculaire dont la contractilité se trouve diminuée ou même suspendue. Dans le premier cas, il y a diarrhée ; dans le second, constipation. Et cependant, malgré la diversité des symptômes, l'un et l'autre état reconnaissent, comme point de départ, l'atonie du conduit intestinal, et, par suite, vous le verrez céder à la même médication.

Hémorrhoïdes. — Tant que le flux hémorrhoïdal reste dans les limites ordinaires, l'intervention du médecin est pour le moins inutile ; c'est une crise naturelle qu'il faut savoir respecter. Mais ce flux peut se supprimer intempestivement, et être, par suite, l'occasion d'accidents congestifs vers la tête ou la poitrine ; ou bien, au contraire, il deviendra excessif, et les pertes de sang qui en seront la conséquence épuiseront la constitution. De là deux médications essentiellement différentes, réclamant l'emploi d'eaux minérales également opposées. S'il y a suppression, on aura recours aux sources de Carlsbad, Marienbad, Kissingen, Hombourg, Soden, Nauheim, Kreuznach et Niederbronn ; si, au contraire, il y a excès, on donnera la préférence aux eaux ferrugineuses froides, et plus particulièrement aux sulfatées, telles que Passy, Auteuil et Cransac.

Vers intestinaux. — Les vers intestinaux ou *helminthes*, sur lesquels un chimiste (non médecin) a trouvé moyen d'écrire un si piquant roman médical, tout saupoudré de camphre, les vers intestinaux, disons-nous, cèdent, en général, à l'emploi des remèdes pharmaceutiques. Quelquefois, cependant, ils résistent à ces remèdes, ou ils se reproduisent avec une telle facilité, qu'on serait tenté d'admettre une sorte de diathèse vermineuse. Il existe du reste des contrées où ces parasites constituent une véritable endémie. Ainsi, en Islande, les *hydatides* du foie attaquent un septième de la population ; en Égypte, le *distoma hæmatobium* est une des principales causes du catarrhe vésical et de l'affection calculeuse ; les habitants de Zurich sont surtout incommodés du *ténia*, ceux de Genève du *bothriocéphale* ; enfin, personne n'ignore combien les *ascarides* sont fréquemment observés à Paris.

Les eaux auxquelles on pourra le plus utilement recourir, sont les eaux sulfureuses et les eaux salines laxatives, surtout celles qu'on peut additionner de mutter-lauge en boisson. Il est même quelques eaux qui paraissent posséder une vertu particulière contre le ténia : telles sont Saint-Gervais et Tarasp.

Engorgements mésentériques. — Il n'est pas rare, à la suite des inflammations sourdes et fréquemment répétées du canal intestinal, de constater des engorgements plus ou moins considérables des ganglions mésentériques. Ces engorgements cèdent quelquefois à l'emploi des eaux alcalines, spécialement de celles de Vichy. Cependant, si elles se lient au tempérament lymphatique ou scrofuleux, constituant ainsi le symptôme d'un état pathologique plus général (c'est cet état que chez les enfants on appelle *carreau*), on préférera les sources fortement chlorurées de Salins, Kreuznach, Hombourg, Kissingen, Ischl, et surtout les bains de mer.

MALADIES DU FOIE.

Les eaux rendent souvent ici de très importants services ; on le comprendra facilement si l'on réfléchit que toute eau minérale, ingérée dans l'estomac, est obligée de traverser le foie avant de pénétrer dans la circulation générale. Les eaux purgatives seules font un peu exception à cette règle, puisqu'une partie n'est pas absorbée et s'échappe par les garderobes ; mais alors elles agissent comme moyen dérivatif et leur action n'en est pas moins puissante, par suite de la solidarité qui lie le foie à l'intestin.

Hypertrophie. — Nous comprenons sous cette dénomination certains engorgements plus ou moins considérables, caractérisés par un changement dans le volume, la consistance et la couleur du foie, sans dégénérescence appréciable de son tissu : c'est ce que, dans le langage du monde, on appelle *obstructions*. Les eaux minérales constituent ici une médication fondante et résolutive. Celles que nous citerons en première ligne sont : Carlsbad, Marienbad, Vichy, Vic-sur-Cère, Vals, le Boulou, Kissingen, Hombourg et Monte-Catini. Viennent ensuite, pour les cas moins graves : Vittel, Pougues, Cransac, Saint-Nectaire, Sermaize, la Bourboule ; puis enfin les cures de petit-lait et celles de raisin.

Calculs biliaires. — Les eaux minérales peuvent-elles dissoudre les calculs biliaires ? Aucune observation ne l'indique, et le raisonnement semble prouver qu'il n'en saurait être ainsi, car la plupart de ces calculs sont formés de cholestérine ; or, les sels alcalins et autres que contiennent les eaux sont sans action sur cette substance. D'ailleurs, les calculs qui sont logés dans la vésicule se trouvent dans un véritable état de séquestration, et je ne vois point par quelle voie ni sous quelle forme l'eau minérale pourrait pénétrer jusqu'à eux. Lors donc qu'ils s'échappent et tombent dans l'intestin, d'où ils sont rejetés par les vomissements ou les selles, les eaux n'ont pu agir qu'en donnant plus de force à la vésicule et en favorisant ainsi sa puissance d'expulsion. Quoi qu'il en soit, l'expérience a prouvé plus d'une fois en pareil cas les bons effets des mêmes eaux que nous venons d'indiquer contre l'hypertrophie du foie ; on ne devra donc point négliger d'y avoir recours. Seulement, il est essentiel de s'adresser d'emblée aux sources les plus actives, telles que, par exemple, Vichy, Carlsbad et Kissingen.

Ictère (*jaunisse*). — L'ictère, qui n'est d'habitude qu'une affection légère chez l'adulte, constitue presque toujours, au contraire, un phénomène grave chez le vieillard. Ce n'est pas, du reste, une maladie *sui generis* ; c'est le symptôme d'un trouble dans la sécrétion de la bile, lequel trouble peut dépendre de causes très variées. Se rattache-t-il à de certaines impressions morales, telles qu'une vive émotion ou un violent accès de colère (d'où l'expression proverbiale de colère *jaune*), les eaux simplement gazeuses suffiront pour hâter sa disparition. Si l'ictère se lie à l'hypertrophie du foie, celles que nous venons d'indiquer contre cette affection pourront être utiles. Mais s'il dépend d'une dégénérescence du tissu hépatique, son traitement, pas plus que celui de la maladie dont il se trouve être alors le symptôme, n'est du ressort de la médication thermale.

Diabète. — C'est une des affections contre lesquelles les eaux minérales seront le plus avantageusement conseillées. Seulement, pour bien saisir les indications relatives à leur emploi, il est essentiel de ne point perdre de vue les lois physiologiques qui président à la formation du sucre dans l'économie, et dont la découverte récente est due à M. Bernard.

Le sang qui sort du foie contient du sucre dans l'état physiologique, tandis que celui qui y entre n'en contient pas. Le foie est donc l'organe sécréteur du sucre, comme il est l'organe sécréteur de la bile. Ce sucre est le sucre de raisin ou glycose; d'où le nom de *glycosurie* par lequel on désigne quelquefois le diabète. C'est dans le chyle et dans les autres produits de la digestion que le foie puise les matériaux de ce sucre; mais il a, de plus, la propriété d'en former de toutes pièces, en l'absence de tout principe saccharin apporté par la veine porte. Le sucre, à sa sortie du foie, est versé par les veines hépatiques dans le torrent circulatoire qui le charrie jusqu'au poumon où s'opère sa combustion. Or, il arrive quelquefois que, sous l'influence de causes fort peu connues encore, la quantité de sucre fournie par le foie augmente dans des proportions considérables; alors ce sucre, n'étant plus que très incomplétement détruit par la respiration, se répand dans tout l'organisme. Vous le rencontrez dans le sang, la salive, les féces, les sueurs. Il s'échappe surtout par ce grand émonctoire qu'on appelle les reins; à le diabète. La quantité de sucre qui se forme ainsi dans les urines peut, en vingt-quatre heures, s'élever à plusieurs kilogrammes.

Nous n'avons point à poser ici les règles diététiques et pharmaceutiques qui sont applicables au traitement du diabète, mais bien à nous renfermer dans la médication thermale. Or, disons tout de suite que les eaux alcalines sont celles qui paraissent convenir le mieux. Ces eaux ont pour effet à peu près constant de diminuer la quantité de glycose contenue dans les urines, à tel point qu'il peut arriver qu'on n'en trouve plus que des traces. Il m'a semblé toutefois qu'elles étaient impuissantes à relever les forces générales : aussi est-il bon de leur adjoindre, comme boisson aux repas, des eaux ferro-gazeuses. Si déjà le diabète avait altéré profondément la constitution ou que les eaux les plus vantées eussent échoué, il faudrait alors s'adresser à Carlsbad, qui, dans cette maladie comme dans beaucoup d'autres, est souvent l'*ultima ratio* des remèdes.

Bien entendu que, conjointement avec l'usage interne des eaux, le diabétique devra recourir aux bains et aux douches pour stimuler les fonctions de la peau. Il devra également s'abstenir, autant que possible, d'aliments sucrés ou amylacés, lesquels auraient pour résultat inévitable d'augmenter la proportion de sucre fourni par le foie. Du reste, il s'en faut de beaucoup que tout soit dit encore sur ce qui touche à la nature et au traitement du diabète, ainsi d'ailleurs que le prouve la célèbre expérience de M. Bernard, par laquelle il suffit d'irriter certains points du système nerveux pour rendre un animal spontanément diabétique.

Il est d'autant plus essentiel de s'y prendre à temps pour combattre le diabète, qu'indépendamment de la perturbation profonde que cette maladie jette dans toutes les fonctions de l'organisme, elle ne tarde pas à s'attaquer à l'appareil pulmonaire. Cela s'explique. La quantité de sucre qui se présente au poumon, pour y être détruite, étant beaucoup plus considérable (1), fatigue ce viscère et finit par altérer gravement son tissu. De là ces phthisies diabétiques, lesquelles résistent presque toujours à la médication thermale.

MALADIES DE LA RATE ET DU PANCRÉAS.

La même obscurité qui couvre les fonctions de la rate couvre ses maladies, et, par suite, on est très vaguement renseigné sur leur traitement. Il paraîtrait toutefois que les hypertrophies dont ce viscère est le siége peuvent être avantageusement modifiées par les mêmes eaux que nous avons dit convenir contre l'hypertrophie du foie. Je ne puis, par conséquent, que renvoyer aux détails dans lesquels je suis entré précédemment. Il m'a semblé démontré que si l'engorgement de la rate est consécutif à des fièvres intermittentes paludéennes, les sources d'Orezza, de Bourbonne et d'Encausse sont celles qui offrent le plus d'efficacité.

Quant aux maladies du pancréas, je les passerai complétement sous silence, car leur diagnostic est trop obscur pour qu'on ait encore essayé contre elles aucune médication thermale.

MALADIES DE L'APPAREIL URINAIRE.

On peut établir, en thèse générale, que la quantité d'urine augmente en proportion de la quantité d'eau minérale absorbée, et que la plupart des substances que cette eau contient sont éliminées avec

(1) Chez les diabétiques, les poumons peuvent, en vingt-quatre heures, détruire jusqu'à 15 grammes de sucre de plus que dans l'état normal.

les urines. Les eaux minérales constituent donc, tant par la dose à laquelle on les emploie que par les éléments qui entrent dans leur composition, un des plus puissants modificateurs de tout l'appareil urinaire.

Catarrhe vésical. — S'il est ancien, indolent, que les urines déposent un sédiment filamenteux, vous choisirez des eaux un peu stimulantes, afin de redonner du ton à la muqueuse : telles seront Vichy, Pougues, Contrexéville, Vittel et Vals. Si le catarrhe est plus récent, que l'émission des urines soit douloureuse, le dépôt ténu et nuageux ; en un mot, si vous rencontrez les signes d'un état sub-aigu, vous préférerez des eaux peu minéralisées, mais riches en principes onctueux, des eaux surtout franchement diurétiques, de manière à produire à l'intérieur de la vessie une irrigation véritable : ce seront Pfæfers, Bade (Suisse), Saint-Sauveur, Ems, Évian et les eaux gazeuses. N'oublions pas non plus les cures de raisin.

Engorgement de la prostate. — On l'observe surtout chez les vieillards. Son traitement réclame l'emploi des mêmes eaux que nous venons d'indiquer contre le catarrhe vésical : seulement il faut en continuer plus longtemps l'usage, car ces sortes d'engorgements sont très difficiles à résoudre.

Rétention d'urine. — Cette affection n'est, le plus souvent, que le symptôme d'une maladie du système nerveux rachidien, ou d'un obstacle mécanique à l'émission des urines. Mais, quelquefois aussi, elle dépend d'un défaut de contractilité de la vessie elle-même ; or, c'est seulement de ce dernier cas que nous devons nous occuper. Quand la vessie est ainsi frappée d'atonie, les eaux minérales puissamment stimulantes, telles que Luchon, Baréges, les deux Aix, Bourbonne, pourront produire les meilleurs résultats ; souvent alors le bain de siége aura plus d'action que le grand bain. De même, parmi les diverses espèces de douches, c'est à la douche lombaire et à la douche périnéale qu'on donnera surtout la préférence. Quelquefois, enfin, la douche administrée à l'intérieur de la vessie, au moyen de la sonde à double courant, hâtera singulièrement la guérison, pourvu qu'on ait soin de proportionner l'activité des eaux à la susceptibilité de l'organe.

Incontinence d'urine. — Nous supposerons, comme nous venons de le faire pour la rétention, que l'incontinence d'urine est une affection simple de la vessie, n'intéressant que son mode de vitalité. Cette incontinence peut dépendre d'une sorte de relâchement paralytique du sphincter, ainsi qu'on l'observe surtout chez les enfants, et qu'on nomme incontinence *nocturne*, parce que d'habitude ce n'est que pendant la nuit qu'elle les surprend. Les bains de mer et les procédés hydrothérapiques constituent ici la médication par excellence. Une autre forme d'incontinence est celle qui tient à une susceptibilité extrême de la vessie, à tel point qu'à peine quelques gouttes d'urine ont pénétré dans sa cavité, elle se contracte et les expulse. On prescrira ici des sources calmantes, telles que Saint-Sauveur, Ussat, Bains, Néris, Schlangenbad ; les bains de petit-lait.

Albuminurie, ou maladie de Bright. — Depuis que Bright a appelé l'attention sur une espèce particulière d'œdème qui s'accompagne d'urines albumineuses, on s'est livré à de nombreuses recherches sur la nature et sur le siége de cette redoutable affection. Par quelles influences l'albumine s'échappe-t-elle du sang pour passer dans les urines? Sont-ce les reins qui sont d'abord malades, ou ne le deviennent-ils que consécutivement? Faut-il, au contraire, chercher le point de départ du mal dans une perturbation des sécrétions du foie? Ou bien, enfin, est-ce le sang qui est primitivement altéré? Toutes questions qui ont été diversement résolues et qui attendent encore leur solution définitive. L'obscurité est la même pour ce qui touche au traitement de l'albuminurie par les eaux minérales. Disons seulement que les eaux ferrugineuses sont celles qui paraissent offrir le plus de chances de succès, et que Carlsbad et Kissingen ont quelquefois aussi semblé produire une amélioration notable des symptômes.

Gravelle. — On ne peut prescrire avec sécurité des eaux minérales contre la gravelle, qu'autant qu'on s'est d'abord parfaitement renseigné sur la composition chimique des graviers, car cette composition n'est pas toujours identique, et, par suite, une même eau ne saurait convenir au traitement de chaque variété. Établissons à cet égard quelques distinctions.

La gravelle d'acide urique, ou gravelle *rouge*, est la plus commune de toutes. Comme les sels alcalins possèdent la propriété de dissoudre l'acide urique, on comprend tout le parti qu'on peut tirer des applications de la chimie au traitement de cette espèce particulière de gravelle. En effet, par l'action des sels alcalins, l'acide urique se combine pour former un urate, lequel, plus soluble que l'acide, se dissout dans les urines, puis est expulsé avec elles. On parvient ainsi tout à la fois à faire disparaître les graviers existants et à prévenir la formation de nouveaux. Ceci explique pourquoi les eaux minérales alcalines, et plus spécialement Vichy, seront conseillées de préférence dans le traitement de la gravelle rouge.

Il n'en sera pas de même pour la gravelle *blanche*, qu'on sait être formée de phosphate de chaux et surtout de phosphate ammoniaco-magnésien. Cette variété de gravelle paraît reconnaître comme point de départ une urine trop peu acide pour tenir en dissolution les sels qui doivent faire partie de ses éléments, et que, par suite, elle laisse précipiter. Prescrirez-vous également ici les eaux alcalines ? Bien loin de dissoudre les concrétions existantes, ces eaux, en neutralisant par leur alcalinité les acides restés libres, favoriseraient la formation de nouveaux graviers, ou même créeraient des pierres de toutes pièces (1). C'est contre cette gravelle blanche que les eaux de Contrexéville, Pougues, Vittel, La Preste, Kissingen, Carlsbad et tant d'autres devront être plus particulièrement réservées. Ces eaux, dont la minéralisation ne paraît point agir chimiquement sur les graviers, facilitent leur dissolution en augmentant la partie aqueuse des urines, et activent leur sortie en stimulant la contractilité de l'appareil urinaire.

Quant aux autres espèces de gravelles, telles que celles qui ont pour base l'oxalate de chaux, le phosphate de chaux, ou l'oxyde cystique, indépendamment de ce qu'elles sont extrêmement rares, les eaux minérales que nous venons d'indiquer contre la gravelle blanche leur sont applicables au même titre.

On comprend, enfin, que les mêmes règles devront présider au choix des eaux pour le traitement de la *colique néphrétique*, surtout quand, au lieu d'être simple, elle est compliquée de la présence de graviers enchatonnés dans le rein.

Calculs urinaires. — La gravelle n'est souvent que le premier degré de calculs dont elle constitue le noyau. Une fois déposé dans la vessie, ce noyau s'accroît graduellement par la superposition des substances que l'urine précipite, et arrive un moment où son volume l'emporte sur celui du conduit uréthral : ce n'est plus alors un gravier, c'est une véritable pierre. Or, cette pierre sera-t-elle accessible à l'action dissolvante des eaux ?

Si les différents sels qui la constituent étaient uniformes ; si, par exemple, la pierre n'était formée que d'acide urique, on comprend

---

(1) Je sais qu'on a opposé à ces résultats des raisonnements basés sur la chimie. Ainsi ce ne seraient point les sels alcalins qui précipiteraient les phosphates, ce serait l'ammoniaque sécrétée par la vessie enflammée ; d'où l'on a conclu que les eaux alcalines pourraient convenir également contre la gravelle blanche. De semblables objections, quelque spécieuses qu'elles soient, me paraissent sans valeur aucune contre le témoignage irrécusable des faits.

que les eaux alcalines devraient chimiquement agir de la même manière que pour la gravelle rouge ; seulement, comme il y aurait plus d'acide à dissoudre, elles y mettraient plus de temps. Mais telle n'est pas d'ordinaire la composition des calculs. Le plus souvent ils sont alternants, c'est-à-dire qu'ils représentent une série de couches très différentes, combinées d'une manière si variée et si intime, qu'il est impossible de savoir quel en est l'élément prédominant. Si donc vous avez recours aux alcalins, n'est-il pas à craindre que, quand ils rencontrent une couche de phosphate au lieu d'une couche d'acide, ils ne précipitent de nouveaux phosphates lesquels, en s'ajoutant à la pierre, augmenteront son volume au lieu de le diminuer?

L'objection, on le voit, est des plus sérieuses. Toutefois quelques faits semblent prouver que certaines eaux minérales, et en particulier Carlsbad, ont amené la diminution graduelle des calculs au point de permettre leur expulsion naturelle hors de la vessie. Quant à expliquer ces cas heureux, l'hypothèse la plus plausible est que les eaux agissent surtout sur le mucus qui leur sert de ciment, de manière qu'ils sont plutôt désagrégés que dissous.

MALADIES DE L'UTÉRUS ET DE SES ANNEXES.

Nous allons étudier séparément les principales lésions qui peuvent atteindre l'appareil génital de la femme, car il n'existe pas entre les divers éléments dont cet appareil se compose une solidarité telle, que l'un ne puisse souffrir sans que l'autre soit en même temps affecté. Cette méthode nous permettra d'ailleurs d'apprécier avec plus de sûreté les eaux qui peuvent être utilement conseillées.

Aménorrhée, dysménorrhée. — L'écoulement menstruel (1) est le signe et la mesure de la santé, si même il n'en est la source. Aussi sa suspension avant l'âge ou seulement sa difficulté constituent-elles des affections dont on ne saurait se préoccuper trop vivement. S'il y a des signes de pléthore, avec pesanteur ou douleur dans la région hypogastrique, recourez aux sources calmantes de Néris, Plombières, Ussat, Saint-Sauveur, Ems, Schlangenbad, Baden-Baden, Lucques, Pfæfers ; traitement hydrothérapique. Si, au con-

---

(1) La périodicité de la menstruation est difficile à expliquer. Les anciens l'attribuaient à l'influence de la lune ; d'où ce dicton si connu :

Luna vetus vetulas, juvenes nova luna repurgat.

traire, l'irrégularité ou l'absence de la menstruation existent chez une jeune fille chlorotique ou chez une femme dont le sang a été accidentellement appauvri, préférez les sources chloro-ferrugineuses de Kissingen, Hombourg et Canstadt. Ces eaux seront utiles encore s'il y a inappétence, car, par le fer qu'elles contiennent, elles servent à la réparation du sang, et, par les chlorures, elles améliorent l'état des voies digestives. Dans le cas où ces complications gastriques n'existent pas, les eaux exclusivement ferrugineuses, telles que Forges, Spa, Schwalbach, Orezza, etc., les bains de mer, forment la meilleure médication.

Ménopause (*âge critique*). — L'époque de la cessation des règles, que l'on nomme vulgairement aussi *âge de retour*, est une période difficile à passer pour beaucoup de femmes. Elle s'accompagne fréquemment de mouvements fluxionnaires qui ne sont pas toujours un signe de pléthore, et qui indiquent plutôt des congestions partielles par répartition inégale du sang. C'est dans les cas de cette nature, surtout quand les congestions se portent vers la tête ou la poitrine, que les eaux salines froides, franchement laxatives, sont indiquées : telles sont Niederbronn, Soden, Hombourg, et tout particulièrement Marienbad.

Affections de la matrice. — Nous désignons surtout ici les engorgements du col utérin, quelques ulcérations superficielles, les déplacements ainsi que certaines métrorrhagies. Or ces divers états morbides réclament les mêmes distinctions thérapeutiques et le choix des mêmes eaux que les affections dont nous avons parlé dans le précédent alinéa. J'ajouterai qu'il est souvent nécessaire de faire intervenir les moyens chirurgicaux, la cautérisation par exemple, et cela avec d'autant plus d'avantages que, sous l'influence de l'action des eaux, le travail de réparation paraît être rendu notablement plus actif. Relativement à la douche intra-vaginale, je ne saurais recommander une trop grande circonspection dans son emploi. Si le col de la matrice est sensible au toucher, qu'il y ait un peu de tension abdominale, il faut s'en abstenir complétement, car elle ne ferait qu'ajouter à l'inflammation, laquelle pourrait s'étendre même jusqu'au péritoine.

Leucorrhée (*flueurs blanches*). — La leucorrhée est fréquemment le symptôme d'une des affections de la matrice dont nous venons de parler, et, par suite, son traitement rentre dans celui de ces affections. D'autres fois elle se rattache sympathiquement à la maladie de quelque organe éloigné, ainsi qu'on l'observe si souvent chez les phthisiques; il faut alors la respecter, dans la crainte que sa suppression n'entraîne quelque fâcheuse métastase. Enfin la leucorrhée peut être endémique. Elle offre surtout ce caractère dans les grandes villes et dans les pays chauds ; les femmes à cheveux blonds y sont beaucoup plus sujettes que les brunes. Son traitement, dans ce cas, est autant hygiénique que médicinal ; seulement, indépendamment des soins que tout le monde connaît, on pourra retirer de bons effets des eaux ferrugineuses, des lotions hydrothérapiques et des bains de mer.

Prurit vulvaire. — Tous les médecins savent combien cette affection est quelquefois désespérante par sa ténacité. Très rare chez les jeunes filles, elle se montre surtout chez les femmes de vingt-cinq à trente ans. Si l'on peut supposer l'existence de quelque principe dartreux, les eaux sulfureuses devront être conseillées. Si ce principe n'existe pas, choisissez parmi des sources fortement minéralisées, car alors la médication doit être surtout perturbatrice. Ce seront : Vichy, Bourbonne, Balaruc, Uriage, Wiesbaden, Kissingen ou Niederbronn ; les bains de mer.

Kystes de l'ovaire. — Les seules tumeurs de ce genre qui semblent être accessibles à la médication thermale, sont celles qui consistent dans une simple augmentation de volume et de densité de ces organes, sans transformation de tissus, sans cloisonnements et surtout sans dégénérescence. Or combien ici le diagnostic différentiel est incertain ! Vichy, Carlsbad et Kissingen sont les sources qui, *dans quelques cas tout à fait exceptionnels*, paraissent avoir produit l'atrophie ou même la disparition de ces tumeurs. On pourra donc y avoir recours, mais en faisant une très large part aux probabilités d'insuccès.

Stérilité. — La stérilité peut dépendre soit de l'inertie, soit au contraire de l'irritabilité de l'appareil utéro-vulvaire, quelquefois aussi de l'abondance des leucorrhées ; par suite son traitement réclame l'emploi de sources différentes, appropriées à la cause qui la produit ou qui l'entretient. C'est donc la connaissance de ces causes qui peut seule guider dans le choix d'une eau minérale. On ne saurait méconnaître cependant qu'il existe dans beaucoup d'eaux, en plus de l'action thérapeutique, une sorte d'influence secrète, mystérieuse même, qui se traduit chez quelques femmes par une aptitude toute spéciale à la fécondation (1). Malheureusement la mode a fait

---

(1) Les anciens avaient de même constaté ce fait, seulement ils ne pouvaient pas plus que nous l'expliquer. Ainsi on lit dans Sénèque : « Causa » non potest reddi, quare aqua Nilotica *fœcundiores feminas* faciat, adeo, ut

irruption jusque dans le domaine de nos prescriptions médicales. C'est ainsi que, pendant presque tout le xviii⁰ siècle, Bourbon-Lancy et Forges en France, Ischia en Italie, Liebenzel, Schwalbach et Spa en Allemagne, possédèrent, sous ce rapport, un véritable monopole; aujourd'hui le vent souffle plutôt du côté d'Ems et des bains de mer. Ce sont là de ces caprices et de ces entraînements de l'opinion auxquels il faut d'autant mieux savoir résister, que c'est surtout pour les choix de cette nature qu'il est besoin d'une saine appréciation physiologique.

Bien entendu que si la stérilité se rattachait à quelque vice de conformation, à des altérations organiques ou aux progrès de l'âge, aucune eau minérale ne saurait être utilement conseillée.

MALADIES DE L'APPAREIL GÉNÉRATEUR DE L'HOMME.

Je ne vais avoir que très peu de chose à dire de ces maladies, car il en a déjà été question à propos des affections des voies urinaires. Nous aurons, de plus, l'occasion d'y revenir encore dans le chapitre où nous traiterons de la syphilis.

Impuissance. — Parmi tant de circonstances qui peuvent produire, à des degrés différents, l'impuissance virile, il ne saurait être question ici que de celles qui se rattachent au défaut d'érectilité du pénis (1), car ce sont les seules contre lesquelles les eaux minérales puissent être quelquefois appliquées à propos. C'est surtout par le fait de jouissances anticipées ou excessives, ou par l'habitude de la masturbation, que l'homme voit ainsi prématurément disparaître les attributs qu'il conserve souvent jusqu'à un âge avancé; les désirs dans ce cas survivent à la faculté de les satisfaire.

Il n'existe pas, à vrai dire, d'eaux minérales aphrodisiaques. Cependant Wildbad et Gastein sont celles qui m'ont paru influencer de la manière la plus directe et la plus puissante l'appareil reproducteur. D'autres sources encore, spécialement les sulfureuses thermales, pourront rendre d'importants services, surtout par l'emploi bien

---

» quarumdam viscera longa sterilitate præclusa, ad conceptum relaxerit ;
» quare quædam in Lycia aquæ conceptum feminarum custodiant. »
(*Questions naturelles*, liv. iii.)

(1) Il ne saurait être question ici de l'impuissance momentanée qui n'est que l'effet d'une imagination trop impressionnable. Qui ne sait, par exemple, qu'il fut une époque où quelques paroles prononcées par de prétendus sorciers suffisaient pour *nouer* ou *dénouer l'aiguillette* ?

dirigé de la douche ; seulement elles agiront plutôt sur l'ensemble de l'économie, en stimulant les forces générales. Les bains de mer ne conviennent que si le sujet est jeune encore et que la réaction qu'ils provoquent s'opère chez lui avec énergie.

Pertes séminales. — Les pollutions qui surviennent, par intervalles, chez les personnes fortes et continentes, résultent souvent d'une sorte de pléthore spermatique, et peuvent être salutaires. Aussi n'est-ce point de celles-là que nous devons nous occuper, mais seulement de celles qui, par leur répétition et leur abondance, appauvrissent la constitution, énervent l'individu, ou même finissent par le jeter dans le marasme : ce sont alors de véritables pertes. Quelquefois elles ne se manifestent que la nuit ; mais il n'est pas rare qu'elles se reproduisent également pendant le jour, ce qui, en général, implique un état sensiblement plus grave. Quant à leurs causes, ce sont d'habitude les mêmes que nous avons dit amener l'impuissance virile, laquelle marche tellement de pair avec les pertes séminales, qu'elle en est un des symptômes les plus significatifs. Vous prescrirez, par conséquent, les mêmes eaux.

Cependant on voit quelquefois les pollutions survenir sans qu'il y ait eu encore aucun excès vénérien, aucune habitude d'onanisme. Ces pollutions se montrent surtout à l'époque de la puberté. Vous pourrez même les observer plus tard, de dix-huit à vingt-cinq ans par exemple, et cela sous l'influence d'une trop vive impressionnabilité nerveuse. Il faut alors s'occuper beaucoup moins de la maladie que du tempérament du malade, appropriant les eaux aux phénomènes prédominants, et faisant ainsi ce qu'on appelle la *médecine des symptômes*. Souvent, dans ce cas, les bains agissent plus utilement par leur température un peu basse que par leur minéralisation, le froid étant le plus puissant sédatif du système nerveux.

CHAPITRE IV.

MALADIES CHIRURGICALES.

C'est surtout pour le traitement des maladies chirurgicales que l'emploi des eaux constitue une méthode perturbatrice et substitutive, qui a pour effet, comme l'a dit avec raison Bordeu « de changer » les affections chroniques en aiguës, les invétérées en récentes, les » particulières en générales. » Il s'opère ainsi, dans les parties lésées, une sorte de projection vitale, qu'il faut savoir modifier, ralentir ou suspendre, mais qui, bien dirigée, aboutit à une crise, prélude de la guérison. L'excitation minérale est donc, dans ce cas, la véritable puissance médicatrice. C'est par elle que les foyers fistuleux se détergent, que les engorgements se résolvent, que les vaisseaux et les tissus se régénèrent, que les plaies se cicatrisent ; c'est par elle, en un mot, qu'on parvient à produire, au sein des tissus, une heureuse et puissante transformation. Puisque tel est le mode d'action des eaux contre les maladies chirurgicales, nous éviterons, de peur de répétitions fastidieuses, d'entrer dans beaucoup de détails sur chacune de ces maladies, ce que nous aurons dit de l'une d'elles pouvant s'appliquer à une autre au même titre. Sous ce rapport, le choix des eaux minérales est d'ordinaire plus facile et plus simple que lorsqu'il s'agit d'une des affections internes dont nous avons parlé précédemment.

Plaies d'armes à feu, ulcères, nécroses, caries, trajets fistuleux. — Les eaux parmi lesquelles on devra choisir, sont surtout les eaux sulfureuses, les eaux salines chlorurées et les bains de mer. Ces eaux n'amènent la guérison qu'après avoir fait passer la maladie par plusieurs phases successives. Ainsi les plaies de mauvaise nature, que tapissent des végétations fongueuses, ne tardent pas à se recouvrir d'une pellicule blanchâtre, extrêmement ténue, rappelant assez la cautérisation superficielle par l'azotate d'argent. Cette pellicule se détache, et les tissus offrent déjà un aspect plus vivant et des bourgeons mieux formés ; à chaque nouveau bain, le même phénomène se produit, et chaque fois avec des conditions meilleures, jusqu'à l'établissement d'une cicatrice définitive. C'est par un mécanisme analogue que s'oblitèrent les fistules. Si celles-ci sont compliquées de quelque corps étranger, projectile ou séquestre, la suppuration, devenue plus active par l'influx minéral, ébranle peu à peu ce corps dans la cavité où il est enchatonné ; elle le déplace, l'entraîne, puis les parois fistuleuses, en se rapprochant, complètent sa sortie. Enfin si le tissu osseux lui-même est ulcéré dans un ou plusieurs points, les eaux minérales aideront puissamment au travail de réparation : seulement la guérison devra se faire plus longtemps attendre. Comme l'action topique des eaux sera d'autant plus efficace et plus durable qu'elle se liera à une modification plus générale de l'organisme, il faut, autant que possible, faire marcher de front les bains et la boisson.

C'est surtout quand la lésion se complique de quelque vice interne que les eaux minérales constituent un moyen préférable à tous les autres traitements. Ceux-ci consistent pour la plupart en pansements avec des pommades plus ou moins astringentes, qui parfois exposent aux répercussions et aux métastases sur quelque organe essentiel à la vie ; c'est au point qu'on a établi toute une catégorie de maladies qu'il serait dangereux de guérir. Or, rien de semblable n'est à craindre avec les eaux minérales. Leur action est générale avant de se localiser, et, par conséquent, elles ne deviennent cicatrisantes qu'à la condition d'avoir été d'abord dépuratives. Quelquefois même, bien loin de fermer les plaies d'emblée, elles en instituent de toutes pièces ; or celles-ci, véritables émonctoires, ne guérissent à leur tour qu'autant que la *crase* des humeurs a été modifiée dans son ensemble par la médication thermale.

Ozène. — L'odeur fétide qui caractérise l'ozène et que l'on a comparée à celle d'une punaise écrasée (d'où le nom de *punaisie*), se rattache communément à quelque ulcération de la membrane pituitaire. C'est une infirmité repoussante, contre laquelle les moyens pharmaceutiques n'échouent que trop souvent. J'ai obtenu quelquefois, en pareil cas, de très bons effets des eaux fortement sulfureuses, employées sous toutes les formes, et surtout en injections dans les narines. Parmi ces eaux, je mentionnerai plus particulièrement Baréges, Luchon, Schinznach et les deux Aix.

Coxalgies, tumeurs blanches, abcès froids, abcès par congestion, mal de Pott. — Ces affections sont presque toujours l'indice d'un vice scrofuleux très développé. Aussi aura-t-on principalement recours aux eaux sulfureuses et aux eaux salines chlorurées. Quant au mode d'emploi de ces eaux, il devra nécessairement varier suivant la nature de la maladie ou la période à laquelle elle se trouve.

S'agit-il d'une coxalgie à son début, comme la gêne et la douleur de la hanche se lient toujours à un état plus ou moins inflammatoire, tenez-vous-en aux moyens spéciaux, et prenez garde de recourir prématurément aux eaux minérales. Vous les réserverez pour le moment où l'allongement du membre indique qu'il se fait un travail morbide profond dans la cavité articulaire ; alors les bains et la douche, aidés de la boisson, pourront intervenir utilement. Toutefois c'est surtout à la troisième période de la maladie, c'est-à-dire lorsque la luxation est déjà opérée, que les eaux sont appelées à rendre les plus importants services, en ce qu'elles aideront puissamment à l'établissement d'une fausse articulation.

Ce que je viens de dire de la coxalgie s'applique aussi bien à la tumeur blanche. Il faut s'abstenir des eaux tant que la maladie est dans la période inflammatoire, et même, lorsqu'on peut croire que celle-ci a disparu, faut-il être très réservé dans leur emploi, dans la crainte de réveiller la phlegmasie. Je préfère, en général, aux bains et aux douches d'eau minérale, les bains de boue de Saint-Amand, Acqui, Franzensbad, Marienbad et Abano.

Quant aux abcès froids et aux abcès par congestion, si déjà le pus s'est fait jour au dehors, leur traitement par les eaux rentre dans celui des fistules dont je viens de parler : on insistera particulièrement sur les injections, dirigées avec précaution à l'intérieur du foyer purulent. Si, au contraire, l'abcès n'est point encore ouvert, il faut minéraliser fortement l'économie par la boisson et par les bains, et stimuler par de petites douches les parois du sac, de manière à provoquer à l'intérieur de la tumeur un surcroît d'activité qui seul pourra amener la résorption du pus. Par quel mécanisme s'opère cette résorption ? Bordeu, dans un langage plus pittoresque peut-être que rigoureusement juste, admettait que l'apport de nouveaux sucs nourriciers servait à dissoudre les concrétions fibrineuses, *comme un métal fondu en fond un autre qui est solide*. Quelle que soit la valeur de cette explication, il reste un fait constant, c'est que, sous l'influence des eaux minérales, vous voyez quelquefois diminuer, puis disparaître des abcès qui, abandonnés aux seuls efforts de la nature ou de l'art, se seraient certainement terminés par suppuration. Souvent, en pareils cas, on obtient d'excellents résultats des bains de sable échauffé par la chaleur naturelle des volcans ; tels sont, en particulier, ceux d'Ischia. Ces bains agissent à la manière de ces sachets excitants que nous appliquons parfois à la surface de semblables tumeurs pour en activer la résolution ; seulement l'action en est plus énergique et ses effets plus durables.

Enfin, si le corps d'une ou plusieurs vertèbres est le siège d'un ramollissement tuberculeux (*mal de Pott*), les eaux minérales seront sans doute impuissantes à reconstituer les tissus, mais, du moins, elles aideront à leur consolidation en ranimant l'action des vaisseaux et la tonicité des fibres. Les bains salins, surtout additionnés de mutter-lauge, sont, avec les bains fortement sulfureux, ceux auxquels, en pareil cas, je donne la préférence.

Rachitisme. — Le rachitisme, ou ramollissement avec déformation du tissu osseux, peut être regardé comme le dernier degré de l'affection scrofuleuse : aussi ne puis-je que renvoyer, pour son traitement, à ce que je vais bientôt dire de la médication thermale des SCROFULES. J'ajouterai seulement que le rachitisme reconnaît, comme caractère anatomique essentiel, une diminution du phosphate calcaire des os. Or, si l'on se rappelle que, du moment que ce sel n'entre plus dans l'alimentation des oiseaux, la coquille de leurs œufs devient membraneuse, tandis qu'elle reprend sa solidité aussitôt qu'il en fait de nouveau partie, on sera par analogie conduit à penser que, pour le traitement du rachitisme, on devra administrer le phosphate de chaux à l'intérieur. Malheureusement, il n'existe pas d'eaux minérales naturelles contenant assez de phosphate pour être réputées réellement phosphatiques. C'est pour les remplacer, autant que possible, qu'on a imaginé de dissoudre ce phosphate dans de l'eau chargée d'acide carbonique et de le faire prendre, sous cette forme, en boisson. Bien que l'expérience ne se soit pas encore suffisamment prononcée sur l'utilité de cette préparation, on ne saurait nier cependant qu'un certain nombre de faits ne déposent déjà en sa faveur ; par conséquent, je crois qu'il est des cas où l'on fera très bien d'y avoir recours, à titre d'auxiliaire du traitement thermal externe. Surtout ne pas oublier que les eaux alcalines à base de soude, et en particulier Vichy, sont tout à fait contre-indiquées ; comme devant favoriser et accroître le ramollissement des os.

Goître, engorgements glanduleux. — Le goître n'est accessible au traitement par les eaux qu'autant qu'il consiste dans une hypertrophie simple du corps thyroïde, et non, comme cela arrive quelquefois, dans la transformation de cette glande en une tumeur enkystée. L'efficacité de l'iode contre le goître a été empiriquement constatée depuis des siècles. C'est ainsi que les Chinois emploient, pour le combattre, les plantes marines et les éponges (1), les naturels de la Colombie les stipes d'une laminaire, les paysans des Asturies le *fucus palmatus* ; c'est ainsi également que les poudres de Sency et de Coventry ont joui et jouissent encore aujourd'hui d'une vogue européenne. Or, ces diverses substances paraissent n'agir contre le goître que par l'iode qui entre dans leur composition.

La même remarque est applicable à certaines eaux minérales. En effet, l'analyse chimique a démontré que les sources reconnues les

---

(1) Voici, d'après M. Stanislas Julien, la traduction d'une recette contre le goître consignée dans le *Pen thsao-kang-mo*, qui est le Codex officiel de nos confrères du Céleste Empire :

» Quand le goître commence à grossir, prenez de l'éponge et des plantes
» marines par parties égales ; réduisez-les en poudre que vous pétrirez avec
» du miel, et formez-en des pilules grosses comme des noyaux d'abricot. Vous
» les mettez dans votre bouche et en avalez le suc jusqu'à ce qu'elles aient
» perdu leur saveur, auquel cas vous les remplacez par d'autres. »

meilleures pour le traitement du goître appartiennent à la classe des eaux iodées : telles sont, en première ligne, Challes, Wildeg, Castrocaro et Heilbrunn. C'est donc à ces eaux que vous donnerez la préférence.

Quant aux engorgements torpides des glandes cervicales et autres, lesquels sont presque toujours l'indice d'une diathèse lymphatique ou scrofuleuse, leur traitement par les eaux rentre dans celui de ces diathèses en général. Par conséquent, je ne puis que renvoyer au paragraphe où il en est parlé.

Tumeurs du sein. — Le sein est sujet à un grand nombre de maladies, de nature et de gravité différentes, qu'on décrit généralement sous le nom un peu vague de *tumeurs*. Nous n'avons point ici à faire l'histoire de ces tumeurs, mais seulement à nous occuper de celles qui peuvent retirer quelque bénéfice de l'emploi des eaux. Pour en faciliter l'étude, nous les ramènerons à trois principaux types : les hypertrophies, les indurations, les tumeurs irritables.

1° Hypertrophies. — L'hypertrophie simple, c'est-à-dire celle qui consiste dans un développement exagéré de la glande mammaire, par le fait d'une nutrition trop active, s'observe rarement dans nos climats : l'état opposé est au contraire assez commun (1). L'hypertrophie est presque toujours la conséquence d'un travail phlegmasique ; ainsi, il n'y a pas de praticien qui n'ait eu l'occasion de voir le sein conserver un excès de volume chez les femmes qui ont été affectées préalablement d'inflammations ou d'abcès soit aigus, soit chroniques de la mamelle. Ces hypertrophies que sir A. Cooper a désignées sous le nom de *tumeurs mammaires chroniques*, reconnaissent comme caractères anatomiques un développement anormal des différentes cloisons et des lames fibreuses ou celluleuses qui séparent ou enveloppent les lobes de la glande. Les eaux qui réussissent le mieux contre ce genre d'affections, sont les eaux dites fondantes : telles sont plus particulièrement Vichy, Celles, Ems, Weilbach, Hombourg, Kissingen, Carlsbad et les eaux bromo-iodurées. Si la

(1) Il y a cependant des exceptions et des exceptions parfois extraordinaires. Ainsi j'ai vu en 1858, à l'hôpital de la Charité, M. Manec enlever successivement, dans l'intervalle de six semaines, les deux seins à une jeune fille de dix-sept ans chez laquelle ils avaient acquis un volume tellement monstrueux, qu'ils pesaient chacun 8 kilogrammes. Leur poids réuni égalait le tiers de celui de toute la personne ! L'opération, très habilement exécutée, réussit à merveille. Cette jeune fille, qui était restée jusqu'alors chétive et frêle, s'est parfaitement développée depuis, et elle jouit aujourd'hui d'une santé magnifique.

tumeur est tout à fait indolente, de légères douches en arrosoir, dirigées sur le sein, pourront en activer la résolution. On se trouvera bien encore des boues minérales appliquées en cataplasmes et en fomentations. Se défier des eaux thermales sulfureuses, comme étant souvent trop excitantes.

2° INDURATIONS. — Cette affection, qui paraît indépendante de tout travail inflammatoire, est caractérisée par l'induration d'une partie ou de la totalité du sein, lequel offre tantôt des bosselures, tantôt de simples nodosités disséminées autour de la glande. Cette induration, qui n'est souvent appréciable que par la comparaison de la mamelle saine avec la mamelle malade, survient en général avec lenteur. Gardez-vous de la confondre avec les tumeurs véritablement squirrheuses ; elle en diffère surtout en ce qu'elle n'est pas susceptible de dégénérescence. Ce qui aide beaucoup au diagnostic et par suite au traitement, c'est que ces indurations se rattachent, *à peu près constamment*, à des troubles de la menstruation qui est en défaut plutôt qu'en excès : aussi existe-t-il presque toujours en même temps un état chloro-anémique. De là l'utilité des eaux ferrugineuses, muriatiques et des bains de mer. On préférera ces bains, ainsi que les eaux iodurées, pour les constitutions scrofuleuses. La preuve que la médication agit ici sur l'ensemble de l'organisme avant d'agir sur la mamelle elle-même, c'est que vous ne verrez disparaître l'induration dont celle-ci est le siége qu'autant que le flux menstruel aura repris son cours régulier. J'insiste sur ce point, car il est capital pour la curabilité de l'affection qui nous occupe.

3° TUMEURS IRRITABLES. — Ce sont de très petites granulations, occupant les lobes mêmes de la mamelle, mais tellement peu développées parfois, qu'il serait impossible de les reconnaître, si elles ne trahissaient leur présence par des douleurs rayonnantes, un peu de chaleur et d'engourdissement de tout le sein. A. Cooper les a décrites sous le nom de *névralgies mammaires*. Les accidents qu'elles déterminent s'exaspèrent d'une manière assez marquée vers les époques menstruelles, et ce sont ces accès, joints à la durée presque indéfinie du mal, qui inquiètent surtout les malades, encore bien cependant que les granulations n'offrent jamais de terminaison fâcheuse. Les eaux les mieux appropriées à leur traitement sont celles que nous avons dit convenir pour les NÉVRALGIES, pourvu qu'on ait soin de choisir les sources calmantes d'emblée.

Quant au *cancer* du sein proprement dit, les eaux de Celles sont les seules qui aient la prétention de le guérir. Nous avons exposé, en parlant de ces eaux, tout ce qui se rattache à leur mode d'emploi dans le traitement d'affections réputées partout ailleurs incurables : je n'ai donc plus ici à y revenir.

Anciennes fractures, entorses, fausses ankyloses, rétraction des tendons, atrophie musculaire. — J'ai réuni sous un même titre diverses affections de nature très variée, mais qui pourtant reconnaissent toutes, comme caractère essentiel, une sorte d'empâtement des tissus ; soit par un arrêt local de la circulation, soit par la tension et la rigidité des fibres, soit par l'épanchement interstitiel de sucs plus ou moins coagulables. Or, les moyens pharmaceutiques ordinaires sont à peu près sans action dans le traitement de ces affections. Il n'en est pas de même des eaux minérales. Par les bains et les étuves, elles assouplissent la peau, détendent les muscles, redonnent de l'élasticité aux ligaments et aux tendons ; par la douche, elles activent le cours du sang et des divers fluides dans les capillaires et favorisent ainsi la résolution des engorgements ; par le massage, elles triomphent des contractures et des spasmes, et, en appelant une plus grande quantité de synovie vers les articulations, elles font cesser les commencements d'ankylose ; enfin, par la boisson, elles modifient la composition de nos humeurs et généralisent ainsi l'effort curatif de la nature. Je n'ai pas besoin d'ajouter que, dans certains cas rebelles, les bains de boue minérale aident puissamment à l'action des eaux en favorisant l'imbibition locale d'une plus grande proportion d'éléments salins.

Il est, du reste, une loi de physiologie pathologique qu'il importe d'autant plus de ne pas perdre de vue, qu'elle trouve ici son application : c'est que tout produit accidentel, du moment qu'il n'est pas condamné à subir la dégénérescence squirrheuse ou encéphaloïde, est susceptible d'être résorbé sous l'influence du travail que développent les eaux. On dirait que, par cela seul qu'il n'appartient pas à la création primitive, ses molécules ont moins de cohésion vitale, moins de stabilité que les tissus normaux, et, par suite, qu'elles ont plus de tendance à rentrer dans la circulation générale.

Quant aux eaux auxquelles on devra recourir de préférence, suivant qu'il s'agit de telle ou telle affection, voici quelques particularités pratiques qu'il me paraît essentiel de ne pas perdre de vue.

Dans les fractures récemment consolidées, certaines eaux minérales, et en particulier Carlsbad, Bourbonne et Gurgitello, auraient peut-être l'inconvénient de ramollir le cal, lequel, comme chacun sait, n'est pas encore suffisamment osseux. Mieux vaut attendre, pour user de ces eaux, qu'il soit complètement ossifié, ce qui n'arrive d'ordinaire que vers le cinquième ou le sixième mois qui suit l'accident. Bien entendu que, si le cal était vicieux ou difforme, on pourrait tenter de mettre à profit cette action résolvante de certaines eaux pour en opérer le redressement.

Les mêmes règles sont applicables aux cicatrices. Récentes, elles seraient exposées à se rouvrir; anciennes, ce danger n'est plus à craindre et les eaux ne font que les consolider. Si elles renferment quelques callosités, celles-ci se résolvent : quelquefois, il est vrai, elles s'abcèdent, mais alors après quelques jours de suppuration, elles font place à un tissu uni et résistant.

Quant à l'atrophie musculaire, elle peut être le résultat d'un simple défaut de nutrition, occasionné par l'immobilité obligée d'un ou plusieurs membres, ainsi que cela arrive dans la paralysie ou par le fait d'une fracture qui a nécessité l'application, longtemps continuée, d'un appareil : son traitement par les eaux rentre alors dans celui des affections qui précèdent. Mais si l'atrophie reconnaît comme cause une altération profonde de la vitalité, le cas est beaucoup plus grave, car non-seulement alors les muscles se flétrissent et s'étiolent, mais de plus ils se transforment en une sorte de tissu cellulo-graisseux. C'est pour les atrophies de cette espèce que vous réserverez les eaux les plus énergiques; et encore trop souvent n'obtiendrez-vous ainsi que des résultats bien incomplets, la lésion musculaire se compliquant presque toujours de l'atrophie des racines antérieures des nerfs spinaux.

Hydropisies générales, hydarthroses, hygroma. — Bien que les hydropisies générales se lient presque toujours à une maladie organique du cœur ou des gros vaisseaux, et par suite ne doivent point être traitées par les eaux minérales, il en est quelques-unes cependant qui reconnaissent simplement comme cause un état d'inertie de la vitalité. On peut alors prescrire avec avantage les eaux minérales propres à redonner du ton à l'économie et à favoriser, par leur action diurétique, le dégorgement des tissus. Si l'hydropisie a paru à la suite de quelque fièvre éruptive, ainsi qu'on l'observe si souvent après la rougeole, et qu'on puisse croire qu'il y a eu quelque principe répercuté, on conseillera de préférence Loëche et Schinznach à cause de la *poussée* que ces eaux provoquent. La guérison dans ce cas n'est obtenue que par l'effet d'une sorte de *molimen* critique qui dirige les humeurs vers la peau.

Il est un traitement de l'hydropisie auquel les anciens accordaient une extrême confiance et que nous avons grand tort de négliger, c'est l'emploi des bains de vapeur. Voici ce qu'en dit Galien : « Il
» est probable qu'Érasistrate n'ignorait pas le réchauffement des

» hydropiques à l'aide des étuves, traitement que Chrysippe de Cnide
» estimait autant que tous les autres médecins. En effet, ces malades
» éprouvent par tout leur corps une évacuation beaucoup plus ra-
» pide et beaucoup plus forte que dans les bains d'eaux minérales. »
On lit de même dans Hérodote : « Les étuves naturelles chaudes et
» sèches triomphent des maladies les plus tenaces ; elles guérissent
» l'hydropisie appelée anasarque, laquelle ne cède à aucun autre
» traitement, et elles ont de l'efficacité aussi contre l'hydropisie dite
» ascite. » Le même médecin, dont Oribase cite quelques fragments,
regarde les bains de sable, pris sur le rivage, comme tout-
puissants aussi contre l'hydropisie. Mais il va plus loin encore : « Si,
» dit-il, nous avons à traiter en hiver une hydropisie contre laquelle
» les autres ressources de la médecine aient échoué, et si le cas est
» tellement urgent qu'on ne puisse attendre le retour de la belle
» saison, il ne faut pas hésiter à aller s'établir dans le voisinage de
» la mer. Là on chauffera le sable dans des fours, et l'on y ensevelira
» les malades de la même manière que si ce sable eût été naturelle-
» ment échauffé par le soleil. L'effet du bain sera le même, sauf
» qu'il se fera plus longtemps attendre que pendant l'été. » Ce témoignage des anciens, et il me serait facile de citer d'autres autorités
encore, me paraît devoir être pris en sérieuse considération, d'autant plus qu'il repose sur des faits. J'ai rarement eu l'occasion de conseiller les bains de sable contre l'hydropisie ; mais il n'en est pas de
même des bains d'étuve. Or, je regarde ces bains comme le seul remède réellement efficace dans le traitement de certaines anasarques,
surtout quand celles-ci se rattachent à l'albuminurie, circonstance qui
en accroît singulièrement la gravité.

L'hydropisie, au lieu d'être générale, peut être partielle et affecter,
par exemple, une cavité articulaire (*hydarthrose*), ou une bourse
muqueuse sous-cutanée (*hygroma*). Je suis d'avis qu'ici on ne doive
essayer des eaux qu'autant qu'on a épuisé les moyens de traitement
ordinaires, les eaux convenant beaucoup mieux pour compléter la
cure et prévenir les récidives que pour faire résorber les épanchements. Si cependant la ténacité du mal oblige d'y recourir, on devra
conseiller les sources chlorurées laxatives, surtout celles de Bourbonne, Balaruc, Niederbronn, Salins, Hombourg et Wiesbaden ; les
bains de boue et les bains de mer.

Varices, varicocèle. — C'est pour les varices des jambes qu'on
est consulté le plus habituellement. Les eaux qui, dans ce cas, m'ont
paru posséder une efficacité réelle, sont les eaux salines chlorurées,
fortement aiguisées de mutter-laüge. Ce résidu, malgré son degré

extrême de concentration, peut être employé presque pur, en lotions et fomentations, à la condition qu'on évitera qu'il n'irrite trop la peau, dans la crainte d'enflammer les varices. Ces précautions sont surtout utiles s'il s'agit du varicocèle, lequel ne cède d'habitude qu'aux moyens chirurgicaux (1). Quand on croit devoir recourir aux eaux minérales, il est souvent prudent, à cause de la susceptibilité extrême du scrotum, de s'en tenir au bain et à la douche, sans addition d'eau mère.

CHAPITRE V.

MALADIES GÉNÉRALES.

Nous désignons ainsi certaines maladies qui, tout en se manifestant par des symptômes locaux, se rattachent cependant à une cause plus générale, qui consiste, soit dans une altération du sang ou des humeurs, soit dans des troubles de la nutrition, soit dans l'existence au sein de l'organisme d'un principe morbide, appelé communément *vice*, *diathèse* ou *virus*. C'est ce principe qui donne un cachet tout particulier aux affections dites herpétiques, scrofuleuses, rhumatismales, scorbutiques, goutteuses, vénériennes et à tant d'autres : par lui s'expliquent la ténacité de ces affections, la mobilité de leur siége, leur réapparition si fréquente après des guérisons momentanées, ainsi que leur transmission par hérédité ou par contact. C'est donc seulement en neutralisant ce principe, que les eaux minérales, soit seules, soit avec l'aide des médicaments spéciaux, parviendront à triompher des divers états morbides qui en sont l'expression. On comprend que les limites nécessairement restreintes de ce travail m'empêchent de traiter avec le développement qu'elles comportent ces graves questions de pathologie humorale. Il me faudrait, pour être complet, passer en revue presque tous les organes, aucun n'étant réellement à l'abri de semblables atteintes. Ce sont, en effet, ces affections que les anciens avaient vaguement dénommées *morbi*

(1) Tant que le varicocèle ne constitue qu'une simple gêne, et non une infirmité pénible, il faut s'abstenir de tout traitement chirurgical, lequel expose à des dangers de diverse nature et surtout à l'atrophie du testicule. On n'a pas oublié que le jeune homme qui assassina Delpech pour se venger d'une parole indiscrète dont il l'accusait, avait perdu ainsi ses facultés viriles à la suite de la ligature de deux varicocèles.

totius substantiæ, comme n'ayant pas toujours de siége électif. C'est surtout pour les cas de cette nature que l'analyse clinique doit décomposer les éléments de la maladie, afin de spécifier celui de ces éléments qui, en tant qu'indication prédominante, mérite d'être le point de mire du traitement.

Je crois donc devoir me renfermer ici dans de simples généralités sur la médication par les eaux, car l'appréciation des détails nécessiterait la connaissance préalable du tempérament du malade, de sa santé antérieure et même de ses précédents de famille. On comprendra mieux encore ma réserve si l'on se rappelle que le sang, comme le vin de chaque cep, a ses différences particulières dans chaque individu, quoiqu'il soit de même nature pour tous ; la même remarque est applicable aux diverses diathèses.

Il est toutefois deux affections, la GOUTTE et la SYPHILIS, qui, par l'importance extrême du sujet et la nature toute spéciale de mes recherches, m'ont paru mériter une description à part. J'en ai fait l'objet de deux monographies qui viendront à la suite de ce Traité et le compléteront.

Chlorose (*pâles couleurs*), **anémie**. — Ces deux états morbides qu'on est dans l'habitude de confondre dans une même description, présentent au contraire de notables différences tant sous le rapport étiologique qu'au point de vue du traitement qu'ils réclament. Ils n'ont même, à vrai dire, d'autre caractère commun que la décoloration des traits : *nimium ne crede colori*. Aussi convient-il de les mentionner à part.

La chlorose est bien réellement une maladie générale. A côté des phénomènes de débilité qui lui sont propres et qu'explique en partie la diminution des globules du sang, se placent certains troubles fonctionnels indiquant que le système nerveux a subi de profondes atteintes. C'est dans les cas de cette nature que les eaux ferrugineuses font merveille : on peut même dire que le fer est le spécifique de la chlorose. Toutefois, comme les eaux purement ferrugineuses constipent, et que c'est là un inconvénient souvent fâcheux, on devra, dans quelques cas, donner la préférence aux sources de Kissingen, Hombourg, Franzensbad et Marienbad. Ces sources sont ferrugineuses aussi, seulement elles contiennent d'autres sels qui leur communiquent des vertus laxatives, sans rien leur ôter de leur action réconfortante.

L'anémie n'est point comme la chlorose une individualité pathologique. Elle constitue plutôt un symptôme, et à ce titre il est rare qu'elle réclame une médication thermale particulière. Celle, par exemple, qui résulte d'une perte de sang trop copieuse guérit très bien toute seule par le fait d'une bonne alimentation et d'une bonne hygiène. Se lie-t-elle au contraire à une cachexie quelconque, cachexie strumeuse, arthritique, palustre, vénérienne ou autre, le sang pèche, non plus par sa quantité, mais par sa qualité, et alors c'est en vous attaquant au génie même du mal, je veux dire à la diathèse, que vous triompherez de l'anémie.

Il est une sorte d'état mixte qui est loin d'être rare et qu'on désigne généralement sous le nom de *chloro-anémie*, parce qu'en effet ces deux affections paraissent se confondre pour n'en former qu'une seule. Son traitement ne sera autre non plus qu'une combinaison des moyens que je viens d'indiquer à propos de chacune.

Scrofules. — Les scrofules ne sont pas sans quelque analogie avec la chloro-anémie, à ce point de vue du moins que le sang est pauvre en fibrine et en globules rouges. Les eaux les mieux appropriées à leur traitement sont celles auxquelles on ajoute, en proportion variable, les résidus des salines où s'effectue l'extraction du sel marin : telles sont en particulier Salins, Kreuznach et Ischl. Ces résidus doivent, nous le savons, leurs propriétés principales aux chlorures, aux bromures, ainsi qu'à l'iode libre ou combiné qu'ils tiennent en dissolution. Toutefois, quelque puissante que soit leur action sur les diverses périodes de l'affection scrofuleuse, il est essentiel, quant aux différences dans les degrés de curabilité de la maladie, d'établir une distinction importante entre les diverses phases de son développement, suivant que la scrofule est à l'état de simple prédisposition, ou qu'elle a déjà plus ou moins envahi l'organisme.

La simple prédisposition s'annonce, en général, par des gourmes et des éruptions humides. Elle s'annonce surtout par des engorgements glanduleux qui, dans le principe, se dissipent à peu près complètement, mais qui, à mesure qu'ils se répètent, laissent pour trace de leur passage une induration de plus en plus étendue, sans altération de la peau qui les recouvre. Sauf ces atteintes, la constitution paraît irréprochable, à part toutefois un peu de bouffissure du visage et, plus particulièrement, de la lèvre inférieure, du nez et des paupières. La guérison ou du moins l'amélioration (car il est bien difficile de refaire un tempérament) s'opère assez rapidement ici, par l'emploi des eaux que je viens d'indiquer. Presque toujours, il est vrai, vers le milieu de la cure, il survient de l'excitabilité, un peu de fièvre, quelques symptômes locaux subaigus; mais cette petite crise ne dure que peu de jours ; elle constitue même un heureux présage. Une fois dissipée, on peut en rester là du traitement, les eaux ayant produit tout ce qu'on pouvait en attendre. Si cependant les antécédents font pressentir la persistance ou le retour probable du mal, il est plus prudent, après un temps de repos suffisant, d'y revenir encore, en ayant soin d'adjoindre aux eaux un régime de plus en plus tonique.

Quand il y a, non plus seulement menace, mais existence des scrofules, les eaux doivent être employées avec plus d'énergie; il faut surtout les additionner avec une plus grande proportion de mutter-laüge. On obtient ainsi de très belles cures, encore bien que nécessairement subordonnées à la gravité des désordres. Sans entrer dans des développements qui, vu leur étendue, ne seraient point ici à leur place, je dirai simplement que les lésions qui affectent les membranes muqueuses sont les plus accessibles à ce genre de traitement : tels sont le coryza, l'ozène et l'ophthalmie. Les éruptions cutanées tiennent le second rang parmi les formes les plus curables ; viennent ensuite les écrouelles, les abcès, les tumeurs blanches et les caries osseuses. Un fait important à noter, c'est que les glandes en voie de suppuration sont plus favorablement influencées par les eaux que celles qui, ramollies déjà, ne sont point encore suppurantes. En effet, tandis que celles-ci n'éprouvent pas de changements bien notables, les premières perdent assez promptement leur aspect livide et l'aréole tristement caractéristique qui les entoure ; le pus change d'aspect ; la plaie se déterge et fait bientôt place à une cicatrice de bonne nature.

Les bains de mer, dont l'action n'est pas sans analogie avec celle des eaux dont nous venons de parler, fournissent également de précieuses ressources contre les scrofules. Il en est de même de la plupart des eaux sulfureuses et des eaux ferrugineuses.

J'ajouterai que c'est surtout dans ces cas que l'hygiène des malades doit être le plus surveillée, au point de vue de l'insolation et de l'exercice. Pourquoi ne rappellerais-je point la curieuse expérience tant de fois citée de William Edwards ? Ce savant voulant, sur des animaux dont la transformation est nettement indiquée et la vitalité très tenace, constater jusqu'à quel point leur développement pouvait se passer d'air et de lumière, en priva complétement quelques têtards choisis pour cette épreuve. Or, il arriva qu'au lieu de subir leur évolution normale en devenant crapauds ou grenouilles, ils se bornèrent à prendre de l'accroissement, mais sans cesser d'être têtards et de vivre de la vie des poissons. A bien plus forte raison devrons-nous en conclure que l'espèce humaine s'amoindrit et s'étiole, ou même qu'elle subit un véritable arrêt de développement sous l'influence de conditions insalubres ; par suite, la meilleure manière de lui redonner de la force et de la vie est de faire intervenir un air pur, riche en oxygène, l'exercice et une fréquente insolation. C'est pour ces constitutions cachectiques que, suivant l'heureuse expression de Pline, « le soleil est le plus puissant de tous les remèdes (*sol est remediorum maximum*).

Ce que je viens de dire de la diathèse scrofuleuse est applicable à l'ensemble des phénomènes qui caractérisent la diathèse *lymphatique*, car, entre ces deux diathèses, la ligne de démarcation est quelquefois fort difficile à tracer, la première n'étant le plus souvent que l'exagération de la seconde. Par conséquent, ce sont à peu près les mêmes indications thérapeutiques et les mêmes eaux.

Scorbut. — Le scorbut qui, grâce aux progrès de l'hygiène publique, est devenu de nos jours une maladie très rare, s'est cependant offert assez fréquemment à notre observation à la suite des événements de Crimée. Il n'y a rien d'étonnant, du reste, à ce qu'un grand nombre de militaires en aient été atteints sous les murs de Sébastopol, car ils y ont trouvé réunies trois grandes causes propres à le développer, savoir : un air froid et humide, des exercices pénibles et prolongés, une alimentation insuffisante ou de qualité inférieure. Le scorbut, chacun le sait, reconnaît comme élément principal un appauvrissement du sang. Cet appauvrissement, d'après mes recherches (1), consisterait surtout dans un défaut de coagulabilité de ce liquide.

Les diverses eaux minérales ferrugineuses conviennent très bien contre le scorbut peu avancé. En Hollande, on emploie l'eau ferrée, sur les vaisseaux, comme moyen préservatif. Mais ces eaux seraient impuissantes si l'affection était déjà passée à l'état de cachexie. Il faudrait, dans ce cas, recourir aux eaux chlorurées ou sulfureuses, choisissant, autant que possible, celles dont la minéralisation est la plus riche ou la température la plus élevée : si les gencives étaient devenues fongueuses et saignantes, préférer les eaux sulfureuses. Ces eaux, administrées tout à la fois en boisson, en bains et en gargarisme, agissent comme un puissant modificateur de l'économie et de l'élément scorbutique lui-même.

Cachexies métalliques et paludéennes. — Je désigne ainsi les altérations profondes de la constitution consécutives aux empoisonnements produits, soit par des substances métalliques telles que le plomb, l'arsenic ou le cuivre (je parlerai du mercure à propos de la

---

(1) *Mémoire sur les altérations du sang dans le scorbut* (GAZ. MÉD., 1837).

syphilis), soit par des miasmes émanés de certains sols insalubres et marécageux. Ce dernier agent toxique mérite surtout notre attention. En effet, il n'est pas rare que les fièvres paludéennes laissent après elles une altération générale du sang et des humeurs qui se traduit par des engorgements considérables de la rate, la bouffissure du visage, le gonflement des pieds et des jambes, quelquefois même l'ascite et l'anasarque. J'ai eu particulièrement l'occasion d'observer de très nombreux faits de ce genre dans les marais Pontins (1), et sur la côte orientale de la Corse où sévit, comme on sait, la *malaria*. Ne sont-ce pas là également les principaux caractères de ce qu'on appelle les « maladies de l'Algérie » ? Lorsqu'on a épuisé, pour le traitement de ces cachexies, tout l'arsenal pharmaceutique ordinaire, on peut, souvent avec avantage, recourir aux eaux minérales.

Parmi celles dont l'expérience a constaté les heureux effets, je citerai plus spécialement Bourbonne, Cransac, la Bourboule, Encausse, Vittel et Orezza.

Obésité. — L'obésité, quand elle atteint certaines proportions, constitue une infirmité tout à fait pénible, qui, indépendamment de la gêne mécanique apportée à l'exercice de toutes les fonctions, n'est pas sans inconvénients sur la santé générale. Hippocrate avait déjà noté que « les individus trop gras étaient plus exposés que d'autres » aux morts subites. » La forme d'accident la plus à redouter chez eux est l'apoplexie cérébrale ou pulmonaire. Il est reconnu que le traitement de l'obésité est, en très grande partie, du ressort de l'hygiène, et qu'il doit principalement consister dans la marche, beaucoup d'exercice, une vie très active, fatigante même, peu de sommeil, le grand air et une nourriture bien calculée. Relativement à ce dernier point, je ferai remarquer que beaucoup de personnes, dans l'espoir de se faire maigrir, ne vivent à peu près que de légumes et de laitage. C'est un tort. Il faut au contraire préférer une alimentation animale, comme fournissant, sous un même volume, moins de matériaux adipeux à l'assimilation. C'est par l'emploi du lait et des farineux qu'on donne à certains animaux, destinés à nos tables, une chair plus savoureuse et plus chargée de graisse. Qui ne sait d'ailleurs combien, chez les carnivores, l'aptitude à l'embonpoint est moindre que chez les herbivores ?

(1) Ces influences délétères paraissent être sans action sur la santé des animaux. Ainsi, par exemple, dans la campagne de Rome, où règne une atmosphère pestilentielle, les buffles m'ont semblé avoir un air de prospérité des plus remarquables. Ils doivent sans doute ce privilège au peu d'impressionnabilité de leur système nerveux.

Sans nul doute il s'en faut de beaucoup que l'emploi des moyens diététiques réussisse toujours ; mais alors, au lieu de recourir, comme on le fait trop souvent, à des breuvages empiriques qui ne diminuent l'embonpoint qu'en s'attaquant à la santé elle-même, on trouvera, dans l'usage intelligent de certaines eaux purgatives, des recettes amaigrissantes, exemptes de tout danger. Sous ce rapport, Hombourg, Kissingen et Marienbad méritent une mention à part. L'avantage des eaux minérales sur les purgatifs ordinaires, c'est qu'on peut en user longtemps sans qu'elles fatiguent ou incommodent ; souvent même une certaine hardiesse thérapeutique assure des guérisons que trop de prudence aurait compromises.

Ce que je viens de dire de l'utilité des eaux minérales purgatives contre l'obésité, peut s'appliquer de même aux eaux minérales iodurées, avec cette différence toutefois que celles-ci agissent sur l'acte même de la nutrition qu'elles amoindrissent, tandis que les premières, par l'activité qu'elles impriment aux sécrétions de l'intestin, ont plutôt pour effet de distraire, dans une certaine proportion, les matériaux assimilables.

Maladies de la peau. — L'emploi du soufre contre les maladies cutanées, vulgairement appelées *dartres*, est une pratique tellement répandue qu'elle est devenue en quelque sorte populaire : cependant il s'en faut de beaucoup que toutes les maladies de ce genre s'en trouvent également bien. Le traitement par les eaux sulfureuses n'est réellement indiqué que quand il existe dans la constitution un vice herpétique, que l'affection est ancienne et le malade peu irritable. Les eaux, dans ce cas, agissent comme médication spécifique et substitutive. Elles ont encore pour effet d'appeler au dehors le principe herpétique, répandu vaguement dans l'économie ou fixé sur quelque organe intérieur, dont il troublait plus ou moins les fonctions, sans trahir sa nature par aucun phénomène qui le caractérisât. Ce dernier cas, qui est très fréquent, expose aux plus graves méprises. Ainsi certaines irritations chroniques du conduit auditif, des narines ou des paupières ; certaines pharyngites granuleuses ; des laryngites ou même des bronchites subaiguës ; certaines gastralgies ; divers suintements uréthraux ou vulvaires, peuvent simuler autant de maladies différentes, et cependant reconnaître comme élément unique, mais caché, l'existence d'un principe herpétique. La preuve, c'est que dès l'instant que la médication sulfureuse aura *jugé* la maladie, en fixant ce principe au dehors, vous verrez toutes ces affections symptomatiques se modifier rapidement par l'effet des eaux, puis disparaître sans le secours d'aucun autre traitement.

Il suffit de jeter les yeux sur la longue liste des sources sulfureuses, pour comprendre qu'on n'ait en quelque sorte ici que l'embarras du choix ; embarras souvent très réel, toutes les eaux de cette classe pouvant, à titres différents, convenir dans le traitement des maladies de la peau. Il faudra donc, autant que possible, proportionner l'activité des eaux à l'intensité du mal ainsi qu'à la force de réaction de l'individu. Je ne puis du reste que renvoyer à l'histoire de chaque source, m'étant attaché à indiquer, pour chacune, le genre de maladies cutanées qui est plus particulièrement de son ressort (1).

Les eaux sulfureuses n'ont pas seules le privilége de produire les effets que je viens d'indiquer. Les eaux de Loëche, qui ne contiennent pas un atome de soufre, agissent de la même manière ; seulement leur emploi devra être plus spécialement réservé pour les cas où le principe herpétique est latent, la poussée qu'elles provoquent étant éminemment apte à le démasquer.

Les maladies cutanées n'impliquent pas toujours, avons-nous dit, l'existence d'une diathèse herpétique. Il y en a qui sont le produit d'une irritation simple de la peau. Comme, dans ce cas, il s'agit beaucoup moins de modifier la composition des humeurs que de calmer et d'adoucir, on aura recours aux eaux légèrement alcalines de Néris, Bains, Luxeuil, Ussat, Ems, Baden-Baden ou Schlangenbad. On obtient aussi de bons effets des bains de petit-lait.

Rhumatismes. — S'il fallait s'en rapporter aux trop nombreux écrits dans lesquels chaque médecin vante le merveilleux effet de ses eaux contre les affections rhumatismales, il semblerait que la thérapeutique de ces affections est aussi facile que leur guérison est assurée. Autant de sources, autant de spécifiques (2). Malheureusement quand on vient à examiner les choses par soi-même, et à consulter non plus les prospectus, mais les malades, on voit qu'à côté

---

(1) Ceci s'applique plutôt aux maladies de la peau proprement dites qu'à celles du cuir chevelu, par l'extrême difficulté de pouvoir, dans ce dernier cas, baigner les surfaces affectées. Je sais que l'appareil à immersion de M. Lacroix (voy. p. 104) rend ce genre de bain un peu plus praticable. Toutefois je préfère à la médication thermale la méthode de traitement par des pansements, des frères Mahon, laquelle est généralement adoptée aujourd'hui dans tous nos grands hôpitaux.

(2) La médication thermale a d'autant plus beau jeu contre le rhumatisme, que l'été, qui est la saison pendant laquelle on se rend aux eaux, est précisément l'époque où il est le plus rare de voir cette affection se manifester. Aussi ce que je voudrais qu'on m'indiquât, c'est la source minérale qui guérit le rhumatisme *pendant l'hiver*.

des succès dont on parle, il y a de pénibles et douloureux mécomptes dont on ne dit rien. A quoi tiennent ces différences dans l'action des eaux ? C'est qu'on envoie indistinctement aux mêmes bains une foule d'affections qu'on décore du titre de « rhumatisme », sans tenir aucun compte de leur siége, de leur aspect, de leur marche, de leur âge, en un mot des divers caractères qui donnent à toute maladie son individualité ; or, c'est précisément dans l'étude de ces caractères qu'on peut trouver la clef de la médication thermale. A ce point de vue, l'histoire du rhumatisme est encore complétement à faire.

La forme pour laquelle on est le plus souvent consulté est celle dans laquelle le rhumatisme n'est devenu chronique qu'après être passé par les diverses phases d'un état aigu. Tantôt une seule articulation est prise ; d'autres fois il y en a plusieurs. Quant à la transformation de la maladie d'aiguë en chronique, voici ce qu'on observe. Après chaque nouvel accès la douleur peut disparaître, mais il reste de la roideur et de l'empâtement qui vont en augmentant à mesure que les crises se renouvellent. Enfin, arrive un moment où l'on ne remarque plus d'intermittence dans les accidents. La gêne des mouvements s'accompagne d'un endolorissement sourd ; tout symptôme fébrile a disparu : il y a chronicité. Cette forme de rhumatisme réclame l'emploi d'eaux minérales franchement stimulantes, car il n'y a de guérison possible qu'à la condition de faire temporairement passer la maladie par une période aiguë. La composition chimique de l'eau entrera pour peu de chose dans votre choix ; ayez soin seulement que la source soit appropriée au degré d'excitation qu'elle devra produire. Si toutefois il existe quelques dépôts fibrineux autour des articulations, préférez les sources alcalines comme étant plus résolutives.

Dans une autre forme de rhumatisme, que nous appellerons rhumatisme *torpide*, la maladie débute d'emblée avec les caractères chroniques qu'elle doit conserver durant tout son cours. Cette variété dans laquelle la période aiguë manque à peu près complétement, s'annonce par des accès peu douloureux, mais vaguement définis ; il y a plutôt recrudescence d'un mal continu qu'intermittence véritable. Ici encore les eaux peuvent être utiles, moins cependant que dans le cas précédent. Ce seront les mêmes sources ; seulement on devra les administrer avec plus d'insistance et d'énergie, car la réaction, qui seule peut assurer la cure, sera plus difficile à provoquer.

Je dois mentionner également une espèce particulière de rhumatisme, le rhumatisme *noueux*, qui se reconnaît aux caractères suivants. Les malades, surtout les femmes, éprouvent, sans cause appréciable, de la douleur dans l'articulation d'une phalange ; puis, au bout d'un certain temps, une autre articulation se prend, et ainsi de suite, jusqu'à ce que toutes les phalanges aient été envahies. La douleur n'est jamais très vive ; elle se calme d'elle-même, mais en laissant, dans les parties atteintes, de la gêne et du gonflement. Bientôt les extrémités osseuses se tuméfient : les doigts paraissent raccourcis, et la jonction des phalanges se courbe en saillies anguleuses ; enfin le poignet peut également s'entreprendre, de sorte qu'il arrivera un moment où le malade se trouvera presque entièrement privé de l'usage de ses mains. Cette forme de rhumatisme, dont la marche est si insidieuse et la nature en apparence si peu grave au début, est une des plus rebelles à l'action des eaux. Vous choisirez parmi celles-ci les sources chlorurées, et, plus particulièrement Bourbon-l'Archambault, Bourbonne, Balaruc, La Motte et Wiesbaden. Seulement comptez plutôt sur une simple amélioration que sur une guérison véritable.

C'est seulement au point de vue du traitement par les eaux que je séparerai du rhumatisme noueux le rhumatisme *gommeux*, lequel est caractérisé par un gonflement blanc des articulations, donnant au palper la sensation d'un tissu crépitant et élastique. Les eaux chlorurées seraient d'un faible secours contre cette variété de rhumatismes ; vous obtiendrez, au contraire, de très bons effets des eaux franchement sulfureuses de Baréges, Luchon, Uriage, Aix en Savoie, surtout si vous avez soin d'y joindre une compression sagement ménagée des articulations par l'application de bandes de flanelle.

J'aurais pu multiplier ces divisions ; passer en revue, par exemple, les rhumatismes nerveux, goutteux, herpétiques et vénériens. Si je m'en suis abstenu, c'est que ces états morbides se distinguent bien moins par leur propre individualité que par le caractère prédominant de l'affection à laquelle ils se rattachent ; par suite, leur traitement réclame, suivant les cas, l'emploi des eaux indiquées contre les névroses, la goutte, les dartres et la syphilis. Je ne puis donc, pour tous ces renseignements particuliers, que renvoyer aux paragraphes où il est parlé de chacune de ces maladies.

DES EAUX MINÉRALES

DANS LE TRAITEMENT

DE LA GOUTTE.

Il n'est peut-être pas de maladie sur laquelle on ait autant écrit ni autant expérimenté que la goutte, et, par contre, il n'en est peut-être aucune dont la nature et le traitement soient encore enveloppés de plus de mystères, d'incertitude et même d'erreurs. Tous les jours on essaye de nouvelles médications. On a raison sans doute, car on ne saurait trop multiplier les recherches, le hasard et l'empirisme ayant plus d'une fois, à défaut de la science, mis sur la voie de découvertes inespérées. Malheureusement, au lieu de procéder avec réserve et de conclure avec maturité, on se hâte de généraliser quelques observations incomplètes, puis on s'écrie : Tel remède guérit la goutte.

Tel remède guérit la goutte! Mais d'abord est-il vrai que la goutte puisse être guérie par un seul et unique remède? Il faudrait admettre pour cela que c'est une affection toujours semblable à elle-même quant à son principe, son caractère, son essence. Si le vaccin est en réalité le traitement préventif de la variole, le mercure le traitement curatif de la syphilis, c'est que la syphilis et la variole sont bien positivement des affections spécifiques, et que, par suite, elles réclament une même spécificité de moyens. Mais en est-il ainsi pour la goutte? On ne saurait nier que la goutte ne soit une maladie à part, reconnaissable à certains signes qui ne permettent pas de la confondre avec aucune autre. Ainsi, ses retours périodiques, ses manifestations par accès, le genre particulier de douleurs qui la caractérisent, ses préférences pour certaines articulations, ses prodromes, sa marche, le cortége de symptômes généraux dont elle s'accompagne, tout annonce qu'il se fait, au sein des tissus, un travail intime et profond qu'on serait presque tenté de rapporter à la présence d'un virus. Mais en arrive-t-on au traitement, cette pierre de touche qu'il ne faut jamais négliger, on voit que, là où l'on croyait trouver l'unité, on ne rencontre plus qu'un état essentiellement complexe. Tel moyen qui aura réussi chez un goutteux échouera chez un autre, si même il n'aggrave sa position, de telle sorte que le même médicament pourra être utile ou nuisible, suivant le malade auquel il sera administré. Or, il n'en saurait être ainsi si la goutte était réellement une affection simple, reconnaissant pour cause un élément unique. Les susceptibilités individuelles pourraient modifier la tolérance du remède, mais non ses effets actuels, et encore moins son efficacité ultérieure.

Pour moi, le mot *goutte* est, comme le mot *dartre*, un terme générique qui désigne un groupe d'affections offrant certains caractères communs, sans avoir pour cela une identité parfaite. Et, de même qu'il n'y a pas de spécifique contre les dartres, de même aussi je crains bien qu'il n'y en ait pas contre la goutte.

Ainsi s'explique l'insuccès de toutes ces prétendues recettes antigoutteuses qui ont, pour la plupart, le colchique (1) pour base, et qu'exploitent le plus souvent des personnes qui se proclament bien haut étrangères à la médecine, comme si, parce qu'un médecin ne guérit pas la goutte, il suffisait de ne pas l'être pour la guérir. Ainsi s'explique également l'obscurité qui règne sur la valeur réelle des eaux minérales dans le traitement de la goutte, les mêmes eaux étant

(1) Les anciens employaient également le colchique sous le nom d'*hermodacte* dans le traitement de la goutte. Mais ils avaient en plus une multitude d'autres recettes dont les nôtres sont bien loin d'approcher. Pline nous en a laissé tout un recueil où je puise au hasard les suivantes : « On prévient
» les attaques en portant continuellement sur soi une patte de lièvre coupée
» sur l'animal vivant et arrosée de fiel d'ours. — On combat la douleur en
» attachant autour des membres affectés les premiers cheveux d'un enfant
» qui vient de naître. — On la combat également au moyen d'une pom-
» made composée de graisse de bouc, suif de taureau, safran, moutarde,
» pariétaire et fleurs de concombre sauvage. — Un autre topique non moins
» excellent se prépare avec un loup ou un renard cuit vivant dans l'huile,
» jusqu'à consistance de cérat. Seulement, et ceci est très essentiel, le
» malade avalera en même temps du foie d'âne sec, avec deux parties
» égales de persil et trois noix, le tout broyé dans du miel ou dans du sang
» de chevaux sauvages. » (*Hist. nat.*, liv. xxviii.)

Cet échantillon suffit pour donner une idée des autres formules de Pline, lesquelles ne se distinguent de celles-ci que par le rôle tout à fait capital qu'y joue la fiente des animaux, ainsi que le sang des femmes provenant des menstrues.

prescrites indifféremment pour toutes les variétés de cette affection, et, par suite, tel goutteux vantant les excellents effets d'une source dont tel autre accusera au contraire la déplorable influence.

Les recherches toutes spéciales auxquelles, depuis bientôt vingt ans, je me suis livré sur l'étude des eaux, vont, j'espère, me permettre de soulever dans ce travail une partie du voile qui couvre ces importantes et délicates questions de thérapeutique. Qu'on ne croie pas que je me fasse illusion sur les difficultés du sujet. Je pourrais presque dire que personne ne les connaît mieux que moi, ayant pu juger par moi-même, dans mes visites aux divers établissements thermaux, des graves dissidences qui existent à cet égard parmi les médecins et parmi les goutteux. Je vais essayer, dans ce dédale d'opinions et de systèmes, d'établir sur des faits, et sur des faits seulement, quelques préceptes généraux et quelques déductions pratiques. N'étant spécialement chargé de l'inspection d'aucune source, je m'aiderai de l'expérience de ceux de mes confrères qui ont des positions officielles, sans craindre de me laisser dominer par certaines influences locales auxquelles il n'est pas toujours aisé de se soustraire. Je ferai également appel à ma propre observation, car, s'il importe de bien connaître comment les eaux, prises sur les lieux mêmes, agissent immédiatement sur la goutte, il est peut-être plus essentiel encore de savoir quelle est leur action ultérieure, non-seulement sur la goutte elle-même, mais sur la santé générale des goutteux : or, c'est seulement dans la pratique civile, alors que les malades ont repris leurs habitudes et leur genre de vie ordinaire, qu'on peut obtenir ce complément de renseignements.

Mon travail comprendra deux parties. Dans la première, je parlerai des phénomènes caractéristiques de l'attaque de goutte, étudiés au point de vue de la médication thermale ; dans la seconde, du choix à faire parmi les sources les mieux appropriées au traitement des principales variétés de cette affection.

PHÉNOMÈNES CARACTÉRISTIQUES DE L'ATTAQUE DE GOUTTE.

Trois phénomènes principaux caractérisent la manifestation goutteuse connue sous le nom d'attaque ou d'accès : les uns sont relatifs au siége et à la nature de la douleur, les autres à la suppression de la transpiration cutanée, les autres enfin aux troubles de la sécrétion urinaire. Un mot sur chacun de ces phénomènes.

30.

Tout le monde sait que la douleur de la goutte a une prédilection toute particulière pour les articulations, se portant de l'une à l'autre avec une rapidité extrême, disparaissant quelquefois tout à fait, pour reparaître de nouveau, et, une fois fixée dans un point, présentant, au lieu d'un rhythme uniforme, de fréquentes exacerbations. D'habitude, elle s'accompagne en même temps de symptômes inflammatoires. Toutefois la douleur n'est pas toujours en rapport avec la phlegmasie locale ; ainsi, elle peut être vive quand celle-ci sera légère, légère quand celle-ci sera vive, comme si l'élément nerveux jouait ici un plus grand rôle que l'élément sanguin. Enfin, dans quelques cas, au lieu de s'attaquer aux articulations, elle envahit les muscles, les tendons, les nerfs, ou même, ce qui est beaucoup plus grave, elle se porte sur quelque organe intérieur.

La douleur est le symptôme qui a nécessairement le plus frappé les personnes du monde : aussi, pour elles, le mot goutte est-il à peu près synonyme du mot douleur, et, par suite, tout ce qui soulage celle-ci est-il facilement réputé un remède contre celle-là. C'est souvent une erreur. Plus la douleur a été vive au moment des accès, plus, en général, l'attaque est de courte durée et plus sa disparition est complète. Aussi, Sydenham appelait-il, en pareil cas, la douleur un remède des plus amers (*dolor amarissimum pharmacum*). C'est ce qu'il importe de ne pas perdre de vue quand on doit prescrire une eau minérale à un goutteux, certaines sources ayant la propriété de diminuer dans une certaine mesure les douleurs de la goutte, tandis que d'autres les exaspèrent momentanément ; or, nous verrons qu'il est des cas où ces dernières devront être préférées.

La suppression de la transpiration cutanée est, avons-nous dit, un des symptômes caractéristiques de l'attaque de goutte. C'est au point qu'un grand nombre de goutteux sont avertis de l'imminence de ces attaques par un sentiment tout particulier de sécheresse et d'aridité vers la peau, laquelle semble ne plus fonctionner. Quand on réfléchit à la quantité de matières salines ou âcres qui, dans l'état de santé, s'échappent par la transpiration, d'où résulte une dépuration continuelle, on comprend que la rétention de ces mêmes matières au sein de nos tissus doive modifier profondément la composition des humeurs, et, par suite, n'être pas étrangère à la manifestation de la goutte. N'est-ce pas pour les mêmes motifs que l'on compte beaucoup plus de goutteux dans le Nord que dans le Midi, et que les attaques sont habituellement plus fréquentes et plus intenses en hiver qu'en été, la peau fonctionnant très différemment suivant les diverses circonstances de latitude et de climat ?

Ceci explique pourquoi les sudorifiques occupent une si grande place parmi les médicaments proposés pour le traitement de la goutte. Le raisonnement et l'observation prouvent également que les eaux minérales doivent une partie de leur efficacité à ce qu'elles activent les fonctions de la peau, et la fortifient en même temps contre les impressions de l'atmosphère. C'est là, du reste, une question sur laquelle les médecins sont généralement d'accord.

Il n'en est malheureusement pas de même pour ce qui a trait aux modifications que la goutte détermine dans la sécrétion urinaire. Les uns n'ont voulu y voir qu'un fait de peu de valeur, sans signification réellement pratique ; d'autres, au contraire, y attribuent une portée extrême, à tel point qu'ils en ont fait la base de toute une théorie et de tout un traitement. La question est trop grave ; elle touche à des intérêts trop essentiels pour que nous n'entrions pas, à son sujet, dans quelques développements.

Tous les auteurs qui ont écrit sur la goutte ont noté, comme un signe à peu près constant, que, chez les goutteux, les urines se troublent et laissent déposer un sédiment briqueté très abondant, qui n'est autre chose que de l'acide urique ; de là cette concomitance si fréquente de la goutte et de la gravelle rouge (1). Partant de ces données, Petit en avait conclu que l'accumulation de l'acide urique dans l'économie constituait l'élément essentiel de toute espèce de goutte et en était la cause déterminante : prévenir la formation de cet acide, ou, une fois formé, l'atténuer et le neutraliser, telle devrait être, par conséquent, la base du traitement. Aussi conseillait-il l'eau de Vichy indistinctement à tous les goutteux, cette eau contenant assez de bicarbonate de soude pour enlever aux urines leur trop grande acidité, et même pour les rendre le plus habituellement alcalines.

J'avoue que, quelque rationnelle que puisse paraître la théorie de Petit, je m'en sépare complétement pour ce qui a trait à cette généralisation du traitement alcalin appliqué à toute espèce de goutte. Vouloir englober ainsi dans une même médication les diverses variétés de l'affection goutteuse, me paraît une véritable aberration thérapeutique. C'est, du reste, ce qui ressortira mieux encore des développements dans lesquels il me faudra bientôt entrer, en parlant de l'appropriation des eaux minérales au traitement de la goutte.

(1) Erasme écrivait sous une forme aussi plaisante que juste à un de ses amis : « J'ai la gravelle et tu as la goutte ; nous avons épousé les deux sœurs. » Sa correspondance est pleine de traits du même genre.

Nous venons d'esquisser rapidement les principaux phénomènes qui caractérisent une attaque. Si je n'ai pas parlé des troubles de la digestion qui l'accompagnent presque toujours, c'est qu'ils n'ont aucune connexion avec le principe même de la maladie. L'estomac est habituellement parfait chez les goutteux ; il conserve jusqu'au moment de l'attaque, puis retrouve après qu'elle a cessé, toute la puissance de ses facultés. Ces troubles ne sont donc qu'un accident momentané, par suite du travail morbide dans lequel tous les rouages de l'économie sont violemment en jeu.

C'est qu'en effet la goutte, avant de faire explosion, frappe d'inertie et de stupeur tous les principaux viscères, surtout ceux de l'abdomen. Il y a un court moment d'attente, moment plein d'anxiété ; puis, tout à coup, comme si la nature faisait un suprême et bienfaisant effort, une jetée goutteuse se fixe sur un point quelconque, le plus souvent sur une articulation. A mesure que le mal se localise, le calme semble renaître dans l'organisme. Mais bientôt de nouvelles crises se succèdent, plus douloureuses souvent que les premières, jusqu'à ce qu'enfin, après des alternatives de détente et de paroxysmes, une abondante transpiration, offrant parfois des caractères tout spéciaux, vienne terminer la scène. Remarquons que c'est seulement quand une élimination critique a eu lieu, soit par la peau, soit par une autre voie, qu'on peut regarder l'attaque comme entièrement finie.

Les détails dans lesquels nous venons d'entrer, s'ils n'apprennent pas quelle est la nature intime de la goutte, prouvent du moins que, chez les goutteux, les humeurs subissent des modifications profondes d'où résultent des troubles organiques et fonctionnels qui, à la longue, finissent par entraîner les lésions les plus graves. Je ne puis, à cet égard, mieux comparer le sang des goutteux qu'à ces eaux incrustantes qui abandonnent peu à peu dans leurs canaux une partie des sels qui les minéralisent, jusqu'à ce qu'enfin, si l'on n'y porte pas remède, ces canaux s'engorgent et même s'obstruent au point de devenir plus ou moins imperméables. On comprend dès lors que ce soit en agissant sur la composition directe des liquides qu'on arrive à modifier efficacement l'élément principal de la goutte.

Mais quittons ces appréciations générales pour attaquer le cœur même de la question. A mesure que nous avancerons dans ces études, vous verrez que les distinctions établies plus haut, relativement aux différentes phases de la manifestation goutteuse, étaient tout à fait indispensables pour bien fixer nos idées sur la valeur et sur l'emploi de la médication thermale.

PRINCIPALES VARIÉTÉS DE GOUTTE ; SOURCES APPROPRIÉES.

Commençons par poser en principe que l'emploi de toute eau minérale est formellement contre-indiqué, du moment que la goutte se trouve dans une de ses périodes aiguës. On ne peut y recourir que dans l'intervalle des attaques sinon toujours avec succès, du moins sans danger. Je dis sans danger. En effet, c'est surtout au traitement de la goutte par les eaux que le célèbre précepte *primo non nocere* est applicable, et malheureusement l'observation prouve que, pour un goutteux que les eaux minérales ont soulagé, il en est dix dont elles ont aggravé la maladie.

Partant de ce fait que la goutte est une affection multiple, non-seulement par la forme, mais par la nature de ses manifestations, et que, d'un autre côté, les eaux minérales exercent une action très différente suivant le caractère prédominant de la maladie, nous allons essayer de faire un choix parmi les eaux et d'indiquer, en regard de chaque variété de goutte, le groupe de sources le mieux appropriées à son traitement. Surtout laissons de côté toute question de doctrine, car il importe peu de savoir ce que telle ou telle école a pu dire de l'étiologie de la goutte ; la preuve qu'elle s'est fourvoyée, c'est qu'elle n'en a point trouvé le remède. Dès lors que nous servirait de faire ici parade d'une stérile et vaine érudition ?

Afin de mettre un peu d'ordre et de méthode dans les règles qui nous restent à poser pour la solution de ces importants problèmes, j'admettrai quatre espèces de gouttes que je vais successivement décrire, savoir : la goutte articulaire, la goutte viscérale, la goutte rhumatismale et la cachexie goutteuse.

GOUTTE ARTICULAIRE.

La goutte articulaire est, ainsi que l'indique son nom, celle qui s'attaque de préférence aux articulations. Elle peut affecter deux formes complétement opposées, la forme tonique et la forme atonique. Parlons d'abord de la forme tonique.

GOUTTE ARTICULAIRE TONIQUE. — C'est l'espèce la plus fréquente. Vous la reconnaîtrez aux caractères suivants : Elle suit une marche régulière. Ses accès sont vifs, très aigus, mais ils laissent entre eux des intervalles de calme parfait, et ne se reproduisent qu'à des époques éloignées. A ne considérer que les phénomènes saillants, le malade souffre d'une des articulations du pied ; le plus souvent le mal ne dépasse pas le gros orteil ; les paroxysmes bien accusés sont plus sensibles la nuit ; ils diminuent et cessent même vers le matin, pour revenir avec une égale intensité la nuit suivante. On constate souvent de la fièvre et toujours de la rougeur et de l'œdème aux environs des points affectés. Rien n'indique, du reste, dans cette forme de goutte, une disposition inquiétante à de brusques déplacements ou à de lentes émigrations. C'est la maladie à son état normal, horriblement douloureuse même au toucher, mais n'entraînant guère d'autres désordres généraux que ceux qui suivent d'ordinaire les souffrances aiguës. Un caractère précieux et positif s'ajoute à ceux-là : les urines, dont l'observation a tant d'importance chez les goutteux, sont colorées et laissent déposer un sédiment rougeâtre assez abondant, que nous avons dit être de l'acide urique.

Tels sont les principaux phénomènes de la goutte articulaire tonique. Se trouvent-ils réunis chez un malade, vous pouvez prescrire les eaux de Vichy en toute sécurité. Ces eaux, pour lesquelles les goutteux ont une tolérance extrême, ne tardent pas à déterminer une amélioration sensible et rapide dans la santé générale. Quelquefois, il est vrai, dans les premiers jours de leur emploi, les goutteux deviennent plus souffrants ; mais cette recrudescence dans les douleurs articulaires est de courte durée, et, d'habitude, elle ne compromet pas les bons effets du traitement.

Voilà des résultats qui, à mes yeux, sont incontestables. Ainsi je connais plusieurs goutteux qui, placés dans les conditions dont je viens de parler, ont trouvé à Vichy un soulagement voisin de la guérison. Hâtons-nous toutefois d'ajouter que le traitement de la goutte par ces eaux exige d'autant plus de ménagements, qu'on doit savoir y apporter une mesure de temps et de dose qu'il serait dangereux de franchir. Ainsi, par exemple, vous verrez des goutteux qui s'étaient trouvés à merveille d'une première saison passée à Vichy, à merveille également d'une seconde, revenir aux mêmes eaux plusieurs années encore, et, au lieu d'y compléter leur cure, perdre tout le bénéfice précédemment obtenu. Que s'opère-t-il dans de pareils cas ? La goutte se transforme. De tonique qu'elle était d'abord, elle devient atonique ; or, nous allons voir que c'est, de toutes les formes, la plus grave et la plus perfide. Ainsi s'explique la différence des résultats observés à Vichy sur les goutteux. Vous pourrez, par une médication discrète et bien dirigée, modifier la constitution au point d'effacer les ravages de la maladie, et, sinon prévenir, du moins éloigner le retour des accès, que vous rendrez en même temps plus bénins. Mais sachez vous arrêter à temps. Vouloir annihiler complètement l'élément goutteux par la continuité ou la répétition trop fréquente du traitement alcalin, c'est ôter à l'économie une somme de forces dont, à un moment donné, elle aurait eu besoin pour faire face à une attaque. Aussi combien de goutteux sont retournés à Vichy par *reconnaissance*, ainsi qu'ils le disaient, e. qui en ont rapporté un sentiment tout autre !

Tout tient donc à la mesure du traitement. Le grand art du médecin consiste, en pareil cas, à bien reconnaître le point exact de saturation alcaline, qu'il convient de ne pas dépasser. A défaut de règle véritable, il faut se laisser guider par l'état général du malade, sa force de réaction, son âge, et spécialement ses antécédents de famille, la goutte acquise offrant une moindre résistance à l'action des eaux que la goutte héréditaire. Voici, du reste, comment je procède dans ma pratique personnelle.

Il est rare que je conseille Vichy plus de deux ou trois années de suite à un goutteux, lors même qu'il se trouve bien de ces eaux. Je préfère varier la médication en l'envoyant, par exemple, se retremper aux sources de Kissingen, de Hombourg ou de Niederbronn. Ces sources, par le fer et les chlorures qu'elles renferment, préviennent un trop grand appauvrissement du sang ; et, de plus, en vertu de leurs propriétés laxatives, elles déterminent un travail dépuratif que ne procure pas Vichy, dont les eaux sont plutôt constipantes. Je ne néglige pas pour cela de recourir de temps en temps à Vichy, pour peu que la goutte revête de nouveau les caractères franchement toniques.

Ce qu'il faut donc éviter avant tout ici, c'est l'abus de la médication alcaline. Mais on a fait un reproche tout autrement grave à l'emploi, même bien dirigé, de ces eaux. On a dit : « Sans doute la goutte s'améliore à Vichy, seulement le goutteux est exposé par suite à mourir d'apoplexie. » Et ce n'est pas là une de ces assertions banales, comme des détracteurs systématiques en opposent quelquefois à des enthousiastes également exagérés. Non. C'est l'ancien inspecteur de Vichy, Prunelle, qui a lui-même jeté le cri d'alarme, non par des faits nettement articulés, mais par des propos vagues, des demi-confidences que les goutteux commentaient ensuite à leur manière. Or il résulte de l'espèce d'enquête à laquelle je me suis livré à ce sujet que des accidents ont pu avoir lieu sans doute, mais qu'ils n'offraient ni la gravité ni la fréquence que leur attribuait Prunelle ; souvent même, au lieu d'en rendre les eaux responsables, il eût fallu plutôt s'en prendre aux malades eux-mêmes qui, pour la plupart, passent trop tôt de la tempérance obligée du traitement à leurs premières habitudes de bonne chère (1).

Ce que nous venons de dire de l'emploi des eaux de Vichy, dans le traitement de la goutte, est également applicable aux autres sources fortement alcalines. Si je mentionne plus spécialement Vichy, c'est que ses eaux ont fait leur preuve et qu'elles ont été l'objet d'études cliniques mieux suivies, la chimie étant, en pareil cas, un guide beaucoup moins sûr que l'observation directe.

GOUTTE ARTICULAIRE ATONIQUE. — Cette variété de goutte, qu'on désigne quelquefois sous le nom de *goutte molle*, n'est souvent que la transformation, ou mieux la dégénérescence de la goutte primitivement tonique. Ainsi arrive un moment où les accès ont perdu leur vivacité ; l'affection, longtemps indécise avant de s'arrêter sur une articulation, en touche en passant plusieurs. Au lieu de cette constriction âcre et profonde qu'accompagnaient des symptômes inflammatoires, les malades ressentent simplement une pesanteur incommode ; le pied est engourdi, lourd à porter, et ne peut soutenir le corps ; les douleurs sont lancinantes, mais sans continuité ; l'œdème envahit presque tout le membre. Les choses durent ainsi des semaines, des mois même, sans paroxysmes ; puis le mieux est lent à venir ou se manifeste brusquement. Abandonnés aux seuls efforts de la nature, ces goutteux deviennent bientôt hydropiques. Leur constitution rappelle assez exactement l'état anatomique tout particulier qu'offrent les habitants des pays marécageux à la suite des fièvres intermittentes prolongées.

Cette description de la goutte atonique, dont j'emprunte les principaux traits à M. Trousseau, est le tableau un peu sombre sans doute, mais parfois aussi beaucoup trop fidèle, d'un grand nombre de goutteux qui ont abusé de Vichy. Qu'on ne soit pas surpris d'un semblable résultat. C'est ce que nous observons tous les jours dans nos expériences de laboratoire, quand, à l'exemple de Magendie, nous injectons

---

(1) Bien que les goutteux doivent surveiller leur régime en s'abstenant d'une alimentation trop animalisée, ils ne sont pas tenus de suivre à la lettre le remède par trop végétal donné jadis par un médecin célèbre, et divisé en quatre articles : 1° *Pisa et olera* ; 2° *olera et pisa* ; 3° *olera cum pisis* ; 4° *pisa cum oleribus*. « Des pois et des légumes, des légumes et des pois, des légumes avec des pois, et des pois avec des légumes. »

dans les veines d'un animal une solution de bicarbonate de soude. Le sang, rendu trop peu coagulable, devient inapte à circuler ; une partie de ses éléments s'extravasent dans le tissu cellulaire, dans les cavités séreuses et jusque dans la profondeur des parenchymes, absolument comme chez les goutteux dont nous traçons l'histoire.

Ces goutteux chez lesquels la médication alcaline a transformé la goutte tonique en goutte atonique, échangent ainsi un état douloureux sans doute, mais exempt de dangers immédiats, contre un état moins pénible en apparence, mais qui les place sous le coup des accidents les plus meurtriers. En effet, la goutte articulaire, tant qu'elle reste tonique, n'est point sujette à se déplacer, et, par suite, ses atteintes, quelque cruelles qu'elles soient, ne compromettent pas la vie des malades. Prend-elle, au contraire, la forme atonique, elle devient vague, insidieuse, a une singulière tendance à se porter vers les organes intérieurs, et, dans ses brusques métastases, elle peut, en un instant, foudroyer les goutteux. C'est en parlant de ceux-ci que Guy-Patin disait avec tant de justesse : « Quand ils ont la goutte, ils sont à » plaindre ; quand ils ne l'ont pas, ils sont à craindre. »

La goutte, à certains égards, n'est pas sans quelque analogie avec les fièvres éruptives. Si, par exemple, dans une scarlatine ou dans une rougeole, vous empêchez l'éruption de suivre régulièrement ses périodes, vous substituez à une maladie, d'habitude assez légère, un état des plus graves ; de même pour la goutte. Si, au lieu de tempérer simplement ses attaques, vous les arrêtez imprudemment dans leur développement, vous aurez retenu au sein de l'économie un élément morbide qui, ne pouvant plus être éliminé au dehors, tournera ses ravages contre des organes que, sans cela, il eût très probablement respectés.

Signaler les causes qui favorisent le développement de la goutte atonique, c'est indiquer en même temps le traitement qui convient le mieux contre cette affection. Ainsi, il est de toute évidence qu'il faudra recourir à des moyens stimulants, afin de restituer à l'individu, suivant l'expression de Sydenham, une *puissance réactive* qu'il n'avait plus en lui-même pour l'évolution régulière de la goutte. Sous ce rapport, Téplitz occupe le premier rang. Les sources muriatiques froides de Niederbronn, Kissingen, Hombourg, Kreuznach et Soden, rendent également d'importants services. On leur préférera d'autres fois les sources muriatiques thermales, qui, en raison même de cette thermalité, ont une action plus puissante : telles sont surtout Bourbonne, Bourbon-l'Archambault, Balaruc, La Motte et Ischia. Je ne parle point des eaux sulfureuses, car cette classe d'eaux minérales, surtout celle qui constitue le groupe pyrénéen, est rarement appropriée au traitement de la goutte.

Que les goutteux ne soient pas découragés si, sous l'influence de ces moyens, ils sont pris d'une de ces violentes attaques de goutte articulaire dont ils avaient tout fait pour s'affranchir; c'est la transition à peu près inévitable pour que la goutte récupère et conserve son caractère tonique. Bien entendu qu'il faudra modérer ou même suspendre cette médication perturbatrice, dès l'instant que la maladie se sera modifiée; mais ce moment se fait quelquefois beaucoup attendre, surtout si la goutte n'est devenue atonique que par un long abus des hyposthénisants. C'est ainsi, qu'on me pardonne ce rapprochement physiologique, que, quand un animal a été longtemps soumis à un régime par trop débilitant, on a beau lui donner ensuite les aliments les plus substantiels, il continue de rester faible et même de dépérir, bien que ses digestions se fassent parfaitement ; comme si, dans ce cas, la vitalité elle-même avait déjà subi de trop profondes atteintes, pour pouvoir reprendre le dessus.

Il est une variété de goutte atonique dont je n'ai point encore parlé; c'est celle qui débute d'emblée avec ces caractères, et qui les conserve sans passer par aucune des périodes de la goutte tonique. La bénignité de ces accès en fait une affection très peu grave, rarement sujette à répercuter, à la condition, toutefois, qu'elle ne sera pas tourmentée par des traitements inopportuns. Si l'on juge convenable de recourir aux eaux minérales, on donnera la préférence à des eaux tout à la fois toniques et sédatives, telles que Plombières, Luxeuil, Néris, Baden-Baden ou Bagnères-de-Bigorre. Vichy devra être évité à tous égards, mais surtout si, comme cela arrive fréquemment, la goutte se complique de gravelle blanche, c'est-à-dire de gravelle formée de phosphate de chaux ou de phosphate ammoniaco-magnésien, les eaux de Vichy ne pouvant, en pareil cas, que rendre plus alcalines encore des urines qui péchaient déjà par excès d'alcalinité.

Enfin, je n'ai rien dit non plus de la goutte atonique qui, chez les vieillards, succède à la goutte tonique par la diminution graduelle des forces de l'économie. Cette transformation est beaucoup plus un bénéfice qu'un inconvénient de l'âge, car la goutte n'offre plus alors aucun des dangers que nous avons précédemment signalés, et souvent elle est le prélude d'une disparition complète de la maladie. Il faut, dans ce cas, savoir temporiser. Les seules eaux dont je conseille l'usage, moins à titre de traitement spécifique qu'à titre de traitement général, sont les eaux gazeuses et ferrugineuses, spécialement Spa, Schwalbach, Bruckenau et Pyrmont.

GOUTTE VISCÉRALE.

La goutte viscérale, c'est-à-dire celle qui s'attaque à quelque organe intérieur, est cette variété que Cullen a si bien décrite sous le nom de goutte *mal placée*. C'est une des affections les plus difficiles à diagnostiquer, surtout quand l'individu n'a offert encore aucun précédent goutteux : presque toujours on la confond avec une névralgie ou une névrose. Ainsi, vous êtes consulté par des malades qui, sans cause appréciable, sont pris par intervalles de douleurs excessivement vives vers l'estomac, l'intestin ou la vessie, douleurs qui s'accompagnent parfois d'un ballonnement pouvant aller jusqu'à la tympanite. Chez d'autres, ce sont des palpitations effrayantes, avec un sentiment d'extrême anxiété vers le cœur, et une singulière intermittence dans le pouls. D'autres se plaignent d'étouffements et de dyspnée (1) : vous diriez de véritables asthmatiques. Enfin, certains malades accusent dans la tête des douleurs vagues, lancinantes, se portant d'un point à un autre, et se fixant, par moments, à l'intérieur de l'oreille ou de l'orbite : c'est ce qu'ils appellent leurs *fausses migraines*; il n'est pas rare que ces douleurs se reproduisent d'une manière périodique. De semblables états, s'ils font le désespoir des malades, font également celui des médecins par l'impuissance des remèdes ; émissions sanguines, préparations opiacées, antispasmodiques, tout échoue. Les choses peuvent ainsi se prolonger des années, avec des alternatives de disparition et de retour, puis tout à coup, au fort d'une crise, une articulation vient à se prendre. La maladie est jugée : c'était la goutte.

Je rappellerai à ce sujet l'observation que Morgagni fit sur lui-même. Atteint d'une ophthalmie intense et des plus opiniâtres, il n'en guérit que par une première attaque de goutte.

Lorsqu'une attaque a précédemment donné l'éveil, il n'est pas impossible de mettre d'emblée le doigt sur la nature du mal ; dans le cas contraire, il faut souvent plutôt deviner que reconnaître. C'est dans ces circonstances douteuses qu'il importe de s'enquérir avant tout des antécédents de famille, la goutte, on le sait, étant une affection essentiellement héréditaire.

Je suppose la maladie sinon constatée, du moins soupçonnée : pour

---

(1) C'est à la suite d'une hydropisie de poitrine produite par la goutte, qu'on avait imprudemment déplacée, que périt le grand Frédéric, au rapport de Selle et de Zimmermann, ses médecins.

pouvoir la combattre efficacement, il faut la déplacer en appelant la goutte vers son siége naturel, que nous savons être les articulations. Or, pour amener ce résultat, je ne connais aucune eau minérale supérieure aux sources de Wildbad, Gastein ou Wiesbaden. Il en résulte une attaque de goutte articulaire souvent très douloureuse. Vous verrez alors les malades accuser les eaux, se plaignant qu'elles ne sont pas bonnes pour la goutte. — Volontiers. Mais, par contre, elles sont bonnes pour les goutteux, ceux-ci se trouvant, au prix de quelques souffrances, débarrassés d'un état des plus pénibles qui avait ses inquiétudes et même ses dangers.

La plupart des sources minérales, que nous avons dit convenir dans le traitement de la goutte atonique, peuvent également être utilisées pour le traitement de la goutte viscérale. Parmi les accidents qui caractérisent cette forme de goutte, nous n'avons point à nous occuper de ceux qui éclatent quelquefois spontanément et qu'on désigne sous le nom de *goutte remontée*. Sans doute ils se rattachent à la répercussion du principe goutteux sur quelque organe intérieur, mais les eaux minérales ont d'autant moins à faire ici, qu'il n'y a pas une minute à perdre pour recourir aux médicaments les plus propres à le rappeler au dehors. C'est, par conséquent, une question de thérapeutique tout à fait en dehors de notre cadre.

GOUTTE RHUMATISMALE.

La goutte n'est pas toujours facile à distinguer du rhumatisme : ce sont pourtant deux affections d'une nature bien différente. En effet, la première s'attaque surtout aux tempéraments pléthoriques, est rare chez les femmes et chez les jeunes gens, se transmet par voie d'hérédité, éclate d'habitude inopinément, même la nuit, sans qu'il y ait eu refroidissement préalable, et est l'apanage presque exclusif de la classe intelligente (1) et riche. La seconde, au contraire, s'adresse à tous les sujets, sans distinction de tempérament, de sexe ni d'âge, ne paraît pas être héréditaire, est presque toujours déterminée par un arrêt brusque de la transpiration, et s'adresse plus particulièrement à la classe ouvrière et pauvre. Ajoutons que la goutte affecte de préférence les petites articulations, le rhumatisme les grandes, et que, si la coexistence de la gravelle est la règle chez

---

(1) Sydenham se consolait de la goutte en songeant que « c'est la maladie des gens d'esprit. » (*Plures interemit sapientes quam fatuos.*)

les goutteux, elle est l'exception chez les rhumatisants. Cependant, je le répète, malgré ces caractères différentiels, il est des cas où le doute est permis et la confusion possible ; c'est pour les cas de cette espèce qu'on a réservé la désignation de *goutte rhumatismale.*

La nature hybride de cette maladie jette une grande incertitude sur le choix des eaux qui pourront être avantageusement conseillées pour la combattre. Ce seront à peu près les mêmes que pour le rhumatisme : je ne puis par conséquent que renvoyer à ce que j'ai dit (page 528) du traitement thermal de cette dernière affection.

CACHEXIE GOUTTEUSE.

Nous savons qu'un des priviléges les plus fâcheux de la goutte est que chacune de ses attaques laisse après elle des traces de son passage. Ainsi, les articulations se couvrent de dépôts crétacés ; ces dépôts augmentent à chaque nouvelle attaque ; bientôt les extrémités osseuses se déforment, leurs mouvements deviennent roides, difficiles, puis impossibles ; les doigts paraissent raccourcis et la jonction des phalanges se courbe en saillies anguleuses. Et ce ne sont pas seulement les articulations où a sévi la goutte qui offrent de semblables concrétions ; vous retrouvez les mêmes produits morbides disséminés dans l'universalité des tissus. Gardez-vous de confondre la gêne et l'empâtement qui en résultent avec la véritable pléthore. Chez ces goutteux, les membres s'œdématient et s'alourdissent, le ventre devient proéminent, la respiration pénible, parce que d'innombrables stratifications ont ôté aux rouages de l'économie leur élasticité et leur ressort. La goutte n'existe donc plus seulement comme diathèse ; elle est passée à l'état beaucoup plus grave de cachexie.

Quel plus navrant coup d'œil que celui de ces pauvres perclus, réduits à se faire voiturer dans des fauteuils à roulettes, ou se traînant péniblement, le dos courbé, les jambes écartées, les pieds tuméfiés, pouvant à peine appuyer sur un bâton leurs mains endolories ! J'avoue n'avoir jamais compris comment, en face d'un semblable spectacle, on agite sérieusement la question de savoir si *l'on doit* guérir la goutte. On devrait bien plutôt se demander d'abord si *on le peut.* Mais enfin j'admets, ce qui pourtant est loin d'être prouvé, que la goutte soit un préservatif contre les autres maladies, quelle maladie n'est pas préférable à celle-là, et, par suite, combien ne gagnerait-on pas au change !

C'est dans ces cas extrêmes, alors que la constitution est profondément détériorée et la médecine tout à fait impuissante, même à soulager (1), que les eaux minérales offrent une dernière et précieuse ressource. Aucune eau, sous ce rapport, ne me paraît supérieure à celle de Carlsbad. Cette eau, par ses propriétés éminemment dépuratives, modifie tout à la fois la nutrition, les sécrétions et la vitalité. Son action, pour peu qu'elle soit dirigée avec mesure et avec art, pénètre insensiblement l'organisme jusque dans la trame la plus intime des tissus, de manière à dissocier les engorgements fibrineux de la goutte et même à en résoudre les dépôts calcaires. C'est ainsi que vous verrez quelquefois le mouvement reparaître dans des articulations plus ou moins ankylosées par des tophus.

Comme les eaux de Carlsbad ne produisent de semblables effets qu'en éprouvant très fortement la constitution des goutteux, la plupart de ceux-ci vont, en les quittant, suivre une cure complémentaire aux eaux de Franzensbad ou de Téplitz.

Ce que nous venons d'établir touchant l'utilité de Carlsbad, dans le traitement de la cachexie goutteuse, est également applicable aux eaux de Marienbad : la seule différence un peu notable que nous ayons dit exister entre ces deux eaux, c'est que les premières sont plus excitantes que les secondes. Il y a d'autres sources encore que l'on peut prescrire avec avantage dans cette période extrême de la goutte : ce sont surtout Contrexéville, Vittel, Puzzichello, Soden, Hombourg et Kissingen. Mais réservez-les pour des cas moins graves, et ne vous flattez pas surtout d'y observer les mêmes succès, j'ai presque dit les mêmes miracles qu'à Carlsbad.

Si je ne nomme pas ici Vichy, c'est que l'utilité des eaux alcalines pour la fonte et la disparition des tophus ne me paraît nullement démontrée par l'observation. Petit lui-même ne leur accordait, à cet égard, qu'une confiance très limitée. Je dirai de plus que, si l'on prenait pour guide la théorie chimique, il semblerait que Vichy devrait plutôt favoriser l'accroissement des tophus, puisque ceux-ci sont surtout formés d'urate de soude, et que c'est précisément ce même sel qui résulte de la combinaison de l'acide urique des goutteux avec la soude des eaux alcalines : vous ajouteriez par conséquent de

(1) Cette impuissance de la médecine à dissoudre les nodosités de la goutte a été signalée par Ovide dans le dystique suivant :

Solvere nodosam nescit medicina podagram,
Nec formidatis auxiliatur aquis.

Seulement le poëte va un peu trop loin en disant que l'intervention des eaux est, en pareil cas, plus dangereuse (*formidatis*) qu'utile.

nouveaux matériaux à ceux qui se trouvaient déjà en excès. Mais une raison plus péremptoire encore pour faire récuser Vichy, c'est que les tophus ne sont qu'un accident de la maladie. Il faut avant tout chez ces goutteux remonter le sforces de l'organisme : or, l'expérience prouve qu'en pareil cas, les eaux de Vichy deviennent assez promptement hyposthénisantes.

— Je ne donnerai pas plus de développements à ces études, car mon but n'a point été d'écrire un traité complet de la goutte, mais seulement de poser quelques indications pratiques relatives aux eaux minérales les mieux appropriées au traitement de cette affection. Avouons que sa nature nous est complétement inconnue. Aussi ai-je dû annoncer simplement des résultats, et être en même temps très sobre d'explications et d'hypothèses. Celles-ci ne servent qu'à voiler l'ignorance, et elles détournent les esprits de la recherche de la vérité, en faisant croire faussement qu'elle est déjà trouvée.

Deux faits principaux ressortent de mon travail, je pourrais même dire le résument tout entier.

L'un est relatif aux eaux de Vichy. Nous avons vu que ces eaux pourront être avantageuses ou nuisibles, suivant la forme de goutte contre laquelle elles seront administrées ; suivant aussi que, dans leur emploi, on aura su s'arrêter à certaines limites de temps et de doses, ou bien, au contraire, qu'on les aura franchies. Qu'on n'oublie pas que Vichy est une arme difficile à manier, même entre des mains habiles et expérimentées.

Le second fait s'applique aux transformations que les diverses eaux minérales font quelquefois subir à l'élément goutteux, et, par suite, à la nécessité où l'on est de modifier, en la variant, la médication thermale. Ainsi, de ce qu'un malade se sera bien trouvé d'une source, on n'en conclura pas, nécessairement, que cette source devra lui être utile encore, car la goutte a pu changer de caractère. Il y aurait presque lieu d'admettre cette conclusion toute contraire que, par cela seul qu'une eau minérale a réussi plusieurs années de suite à un goutteux, il devra momentanément y renoncer, quitte à y revenir de nouveau quelque temps après, quand la maladie reprendra sa physionomie primitive.

Qu'il me suffise d'avoir tout spécialement appelé l'attention la plus sérieuse sur ces deux faits ; là est, en grande partie, la clef du traitement de la goutte par les eaux minérales.

DES EAUX MINÉRALES

DANS LE TRAITEMENT

DE LA SYPHILIS.

S'il est une maladie qui exerce de cruels ravages parmi les populations, et qui ait le triste privilége de se transmettre par voie d'hérédité, cette maladie est la syphilis. Visitez nos hôpitaux, nos musées pathologiques, et vous serez épouvantés du spectacle que vous aurez sous les yeux. J'ajouterai même : descendez dans l'intérieur des familles les plus favorisées par la naissance et la fortune, et là encore vous retrouverez souvent sa fatale empreinte. C'est que la syphilis, une fois qu'elle est passée dans le sang, fait en quelque sorte partie constituante de l'organisme. Vous vous croyez guéri parce que les accidents primitifs ont cessé, que les forces et l'embonpoint sont revenus, qu'aucune sensation de malaise ne trahit en vous un vice intérieur; mais prenez garde. Il en est du virus syphilitique comme du virus de la rage : il peut rester silencieux et inaperçu pendant des mois, et même des années; puis, tout à coup, il éclatera de nouveau alors que peut-être vous aurez perdu jusqu'au souvenir de ses premières atteintes.

Telle est l'histoire des accidents secondaires ou tertiaires de la syphilis, histoire d'autant plus affreuse que, pendant sa période d'incubation, la maladie s'est en quelque sorte transformée. On pourra méconnaître ainsi et sa nature et son origine. Que sera-ce s'il s'agit d'un père de famille qui ait, sans le savoir, inoculé aux êtres qui lui sont le plus chers un épouvantable mal !

Je dis qu'il ne le saura pas. C'est qu'en effet les accidents consécutifs de la syphilis ne s'attaquent pas de préférence, comme les primitifs, aux organes génitaux, et sont très rarement inoculables par voie directe et immédiate. Ainsi, une jeune femme dont le mari aura été autrefois infecté pourra jouir d'une santé parfaite, tant qu'elle ne sera pas grosse ; mais qu'elle le devienne, des accidents indépendants de son nouvel état vont se manifester. Elle donnera le jour à un enfant frêle et maladif ; elle-même ne se rétablira pas complétement. Que s'est-il donc passé ? Son mari portait en lui, à son insu, le virus syphilitique qu'on avait à tort cru neutralisé. Il l'a transmis au germe qu'il a fécondé ; puis le germe, à son tour, l'a transmis à la mère au moyen des communications qui unissent l'utérus au placenta. Ainsi, voilà deux existences menacées, peut-être même compromises, tandis que celui qui est l'unique cause de tant de maux pourra conserver, longtemps encore, toutes les apparences d'une santé florissante. Heureux si, fort de ce qu'il appelle le témoignage de sa conscience, il n'élève pas sur la vertu de sa femme d'injustes et odieux soupçons !

C'est aujourd'hui surtout que de semblables accidents sont à redouter. En voici la raison. On ne veut plus voir, en général, dans toute blennorrhagie, qu'une inflammation simple du canal de l'urèthre (1), et, par suite, on ne la traite plus par le mercure. Le chancre lui-même, ce type de la vérole, pour peu qu'il ait pu être cautérisé dès les premiers jours de son apparition, n'est regardé non plus que comme une ulcération ordinaire, pouvant guérir également sans l'emploi des préparations mercurielles. Qu'en résulte-t-il ? C'est qu'à côté des blennorrhagies simples, lesquelles, j'en conviens, sont en immense majorité, il en est de virulentes qu'on laisse ainsi passer inaperçues. De même certains chancres, dont on aura cru par la cautérisation avoir modifié la nature, conserveront toute leur malignité, surtout si, au lieu d'être mous, ils sont indurés (2). Or, qu'on le sache bien, ce seront plus tard des foyers d'infection d'autant plus dangereux que l'existence même du virus sera plus longtemps et plus facilement méconnue.

Les anciens, je le sais, abusaient singulièrement du mercure. Ils le donnaient pour un trop grand nombre de cas, et à des doses trop élevées. Mais n'est-il pas à craindre que le défaut contraire, qu'on peut avec quelque raison nous reprocher, ne soit plus préjudiciable encore ? Voyez plutôt les conséquences qui en découlent.

(1) Certains jeunes gens croient *se poser* en énumérant, avec une sorte d'affection et de complaisance, les blennorrhagies diverses qu'ils ont contractées. Ils oublient que le cynisme de l'immoralité est le plus honteux de tous les cynismes.

(2) L'expérience prouve que tout chancre *induré* qu'on abandonne à lui-même, sans traitement spécifique, est suivi tôt ou tard d'infection constitutionnelle. Je n'ai jamais vu d'exception à cette règle.

Un jeune homme qui a eu, comme tant d'autres, une jeunesse orageuse, désire se marier. C'est pour lui une affaire de conscience et d'honneur de s'enquérir près du médecin s'il est guéri radicalement. Or, pourrez-vous toujours et avec certitude, à l'aide des moyens d'investigation dont la science dispose, affirmer qu'il ne reste en lui aucun levain syphilitique, surtout si nul traitement mercuriel n'a encore été suivi ? Écoutons à cet égard mon confrère et ami, le docteur Ricord. « *Nous ne possédons pas*, dit-il, *de critérium incontestable* pour distinguer et diagnostiquer à coup sûr les accidents qui résultent de l'empoisonnement général par la vérole (1). » Ainsi la médecine, par l'organe d'un de ses interprètes les plus autorisés, déclare ne point trouver dans ses seules ressources le moyen de résoudre ce redoutable problème. Cependant ce moyen existe : il nous est fourni par les eaux minérales.

Certaines eaux, en effet, jouissent de la remarquable propriété d'appeler au dehors le virus syphilitique caché profondément au sein des tissus, ou bien, quand la présence de ce virus se trahissait déjà par des signes douteux, de rendre le diagnostic plus certain. Ce n'est pas tout. En même temps qu'elles démasquent, pour ainsi dire, la maladie vénérienne, les eaux contribuent puissamment à la guérir. Enfin, sous leur influence, le mercure pourra être administré sans danger, et même il fera disparaître les lésions que son usage immodéré ou intempestif aurait déjà causées.

Ces faits, lorsque je les annonçai dans mon GUIDE (2), furent généralement accueillis avec un sentiment de surprise mêlée de quelque incrédulité. On se demanda comment ils avaient pu si longtemps passer inaperçus, où étaient mes preuves, sur quels documents authentiques je les établissais, et si je ne m'étais pas abusé sur leur interprétation ou leur valeur.

La question de la syphilis est une question trop grave, elle intéresse trop directement la santé publique, pour qu'après l'avoir soulevée, je ne me sois pas fait un devoir d'en compléter la démonstration. Aussi ai-je immédiatement fait appel à ceux de nos confrères que leur position près des sources mettait à même de voir les eaux minérales en quelque sorte à l'œuvre, et de suivre une à une toutes les diverses phases du traitement : cet appel a été entendu. Grâce

---

(1) *Traité pratique des maladies vénériennes*, par Ph. Ricord, page 601.

(2) Ce fut en avril 1852 que parut mon travail sur la syphilis. Je mentionne cette date, car plusieurs auteurs y ont fait plus tard de nombreux emprunts, mais sans indiquer la source où ils les avaient puisés.

aux nombreux matériaux qui m'ont été adressés de toutes parts avec le plus bienveillant empressement, j'ai pu réunir et comparer les résultats pratiques obtenus dans les principaux thermes où l'on traite avec le plus de succès les accidents vénériens. Eh bien ! LE TÉMOIGNAGE DES MÉDECINS SPÉCIAUX A ÉTÉ UNANIME. Je crois donc ne pas trop m'avancer, en déclarant que les opinions consignées dans le travail que je publie aujourd'hui sont les leurs, au même titre qu'elles sont les miennes, puisque, à côté de mes propres remarques, je n'ai fait souvent que transcrire leurs propres formules.

Mon travail sera divisé en trois parties. Dans la première, j'envisagerai les eaux minérales comme moyen diagnostique de la syphilis ; dans la seconde, comme moyen curatif des accidents propres à cette affection ; dans la troisième, comme moyen auxiliaire des traitements mercuriel et ioduré.

DES EAUX MINÉRALES COMME MOYEN DIAGNOSTIQUE DE LA SYPHILIS.

Deux cas peuvent se présenter. Ou bien il n'existe, chez l'individu infecté, aucun signe de syphilis ; ou bien certains signes existent, mais pas assez tranchés pour caractériser la maladie. Dans le premier cas, les eaux développeront de toutes pièces des phénomènes vénériens ; dans le second, ils dessineront en caractères plus nets ceux qui se manifestaient déjà.

La manière dont les eaux reconnues aptes à combattre la syphilis agissent ici, est facile à analyser. Le principe minéralisateur, en pénétrant dans l'organisme, provoque une excitation générale et profonde ; *il heurte à toutes les portes*, met en mouvement toutes les humeurs, remue toutes les fibres, et détermine un travail interstitiel et dépuratif qui aboutit à une véritable explosion. Vous pourrez voir d'anciennes blennorrhagies reparaître ; des chancres cicatrisés depuis longtemps se rouvrir et fournir un pus ichoreux ; certaines plaies, ulcérations ou tumeurs qui étaient indolentes avant l'emploi des eaux, devenir animées et douloureuses. On aura de la sorte substitué à un état chronique un état aigu, à une maladie incertaine une maladie des plus significatives.

Pour bien comprendre la crise provoquée ainsi par les eaux, il faut ne pas perdre de vue que l'élément syphilitique, une fois devenu diathèse, se répand dans l'organisme tout entier, où il se combine molécule par molécule avec les tissus. Ce sont, par conséquent, autant de germes qui n'attendent, en quelque sorte, qu'une occasion pour traduire leur présence au dehors par des phénomènes caractéristiques. Aussi verrez-vous souvent la simple contusion d'un membre être suivie d'une exostose, l'écorchure à la peau devenir ulcération, le froissement du testicule dégénérer en sarcocèle, etc.; de telle sorte que, pour ces constitutions maculées, l'incident le plus futile devient une cause provocatrice réveillant un virus latent. Or les eaux agiront plus puissamment encore, en hâtant l'éclosion des germes déposés ; seulement, en même temps qu'elles auront décelé le mal, elle fourniront les moyens assurés de le guérir.

Ce n'est point au début même de la cure que la crise apparaît, mais seulement au bout de quelques jours, alors que l'économie se trouve complétement saturée de l'élément minéral.

On comprend que cette crise n'affecte pas toujours la même marche ni la même manifestation. Tantôt la réaction fébrile sera légère et le développement des accidents vénériens très limité ; d'autres fois, au contraire, la fièvre sera des plus violentes, et vous serez même effrayé de la révolution qui, sous son influence, s'opérera dans tout l'organisme. Je citerai, à cette occasion, le fait suivant, que je dois à l'obligeance de M. Barrié père, ancien inspecteur des eaux de Bagnères-de-Luchon :

M. X....., âgé aujourd'hui de quarante-huit ans, a eu, il y a une vingtaine d'années, un chancre pour lequel il fut soigné par un des premiers médecins de Lyon. On lui fit suivre un traitement mercuriel. Guéri complétement, du moins en apparence, il se maria. Sa santé, depuis cette époque, avait toujours été parfaite, lorsque, dans ces derniers temps, elle commença à s'altérer. Il maigrit, perdit ses forces ; toutes ses fonctions devinrent languissantes ; puis il survint au cuir chevelu quelques petits boutons et de légères taches eczémateuses, d'apparence herpétique. On crut que chez lui les humeurs étaient en mouvement et qu'une médication fortifiante et dépurative était indiquée. Il fut envoyé à Bagnères-de-Luchon.

M. Barrié lui fit prendre l'eau sulfureuse en boisson, en bains et en douches. Rien de particulier ne survint dans les premiers jours, lorsque tout à coup une crise terrible éclata, accompagnée d'une fièvre des plus violentes. Des chancres tout à fait caractéristiques se développèrent presque simultanément à l'intérieur des narines, au voile du palais, dans le pharynx, sur les gencives, les lèvres, les joues et jusque dans la profondeur du conduit auditif, au point que le malade devint complétement sourd. Heureusement ces chancres cédèrent, ainsi que les autres accidents, à l'emploi des médicaments spécifiques associés au traitement hydro-minéral, et au bout de deux mois M. X..... quitta Luchon entièrement rétabli.

Arrêtons-nous un instant sur cette observation. Elle me paraît intéressante à plus d'un titre, et il nous sera facile d'en déduire de très utiles indications.

Et d'abord nous voyons se développer, après un laps de vingt années, des symptômes vénériens chez une personne qui, cependant, avait pris du mercure. Je noterai à ce sujet qu'il n'est peut-être point, dans la grande majorité des cas, de traitement plus simple, et cependant plus difficile à suivre que le traitement mercuriel. En effet, des convenances de famille, de position, d'état, le respect de soi-même par la crainte de donner l'éveil, obligent presque toujours le malade à s'écarter du régime que le médecin lui a prescrit. Comment, par exemple, un jeune homme qui fréquente le monde pourra-t-il, pendant tout un hiver, s'abstenir de vin pur, de glaces et de punch ? Pour quel motif ira-t-il refuser de certains mets dont il se montrait la veille encore si friand ? Souvent il devra céder pour éviter les soupçons d'un refus. Or le mercure ne pourra déraciner le virus du sein de l'organisme qu'à la condition qu'il sera secondé par une sévère et intelligente hygiène. Ne vous hâtez donc pas de l'accuser d'impuissance, par cela seul que des accidents vénériens se manifesteront plus tard. N'est-ce pas au malade lui-même que les reproches devraient être bien plus justement adressés ?

Chez M. X..., l'éruption du cuir chevelu ressemblait à une simple dartre : elle donnait ainsi le change sur la nature même de l'affection dont elle était le symptôme.

C'est qu'en effet, plus la syphilis constitutionnelle séjourne dans nos organes, plus elle tend à se transformer et à revêtir les caractères de l'herpès (1). Défiez-vous de ces éruptions cutanées (psoriasis, pityriasis, eczéma chronique) que les traitements ordinaires ne peuvent ni guérir, ni même sensiblement modifier. Pour peu qu'il existe un antécédent vénérien, quelque peu grave que vous le supposiez, vous avez peut-être affaire à une infection générale : l'épreuve des eaux, et surtout des eaux sulfureuses, devient alors une excellente pierre de touche qu'il ne faut pas négliger.

Comment expliquer que chez M. X..., l'élément syphilitique qui, pendant vingt ans, n'avait pas manifesté sa présence, ait tout à coup fait explosion, escorté d'un aussi formidable entourage ?

---

(1) J'ai entendu M. Ricord appeler cet état complexe un *herpétate de vérole*. Pour être pittoresque, l'expression n'en est pas moins juste.

C'est que l'ancienneté même de la maladie ajoute encore à sa malignité, ce qui n'était qu'une simple diathèse devenant bientôt une cachexie véritable. L'universalité des tissus s'était graduellement ensuite imprégnée du virus par conséquent, il n'y a rien eu d'étonnant que, sous l'influence de l'excitation thermale, ce virus se soit fait jour par toutes les issues. Vous ne devez donc voir là qu'un effort salutaire de la nature. Cette évolution critique est tellement indispensable au succès du traitement, que les eaux les plus efficaces sont précisément celles où elle se montre le plus intense, et où les phénomènes éruptifs qui l'accompagnent sont les plus développés. Sous ce rapport, Loëche, à cause de sa poussée, est souvent la source révélatrice par excellence.

Ainsi l'âge de la maladie fournit au médecin d'utiles renseignements. Si l'infection vénérienne a eu lieu depuis longtemps, vous ordonnerez les sources les plus puissantes ; si, au contraire, elle est moins ancienne, vous préférerez des eaux moins actives. Mais qu'on n'oublie pas que les eaux, même les plus douces, seraient nuisibles à une époque trop rapprochée de celle où la maladie a été contractée. De même, en effet, qu'elles ne conviennent jamais dans les accidents primitifs de la syphilis, à cause de l'inflammation qui complique ces accidents, de même aussi faut-il qu'un certain temps se soit écoulé avant qu'on puisse en faire usage. Si l'on employait les eaux alors que la période aiguë serait à peine calmée, on aurait à craindre que la stimulation minérale ne devînt trop vive, et que, par suite, on ne pût ni la diriger méthodiquement, ni en tempérer les excès.

Les considérations que je viens de développer et les conséquences qui en découlent ne s'adressent pas seulement à un fait particulier : elles sont également applicables, mais à des degrés différents, à tous les cas de vérole constitutionnelle.

J'ai raisonné jusqu'ici dans l'hypothèse où la personne qui est venue réclamer le bénéfice des eaux portait en elle le principe de la syphilis. Supposons maintenant que ce principe ait été complétement neutralisé par les traitements antérieurs. A quels signes devra-t-on reconnaître que le virus était détruit, et qu'aucun accident consécutif n'est plus à redouter ? On le reconnaîtra à l'absence même des symptômes que nous avons dit se développer par l'action des eaux, dans les cas d'infection vénérienne. S'il n'est survenu d'autres phénomènes que ceux qui résultent de l'excitation minérale ou des maladies étrangères à la syphilis, on doit considérer la guérison comme définitive. Prenez garde cependant d'être aussi affirmatif chez les malades qui, avant de recourir aux eaux, ont éprouvé déjà les accidents de l'infection constitutionnelle ; par une triste exception, on a vu quelquefois ces accidents se reproduire plus tard alors que l'épreuve négative des eaux semblait indiquer qu'il ne restait plus aucun atome de virus.

Cette épreuve des eaux n'est pas utile seulement pour les santés suspectes ; elle l'est encore pour certains malades imaginaires qui, bien que radicalement guéris, restent sous le coup de terreurs continuelles, à tel point qu'une simple tache à la peau, un bouton, une douleur quelconque, leur paraissent autant de manifestations vénériennes. Vous avez beau leur répéter que toute trace de syphilis a disparu, ils ne vous croient pas ; ils veulent à toute force être incurables. Quelquefois, dans ce cas, la médication thermale réussit mieux à les convaincre que les raisonnements, en ce que, n'éprouvant rien d'insolite de l'action des eaux, ils en concluent, par comparaison avec les symptômes qu'ils voient se développer chez les malades véritables, que leurs craintes étaient chimériques, et que le prétendu virus n'existait réellement que dans leur imagination.

DES EAUX MINÉRALES COMME MOYEN CURATIF DE LA SYPHILIS.

Nous voici arrivés à un autre ordre de faits. Laissons de côté ces malades plus ou moins exempts de toute manifestation syphilitique, pour ne nous occuper que de ceux chez lesquels existent certains signes d'infection, soit qu'ils soient antérieurs à l'emploi des eaux, soit que, méconnus jusqu'alors, celles-ci en aient provoqué l'explosion. Comment devra-t-on procéder ?

Lorsque, sous l'influence du traitement thermal, les accidents d'apparence vénérienne commencent à prendre un caractère aigu, il faut diminuer la durée du bain, abaisser sa température, ou même suspendre entièrement l'usage de l'eau minérale, pour ne plus employer que les moyens les plus adoucissants. On ne saurait, à cette période du traitement, procéder avec trop de prudence et de réserve. Lorsque, au bout de quelques jours, l'excitation thermale sera calmée, vous devrez de nouveau avoir recours aux eaux. Mais alors deux circonstances peuvent s'offrir : dans l'une, les phénomènes vont aller graduellement en s'amendant, jusqu'à ce qu'ils aient complétement disparu ; dans l'autre, ils resteront stationnaires ou même ils tendront à s'aggraver de nouveau.

C'est que les accidents consécutifs de la syphilis n'ont pas tous la même nature, ni, par suite, le même degré de gravité. Les uns, qui ne sont en quelque sorte que le résidu de la maladie, persistent quand bien même le principe virulent a disparu : ceux-là guériront par la seule action des eaux. Les autres, au contraire, dépendent non plus du passage, mais de la présence actuelle du virus dans l'organisme : dans ce cas, les eaux seront impuissantes à guérir par leur seule vertu intrinsèque, et il faudra leur adjoindre l'emploi des spécifiques. C'est là, on le comprend, une distinction fondamentale. Afin de rendre ma pensée d'une manière plus sensible encore, je dirai que, dans le premier cas, il s'agit de remédier à un incendie dont le feu est éteint, tandis que, dans le second, il faut à la fois éteindre le feu et remédier à l'incendie.

De là deux ordres d'accidents : les uns que je décrirai sous le nom d'accidents pseudo-vénériens ; les autres auxquels je réserverai l'épithète de vénériens proprement dits.

Accidents pseudo-vénériens. — Parlons d'abord du suintement uréthral consécutif à la blennorrhagie simple, et connu sous le nom de *goutte militaire*. Cette affection ne dépend pas toujours d'un rétrécissement de l'urèthre. Elle peut être le produit d'une hypersécrétion chronique de la muqueuse, semblable à celle qui persiste quelquefois dans les fosses nasales, à la suite d'un violent coryza : c'est ce que M. Ricord appelle un *rhume du canal*. Or, les eaux minérales, surtout les eaux sulfureuses, triomphent de ce suintement qui, par sa ténacité aux remèdes, fait le désespoir du malade et du médecin. Sous l'influence de la boisson et des bains, des douches ascendantes sur le périnée, ou même d'injections d'eau sulfureuse dans l'urèthre, une blennorrhagie artificielle se déclare, mais avec une intensité moindre que celle qui était résultée de relations impures. Pendant cinq ou six jours, l'écoulement est coloré, abondant, épais ; puis il diminue, puis il finit par disparaître. Quelquefois cependant une injection vineuse, légèrement astringente, devient utile pour supprimer tout à fait l'écoulement.

Un autre accident consécutif à la blennorrhagie est l'induration de l'épididyme. Tout le monde sait combien il est rare que l'orchite disparaisse en totalité ; presque toujours il reste un petit noyau dur, rebelle à toutes les médications fondantes, et qui n'offre de sensibilité que quand le malade fait quelque excès. Le danger de ces engorgements, c'est d'entretenir une irritation sourde qui, à la longue, peut amener l'oblitération successive des conduits séminifères, l'atrophie du testicule, et, par suite, l'impuissance. Les eaux sulfureuses réussissent quelquefois à amener la résolution de ces tumeurs :

cependant j'accorde plus de confiance encore aux eaux bromo-chlorurées, telles que celles de Salins et de Kreuznach.

Vous observerez fréquemment aussi, chez des individus qui ont été soumis à un traitement mercuriel pour des affections syphilitiques actuellement guéries, une espèce particulière de pharyngite dont il est plus facile d'indiquer le diagnostic que de préciser la nature. On la reconnaît aux signes suivants. Tout l'isthme du gosier, le voile du palais, les amygdales, la luette, surtout la paroi postérieure du pharynx, offrent une teinte rouge et luisante, comme dans une violente phlegmasie. De petites granulations soulèvent la muqueuse en différents points; elles sont surtout bien visibles à la base de la langue. Les malades n'accusent pas une douleur vive, mais ils se plaignent plutôt que leur gorge est desséchée et leur salive visqueuse; aussi sont-ils obligés de recourir sans cesse à des pastilles fondantes, afin de se lubrifier la bouche et de faire cesser, momentanément du moins, l'aridité des membranes. Ne craignez pas d'administrer ici l'eau minérale sulfureuse de toutes les manières : boisson, bains, pédiluves, douches buccales et gingivales, gargarismes. Sous l'influence de ces moyens combinés, la vitalité des tissus se modifie rapidement : la muqueuse pâlit, elle devient plus humide, plus souple; les glandules se dégorgent et s'affaissent, puis enfin tout rentre dans l'ordre.

Ces éruptions érythémateuses du pharynx ne sont peut-être pas sans analogie avec l'*herpes præputialis*, que les mêmes causes développent si fréquemment. Ce qui me le ferait croire, c'est que cet herpès cède facilement aussi à l'emploi des mêmes eaux.

Chez d'anciens syphilisés, réputés guéris, vous pourrez noter des phénomènes beaucoup plus graves, tels que, par exemple, ceux qui caractérisent les accidents secondaires ou tertiaires de la syphilis. Or, quand bien même les traitements spécifiques précédemment suivis éloigneraient toute idée d'une infection persistante, n'hésitez pas à tenter l'épreuve des eaux. S'il n'y a plus aucun virus, vous verrez, sous leur influence, non-seulement les accidents s'amender, puis disparaître, mais la constitution tout entière se transformer. J'établis même qu'en l'absence de tout symptôme consécutif suspect, il est toujours sage d'aller passer une saison aux eaux minérales, à titre de cure complémentaire.

ACCIDENTS VÉNÉRIENS. — Si maintenant nous passons aux accidents qui appartiennent en propre à la syphilis constitutionnelle, non-seulement par leur origine, mais aussi par leur essence, quel plus affreux tableau ! Le virus s'attaque à tous les systèmes, comme à tous les tissus, et se traduit le plus ordinairement sous l'aspect de douleurs ostéocopes, de tubercules profonds de la peau et des muqueuses, d'exostoses, de caries, de nécroses et de sordides ulcères. Je n'ai pas besoin du reste de donner la description de ces divers accidents, car elle se trouve dans toutes les nosographies.

Bordeu disait que « les eaux n'étaient efficaces qu'à la condition que Vénus n'était pas de moitié dans les plaies que Mars aurait produites. » Ceci était vrai pour l'époque où écrivait l'illustre médecin, car on n'associait point, comme on le fait maintenant, le mercure et l'iodure de potassium au traitement minéral ; par suite les eaux, réduites à leur seule action, ne faisaient qu'ajouter aux ravages de la syphilis. Mais, aujourd'hui, les cas de guérison par ces moyens combinés sont si incontestables, qu'une assertion de cette nature serait un véritable anachronisme.

Quant au choix à faire parmi les diverses eaux minérales, ce choix ne saurait être indifférent selon qu'il s'agit d'accidents secondaires ou d'accidents tertiaires de la syphilis. Dans le premier cas, vous devrez recourir aux eaux sulfureuses, en ne leur adjoignant d'abord aucune préparation mercurielle, afin de mieux juger de la tolérance de l'économie pour le soufre : cette tolérance établie, faites intervenir le mercure, administrez-le hardiment, et continuez-en l'usage aussi longtemps que l'amélioration se fera sentir. Avez-vous affaire à des accidents tertiaires, les eaux sulfureuses, tout en étant indiquées également, seront cependant beaucoup moins efficaces que les bains de mer, les sources muriatiques et surtout les sources iodurées, l'iode constituant ici le remède par excellence.

DES EAUX MINÉRALES ASSOCIÉES AUX SPÉCIFIQUES DE LA SYPHILIS.

Le mercure, cet admirable antidote de la syphilis, inspire à beaucoup de personnes une répugnance voisine de la terreur. Quand vous en proposez l'usage, elles vous opposent que ce métal, une fois passé dans le corps, n'en sortira plus, et qu'il y exercera des ravages semblables, sinon supérieurs, à ceux de la vérole elle-même. Ce sont là heureusement des préventions dont l'expérience de chaque jour démontre le peu de fondement, ou du moins l'exagération. Sans doute des cas très graves de syphilis s'observent chez des malades qui ont fait usage de mercure ; mais questionnez ces malades, et vous aurez la preuve que, chez la plupart, le traitement a été insuffisant ou mal administré. D'ailleurs qu'y aurait-il d'étonnant que certaines syphilis fussent réfractaires aux préparations mercurielles? Nous voyons bien des fièvres intermittentes résister au sulfate de quinine, et cependant personne ne s'avisera de contester les vertus fébrifuges du quinquina. Il me semble donc que la conclusion la plus rationnelle à tirer de ces faits, c'est que le mercure, comme tout médicament énergique, réclame, pour être suivi de succès, de grands ménagements, un régime ponctuellement observé, et surtout une main expérimentée.

Je sais que quelques médecins éclairés et consciencieux sont loin de partager ces doctrines; mais ce que je sais aussi, c'est qu'à côté du débat scientifique, d'autres sont venus placer l'intérêt du lucre. Ainsi, vous rencontrez, parmi les détracteurs les plus ardents du mercure, ces spéculateurs de bas étage qui, bravant toute pudeur, étalent sur nos murs, glissent sous nos portes, insinuent jusque dans nos foyers leurs cyniques et mensongers prospectus. Dès lors il n'y a pas lieu d'être surpris de ce qu'à force de harceler sans cesse l'opinion, ils aient fini par l'égarer.

Quoi qu'il en soit, les eaux minérales, si elles ne décident pas la question, peuvent du moins y intervenir utilement en ce qu'elles possèdent la propriété de faire disparaître les accidents qui suivent quelquefois l'emploi du mercure, soit qu'on reporte ces accidents au métal lui-même, soit qu'il faille les attribuer à son usage intempestif. Telle est du moins l'opinion des médecins qui ont étudié les eaux, non point dans les méditations spéculatives du cabinet, mais dans les faits directs et positifs observés sur les lieux mêmes. Ils ont de plus remarqué que les eaux minérales, quand on les administre en même temps que les mercuriaux, favorisent l'action du médicament et mettent à l'abri de la salivation.

Enfin, on a eu plus d'une fois l'occasion de noter que, chez certains malades qui avaient abusé des préparations mercurielles, les eaux, bien qu'administrées seules, provoquaient spontanément, au début de la cure, une salivation très abondante : en même temps, les accidents se dissipaient, comme si le mercure, en s'échappant par cette espèce d'émonctoire, débarrassait d'autant l'organisme où il se trouvait emprisonné. Je ne puis me dispenser, vu l'intérêt et la singularité du fait, de citer une de ces observations que je dois à l'obligeance de M. Hartung, médecin distingué d'Aix-la-Chapelle.

Un jeune homme d'une constitution lymphatique, habitant le nord de l'Allemagne, fut atteint, pendant l'hiver, d'une ulcération vénérienne pour laquelle on lui fit prendre le sublimé à très haute dose.

Le mal local disparut ; mais, depuis cette époque, sa santé resta languissante. Après beaucoup de traitements, qui tous échouèrent, le malade fut envoyé, en désespoir de cause, aux eaux d'Aix-la-Chapelle, où il arriva pâle, anémique, émacié, sans appétit comme sans sommeil, et agité d'un tremblement général. M. Hartung lui prescrivit l'eau minérale sous toutes les formes. Il survint peu de changement dans les premiers jours ; puis tout à coup le malade fut saisi d'une salivation excessivement forte, rappelant trait pour trait les caractères de la salivation mercurielle. Or, depuis plus de dix ans, il n'avait pas pris un atome de mercure ! Cette salivation amena une détente générale qui fut promptement suivie de la disparition de tous les accidents et d'une guérison complète.

Il résulte des nombreux faits acquis aujourd'hui à la science que les eaux minérales, lorsqu'elles sont associées au mercure, ajoutent aux vertus curatives de ce médicament, et que, de plus, elles préviennent les inconvénients qui se rattachent quelquefois à son emploi. Ces inconvénients, nous le savons, sont des plus graves. Ce sont : la stomatite, le ptyalisme, la fétidité de l'haleine, le ramollissement des gencives, la chute des dents, la nécrose des os maxillaires, l'alopécie, des troubles plus ou moins profonds des fonctions digestives, puis enfin le *delirium tremens*.

Les mêmes remarques s'appliquent également à l'iodure de potassium, qui est aux accidents tertiaires de la syphilis ce que le mercure est aux accidents secondaires. Quand on combine les préparations d'iode avec la médication thermale, leur effet est bien plus puissant, et il est rare qu'elles déterminent vers l'estomac ces pesanteurs et ces pincements dont les malades sont quelquefois si fortement incommodés, lorsqu'on les emploie seules.

— J'en resterai là de mon travail, car le but que je m'étais proposé me paraît atteint. Oui, les eaux minérales sont utiles comme moyen diagnostique de la syphilis ; elles sont utiles également comme moyen curatif des accidents propres à cette affection ; enfin, elles agissent comme agent auxiliaire des traitements mercuriel et ioduré. La démonstration à cet égard me semble avoir été complète. Si je n'ai pas cru devoir désigner d'une manière plus spéciale les sources qui conviendraient le mieux pour tel ou tel cas pathologique, c'est que je me suis étendu longuement à ce sujet dans les divers passages de mon GUIDE, qui ont trait à ces questions.

DES EAUX MINÉRALES
ARTIFICIELLES.

L'idée de remplacer les eaux minérales naturelles par des eaux analogues factices a dû d'autant mieux se présenter à l'esprit que sa réalisation, en supprimant la nécessité des voyages, serait pour beaucoup de baigneurs une précieuse économie de temps, de fatigue et de numéraire. A toutes les époques, on peut le dire, des essais de ce genre ont été tentés. C'est qu'à toutes les époques, la chimie, ne fût-elle encore que l'alchimie, s'est bercée des mêmes illusions sur son degré d'avancement, se figurant connaître assez la composition intime des eaux pour être en mesure d'en reproduire exactement les formules. Comment s'empêcher de sourire quand on lit dans Archigène et dans Antyllus l'énumération des substances, pour le moins étranges, qu'on était alors dans l'usage d'ajouter aux bains, avec la prétention avouée de copier la nature ? Mais nous-mêmes, malgré les progrès incontestables de la science des analyses, sommes-nous donc sûrs d'être bien supérieurs aux anciens par la rigoureuse exactitude de nos imitations ? Beaucoup de personnes le nient, et pour mon compte, je n'oserais l'affirmer. Comme cette question, tant de fois controversée et non encore résolue (1), intéresse

---

(1) Elle divisait déjà les médecins de l'antiquité, les uns voulant, avec Archigène et Antyllus, qu'il fût possible de créer des eaux minérales factices à l'aide des sels extraits des eaux minérales naturelles, les autres soutenant, avec Hérodote, qu'aucun mélange de ce genre ne possédait les vertus de la source dont il empruntait le nom. Galien ne me paraît pas avoir eu des idées très arrêtées à ce sujet. Ainsi dans un passage (*De med. simpl.*) il dit qu'on peut imiter toutes les eaux ; il se moque même d'un homme riche qui avait fait transporter à Rome de l'eau de mer pour s'y baigner, « car, ajoute-t-il, il eût obtenu le même bain en ajoutant du sel à de l'eau ordinaire. » Dans un autre passage, au contraire (*San. tu.*), il laisse entendre qu'on n'arrive de la sorte qu'à des résultats erronés, rien ne pouvant remplacer l'eau minérale naturelle.

au plus haut degré la thérapeutique, je vais essayer de la soumettre à un nouvel examen, en n'invoquant que le témoignage de l'observation et des faits.

Mon travail comprendra deux divisions. Dans l'une, j'étudierai les eaux minérales artificielles destinées à la boisson ; dans l'autre, les eaux minérales artificielles destinées à l'usage externe.

EAUX MINÉRALES ARTIFICIELLES DESTINÉES A LA BOISSON.

Le moment n'est pas fort éloigné de nous où je ne sais quel chimiste épris de ses œuvres, comme Pygmalion de sa statue, s'écriait avec enthousiasme : « L'art vient de vaincre la nature ! » Et cela parce qu'il était parvenu à dissoudre dans de l'eau ordinaire certains sels et certains gaz à dose plus considérable que celle qu'on rencontre dans la plupart des eaux minérales. Le temps et l'expérience ont fait justice de semblables exagérations. Nous avons surabondamment prouvé dans cet ouvrage que la vertu intrinsèque des eaux dépend beaucoup moins de la quantité de substances qu'elles renferment que de la qualité particulière et du merveilleux agencement de ces substances. On sait également que les eaux réellement médicinales qui supportent le transport, se montrent, loin de la source, infiniment supérieures aux eaux artificielles. Quant aux eaux qui ne se transportent pas parce qu'elles perdent, en chemin, l'efficacité qui leur est propre, comment s'abuser au point de prétendre doter de cette même efficacité des composés factices ? Par conséquent, je n'admets point, et personne de raisonnable ne pourra non plus admettre qu'une eau artificielle puisse remplacer, au point de vue médicinal, une eau minérale naturelle. Il est cependant deux classes d'eaux qui, par l'énorme consommation qu'on en fait tous les jours, semblent déroger à cette loi : ce sont les eaux purgatives et les eaux gazeuses. Un mot sur chacune.

Eaux purgatives. — Il n'est aucun d'entre nous qui n'ait maintes fois prescrit ou même, hélas ! qui n'ait appris à connaître par sa propre expérience cette affreuse liqueur amère, piquante, nauséabonde, qui s'appelle, je ne sais pourquoi, *eau de Sedlitz*. J'ai dit « je ne sais pourquoi », car quel rapport y a-t-il entre sa composition et celle de la source allemande dont elle a emprunté l'étiquette ? Celle-ci, nous le savons, n'est aucunement gazeuse, et elle renferme, par litre, 15 grammes à peine d'un mélange de sulfate et de carbonate de magnésie, de sulfate de chaux et de chlorure de sodium. Au contraire, sa prétendue imitation est saturée de gaz, et, au lieu de plusieurs sels, elle n'en contient qu'un seul, le sulfate de magnésie, dont la dose, par contre, dépasse 30 et quelquefois 40 grammes. Il faut avouer qu'ici messieurs les chimistes se sont mis très peu en frais d'imagination « pour vaincre la nature », puisqu'à un produit naturel ils ont tout simplement substitué un médicament de leur façon. Disons toutefois que si l'eau de Sedlitz ainsi fabriquée ne représente aucunement l'eau minérale qu'elle désigne, elle constitue du moins un purgatif salin dont l'action très franche et très nette a le mérite d'être facile à graduer. Je ne vois donc aucun grand avantage à lui substituer soit l'eau naturelle elle-même dont la saveur est aussi détestable, soit les eaux à peu près analogues de Pullna, Saidschutz, Friedrichshall ou Birmenstorf. Il est cependant une particularité qui plaide en faveur des eaux naturelles, c'est qu'elles exposent moins que les eaux artificielles et que les purgatifs ordinaires à ces constipations consécutives qui font si souvent le désespoir des malades.

Eaux gazeuses. — Si les personnes qui se plaignent sans cesse qu'on ne sympathise pas assez à leurs maux étaient témoins des luttes passionnées auxquelles se livrent, en vue, bien entendu, du seul soulagement de l'humanité, les fabricants d'eaux factices et les détenteurs de sources naturelles, nul doute qu'elles ne fussent promptement ramenées à des sentiments plus équitables. En effet, quel déploiement d'exquise sensibilité, de part et d'autre, à l'endroit des digestions laborieuses ! Quel délicieux tableau des jouissances et des bienfaits réservés aux buveurs de certaines eaux, à la seule condition qu'ils sachent apporter quelque discernement dans leur choix ! Par malheur, c'est précisément dans ce choix que réside la grande difficulté, chacun vantant avec un égal enthousiasme les eaux qui sont de son ressort et lançant le même anathème contre les eaux rivales. Mon intention n'est point de venir me poser en arbitre entre les deux camps ; je veux simplement essayer, au milieu de ce conflit, de ramener chaque eau à ses attributions respectives.

Et d'abord, commençons par protester contre l'étrange abus de mots par lequel toute eau gazeuse qui sort d'une officine se proclame ambitieusement *eau de Seltz*. Quelle plus flagrante usurpation de titre, aujourd'hui précisément qu'une loi les réglemente ! Car, enfin, ce sont tout simplement des dissolutions de gaz acide carbonique, lesquelles ne contiennent aucun des sels qui se rencontrent dans l'eau naturelle. Ces soi-disant eaux de Seltz ne ressemblent donc pas plus à la célèbre source du duché de Nassau que l'eau de Sedlitz artificielle ne ressemble aux *bitterwasser* de la Bohême. Quoi qu'il en soit, et la question de noms ainsi réservée, on ne saurait méconnaître que les eaux gazeuses artificielles rendent d'utiles services comme boisson de table. Associées au vin, elles activent l'appétit et remplacent avec succès certaines eaux ordinaires que leur crudité aurait rendues malsaines. Les unit-on à une limonade ou à un sirop, elles constituent une liqueur rafraîchissante, précieuse surtout pendant les trop grandes chaleurs de l'été. D'ailleurs quoi de plus agréable au palais que leur saveur aigrelette, de plus flatteur à l'œil que le pétillement tumultueux des bulles qui s'en dégagent ! Tout semble donc justifier la vogue qui s'en est emparée et que leur extrême bon marché n'a pas peu concouru à populariser.

Mais, dira-t-on, les eaux naturelles possèdent des propriétés infiniment plus sérieuses que les eaux factices et, à ce point de vue, celles-ci essayeraient vainement de les égaler. Il leur manquera toujours cette heureuse combinaison de substances gazeuses et salines qui fait que les eaux de Saint-Galmier, de Saint-Alban, de Soulzbach, de Schwalheim, et tant d'autres plus ou moins analogues à la véritable eau de Seltz, opéreront des cures là où les eaux artificielles échoueraient certainement. Tout cela est vrai, et je l'ai répété vingt fois dans mes écrits. Seulement, prenons garde ici de faire confusion. Une eau gazeuse naturelle est avant tout une eau médicinale ; une eau gazeuse artificielle n'est et ne saurait être qu'une boisson de table. La première convient aux malades et aux valétudinaires; la seconde aux bien portants : chacune a donc son département très distinct (1). Pourquoi dès lors ces tentatives d'empiétement que rien ne justifie ? Pourquoi surtout ces récriminations incessantes dont le résultat le plus net est de discréditer les eaux de toute provenance, en jetant des doutes sur leur mutuelle efficacité ?

EAUX MINÉRALES ARTIFICIELLES DESTINÉES A L'USAGE EXTERNE.

Je n'admets donc que deux espèces d'eaux artificielles qui puissent, dans certains cas, être substituées, pour la boisson, aux eaux minérales naturelles ; ce sont les eaux purgatives et les eaux gazeuses.

---

(1) Je sais que la plupart des eaux gazeuses naturelles s'intitulent tout à la fois eaux médicinales et eaux hygiéniques ; mais alors il est difficile de prendre cette double prétention très au sérieux. En tout cas, je crois que leur prix relativement élevé sera longtemps encore un obstacle à ce qu'elles remplacent sur nos tables les eaux artificielles.

Voyons maintenant ce qu'il faut penser des eaux artificielles appliquées à l'usage externe.

Tous les jours vous entendez prescrire des bains de Baréges, de Vichy, de Néris ; des douches de Bourbon-l'Archambault, de Plombières, de Bourbonne, et cela dans le but de suppléer aux bains et aux douches d'eau naturelle par des préparations factices. Laissons de côté pour un instant la question médicale, et examinons simplement de quoi se composent de semblables mixtures. Là commence l'anarchie la plus absolue, faute précisément d'une détermination fixe des éléments qui doivent les constituer. Ainsi le médecin se contente habituellement de désigner tel bain, telle douche, sans accompagner son ordonnance d'aucune formule. Or il résulte de l'enquête à laquelle je me suis livré, qu'à Paris même nos principaux établissements balnéaires ont chacun leur formulaire propre, de telle sorte que la même ordonnance sera très diversement exécutée suivant l'établissement auquel le malade s'adressera ; il y a à cet égard des différences énormes. Loin de m'en étonner, j'aurais peine à comprendre qu'il pût en être autrement, car toute eau artificielle n'est en définitive que la copie d'une eau naturelle. Comment une copie sera-t-elle ressemblante, si l'on n'est pas suffisamment renseigné sur l'original ?

Je me suis expliqué d'ailleurs (page 22) sur l'impuissance de la chimie à indiquer avec quelque certitude la composition intime des eaux minérales. Nous avons vu que les analyses les plus généralement acceptées aujourd'hui ne sont, à vrai dire, que des analyses de convention ; mais enfin, telles qu'elles sont, elles expriment l'état actuel de la science hydrologique. Il semble donc que ce qu'il y aurait de mieux à faire pour la fabrication des eaux artificielles, ce serait de s'y conformer. Malheureusement on se permet à cet égard les licences les plus étranges, licences que vous pourrez même voir érigées en préceptes dans nos manuels les plus estimés. Je n'en veux d'autre preuve que l'exemple suivant.

Bon nombre d'eaux minérales contiennent, nous le savons, à côté des sels solubles, certains sels insolubles, surtout des carbonates de chaux et de fer, lesquels sels ne s'y trouvent naturellement dissous que grâce à un excès de gaz acide carbonique libre. Il est évident que, pour la préparation d'un bain minéral artificiel, on ne pourra recourir au même gaz comme dissolvant. Que faire alors des sels insolubles ? Les supprimer, vous répond-on, et augmenter d'une quantité égale la proportion des sels solubles. Le moyen est commode ; c'est du reste celui qu'on emploie le plus généralement. On conseille encore, pour éluder la difficulté, de substituer aux sels insolubles d'autres sels solubles d'une facture à peu près analogue, puis de mêler le tout dans le même bain. Si alors, vous dit-on, vous additionnez en bloc les acides et les bases contenus d'une part dans l'eau minérale naturelle, d'autre part dans l'eau minérale artificielle, vous verrez qu'en définitive ce seront à peu près les mêmes chiffres de chaque côté. Cet expédient vaut l'autre. Ou je me trompe fort, ou le composé hybride qui en résulte ressemble singulièrement au monstre dont parle Horace, car, formé comme lui, *undique collatis membris*, comme lui aussi, *atrum desinit in piscem*.

Ai-je besoin maintenant d'ajouter que la thérapeutique n'a rien de commun avec de semblables sophistications? Comment! vous n'étiez déjà qu'à moitié sûrs des sels que vous aviez retirés d'une eau minérale, et voilà que, voulant reconstituer cette eau, vous vous imaginez d'en mettre sciemment d'autres à leur place, sans même vous inquiéter de savoir si leurs propriétés se ressemblent? En vérité, on ne voit de ces choses-là qu'en hydrologie.

Personne ne s'avisera, du moins ostensiblement, de donner le nom de *vin* à un amalgame d'alcool, de crème de tartre et de sels terreux, sous prétexte que ces substances entrent normalement dans la constitution de ce liquide. Pourquoi donc iriez-vous appeler *bain minéral* (1) le produit de vos manipulations de fantaisie ? Non-seulement ce bain ne remplit aucunement le but du médecin qui l'ordonne, mais de plus il jette sur les eaux naturelles une défaveur qui leur est des plus préjudiciables. En effet, venez-vous à prescrire celles-ci à un malade, souvent il vous objecte qu'il a déjà fait usage des bains factices sans le moindre succès : d'où il conclut que ceux qu'il irait prendre près des sources ne sauraient davantage lui convenir. Heureux encore si vous-même ne vous laissez pas entraîner quelquefois à partager ses hésitations et ses doutes !

Comment expliquer cette importance qu'on attache encore aux bains minéraux artificiels, tandis qu'on a presque généralement renoncé aujourd'hui à l'emploi des eaux analogues prises en boisson ? C'est que la peau est regardée comme beaucoup moins impressionnable que l'estomac. Il semble presque, si je puis m'exprimer ainsi,

---

(1) Il se débite dans le commerce des BOUTEILLES (POUR BAINS dont l'étiquette porte le nom de nos sources les plus célèbres. Leur composition rappelle assez celle des *pâtes de jujube*, des *sucres d'orge* et des *sirops de gomme*, auxquels il ne manque qu'une chose aussi pour justifier leur titre, mais c'est précisément la gomme, l'orge et la jujube.

qu'il ne soit pas nécessaire de se gêner avec elle, et qu'on puisse à son égard se contenter d'à peu près. Or c'est là une très grave erreur. Sans doute il est des eaux qui n'agissent qu'à la condition qu'elles pénètrent par les voies digestives; mais en revanche, il en est d'autres dont l'action se porte de préférence sur l'enveloppe tégumentaire. Si l'on se rend à Contrexéville, à Carlsbad et à Monte-Catini presque exclusivement pour boire, en revanche on va à Néris, à Schlangenbad et à Loëche presque exclusivement pour se baigner. Ces différences dans le *modus agendi* de certaines eaux ne sont, du reste, que la répétition de ce qu'on observe pour certains médicaments. Témoin l'expérience suivante de M. Bernard : Mélangez du curare à du son, puis donnez le tout à un lapin ; l'animal en mangera sans être le moins du monde incommodé. Faites au contraire, par une simple piqûre, que quelques atomes de curare traversent l'épiderme, à l'instant l'absorption a lieu, et le lapin meurt comme frappé de la foudre (1). Cette expérience me paraît expliquer assez bien comment il peut se faire que certaines eaux minérales soient plus ou moins inertes quand elles passent par l'estomac, tandis que, appliquées en douches et en bains, elles détermineront les effets les plus puissants. C'est que, semblable en cela au curare, leur principe actif ne manifeste sa présence au sein de l'organisme qu'autant qu'il y a pénétré par l'intermédiaire de la peau, dont le bain met singulièrement en relief la perméabilité.

Il résulte des développements dans lesquels nous venons d'entrer que la chimie est aussi impuissante à fabriquer des eaux minérales pour l'usage externe qu'elle l'est pour la boisson. Or nous n'avons point, comme dans ce dernier cas, la ressource des eaux naturelles transportées, par l'impossibilité où l'on est de faire voyager économiquement les 300 litres d'eau que contiennent nos baignoires (2). C'est ce qui a donné l'idée d'extraire de certaines eaux les sels qu'elles renferment, puis de les ajouter aux bains ordinaires, dans le but de reproduire l'eau minérale elle-même. Disons tout de suite qu'une raison très péremptoire pour que ce but soit très rarement atteint, c'est que

---

(1) La mort sera tout aussi rapide si, au lieu d'expérimenter avec du curare *vierge*, vous vous servez de curare provenant des déjections mêmes de l'animal. C'est que ce poison a le singulier privilége de pouvoir traverser impunément l'intestin sans rien perdre de ses propriétés délétères.

(2) Je me suis expliqué ailleurs (page 15) sur les prétentions de l'*hydrofère*, d'administrer, à Paris même, des bains d'eau minérale naturelle en ne consommant que quelques litres d'eau pour un bain entier d'une durée de trente à quarante minutes.

la presque totalité de ces prétendus *sels naturels* sont des sels du commerce dont on a tout simplement changé l'étiquette et quintuplé le prix de vente. Quant aux sels de provenance authentique, il s'en faut de beaucoup qu'ils puissent toujours tenir lieu des sources qu'ils sont censés représenter.

Je me suis plutôt attaché jusqu'ici à faire ressortir les vices de notre organisation balnéaire artificielle qu'à indiquer les réformes à y apporter. Or ces réformes seraient, selon moi, bien faciles et bien simples. D'abord, je voudrais qu'on renonçât à baptiser du nom d'une source minérale quelconque ces diverses manipulations chimiques que nous savons constituer tout à la fois une déception et un mensonge. Ensuite il faudrait qu'au lieu de s'en rapporter aux formules plus ou moins arbitraires des officines, chaque médecin indiquât lui-même la composition de la mixture qu'il ordonne. Qu'on ne croie pas que cela dût exiger de grands efforts de mémoire. Tous les bains les plus usités aujourd'hui dans la pratique peuvent être facilement ramenés, quant à leur action réelle, aux trois types suivants : bains sulfureux, bains alcalins, bains salés.

1° *Bains sulfureux.* — La meilleure préparation consiste à dissoudre dans un bain d'eau ordinaire, 80, 100 ou 120 grammes de sulfure de sodium et un kilogramme environ de gélatine. Toutes vos autres recettes, de quelque appellation que vous les désigniez (bains de Baréges, de Saint-Sauveur, de Cauterets, d'Aix), ne seront que des variantes de la même formule. Pourquoi donc ne pas vous en tenir tout bonnement à celle-là ? Je ne vois pas d'inconvénient toutefois à ajouter au bain une trentaine de grammes d'acide sulfurique, ainsi du reste que cela se fait journellement. C'est le moyen de satisfaire les malades qui se croiraient volontiers victimes de quelque fraude, si l'eau dans laquelle ils se plongent n'offrait pas une teinte lactescente et n'exhalait point une forte odeur de soufre.

Il y a encore le bain sulfureux dit de *Quesneville* qui, à l'opposé des précédents, a pour principal mérite d'être à peu près inodore (1). C'est l'hydrosulfate de soude cristallisé qui en constitue la base. Ce bain, tant par sa composition chimique que par son action médicinale, est celui qui s'éloigne le plus des bains sulfureux naturels : aussi est-il rare que je le prescrive pour des cas sérieux.

---

(1) Aujourd'hui, à Paris, on oblige les établissements de bains à désinfecter les bains de Baréges avant de les laisser écouler au dehors. Ce résultat est facilement obtenu en mettant dans l'eau du bain qui vient de servir 100 grammes de sulfate de zinc en poudre.

2° *Bains alcalins.* — Les bains artificiels de Vichy, d'Ems, du Mont-Dore et d'Évian, qu'on emploie le plus habituellement, ne sont autres, en résumé, qu'une dissolution plus ou moins concentrée de carbonate de soude dans un volume donné d'eau. Il n'y a de différence que dans la quantité de sel employée. Cette quantité devra être considérable pour Vichy, moyenne pour Ems, insignifiante pour le Mont-Dore, à peu près nulle pour Évian. Vainement associerez-vous d'autres substances au sel alcalin, dans le but de vous rapprocher davantage de la composition des sources naturelles ; l'action thérapeutique du bain n'en sera pas sensiblement modifiée. A quoi bon dès lors cette multiplicité et cette complication de formules ?

3° *Bains salés.* — Je comprends sous cette dénomination certains bains artificiels qui ont paru plus aptes que d'autres à combattre l'élément névralgique ou rhumatismal : tels sont les bains dits de Plombières, de Néris, de Bourbonne, de Bourbon-l'Archambault et de Balaruc. Or il résulte des analyses faites aux griffons mêmes de ces différentes sources que toutes, sauf la première (1), empruntent la plus grande partie de leur minéralisation au chlorure de sodium. Aussi, dans l'impossibilité où l'on est de donner de chaque bain une imitation parfaite, opérerait-on sagement en les représentant tous par une simple dissolution de sel marin. De même que pour les eaux alcalines, on varierait simplement les doses suivant le degré d'énergie qu'on voudrait obtenir. Depuis longtemps je n'use pas d'autre recette, et mes malades sont loin de s'en trouver plus mal.

Quant aux bains d'*eau de mer*, on a imaginé de faire évaporer une certaine quantité de cette eau et d'ajouter le dépôt concentré qui en provient à un bain d'eau ordinaire. C'est un assez bon moyen que je préfère au chlorure de sodium simple.

Je n'ai rien à dire des bains *ferrugineux*, si ce n'est qu'on y a généralement renoncé. En effet, le sulfate de fer qu'on substitue d'habitude, pour leur préparation, aux crénates et aux carbonates

---

(1) Nous avons vu (page 25) que l'eau de Plombières contient moins de principes fixes que l'eau de la Seine. La quantité pour celle-ci est, en effet, de 0^{gr},432, tandis qu'elle n'est pour celle-là que de 0^{gr},283. Si donc nous voulions, l'analyse en main, formuler un bain de Plombières, nous pourrions nous contenter d'écrire :

℞ Eau de Seine. . . . . 300 litres.

Faites chauffer au degré convenable, puis coupez avec quantité suffisante d'eau tout à fait douce, de manière à tempérer ainsi la trop grande minéralisation du bain.

naturels, possède peu d'action sous cette forme, et, par la décomposition qu'il subit dans le bain, il offre de plus l'inconvénient d'enduire la peau des malades d'une couche de rouille.

Enfin les bains *bromo-iodurés* sont généralement remplacés aujourd'hui par les sels naturels de Kreuznach ou de Salins dont on additionne, dans certaines proportions, un bain domestique. Ces sels, par leur effet sur l'économie, rappellent, sans trop de désavantage, les propriétés des sources d'où on les a extraits.

Si j'omets de mentionner ici les bains savonneux, aromatiques, mercuriels, et autres d'un usage plus ou moins répandu, c'est qu'ils ne se rattachent par aucun lien à la médication thermale. Je ferai cependant une exception en faveur des bains Pennès, à cause des services tout particuliers qu'ils rendent à la thérapeutique.

BAINS PENNÈS.

Ces bains, qu'on désigne ainsi d'habitude du nom de leur auteur, n'ont heureusement pas la prétention, si constamment déçue, de reproduire avec plus ou moins de fidélité la composition de tel ou tel bain. Non. Leur formule, tout à fait à part, comprend un certain nombre d'agents pharmaceutiques combinés de manière à constituer un produit aussi agréable dans sa forme qu'énergique dans son action. Nous signalerons plus spécialement, parmi les substances qui s'y rencontrent, le bromure de potassium, le fluate de chaux, le phosphate de soude, le sulfate double de fer et d'alumine, ainsi que certaines huiles essentielles.

Les bains Pennès, qu'on a expérimentés sur une très grande échelle dans nos principaux hôpitaux, sont une des préparations les plus franchement toniques que je connaisse. Ils ne conviennent pas seulement pour remonter les forces générales, hâter le développement trop tardif de l'enfance, favoriser la première apparition du flux menstruel, puis en régulariser les retours ; on en obtient encore d'excellents effets dans les convalescences difficiles et longues, ainsi que dans la plupart des maladies que caractérise la débilité. Je les ai même vus tout récemment triompher d'une paraplégie qui avait résisté aux médications thermales les mieux appropriées. Ces bains m'inspirent donc plus de confiance que la plupart de nos bains minéraux artificiels.

VOYAGE
DE MONTAIGNE
AUX EAUX MINÉRALES

EN 1580 ET 1581.

POURQUOI MONTAIGNE ENTREPRIT CE VOYAGE.

Peu de personnes, je présume, ont eu l'occasion de lire le JOURNAL DU VOYAGE DE MICHEL DE MONTAIGNE EN ITALIE, PAR LA SUISSE ET L'ALLEMAGNE, EN 1580 ET 1581. J'avoue que j'en connaissais à peine le titre, lorsqu'au retour d'une de mes tournées thermales, le hasard fit tomber cet ouvrage entre mes mains. Grande fut ma surprise de voir que Montaigne avait précisément exécuté le même voyage que moi, et que son principal but aussi avait été de visiter les eaux minérales du nord de l'Italie. On se demandera sans doute d'où put lui venir cette passion pour les eaux, car non-seulement il n'était point médecin, mais, de plus, il professait pour notre art le plus souverain et le plus injurieux mépris. Écoutons-le raconter lui-même les motifs qui l'engagèrent à voyager : c'est un malade qui expose, non sans quelque aigreur, ses misères, ses déceptions et ses espérances.

« Je suis aux prises, dit-il dans ses ESSAIS, avec la pire de toutes les maladies, la plus soubdaine, la plus douloureuse, la plus mortelle et la plus irrémédiable ; j'en ay desjà essayé cinq ou six bien longs accez et pénibles. Jusqu'à l'âge de quarante-cinq ans, j'avois vescu en une heureuse santé. Il est à croire que je doibs à mon père cette qualité pierreuse, car il mourut à soixante et quatorze ans, merveilleusement affligé d'une grosse pierre qu'il avait en la vessie. Que les médecins excusent un peu ma liberté ; car, par cette mesme infusion et insinuation fatale, j'ai receu la haine et le mespris de leur doctrine ; cette antipathie que j'ay à leur art m'est héréditaire. Mes ancestres avoient la médecine à contre-cœur ; la veue mesme des drogues faisoit horreur à mon père. Il peult estre que j'avois cette propension ; mais je l'ay appuyée et fortifiée par les discours qui m'en ont estably l'opinion que j'en ay. » Suit une longue tirade contre la médecine et les médecins. C'est un feu roulant d'épigrammes, de plaisanteries et d'anecdotes, ramassées sans choix tant chez les anciens que chez les modernes, brutales pour la plupart ou du moins saupoudrées d'un gros sel fort peu attique. Les diatribes de Molière sont presque des aménités à côté de celles-là. Mais le véritable grief de Montaigne, bien qu'il n'ose l'avouer, c'est que la médecine a été impuissante à le guérir.

S'il n'a pu se débarrasser de sa gravelle, ce n'est pas faute pourtant d'avoir essayé de bien des remèdes. Sa philosophie n'a rien de commun avec celle de Zénon, car, « encore bien qu'il se contente de gémir sans brailler, » il est loin de mépriser la douleur. Voyez plutôt dans quels termes il parle de la santé : « C'est une précieuse chose et la seule qui mérite à la vérité qu'on y employe, non le temps seulement, la sueur, la peine, les biens, mais encores la vie à sa poursuitte ; d'autant que, sans elle, la vie nous vient à estre pénible et injurieuse ; la volupté, la sagesse, la science et la vertu, sans elle, se ternissent et esvanouïssent. » N'est-ce pas là un langage quelque peu singulier dans la bouche d'un philosophe ? Pour que Montaigne consentît, malgré ses préventions, à essayer encore de quelques remèdes, il lui faudrait un médecin *spécialiste*. Les spécialités en médecine sont donc loin d'être d'invention moderne ! Elles le sont si peu, qu'au dire de Montaigne, elles étaient déjà en très grande faveur dans l'antique Égypte. Laissons-le parler lui-même : « Les Ægyptiens avoient raison de rejecter ce général mestier de médecin et de descouper cette profession, à chasque maladie, à chasque partie du corps, son œuvrier ; car cette partie en estoit bien plus proprement et moins confusément traictée, de ce qu'on ne regardoit qu'à elle spécialement. Les nostres ne s'advisent pas que, qui pourveoit à tout ne pourveoit à rien, et que la totale police de ce petit monde leur est indigestible. » La morale de tout ceci, selon Montaigne, « c'est que les médecins bastelant et baguenaudant aux despens des malades, ceulx-ci, en ce trouble, doivent se laisser doulcement conduire à leur appétit et au conseil de nature, et se remettre à la fortune commune ».

Cependant il se ravise et, comme s'il trouvait lui-même ses conclusions un peu absolues, il consent à faire une exception en faveur des eaux minérales. Voici, à cet égard, sa curieuse profession de foi : « J'ay veu, dit-il, par occasion de mes voyages, quasi toutts les bains fameux de chrestienté, et, depuis quelques années, ay commencé à m'en servir, car, en général, j'estime le baigner salubre. Encores que je n'y aye apperceu aulcun effect extraordinaire et miraculeux, ains que, m'en informant un peu plus curieusement qu'il ne se faict, j'ay trouvé mal fondez et faulx touts les bruits de telles opérations qui se sèment en ces lieux-là, et qui s'y croyent (comme le monde va se pipant ayseement de ce qu'il désire), toutefois aussi n'ay-je veu gueres de personnes que ces eaux ayent empiré, et ne leur peult-on sans malice refuser cela qu'elles n'esveillent l'appetit, facilitent la digestion, et nous prestent quelque nouvelle alaigresse, si on n'y va pas trop abattu de forces, ce que je desconseille de faire ; elles ne sont pas pour relever une pesante ruyne ; elles peuvent appuyer une inclination legiere, ou prouveoir à la menace de quelque altération. Qui n'y apporte assez d'alaigresse, pour pouvoir jouir à plaisir des compaignies qui s'y treuvent, et des promenades et exercices à quoy nous convie la beauté des lieux où sont communément assises ces eaux, il perd sans doubte la meilleure pièce et plus asseurée de leur effect (1). »

Rendons ici pleine justice à Montaigne, encore bien qu'à nous autres médecins il l'ait rendue si rarement. Certes il était impossible de juger avec plus de sagacité et de mesure qu'il ne l'a fait la valeur réelle des eaux minérales. Quant à ce qu'il dit de l'heureuse influence des sites, des promenades et de la société, il faut bien admettre avec lui que ce sont là quelquefois de puissants auxiliaires de la médication thermale, et qu'on ne saurait, sans injustice, leur refuser une certaine part dans les résultats.

Nous voilà suffisamment renseignés sur l'état de santé de Montaigne : il avait la gravelle ; et sur ses opinions relatives à la médecine : il ne croyait qu'aux eaux. Maintenant que nous savons dans quel but il va voyager, ouvrons son JOURNAL.

JOURNAL DE MONTAIGNE.

Le JOURNAL de Montaigne est la relation détaillée, étape par étape, de tout ce qui lui est arrivé chaque jour pendant les dix-sept mois qu'a duré sa tournée aux eaux minérales. En vain y chercheriez-vous un plan, de la méthode, du style ; c'est moins un livre qu'un carnet de voyage où il a scrupuleusement consigné ce qui se rattache à lui

(1) Tous les passages guillemetés qui précèdent sont extraits des Essais.

personnellement et jusqu'aux plus petites particularités de son état tant physique que moral. Je doute fort que son intention ait été de le publier, tel du moins que nous l'avons aujourd'hui. Il en eût eu parfaitement le temps, sa mort n'étant arrivée qu'en 1592, c'est-à-dire plus de dix années après son retour d'Italie : or, rien ne prouve qu'il y ait jamais songé. Le manuscrit ne fut même découvert que cent quatre-vingts ans plus tard, au fond d'un vieux bahut, puis livré à l'impression sans qu'on osât, par respect pour Montaigne, toucher à une syllabe du texte. De là le décousu de l'ouvrage écrit moitié en mauvais français et moitié en plus mauvais italien, tantôt de la main de Montaigne, tantôt au contraire de celle d'un secrétaire illettré ; de là probablement aussi certains détails intimes dont un malade est quelquefois forcé d'entretenir son médecin, mais dont un auteur ne devrait jamais maculer sa plume. Je comprends à merveille que les gens du monde se soient très médiocrement épris de semblables confidences, racontées le plus souvent en termes d'une révoltante crudité (1). J'avoue même bien franchement que j'ai senti plus d'une fois, en le lisant, le volume près de me tomber des mains. Si donc, faisant taire mes scrupules, je viens en donner ici une analyse succincte, mais châtiée (2), c'est qu'il renferme de très précieux renseignements qu'on chercherait vainement ailleurs sur la manière dont on prenait les eaux dans le seizième siècle. C'est aussi qu'il nous fait connaître Montaigne, notre ennemi personnel quant à la violence et à la continuité de ses attaques, tel qu'il était réellement, et non tel qu'on est dans l'habitude de le juger d'après ses Essais.

(1) Cette littérature cynique était, du reste, dans les goûts et dans les mœurs licencieuses de l'époque, témoin les œuvres beaucoup trop vantées de Brantôme et de Rabelais. Et qu'on ne dise pas que ce sont les termes qui ont vieilli. Quelques-uns, sans doute, ont été détournés, avec l'âge, de leur signification première, mais d'autres, par les objets ou les actes qu'ils désignent, n'auraient jamais dû se rencontrer sous une plume un peu décente. Montaigne le comprenait si bien lui-même qu'après une phrase de ses Essais, encore plus ordurière que de coutume, il s'écrie gaillardement : « Il faut laisser aux femmes la vaine superstition des paroles. » Belle excuse ! comme si le respect de soi-même et des autres n'était qu'une simple affaire de pruderie.

(2) Cette analyse sera *châtiée* en ce sens qu'il me faudra faire un choix parmi les citations que j'emprunterai au Journal, et que, même pour les passages reproduits textuellement, je serai obligé d'en rectifier l'orthographe qui, par ses excentricités burlesques et parfois inintelligibles, indique que le secrétaire de Montaigne n'était autre que son valet de chambre.

Or, combien de philosophes, surpris ainsi en déshabillé, sembleraient tout autres qu'ils ne paraissent dans leurs écrits, alors qu'avec une feinte bonhomie, ils se drapaient pour la postérité!

DÉPART DE MONTAIGNE.

Ceci posé, reportons-nous par la pensée au 22 juin 1580. L'auteur des Essais (il en avait déjà publié les deux premiers livres) quitte son château de Montaigne, en Périgord, accompagné de plusieurs gentilshommes de ses amis, et s'achemine, tantôt en voiture, le plus souvent à cheval (1), dans la direction de Plombières. Il a quarante-sept ans. Voilà deux ans seulement qu'il souffre de la gravelle, car, il nous l'a dit lui-même, c'est à quarante-cinq ans qu'il en a senti les premières atteintes. Après s'être arrêté quelque temps au siége de La Fère, formé par le maréchal Matignon, l'un des chefs de la Ligue, il arrive le 8 septembre à Épernay. « Là, dit-il, j'accostai, au sortir de l'église, M. Maldonat, jésuite duquel le nom est fort fameux à cause de son érudition en théologie et philosophie, et eûmes plusieurs propos de savoir ensemble lors et après dîner. » Le R. père arrivait précisément de Spa. Voici ce qu'il apprit à Montaigne au sujet de ces eaux : « Ce sont, raconte-t-il, des eaux extrêmement froides, et on tenoit là que les plus froides étoient les meilleures. Aucuns qui en boivent entrent en frisson et horreur ; mais bientôt après on se sent une grande chaleur à l'estomac. Il a vu, par expérience, que grenouilles et autres petites bêtes qu'on y jette se meurent à l'instant, et ouï dire qu'un mouchoir qu'on mettra au-dessus de ladite eau se jaunira incontinent (2). On en boit quinze jours ou trois semaines pour le moins. C'est un lieu auquel on est très bien accommodé et logé, propre contre toute obstruction ou gravelle. » Ces renseignements, surtout le dernier, auraient peut-être donné à Montaigne l'idée de se rendre à Spa ; mais le père Maldonat ayant ajouté que « ni

---

(1) Montaigne aimait tout particulièrement l'exercice du cheval : « Je me tiens, dit-il, à cheval sans démonter, tout coliqueux que je suis et sans m'y ennuyer, huit à dix heures, *vires ultra sortemque senectæ.* » (Essais, liv. III.)

(2) Ce dernier détail est inexact. Un mouchoir ne jaunira qu'autant qu'il sera plongé dans l'eau minérale elle-même : il faudra, de plus, un certain temps pour que celle-ci y dépose une partie de son carbonate de fer. Je ne puis, du reste, pour tout ce qui touche aux assertions de Montaigne sur les bains dont il va nous entretenir, que renvoyer aux divers passages de mon Guide où se trouve la description de ces bains.

M. de Nevers ni lui n'en étoient revenus guère plus sains, » il n'en fut plus autrement question.

Montaigne continua son chemin par Châlons-sur-Marne, Bar, Donremy, Mirecourt, Épinay, récoltant en passant quelques anecdotes un peu grivoises. Ainsi, c'est une jeune fille qui se fait passer pour homme, se marie, puis est pendue « pour inventions illicites à suppléer au défaut de son sexe. » C'est une autre qui, tout d'un coup, devient réellement homme en sautant un fossé, et dont une légende populaire raconte la subite métamorphose. Puis d'autres encore. Enfin, le 16 septembre, il arrive à Plombières.

Bains de Plombières. — « Ce lieu, dit-il, est assis aux confins de Lorraine et de l'Allemagne, dans une fondrière, entre plusieurs collines hautes et coupées qui le serrent de tous côtés. Au fond de cette vallée naissent plusieurs sources, tant froides que chaudes ; l'eau chaude n'a nulle senteur ni goût. Aucuns prennent leur repas au bain, où ils se font communément ventouser et scarifier, et ne s'en servent qu'après s'être purgés. S'ils boivent, c'est un verre ou deux dans le bain. Ils trouvaient étrange ma façon d'agir, qui, sans médecine précédente, en buvais neuf verres, revenant environ à un pot, tous les matins à sept heures ; dînais à midi, et les jours où je me baignais, qui étaient de deux jours l'un, sur les quatre heures, ne restais au bain qu'environ une heure : ce jour-là, je me passais volontiers de souper. Une saison dure pour le moins un mois. On préfère le printemps en mai et l'on n'y vient guère après le mois d'août, pour la fraîcheur du climat ; mais nous y trouvâmes encore de la compagnie, à cause que la sécheresse et les chaleurs étaient plus grandes et plus longues que de coutume. »

Montaigne n'entre dans aucun détail sur les maladies qu'on traitait alors à ces eaux, il se contente de dire « qu'il y vit des hommes guéris d'ulcères et de rougeurs du corps. » Le seul fait un peu circonstancié dont il parle est relatif à un gentilhomme chez lequel tout un côté de la barbe et du sourcil était subitement devenu blanc, par le fait d'une vive émotion, tandis que le côté opposé avait continué d'être du plus beau noir. De pareils changements de coloration ne sont pas très rares (1), seulement j'ignorais que les eaux minérales pussent y porter remède. Qu'avait-on promis à ce gentilhomme

(1) Mézerai rapporte que « Ludovic Sforce, surnommé *le More*, ayant été fait prisonnier par Louis XII, fut saisi d'une telle frayeur, que la nuit qui devait précéder son supplice, son poil, de noir qu'il était, devint tout blanc,

impressionnable en l'envoyant à Plombières ? Que le côté noir deviendrait blanc, ou que le côté blanc reprendrait sa teinte noire ? C'est ce que Montaigne ne nous dit pas. Il est de même très sobre de renseignements pour ce qui le touche personnellement. Nous savons seulement « que sa cure fut de onze jours, pendant lesquels il but neuf verres huit jours, et sept verres trois jours, et se baigna cinq fois. Il trouva l'eau aisée à boire, et le bain d'une très douce température. L'appétit, il l'eut bon ; le sommeil, le ventre, rien de son état ordinaire n'empira. Le sixième jour, il eut la colique très véhémente, et après quatre heures de souffrances aiguës, rendit deux petites pierres, puis du sable. »

Montaigne se louait beaucoup de son séjour à Plombières. « Nous logeâmes, dit-il, à l'Ange, qui est le meilleur hôtel, d'autant qu'il répond aux deux bains. Tout le logis, où il y avait plusieurs chambres, ne coûtait que quinze sols par jour ; la nourriture des chevaux sept sols. (Quelle différence aujourd'hui dans les tarifs !) Toute autre sorte de dépense à bonne et pareille raison. Les hôtes fournissent partout du bois ; mais le pays en est si plein, qu'il ne coûte qu'à couper. Le vin et le pain y sont mauvais. C'est une bonne nation, libre, sensée, officieuse (1). »

Montaigne quitta Plombières le 27 septembre. Mais, avant de partir, il eut grand soin de laisser « un écusson de ses armes en bois, qu'un peintre dudit lieu fit pour un écu, et le fit l'hôtesse curieusement attacher à la muraille par le dehors. » Voilà de ces petits traits de vanité que nous rencontrerons plus d'une fois chez Montaigne et dont il ne se vante pas dans ses Essais. Il s'en fut sans doute fort égayé s'il s'était agi d'un autre que de lui-même.

de telle sorte que le lendemain ses gardes s'imaginèrent que c'était un autre homme. » Et, sans aller chercher nos exemples si loin dans l'histoire, qui ne sait que les cheveux de l'infortunée Marie-Antoinette blanchirent de même en une nuit, à la Conciergerie ?

(1) Camérarius la juge tout autrement. C'est d'elle qu'il dit dans son poème sur Plombières :

Nam gens illa hominum est inhospitalis,
Stulte religiosa, iners, inepta.

Pourquoi tant d'injures ? C'est que Camérarius, grand ami de Mélanchthon, et l'un des rédacteurs de la Confession d'Augsbourg, avait été très mal accueilli en Lorraine quand il vint y faire de la propagande réformiste. Il n'eût point trouvé cette nation *inhospitalière, sottement fanatique, inerte et inepte*, comme il l'appelle, si, reniant la religion de ses pères, elle eût accepté le schisme qu'il prêchait et rompu avec Rome.

MONTAIGNE EN SUISSE.

De Plombières, Montaigne se rendit aux eaux de Bade (Argovie), en passant par Remiremont, Mulhouse et Bâle, où il s'arrêta.

Sa première visite à Bâle fut pour Felix Platerus « médecin très savant, lequel a dressé un livre de simples qui est déjà fort avancé, et, au lieu que les autres font peindre les herbes selon leurs couleurs, lui a trouvé l'art de les coller toutes naturelles si proprement sur le papier, que les moindres feuilles et fibres y apparaissent comme elles sont, et il feuillette son livre sans que rien en échappe. On voit aussi chez lui et en l'école publique des anatomies entières d'hommes morts qui se tiennent. » C'étaient probablement des squelettes articulés. Ce médecin a écrit en effet plusieurs ouvrages d'anatomie, mais je ne connais de lui aucun traité de botanique.

Montaigne, qui recherchait volontiers les émotions, profita de son séjour à Bâle « pour aller voir tailler le petit enfant d'un pauvre homme pour la rupture (*hernie étranglée*), qui fut traité bien rudement par le chirurgien. » Il alla également rendre visite au célèbre jurisconsulte, François Hotman, que ses écoliers avaient sauvé à Bourges du massacre de la Saint-Barthélemy ; puis il partit pour les bains de Bade, où il arriva le 2 octobre.

Bains de Bade. — « Ces bains, dit-il, dont l'usage est si ancien que Tacite en fait déjà mention (1), sont assis en un vallon commandé par de hautes montagnes, pour la plupart fertiles et cultivées. Nous ne logeâmes pas à la ville, mais au bourg qui est tout au bas, le long d'une rivière ou plutôt d'un torrent appelé la Limmat, qui vient du lac de Zurich. Il y a deux ou trois bains publics découverts dont il n'y a que de pauvres gens qui se servent. Les autres, en plus grand nombre, sont enclos dans les maisons et les divise-t-on en plusieurs petites cellules particulières qu'on loue avec des chambres. Les logis très magnifiques ; qui aura à conduire des dames qui se veuillent baigner avec respect et délicatesse, il les peut mener là, car elles sont seules au bain qui semble un très riche cabinet, clair, vitré tout autour, revêtu de lambris peints et planchéié très proprement ; dans tous, des siéges ou de petites tables pour lire ou jouer, si l'on veut, dans le bain. Celui qui se baigne vide et reçoit autant d'eau

---

(1) « *Locus amœno salubrium aquarum usu frequens.* » (ANNALES, liv. I.) Je crois aussi que ce sont les eaux de Bade que Tacite désigne dans ce passage.

qu'il lui plaît, et a-t-on les chambres voisines chacune de son bain, les promenoirs beaux le long de la rivière, outre les avantages de plusieurs galeries. » Montaigne ajoute : « L'eau n'a point ces petites étincelures qu'on voit briller dans les autres eaux soufrées quand on les reçoit dans un verre, et, comme le dit le P. Maldonat, qu'ont celles de Spa. » Montaigne confond ici les eaux gazeuses et les eaux soufrées, Spa appartenant aux premières et Bade aux secondes.

Montaigne, bien qu'il s'y trouvât à merveille, ne resta que cinq jours à Bade. Est-ce parce que « l'usage était qu'on y demeurât six à sept semaines ? » Je le croirais presque, tant il met d'affectation à répéter sans cesse qu'il fait tout l'opposé de ce que font les autres. Ainsi « ceux qui boivent de cette eau à leur coutume, c'est un verre ou deux pour le plus, tandis que lui, tous les matins, en boit de huit à dix verres, représentant une grosse chopine. » De même, « ceux du pays sont tout le long du jour dans le bain ; lui, au contraire, n'y reste qu'une demi-heure : ils ne sont plongés dans l'eau que jusqu'aux reins ; lui s'y tient engagé jusqu'au cou ; enfin ils se font ventouser et saigner si fort, qu'il a vu les deux bains publics qui semblaient être de pur sang : lui (et ici je ne saurais l'en blâmer) s'abstient de ces pratiques. » Quoi qu'il en soit, il ne paraît pas que les eaux de Bade lui aient fait éprouver aucun effet appréciable, ce qui s'explique très bien par le peu de temps qu'il y séjourna.

Au moment de quitter ces eaux, il revient encore sur « l'aisance et la commodité du lieu et du logis, qu'il ne saurait trop louer. » Il trouve, il est vrai, que « l'exaction du payement est un peu tyrannique, et que, les comptes réglés, on y ajoute quelques friponneries. » Mais il en prend assez philosophiquement son parti, surtout en pensant « qu'il en est de même en toutes nations, et notamment en la nôtre envers les étrangers. »

Montaigne signale une coutume qui, heureusement, n'existe plus à Bade, bien qu'on la retrouve encore dans quelques villes de l'Allemagne. « Il y a toutes les nuits, dit-il, des sentinelles qui rôdent autour des maisons, non tant pour se garder des ennemis que de peur du feu ou autre remuement. Quand les heures sonnent, l'un d'eux est tenu de crier à haute voix et pleine tête à l'autre, et lui demander quelle heure il est ; à quoi l'autre répond de même voix nouvelles de l'heure, et ajoute qu'il fasse bon guet. » La première fois que j'entendis ces crieurs, je devrais dire ces *hurleurs* de nuit, c'était à Salzbourg, et j'avoue que, ne comprenant rien à leur affreux idiome, j'étais loin de me douter qu'ils ne me réveillaient en sursaut à tout instant que pour m'engager à dormir bien tranquille.

MONTAIGNE EN ALLEMAGNE.

Le 7 octobre, Montaigne quitta Bade et gagna Schaffhouse, où il arriva dans la soirée. Voici dans quels termes il parle de la fameuse *chute du Rhin* : « C'est au-dessous de Schaffhouse que le Rhin rencontre un fond plein de rochers où il se rompt, et là trouve une pente d'environ deux piques de haut où il fait un grand saut, écumant et bruyant étrangement. Cela arrête le cours des bateaux et interrompt la navigation de ladite rivière. » On a beaucoup reproché à Montaigne le laconisme de sa description. Eh bien ! dussé-je encourir à mon tour le même reproche, je confesserai volontiers que cette prétendue merveille m'a très médiocrement impressionné.

De Schaffhouse, Montaigne se rendit à Augsbourg, en passant par Constance, Landau, Kempten et Landsberg. Ce qui, à part quelques incidents de peu d'intérêt (1), parut le plus l'impressionner en Allemagne, c'était l'excellence de la cuisine. « Ils nous ont présenté, dit-il, des potages faits de coings, d'autres de pommes cuites taillées en rouelle sur la soupe et des salades de choux cabus (choucroûte). Ils font aussi des brouets, sans pain, de diverses sortes, comme de riz, où chacun pêche en commun. Ils mêlent des pommes cuites, des tartres de poires et de pommes au service de la viande, et mettent tantôt le rôti le premier et le potage à la fin ; tantôt au rebours. Ils ont du cumin ou du grain semblable qui est piquant et chaud, qu'ils mêlent à leur pain, et leur pain est la plupart fait avec du fenouil. » Voilà bien, hélas ! la cuisine allemande, telle qu'elle est encore de nos jours. Montaigne trouvait tout cela si exquis, que ce qu'il regrettait le plus, « c'était de ne pas avoir mené un cuisinier, pour l'instruire de leurs façons et en pouvoir, au retour, faire voir la preuve chez lui. » J'aurais compris, en effet, qu'il se fût fait accompagner de son cuisinier, mais pour un tout autre motif. Aussi, dans l'intérêt de ses convives, ne puis-je aucunement partager ses regrets.

(1) En voici un cependant qui mérite d'être mentionné. Une contestation s'étant élevée, à Constance, entre Montaigne et son guide, l'affaire fut portée devant le prévôt du lieu, lequel déclara que les gens de Montaigne ne pourraient déposer en justice en faveur de leur maître ; toutefois il ajouta que, s'il voulait leur donner congé, leur déposition serait entendue, libre ensuite à lui de les reprendre immédiatement à son service. Je trouve, comme Montaigne, que « c'est là une bien remarquable subtilité ».

Arrivé à Augsbourg avec M. d'Estissac, on les prend l'un et l'autre pour des ducs. Or, comme c'était l'usage de proportionner le cérémonial de réception à l'importance des personnages, « les bourgmestres leur envoyèrent présenter quatorze grands vaisseaux pleins de vin, qui leur furent offerts par sept sergents vêtus de livrées. » Vous croyez peut-être que Montaigne va les avertir de leur méprise? Loin de là, il nous apprend lui-même « qu'il défendit qu'on dît leurs conditions, et se promena seul tout le long du jour par la ville ; il croit que cela servit à les faire honorer davantage. » Ce sont là de ces exploits de comédie dont nous rirons volontiers dans le NOUVEAU SEIGNEUR, mais à la condition que Frontin, et non un philosophe, en sera le héros. Montaigne resta quatre jours à Augsbourg, se prélassant dans les honneurs et priviléges de son titre de contrebande. Comme il ne perdait jamais de vue les eaux minérales, il se renseigna sur celles de Sourbronne (ou plutôt *Sauerbrunn*), qui n'étaient distantes que d'une journée. Mais la saison était trop avancée pour qu'il pût aller en essayer. Ce fut chose regrettable, car les eaux alcalino-gazeuses de Sauerbrunn, par leur action fondante et diurétique, auraient mieux convenu pour sa gravelle que celles de Plombières et de Bade, qu'il venait de prendre.

Montaigne quitta Augsbourg le 19 octobre. Seulement un duc ne pouvait partir comme un simple gentilhomme. Aussi nous apprend-il « qu'il laissa, au devant de la porte de la maison où il était logé, un écusson de ses armes qui était fort bien peint, et lui coûta deux écus au peintre et vingt sols au menuisier pour le cadre. » A la bonne heure. C'est noblement s'exécuter. Le prix du cartel est sans doute un peu plus élevé qu'à Plombières, mais les circonstances l'exigeaient, et d'ailleurs combien l'effet dut en être plus imposant !

Montaigne, au sortir d'Augsbourg, gagna Munich, dont il ne nous dit que peu de mots ; puis, après quelques allées et venues dans le voisinage, il pénétra dans le Tyrol.

Il fut on ne peut plus agréablement surpris de voir qu'on l'avait faussement renseigné sur les prétendues difficultés de la route. A ce sujet il remarque, « qu'il s'était toute sa vie méfié du jugement d'autrui sur le discours des commodités des pays étrangers ; chacun ne sachant goûter que selon l'ordonnance de sa coutume et de l'usage de son village, il avait fait fort peu d'état des avertissements que les voyageurs lui donnaient. » Montaigne compare ingénieusement le Tyrol à une robe « qu'on ne voit que plissée, à cause des accidents de terrain, mais qui, déployée, représenterait une large et splendide surface. » Les villes l'intéressaient médiocrement ; il les juge surtout un peu à vol d'oiseau. Ainsi, par exemple, Inspruck lui rappelle Bordeaux ; Hall, Libourne ; Botzen, Agen ; à cela se bornent à peu près les renseignements topographiques qu'il nous en donne. En revanche, la vue si pittoresque des montagnes, l'air pur et libre qu'on y respire, l'accueil si plein de bonhomie qu'on y reçoit, sont pour lui l'occasion des plus doux épanchements. « Si, dit-il, j'avais à promener ma fille qui n'a que huit ans, je l'aimerais autant en ce lieu qu'en une allée de mon jardin. » Aussi, au moment de quitter l'Allemagne, écrit-il à François Hotman, dont il venait de faire connaissance à Bâle, « qu'il avait pris un si grand plaisir à la visitation de cette contrée, qu'il l'abandonnait à grand regret, quoi que ce fût en Italie qu'il allât. Tout lui avait semblé plein de commodité et de courtoisie, et surtout de justice et de sûreté. »

MONTAIGNE EN ITALIE.

Trente, où il arrive le 29 octobre, est sa première étape en Italie. Défions-nous désormais un peu de ses jugements, car je crains bien qu'ils ne se sentent de la fâcheuse disposition d'esprit où il se trouve. En effet, il déclare tout d'abord que les villes italiennes n'ont pas du tout ce bon aspect des villes allemandes ; les rues en sont plus étroites et les logis n'y offrent pas la même netteté : il y a, au lieu de poêles, des cheminées qui sont loin de les valoir ; les lits sont dépourvus de ces moelleux édredons, à la futaine si blanche. C'est la première fois, depuis Plombières, dans un trajet de près de deux cents lieues, que les écrevisses lui manquent ; il y a bien des escargots, mais ils sont petits et maigres. Les truffes seules trouvent grâce devant lui, et encore en quels termes! « Ils mangent, dit-il, des truffes qu'ils pèlent, et puis les mettent par petites lèches à l'huile et au vinaigre, qui ne sont pas mauvaises. *«Qui ne sont pas mauvaises»*, voilà tout le grand éloge qu'il en fait. Enfin, il clôt dignement ce parallèle par cette dernière boutade que, « s'il eût été seul avec ses gens, il eût été plutôt à Cracovie ou vers la Grèce par terre, que de prendre le tour en Italie. Heureusement nous verrons peu à peu son ton se radoucir et ses jugements devenir plus équitables.

Et d'abord, de quel côté dirigera-t-il ses pas ? Ce ne sera ni vers Rome, ni vers Ferrare, ni vers Florence. « Ces villes, dit-il, sont trop connues d'un chacun, et il n'est pas laquais qui ne puisse en dire nouvelles. » Il se décide pour Venise.

Au sortir de Trente, dont il a été voir la salle du fameux concile, il visite successivement Roveredo, où il s'arrête à peine; le lac de Garde, qui le frappe surtout par son immense étendue; Vérone, dont les arènes lui paraissent le plus beau bâtiment qu'il ait vu de sa vie; Vicence, où il renouvelle ses provisions de parfumerie dans un monastère (1); puis Padoue, dont il admire plus particulièrement l'église Saint-Antoine. De Padoue, il se rend au petit port de Chaffousine, sur l'Adriatique, d'où une gondole le conduit en deux heures, à travers les lagunes, jusqu'à Venise.

« Cette cité fameuse, qu'il avait une faim extrême de voir, lu parut tout autre qu'il ne l'avait imaginée, et un peu moins admirable. » Telle a été aussi mon impression. Fidèle, du reste, à son système de ne point s'étendre « sur les raretés que tout le monde connaît, » il mentionne à peine la Police, l'Arsenal et la place Saint-Marc. Il parle plus volontiers des courtisanes, auxquelles il ne trouve pas cette beauté extraordinaire qu'on leur attribue, « encore bien, dit-il, qu'il vît les plus nobles de celles qui en font trafic, comme de cent cinquante environ, faisant une dépense en meubles et vêtements de princesses. » Ce qui l'étonne le plus, c'est que « plusieurs grands personnages de la ville ont ces courtisanes à leurs dépens, au vu et su de tout le monde. » Il n'est pas besoin aujourd'hui de passer les Alpes pour être témoin de pareils scandales.

Montaigne ne resta que six jours à Venise. De là il revint à Padoue, d'où il partit le 13 novembre pour aller, dans le voisinage, faire une excursion aux bains d'Abano, de San-Pietro et de Battaglia.

Bains d'Abano, de San-Pietro et de Battaglia. — Abano, dit-il, est un petit village, près du pied des montagnes, au-dessus duquel, à trois ou quatre cents pas, il y a un lieu un peu soulevé où se trouvent plusieurs fontaines chaudes et bouillantes qui sortent du rocher. Elles sont trop chaudes autour des surjons pour s'y baigner et encore plus pour en boire. La trace autour de leur cours est toute grise, comme de la cendre brûlée. Elles laissent force sédiments qui sont en forme d'éponges dures. Le goût en est un peu salé et soufreux. Toute la contrée est enfumée, car les ruisseaux qui coulent par-ci par-là dans la plaine répandent au loin cette chaleur et la senteur. Il y a là deux ou trois maisonnettes assez mal accommodées pour les malades, dans lesquelles on dérive de ces eaux pour en faire des bains. Non-

(1) Aujourd'hui, comme du temps de Montaigne, l'art de distiller les plantes et de composer des pommades, des essences et des parfums, est encore cultivé avec succès dans certains monastères de l'Italie.

seulement il y a de la fumée où est l'eau, mais le rocher même fume par toutes ses crevasses et jointures, et rend chaleur partout, en manière qu'ils ont percé aucuns endroits où un homme se peut coucher, et de cette exhalation se mettre en sueur : ce qui se fait soudainement. Cette eau, mise dans la bouche, après qu'elle s'est reposée pour perdre sa chaleur excessive, donne un goût plus salé qu'autre chose sans être désagréable. »

« Au sortir d'Abano, continue Montaigne, nous passâmes à un lieu nommé San-Pietro. C'est un pays de prairies et pacages qui est de même tout enfumé, en divers lieux, de ces eaux chaudes, les unes brûlantes et les autres tièdes, le goût un peu plus mort et mousse que les autres, mais de senteur de soufre quasi point du tout; peu de salure. Nous y trouvâmes quelques traces d'antiques bâtiments. Ces bains rappellent ceux de Dax. »

Montaigne, qui était venu coucher à Battaglia, visita le lendemain, avec quelques détails, les sources et la maison de bains. Il remarque à ce sujet que toutes les eaux minérales de cette contrée se ressemblent; et, en effet, elles doivent émaner d'un même foyer souterrain. Voici ce qu'il dit plus particulièrement de Battaglia : « Le principal usage est la fange (*fango*, boue). Elle se prend dans un grand bassin qui est au-dessous de la maison, à découvert, avec un instrument de quoi on la puise pour la porter au logis, qui est tout voisin. Là ils ont plusieurs instruments de bois propres aux jambes, aux bras, cuisses et autres parties, pour y coucher et enfermer lesdits membres, ayant rempli ce vaisseau de bois tout de cette fange, laquelle on renouvelle selon le besoin. Cette boue est noire comme celle de Barbotan, mais non si granuleuse, un peu plus grasse, chaude d'une moyenne chaleur; d'odeur quasi point. »

Montaigne fut très peu charmé de ce qu'il vit dans sa tournée. « Tous ces bains-là, dit-il, n'ont pas grande commodité, si ce n'est le voisinage de Venise ; tout y est grossier et maussade, et je ne serais d'avis d'y envoyer mes amis. » Aujourd'hui encore ces bains ne se recommandent que par les souvenirs qui s'y rattachent. Ce fut donc sans regret qu'il les quitta pour se rendre à Ferrare.

Il ne resta dans cette ville que vingt-quatre heures. « Nous allâmes, dit-il, M. d'Estissac et moi, baiser les mains au duc. Ayant connu notre dessein, il avait envoyé un seigneur de sa cour pour nous recueillir et mener à son cabinet. Nous le trouvâmes debout, devant une table, qui nous attendait. Il ôta son bonnet quand nous entrâmes, et se tint toujours découvert tant que je lui parlai, ce qui fut assez longtemps. » Ce duc, si révérencieux pour Montaigne, était Alphonse II, dont la sœur, la belle Léonore, est surtout connue pour la passion qu'elle inspira au Tasse, comme autrefois Julie à Ovide, passion qui fut également fatale aux deux poëtes. Or, précisément à l'époque où Montaigne vint à Ferrare, le Tasse, victime du ressentiment du prince, y était détenu dans une maison de fous (1). J'aurais cru que Montaigne nous aurait donné quelques détails sur sa visite au malheureux prisonnier, visite que la gravure a popularisée en jetant sur la physionomie et le maintien des deux personnages une teinte mélancolique et touchante. Chose singulière! il n'y fait pas la moindre allusion dans son JOURNAL. Le nom du Tasse n'y est même pas prononcé! C'est au point qu'on en serait presque à douter qu'il ait su que l'auteur de la Jérusalem délivrée se trouvait en même temps que lui à Ferrare : d'où je serais tenté de conclure que leur fameuse entrevue n'est, comme tant d'autres anecdotes du même genre, qu'une pure invention.

De Ferrare, Montaigne gagna Bologne, d'où il se dirigea vers Florence par les Apennins, que, vu l'état avancé de la saison (novembre), il ne fit que traverser. Il regretta plus tard de ne pas avoir fait un petit détour pour aller voir le volcan de Pietra Mala, dont le sommet, quand le temps est sombre et orageux, vomit des flammes pendant la nuit, « et, disait le guide, que, dans les grandes secousses, il s'en regorge parfois de petites pièces de monnaie qui ont quelque figure. » Ces guides sont bien toujours les mêmes. Du moment que vous manquez de visiter une chose, soyez sûr que c'est précisément celle-là qui est la plus extraordinaire.

Montaigne, avant d'entrer dans Florence, se plut à visiter très en détail le *Pratolino*, maison de campagne du grand-duc. La description qu'il donne du labyrinthe, des cascades, des grottes, des stalactites et des autres ornements du jardin, pourrait parfaitement s'appliquer aujourd'hui à la villa *Pallavicini*, des environs de Gênes. Là aussi, « il semble qu'exprès on ait choisi une assiette incommode, stérile et montueuse, voire même sans fontaines, pour avoir cet honneur de les aller quérir à cinq milles de là, et son sable et chaux à cinq autres milles. » Montaigne remarqua surtout « dans une grande et belle volière de petits oiseaux, comme chardonnerets, qui ont à la

---

(1) L'arrestation du Tasse avait eu lieu en février 1579, c'est-à-dire près de deux ans avant l'arrivée de Montaigne. Sa captivité à l'hôpital Sainte-Anne se prolongea longtemps encore après son départ, car ce fut seulement le 6 juillet 1586 que, sur les vives instances de personnages éminents, et surtout du pape Sixte-Quint, Alphonse II consentit à lui rendre sa liberté.

queue deux longues plumes, comme celles d'un grand chapon. » Il y vit également « un mouton de fort étrange forme, et un animal de la grandeur d'un grand mâtin, de la forme d'un chat, tout martelé de blanc et de noir, qu'ils nomment un tigre. » Cette manière d'écrire l'histoire naturelle ne rappelle-t-elle pas un peu, par sa naïveté, les récits du souriceau de la fable ?

La vue de Florence paraît n'avoir fait sur l'esprit de Montaigne que très peu d'impression. Ainsi, il ne dit presque rien des splendides et immortels chefs-d'œuvre que les Médicis y avaient réunis, les mêmes qui ornent encore actuellement ses places et ses musées, tandis qu'il s'étend avec une nouvelle complaisance sur les futilités d'une autre maison de campagne, la villa *Castello*. Elle n'a pas, il est vrai, de ménagerie vivante comme celle de Pratolino, mais, en revanche, « on y voit toutes sortes d'animaux représentés au naturel, rendant qui par le bec, qui par l'aile, qui par l'ongle, ou l'oreille, ou le naseau, l'eau des fontaines. » Quand on sort de voir de si merveilleuses choses, on est effectivement bien excusable de ne plus avoir d'admiration en réserve pour les vulgaires créations des Michel-Ange ou des Benvenuto Cellini.

Montaigne ne resta que trois jours à Florence, et nous venons de dire comment il y employa la plus grande partie de son temps. Il quitta cette ville le 24 novembre, se dirigeant vers Rome par Sienne, dont il parle avec éloge, Monte-Alcino, qu'il compare à Saint-Émilion, et Acquapendente à Senlis. Nous avons remarqué déjà qu'il affectionne beaucoup ce genre de rapprochements. Au sortir d'Acquapendente, patrie du célèbre anatomiste Fabrice, il longe le lac de Bolsena (*Vulsiniensis lacus*), lequel occupe le vaste cratère d'un volcan éteint et laisse poindre à sa surface deux îlots arides et nus. Le principal, dit de *la Marta*, servit d'exil à Théodat Amalasonte, reine des Goths, dont la fin si lamentable (1) a inspiré à Corneille une tragédie quelque peu lamentable également. Ce lac, à en croire Pline, serait de plus semé d'îles flottantes (*Lacus in quo fluctuant insulæ quas venti huc et illuc impellunt*). Ces prétendues îles sont tout simplement des amas de détritus végétaux que les vents entraînent au large, puis ballottent çà et là dans diverses directions.

(1) Elle fut étranglée par ordre de Théodat, son second mari. Ce fut pour venger sa mort que Justinien fit envahir l'Italie par Bélisaire (535), lequel, après s'être emparé de la Sicile, de Naples et de Rome, tua le meurtrier qui s'enfuyait de Ravenne, prit cette ville, et y fit prisonnier Vitigès, roi des Goths, qu'il traîna ensuite en triomphe à Constantinople. Il ne reste à la Malta aucun vestige du séjour qu'y fit la reine Amalasonte.

Montaigne, avant d'atteindre Viterbe, s'écarta un peu de son chemin pour aller visiter les bains de Vignone, Saint-Cassien et Montefiascone. Voici le peu de mots qu'il leur consacre :

Bains de Vignone. — « Le bain, dit-il, est situé dans un endroit un peu haut ; au pied passe la rivière d'Orcia. Il y a dans ce lieu une douzaine environ de petites maisons peu commodes et désagréables, et le tout paraît fort chétif. Là est un grand étang, entouré de murailles et de degrés, d'où l'on voit bouillonner, au milieu, plusieurs jets d'eau chaude qui n'a pas la moindre odeur de soufre, élève peu de fumée, laisse un sédiment roussâtre, et paraît être plus ferrugineuse que d'aucune autre qualité ; mais on n'en boit pas. La longueur de cet étang est de 60 pas, et sa largeur de 25. Il y a tout autour quatre ou cinq endroits séparés et couverts, où l'on se baigne ordinairement. » Les bains de Vignone sont restés, à peu de chose près, dans l'état où ils étaient du temps de Montaigne. L'eau qui les alimente est une eau sulfureuse calcaire, d'une température de 40 degrés, laquelle eau est depuis longtemps réputée pour le traitement des débilités nerveuses. Laurent de Médicis, dit le Magnifique, se trouvait à ces bains en mai 1490, lorsque son fils Pierre lui écrivit pour lui annoncer la visite du célèbre Hermolao Barbaro.

Bains de Saint-Cassien. — Montaigne dit simplement « qu'on préfère pour la boisson les eaux de Saint-Cassien à celles de Vignone, comme étant plus efficaces. Elles jaillissent tout près de S. Quirico, à 18 milles du côté de Rome, à la gauche de la grande route. » Ces eaux, par leur importance et les souvenirs historiques qui s'y rattachent, méritaient certainement plus qu'une simple mention. Sulfureuses et thermales, comme celles de Vignone, elles conviennent pour les mêmes affections, mais de plus elles sont tout spécialement recommandées, surtout la source Sainte-Lucie, pour le traitement des maladies des yeux et des paupières. Chose remarquable ! cette même spécificité d'action leur était déjà attribuée du temps des Romains. Ainsi, c'est à ces eaux (*balnea Clusini*) qu'Horace fut envoyé par Antonius Musa pour prendre des bains et des douches.

Qui caput et stomachum supponere fontibus audent
Clusinis...

Or, lui-même nous l'apprend, il était *lippus*, en d'autres termes, moins poétiques peut-être, il était..... chassieux. Horace, du reste, s'en trouva médiocrement bien, car ce fut peu de temps après, qu'Antonius Musa lui prescrivit un traitement hydrothérapique.

Bains de Montefiascone. — Il existe dans les environs de la ville de ce nom (1) plusieurs sources sulfureuses thermales, extrêmement minéralisées. Montaigne fut voir la principale, que je crois être l'antique *lacus Vadimonis*. « C'est, dit-il, un bain situé dans une très grande plaine formant un petit lac à l'un des bouts duquel on voit une très grosse source jeter une eau qui bouillonne avec force, et presque brûlante. On boit de cette eau pendant sept jours, dix livres chaque fois ; on s'y baigne le même temps, ayant eu soin de la laisser refroidir pour en diminuer la chaleur. Celui qui tient la maison de bains vend une certaine boue qu'on tire du lac et dont usent les bons chrétiens, en la délayant avec de l'huile, pour la guérison de la gale, et, pour celle des brebis et des chiens, en la délayant avec de l'eau. Nous y trouvâmes beaucoup de chiens du cardinal Farnèse qu'on y avait menés pour les faire baigner. » Maintenant encore, c'est surtout la médecine vétérinaire qui tire parti des eaux de Montefiascone. Inutile d'ajouter que Montaigne fut très peu tenté de s'y fixer pour y suivre une cure.

Toute cette contrée représente un sol essentiellement volcanique, mélangé de couches marines, fluviatiles et lacustres. Les eaux minérales y abondent : aussi Montaigne se trouvait-il là en quelque sorte dans son élément. Arrivé à Viterbe, cette ancienne capitale de l'Étrurie, il s'inquiète peu de la ville, de ses ruines romaines, de ses monuments gothiques du moyen âge : toute son attention est pour les eaux minérales qu'il s'empresse d'aller visiter. Nous l'accompagnerons dans cette nouvelle excursion.

Bains de Viterbe. — « J'allai, dit-il, voir d'assez grand matin quelques bains de ce pays situés dans la plaine et assez éloignés de la montagne. Je vis une maisonnette dans laquelle est une petite source d'eau chaude qui forme un petit lac pour se baigner. Cette eau n'a ni saveur ni odeur, elle est médiocrement chaude. Je jugeai qu'il y a beaucoup de fer, mais on n'en boit pas. Plus loin, au bas d'un édi-

---

(1) Cette ville est plus connue aujourd'hui par son excellent muscat. On rapporte à ce sujet qu'un seigneur allemand qui se faisait précéder d'un piqueur dont la consigne était d'écrire le mot *Est* sur chaque hôtellerie où se trouvait le meilleur vin, remarqua ce mot trois fois écrit sur celle de Montefiascone. Il s'y arrêta. Malheureusement, les libations qu'il y fit furent si copieuses, qu'elles lui coûtèrent la vie. C'est en souvenir de cet événement qu'on a gravé sur sa tombe cette épitaphe qu'on y lit encore :

« *Est, Est, Est, et propter nimium Est mortuus est.* »

fice appelé le *Palais du pape*, il y a trois jets d'eau chaude, de l'un desquels on use en boisson. L'eau n'en est que d'une chaleur médiocre et tempérée ; elle n'a point de mauvaise odeur. On y sent seulement au goût une petite pointe où le nitre me semble dominer. » Montaigne désigne probablement ici la source ferrugineuse de *la Grotte* et la source sulfureuse de *la Croix*, lesquelles sources alimentent le petit établissement thermal qu'y fit élever le pape Nicolas V, en souvenir des bons effets qu'il en avait obtenus. Montaigne parle ensuite des abondants dépôts qui se forment autour de ces sources, et qu'il compare assez judicieusement à la matière première du marbre (ce sont, en effet, des carbonates calcaires), puis il ajoute : « On boit là tout comme ailleurs, par rapport à la quantité ; on se promène après et l'on se trouve bien de suer. Ces eaux sont en grande réputation ; on les transporte par charge dans l'Italie. On leur attribue spécialement une grande vertu pour les maux de reins. J'y étais allé dans l'intention d'en boire pendant trois jours, mais j'y renonçai, n'en augurant pas bien par suite d'une inscription qu'on voit sur le mur, et qui contient les invectives d'un malade contre les médecins qui l'avaient envoyé à ces eaux, dont il se trouvait beaucoup plus mal qu'auparavant. » Voilà bien Montaigne avec ses incertitudes, toujours en défiance des médecins, et prêt, au contraire, à ajouter foi aux moindres récriminations des malades.

« Je terminai, dit-il, ma tournée par visiter l'endroit où les habitants de Viterbe amassent les lins et les chanvres qui font la matière de leurs fabriques, et où les hommes seuls travaillent, sans employer aucune femme. Il y avait un grand nombre d'ouvriers autour d'un certain lac où l'eau, dans toute saison, est également chaude et bouillante. Ils disent que ce lac n'a point de fond, et ils en dérivent de l'eau pour former d'autres petits lacs tièdes où ils mettent rouir le chanvre et le lin. » Montaigne ne paraît pas se douter que « ce certain lac, » qu'il traite un peu dédaigneusement, n'est autre que le fameux *Bullicame*, si célèbre dans l'antiquité, et dont il est parlé plusieurs fois dans le Dante et dans Fazio degli Uberti. Je ne reviendrai pas sur ce que j'en ai dit à la page 370 de cet ouvrage.

De retour de ses excursions thermales, Montaigne se remet en route. Il longe le lac de Vico, lequel occupe, comme celui de Bolsena, un ancien cratère, creusé au centre du mont Cimino :

Et Cimini cum monte lacum...... (Virg.)

puis va coucher à Ronciglione, pour repartir le lendemain matin dès trois heures, « tant il avait envie de voir le pavé de Rome. »

Devant lui s'étend « une grande plaine au milieu de laquelle, en certains endroits secs et dépouillés d'arbres, on voit bouillonner des sources d'eau froide assez pure, mais tellement imprégnée de soufre, que de fort loin on en sent l'odeur. » Il la traverse à cheval sans s'y arrêter, et, le même jour, le dernier de novembre, dans la soirée, il fait enfin son entrée dans Rome.

Montaigne oublie de nous dire quelle impression la vue de Rome produisit tout d'abord sur son esprit. C'est qu'en y arrivant il souffrait trop de sa gravelle pour s'occuper d'autre chose que de lui-même. Je ferai remarquer à ce sujet que, depuis qu'il se trouvait en Italie, ses coliques néphrétiques avaient pris une telle intensité et une telle fréquence, que c'étaient à tout instant de nouvelles crises, suivies de l'expulsion de quelque calcul. D'où provenait cette recrudescence ? La raison, je crois, doit en être cherchée moins dans les fatigues du voyage que dans la nature du régime qu'il suivait. Ce régime consistait principalement en salades de limons et d'oranges, crudités de toutes sortes, mets fortement épicés, vins purs ou presque purs. Quoi de plus détestable pour une gravelle d'acide urique ! Or telle était l'espèce de gravelle dont il était atteint, car, ainsi qu'il le répète à satiété, le sable était rouge et les pierres offraient de même une teinte roussâtre. Douze jours après son arrivée à Rome, il fut pris d'une crise plus forte que toutes les autres, à tel point qu'il se trouva mal. Craignant alors « pour une inusitée déflexion de ses reins d'y être menacé de quelque ulcère, » il crut devoir consulter un médecin. Celui-ci lui fit prendre « de la casse, de la térébenthine de Venise, certain sirop de bon goût, puis un amandé dans lequel entraient les quatre semences froides. » C'était beaucoup peut-être pour un malade qui avait horreur des remèdes. Aussi Montaigne n'en ayant éprouvé d'autres effets « que l'odeur de l'urine à la violette de mars » (on sait que ceci est particulier à la térébenthine), en resta là de son traitement.

Une fois rétabli, il s'empressa de solliciter une audience du pape, laquelle lui fut accordée immédiatement. Les détails qu'il raconte sur sa réception prouvent qu'à cette époque, le cérémonial de la cour de Rome était le même que de nos jours. Ainsi Montaigne, « après avoir été béni en entrant par le saint-père, se mit à genoux devant lui, baisa sa pantoufle rouge où était brodée une croix blanche, répondit, toujours à genoux, aux questions que le pape lui adressa, puis, recevant de nouveau sa bénédiction, se releva et sortit à reculons. » Or c'est littéralement ainsi que les choses se passèrent pour Magendie et pour moi, en 1843, lors de l'audience que nous donna

Grégoire XVI ; je dois même dire que mon illustre et regrettable maître se prêta de fort bonne grâce au baisement de la mule. Quant à Montaigne, il assure qu'au moment où il se penchait, « le pape avait un peu haussé le bout du pied, ce qu'il ne fit pour personne. » N'est-ce pas plutôt Montaigne qui laisse un peu percer ici le bout de l'oreille ?

Le séjour de Rome plut singulièrement à Montaigne. Il y resta cinq mois, employant son temps en promenades de tous côtés, en visites aux monuments, aux musées et aux bibliothèques, et en excursions à cheval hors de la ville. Les églises étaient ses lieux de rendez-vous de prédilection, moins au point de vue de l'art qu'à cause des cérémonies religieuses dont la pompe lui plaisait singulièrement et qu'il suivait en véritable fidèle. « Le mercredi de la semaine sainte, je fis, dit-il, la visite des sept églises avec M. de Foix, avant dîner, et nous y mîmes environ cinq heures. Entre autres plaisirs que Rome me fournissait en carême, c'étaient les sermons. Il y avait d'excellents prêcheurs, surtout parmi les jésuites. » Voici le jugement qu'il porte sur cette célèbre corporation : « C'est merveille, dit-il, combien de part ce collége tient en la chrétienté ; et crois qu'il ne fut jamais confrérie et corps parmi nous qui tînt un tel rang ni qui produisît enfin des effets tels que feront ceux-ci, si leurs desseins continuent. Ils possèdent tantôt toute la chrétienté : c'est une pépinière de grands hommes en toutes sortes de grandeur. C'est celui de nos membres qui menace le plus les hérétiques de notre temps. » Ce langage élogieux de Montaigne, que lui inspirait sa haine de l'hérésie, pourra paraître quelque peu étrange à ceux qui ne veulent voir en lui que l'apôtre du scepticisme. Or, bien loin d'être sceptique en religion (1), Montaigne se fût plutôt montré intolérant : témoin l'ardeur de ses controverses en Allemagne avec divers ministres du culte réformé.

Montaigne, pendant son séjour à Rome, menait, qu'on me pardonne l'expression, la vie d'un vrai *flâneur*, tout spectacle, pourvu qu'il fût nouveau, exerçant sur lui un attrait irrésistible. Ainsi un jour il va voir exorciser un possédé, et le lendemain circoncire un

---

(1) L'épitaphe suivante, qu'on lit aux Feuillants de Bordeaux, fait bien sentir l'esprit tout à la fois religieux et sceptique de Montaigne :

Solius addictus jurare in dogmata Christi,
Cœtera Pyrrhonis pendere lance sciens.

« Attaché fermement aux seuls dogmes du christianisme, il sut peser tout le reste à la balance de Pyrrhon. »

enfant juif : double cérémonie dont il se plaît à raconter minutieusement tous les détails. Il poussa même la curiosité jusqu'à vouloir assister à l'exécution d'un fameux bandit, nommé Catena, « qui fut étranglé d'abord, puis détranché en quatre quartiers. » Quelle contenance fit Montaigne pendant l'exécution ? Très bonne, je présume, car il se contente de parler des autres. « Je remarquai, dit-il, combien le peuple s'effraie des rigueurs qui s'exercent sur les corps morts. Ces mêmes gens qui n'avaient pas senti de le voir étrangler, à chaque coup qu'on donnait ensuite pour le hacher, s'écriaient d'une voix piteuse. » A cela se borne l'oraison funèbre du bandit. Seulement Montaigne fait très justement observer qu'en mutilant ainsi le cadavre au lieu du patient, on sauvegardait les droits de l'humanité tout en atteignant le même but, qui était d'imprimer aux populations un salutaire effroi.

Montaigne, dans ses excursions *extrà muros*, n'eut garde d'oublier la source sulfureuse de Tivoli, si célèbre autrefois, mais alors complètement abandonnée. Il se contenta d'acheter des dragées faites avec l'écume et le sédiment que ses eaux déposent. Les pastilles de Vichy sont donc loin d'être, en tant que pastilles hydro-minérales, d'invention moderne.

Le séjour de Montaigne à Rome se trouva prolongé un peu plus qu'il ne l'avait prévu, par les négociations que nécessitèrent deux graves affaires qu'il avait à cœur de mener à bonne fin. La première est relative à la censure de ses Essais, « lesquels, après plusieurs conférences avec le maître du sacré Palais, lui furent remis châtiés selon l'opinion des docteurs moines. « Les changements exigés se bornèrent à peu de chose. » La seconde affaire est une affaire d'amour-propre ; il s'agissait pour lui de se faire nommer *citoyen romain*. « Je recherchai, dit-il, et employai tous mes cinq sens de nature, pour obtenir ce titre, ne fût-ce que pour l'ancien honneur et religieuse mémoire de son autorité. J'y trouvai de la difficulté ; toutefois je la surmontai. L'autorité du pape y fut employée par le moyen de son majordome qui m'avait pris en singulière amitié et s'y peina fort ; et m'en fut dépêché lettres très authentiques le 5 avril 1584, en la même forme et faveur de paroles que les avait eues le seigneur Jacomo Buon-Compagno, duc de Sero, fils du pape (1). C'est un

---

(1) Il s'agit du pape Grégoire XIII (*Buon-Compagno*) qui effectivement avait été marié. Ce pape est surtout célèbre par la réforme qu'il opéra en 1582, l'année même qui suivit le départ de Montaigne, du calendrier Julien établi par César l'an 46 avant J.-C. C'est ce calendrier qu'on suit aujourd'hui dans presque toute l'Europe, sous le nom de *calendrier grégorien*.

titre vain : tant y a-t-il que j'ai reçu beaucoup de plaisir de l'avoir obtenu. » Non, ce titre n'était pas aussi vain aux yeux de Montaigne qu'il veut bien le dire, sans quoi il ne se fût pas donné tant de mouvement pour se le faire décerner. Il n'en parlerait pas à tout propos dans ses ESSAIS comme dans son JOURNAL, et surtout il ne rapporterait pas tout au long les termes du diplôme par lequel « le sénat et le peuple romain, d'après l'antique usage de la république, confèrent à l'illustrissime chevalier de Montaigne cette éminentissime distinction » (suit l'énumération non moins ronflante de toutes ses belles qualités). Comment ne voit-il pas que ce sont là, ainsi que lui-même le dit ailleurs, « services de phrases italiennes, bonnes *per la predica?* » Comment, enfin, ignore-t-il ou feint-il d'ignorer que ces lettres patentes qui lui semblent si personnellement flatteuses, sont brodées toutes sur le même canevas pour chaque récipiendaire, quel que soit son rang ou sa naissance?

Montaigne partit de Rome le 19 avril, avec l'intention de se rendre aux bains de Lucques. Mais, au lieu de suivre la voie la plus directe, qui était celle de Sienne, il aima mieux faire un assez long détour par Narni, Spolette, Foligno et Macerata, afin de visiter le célèbre pèlerinage de Lorette, où il arriva le 25 du même mois.

La description détaillée qu'il donne de la *Santa Casa*, ou maison de la Vierge, qu'une pieuse tradition rapporte avoir été transportée de Judée par les anges, à travers les airs, en 1291, est remplie d'intéressants détails. « Là, dit-il, se voit, au haut des murs, l'image de Notre-Dame, faite de bois; tout le reste est si fort paré de vœux, riche de tant de lieux et princes, qu'il n'y a jusques à terre pas un pouce vide, et qui ne soit couvert de quelque lame d'or et d'argent. J'y pus trouver, à toute peine, place et avec beaucoup de faveur, pour y loger un tableau dans lequel il y a quatre figures d'argent attachées : celle de Notre-Dame, la mienne, celle de ma femme, celle de ma fille; et sont toutes de rang, à genoux, dans ce tableau, et la Notre-Dame au haut sur le devant. Mon tableau est logé à main gauche, contre la porte d'entrée, et je l'y ai laissé très curieusement attaché et cloué. » Quelle put être ici la pensée de Montaigne? Ne devons-nous voir dans cet *ex-voto* qu'une exhibition semblable à celle de son écusson? J'y vois bien plutôt un acte profondément religieux. En effet, il ajoute : « Nous fîmes en cette chapelle-là nos pâques, ce qui ne se permet pas à tous. Un jésuite allemand m'y dit la messe et donna à communier. »

Que demander de plus? Ce qui suit paraîtra peut-être plus significatif encore. « Ce lieu, dit-il, est plein d'infinis miracles. Je n'en citerai qu'un seul. Il y avait là Michel Marteau, seigneur de la chapelle, Parisien, jeune homme très riche, avec grand train. Je me fis fort particulièrement et curieusement réciter par lui et par aucuns de sa suite, l'événement de la guérison d'une jambe qu'il disait avoir eue de ce lieu ; il n'est possible de mieux ni plus exactement former l'effet d'un miracle. Tous les chirurgiens de Paris et d'Italie s'y étaient faillis. Il y avait dépensé plus de trois mille écus ; son genou enflé, inutile et très douloureux, il y avait plus de trois ans, devenait de plus en plus mal, plus rouge, enflammé et enflé, jusques à lui donner la fièvre. En ce même instant, tous autres médicaments et secours abandonnés depuis plusieurs jours, dormant, il songe tout à coup qu'il est guéri, et il lui semble voir un éclair. Il s'éveille, crie qu'il est guéri, appelle ses gens, se lève, se promène, ce qu'il n'avait pas fait oncques depuis son mal ; son genou désenfle, la peau flétrie tout autour du genou et comme morte, lui toujours depuis en amendant, sans nulle autre sorte d'aide. Et lors, quand je le vis, il était en cet état d'entière guérison, étant revenu à Lorette d'un voyage de deux mois qu'il venait de faire à Rome. De sa bouche et de tous les siens, il ne s'en peut tirer pour certain que cela. »

Quand Montaigne écrivait ces lignes, il n'avait pas encore cinquante ans, et il avait publié les deux premiers livres de ses Essais! Ainsi, voilà l'auteur du fameux *Que sais-je?* qui, malgré sa santé délabrée, entreprend au loin un fatigant pèlerinage. A peine arrivé, il n'a rien de plus pressé que de se mettre, lui et sa famille, sous la protection de la Vierge. Il se confesse, communie, puis, comme si ce n'était assez, il fait hautement profession de croire aux miracles ; il va même jusqu'à en citer un dont il n'hésite pas à se porter garant. Qui donc, après de tels actes et de telles déclarations, pourrait suspecter encore la sincérité de ses sentiments religieux ?

Montaigne resta trois jours entiers à Lorette. Il eut quelque velléité de se rendre ensuite à Naples, en longeant le littoral de l'Adriatique, mais la crainte des bandits et l'impatience d'arriver aux bains de Lucques le firent renoncer à ce projet. Il s'achemina directement vers ces bains, qu'il atteignit le 8 mai.

Bains de Lucques. — Une fois aux bains, Montaigne songea tout d'abord à s'y établir de la manière la plus confortable. « Il y a là, dit-il, trente ou quarante maisons très bien accommodées. Je les reconnus quasi toutes avant de faire marché, et m'arrêtai à la plus belle, notamment pour le prospect qui regarde la vallée, la rivière de la Lima et les montagnes environnantes. Ces montagnes sont toutes bien cultivées et vertes jusqu'à la cime, peuplées de châtaigniers et oliviers, et ailleurs de vignes qu'ils plantent et disposent en forme de cercles et de degrés. Mon hôte, qui est pharmacien, se nomme le capitaine Paolini. » Le voilà organisé. Tout entier désormais au traitement thermal qu'il s'est prescrit de sa propre ordonnance, il ne parlera plus que de ce qu'il fait, de ce qu'il prend et.... de ce qu'il rend (1). Montaigne, dans cette naïve exposition de son état physique, semble s'être inspiré du précepte d'Horace :

> Si ventri bene, si lateri est pedibusque tuis, nil
> Divitiæ poterunt regales addere majus.

N'espérez pas qu'il vous fasse grâce de la moindre circonstance relative à l'opération de ses eaux. Toute cette partie de son journal est d'une monotonie désespérante. Cette attention si minutieuse de sa santé et de lui-même semble attester de la part de Montaigne une crainte de la mort qui touche à la pusillanimité, encore bien que, par moments, il affecte un complet détachement de la vie. Aussi pourrait-on lui appliquer ce mot que Cicéron met dans la bouche de je ne sais quel personnage : « Je ne veux pas mourir, mais il me serait fort indifférent d'être mort. » (*Emori nolo, sed me mortuum nihil æstimo.*)

Laissons Montaigne noter jour par jour et heure par heure, sur son JOURNAL (2), tout ce que les eaux prises en boisson, en bains et en douches, lui font éprouver. Ce sont là de ces passe-temps auxquels on comprend qu'un malade se livre pour mieux fixer ses souvenirs, mais qui, en définitive, n'intéressent que lui. Aussi nous conten-

(1) Il entre parfois dans des détails incroyables. Témoin le passage suivant : « Le soir du 21 août, raconte-t-il, il me fut donné un lavement très bien préparé avec de l'huile, de la camomille et de l'anis. Le capitaine Paolini me l'administra lui-même avec beaucoup d'adresse ; car, quand il sentait que les vents refoulaient, il s'arrêtait et retirait la seringue à lui, puis il reprenait doucement et continuait, de façon que je pris ce remède tout entier sans aucun dégoût. »

(2) Montaigne, dans toute cette partie de son JOURNAL, a la fantaisie de s'exprimer en italien. Or, il me paraît avoir mis en pratique la recette qu'il indique dans ses ESSAIS : « En Italie, dit-il, je conseillais à quelqu'un qui était en peine de parler italien, que, pourvu qu'il ne cherchât qu'à se faire entendre, sans y vouloir autrement exceller, il employât seulement les premiers mots qui lui viendraient à la bouche, latins, français, espagnols ou gascons, et qu'en y adjoutant la terminaison italienne, il ne faudrait jamais à rencontrer quelque idiome du pays ou toscan, ou romain, ou vénitien, ou piémontais, ou napolitain. » Et, en effet, l'italien de Montaigne est une macédoine de diverses langues où domine le patois périgourdin.

terons-nous de relater sommairement quelques-unes des principales évolutions de sa cure.

Il prit tout d'abord une médécine de casse, se purger étant alors, comme cela a été longtemps depuis, le prélude obligé de toute médication thermale. Ensuite il commença son traitement. « L'usage ici, dit-il, est de boire les eaux huit jours, puis de se baigner trente; on évite de prendre le bain et la boisson le même jour, dans la crainte que leurs effets ne se contrarient. J'agis contre ces règles. » Elles étaient sans doute un peu arbitraires ; celles qu'il lui substitua de son chef valaient-elles beaucoup mieux ? Voyons-le à l'œuvre. Il s'ingurgite tous les matins, coup sur coup, de sept à huit livres d'eau minérale ; de plus il prend, chaque après-midi, un bain d'une à deux heures, suivi d'une forte douche. Je veux bien que les eaux de Lucques soient des eaux très anodines, mais encore faut-il quelque mesure dans leur emploi. Aussi entendons-nous Montaigne se plaindre à tout instant de gonflement, de malaise, d'insomnie, d'irritation vésicale, à tel point qu'en moins de huit jours il se sent littéralement sur les dents. Alors que de récriminations contre la médecine et les médecins ! C'est toujours son même refrain. Or, notez que, fidèle à son système, il n'a pris conseil que de lui seul ; par conséquent, c'est lui seul qu'il devrait accuser. Enfin, après bien des tâtonnements et bien des essais dont aucun ne lui réussit, il crut prudent de suspendre son traitement.

Ici se place, dans le récit de Montaigne, la description d'un bal champêtre que, pour occuper ses loisirs, il donna aux jeunes filles de l'endroit. Ce bal eut lieu sur la place publique. « J'avais, raconte-t-il, fait publier quelques jours auparavant, la fête dans tous les lieux voisins. La musique se composa de cinq fifres que je nourris pendant tout le temps et les gratifiai d'un écu pour eux tous. » Aujourd'hui un orchestre coûte plus cher ; il est vrai que son personnel est un peu plus varié. « Nous commençâmes, dit-il, le bal avec les femmes du village auxquelles se joignirent bientôt plusieurs dames et gentilshommes de la seigneurie. J'allais parmi les villageoises choisissant des yeux tantôt l'une, tantôt l'autre, et j'avais égard à la beauté, ainsi qu'à la gentillesse : d'où je leur faisais observer que l'agrément d'un bal ne dépendait pas seulement du mouvement des pieds, mais encore de la contenance, de l'air, de la bonne façon et de la grâce de toute la personne. Les prix des danseuses furent ainsi distribués, aux unes plus, aux autres moins, suivant leurs mérites. La distributrice les leur offrait de ma part, en leur disant toujours d'un air agréable : C'est monsieur le chevalier qui vous fait ce beau présent ; remerciez-le.

— Point du tout, répliquais-je. Vous en avez l'obligation à cette dame qui vous a jugée mériter, entre tant d'autres, cette petite récompense. Je suis seulement fâché que l'objet ne soit pas plus digne de telle ou telle de vos qualités, lesquelles alors je détaillais suivant ce qu'elles étaient. Les choses se passèrent de même pour les hommes. La fête finie, j'invitai tout le monde à souper. J'en fus quitte pour plusieurs pièces de veau et quelques paires de poulets. »

Montaigne, on le voit, nous transporte ici en pleine pastorale. Sa qualité d'amphitryon et d'ordonnateur l'empêcha seule de prendre part à la danse, ainsi que cela lui arrivait d'habitude. Chacun, lui-même nous l'apprend, se montra charmé de son amabilité et de la manière grande et noble dont il avait fait les choses.

Montaigne, après plusieurs jours de repos, reprit son traitement. Il se trouvait alors dans l'état suivant : « Je souffrais peu des reins, dit-il, mais je sentais de la pesanteur sur le front et des bourdonnements d'oreille. Quand je voulais lire ou regarder fixement un objet, mes yeux se couvraient de certains nuages qui, sans rendre la vue plus courte, y occasionnaient je ne sais quel trouble. J'avais en même temps des étourdissements. » C'étaient là bien évidemment les signes d'un état congestif du cerveau. Mais Montaigne, avec ses idées médicales à lui, en jugea tout autrement ; il voulut y voir de la faiblesse et du défaut de ton. Aussi se fit-il administrer tous les jours, sur la tête, des douches d'une demi-heure avec l'eau de la source Barnabé, qui est une des plus actives de Lucques. Le cerveau, bien entendu, se prit davantage, au point même qu'une attaque parut imminente. S'apercevant, assez à temps heureusement, qu'il faisait fausse route, il changea tout à coup ses batteries. Désormais plus de bains, plus de douches, mais la boisson à plus haute dose encore qu'au début. Et en effet, il se soumit à une véritable question humide, buvant tous les matins jusqu'à neuf à dix livres d'eau minérale. Son attente fut encore trompée, car cette médication soi-disant dépurative, dont il se promettait merveille, n'aboutit qu'à des vomissements et à des crampes d'estomac.

Que faire cependant? Consulter? Bien au contraire, c'est lui qui donnera des consultations. Inhabile à se traiter, il traitera les autres, et, qui plus est, ses ordonnances feront loi. « Quelques médecins, raconte-t-il, ayant à prendre un parti important pour un jeune seigneur, M. Paul de Cesis, qui était à ces bains, vinrent me prier de vouloir bien assister à leur délibération et entendre leur avis, parce qu'on était résolu de s'en tenir à ce que je déciderais. J'en riais alors en moi-même ; mais il m'est arrivé plus d'une fois pareille chose pendant mes voyages. » C'est peut-être le cas de se demander qui l'on trompait ici. Or, pour quiconque connaît la causticité italienne, si remplie d'urbanité et de déférence, nul doute que ce pauvre Montaigne, qu'aveuglait son amour-propre, n'ait été la dupe d'une mystification concertée. Il devait, du reste, être magnifique dans ce rôle de consultant, à en juger par l'incroyable aplomb avec lequel il débite, à tout propos, dans son JOURNAL, les plus monstrueuses stupidités en médecine.

Voilà bientôt un mois que Montaigne est à Lucques, et il s'en faut de beaucoup que sa position se soit améliorée. Ce qui le confond surtout, c'est la quantité prodigieuse de sable et de pierres que, grâce à son régime de crudités et d'acides, il continue de rendre. Fatigué du traitement et découragé de l'insuccès de chaque nouvelle tentative, il se décide le 21 juin à quitter Lucques, afin de voir s'il ne trouvera pas quelque autre Bain plus à sa convenance.

Son intention était de se rendre d'abord aux eaux de Monte-Catini, dont il avait entendu dire beaucoup de bien : quelques malades, à Lucques, buvaient même de l'eau transportée du Tettuccio, qui en est la principale source. Par malheur, il ne s'était pas suffisamment renseigné sur la situation de ce Bain, de telle sorte qu'arrivé à Pistoia, il apprit qu'il l'avait dépassé de six à sept milles ; au lieu de revenir sur ses pas, ce qui eût été le parti le plus sage, les eaux de Monte-Catini lui convenant mieux que celles de Lucques, il préféra continuer sa route vers Florence, où il arriva le 23 juin. Nous avons déjà parlé de son premier séjour dans cette ville ; il y resta moins de temps cette fois-ci. Ses principales distractions furent d'aller voir les salles d'escrime, les courtisanes (1), la course des chars et celle des barbes ou chevaux sauvages. Il s'amusa beaucoup aussi de la revue passée par le grand-duc François de Médicis de toutes les villes de la Toscane, que « représentaient des estafiers dans un accoutrement moins imposant que burlesque. » Enfin, après avoir été visiter une dernière fois sa chère villa Pratolino qu'il ne pouvait se lasser d'admirer, il quitta Florence le 3 juillet, et prit la direction de Pise, où il fut rendu en deux jours.

Pise parut l'intéresser presque autant que Florence. C'est, du reste, une grande et belle ville, avec de magnifiques quais sur

(1) Cette affectation de parler sans cesse de ses liaisons avec les comédiennes et les courtisanes semble attester de la part de Montaigne une assez grande facilité de mœurs. Cependant il dit dans ses ESSAIS : « Tout licencieux qu'on me tienne, j'ai en vérité plus sévèrement observé les loix du mariage, que je n'avais promis ny espéré. »

l'Arno. Nous avons parlé ailleurs (page 355) de la ravissante promenade des *Cascines*, laquelle aboutit à la mer. Montaigne, l'esprit toujours à la galanterie, y fit emplette d'une provision de beau poisson qu'il envoya en cadeau aux comédiennes de Pise. Et, comme il avait une foi toute particulière aux remèdes de bonne femme, il acheta pour son usage un gobelet de bois de tamaris, lequel bois, ajoute-t-il très sérieusement, « communique aux boissons des propriétés souveraines contre les maux de rate et la gravelle. »

Nous n'avons pas oublié que son principal but, en quittant Lucques, avait été d'aller à la recherche de quelque autre eau minérale. Comme il se trouvait, à cet égard, un peu dépaysé, il voulut avoir l'avis du célèbre médecin Cornachine, professeur à l'université de Pise, mais non sans déguiser sa démarche sous la forme d'une simple visite de politesse. Voici comment il en rend compte : « Ce médecin, dit-il, ne fait pas grand cas des bains qui sont dans le voisinage de Pise, mais bien de ceux d'Aqui (Casciana), qui en sont à la distance de seize milles. Ces bains sont, à son avis, merveilleux pour les maladies du foie (et il m'en raconta bien des prodiges), ainsi que pour la pierre et pour la colique ; mais, avant d'en user, il conseille de boire des eaux de Lucques. Il est convaincu qu'à l'exception de la saignée, la médecine n'est rien en comparaison des eaux minérales pour quiconque sait les employer à propos. Il me dit, de plus, qu'aux bains d'Aqui les logements étaient très bons, et qu'on y était commodément et à son aise. » Le conseil était excellent. Cependant Montaigne n'en fit pas usage. Il poussa même l'esprit de contradiction jusqu'à se rendre aux bains de Pise, dont précisément Cornachine venait de lui parler en termes fort peu engageants.

Bains de Pise. — « Le 27 juillet, dit-il, nous partîmes de bonne heure et fûmes longtemps à traverser la plaine où nous rencontrâmes, au pied d'un monticule, ce qu'on nomme les *bains de Pise*. Il en a plusieurs, avec une inscription en marbre que je ne pus pas bien lire ; ce sont des vers latins rimés qui font foi de la vertu des eaux. Le plus grand et le plus honnête de ces bains est carré ; ses escaliers sont de marbre. Il a trente pas de longueur de chaque côté. Dès que j'eus grimpé sur la montagne qui domine la vallée, nous jouîmes d'une des plus belles vues du monde, en considérant cette grande plaine, les îles, Livourne et Pise. Après l'avoir descendue, nous nous dirigeâmes vers Lucques. »

— Voilà Montaigne de retour à ces bains. Pendant les deux mois que son absence avait duré, il s'était abstenu de toute espèce d'eau minérale, faute de trouver des sources qui lui inspirassent quelque confiance. Ce repos forcé, en faisant succéder le calme à un traitement irrationnel et tumultueux, lui fit beaucoup de bien. « Je me sentais, dit-il, non-seulement en bonne santé, mais encore fort allègre de toute façon. » Que n'en resta-t-il donc là de ses tentatives thermales? Malheureusement, il crut devoir se prescrire une seconde cure et la diriger avec aussi peu de mesure et de méthode que la première. Nous ne le suivrons pas dans ces nouvelles extravagances de bains, de boisson et de douches, passant d'un essai à l'autre, quittant le lendemain ce qu'il avait entrepris la veille, et, comme toujours, se lamentant sur le peu de bien que lui font les eaux. C'est, sans contredit, la partie de son JOURNAL la plus mortellement ennuyeuse, aucun épisode ne venant y jeter un peu de variété ou d'entrain. Je ne trouve que l'incident suivant qui vaille la peine d'être relaté. « Comme je m'entretenais, dit-il, avec quelques gens du lieu, je demandai à un vieillard fort âgé s'ils usaient de nos bains; il me répondit qu'il leur arrivait la même chose qu'à ceux qui, pour être trop voisins de Notre-Dame de Lorette, y vont très rarement en pèlerinage; qu'on ne voyait donc guère opérer les bains qu'en faveur des étrangers et des personnes qui venaient de loin. Il ajouta qu'il s'apercevait avec chagrin, depuis quelques années, que ces bains étaient bien plus nuisibles que salutaires à ceux qui les prenaient; ce qui provenait de ce qu'autrefois il n'y avait pas dans le pays un seul apothicaire, et qu'on y voyait rarement des médecins, au lieu qu'à présent c'était tout le contraire. Aussi l'effet le plus évident qui s'ensuivait, c'est qu'à ces bains il mourait plus de monde qu'il n'en guérissait. » *Se non è vero, benè trovato*, pourrions-nous dire à notre tour. Je soupçonne fort, en effet, ce vénérable et caustique vieillard de n'être autre que Montaigne lui-même, qui aura trouvé piquant de mettre dans la bouche d'une personne, intéressée par position à défendre les eaux, des attaques qui, venant de lui, auraient paru banales et usées.

Cependant, au bout de trois semaines de sa nouvelle cure, Montaigne se sentait tellement éprouvé par les eaux, qu'il ne savait plus trop quoi faire ni que devenir, lorsque, le 7 septembre, il reçut des lettres de Bordeaux à la date du 2 août (les communications, on le voit, n'étaient pas alors très rapides), lettres par lesquelles on lui mandait qu'il venait d'être nommé maire de cette ville à l'unanimité. Cette nouvelle, en même temps qu'elle lui causa une joie extrême, coupa court à ses incertitudes; il fit immédiatement ses préparatifs de départ. Mais nous le connaissons maintenant assez pour prévoir qu'il ne dut pas quitter Lucques avant d'avoir étalé de nouveau son inévitable écusson. Il nous donne à cet égard des renseignements très circonstanciés. « A Pise, dit-il, j'avais fait blasonner et dorer mes armes, avec de belles et vives couleurs, le tout pour un écu et demi de France ; ensuite, comme elles étaient peintes sur toiles, je les fis encadrer à Lucques et clouer avec beaucoup de soin au sommet de la chambre que j'habitais, sous cette condition, qu'elles étaient censées données à la chambre et non au capitaine Paolini, quoiqu'il fût le maître du logis, et qu'elles resteraient à cette chambre, quelque chose qui pût arriver dans la suite. Le capitaine me le promit et en fit serment. » Ceci est par trop fort. Comment ! voici un immeuble grevé à perpétuité d'une véritable servitude parce qu'il aura eu l'insigne, mais dangereux honneur d'abriter un homme tel que Montaigne ! Et si le propriétaire veut quelque jour s'en défaire, il devra, par suite des engagements les plus sacrés, stipuler dans le contrat de vente une clause toute spéciale relative à la conservation du cartel ! J'ignore de quel côté vint l'oubli de la foi jurée. Ce que je puis dire seulement, c'est que les armes de Montaigne ne figurent aujourd'hui dans aucune maison de Lucques, et qu'on a même perdu jusqu'au souvenir de celle qu'il habitait.

RETOUR DE MONTAIGNE EN FRANCE.

Ce ne fut pas sans un vif regret que Montaigne prit définitivement congé de ces lieux où son caractère affable et enjoué lui avait créé de nombreuses amitiés. Parti de Lucques le 17 septembre, il fit une petite pointe vers Rome, puis rentra en France, par Milan, Turin, Suse et le mont Cenis. Il traversa la Savoie et la Bresse, d'où il gagna Lyon « ville qui lui plut fort à voir : » c'est la seule mention qu'il lui consacre. De Lyon il se rendit à Limoges, en passant par Thiers et Clermont ; enfin, le 30 novembre, il arrivait au château de Montaigne, point de départ et terme de son voyage.

. . . . . Longæ finis chartæque viæque.

Mon rôle aussi finit en même temps, car je m'étais simplement proposé de faire ressortir les diverses circonstances de son JOURNAL qui ont plus directement trait, soit aux eaux minérales, soit à lui-même, dans la pensée que nous y trouverions à glaner quelques faits nouveaux ou du moins encore peu connus. Or, si je ne m'abuse, notre attente n'a point été trompée. En effet, Montaigne nous en a dit assez pour nous initier aux coutumes balnéaires de son époque, dont les nôtres diffèrent essentiellement, tant au point de vue des pratiques que des doctrines. Il nous a montré de plus, mais ceci à son insu et un peu à ses dépens, que le choix d'une eau minérale est d'abord chose difficile, et qu'ensuite la direction du traitement ne saurait être confiée aux caprices et aux fantaisies de chaque baigneur. Quant à ce qui le touche lui personnellement, nous avons d'autant mieux appris à juger ses qualités et ses faiblesses, que, pendant les dix-sept mois que nous avons vécu de sa vie privée, il n'a eu rien de caché pour nous, pas une pensée, pas une parole, pas un acte. Quelque puériles que nous aient paru ses exhibitions d'armoiries et autres traits de vanité, il faut savoir gré à Montaigne de s'en être exprimé avec tant de franchise. On l'a dit avec raison : Il n'y a rien de plus brave après la bravoure que l'aveu de la poltronnerie.

C'est donc à tort que, par une préférence exclusive, on ne cite de Montaigne que ses Essais et jamais son Journal. Ces deux ouvrages ont chacun leur valeur propre ; je dirai même qu'ils se complètent et se rectifient l'un l'autre, en ce que, si le premier peint mieux le philosophe, le second fait mieux connaître l'homme.

FIN.

TABLE ANALYTIQUE

DES

MATIÈRES CONTENUES DANS CET OUVRAGE.

Avant-propos	1
Principes constituants et calorique des eaux minérales	1
Du bain chez les anciens	3
Du bain chez les modernes	7
1° Bains de piscine	8
2° Bains de gaz acide carbonique	9
3° Inhalation	12
Hydrofère, néphogène	15
Action thérapeutique des eaux minérales	16
Analyse des eaux minérales	21
1° Ce que l'analyse des eaux nous apprend sous le rapport de leur composition chimique	22
2° Ce que l'analyse des eaux nous apprend sous le rapport de leur action médicale	25
Conséquences à déduire des analyses	29
Classification des eaux minérales	31
1re classe. *Eaux sulfureuses*	31
2e classe. *Eaux ferrugineuses*	32
3e classe. *Eaux alcalines*	32
4e classe. *Eaux gazeuses*	32
5e classe. *Eaux bromo-iodurées*	32
6e classe. *Eaux salines*	33
Plan de cet ouvrage; ordre et distribution des matières	34
Préparation aux eaux; soins pendant la cure; traitement consécutif	36

TABLE ANALYTIQUE DES MATIÈRES.

EAUX MINÉRALES DE LA FRANCE.................... 41

Sources du midi de la France...................... 44

Dax, 46. Cambo, 48. Saint-Christau, 48. Eaux-Bonnes, 48. Eaux-Chaudes, 60. Penticouse (Espagne), 62. Cauterets, 64. Saint-Sauveur, 68. Visos, 71. Barèges, 71. Bagnères-de-Bigorre, 76. Labassère, 79. Bagnères-de-Luchon, 80. Encausse, 84. Aulus, 86. Audinac, 88. Ussat, 89. Ax, 91. Escaldes, 93. Saint-Thomas, 95. Olette, 95. Molitg, 96. Vinça, 97. Vernet, 98. La Preste, 100. Amélie-les-Bains, 103. Le Boulou, 106. *Pompée, César, Annibal aux Pyrénées*, 108. Castera-Verduzan, 111. Barbotan, 112. Alet, 112. Rennes, 112. Campagne, 113. La Malou, 113. Avène, 115. Rieu-Majou, 116. Balaruc, 116. Camoins, 118. Aix, 119. Gréoulx, 120. Digne, 122. Monestier, 123. Montmirail, 123. Neyrac, 124. Vals, 124. Celles, 126. Condillac, 128. Bondonneau, 128. Bagnols, 128. Sylvanès, 129. Cransac, 129.

Sources du centre de la France.................... 130

Mont-Dore, 131. La Bourboule, 134. Saint-Nectaire, 135. Saint-Allyre, 136. Châteauneuf, 137. Royat, 137. Rouzet, 140. Chateldon, 140. Vic-sur-Cère, 140. Chaudes-Aigues, 142. Saint-Galmier, Saint-Alban, 142. Vichy, 142. Néris, 151. Bourbon-l'Archambault, 154. Bourbon-Lancy, 157. Roche-Posay, 159. Saint-Honoré, 159. Pougues, 161. Saint-Denis, 162.

Sources de l'ouest de la France................... 163

Bagnoles, 163. Château-Gonthier, 163.

Sources du nord de la France..................... 163

Passy, 164. Auteuil, 164. Enghien, 165. Pierrefonds, 167. Forges, 169. Saint-Amand, 171. Provins, 172.

Sources de l'est de la France..................... 172

Sermaize, 173. Bourbonne, 173. Plombières, 176. Luxeuil, 180. Bains, 182. Bussang, 183. Contrexéville, 184. Vittel, 187. Sierck, 189. Niederbronn, 190. Soultzbach, Soultzmatt, 192. Chatenois, 193. Salins, 193. Guillon, 197. Charbonnière, 197. Uriage, 197. La Motte, 201. Allevard, 203.

Visite à la Grande-Chartreuse...................... 205

Bains de vapeur térébenthinés..................... 208

Sources de la Savoie............................ 209

Aix, 210. Saint-Simon, Marlioz, 213. Challes, 215. Salins, 217. Brides, La Caille, 218. Saint-Gervais, 220. Évian, 223.

Sources de la Corse............................. 224

Pietrapola, 225. Puzzichello, 227. Guitera, 228. Caldaniccia, 229. Guagno, 229. Orezza, 231.

TABLE ANALYTIQUE DES MATIÈRES.

EAUX MINÉRALES DE LA SUISSE.................................. 233
    Schinznach, 235. Wildegg, 237. Bade, 237. Birmenstorf, 237. Pfæfers, 240. Saint-Moritz, 243. Tarasp, 244. Weissembourg, 244. Loëche, 245. Lavey, 251. Saxon, 251.

  MÉDICATION LACTÉE 252
    1° Cure de petit-lait 253
    2° Cure de lait de jument fermenté 258

EAUX MINÉRALES DE LA BELGIQUE 261
    Chaufontaine, 261. Tongres, 261. Spa, 261.

EAUX MINÉRALES DE L'ALLEMAGNE 266
  Sources de la Prusse....................................... 268
    Aix-la-Chapelle, 268. Borcette, 271. Kreuznach, 272. Salzbrunn, 274. Rémé, 275.

  Sources de la principauté de Waldeck............... 277
    Pyrmont, 277. Wildungen, 278.

  Sources du duché de Nassau........................... 278
    Ems, 278. Seltz, 284. Geilnau, Fachingen, 284. Schwalbach, 285. Schlangenbad, 286. Wiesbaden, 288. Weilbach, 291. Soden, 293. Kronthal, 295.

  Sources de la Hesse...................................... 295
    Hombourg, 295. Nauheim, 298. Schwalheim, 299.

  Sources du duché de Bade.............................. 300
    Bade, 300. Rippoldsau, 303.

  Sources de la Bavière.................................... 304
    Kissingen, 304. Bocklet, Bruckenau, 310. Heilbrunn, 311.

  Sources de Saxe-Meiningen............................ 311
    Friedrichshall, 311.

  Sources du Wurtemberg................................. 312
    Wildbad, 312. Cannstatt, 315.

  Sources de l'Autriche.................................... 316
    Gastein, 316. Ischl, 322. Carlsbad, 326. Marienbad, 332. Franzensbad, 336. Téplitz, Schönau, 338. Bilin, Pullna, 341. Saidschutz, Sedlitz, 341. Bade, 342. Vöslau, Gleichenberg, 344.

  Cure de raisin et autres fruits............................ 345

EAUX MINÉRALES DE L'ITALIE 347
  Sources du Piémont...................................... 348
    Acqui, 348.

Sources de la Vénétie..................................... 350
   Récoaro, 350. Abano, 352.

Sources de la Toscane..................................... 356
   Pise, 356. Asciano, 357. Casciana, 358. Castrocaro, 360. Rapolano, 360. Puzzolente, 360. Lucques, 361. Monte-Catini, 363. Grotte de Monsummano, 366.

Sources des États pontificaux............................. 367
   La Porretta, 367. Viterbe, 369. Eaux Apollinaires, 372. Acqua Santa, 375. Acqua Acetosa, 375. Eaux Albules, 375.]

Sources de Naples... 376
   Sources à l'est de Naples, 377.
   Sources à l'ouest de Naples, 379.
   Sources d'Ischia, 381.

   INFLUENCE DES VOLCANS SUR LES SOURCES MINÉRALES........ 385
     Ascension au Vésuve................................. 386
   ÉTUVES NATURELLES....................................... 393
     Étuves de Néron..................................... 393
     Action physique et physiologique des étuves......... 398
   EXHALAISONS GAZEUSES.................................... 401
     Grotte du Chien..................................... 402
     Grotte d'Ammoniaque................................. 407

— **ÉTUDES SUR LES BAINS DE MER**............................. 414
   De l'atmosphère maritime ; navigation sur mer........... 414
   Propriétés de l'eau de mer ; phosphorescence............ 415
   Des vagues, des marées ; influences sidérales........... 417
   Du bain ; de la réaction................................ 420
   Action hygiénique et thérapeutique des bains de mer..... 424

— **ÉTUDES SUR L'HYDROTHÉRAPIE**.............................. 430
   De l'eau froide chez les anciens........................ 430

   HYDROTHÉRAPIE ANCIENNE (Antonius Musa, Charmis)......... 432
   HYDROTHÉRAPIE MODERNE (Priessnitz)...................... 437
   Expériences sur moi-même................................ 439

     1° Action physiologique de l'hydrothérapie.......... 443
       Alexandre au Cydnus............................. 445
     2° Emploi thérapeutique de l'hydrothérapie.......... 448
       Maladies aiguës................................. 448
       Maladies chroniques............................. 451

TABLE ANALYTIQUE DES MATIÈRES. 607

3° Influence hygiénique de l'hydrothérapie............ 457
 Thermes de Bellevue........................ 463
 Thermes d'Auteuil........................... 464

TRAITÉ THÉRAPEUTIQUE DES MALADIES POUR LESQUELLES ON SE REND AUX EAUX............ 465

CHAPITRE PREMIER. — **Maladies du système nerveux**.... 468
 Maladies du cerveau............................ 468
  Hémiplégie, 468. Ramollissement, 471.
 Maladies de la moelle épinière..................... 471
  Action toxique du tabac, 471. Paraplégie, 478. Myélite, 478.
 Maladies des cordons nerveux..................... 481
  Paralysies localisées, 481. Amaurose, 483. Surdité, 483. Névralgies, 483.
 Névroses....................................... 484
  Chorée, 484. Hystérie, 485. Hypochondrie, 486.

CHAPITRE II. — **Maladies des organes de la poitrine**..... 487
 Maladies de l'appareil respiratoire................. 487
 Action comparative des eaux minérales dans leur traitement. 488
  Sources excitantes, 488. Sources calmantes, 488.
 Appropriation des eaux minérales à leur traitement........ 489
  Affections catarrhales, 490. Affections tuberculeuses, 491. Asthme, emphysème, 495.
 Maladies du cœur................................ 496
  Maladies organo-dynamiques, 496. Maladies organiques simples, 496. Névroses, 497.

CHAPITRE III. — **Maladies des organes de l'abdomen**..... 497
  Gastralgies, entéralgies, 498. Diarrhée, constipation, 499. Hémorrhoïdes, 499. Vers intestinaux, 500. Engorgements mésentériques, 500.
 Maladies du foie................................ 500
  Hypertrophie du foie, 501. Calculs biliaires, 501. Ictère, 501. Diabète, 502.
 Maladies de la rate et du pancréas.................. 503
 Maladies de l'appareil urinaire..................... 503
  Catarrhe viscéral, 504. Engorgement de la prostate, 504. Rétention d'urine, 504. Incontinence d'urine, 504. Albuminurie ou maladie de Bright, 505. Gravelle, 505. Colique néphrétique, 506. Calculs urinaires, 506.

Maladies de l'utérus et de ses annexes.................. 507
  Aménorrhée, dysménorrhée, 507. Ménopause. 508. Affection de la matrice, 508. Leucorrhée, 508. Prurit vulvaire, 509. Kystes de l'ovaire, 509. Stérilité, 509.
Maladies de l'appareil générateur de l'homme............ 510
  Impuissance, 510. Perte séminale, 511.
CHAPITRE IV. — **Maladies chirurgicales**................ 511
  Plaies d'armes à feu, ulcères, nécroses, caries, trajet fistuleux, 512. Ozène, 513. Coxalgies, tumeurs blanches, abcès froids, abcès par congestion, mal de Pott, 513. Rachitisme, 514. Goître, engorgements glanduleux, 515. Tumeurs du sein, 516. Anciennes fractures, entorses, ankyloses, rétraction des tendons, atrophie musculaire, 518. Hydropisies, hydrarthroses, hygroma, 519. Varices, varicocèle, 520.
CHAPITRE V. — **Maladies générales**.................... 521
  Chlorose, anémie, 522. Scrofules, 523. Scorbut, 525. Cachexies métalliques et paludéennes, 525. Obésité, 526. Maladies de la peau, 527. Rhumatismes, 528.

DES EAUX MINÉRALES CONTRE LA GOUTTE............. 531
  Principales variétés de gouttes; sources appropriées......... 531
    Goutte articulaire, 537. Goutte viscérale, 543. Goutte rhumatismale, 544. Cachexie goutteuse, 545.

DES EAUX MINÉRALES CONTRE LA SYPHILIS........... 548
  Des eaux minérales comme moyen diagnostic de la syphilis... 551
  Des eaux minérales comme moyen curatif de la syphilis...... 555
  Des eaux minérales associées aux spécifiques de la syphilis.... 558

DES EAUX MINÉRALES ARTIFICIELLES 560
  Des eaux minérales artificielles destinées à la boisson 562
  Des eaux minérales artificielles destinées à l'usage externe.... 564

VOYAGE DE MONTAIGNE AUX EAUX MINÉRALES......... 571
  Pourquoi Montaigne entreprit ce voyage.................. 571
  Journal de Montaigne................................ 573
  Départ de Montaigne................................. 575
  Montaigne en Suisse................................. 578
  Montaigne en Allemagne............................. 580
  Montaigne en Italie.................................. 582
  Retour de Montaigne en France....................... 601

TABLE ALPHABÉTIQUE

DES

SOURCES MINÉRALES DÉCRITES DANS CET OUVRAGE.

Abano	352	Bade (sources du duché de)	300
Acide carbonique (bains de gaz)	9	Bade (Autriche)	342
Acqua acetosa	375	Bade (Suisse)	237
Acqua buia	368	Baden-Baden	300
Acqua santa	375	Badenweiler	257
Acqui	348	Bagnères-de-Bigorre	76
Aix en Provence	119	Bagnères-de-Luchon	80
Aix en Savoie	210	Bagnoles	163
Aix-la-Chapelle	268	Bagnols	128
Albules (eaux)	375	Bains	182
Alet	112	Balaruc	116
Allemagne (eaux minérales de l')	266	Barbotan	112
Allevard	203	Baréges	71
Altwasser	275	Battaglia	354
Amélie-les-Bains	103	Belgique (eaux minérales de la)	257
Ammoniaque (grotte d')	407	Bellevue	463
Apollinaires (eaux)	372	Biarritz	428
Appenzell (petit-lait d')	263	Bilin	341
Aqui	358	Birmenstorf	239
Arcachon	428	Bocklet	310
Arromanches	438	Bondonneau	128
Asciano	357	Bonnes	48
Audinac	88	Borcette	271
Aulus	86	Bossen	257
Auteuil (source d')	164	Boulou (le)	257
Auteuil (hydrothérapie)	464	Bourbon-Lancy	156
Autriche (sources de l')	316	Bourbon-l'Archambault	154
Avène	115	Bourbonne	173
Ax		Bourboule (la)	134

TABLE ALPHABÉTIQUE DES SOURCES.

Brides........................ 218
Bruckenau.................... 310
Bussang...................... 180

Cabour-Dives................. 428
Caille (la)................... 218
Caldaniccia.................. 229
Cambo........................ 48
Campagne..................... 113
Cannstatt.................... 315
Carlsbad..................... 326
Casciana..................... 358
Castera-Verduzan............. 111
Castrocaro................... 360
Cauterets.................... 64
Celles....................... 126
Challes...................... 215
Charbonnière................. 197
Château-Gonthier............. 163
Châteauneuf.................. 137
Châteldon.................... 140
Chatenois.................... 192
Chaudes-Aigue................ 142
Chaufontaine................. 261
Chien (grotte du)............ 402
Citara....................... 383
Condillac.................... 128
Contrexéville................ 184
Corse (sources de la)........ 224
Cransac...................... 129

Dax.......................... 94
Dieppe....................... 428
Digne........................ 122

Eaux-Bonnes.................. 48
Eaux-Chaudes................. 60
Eger......................... 336
Ems.......................... 278
Encausse..................... 84
Enghien...................... 165
Escaldes..................... 93
États pontificaux (sources des).. 369
Étretat...................... 428
Étuves naturelles............ 393

Étuves de Néron.............. 394
Euganés (thermes)............ 355
Évian........................ 223
Exhalaisons gazeuses......... 401

Gais......................... 253
Gastein...................... 316
Geilnau...................... 284
Gleichenberg................. 344
Gleisweiler.................. 257
Gonthen...................... 254
Gréoulx...................... 120
Guagno....................... 229
Guillon...................... 197
Guitera...................... 228
Gurgitello................... 381

Havre (le)................... 428
Heilbrunn.................... 311
Heinrichsbad................. 254
Hesse (sources de la)........ 295
Hesse-Électorale (sources de la). 298
Hombourg..................... 295
Horn......................... 254
Hydrothérapie................ 429

Inhalation (cure d')......... 12
Interlaken................... 257
Ischia....................... 381
Ischl........................ 322
Italie (eaux minérales de l').. 347
Ivanda....................... 324

Kissingen.................... 304
Koumis (cure de)............. 258
Kreutz....................... 257
Kreuznach.................... 272
Kronthal..................... 295

Labassère.................... 79
Lait de jument fermenté (cure de). 258
Langrune..................... 428
Lavey........................ 251
Loëche....................... 245

TABLE ALPHABÉTIQUE DES SOURCES.

Luc．	428
Lucques．	361
Luxeuil．	180
Malou (la)．	113
Marienbad．	332
Marlioz．	213
Médication lactée．	252
Mer (bains de)．	413
Méran．	257
Minden．	257
Molitg．	96
Monestier．	123
Monsummano (grotte de)．	366
Mont-Dore．	131
Monte-Catini．	363
Montefiascone．	588
Montmirail．	123
Naples (sources de)．	376
Nassau (sources du duché de)．	278
Nauheim．	298
Néothermes．	456
Néris．	151
Neuhaus．	257
Neyrac．	124
Niederbronn．	190
Olette．	95
Orenbourg．	259
Orezza．	231
Passy．	164
Penticouse．	62
Petit lait (cure de)．	253
Pfæfers．	240
Piémont (sources du)．	348
Pierrefonds．	167
Pietrapola．	225
Pise．	356
Plombières．	176
Porretta (la)．	367
Port-en-Bessin．	428
Pougues．	161
Preste (la)．	100
Provins．	172
Prusse (sources de la)．	268
Pullna．	341
Puzzichello．	227
Puzzolente．	360
Pyrmont．	277
Raisin (cure de)．	345
Rapolano．	360
Recoaro．	350
Rehburg．	257
Rémé．	275
Rennes．	112
Rieu-Majou．	116
Righi．	257
Rippoldsau．	303
Roche-Rosay．	159
Romagne (sources de la)．	367
Rosenau．	257
Rouzat．	140
Royat．	137
Saidschütz．	341
Saint-Alban．	142
Saint-Allyre．	136
Saint-Amand．	171
Saint-Cassien．	587
Saint-Christau．	48
Saint-Denis．	162
Saint-Galmier．	142
Saint-Gervais．	220
Saint-Honoré．	159
Saint-Julien．	356
Saint-Moritz．	243
Saint-Nectaire．	135
Saint-Sauveur．	68
Saint-Simon．	213
Saint-Thomas．	95
Salins (Jura)．	193
Salins (Savoie)．	217
Salzbrunn．	274
San-Pietro．	584
Savoie (sources de la)．	209
Saxon．	251
Schinznach．	235
Schlangenbad．	286

Schönau	339	Ussat	89
Schwalbach	284		
Schwalheim	299	Vals	124
Sedlitz	341	Vénétie (sources de la)	350
Seltz	284	Vernet	98
Sermaize	173	Vichy	142
Sierck	189	Vic-sur-Cère	140
Soden	293	Vignone	587
Soultzbach	192	Vinça	97
Soultzmatt	192	Visos	71
Spa	261	Viterbe	369
Suisse (eaux minérales de la)	233	Vittel	187
Sylvanès	123	Vöslau	344
Tarasp	244		
Téplitz	938	Waldegg (sources du)	277
Tercis	47	Weilbach	291
Térébenthine (bains de vap. de)	208	Weissbad	254
Tivoli	373	Weissembourg	244
Tongres	261	Weissenstein	257
Toscane (sources de la)	356	Wiesbaden	288
Tréport	428	Wildbad	312
Trouville	428	Wildegg	237
		Wildungen	278
Uriage	107	Wurtemberg (sources du)	312

TABLE ALPHABÉTIQUE

DES

MALADIES MENTIONNÉES DANS CET OUVRAGE.

Abcès froids, par congestion... 513
Abdomen (maladies de l')...... 497
Acné........................... 528
Age critique................... 508
Albuminurie.................... 505
Algérie (maladies de l')....... 526
Alopécie....................... 560
Amaurose....................... 483
Aménorrhée..................... 507
Amygdales (engorgement des). 490
Anasarque...................... 520
Anémie......................... 522
Angine......................... 490
Ankyloses...................... 518
Apoplexie...................... 468
Ascite......................... 520
Asthme......................... 495
Atrophie musculaire............ 518
Attaques de nerfs.............. 485

Blanches (tumeurs)............. 513
Blennorrhagie.................. 549
Boule hystérique............... 486
Boulimie....................... 499
Bright (maladie de)............ 505
Bronchite...................... 490

Cachexies...................... 525

Calculs biliaires.............. 501
Calculs urinaires.............. 506
Caries......................... 512
Carreau........................ 500
Catarrhe pulmonaire............ 490
Catarrhe utérin................ 508
Catarrhe vésical............... 504
Cerveau (maladies du).......... 168
Chancre........................ 549
Chirurgicales (maladies)....... 511
Chloro-anémie.................. 523
Chlorose....................... 522
Chorée......................... 484
Cœur (maladies du)............. 496
Coliques hépatiques............ 506
Coliques néphrétiques.......... 506
Constipation................... 499
Cordons nerveux (maladies des). 481
Couleurs (pâles)............... 522
Couperose...................... 528
Coryza......................... 524
Coxalgie....................... 513
Crachement de sang............. 491
Crampe d'estomac............... 498

Danse de Saint-Guy............. 484
Dartres........................ 527
Delirium tremens............... 473

Dermatoses	527
Diabète.....................	502
Diarrhée....................	499
Dysménorrhée...............	507
Dyspepsie	498
Écrouelles	523
Eczéma.....................	527
Embarras gastrique..........	498
Emphysème pulmonaire......	495
Entéralgie..................	498
Entorses....................	518
Épididyme (indurations de l')..	556
Érythème...................	527
Estomac (maladies de l')......	498
Exostoses...................	558
Face (névralgies de la)........	483
Face (paralysies de la)........	480
Fièvre intermittente..........	503
Fistules.....................	512
Flueurs blanches.............	508
Foie (maladies du)............	500
Fractures (anciennes).........	518
Fureurs utérines.............	486
Gastralgie	498
Générales (maladies)..........	521
Glanduleux (engorgements)....	515
Glycosurie...................	502
Goître......................	515
Gourmes....................	523
Goutte......................	531
Goutte militaire..............	556
Gravelle....................	505
Haleine (fétidité de l')........	560
Helminthes..................	500
Hémiplégie..................	168
Hémoptysie..................	491
Hémorrhagie cérébrale........	468
Hémorrhoïdes	499
Hépatiques (coliques).........	501
Herpès præputialis............	557
Hoquet hystérique	485
Humeurs froides.............	528
Hydarthroses................	519
Hydropisies générales........	519
Hydrothérapie...............	457
Hygroma....................	519
Hypertrophie de la rate.......	503
Hypertrophie du foie.........	501
Hypertrophie du sein.........	516
Hypochondrie...............	486
Hystérie....................	485
Ictère.......................	501
Impétigo	527
Impuissance virile...........	510
Incontinence d'urine.........	504
Indurations du sein..........	517
Intermittente (fièvre)..........	526
Jaunisse....................	501
Kystes de l'ovaire............	509
Laryngée (phthisie)...........	491
Laryngite...................	490
Leucorrhée	508
Lichen......................	527
Lumbago....................	528
Malacia	499
Mammaires (névralgies).......	517
Matrice (maladies de la).......	507
Ménopause..................	508
Menstruation (troubles de la)...	507
Mentagre...................	527
Mercurielle (salivation)........	559
Mésentère (engorgements du)..	500
Migraine	484
Moelle épinière (maladies de la).	471
Myélite	478
Nécroses....................	512
Néphrétiques (coliques).......	506
Névralgies..................	483
Névroses...................	484
Nymphomanie...............	486

TABLE ALPHABÉTIQUE DES MALADIES.

Obésité............................ 526
Obstructions 501
Œdème pulmonaire........... 495
Ophthalmie..................... 524
Orchite........................... 556
Ovaire (kystes de l')........... 509
Ozène............................. 513

Pâles couleurs.................. 522
Palpitations de cœur......... 497
Pancréas (maladies du)...... 503
Paralysies localisées.......... 480
Paraplégie....................... 478
Peau (maladies de la)........ 527
Pertes séminales............... 511
Pharyngite 490
Phthisie laryngée.............. 491
Phthisie pulmonaire.......... 491
Pica............................... 499
Pityriasis........................ 528
Plaies d'armes à feu.......... 512
Pleurésie........................ 495
Pleurodynie 528
Pneumonie 495
Poitrine (maladies de la).... 487
Pollutions 511
Polysarcie....................... 526
Pott (mal de)................... 513
Poumon (maladies du)....... 489
Prostate (maladies de la).... 504
Prurit vulvaire................. 509
Psoriasis 527
Ptyalisme....................... 560
Punaisie......................... 513

Rachitisme 514
Ramollissement du cerveau... 471

Rate (maladies de la)......... 503
Règle (dérangement des)..... 507
Reins (maladies des).......... 505
Rétention d'urine.............. 504
Rhumatisme 528

Salivation mercurielle........ 559
Sciatique........................ 484
Scorbut 525
Scrofules 523
Sein (tumeurs du)............. 516
Stérilité......................... 509
Stomatite....................... 560
Surdité.......................... 483
Syphilis......................... 548
Système nerveux (maladies du). 168

Tabac (dangers du)........... 471
Tendons (rétraction des)..... 518
Testicule (gonflement du).... 556
Tic douloureux................ 483
Ténia............................. 500
Tubercules pulmonaires...... 491
Tumeurs blanches............. 513
Tympanite...................... 498

Ulcères.......................... 512
Urinaires (calculs)............ 506
Utérus (maladies de l')....... 507

Varice, Varicocèle............. 520
Vénériennes (maladies)....... 548
Vers intestinaux............... 500
Vessie (catarrhe de la)....... 504
Voies digestives (maladies des). 498
Vomituritions.................. 498

Zona ou Zoster................ 527